主编 张伯礼 黄璐琦

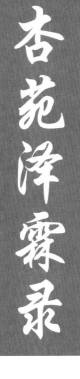

杏苑泽霖录

——全国首批中医药传承博士后导师学术思想及临证经验集

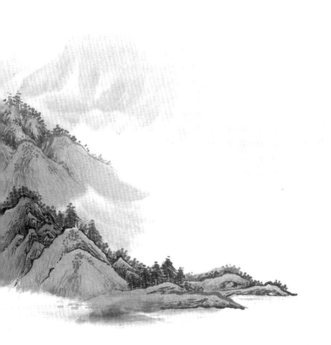

U0344553

人民卫生出版社

图书在版编目（CIP）数据

杏苑泽霖录：全国首批中医药传承博士后导师学术思想
及临证经验集 / 张伯礼，黄璐琦主编 . —北京：人民卫生
出版社，2017

ISBN 978-7-117-25453-3

Ⅰ. ①杏… Ⅱ. ①张…②黄… Ⅲ. ①中医临床 – 经验 –
中国 – 现代 Ⅳ. ①R249.7

中国版本图书馆 CIP 数据核字（2017）第 264366 号

人卫智网	www.ipmph.com	医学教育、学术、考试、健康， 购书智慧智能综合服务平台
人卫官网	www.pmph.com	人卫官方资讯发布平台

杏苑泽霖录
——全国首批中医药传承博士后导师学术思想及临证经验集

主　　编：张伯礼　　黄璐琦
出版发行：人民卫生出版社（中继线 010-59780011）
地　　址：北京市朝阳区潘家园南里 19 号
邮　　编：100021
E - mail：pmph @ pmph.com
购书热线：010-59787592　010-59787584　010-65264830
印　　刷：中国农业出版社印刷厂
经　　销：新华书店
开　　本：787 × 1092　1/16　印张：31　插页：4
字　　数：716 千字
版　　次：2017 年 11 月第 1 版　2017 年 11 月第 1 版第 1 次印刷
标准书号：ISBN 978-7-117-25453-3/R · 25454
定　　价：99.00 元

打击盗版举报电话：010-59787491　E-mail: WQ @ pmph.com
（凡属印装质量问题请与本社市场营销中心联系退换）

传承博士后导师

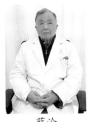
蔡淦

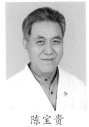
陈宝贵

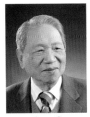
陈可冀

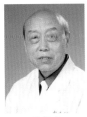
丁书文

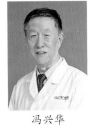
冯兴华

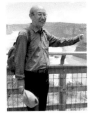
高荣林

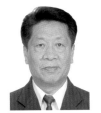
胡荫奇

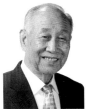
金世元

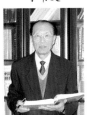
李德新

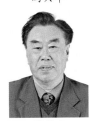
刘尚义

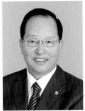
刘少明

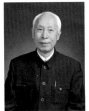
刘志明

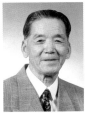
路志正

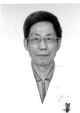
麻柔

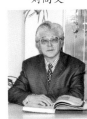
马智

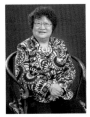
聂莉芳

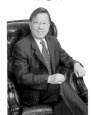
施杞

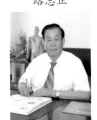
石学敏

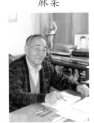
苏荣扎布

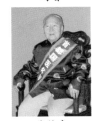
翁维良

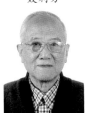
徐经世

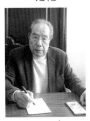
严世芸

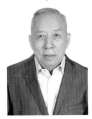
余瀛鳌

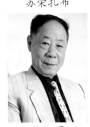
张炳厚

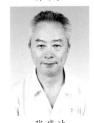
张唐法

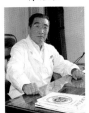
周文泉

传承博士后

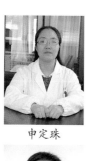 申定珠

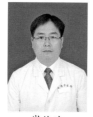 崔俊波

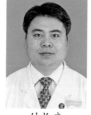 付长庚

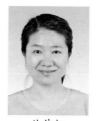 丛伟红

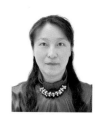 焦华琛

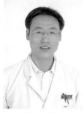 宋竖旗

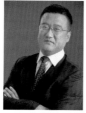 卢建新

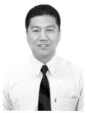 桑志成

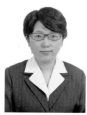 罗容

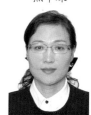 海英

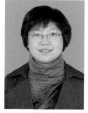 李燕

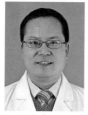 唐东昕

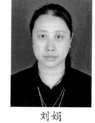 刘娟

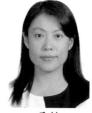 吴敏

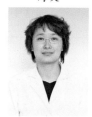 荆鲁

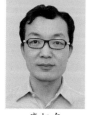 唐旭东

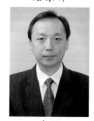 冷辉

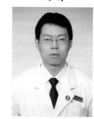 徐建龙

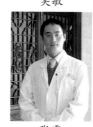 张霆

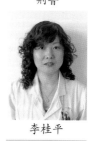 李桂平

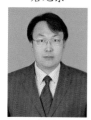 松林

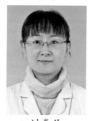 刘桑仡

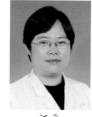 汪元

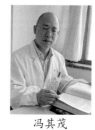 冯其茂

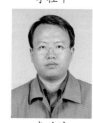 李鸿涛

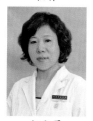 赵文景

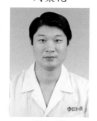 张红星

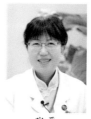 张晋

《杏苑泽霖录—全国首批中医药传承博士后导师学术思想及临证经验集》委员会名单

顾　　问：（按姓氏笔画排序）

丁书文　马　智　石学敏　冯兴华　刘少明
刘志明　刘尚义　严世芸　苏荣扎布　李德新
余瀛鳌　张炳厚　张唐法　陈可冀　陈宝贵
金世元　周文泉　胡荫奇　施　杞　聂莉芳
徐经世　翁维良　高荣林　麻　柔　路志正
蔡　淦

编纂委员会

主　　编：

张伯礼　黄璐琦

副 主 编：

翁维良　姚乃礼

编　　委：（按姓氏笔画排序）

于志敏　马　堃　尹仁芳　邓成珊　石倩玮
冯　利　朱晓博　朱晓新　刘龙涛　花宝金
李　浩　李　鲲　杨龙会　宋　坪　范铁兵
赵京生　胡镜清　顾东黎　曹　炜　常　暖
盖国忠　景向红　焦拥政　温建民　谢　琪
谢雁鸣　鞠大宏　魏　玮

编 写 人 员：（按姓氏笔画排序）

卢建新　申定珠　付长庚　丛伟红　冯其茂
刘　娟　刘燊仡　李　燕　李桂平　李鸿涛
吴　敏　冷　辉　汪　元　宋竖旗　张　晋
张　霆　张红星　松　林　罗　容　赵文景
荆　鲁　徐建龙　唐东昕　唐旭东　海　英
桑志成　崔俊波　焦华琛

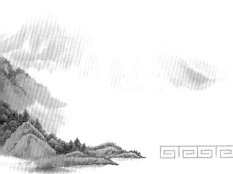

前　言

　　近几十年来，中医药事业蓬勃发展，迎来了"天时，地利，人和"的振兴发展时机。中医药人才是中医药事业发展的基础和保障，也是中医药传承创新的第一资源。

　　当前，中医药人才队伍建设取得了显著成绩，人才队伍的规模和素质都得到较快提升，多层次多类型的中医药教育体系已经建立并逐步完善，医教协同教育模式初步建立，人才评价标准和绩效考核模式也在积极探索之中。但是，中医药人才队伍建设也面临一些亟待解决的关键问题，主要是人才队伍层次及结构有待进一步优化。简言之："两头薄，中间软"。两头薄，是高层次领军人才和基层掌握中医药知识的全科医生缺口较大，力量薄弱；中间软，是大批中青年医师中医临床思维和对复杂疾病诊治技能相对较弱。国家中医药管理局也着力解决好这些问题，制定了中医药发展规划。

　　中国中医科学院贯彻"推倒围墙，和合共进"的发展思路，充分发挥中医药行业国家队的引领作用，倡导举办"全国中医药传承博士后项目"，培养中医药高层次人才。由国家中医药管理局支持、人力资源与社会保障部、全国博士后管理委员会批准，我院在 2012 年冬正式承办了传承博士后培养工作。

　　全国中医药传承博士后项目是为发挥国家博士后制度在中医药传承工作中的作用，提高中医药传承工作质量与水平，将高层次人才培养与中医药传承有机结合的一项创新性工作。中医药学术的传承与发展，在高端人才的参与带动下，开创了一条新的途径。经全国 29 个省市自治区的卫生厅、中医药管理局推荐，遴选具有临床经验或技术专长，德艺双馨，具有较高社会公认度，并能坚持临床的合作传承导师 133 人，其中院士 5 名，国医大师 24 名；共计招收 132 名具有博士学位、品行端正、连续从事临床工作 5 年以上优秀临床人员进站，从事传承博士后研究工作。

　　通过 3 年传承博士后在站工作，围绕导师的学术思想、临床经验或技术专长开展较深入研究，系统研究导师长期积累形成的学术思想、学术特色，总结提炼研究成果，面对面讲学，口传心授，做到传承有深度，研究有高度，实现了在较高水平上传承的目标。截至 2017 年 8 月，共有 100 名传承博士后圆满完成了在站研究工作，在站期间共申请国家级及省部级科研课题达 210 项，参加国内外学术交流活动及会议近 600 人次，在国内核心期刊发表论文 510 篇，SCI 文章 40 篇，作为主编或参与（前三名）编写中医药传承学术著作 119 部，形成了全方位、多形式的传承成果。

　　名老中医学术思想是名老中医在长期的临床实践中诊治疾病实践经验的系统归纳总

结,形成了独特的疾病诊治认知规律,是具有理论性、创新性的升华提高。对名老中医学术思想挖掘、整理和总结,是中医药学术传承发扬的基础和源泉,也是中医药几千年来历久弥新、学术长青的主要原因。因此,本项工作要求传承博士后学员在三年跟师研究中要注重总结、提升名老中医临床经验,着力进行学术思想传承发扬研究。出站报告内容涵盖了①基于本专业学科现状、存在问题的分析报告,②对导师取得的成果、学术著作的分析报告,③体现导师学术观点、学术成就的分析报告,④学术访谈报告,⑤ 100 例导师医案和经导师点评的50 例传承博士后再实践医案,皆具有较高的学术价值和临床指导意义。

《杏苑泽霖录》遴选了 28 篇优秀传承博士出站报告的内容节选,对 26 位传承导师的学术思想进行了系统梳理和总结凝练,涉及中医内科、中医外科、针灸、中药鉴定与炮制、中医骨伤学等多个领域,全方位展示了传承导师的传承脉络、学术思想、临证经验、经典医案,并通过深度访谈和导师修改,将导师的学术思想进行了较为系统、精确的总结,有较高的学术价值,也为传承名老中医的学术思想提供了具有科学性、可复制的研究新范式。

本书的编写得到了编委会各位专家和传承博士后导师的鼎力支持,凝聚了各篇作者的辛勤付出,在此一并表示衷心感谢!由于本书力求呈现传承博士后对导师学术思想研究的成果和名老专家对各自研究领域内理、法、方、药的独特学术见解,对某些问题的阐释并非学术共识,谨请各位同道、读者参阅。

编者

2017 年 9 月 28 日

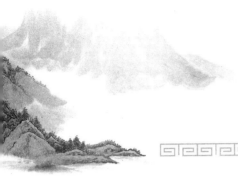

目　录

蔡淦教授运用"脾统四脏"理论治疗内伤杂病的学术思想及临床经验传承研究 ………… 1

陈宝贵教授"脑病从神论治"学术思想及临证经验研究 ……………………………… 20

陈可冀教授病证结合活血化瘀学术思想传承研究……………………………………… 41

陈可冀教授老年医学学术思想经验传承研究…………………………………………… 57

丁书文教授心系疾病热毒学说的构建和应用…………………………………………… 68

冯兴华教授痹证"贵肝"学术思想研究 ………………………………………………… 85

高荣林教授调理脾胃和燮理五脏气机学术思想研究…………………………………… 102

胡荫奇主任医师治疗风湿骨痹学术思想及临证经验的研究与传承…………………… 114

金世元主任药师"为医从鉴评中药"学术思想研究 …………………………………… 131

李德新教授"调脾胃安五脏致中和"学术思想及临床经验传承研究 ………………… 148

刘尚义教授"膜病"学术思想及临床经验的传承研究 ………………………………… 171

刘尚义教授"引疡入瘤"学术思想及临床经验传承研究 ……………………………… 188

刘少明教授应用刺络放血疗法的临床经验及其学术思想研究………………………… 207

刘志明"从肾论治"冠心病学术思想及临证经验传承研究 …………………………… 223

路志正教授"治未病"学术思想及临床应用 …………………………………………… 238

麻柔主任医师"以人为本、病证结合"思想治疗血液病的传承研究 ………………… 255

马智教授治疗眩晕疾病的学术思想及临床经验传承研究……………………………… 273

聂莉芳教授益气养阴法治疗慢性肾脏病学术思想传承研究…………………………… 293

施杞教授治疗慢性筋骨病学术思想及临证经验………………………………………… 310

石学敏教授治疗中风病的学术思想传承研究…………………………………………… 330

苏荣扎布教授治疗胃衰病学术思想和临床经验传承研究……………………………… 347

翁维良教授活血化瘀法治疗疑难病学术思想及临证经验的研究与传承……………… 366

徐经世中医杂病"从中调治"学术思想及临床经验传承研究………………………… 383

严世芸教授尚"和"学术思想传承及中医临床辨证思维研究 ………………………… 401

余瀛鳌研究员通治方学术思想整理与研究…………………………………………… 422

张炳厚教授滋补肾阴学术思想在慢性肾病应用中的传承研究……………………… 441

张唐法主任医师针灸学术思想及临床经验的传承研究……………………………… 458

周文泉教授治疗老年病学术思想及临证经验传承研究……………………………… 476

蔡淦教授运用"脾统四脏"理论治疗内伤杂病的学术思想及临床经验传承研究

传承博士后：申定珠

一、传承导师传略及传承博士后简介

蔡 淦

蔡淦,男,1938年8月出生,汉族,全国名中医,上海市首届名中医,上海中医药大学附属曙光医院终身教授、主任医师、博士生导师,中国中医科学院中医药传承博士后导师。第三、四、五批全国老中医药专家学术经验继承工作指导老师,中华中医药学会内科分会顾问,上海市中医脾胃病医疗协作中心主任,上海市高校教学名师,享受国务院政府特殊津贴。行医、执教50余载,崇尚东垣"内伤脾胃,百病由生"理论,强调以脾胃为核心调摄五脏,擅长运用"脾统四脏"理论治疗内伤杂病。先后主持国家级、省部级和局级课题20项,其中"慢性胃炎中医证实质研究""从病理形态和细胞动力学角度观察乐胃煎治疗慢性萎缩性胃炎胃癌前病变作用机制""腹泻型肠易激综合征从肝脾论治的临床实践及其作用机制"3项获得上海市科学技术进步奖。发表学术论文113篇,主编或参编教材、专著共55部,担任主编或副主编的代表性著作有十一五国家级规划教材《中医内科学》、高等中医院校教学参考丛书《中医内科学》、《实用中医内科学(第2版)》《实用中医脾胃病学》等,其中高等中医院校教学参考丛书《中医内科学》于1997年获国家科技进步奖。

申定珠

传承博士后申定珠,女,1975年11月出生,汉族,上海中医药大学硕士生导师,副主任医师。现任中华中医药学会老年病分会委员,中华中医药学会针刀医学分会委员,上海市康复医学会肌肉骨骼中西医结合专委会常委,上海市中医药学会老年病分会委员,上海市中医药学会针刀医学分会委员,国家自然科学基金项目评议人,中国医药导报审稿专家。主要从事中医内科疾病的临床与科研工作,先后主持国家级、省部级及市局级课题多项,作为学术骨干曾参与973计划、国家自然科学基金重点项目等重大项目,近5年发表学术论文24篇。

二、蔡淦教授主要学术思想与学术特色、临床特点

(一)蔡淦教授主要学术思想与学术特色

1. 深化中医内科识病辨证理论

(1)率先规范病、证、症的含义:蔡淦教授在高等中医院校教学参考丛书《中医内科学》总论篇率先规范了中医内科病、证、症的含义。"症"指症状,只作为疾病的临床表现来解释;"证"即证候,指在致病因素及其他有关诸因素的共同作用下,疾病发展过程中机体所产生的临床综合表现,并经过分析、综合、归纳得出的证据;"病"由一组具有临床特征的症状构成,并各有其不同的演变规律,包括发生、发展、结局的全过程。

(2)强调辨证与辨病要密切结合:早在20世纪60年代起,蔡淦教授就积极倡导中医临证应注重辨证与辨病的结合。辨病是对疾病发生、发展全过程的纵向认识,有助于抓住贯穿于整个疾病过程中的基本病理变化(基本矛盾);辨证是对疾病发生、发展过程中某一阶段的横断面认识,便于找出发生于特定个体的某一疾病在其所处一定条件下的主要矛盾和矛盾的主要方面。就同一疾病而言,辨病是求其共性,而辨证是求其个性;对不同疾病来说,辨病是求其个性,辨证则是求其共性。辨病与辨证相辅相成,在辨病的范围内辨证,在辨证的基础上辨病。临证如能交叉运用病证并辨的方法,则可从不同侧面更好地揭示疾病的本质。辨病是对疾病全过程的了解,因此对治疗具有纲领性的指导意义;辨证是对疾病发展过程中不同阶段、不同类型的辨析,可为治疗确立具体的治法。辨证总是从属于辨病的基本矛盾,离开辨病而辨证,治疗就缺乏针对性,疗效也不会满意。辨证施治,兼顾其病,疗效更高。只有在证的基础上认识了疾病的本质,才能病证结合,辨证论治。强调辨证与辨病相结合,既遵循中医辨证论治原则,又充分运用西医学知识及检测手段,明确疾病的诊断,中西合参,循古而不泥古,发扬而不离宗。在采用"同病异治""异病同治"法则时,亦是如此。如异病同治,并非完全同治,而是同中有异,此异即在对病的治疗上。如哮病、癃闭在其病程中均可能出现"肾阳虚弱"的证候,当用温补肾阳的共同治法时,哮病需兼顾纳气,癃闭则需兼顾通利,这就是因病不同而同中有异。同病异治,根据不同证候采用不同治法时,因证是同病之证,治疗也要异中有同,此同即同在对病的治疗上。如癃闭的治疗,根据证候不同,虽有清湿热、散瘀结、利气机、补脾肾诸法,但由于同属癃闭,病位在膀胱,应根据"腑以通为用"的治疗原则,着重于通利。

(3)提倡运用现代科学技术为辨证辨病服务:过去由于条件限制,对于中医病与证的症状、体征等,全凭病人的主观感觉及医者感官直接获知,即通常所说的"望、闻、问、切"四诊,因此辨病与辨证仅停留在宏观的唯象辨识之中。近年来,随着科学技术的迅猛发展,各种实验室检查、X线、超声波、胃肠内镜、CT、MRI等在临床上被广泛采用,从而深化了中医对疾病的认识。西医学中常见的慢性胃炎、胃食管反流病、消化性溃疡、胃癌前病变等,中医辨证多属胃脘痛,借助胃镜及病理检查,可作为中医望诊的延伸,补充临床辨证的不足。如胃脘痛湿热中阻证患者,胃镜一般多见胃黏膜颜色偏红,充血,水肿,呈花斑样改变,黏液分泌较多,

黏膜表面分泌物呈脓性或黄色,多见隆起型糜烂,有时皱襞增粗,也可见溃疡,覆黄厚苔等。由此可见,胃镜检查可为临床诊断、治疗提供更为客观的依据,拓展宏观与微观、辨证与辨病相结合论治胃脘痛的内涵。再如,属于中医"痢疾"范畴的溃疡性结肠炎,以往临床仅以大便性状及排便次数改变结合全身表现、舌象、脉象等作为辨证依据,缺乏肠道局部表现,从而影响辨证的准确性及治疗效果。而结肠镜检查可直观检察肠腔内的病变情况,了解肠道溃疡大小、形态、色泽、分泌物、范围及变化。如肠镜见局部弥漫性充血水肿,黏膜糜烂面及脓血分泌物附着,可辨证为肠道湿热证。另外,如石淋病的诊断,过去必须见到小便排出砂石之症状才可确诊,而今即使未见这一临床症状,只要 X 线腹部平片有结石的征象,即可确诊。综上可知,现代科学技术的广泛运用对于阐明中医"证"的实质,提供了许多可资借鉴的物质基础和客观指标。辨证的客观化、微观化强调病证结合,方能全面地认识疾病,指导治疗。

2. 论治中医内科疑难杂病须分外感内伤

疑难病证,多缠绵难愈,或因病邪峻厉,或因正气不支,或因症情复杂,宿疾而兼新病,内伤又兼外感,寒热错杂,虚实互见,多种因素,凑合而成,针对不同情况,应采取不同的治疗对策。喻昌曰:"病千变,药亦千变。"但这个"变"决不是漫无边际的乱变,"万变不离其宗",要有"准绳"。对外感热病的治疗,应采取"扭转""截断"的方法,所谓"扭转",即因其势而导之;所谓"截断",即"先安未受邪之地"。其目的是使疾病不再继续发展,从而迅速得到控制。所谓"治外感如将,兵贵神速,机圆法活,去邪务尽,善后务细"。对内伤杂病的治疗应采取"调养""调整"的方法,所谓"调养",即扶助正气,使正气得充而祛邪有力;所谓"调整",即调整人体的阴阳,使之归于平衡。因病久缠绵,根深蒂固,治疗切不可操之过急,只要辨证不误,治疗方向正确,方药能切中病机,就不必轻易改弦更张,应守法守方,缓缓图之,正所谓"治内伤如相,坐镇从容,神机默运"。如上所述,外感热病与内伤杂病的治法虽有不同,但两者又有联系,内伤容易感受外邪,而外感又可进一步促进内伤,所以在治疗疑难杂病时,应遵循王孟英之旨,外感病宜"实中求虚",内伤病宜"虚中求实"。

3. 三观辨治

中医注重整体观、动态观、平衡观之三观辨治。整体观认为人是一个有机的整体,人与自然环境之间关系密不可分,充分体现了"天人合一"的中国古代哲学思想;动态观强调"药随证转",即辨证论治、处方用药当随患者病情的变化而调整;平衡观注重用药配伍不偏不倚,虚实兼顾,寒温得宜,升降并调,气血同治,刚柔相济,动静结合。以溃疡性结肠炎为例,急性发作期患者症见利下赤白、里急后重、腹痛等症,舌苔黄腻或白腻,脉濡数,病机以标实为主,属湿热壅滞大肠为主,湿阻气机,热伤血络,治疗重在祛邪,治宜清利大肠湿热、调气行血,以白头翁汤、芍药汤、葛根芩连汤为基本方,常用药物有黄芩、黄连、黄柏、秦皮、白头翁、凤尾草、地榆、槐花、银花炭、马齿苋、赤芍、丹皮等;其中利下赤多白少、舌苔黄腻者为热重于湿,用药偏重于清热燥湿;利下白多赤少、舌苔白腻者为湿重于热,可适当减少方中性味苦寒的清热药物。慢性迁延期患者症见一派脾虚或脾肾两虚征象,大便脓血消失,伴有黏冻或见不消化食物,面色不华,运化无力,湿浊内盛,病机以本虚为主,治疗重在固本,以调补脾肾、固涩止泻为法,可仿中医"休息痢"辨治,予以理中汤、参苓白术散合连理汤加减,常用药物有党参、黄芪、白术、茯苓、山药、薏苡仁、白豆蔻、黄连、莲子肉、当归等。此阶段若大便次数较多,可酌加收敛固涩之品,如石榴皮、乌梅、五味子等;如久泻中气下陷,可用党参、黄芪、升麻、煨葛根、柴胡以升阳举陷。病情迁延及肾的患者,尚需温补脾肾、益气养血,以四神丸、附子理中汤、真人养脏汤、桃花汤等为基本方,常用药物有熟附片、诃子、补骨脂、肉豆蔻、炮姜、肉桂、赤石脂、禹余粮等。

4. 以脾胃为核心调摄五脏

"脾统四脏"肇始于《黄帝内经》,承接于仲景,充实于东垣,确立于金鳌,一直为历代医家所重视,具有较高的临床价值。蔡淦教授崇尚东垣"内伤脾胃,百病由生"理论,强调以脾胃为核心调摄五脏,擅长运用"脾统四脏"理论治疗内伤杂病。

(1)肺系病证:肺主气,又主宣发肃降;脾胃主纳运,为气血生化之源。肺为水之上源,主通调水道,脾主运化水液。脾与肺五行相生、经络相连。脾土为肺金之母,土能生金;手太阴肺经与足太阴脾经同属太阴,同气相求。脾胃与肺在气和水液代谢两方面相互协调,以维持人体正常的生理功能。脾之运化水液有赖于肺宣发和肃降功能的协调;肺司通调之职,又借脾气运化之力方可。若脾气受损,脾土不能生养肺金,产生久咳不已、气短而喘、声低懒言、少气乏力等肺脾两虚之证;若脾胃升降失常,气机壅滞,势必影响肺主治节和肺气宣降功能,出现鼻塞、咳逆、痰喘等症;若脾失健运,津液代谢障碍,水湿不能正常转输,水液凝滞积聚而成痰成饮,影响肺的宣发和肃降,出现咳喘痰多、气促等症;胃阴亏虚,肺失滋润,则可出现干咳、痰少、鼻塞、咽干等症。针对上述由于脾胃功能失常所致之肺系疾病,蔡淦教授主张治脾胃以安肺疾,临床常用健脾益肺、健脾化痰、健脾利水、养胃益肺、补益脾肾等法治之。

1)健脾益肺:基于"虚则补其母"治则,针对脾土虚弱、不能生肺金而致久咳不愈或肺卫不足、邪恋不去诸证,多采用健脾益肺法。临床症见咳声无力、声低懒言、自汗畏风、动则短气、舌质淡、舌体胖大、脉沉细无力等,常用六君子汤、玉屏风散加减治疗。

2)健脾化痰:盖"脾为生痰之源",化痰不离健脾,脾健则痰源自清。针对饮食不节、脾失健运、痰浊内生、上干于肺所致之咳嗽、哮证、喘证、肺胀等肺系病证,多采用健脾化痰之法,常用二陈汤、平胃散、三子养亲汤加减治疗。

3)健脾利水:多用于喘咳日久,迁延不愈所致脾阳虚衰之慢性阻塞性肺病、支气管哮喘以及慢性肺源性心脏病,临床常用五苓散、实脾饮加减治疗。

4)养胃益肺:针对素体内火旺盛、复感燥邪所致肺胃阴伤者,或饮食不节,嗜食烟酒辛辣而致脾胃受损、胃阴耗伤、肺失濡养之支气管肺炎、支气管扩张、肺不张,或素体虚弱、痨虫蚀肺、肺阴受伤之肺结核等病证,临床症见干咳少痰,或痰少而黏,或痰中带血,午后低热,盗汗,舌质红,苔少而干,脉细数,常用沙参麦冬汤加减治疗。

5)补益脾肾:因肾虚不能纳气在顽固性哮喘中起重要作用,但肾为先天之本,补之较难,且持续时间较长,此时单纯补肾不如脾肾双补,可通过补后天而实先天,使肾气充实,则肺的呼吸功能亦可通畅协调。针对肺病迁延日久、肺脾亏虚、损及肾脏等顽固性哮喘等证,常采用补益脾肾之法。脾肾阳虚者常用六君子汤合金匮肾气丸加减,脾肾阴虚者用六君子汤合七味都气丸加减。

(2)心系病证:脾统血,为气血生化之源;心主血,藏神。脾胃与心之间的关系,主要表现为血液的生成、运行及神志活动方面。首先,心在五行属火,脾属土,心脾母子相生、气血互济。其次,心与脾胃经络相连。"足阳明之正……属胃,散之脾,上通于心"(《灵枢·经别》)。"脾足太阴之脉,起于大指之端……其支者,复从胃别上膈,注心中";"脾之大络,名曰大包,出渊腋下三寸,布胸胁"(《灵枢·经脉》)。"胃之大络,名曰虚里,贯膈络肺。出于左乳下,其动应衣,脉宗气也"(《素问·平人气象论》)。其三,心的主血功能,必须以心气充沛、血液充盈、脉道通利为前提;心主神明的功能,也必须以气血为物质基础。脾气健运,统摄功能正常,才能使血液运行正常而不溢出脉外,有助心主血脉功能的正常发挥。在病理上,"子能令母虚",若脾胃虚弱,可致宗气匮乏,不能贯心脉而行血;脾胃失和,可致清阳不升,浊气上逆胸中,痹阻胸阳;脾运失司,可致津液不行,聚而生痰,循经上犯,或心血瘀滞,痰瘀互结,闭阻心脉;思伤脾,若思虑过度,不仅伤及脾脏,还暗耗心血,致使运化失司,气血生化乏源,血虚而心无所主;脾虚痰浊内生,阻滞经络,脉道不利而心无所养;若脾胃虚弱,气血生化乏源,血虚则心无所主,宗气匮乏,则不能贯心脉而行血,心气亦随之不足,可致心阳不振。临床可见心悸、胸闷、胸痛、口唇发绀等症。心虽主血、主脉,但心病发生多因脾胃病在先,只有脾胃运化与升清正常,血的生化之源不断,脉道得养,无痰浊湿热之邪潴留于体内,才能使心的功能活动正常。针对上述由于脾胃功能失调所致之心系疾病,蔡淦教授常采用健脾益气,补血养心,健脾温中、通脉宁心,健脾化痰、活血通络等法治之。

1)健脾益气,补血养心:临床主要针对脾失健运所致之心气虚弱、心血亏虚及心脾两虚之证。若脾失健运,气血生化乏源,无以充养心脉,心失所养,可致心气虚弱证;脾运失健,气血生化不足,统血失司或思虑过度,暗耗心血,可见心血亏虚之证,二者均可致心脾两虚证。反之,如心血不足,脾失气血之荣滋,健运失司,而现脾气虚弱,运化失职,则气血生化乏源,亦可致血虚而心无所主。临床症见心悸怔忡,眩晕,纳谷不馨,夜寐不酣,大便溏薄,神疲乏力,面色无华,舌质淡红或淡黯,脉细弱或结代等,常以归脾汤加减治疗。

2)健脾温中,通脉宁心:临床主要用于脾阳虚衰所致之心阳虚证。若素体脾阳虚衰,阳失温煦则阴寒内生,寒邪上逆则胸阳不展,阴寒遏滞则血脉瘀阻,气血推动无力而致心阳虚。临床症见心悸怔忡,猝然心胸憋闷或痛,气短自汗,脘腹冷痛,形寒肢冷,大便稀溏,小便清长,面色㿠白,面唇青紫,舌质淡胖或紫黯,苔白滑,脉弱或结或代。常用附子理中汤与桂枝、高良姜、石菖蒲、远志、丹参等加减治疗。

3)健脾化痰,活血通络:临床主要用于脾阳虚衰、脾失健运所致之痰浊扰心证。若寒邪内侵、饮食失调、情志不和、劳倦内伤均可损伤脾胃,致脾阳虚衰,脾运失健,水湿停聚,聚湿生痰,痰浊阻络,循经上犯,阻遏心阳,胸阳失展;抑或痰浊留恋,阻滞脉道,致气血运行受阻,气滞则血瘀,继则痰瘀互结,阻滞心脉,均可发为胸痹、心痛。临床症见心胸憋闷胀满,气短,咯吐痰涎,形体丰盈,乏力纳呆,大便溏薄,舌苔厚腻,脉弦滑或结代等症。临床常用瓜蒌薤白半夏汤、涤痰汤加减治疗。对于屡投瓜蒌薤白半夏汤等无效且脾虚甚者,常加《金匮要略》之人参汤以健脾益气;痰浊偏热者改用《证治准绳》之十味温胆汤、小陷胸汤等方以化痰和胃、宽胸宣痹。

此外,对于心悸怔忡,心胸憋闷疼痛,神疲乏力,痛引肩背内臂,时作时止;或以刺痛为主,兼见神疲乏力,气短,舌质紫黯或有瘀点,脉细涩或结代之心脉瘀阻证,若使用血府逐瘀汤、丹参饮之类活血化瘀通络方无效,可予健脾益气方,以资生化之源,临床常用四君子汤、补阳还五汤、举元煎等加减治疗。上述诸症乃营血亏虚,脉道滞涩不通所致,治宜健脾益气、养血通脉,不可过用峻猛破血逐瘀之品,唯有调补脾胃,资生化源,才能使血脉流畅。

（3）肝系病证:肝藏血,脾统血;肝主疏泄,脾胃主纳运,为气血生化之源。脾胃与肝之间的关系,主要表现为血液方面以及疏泄与运化之间的相互影响。首先,肝为刚脏属木,脾为阴脏属土,五行"木克土""土侮木"。其次,肝与脾同居腹中膈下,足厥阴肝与足太阴脾经气相互贯通。其三,脾为后天之本,气血生化之源,脾胃的运化有赖于肝之疏泄、胆汁分泌和排泄的正常;肝主疏泄与藏血的功能亦有赖于脾提供充足的营血作为物质基础及脾胃的气机转枢。若肝失疏泄、气机不畅,可横逆犯胃克脾,形成肝胃不和、肝脾失调病变。反之,若脾失健运,生湿蕴热,熏蒸肝胆,亦可影响肝的疏泄功能,即"土壅木郁"。若脾虚生血不足,则肝无所藏而致肝血虚;肝不藏血,脾不统血,藏统失司,血溢脉外,则见多种血证。

1）肝木克土,实脾为本:脾为后天之本,脾的功能旺盛是保证机体健康的重要因素。脾不仅有消化、吸收功能,还与人体的免疫功能密切相关。《灵枢·五癃津液别》篇有"脾为之卫"的论述。《金匮要略·脏腑经络先后病脉证第一》篇明确指出"四季脾旺不受邪"。张锡纯《医学衷中参西录·论肝病治法》云:"欲治肝者,原当升脾降胃,培养中宫,俾中宫气化敦浓,以听肝木之自理……"。说明脾气盛衰与慢性肝病的发生、发展及转归有着密切的关系。结合西医学认为慢性肝病与机体免疫功能密切相关的论点,在慢性肝病早期或慢性肝病仅仅表现为脘痞、纳差、腹胀、身倦乏力、便溏、舌淡有齿痕等临床症状时,以实脾(健脾益气)为治疗之根本,常用四君子汤、香砂六君子汤或参苓白术散为基础方加减。

2）益气健脾,清热化湿:脾为阴脏,喜燥而恶湿,湿为阴邪,最易伤脾。湿浊困脾,缠绵难去,势必影响脾之运化功能。慢性肝病,若湿热之邪内蕴,当清热利湿。然清利湿热之品,多"苦寒败胃",不能轻易滥用,用之不当则邪未去而脾土已伤,痼疾难去。清热利湿,必当在顾护脾胃,实脾固本的基础上施行。健脾与清热化湿配合得当,既可化湿热,又可固脾本,湿去热清,脾乃得运,病则得解。常用四君子汤、平胃散、异功散、茵陈蒿汤为基础方加减。

3）健脾理气,活血化瘀:脾不仅可运化输布水谷精微,又司"生血"、"统血"之职。肝主藏血,司血液的贮藏与调节。若脾气不足,失其统血之功,势必影响肝之藏血,血失统摄,致血不归经,形成各种瘀血证。慢性肝病临床常见的蛛丝赤缕(蜘蛛痣)、朱砂掌(肝掌)、肌衄(皮下出血)、胁下痞块(肝脾肿大)等均与血液溢于肌肤或聚集于胁下、形成痞块有关。依据"气为血之帅,血为气之母","气行则血行,气滞则血凝"以及"久病入络"理论,治疗慢性肝病兼血瘀证见者,常在健脾益气培补根本的基础上,适当配伍理气活血化瘀之品,常用四君子汤、四逆散、血府逐瘀汤、大黄䗪虫丸为基础方加减。

4）滋养脾阴,补益肝肾:慢性肝病后期,常会出现脾肾阴亏之证,临床多见腹胀、肝区隐痛,口干不多饮,手足心热,乏力,纳差,尿少黄,大便或干,光苔或花剥苔,舌红少津,脉细涩。治宜滋养脾阴、补益肝肾之法,常用沙参麦冬汤、一贯煎为基础方加减。

（4）肾系病证:脾主运化,为后天之本;肾为阴阳之根、先天之本。脾与肾之间的关系,主要表现为先天与后天、脾主运化与肾阳温煦两个方面。从五行生克关系而言,脾属土,肾属水,土能克水。从功能上来说,脾主运化,为气血生化之源;肾主水,司开阖,藏精气。脾之化生气血,须赖肾中精气的温煦蒸腾作用;脾的运化功能,有赖于肾阳的温煦。肾所藏之精气,亦有赖于后天水谷精微化生气血以充养。脾主运化水液与肾主水相互配合,协调其他脏腑的功能,共同维持水液代谢的平衡。若先天不足,肾的温煦蒸腾作用减弱,可影响脾的化气生血;后天失养,脾化生气血不足,则肾不能正常地"受五脏六腑之精而藏之",导致肾中精气匮乏。在运化水谷精微及水液代谢方面,若肾阳式微,脾失温煦,或脾阳久虚,累及根本,均可致脾肾阳虚。

1)健脾和中,化湿利水:《丹溪心法·水肿》云:"水肿因脾虚不能制水,水渍妄行,当以参术补脾,使脾气得实,则自健运,自能升降,运动其枢机,则水自行"。慢性肾炎早期,临床多见水肿、脘闷纳差、便溏、神疲乏力,舌淡胖润,边有齿痕,苔白腻等症,常以防己黄芪汤、胃苓汤合参苓白术散加减治疗。

2)调理脾胃,升清降浊:脾胃居于中焦,脾主升清,胃主降浊,为气机升降的枢纽。湿浊中阻,必致气机升降失司,浊气不降则胃气上逆而呕恶频发。湿浊为阴邪,若未见化热,则宜温化之。慢性肾炎尿毒症期患者,除症见水肿、小便不利外,还可见呕恶、苔白滑等症,临证常用旋覆代赭汤、小半夏加茯苓汤为基础方加减。

3)健脾补肾,培土制水:《景岳全书·肿胀》云:"凡水肿等证,乃肺脾肾三脏相干之病,盖水为至阴,故其本在肾;水化于气,故其标在肺;水惟畏土,故其制在脾"。慢性肾炎中、后期及肾功能不全患者,脾虚日久,损及于肾,临床多见面色㿠白,畏寒肢冷,腰膝酸软,小便不利,面目肢体浮肿,甚或五更泄泻,下利清谷,舌淡胖有齿痕,苔白滑,脉沉迟细弱等症,可用实脾饮、苓桂术甘汤合右归丸、四神丸加减以温补脾肾、培土制水。

(二) 蔡淦教授临床特点

1. 健脾为主,时时顾护胃气

脾胃为后天之本,气血津液生化之源,五脏六腑、四肢百骸、五官九窍、十二经脉等皆依赖脾胃而得以滋养。《脾胃论·脾胃虚实传变论》曰:"内伤脾胃,百病由生","内伤脾胃为本,唯益脾胃之药为切",从理论上突出了内伤脾胃在发病学中的重要地位。《脾胃论·胃虚脏腑经络皆无所受气而俱病论》云:"若胃气一虚,无所禀受,则四脏及经络皆病。况脾全借胃土平和,则有所受而生荣,周身四肢皆旺……外邪不能侮也。"脾胃的强弱决定了人体正气的盛衰,先天禀赋不足、劳倦过度、饮食不节、大病久病,均能使脾胃虚弱,元气不足,抗邪无力。脾胃健旺则正气强盛,奋起抗邪,祛邪外出,邪去则正安,阴平阳秘。蔡淦教授临证十分重视胃气,时时注意顾护胃气,强调补益药应补而不滞,润而不腻,避免使用滋腻厚味碍胃之品。胃喜润而恶燥,温里药当温而不燥,用量宜轻,且不宜久用,以防燥热损伤胃阴。清热不宜过用苦寒,以防损伤生生之阳。常以香砂六君子汤、参苓白术散、补中益气汤为基本方加减。胃为多气、多血之腑,行气多用陈皮、制香附、香橼皮、佛手,活血常用川芎、当归、丹参、桃仁、红花等药性较为平和之品,以免耗气破血,损伤胃气。总之,组方以平淡轻灵为要,药性宜平,药味宜薄,慎用香燥、苦寒、滋腻、破气、攻下之品,力求清润不腻,寓流动之性,甘补不壅,具运展之功。

2. 治脾不忘疏肝

肝脾两脏在生理上相互协调、相互为用,病理上则相互影响。脾为阴土,主运化,依赖肝之疏泄,始能运化有度,此即"土得木而达";肝为刚脏,体阴而用阳,其性疏泄条达,有赖于脾化生气血以滋养,方能刚柔相济,此即"脾土荣木"。情志异常可致胃肠道症状,胃病患者亦可见咽中有物如梗或烦躁易怒等肝失疏泄表现。蔡淦教授临证重视情志因素在疾病发生及发展过程中的作用,常选用柴胡、木蝴蝶、香橼皮等疏肝理气之品,使肝恢复其条达之性,脾恢复其健运之功。

3. 注重中焦气机升降

脾胃居中焦,为全身气机升降之枢纽,脾宜升则健,胃宜降则和,脾胃之升降有序,气机方能条畅。若脾胃受损,则清阳下陷,阴火内乘,百病皆起。气机升降条畅,则痰火湿食诸邪俱消。蔡淦教授临证常以少量吴茱萸配黄连,辛开苦降,调畅气机。脾胃气虚以党参、黄芪配木香、枳实,肝胃气滞常选用柴胡、枳壳,理气行瘀以桔梗、枳壳配川牛膝,肝胃阴虚以木蝴蝶配伍佛手,湿邪偏胜则以藿香、佩兰合法半夏、陈皮,或砂仁、白豆蔻与茯苓、生米仁同用,调其升降。升降并举,相辅相成,阴阳调和,则诸症悉除。

4. 一药多用,灵活化裁

基于药物的四气五味与功效归经,蔡淦教授临证常一药多用,从而减少药物味数,做到少而精。如患者有热象伴大便不爽,可选用蒲公英既清热又通便;治疗慢性萎缩性胃炎伴肠上皮化生或异型增生而出现脘腹胀满、疼痛等常用莪术,既消积化瘀散结又可防止癌前病变;对于脘腹痞满、泛酸等症状,常选用浙贝母,既开郁散结又可制酸止痛;对于脾胃病湿热证兼有肾虚表现者,擅用薜荔果既可清热解毒,也可补肾固精;对于腹泻、苔腻、口气秽浊等湿盛者,常用苍术、佩兰以祛邪燥湿兼止泻。此外,注重从整体出发,强调三因制宜。根据季节、患者性别、年龄、体质的不同选方用药。如夏季少用温补,秋季注重濡润。小儿、老年人用药剂量宜轻,小儿一般不用峻泻、涌吐及大温大补之品,老年人较多使用补益之剂,祛邪峻猛药慎用,青壮年攻邪药使用较多。针对不同性别,如妇女必须考虑经、带、胎、产等情况,峻下逐水、祛瘀破血、滑利走窜和有毒性的药物在月经期和妊娠期宜慎用或禁用。根据体质强弱、寒热不同,用药亦要区别对待。如偏于阳盛或阴虚之体,慎用辛温燥热之剂;偏于阳虚或阴盛之体,慎用寒凉伤阳之药;针对体质强壮之人,用药剂量可相对较重,体质瘦弱者,用药剂量相对较轻。久病、大病之后,补药宜重,才能达到量宏而力专。

三、学 术 访 谈

❀ (一) 名医之路

问:蔡老师,听说您在人生职业方面,原本可以有其他选择,最后为何立志从医? 能否给我们说说您当初刚接触中医时的感受? 正规的中医院校教育对您的成才之路又有什么影响?

答:说起当初的职业选择,受了父亲很大影响。父亲对中医的信任源于自己的切身体会,"石氏伤科"的石筱山治好了他的骨折,上海市第十一人民医院的一位老中医又帮他摆脱了痔疮的折磨。当年我从晋元中学毕业后,原本可直接保送哈尔滨工业大学,但是父亲建议我报考上海中医学院,所以我最终成为该校第一届六年制本科医疗专业学生,从此与中医一辈子结缘。刚接触中医时,感觉很不适应,印象最深的是第一次上《伤寒论》,一下子从高中时期的数理化转到"太阳病",根本不理解。直到后来经过临床实践的不断验证,才对《伤寒论》有所领悟,体会到《伤寒论》中很多行之有效的方药,比如治疗胃肠病的半夏泻心汤、大柴胡汤、乌梅丸之类。当时学校里名医荟萃,如程门雪、黄文东、张伯臾、陆瘦燕、殷品之、金寿山、石筱山、裘沛然等,较之师带徒的传统中医师承模式,我们在正规院校可以吸收不同医家、流派的学术经验,大学的学习经历对我后来诊疗思路的形成意义很大。

问:蔡老师,听说您到曙光医院工作后,曾得到诸多沪上名医的指点,能否给我们详细谈谈?

答:我1962年于上海中医学院毕业后到曙光医院工作至今,作为第一批中医住院医师,有幸得到多名沪上名医的栽培。早年跟随上海一代名医童少伯、程门雪开展中医治疗慢性肾炎的研究,上海中医学院老院长程门雪在学术上给我很大启发,对我职业生涯影响颇大。忆起跟随程老学习的时光,常常感叹其诊疗思路与众不同,想别人所未想。比如慢性肾炎尿毒症一般用清热解毒法,而他却通过发汗"开鬼门"的方法使毒素从汗液排出。程老对《伤寒论》见解独到,并将其临床经验融汇到对《伤寒论》的解释中,编写了著名的《伤寒论》歌诀。我几十年来还时常翻阅这一歌诀,不但打下了扎实的基础,而且在临床应用时得心应手。除了程门雪院长之外,从临床到教学对我影响最大的就是张伯臾老先生了。1958年,我还在实习期间,就曾跟随张老抄方2个月。分配到曙光医院工作后,又长期跟随张老学习。两人之间虽然没有正式的拜师仪式,却建立起深厚的师生情谊。"文化大革命"期间,张老肱骨骨折不能回家居住,我便请他住在自己的宿舍里,彼此促膝谈心,这段经历对我日后做人做事都受益匪浅。后来,学院党委请张老担任主编编写第五版全国中医内科教材,由我执笔,张老把关,为此我经常到张老家汇报教材编写内容,得到张老的悉心指导。跟张老从临床到教学学习了几十年,其影响可谓潜移默化。张老师承丁甘仁,脉案书写规范,证因脉治、理法方药,环环相扣。那时张老被派去给国家领导人开膏方,每次回来都要凭记忆把处方整理出来,以便下次复诊时参考。时至今日,我诊病时每每问诊详细,脉案书写规范,这一习惯均承袭于张老。

(二) 东垣脾胃学说及再认识

问:蔡老师,您对于东垣内伤杂病病机中的"元气""阴火"如何理解?请老师给我们详细谈谈。

答:李东垣在《内外伤辨惑论·饮食劳倦论》《脾胃论·饮食劳倦所伤始为热中论》中讲道:"火与元气不两立,一胜则一负,脾胃气虚,则下流于肾,阴火得以乘土位"。说明脾胃亏虚,不能升清而下陷于肾,使得阴火上冲侵害脾胃,从而导致元气亏虚。脾胃气虚、阳气不升、阴火上乘即为东垣所论内伤杂病的主要病机。东垣对于阴火与元气的论述散见于《内外伤辨惑论》《脾胃论》《兰室秘藏》《医学发明》等著作,但其概念表述不够明确,亦没有进行专门论述,致使后世医家对其内涵争论不断,存在各自不同的理解。究其"元气",可以理解为正气、脾胃之气;所谓"阴火",即是邪火,主要包括以下几种"自内而发的火":情绪变动、五志过极产生之心火、肝气有余、气郁木旺产生之肝火、下元亏虚、脾胃之气下溜产生之肾火、阴血不足产生之虚火等。

问：蔡老师，针对内伤杂病脾胃不足、气虚下陷、阴火上乘之核心病机，东垣临床上常用哪些经典方剂以补脾胃、升阳气、降阴火？东垣临床用药主要有哪些特点？

答：针对脾胃不足、气虚下陷、阴火上乘之核心病机，东垣临床常以补脾胃（益气）、升阳气、降阴火（或散阴火）之法治之，并制定了系列"补脾胃、升阳气、泻阴火"方剂，其中尤以《脾胃论》首方"补脾胃泻阴火升阳汤"为代表。综观本方，人参、黄芪、苍术、炙甘草补益脾胃，冀脾旺则脾阳不陷，阴火不升；柴胡、升麻、羌活升下陷之阳气；黄连、黄芩、石膏泻上乘之阴火。该方尤其适宜于"饮食损胃，劳倦伤脾，脾胃虚则火邪乘之而生大热"（《脾胃论·脾胃胜衰论》）诸证。"后之处方者，当从此法，加时令药"（《脾胃论·脾胃胜衰论》）。后续诸方如升阳益胃汤、通气防风汤、清暑益气汤、黄芪人参汤均是围绕补脾胃（益气）、升阳气、泻阴火的治法原则组方。总的来说，东垣用药多以升清为主，降浊为次，以"升"作为基本方法，以"降"作为权宜之计。升提阳气的药物中升麻、柴胡用得最多，其次为葛根、防风、羌活、独活、藁本、蔓荆子、川芎等。降的药物则根据不同情况而定，或降火，或利水，或理气，或消积。东垣治疗内伤杂病，并非固执一气虚下陷，仅用升阳温补一法，而是将多种截然不同的治疗方法，如升与降、温与清、燥与润、补与泻诸法巧妙、有机地揉合在一起，灵活加以应用。因此，应全面看待东垣学说，改变对东垣偏重升燥、偏重补益，忽视降润清泻的片面理解。

（三）"脾统四脏"学术渊源及临床运用

问：蔡老师，您强调以脾胃为核心调摄五脏，擅长运用"脾统四脏"理论治疗内伤杂病，请给我们谈谈"脾统四脏"的学术渊源和具体含义。

答："脾统四脏"理论最早见于《黄帝内经》，张仲景对其深有发挥，提出"见肝之病，知肝传脾，当先实脾，四季脾旺不受邪，即勿补之"，李东垣对其进一步深化，提出"内伤脾胃，百病由生"。"脾统四脏"理论明确提出则是清代沈金鳌："盖脾统四脏，脾有病必波及之，四脏有病亦必有待养脾。故脾气充，四脏皆赖煦育，脾气绝，四脏安能不病……凡治四脏者，安可不养脾哉"（《杂病源流犀烛·卷四·脾病源流》）。"脾统四脏"理论揭示了脾与其他脏腑之间的密切关系，突出了调治脾胃的重要意义。我行医五十余载，"脾统四脏"理论对我临证施治、处方用药影响都很大。

问：蔡老师，《素问·咳论》"五脏六腑皆令人咳，非独肺也"该如何理解？请您给我们详细谈谈。

答：咳嗽是肺系疾病的主要证候之一，"五脏六腑皆令人咳，非独肺也"，说明咳嗽不仅受到"肺"的局限，而应站在五脏是一个"统一整体"的高度来认识咳嗽的发生发展。溯其本源，肺与其他脏腑在生理上相互依赖，《素问·经脉别论》云："食气入胃，散精于肝……脉气流经，经气归于肺，肺朝百脉，输精于皮毛……饮入于胃，游溢精气，上输于脾，脾气散经，上归于肺，通调水道，下输膀胱。水精四布，五精并行……"。"脾为生痰之源，肺为贮痰之器"，"肝脉布两胁上注于肺"亦说明他脏与肺之间的密切关系，所以肺的相关疾病也不可能独立于五脏整体之外而孤立存在，任何脏腑的功能失常都可累及于肺，故而"五脏六腑皆令人咳，非独肺也"实则强调其他脏腑功能失调,病及于肺,均可导致咳嗽。譬如胃食管反流病引起的咳嗽即是该中医理论在临床实践中的具体体现。该理论无疑是对中医整体观的客观诠释,既拓展了咳嗽的辨证论治范畴,又可指导我们对肺系疾病进行整体、全面的诊疗。

问:脾肾两脏关系密切,请蔡老师给我们谈谈您对"诸湿肿满,皆属于脾"的理解?

答:"诸湿肿满,皆属于脾"出自《素问·至真要大论》,意即凡因水湿聚留引起的浮肿、腹满者,大多属于脾的疾患。有关肿与脾之间的关系,《素问·水热穴论》指出:"其本在肾,其末在肺"。朱震亨提出"水肿因脾虚不能制水,水渍妄行,当以参术补脾,使脾气得实,则自健运,自能升降,运动其枢机,则水自行"(《丹溪心法·水肿》)。张介宾又补充了"其制在脾"的理论,认为"水惟畏土,故其制在脾"。肺脾肾三脏共司水液,脾失健运首当其冲,因土能制水,脾虚则土不能制水而反克;脾阳一虚,水谷精气不足,则上不能输精以养肺,下不能助肾以制水,成为水湿内停的重要内在因素。满即痞满、胀满。痞满指心下满闷堵塞,内觉满闷,而外无形;胀满内觉膨胀,而外有形。脾之大络布于腹,脾失健运,升降失司,水谷代谢所生浊气不得下降,壅遏于中,故见脘腹痞满或脘部满闷,食后尤甚。李东垣云:"太阴所至为中满……脏寒生满病,因饮食劳倦损伤脾胃,始受热中,未传寒中,皆由脾胃之气虚弱,不能运化精微而制,水谷聚而不散而成胀满"(《东垣十书·中满腹胀》)。临床上,对于脾虚所致之水肿、胀满治宜健脾利湿、消肿除胀,用四君子汤合五皮饮或参苓白术散,或用实脾饮温阳健脾、利湿除满。

(四)蔡淦教授治疗胃肠疾病临床经验

1. 慢性胃炎

问:蔡老师,三观辨治是您学术思想的核心内容之一,请您以慢性胃炎为例,给我们讲讲三观辨治的实际运用。

答:慢性胃炎以慢性浅表性胃炎、慢性萎缩性胃炎为多见,慢性浅表性胃炎的核心病机为脾虚肝郁、湿热内蕴,慢性萎缩性胃炎的核心病机为脾虚兼瘀热互结,慢性胃炎强调整体观、动态观、平衡观之三观辨治。

(1)整体观:慢性胃炎辨治之整体观主要体现为肝脾同治、虚实同理。

1)肝脾同治:脾与胃同居中焦,为后天之本、气血生化之源。脾主升清、司运化、喜燥恶湿,胃主降浊、司受纳、喜润恶燥,二者共同完成水谷之受纳、腐熟、运化、输布,从而滋养全身。若饮食不节、饥饱无度、嗜喜辛辣烟酒,可致胃失和降,影响脾之升清与运化;劳倦或思虑过度则伤脾,脾运失健,中气受伐,清气不升,又可致胃之受纳、腐熟、通降失职。脾胃的升降功能与肝的疏泄功能密切相关。肝主疏泄、调畅气机,其性刚强而喜条达;肝木疏土,助脾胃运化,"土得木而达"。恼怒郁闷、肝失疏泄或横逆太过,"木旺乘土",可致脾纳、化、升、降功能失司;"土虚木贼",脾虚亦可导致肝乘,肝郁脾虚临床上往往同时并见,肝脾同治在慢性胃炎治疗中的重要性可见一斑。

2)虚实同理:慢性胃炎表现为虚实夹杂、正虚邪实。所谓正虚,为脾胃气虚;邪实则为阴火上乘。阴火的内涵在慢性浅表性胃炎和慢性萎缩性胃炎有所不同。慢性浅表性胃炎之阴火可理解为湿热,其产生多因潮湿多雨之气候、地理环境、嗜食肥甘厚味,一旦伤于饮食、情志或劳累,则损伤脾胃,脾胃气虚,则湿热内生,火乘土位,导致疾病发生。慢性萎缩性胃炎之阴火则为瘀热,多由于湿热内蕴日久,气机不畅,气滞血瘀,瘀血阻络,营阴耗损,胃膜失于滋养,引起萎缩,在脾胃气虚的同时,突出表现为瘀热互结。因此,治疗慢性胃炎宜虚实同理,补其元气,泻其阴火。

(2)动态观:动态观在慢性胃炎辨治中主要表现为分期论治、法随证转。由于慢性胃炎的临床表现较为复杂,病变脏腑主要涉及脾、胃、肝,病理因素有虚、湿、食、痰、气滞、血瘀等,病变过程中又易于受到情绪、气候等因素影响,在掌握其核心病机的基础上,当结合慢性胃炎不同阶段证候与胃镜病理表现的不同,宜分期论治,各有侧重,不可拘泥于固定方药,而应药随证转,圆机活法,正所谓"药贵合宜,治当权变"。

1)疾病初期:本阶段属"初病在气",临床症见中脘胀满,嗳气,乏力,纳谷不馨,大便不实,苔薄腻,色白或略黄,脉细弱。病机多为脾虚肝郁、气滞热郁。脾虚则运化失司,气血生化乏源,血不养肝,或情志抑郁,肝失疏泄,气机不畅,郁而气滞,郁久化热。此阶段胃黏膜病变程度较轻,胃镜多提示浅表性胃炎或浅表—萎缩性胃炎并存,病理检查可无萎缩,或轻度萎缩,或合并轻度肠化生。治宜健脾益气、疏肝和胃,兼以理气、清热解郁。常用方药为香砂六君子汤合四逆散,并加用黄连、蒲公英、连翘清热,佛手、香橼皮、木蝴蝶加强疏肝理气。

2)疾病中期:本阶段临床症见中脘胀闷,胀连胁肋,食后加重,嗳气呕恶,口干或口苦,倦怠乏力,纳呆,便溏或秘结,苔黄腻,脉细弱。病机仍以脾虚肝郁为主,兼夹痰瘀。脾气亏虚不能行其津液,痰湿内生;肝郁气滞,日久血瘀。此阶段胃黏膜病变程度加重,胃镜示浅表—萎缩性胃炎或慢性萎缩性胃炎,病理检查示中度萎缩,多合并轻、中度肠化生。治宜健脾疏肝为主,兼以理气化痰、活血化瘀,用药常在疏肝健脾、理气清热基础上,酌加延胡索、水红花子行血理气,浙贝母、瓜蒌散结化痰,苍术、厚朴、石菖蒲醒脾除湿。

3)疾病后期:本阶段属"久病入血",临床症见脘腹胀闷,时有隐痛,痛有定处,倦怠乏力,不思饮食,苔黄腻,舌质黯或有瘀斑,脉细涩。病机为脾胃气虚、瘀热内蕴兼夹热毒。正气亏虚,痰、瘀、热毒交互为患,搏结胃络。此阶段胃黏膜病变程度进一步加重,胃镜示慢性萎缩性胃炎,病理检查示重度萎缩,多合并中重度肠化生,或并见轻、中度异性增生。治宜健脾化痰、活血通络、清热解毒,常配伍莪术、石见穿破血通络,木馒头、藤梨根、蜀羊泉、白花蛇舌草清热解毒。

(3)平衡观:平衡观在慢性胃炎辨治中主要表现为遣方用药注重平衡,充分体现吴鞠通"治中焦如衡,非平不安"的学术思想,强调攻补兼施、寒热并投、刚柔相济、气血兼施、升降并调、虚实同理,注重补勿过腻、泻勿过峻、寒勿过苦、温勿过燥、以平为期。临证法半夏泻心汤之义寒热并投,常用党参、白术、甘草之温补,配伍黄连、蒲公英、白花蛇舌草之寒凉。气滞与血瘀在慢性胃炎中往往并存,故治疗中当气血兼顾。气滞为主者,重用行气导滞、疏肝理气之品,配伍延胡索、广郁金等理气活血;血瘀为主者,加水红花子、石见穿等活血药物。刚柔相济,首先体现在对养胃阴的重视,运用健脾燥湿等刚性药物的同时,酌加甘凉生津、养阴不滋腻之芦根、天花粉、石斛、沙参等以濡润胃阴。其次体现在对柔肝的重视。本病与肝失疏泄关系密切,肝为刚脏,体阴用阳,常以柴胡、香附等疏通肝气、条达气机之品配伍白芍、甘草敛阴柔肝。"脾宜升则健,胃宜降则和",慢性胃炎治疗中当注重中焦气机升降,常以升麻、柴胡、桔梗等升提药与枳壳、旋覆花、代赭石等降浊药同用。虚实同理在慢性胃炎治疗中主要体现为分清虚实孰轻孰重。若患者症见脘腹喜按、倦怠乏力、大便溏薄、舌淡、脉细,则虚重实轻,重在补脾;反之,若患者症见脘腹拒按、口气秽浊、大便秘结、苔腻、脉滑,则实重虚轻,治当重在降胃。

问:"通"法在慢性胃炎治疗中极为重要,请蔡老师给我们讲讲"通"法的含义及其在慢性胃炎中的具体运用。

答:所谓"通",非独攻下泄利而言,包括疏肝、理气、活血、清热、燥湿、祛痰等法。针对慢性胃炎,强调通补并用,补则以清补、疏补为要,重视补益药物的搭配与选择,反对壅补、漫补。临证常在健脾益气基础上,酌加柴胡、佛手、香附、香橼皮、木蝴蝶疏肝解郁,枳实、川楝子、苏梗、木香理气宽中,路路通行气导滞,水红花子、丹参、桃仁、王不留行、莪术活血化瘀,陈皮、半夏、全瓜蒌、浙贝母化痰散结,黄连、黄芩、蒲公英、连翘、白花蛇舌草清热解毒,苍术、厚朴、佩兰、砂仁、藿香醒脾燥湿,焦山楂、焦神曲、谷芽、麦芽、鸡内金消食除积,火麻仁、柏子仁、决明子润肠通腑。当患者主要表现为脾胃虚弱时常用党参、白术、黄芪,若脘腹胀闷明显,以中满为主时则改党参为太子参,后者为补气药中清补之品。又如黄芪甘温,常与味甘性平之黄精相伍。诸法随证灵活运用,补中有通,通中寓补,《医学真传·心腹痛》曰:"调气以和血,调血以和气,通也;下逆者使之上行,中结者使之旁达,亦通也。"邪实外出而不伤正,脾胃中州元气得复而无壅滞滋腻之虞。

问:精神心理因素在慢性胃炎的发病和治疗中所起的作用越来越被大家所重视,蔡老师您一直强调心身同治在慢性胃炎治疗中的重要性,请您给我们讲讲在慢性胃炎治疗中如何做到心身同治?

答:思虑伤脾,郁怒伤肝。现今社会生活节奏紧张,工作压力大,情志不遂成为影响疾病发生、发展的重要因素。尤其是慢性萎缩性胃炎患者多有恐癌情绪,故身心同治极其重要。医者当疏肝解郁同时结合语言疏导,缓解患者心理负担,叮嘱其劳逸结合,适时缓解压力,避免情绪紧张。"安养心神,调治脾胃","语之以其善","导之以其所便","开之以其所苦"。此外,脾胃病发病与气候、饮食关系极为密切,还应规劝患者注意饮食调养及季节调摄,倡导健康生活方式。"胃病治法,调其饮食,适其寒温,澄心息虑,从容以待真气之复常也"(《疡医大全·内景图说》)。如此身心调养,配合药物治疗,方可提高临床疗效。

2. 肠易激综合征(IBS)

问:现今社会随着压力增大,IBS的患者越来越多,请蔡老师给我们谈谈西医学对IBS的认识以及如何理解肝郁脾虚在IBS发病中的作用?

答:IBS是一种常见的肠功能紊乱疾病,其特征是间歇性发作的腹痛、腹胀、排便习惯改变和大便性状异常而无特异的生物化学或形态学异常,其发病机制尚未明了,一般认为与精神心理因素、胃肠激素分泌失调、免疫功能紊乱、胃肠动力异常、内脏高敏性等因素有关。IBS临床分型为腹泻型、便秘型、腹泻便秘交替型和不定型四型。其临床特征主要表现为:腹痛以脐腹部为主,易在进食后出现,夜间少出现,腹泻后腹痛多能缓解,腹泻粪便量少,腹胀白天加重,夜间睡眠后减轻;肠外症状发生率高,如呃逆、嗳气、早饱、疲倦以及抑郁、焦虑等;症状出现或加重往往与精神因素、遭遇应激状态有关。根据IBS的临床表现,可归属于中医

"泄泻""便秘"范畴,与"痛泄""大肠泄""气秘"关系密切,与"郁证"也有一定关系。情志失调所致肝木乘脾是本病的主要病因病机,肝为将军之官,易为情志所伤,或因忧郁、恼怒、情绪激动导致肝木之气失于条达,横逆克犯脾土,脾运受制。若木郁不达,风木冲击而贼脾土,则痛于脐下,而见腹痛、腹泻以及情志异常等症状的发生。尽管肝郁是 IBS 发病的一个重要因素,但脾之强弱也是导致 IBS 发病的另一主要病因病机,即脾强则不受木侮。IBS 脾胃虚弱大致有以下因素:多数患者既往有过胃肠损伤史,如曾患过"痢疾"或"泄泻",以致脾胃正气受损。生活压力过大,劳累过度,"形体劳役则脾病"《脾胃论·脾胃盛衰论》,思虑过度,耗伤脾血,脾胃受损。在脾胃损伤的前提下,一旦为外界环境所扰,情志所伤,肝气不调,则肝脾同病,《景岳全书·泄泻》云:"凡遇怒气便作泄泻者,必先以怒时挟食,致伤脾胃,故但有所犯,即随触而发,此肝脾两脏之病也,盖以肝木克土,脾气受伤而然。使脾气本强,即有肝邪,未必能入,今即易伤,则脾气非强可知矣。"由上可知,患者过度思虑、紧张劳累均可导致脾虚,而平素精神抑郁,又可导致肝气郁结。肝气横逆则腹痛,脾气虚弱则泄泻。当机体处于脾虚肝郁、肝脾不和的情况下,则易导致 IBS "痛泄"的发生;当患者气滞为主,肝不能为大肠行疏泄之职,则患者又可见便秘的发生。气滞脾虚日久则生湿、食、痰、瘀诸邪,或病变累及他脏,导致疾病辗转难愈。

问: 蔡老师,刚才您给我们谈了脾虚肝郁在 IBS 发病中的重要性,那能否给我们具体介绍一下您采用调和肝脾法治疗 IBS 的用药经验?

答:《医方考》云:"泻责之于脾,痛责之于肝;肝责之实,脾责之虚,脾虚肝实,故令痛泻。" IBS 的腹痛、腹泻与土虚木乘、肝脾不和、脾虚肝旺的痛泻之症颇为相似,病机主要在于肝脾不和、脾虚肝旺,与痛泻要方病机相合。原方仅四味药,其中白术苦甘性温,健脾燥湿和中;白芍酸微寒,柔肝缓急止痛,白芍更被认为是脾虚的引经药,该药味酸能柔和肝体,符合"肝苦急,急食酸以缓之";防风辛温,可散肝醒脾,升阳气而醒脾,搜肝气而疏肝,且有风能胜湿之功;陈皮辛温理气燥湿醒脾,还能行气止痛。全方用药精当,实为抑肝扶脾、缓急止痛之良方。因痛泻要方虽为泄泻立方,但法为抑肝扶脾,所以临证用该方加味治疗 IBS,能起到调节肠道功能的作用。IBS 临床表现腹痛较甚者,重用白芍,并合用甘草,此乃芍药甘草汤之意,酸甘并用,入营和阴,以养其筋脉,和中缓急。胁腹胀满较甚者,加柴胡、枳壳疏肝达气、理气止痛,或用青皮、木香疏肝醒脾、理气散结。腹泻较甚,伴有腹坠胀肠鸣者,为脾之清阳不升,湿浊滞留肠道,加葛根配合防风以升发脾胃清阳之气以止泻。部分患者大便呈糊状,伴有大量白色或透明黏液,属小肠吸收或分泌功能障碍,可加泽泻、茯苓、生米仁以利湿化浊。对于腹泻日久,伴有大便溏薄、次数较多、腹中冷痛等脾肾阳虚者,可在痛泻要方中加用炮姜、吴茱萸、肉豆蔻、补骨脂以温补脾肾、收涩固肠。此外,还可加用乌梅固摄止泻,乌梅与防风相伍,还具有抗过敏作用,可减轻肠道易激状态。

问: 蔡老师,针对 IBS 这一心身相关疾病,我们对患者可做哪些生活调理方面的指导?

答: IBS 是一典型的心身相关疾病,往往与其生活中的应激事件、抑郁、紧张、思虑过度、劳累、饮食等有关,而且病情的转化也受这些因素的影响。因此,对于 IBS 的治疗,药物仅仅是其中的一个方面,生活调理也与 IBS 的转归密切相关。首先,应对患者耐心解释劝导,使患者能够了解本病的性质,放松心情,改善情绪状态。《理瀹骈文·略言》提到:"七情之病,看花解闷,听曲消愁,有甚于服药者矣。"说明情志调理在精神因素所致疾病的治疗中占有重要地位。其次,告知患者应注意生活规律,避免过劳,寒温适宜;再次,嘱患者注意饮食,避免进食诸如奶制品、寒凉食物等有可能加重症状的食物。对于便秘患者,应多进食含纤维素较多的食物。总之,IBS 的治疗绝非单纯依赖药物可以奏效,而是医患多方配合、综合施治的长期过程。

3. 溃疡性结肠炎

问:溃疡性结肠炎的中医病机如何认识?"三观"辨治在溃疡性结肠炎诊疗中如何体现?请蔡老师给我们谈谈。

答:溃疡性结肠炎是一种慢性非特异性结肠炎症,临床主要表现为腹痛、腹泻、脓血便、里急后重反复发作,病程较长,迁延难愈,属中医学"痢疾""腹痛""泄泻""便血""滞下"等病证范畴。溃疡性结肠炎的病机集中体现为清代叶天士所言之"脏阴有寒,腑阳有热"理论,即脾肾虚寒为本,大肠湿热为标,寒热虚实错杂。我们辨治溃疡性结肠炎,主张"三观"辨治,即整体观、动态观、平衡观。所谓整体观,即认为人体与外界环境是一个统一的有机整体,人体本身也是一个统一的有机整体,需从整体来认识疾病的病机。动态观则是强调辨证论治,治法方药随患者病情的变化而更换,不能机械地固定方药,而应该"法随证转""药随法变",灵活运用。平衡观是指用药时要遵循吴鞠通"治中焦如衡,非平不安"的学术思想,虚实同理,寒温相适,气血兼施,以平为期。具体而言,本病在急性发作期病机以标实为主,治疗重在祛邪,以清热燥湿、行气解郁、化瘀止血为主;慢性迁延期病机以本虚为主,治疗重在固本,以调补脾肾、固涩止泻为法。治疗则根据患者病情,补虚泻实,寒热兼顾,温清并用,气血兼施。

问:蔡老师,针对溃疡性结肠炎患者的肠外表现,我们在治疗中该如何兼顾?

答:溃疡性结肠炎患者可见关节、口、眼等部位的肠外表现,如关节疼痛、口腔溃疡反复发作,以及虹膜炎、结膜炎等。此类症状不是本病的典型表现,较为少见,有时容易被忽视或误诊为其他疾病。针对本病的肠外表现,我们主张应按照"急则治标""缓则治本"的原则,从中医整体观念出发,突出辨证论治的特色。如关节疼痛固定不移者,属中医"痛痹"范畴,其病机为脾虚日久,气血生化乏源,正气亏虚,卫外不固,寒湿外邪侵袭,痹阻经络气血,不通则痛。对此,我们常以《金匮要略》乌头汤或乌头桂枝汤加减,以通阳开痹、祛寒胜湿、缓急止痛。对于游走性关节疼痛的患者,属中医"行痹""历节"范畴。其病机多由久病脾虚,气血不足,肢体失养,风邪夹寒湿等邪气侵袭,痹阻经脉,血气运行不畅所致。由于本病病邪以风邪为主,所谓治风先治血,故在祛风散寒除湿的同时,予养血祛风以治其本,方用大秦艽汤加减。对于有虹膜炎、结膜炎等肠外表现的患者,病机多为肝肾不足、阴血亏虚、风热上扰,故佐以滋养肝肾、祛风清热之法,方药如二至丸、杞菊地黄丸之类。

问:蔡老师,请您给我们讲讲内外兼治在溃疡性结肠炎治疗中是如何体现的?

答:溃疡性结肠炎患者肠镜检查,一般可见结肠局部黏膜组织充血、水肿、出血、血管纹理模糊、脓性分泌物附着等表现,与体表溃疡相类似。对于病变范围在降结肠以下的患者,可配合灌肠方法,仿中医外治法之旨,药液直接作用于病变局部,使药物的有效成分能更充分地发挥作用。我们常用参三七、白及、马齿苋、地榆等药物组方,煎汤灌肠,并合用中成药云南白药。内疡外治,祛瘀止血,清热利湿,消肿生肌,以促进局部黏膜修复。

四、导师经典医案

🌀（一）胃痞医案

沈某,男,40岁

初诊时间:2015年2月14日

主诉:中脘胀闷隐痛反复发作2年,加重1月

病史:中脘胀闷隐痛灼热,饭后饱胀,嗳气,口角热疮,口腻口苦,口气秽浊,夜寐多梦,二便尚可,苔薄黄腻,舌质红,脉弦。辅助检查:胃镜示慢性萎缩性胃炎伴糜烂;病理活检:肠化(++)。

西医诊断:慢性萎缩性胃炎

中医诊断:胃痞

辨证:脾虚肝乘,瘀热互结

治则:健脾疏肝,清热化瘀

处方:

太子参9g	茯苓9g	白术9g	生甘草6g
半夏9g	陈皮6g	黄连3g	郁金9g
连翘9g	延胡索9g	煅瓦楞27g	海螵蛸27g
木香6g	砂仁3g	白豆蔻3g	枳壳18g
黄芩9g	莪术18g	浙贝母9g	蒲公英30g
柴胡6g	佩兰18g	生米仁18g	藤梨根30g

×14剂

二诊(2015年2月28日):中脘隐痛未作,进食后仍感中脘胀闷,口气秽浊减轻,余症同前,苔薄黄腻,脉弦。守方加石见穿15g,蜀羊泉15g×14剂。

三诊(2015年3月14日):口气秽浊已除,中脘胀闷明显减轻,苔薄,舌淡,脉小弦,守方去佩兰×14剂。

四诊(2015年3月28日):诸症悉减,舌淡,苔薄,脉小弦。继续守方调治。

随访:守四诊方调治3月,诸症已除。同家医院胃镜示慢性萎缩性胃炎;病理活检:肠化(+)。

按:脾胃虚弱、脾虚气滞日久,久则胃络瘀阻,胃络失养,瘀久化热,酿热成毒。胃为多气多血之腑,贵在气血调和。东垣云:"若饮食失节,寒温不适,则脾胃乃伤,喜怒忧恐,损耗元气……火与元气不两立,一胜则一负。"本案脾胃元气虚弱,瘀热即为阴火,以"补脾胃,泻阴火"为治则,以院内协定方新胃方为基础方加减。药用四君子汤甘淡健脾益气;延胡索、郁金、木香、柴胡行气疏肝;半夏、陈皮燥湿化痰理气;砂仁、白豆蔻、佩兰燥湿行气;黄连、连翘、蒲公英、浙贝母清热散结;莪术活血祛瘀;煅瓦楞、海螵蛸制酸;藤梨根消肿散结、清热解毒。二诊加蜀羊泉、石见穿以增强化瘀清热散结之力。全方谨遵东垣补脾胃、泻阴火之义,补脾胃之虚,泻瘀热阴火,气血兼顾,虚实同理,中焦可安。

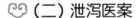（二）泄泻医案

万某,男,35 岁

初诊时间:2014 年 11 月 8 日

主诉:反复泄泻四五年,加重 1 月

病史:近四五年来,泄泻反复发作,多发于饮食不慎或情绪紧张时,发作时大便每日 4-5 次,伴腹痛、肠鸣及不消化食物,口干、口苦,大便臭秽,肛门灼热,神疲乏力,苔薄黄腻,舌尖红,脉小弦。

西医诊断:腹泻型肠易激综合征

中医诊断:泄泻

辨证:脾虚肝旺,湿热内蕴

治则:扶脾抑肝,清热化湿

处方:

白术 9g	白芍 9g	防风 9g	陈皮 6g
葛根 9g	黄芩 9g	黄连 3g	焦山楂 9g
焦六曲 9g	木香 6g	佩兰 9g	生米仁 18g

×14 剂

二诊(2014 年 11 月 22 日):症如前述,苔薄黄边剥,舌尖红,脉小弦。守方加太子参 9g,山药 18g×14 剂。

三诊(2014 年 12 月 6 日):大便次数减少,每日 2~3 次,肠鸣,余症同前,苔薄,脉小弦。守方去焦山楂、焦六曲,加白芷 6g×14 剂。

随访:守三诊方加减调治 1 月,大便成形,每日 1~2 次,余症悉除。

按:七情所伤,情绪紧张之时,气机不利,肝失条达,横逆侮脾,脾失健运,故腹痛泄泻;湿热下注大肠,故大便臭秽,肛门灼热。综观本案诸症,脾虚肝旺、湿热内蕴为其主要病机,治宜扶脾抑肝、清热化湿之法,以痛泻要方扶脾抑肝合葛根芩连汤清利湿热为基础方;配伍木香健脾行气,佩兰、生米仁健脾化湿,焦山楂、焦六曲消食化滞。二诊加太子参、山药增强健脾益气之力。三诊去消食化滞之焦山楂、焦六曲,加白芷以收涩止泻。

（三）喘证医案

王某,女,65 岁

初诊时间:2014 年 1 月 25 日

主诉:咳嗽、咳痰、气喘反复发作 10 余年,加重 1 周

病史:咳嗽、咳痰、气喘反复发作 10 余年,多于冬春季节发作,曾于外院诊为"慢性支气管炎,阻塞性肺气肿"。查体:桶状胸,双肺叩诊过清音,听诊双肺底可闻及散在干、湿音,双膝以下凹陷性水肿。刻诊:咳嗽,咯少量稀薄泡沫痰,气短,喘息,动则益甚,双膝以下浮肿,乏力,纳差,小便短少,便溏,舌淡,苔薄白腻,脉沉细。

西医诊断:慢性支气管炎,阻塞性肺气肿

中医诊断:喘证

辨证:脾阳虚衰,水湿泛溢

治则:温运脾阳,健脾利水

处方:黄芪 15g 党参 9g 附子 9g 桂枝 6g

茯苓 12g 白术 9g 大腹皮 12g 泽泻 12g

干姜 6g 木香 3g 草果 6g 山药 9g

桔梗 6g 生米仁 18g 炙甘草 6g

×14 剂

二诊(2014 年 2 月 8 日):咳喘、浮肿好转,肺部病理性啰音消失,守方去草果,加砂仁 3g、白豆蔻 3g×21 剂

随访:守二诊方加减治疗 2 月,咳喘未作。

按:本案咳嗽、咳痰、气喘反复发作经年,脾失健运,水湿内停,化为痰饮,肺失宣肃,则为咳为喘;气虚水津不布,聚湿生痰,则痰多稀白;脾阳虚衰,健运失司,气不化水,水邪泛溢,故下肢浮肿;阳不化气,水湿不行则小便短少;脾虚运化无力则乏力、纳差、便溏;舌淡,苔薄白腻,脉沉细乃脾阳虚衰、水湿内聚之征,方用实脾饮、五苓散加减以温运脾阳、健脾利水。

(四) 心悸医案

邓某,女,52 岁

初诊时间:2014 年 2 月 15 日

主诉:心悸反复发作 2 年余

病史:患者心悸反复发作 2 年余,1 月前因过度劳累后出现心悸、胸闷伴乏力、头晕,心电图显示窦性心律,偶发室早,当时未予重视。刻诊:心悸,胸闷,乏力,头晕,少气懒言,纳谷不馨,夜寐不酣,大便溏薄,舌质淡,舌体胖大,苔薄腻,脉细弱。

中医诊断:心悸

辨证:心脾两虚

治则:健脾益气,补血养心

处方:黄芪 18g 党参 15g 白术 9g 炙甘草 6g

山药 12g 当归 9g 茯神 9g 酸枣仁 12g

远志 6g 合欢皮 15g 木香 6g 葛根 9g

×14 剂

二诊(2014 年 3 月 1 日):患者心悸未作,纳佳,夜寐较安,效不更方,守方 ×14 剂。

随访:守二诊方加减调治 2 月,心悸未作,诸症悉除。

按:心与脾五行母子相生,心主血脉,脾主统血,血脉充盛有赖脾胃运化水谷精微化生气血。脾气虚弱,运化失司,则心血不足,心脉失养而见心悸、胸闷、气短、夜寐欠安;脾气亏虚则乏力、少气懒言,纳谷不馨,大便溏薄;头晕、舌质淡,舌体胖大,苔薄腻,脉细弱均属气血不足之征。方中以黄芪、党参、白术、炙甘草、山药补脾益气,脾气旺则血自生;当归补血养心;木香理气醒脾;茯神、酸枣仁、远志、合欢皮宁心安神;葛根升阳止泻。诸药合用,心脾同治,以健脾为主,使脾运得健则气血生化有源;气血双补,以补气为重,气旺则血自生,血足则心

有所养。如是心脾双补,气血得生,诸症自除。

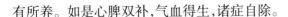(五)内伤发热医案

王某,女,36 岁

初诊时间:2014 年 5 月 3 日

主诉:低热反复发作 9 年

病史:近 9 年来,低热反复发作,近 1 月来又作,周身酸痛,膝软乏力,大便每日 1~2 次,先实后溏,苔薄黄,舌胖,脉小弦。

中医诊断:内伤发热

辨证:脾虚,中气不足,阴火内生

治则:益气健脾,甘温除热

处方:炙黄芪 18g　　太子参 9g　　白术 9g　　当归 9g

陈皮 6g　　升麻 6g　　柴胡 6g　　黄芩 10g

青蒿 10g　　怀牛膝 15g　　山药 15g

×14 剂

二诊(2014 年 5 月 17 日):低热已除,大便不成形,每日 2~3 次,苔薄,脉弦。守方去青蒿、柴胡、当归,加扁豆衣 9g、枳壳 9g×14 剂。

三诊(2014 年 5 月 31 日):中脘胀闷恶心,大便较前成形,每日 2 次,苔薄黄,脉小弦。守方加炒竹茹 5g、紫苏梗 15g,枳壳改 15g×14 剂。

四诊(2014 年 6 月 14 日):诸症悉除,苔薄,脉小弦。守方 ×14 剂。

按:患者反复低热多年,劳倦过度,饮食失调,久病失于调理,均可致脾气亏虚,中气下陷,阴火内生,故见发热。中气不足,脾失健运,故见大便溏薄;脾虚不能化生水谷精微,脏腑经脉失于充养,故周身酸痛,膝软乏力。本案之发热乃因脾气亏虚、中气下陷、阴火内生而致,故以黄芪补中益气,固表升阳;以太子参易党参,合炒白术益气健脾,当归补血和营,陈皮理气和胃;升麻、柴胡升阳举陷,共取补中益气汤甘温除热之义。配合青蒿养阴清热,怀牛膝补益肝肾,黄芩清上焦之热,山药增强其健脾固涩之功。

陈宝贵教授"脑病从神论治"学术思想及临证经验研究

传承博士后：崔俊波

一、传承导师传略及传承博士后简介

陈宝贵

陈宝贵，男，1949年10月出生，汉族，全国首届名中医，享受国务院特殊津贴专家，主任医师，教授，博士生导师，全国首批中医药传承博士后合作导师。首届中医药传承特别贡献奖获得者，第三、四批全国老中医药专家经验继承工作指导老师，首批天津市名中医。中华中医药学会第六届常务理事、天津中医药学会第六届理事会副会长、天津中医药学会文化专业委员会主任委员，天津中医药大学附属武清中医院名誉院长。曾侍诊张锡纯入室弟子柳学洙10余年。

从医50余载，教学上注重经典，临证上重视疗效，学术上强调创新，探索走中西医融合之路。在脑病和脾胃病的防治及养生药膳方面具有很高的造诣。临证中依据"五神藏"理论，提出脑病从"神"论治的学术思想；制定"治胃九法"，倡导"重建脾胃生理功能"学术思想。总结独特的"中医临证思辨方法"，系统概括中医诊病思路；创体质药膳食谱，养生防病；传承张锡纯学术思想，形成中西汇通的传承体系。学术论文70余篇，出版《医林锥指》《天津市中医图书联合目录》《临证用药配伍指南》等著作19部。

培养全国三、四批老中医药专家学术经验继承人4名，全国首届中医药传承博士后1名，全国名老中医传承工作室建设项目师带徒弟子11名，全国基层名老中医药专家传承工作室师带徒弟子11名，市级、区级、院级师带徒弟子20余名，带教硕博研究生30余名，博士后3名。作为张锡纯先生的再传弟子，致力于中西医汇通学派的学术研究及传承工作，在全国各种会议上，讲座50余次，指导学生发表张锡纯中西汇通流派传承书籍4部、论文10余篇。

崔俊波

传承博士后崔俊波，男，1976年3月出生，汉族，天津中医药大学附属武清中医院副主任医师。天津市"131"创新型人才培养工程第一层次人选，北京大学访问学者，天津中医药大学硕士研究生导师。研究方向：名中医学术经验传承及中西医结合治疗脑病研究。现任：天津中医药大学附属武清中医院陈宝贵名中医工作室主任，中国中医药信息研究会名医学术传承信息化分会常务理事,天津市中医药学会仲景学说专业委员会副主任委员。主持及参与国家及省部级科研项目7项。获得省部级科研奖励2项、天津市科技成果登记证书3项。发表论文30余篇,出版著作3部。

二、导师学术思想与学术特色、临床特点

(一) 导师学术思想

1. 依据"五神藏"理论,提出脑病从"神"论治的学术思想

陈宝贵教授根据《黄帝内经》中有关"神"的内容,结合王冰"五神藏"理论,强调"神"在脑中的作用,注重整体观与形神合一,旨在从生理上和精神上治疗,使脑恢复其"神",发挥其正常的功能,从而提出脑病从"神"论治。从五神藏的理论来研究脑病,才能真正认识到其本质。脑病是一种全身性疾病的具体表现,其病位在脑,而发病与五脏俱有关系,五脏"神"的病变则是脑病的主要发病因素。

"脑病从'神'论治"中神的含义主要包括:人体一切生命活动的体现及人的精神意识思维活动两个方面,尤以神主要是指人体生命活动的外在表现为研究重点,具体包括:

(1)神机:《素问·五常政大论》谓"根于中者,命曰神机,神去则机息"。《素问·六微旨大论》谓"出入废则神机化灭,升降息则气立孤危"。神机是人体生命的一切功能活动形式,是生命活动的主宰。神机是人体内部的升降出入的机杼。在人体,无论是气息出入,还是精血升降,以及体内的生生化化作用,乃是生命存在的必要条件。于是调节、控制这一生化动静的机枢,则谓之神机。而且升降出入是在总体上对生命运动形式的概括,其内涵则包含了体内维持生命过程的一切功能活动。这一整合控制机体表里上下协调统一的机枢,即是神机。

(2)神用:《素问·天元纪大论》曰"神用无方谓之圣"。张景岳在《类经·运气类》阐发:"神之用,变化不测,故曰无方。无方者,大而化之之称也"。"神用之道"即"天地阴阳之道,有体有用。阴阳者变化之体(体,即内在规律,是天地万物发生变化的前提和依据),变化者阴阳之用"。神用是指机体发挥正常生理功能的状态。体现着机体生理功能与心理活动的和谐统一。藏象精神现象失其和谐的临床表现包括:情志过极或紊乱对于生命现象——神的影响及对于脏腑和形体的影响;藏象精神理论的临床应用包括:用于疾病的诊断、指导疾病的治疗及养生保健。

(3)神使:陈宝贵教授从《黄帝内经》"神不使"引申、推演出"神使"的概念。《素问·汤液醪醴论》载:"帝曰:形弊血尽而功不立者何? 岐伯曰:神不使也。帝曰:何谓神不使? 岐伯曰:针石,道也。精神不进,志意不治,故病不可愈。今精坏神去,营卫不可复收,何者? 嗜欲无穷,而忧患不止,精气弛坏,营泣卫除,故神去之而病不愈也。"《黄帝内经》"神不使"观点的提出,是以人体气、血、营、卫生理功能的正常运行为基础而建立的,而人体营卫功能的恢复是人体疾病向愈的重要条件。"神不使"即指人身之神不能发挥其主宰调控周身以愈病的作用。"神不使"中的"神"包含精神意识思维之神与人身之神两层次的含义。其中人身之神"不使"源于病人正气虚极、邪气盛极或脉症相逆。精神意识思维"不使"则包括了医患两

方面的原因。结合"神不使"的论述,神使是指机体的生理功能低下,导致疾病迁延不愈或病情危重时,通过药物、针灸、按摩、食疗、气功、养生、康复等多种治疗手段促进机体的生理功能恢复,重建生理功能的过程。

脑病从"神"论治其重要研究结论包括:

1）从神论治痴呆:神机失用为痴呆的核心病机,五脏功能失常、痰瘀互结、脑髓失养为痴呆的主要病机,故补益五脏精气、祛痰化瘀、开窍通络是治疗痴呆的基本治则。

2）从神论治失眠:依据"五脏藏神"理论,以调畅神机、调和五脏为主,再根据每位患者五脏失调程度和病机的不同,选用其他对证治疗药物,如此则五脏安和,夜眠得安。

3）从神论治创伤性脑损伤:脑为元神之府,神之所主,主人体一切生命活动的外在表现,颅脑创伤后,脑髓受损,神气涣散,元神失养,神机失用,治疗时应补益五脏精气,兼以开窍通络、化瘀祛痰。

4）创制回神颗粒:回神颗粒源自名医张锡纯,陈宝贵教授在50余年临床验证基础上,再将药味、药物配比和制作工艺上加以优化。在治疗脑梗死、脑出血、痴呆、创伤性脑损伤等疾病方面都取得良好的疗效。

2. 制定"治胃九法",倡导"重建脾胃生理功能"学术思想

陈宝贵教授赞同"内伤脾胃,百病由生"的思想,还认为"百病可伤及脾胃"。其主旨在于中医辨证治疗之同时,结合西医的诊断及治疗技术,更完善地解释疾病,给脾胃病治疗提供新思路。临证中提出"重建脾胃生理功能",创制"治胃九法",调整脾胃功能使之恢复正常。

治胃九法具体包括:①疏肝和胃法;②养阴益胃法;③健脾温胃法;④化滞开胃法;⑤泄热清胃法;⑥健脾祛湿法;⑦化瘀调胃法;⑧开窍醒胃法;⑨辛苦平胃法。其治疗的关键是审因论治,消除造成脾胃功能紊乱的因素,重建脾升胃降的正常功能。另外,在脾胃病用药方面,陈宝贵教授继承和发扬柳学洙先生使用风药的经验,并发挥、整理,在风药治疗脾胃病、肠病均取得良好疗效。

3. 创体质药膳食谱

陈宝贵教授秉承张锡纯先生及柳学洙老先生的食疗方法,又结合王琦教授中医体质学说理论,对饮食干预体质颇有见解,对食材和可用于保健食品的药材按照中医九种体质进行分类并加以阐释,对每种体质的特点、食疗方法、食疗具体药物进行分类整理,将完全符合调理每种体质范围的食材、可用于保健食品的药材归纳为甲类,部分符合者归纳为乙类。研制出五行健康酥、五行养生粥、9种养生药酒及包含60余套菜品的养生药膳食疗,为养生及食疗的发展提供有益的借鉴。现将其基于九种体质药膳食疗方案简述如下（表1）:

表1 基于九种体质的药膳食疗方案

体质类型	治疗方法	食材性味、归经	所用食材、保健药材（甲类）	所用食材、保健药材（乙类）
阴虚体质	生津止渴、滋阴补血、滋阴润肺、填精补髓、滋阴补肾、润燥滑肠、	寒、凉、平;酸、甘;归肝、心、脾、	红薯、银耳、桑椹、黑芝麻、罗汉果、猪皮、火麻仁、北沙参、玉	粳米、小米、小麦、玉米、燕麦、马铃薯、山药、黑豆、黄豆芽、豆腐、豇豆、萝卜、菜瓜、冬瓜、

体质类型	治疗方法	食材性味、归经	所用食材、保健药材（甲类）	所用食材、保健药材（乙类）
	清退虚热	胃、肺、大肠、肾	竹、熟地黄、阿胶、枸杞子	黄瓜、哈密瓜、牛菜、菠菜、芦荟、卷心菜、鲜地黄、生地黄、白芍、石斛、当归、西洋参、何首乌、麦冬、知母、党参
气虚体质	益气健脾、和中开胃、益卫固表、补肺益气、养心安神、补肾纳气、固精缩尿、敛汗止遗、涩肠止泻	平、温；酸、甘、辛；归心、脾、胃、肺、肾	山药、猴头菇、莲子、鸡肉、牛肚、猪肚、鹅蛋、鹌鹑蛋、鳜鱼、五味子、益智仁	高粱、玉米、大麦、粳米、糯米、小米、薏苡仁、红薯、马铃薯、白术、白芍、西洋参、苍术、刺五加、黄芪、黄精、银杏叶、绞股蓝、蛤蚧、茯苓、浮小麦、沙苑子、鸡内金
气郁体质	疏肝理气、宽胸解郁、降逆止呕、行气化痰、健胃消食、宁心除烦	凉、平、温；酸、甘、辛；归肝、胆、心、脾、胃、肺	茼蒿、柑、橘、莱菔子	粳米、小麦、大麦、荞麦、高粱、小米、玉米、黄豆、豌豆、刀豆、紫苏、薄荷、藿香、青皮、厚朴、橘皮、鸡内金、五味子、枳椇子、柏子仁、酸枣仁、罗布麻、首乌藤、淡豆豉
痰湿体质	健脾利湿、和胃化痰、宣肺止咳、利尿渗湿、利水消肿、行气宽胸	平、温；苦、甘、淡、辛；归脾、胃、肺、肾、膀胱	白扁豆、葫芦、雪里蕻、牛肚、黑鱼、鳙鱼、鲫鱼、鳗鱼、鲭鱼、白豆蔻、化橘红、莱菔子、紫苏子、白术、厚朴、陈皮	大麦、高粱、玉米、薏苡仁、马铃薯、蒟蒻、芋头、黄豆、黑豆、赤小豆、绿豆芽、豌豆、蚕豆、豇豆、冬瓜、南瓜、黄瓜、茄子、萝卜、胡萝卜、何首乌、苍术、干姜、桔梗、浙贝母、番泻叶、佩兰、泽兰、绞股蓝、香薷
湿热体质	清肝泻火、清热解毒、除烦安神、生津止渴、健脾渗湿、利尿通淋、宽肠导滞、燥湿止带	寒、凉、平；苦、甘、淡、咸；归肝、胆、心、小肠、脾、胃、肺、大肠、膀胱、三焦	绿豆、白扁豆、豆腐、绿豆芽、冬瓜、丝瓜、黄瓜、菜瓜、苦瓜、大/小白菜、空心菜、莼菜、芦笋、茭白、荸荠、香蕉、香瓜、西瓜、绞股蓝、蒲公英、桑白皮、竹茹	大麦、荞麦、玉米、薏苡仁、马铃薯、黄豆、黑豆、赤小豆、豇豆、蚕豆、葫芦、茄子、萝卜、胡萝卜、芹菜、卷心菜、黄花菜、莴苣、木耳菜、木贼、佩兰、罗布麻、鱼腥草、薄荷、牡丹皮
阳虚体质	益肾培元、温补元阳、补火助阳、温中和胃、暖脾止泻、散寒止痛、温阳通脉	平、温、热；甘、辛；归心、脾、胃、肾	刀豆、鸡肉、羊肉、葱、胡椒、花椒、肉桂、韭菜子、干姜、荜茇、高良姜、丁香	糯米、辣椒、韭菜、洋葱、桂圆、荔枝、栗子、核桃仁、狗肉、鹿肉、对虾、河虾、黄鳝、草鱼、鲢鱼、鳙鱼、牡蛎肉、大蒜、生姜、小茴香、化橘红、益智仁、巴戟天、木香、薤白、淫羊藿、鹿茸、蛤蚧
血瘀体质	活血化瘀、散瘀止血、养血润燥、行气益气	凉、平、温；甘、辛；归	韭菜、凤尾鱼、红糖、酒、川芎、当归、红花	蒟蒻、黑豆、茄子、生藕、油菜、木耳菜、马齿苋、慈菇、桃、山楂、

续表

体质类型	治疗方法	食材性味、归经	所用食材、保健药材（甲类）	所用食材、保健药材（乙类）
		肝、心、脾		栗子、蟹、鲮鱼、鲟鱼、肉桂、醋、金荞麦、桃仁、蒺藜、三七、泽兰、益母草、牡丹皮
特禀体质	益气固表、调和营卫、调补脾胃、祛风透疹、养血和营、滋阴补血、清营凉血、凉血止血、清热解毒、纳气平喘	寒、凉、平、温；酸、苦、甘、辛；归肝、脾、肺、肾	南瓜、菠菜、芹菜、香菜、香菇、木耳、枣、葡萄、桑椹、桂圆、荔枝、黑芝麻、核桃仁、乌骨鸡、猪皮、兔肉、鸡蛋、鸭蛋、熟地黄、西洋参	粳米、小米、糯米、玉米、小麦、大麦、高粱、红薯、马铃薯、芋头、薏苡仁、山药、黑豆、绿豆、绿豆芽、黄豆、黄豆芽、豌豆、豇豆、蚕豆、知母、桑叶、蛤蚧、竹茹、鹿茸、荷叶、芡实、补骨脂、益智仁、莲子、白术
平和体质	不需严格限制饮食种类；饮食宜丰富多样，不宜挑食；饥饱适宜，忌暴饮暴食；饮食口味，宜清淡；细嚼慢咽；三餐规律；食物的总体属性上应平衡；不可贪图冷热，偏嗜口味。			

（二）导师学术特色

1. 辨体质与辨证相结合

辨体质论治就是对某个体结合其先后天因素（遗传、生长环境、地域、季节气候、饮食、种族等）划分体质类型，因人施治，进而给予相应的治法方药。辨证论治与辨体质论治相互补充。在辨体质论治的过程中，通过分析机体大量的外在表现，了解其生理、病理特点，对其体质状况作出整体性把握。在患者身上，这种外在表现即为机体患病以后出现的各种症状。而对疾病某一发展阶段上的病理概括就是证。辨证则是将四诊所收集来的资料，经过思维分析以后，所形成的在疾病发展某一阶段上对"证"的把握。在一定程度上，它反映着体质状况。在辨证过程中，由于体质对证的决定作用，故通过对体质状况的把握，可大致把握疾病的发生、发展和转归，更深入了解疾病。

体质是证的内在基础，证是体质的外在表现，辨体质是为了更好地辨证，使辨证更加准确，不使其偏离方向；辨证当先辨体质，以辨体质为基础。辨证与辨体质是临床诊疗疾病过程中必不可少的两个步骤，二者缺一不可。临床不能相互取代，必须把两者有机结合起来，才能相得益彰，提高临床疗效。故要发扬中医学辨证论治的特色，必须注重全面诊察病人体质之差异，根据体质之别进行辨证论治，并注重辨病与辨证相结合，先辨病，后辨证，以辨病为先，以辨证为主，如此，才能不断提高辨证的准确率，从而提高中医的临床诊疗水平。

2. 治病注重后天之本

脾胃是后天之本、元气补充之源，元气又是人身之本，脾胃伤则元气衰，元气衰则疾病随之发生。因此陈宝贵教授在治疗疾病时，时刻兼顾健脾和胃。指出：脾为后天之本，气血生化之源，脾胃健运，升则上输心肺，降则下归肝肾，才能维持"清阳出上窍，浊阴出下窍；清阳发腠理，浊阴走五脏；清阳实四肢，浊阴归六腑"的正常升降运动。脾胃为气血水谷之海，脾胃健运,气血充盈,生机旺盛,疾病无从侵入,所谓"正气存内,邪不可干"。中土清阳之气在人体病理变化中占有重要的地位,因此调理脾胃在治疗上具有积极的作用。若脾胃升降失常,脾气虚弱,胃气日衰,或病久必及脾胃,则内而五脏六腑,外而四肢九窍,都会发生种种病症,故《寿世秘典·调摄》载"胃强则肾充而精气旺,胃病则精伤而阳气衰"。对于久病患者,健脾和胃,既减轻临床症状,又可促进疾病早日康复。总结出"治胃九法、重建脾胃生理功能"的学术思想。

3. 中医临证思辨方法

（1）辨证论治、辨病论治、以方统证：①以证统病、辨证论治：指在搜集四诊信息以后,采用传统的辨证方法,对不同疾病中的同一证候的诊疗形式。其核心是以证为出发点,综合归纳其证候的共性及与疾病相关的特点,指导临床实践。此种方法可以解决一人患有多种疾病的证候诊断问题；②以病统证、分型论治：是以辨病为主,以病为纲,以证为目,突出辨病的诊疗形式。即基于疾病已明确中西医诊断,然后采用中医辨证分型的形式,分析其基本病机和证候,确立治则治法方药的模式。适应于疾病相对单一的病种,教学较常用；③以方统证/病、谨守病机：是以方剂的适应病症的范围为框架,对疾病的临床表现、体征及其他相关资料进行辨析,依据病机而选方加减用药的诊疗形式。适用于病因病机及主治范围比较明确,方药加减相对成熟的方剂。

（2）中西合参,优化方案：指将中医药学的优势与西医学的优势结合起来的诊疗形式。中医学之优势在宏观,西医学之优势在微观。中医药学的精髓为整体观念和辨证论治,西医学的优势为其对人体的生理、病理变化,可从细胞、分子水平上加以阐述。中西互参,兼取中西医学的优势,弥补各自不足,形成的优化方案,更可提高疗效。

（3）组方用药、配伍精到：指在明确患者的诊断、证型、治法以后,全面考虑其体质、男女、老幼等特点,处方用药时,做到药量准确、比例精准。中药的用量、用法、用药时机,直接影响其疗效,甚至用药的安全性。"组方用药、配伍精到"对方药来说非常重要。在熟知中药性味,归经,升降沉浮,毒性等中医组方原则后,还可参考或借鉴中药现代研究成果,更有针对性治疗疾患。

（4）先全后专、融会贯通：作为一名医生,首先应系统的、全面地学习和掌握各科医学知识,然后再深入学习和研究某一学科。对各学科全面的掌握,可以使我们在诊治疾病时整体考虑,不会出现顾此失彼的情况。对某一学科的深入学习和研究,可使我们更深刻的认识某一疾病。这种"先全后专"以后,才能更好地对医学知识"融会贯通"。

（三）导师临床特点

1. 动静结合

陈宝贵教授用药最大的特点之一是动静结合,在其用药组方上能充分体现该特点。动静结合、相互为使的方法是其临床运用最广泛的方法,它不仅适用于寒热错杂证,也广泛地运用于阴证和阳证,特别是各种慢性疾病,灵活运用,可明显提高疗效。如血虚证,治疗时在应用熟地、阿胶、白芍、生地等补血养阴静药的同时,加用川芎、砂仁等动药。一为益阴之中兼补阳,于阳中求阴,且气为血帅,补气亦可生血；二在养阴滋腻静药中加入行气动药以防其滞。

2. 善用风药

风药是指具有疏风发散功能的一类药,其性多辛,轻清上升,向外趋表,具有升托、发散、化达、窜通等作用。传统意义上的风药,多指用以祛风的药物,以柴胡、升麻、防风、葛根、桂枝、羌活、白芷、薄荷等为主要代表。陈宝贵教授在治疗脾胃病时,常常配伍风药。借其辛散升浮之性达到治疗目的。陈宝贵教授应用"风药"治疗脾胃病、脑病疗效显著。现介绍如下:

（1）脾胃病、肠病用风药:陈宝贵教授指出:风药治疗脾胃病有升阳、化湿散郁、疏肝、调气等多种作用,但均利用了风药辛散升浮这一特性。风药治疗脾胃病、肠病理论如下:①借风药辛散升浮之性,升发脾阳;②法风能胜湿之理,散化内外湿邪;③应肝性之条达,疏理肝郁;④顺气火上炎之势,发散郁火;⑤和脾升胃降之生理,调理气机。

（2）中风病内外风并治:陈宝贵教授治疗中风既注重内风,亦注重外风,认为中风病的病因病机主要为外风引动内风而为病。因此在用药上常选用祛除外风之药如羌活、防风、细辛、川芎、葛根等,兼用平熄内风之药如天麻、钩藤、生龙牡等。若风邪入络日久,可用全蝎、蜈蚣、地龙、僵蚕等虫类药以搜剔经络之风。

3. 专病专证专药

疾病是医学中的基本概念,任何疾病都有各自的本质及发展规律,这种变化发展都是由疾病根本矛盾所决定的。而专病专方专药的形成,是针对该疾病的主要矛盾而言,即以病而言:病必有证,证必有方,方必治证。且一病必有主方,一方必有主药。如陈宝贵教授常用经方、验方:①黄芪建中汤合四君子汤加减治疗脾胃虚弱、胃纳失常之胃痛;②柴胡疏肝散加减治疗肝胃不和之胃痛;③保和丸加减治疗饮食积滞之胃痛;④九味羌活汤加减治疗头痛;⑤地黄饮子加减治疗中风。

4. 脏腑用药

中医的理论是以脏腑为核心,临床上的辨证施治,归根到底都是从脏腑出发,因此脏腑学说就成了临床辨证论治的基础,中医学的各种辨证方法,也最终都要落实到脏腑的病理变化上,论治也就在于纠正脏腑的病理改变。"五脏以守为补,六腑以通为补"乃至理名言。在临证过程中,要细审脏腑相通的内在联系。从五脏用药考虑,用药配伍应该符合各脏的生理特性。

5. 药物归经与引经报使

药物归经和引经药是两个不同的概念,虽然临证时经常不做明确区别,常以其同时指导临床施药,但在理论上应明确。归经是指药物对机体某脏腑经络的选择性作用,即作用点或靶器官,药物归经是药物属性的一部分,通过认识药物的归经,有选择的辨证施药。引经药是在药物归经理论的基础上建立和提出的,它又超出一般药物归经的范围,只有既能归入某经,又能引导诸药进入某经的才是引经药。引经药有较强的趋向性,能带动自身及其他药物直达病所,发挥药效,故引经药具走行之性,少滋腻之弊,是处方配伍之佳选。临床应用引经药,应以辨证为前提,充分考虑其本身的药性与功能,尽可能导向与功能统一,使药效得以充分发挥,制方明确,"引经报使"才能更好地发挥作用。

三、学术访谈

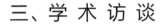（一）从神论治老年期痴呆

问：您如何理解"五脏精气虚衰、神机失用"在老年期痴呆发病中的作用？

答：痴呆与五脏密切相关，是五脏精气衰败，痰浊、瘀血阻塞脑窍，而致清窍受蒙，神机失用，脑髓不充而致。现将五脏与痴呆的关系简述如下：

1. 心与痴呆

心为神之居，血之主，脉之宗，在志为喜。心在五藏神理论中居于核心地位，主宰着人的精神、意识、思维、记忆等活动。若心神不足，精气衰败，则必然导致神志活动的异常改变，表现为精神失常、言语不利、肢体不用等症。同时心主血脉、主神志，若心神失于心血的濡养，心气不足，血脉瘀阻，神不守舍，将出现悲哀不止、嬉笑不休、自汗不止等症。治疗之时首当安心君之位，应用养心脉、安神志之品，则心君得安。

2. 肝与痴呆

肝为魂之处，血之藏，筋之宗，在志为怒。肝主疏泄，通而不滞，散而不郁。肝体阴而用阳，为风木之脏，善动难静。若肝血不足，脑窍失荣，则出现思维、情感、语言、意识等功能减退；若肝失疏泄，情志不遂，肝气郁结，一则易化火伤阴，二则气滞血凝，阻塞脑络，清窍失灵，神情呆滞；若肝魂不安，则出现恐惧、失眠；肝气实就容易发怒，而经常发怒或惊恐，又会伤及肝魂，肝魂受伤将出现狂忘，神志不清，言行不正，阴痿筋挛等症。治疗时，安魂为主，临床应用养肝血，畅肝气，柔筋脉，则肝魂自安。

3. 脾与痴呆

脾为意之处，在志为思。脾主运化、升清、统血。脾为后天之本，气血生化之源。人身五脏六腑皆赖之濡养，脾胃亏虚，运化失常，日久可使气血精津亏虚，无以上荣髓海，神明失养而为痴呆，出现后天失调、大肉消脱、清阳不升、浊阴不降、口淡乏味、四肢不温、流涎不止等本虚证候；同时脾主运化水湿，脾虚运化失司，水湿内停，聚而为痰，上犯清窍则为痴呆，表现为痰湿阻滞、湿热壅滞等标实证候。治疗时，本虚则健脾之阴阳，标实则泻浊兼引清。

4. 肺与痴呆

肺为魄之处，在志为忧。肺为气之主，主气司呼吸，主宣发肃降，通调水道，朝百脉主治节。人体内的水液由脾胃运化而来，水液的输布、运行和排泄，则需依赖肺的疏通调节及维持动态平衡。若肺主通调水道的功能异常，不能正常输布水液，所盛之处便成水湿泛滥，为水肿、痰湿；所缺之处则亏虚干涸，为阴亏，阴亏火旺，炼液为痰。痰浊内蕴或痰火上扰，蒙闭清窍均引起痴呆，出现忧思气结，涕泪自流等症。治疗之时，以理气之品宣通肺气，以调水之品通调水道，应用宣肺理气化痰之品以开启清窍。

5. 肾与痴呆

肾为志之居，在志为恐，肾为先天之本，主藏精，主生长发育及生殖，主纳气，主骨生髓。肾与脑的关系极为密切，脑主精神、意识、思维活动的物质基础是肾精所化生的脑髓。"脑为

髓之海"。肾藏精,精能生髓,髓上聚于脑,故肾精充足,髓海有余,脑主智能活动的功能才能充分发挥。随着年龄的增大,机体的衰老,肾中精气也日渐亏虚,髓海失充,神失所养,故见记忆力减退,智能障碍,神情淡漠发为痴呆。治疗之时,需补肾填精、开窍醒神。

问:您如何理解痰浊、瘀血在老年期痴呆发病中的作用?

答:在五脏逐渐虚衰的基础上,人体也逐渐产生与衰老进程密切相关的气滞、血瘀、痰浊、水饮等病理因素。其中痰浊、瘀血更是导致老年痴呆的重要因素。而且痰浊、瘀血互相影响,兼夹为病,更加重五脏功能衰退,导致痴呆的发生。

(1)痰浊在老年期痴呆发病中的作用:痰浊是人体脏腑气血失和,津液运化失常的病理产物,同时又是一种危害甚广的致病因素。五脏虚衰逐渐发生,势必导致气机滞涩不利,津液运行障碍,所以痰浊的产生是衰老过程中的重要变化之一。其与老年期痴呆的关系也十分密切。如张景岳首先提出了痴呆病名,并指出"痴呆症凡平素无痰,而或以郁结,或以不遂……渐致痴呆"。《石室秘录》更明确指出"痰气最盛,呆气最深"及"治呆之奇法,治痰即治呆也"。强调了痰与痴呆的关系。因此痰浊阻滞是老年期痴呆病机中的主要因素之一。痰浊蒙蔽清窍,则视、听、语言障碍,健忘,情志异常。痰浊流注经络,则肢体活动受限,困倦懒动。痰浊即因衰老而产生,又加重五神藏功能衰败,加快脑衰老进程,导致老年期痴呆的发生。

(2)瘀血在老年期痴呆发病中的作用:瘀血是与老年期痴呆关系密切的又一重要病理因素。唐容川在《血证论》指出:"又凡心有瘀血,亦令健忘……血在上则浊蔽而不明矣。凡失血家猝得健忘者,每有瘀血"。中医素有"老人多瘀""久病必瘀""虚久致瘀"的说法。五脏虚衰与瘀血的产生有着密切的因果关系。因虚可以致瘀,而瘀久则使虚更甚。《灵枢·邪气脏腑病形》指出:"十二经脉,三百六十五络,其血气皆上于面而走空窍"。表明脑功能的正常发挥需要充足气血的供应。随着五脏功能减弱、失调,必然会出现血瘀脑络的病理改变,或瘀阻络内或血溢脉外均可导致脑功能衰退,甚至痴呆的发生。

问:请您明示补益五脏精气治疗老年期痴呆的依据。

答:生命过程的发展变化和衰老的发生,其根本原因不是源于人体的外部,而是由机体的内部变化决定的。外界和人类社会中的不良因素虽然对衰老有影响,但只是重要的外部因素,而不是机体必然衰老的根源,内部的变化才是衰老的决定性因素。总结归纳《黄帝内经》及历代医家对五脏虚衰或病邪侵袭所伴随的五神藏功能障碍,以及脑髓失养在老年人中的改变对于老年期痴呆的认识具有十分重要的意义。五脏缓慢而持续的逐渐虚衰,进而导致人的记忆力、认知能力等智能出现障碍,表现为累及五脏的诸多临床症状。《灵枢·本脏》载"视其外应,以知其内脏",临床出现的记忆力、认知能力等种种衰老征象,反之更表明,衰老是老年患者五脏虚衰的结果。

故五脏精气虚衰、神机失用为痴呆的核心病机,五脏功能失常、痰瘀互结、脑髓失养为痴呆的主要病机。故补益五脏精气、祛痰化瘀、开窍通络是治疗痴呆的基本治则。其中尤以补益五脏精气为治疗老年期痴呆的核心治法,从神论治痴呆的具体情况如下表(表2)所述:

表 2　依据五神藏理论,从神论治痴呆一览表

五脏精气衰败	神机失用	神使	常用药物
心	悲哀不止,嬉笑不休、失眠或多寐	养心开窍	人参、石菖蒲、远志、丹参
肝	情志失常,发怒或惊恐、狂妄、抑郁、神情呆滞、神志不清、言行错乱、记忆力下降、失眠、多梦、胁肋痛、阴萎筋挛	养肝解郁	龙骨、龙齿、山萸肉、川芎、郁金、葛根、乌药、吴茱萸
脾	记忆力下降、神疲懒言、四肢无力、肌肉萎缩、	补气健脾	灵芝、山药、黄芪、党参、白术、黄精
肺	记忆力下降、失眠、多梦、发怒、狂妄、神情呆滞、阴萎筋挛	益肺安魄	百合、玉竹、沙参、山药、五味子、磁石
肾	记忆力减退,智能障碍、神情淡漠、腰酸痛、毛发不泽、小便淋沥、小便清长、	补肾填精	鹿角片、鹿角胶、仙灵脾、杜仲、川断、狗脊、益智仁、菟丝子

问:请您剖析回神颗粒配伍规律及药物分析。

答:依据五神藏理论,并基于神机失用为痴呆的核心病机,我研制回神颗粒,回神颗粒中药物按君臣佐使理论论述如下:

(1)回神颗粒君药分析:方中君药为人参,为治疗痴呆之核心药物:①人参配菖蒲治心气不定,五脏不足,恍惚振悸,差错谬志,喜怒无时等症;②人参配丹参、川芎,补气活血,疏通经络,气血同治,正是依据五神藏理论,以心之气血为中心,调整脉道中的气血,进而达到调整心神功能的目的;③人参配鹿角,固先天稳气血,达到心肾同治的目的。

(2)回神颗粒臣药分析:方中臣药为石菖蒲及鹿角。石菖蒲开窍豁痰,化湿和中,治神昏、痰厥、健忘、耳聋。《新编本草》云:"开心窍必须佐以人参。治善忘,非人参为君亦不能两有奇验也。"《重庆堂随笔》云:"石菖蒲舒心气,畅心神,怡心情,益心志,妙药也。滋养药用之借以宣心思之结而通神明。"鹿角温补肝肾,活血消肿,《本草纲目》谓:"令人少睡,益乏力,通神明。"

(3)回神颗粒佐药分析:佐药为灵芝、丹参、五味子。灵芝滋补强壮,安神,丹参活血祛瘀,安神宁心;五味子滋阴安神,生津止汗。而且丹参的苦凉能减轻人参、鹿角、菖蒲的温燥;五味子的酸性能抑制菖蒲、川芎辛散太过之虞。

(4)回神颗粒使药分析:使药为川芎,川芎活血行气,上行颠顶,下行血海,引诸药上通下达,归脏腑,入经络。

全方补中有泻,寒热平调,补则为静为阴,以守气血阴阳;泻为动为阳,以活气血水火。全方性平微温,补而不滞,温而不燥,归经五脏者皆有之,共成补益五脏精气、开窍通络、化瘀祛痰之良药。

(二) 从神论治失眠

问:请您讲解"从神论治失眠"的常用治法。

答:不寐与五脏皆相关,治疗失眠的精髓就是:通过各种治疗手段,使五脏和谐及阴阳平

衡。我临床中拟定多种从神论治失眠的方法,具体内容简述如下:

1. 滋阴养神法治疗阴虚型失眠

阴虚火旺,虚火扰神,神魂不安则不寐。导致阴虚阳亢,阳不入阴的病因包括:①先天禀赋不足;②后天失养,劳伤过度,肾阴亏耗,水不济火,心阳独亢;③忧思恼怒,耗伤肝阴,水不涵木,肝阳上亢;④情志过极,化火扰心,心肾不交。根据"壮水之主,以制阳光"的理论,治疗阴虚型失眠的常用药物为:

女贞子	旱莲草	百合	玉竹
枸杞子	白芍	茯神	仙灵脾
五味子	灵芝	枣仁	甘草

根据兼夹症不同,酌情调整用药,如:①偏心阴虚者可加麦冬、龙眼肉、柏子仁;②偏肝肾阴虚者龟板、鳖甲、生地、山萸肉;③阴虚火旺者加知母、黄柏、胡黄连;④自汗、盗汗者加龙骨、牡蛎。

本方用药特点:润肺滋肾,金水相生。

2. 敛魂静神法治疗神魂不安型失眠

失眠,尤以噩梦纷纭为著者,多为久虚之人,复受情志所累,血不舍魂,必寐难安稳。敛魂静神法是指运用敛肝魂、养肝血的方法,佐以养心健脾,来达到肝魂归、肝血充、心神静的治疗方法。"敛魂静神法"治疗神魂不安证之失眠的常用药物为:

生龙骨	珍珠母	白芍	石菖蒲
合欢皮	远志	枣仁	郁金
女贞子	旱莲草	沉香	甘草

根据兼夹症不同,酌情调整用药,如:①心烦不眠,属肝血不足、阴虚内热甚者,加生地黄、玄参、赤芍等;②盗汗甚者,加五味子、百合、浮小麦等;③心悸怔忡较重者,加龙齿、龟板、琥珀等;④精神抑郁,心烦不眠较甚者,可合甘麦大枣汤加夜交藤、合欢皮、合欢花、佛手、香橼等。

本方用药特点:①选药多入心肝二经,达到敛肝静心、君臣归位;②辛酸并用,散收相宜。

3. 疏肝御神法治疗肝郁气滞证失眠

情志因素和过度疲劳是导致失眠的两大主因。失眠源起于脑,表现于肝,常波及五脏而发病。疏肝御神法是指疏肝解郁,条畅气机,使肝之疏泄功能恢复正常,情志调畅,而使自身驾驭七情之变,不因情志过极而扰乱心神,使心神内守,处变不惊。"疏肝御神法"治疗肝郁气滞证之失眠的常用药物为:

沉香	郁金	佛手	合欢皮
石菖蒲	远志	女贞子	旱莲草
陈皮	茯苓	砂仁	甘草

根据兼夹症不同,酌情调整用药。①肝郁气滞明显者,可加用柴胡、薄荷、白芍;②肝郁日久,生热化火者,可加用丹皮、栀子、龙胆草等;③肝气犯胃,胃脘胀满,反酸烧心者,可加用香橼、木香、槟榔、瓦楞子等;④女性月经不调,痛经,乳腺增生者,可加用香附、益母草、乌药、荔枝核等。

本方用药特点:①治失眠以疏肝健脾药为主;②疏肝解郁不忘滋补肝肾;③疏肝不忘固护脾胃;④相须药对的使用。如女贞子配旱莲草;石菖蒲配远志。

4. 和胃安神法治疗脾胃不和型失眠

和胃安神法,是指运用调和脾胃,使脾胃气机升降恢复如常,水谷精微化生气血,濡养心神,使心神得安,从而治疗失眠的方法。

脾胃不和型的病因为:①脾胃虚弱,运化失职,精微化生无源,则余四脏皆失其养,心肝血虚,神失所养,不寐由生;②气滞或湿(痰)阻,影响脾胃气机,升降失常,胃不和则卧不安;③痰湿郁久化热,扰动心神,心神不宁而不寐;④饮食不节或不良嗜好,均可伤及脾胃,如嗜食肥甘,酿生痰湿;贪凉饮冷,过食寒凉,烟酒过度,湿热蕴藏。脾胃一伤,津液运化失常,聚而为痰为湿为饮,扰及心神,失眠乃生。治疗脾胃不和型失眠常用药物为:

半夏	砂仁	白术	荷叶
淫羊藿	女贞子	旱莲草	石菖蒲
远志	五味子	甘草	

根据兼夹症不同,酌情调整用药。①脾虚痰阻,症见头昏沉重,嗳气纳呆,胸闷痰多,可加茯苓、陈皮、川朴、化橘红等;②痰郁化热扰神,症见心烦不宁,心悸易惊,可加黄连、天竺黄、胆星、浙贝母等;③宿食停滞,心神不安,症见夜寐不宁,胃脘胀满,嗳腐吞酸,辗转反侧等,可加焦三仙、莱菔子、鸡内金、瓦楞子等;④因情感因素者,症见心烦急躁,喜太息,胁肋部胀痛,情绪波动则失眠加重者,可加合欢皮、合欢花、百合、柴胡等;⑤劳累过度则失眠加重,或久病体虚者。可加党参、山药、红景天、黄精等。

本方用药特点:①化痰、理气、补脾并重;②阴阳同补、气血同调;③动静相宜。三者有机结合,既能健脾和胃,使气血化生有源;又能养心安神,神能守舍,故睡眠改善。

我从神论治失眠的治法、证型、治疗重点及常用药物如下表所示(表3):

表3 依据五神藏理论,从神论治失眠一览表

治法	失眠证型	治疗重点	常用药物
滋阴养神法	心肾不交	交通心肾;佐以安神	女贞子、旱莲草、百合、枸杞、玉竹、灵芝;佐以仙灵脾、五味子
敛魂静神法	肝魂不安	收敛肝魂;佐以安神	龙骨、龙齿、琥珀、珍珠母、白芍;佐以女贞子、旱莲草、枣仁
疏肝御神法	肝郁气滞	疏肝解郁;佐以安神	沉香、郁金、佛手、合欢皮;佐以石菖蒲、远志、陈皮
和胃安神法	肝胃不和	调和脾胃;佐以安神	半夏、砂仁、白术;佐以石菖蒲、远志、荷叶

问:请讲解您治疗失眠常用药对及配伍应用规律。

答:1. 女贞子—旱莲草、仙灵脾—五味子

阳不入阴,阴阳不相顺接是导致失眠的重要病机之一。临证之时,我常把女贞子、旱莲草、五味子与仙灵脾共用治疗失眠,疗效卓著,四味药中,三味为养阴药,一味为助阳之品,取其阴中求阳之意,阴阳互生之意。上述四药为我研制的国家发明专利药物,主治失眠的补肾

安神胶囊的核心药物。

（1）女贞子—旱莲草：二药相须为用可增强疗效,两药合用即二至丸。常用于肝肾阴虚之失眠多梦、疲乏无力、头晕目眩、视物昏花、腰膝酸软、耳鸣健忘等症,具有养阴而不滋腻碍胃的特点。

（2）仙灵脾—五味子：仙灵脾乃动药,五味子乃静药,二药相伍,一酸一辛,一收一散,一阴一阳,收散并用,阴阳共济,联合起到调整体内的阴阳平衡,使散中有收,补阳不致伤阴。临证应用时尤其应注意二者的用药比例:仙灵脾：五味子=3：1,取散中有收、动静结合之意。且五味子用量不可过大,以不超过5g为佳。

2. 石菖蒲—远志

心肾不交也是失眠的重要原因之一。阴衰于下,不能上奉于心,水火不济,心火独亢,火盛神动,夹痰浊上扰于心,心肾失交,神不安宅,故而不寐。因此石菖蒲—远志是我治疗心肾不交之失眠的常用药对。二药均入心经,合用既开窍醒神,又交通心肾,具宁心安神、开窍化痰之功,可使心肾相交,故失眠、心悸、烦躁可除,但须注意远志的用量要小于石菖蒲:石菖蒲用量范围为15~30g,多用30g,远志用量不超过5g。

问:请讲解您依据五神藏理论,脏腑辨证治失眠的理论及常用药物

答:依据"五神藏"理论,我在上述分型论治失眠的基础上,根据每位患者脏腑功能失调的不同,再分别调整用药种类。依据五神藏理论,脏腑辨证治疗失眠的经验总结如下表（表4）:

表4　依据五神藏理论,脏腑辨证治失眠用药一览表

五脏	神机失调	神用失常	神使	常用药物
心	心血／阴虚	失眠、多梦、心烦、心悸、健忘、面色淡白或萎黄、口唇色淡、舌淡、脉细无力。阴虚见:口唇干燥、舌红少苔、脉细数	滋阴养血	麦冬、生地、龙眼肉、阿胶、丹参、当归、鸡血藤、大枣
	心气／阳虚	失眠、多梦、噩梦、心悸、气短、神疲乏力、舌淡、脉虚。阳虚见:畏寒肢冷、舌淡胖苔白滑、脉沉弱	益气温阳	党参／人参、黄芪、炙甘草、桂枝、五味子、鹿角胶、枸杞子
肝	肝阳上亢	失眠、多梦、眩晕耳鸣、头目胀痛、急躁易怒、头重脚轻、腰膝酸软、舌红少津、脉弦细	平肝潜阳	龙骨、天麻、钩藤、桑叶、菊花、郁金、白芍、生地、天冬、柴胡、丹参、合欢皮
	肝血虚	失眠、头晕眼花、手足震颤、肢体麻木、面色无华、爪甲色淡、妇女月经量少色淡、舌淡,脉细弱	养血润肝	当归、熟地、白芍、川芎、枸杞子、阿胶、龟板胶、知母
脾	脾气／阳虚	失眠、神疲乏力、少气懒言、纳差、肢体倦怠、便溏、舌淡胖边齿痕苔白、脉弱。阳虚见:畏寒肢冷、四肢不温、面色少华、舌淡胖苔白滑、脉沉迟无力	健脾温中	桂枝、干姜、荜茇、党参、黄芪、白术、茯苓、扁豆
	脾／胃阴虚	失眠、入睡困难、胃脘嘈杂、饥不欲食、口燥咽干、大便干、舌红少苔或无苔、舌体裂纹、脉细数	养阴益胃	山药、黄精、白芍、石斛、沙参、生地、乌梅、花粉、玉竹、麦冬

续表

五脏	神机失调	神用失常	神使	常用药物
肺	肺气虚	失眠、多梦、气短、动则尤甚、声低懒言、神疲体倦、自汗畏风、面色无淡白、舌淡苔白、脉弱	培土生金	党参、黄芪、山药、黄精、炙甘草、五味子
	肺阴虚	失眠、多梦易醒、五心烦热、潮热、口燥咽干、夜间口干尤著、舌红少苔或无苔、舌体裂纹、脉细数	养阴润肺	麦冬、沙参、生地、花粉、玉竹、百合
肾	肾阳虚	失眠、多梦、早醒、精神萎靡、头晕、面色㿠白、腰膝冷痛、畏寒肢冷、小便清长、夜尿频、舌淡苔白、脉沉细无力尺脉尤著	补肾温阳	仙灵脾、菟丝子、巴戟天、补骨脂、川断、鹿角、枸杞子、杜仲、狗脊、肉苁蓉
	肾阴虚	失眠、入睡困难、头晕耳鸣、健忘、腰膝酸软、五心烦热、潮热盗汗、女子月经量少、舌红少苔或无苔、脉细数	滋补肾阴	山萸肉、熟地、何首乌、五味子、女贞子、旱莲草、龟板、鳖甲

四、导师经典医案

凡脑功能失调或（和）脑实质损伤引起的疾病皆可称脑病。故脑病大致可分为功能性疾患及器质性疾患两大类。痴呆是脑病器质性疾患的典型代表；而失眠则为脑部功能性疾患的典型代表。故对陈宝贵教授诊治痴呆、失眠的医案进行整理、汇总，总结陈宝贵教授诊治上述疾病的临床疗效及诊疗思路，具体内容汇总如下：

（一）痴呆

痴呆是指慢性获得性进行性智能障碍综合征，临床上以缓慢出现的智能减退为主要特征，伴有不同程度的人格改变。主要包括血管性痴呆（VD）和老年痴呆（AD）两种类型。

陈宝贵教授认为痴呆与五脏密切相关，是因为五脏精气衰败，痰浊、瘀血阻塞脑窍，而致清窍受蒙，神机失用，脑髓不充所为。但痴呆具体类型不同，病因病机的侧重点也有明显差异。其中 AD 以神机不用、五脏精气衰败为主因。VD 具有五脏精气衰败、神机失用为本虚，痰浊、瘀血阻塞脑窍为标实的病机特点。陈宝贵教授治疗痴呆以"五神藏理论"为指导，治疗上以补益五脏精气为主，辅以化痰、开窍、化瘀、理气等药。现将陈宝贵教授依据五神藏理论，"从神论治痴呆"医案整理如下：

1. 补肾益髓、健脾化痰、开窍醒神法治疗痴呆医案

张某，女性，退休小学教师，64 岁，2008 年 11 月 5 日就诊。

主症：患者主因"记忆力下降 2 年，加重半年"就诊。患者 2 年前出现记忆力下降，情感障碍，在天津市相关专科医院诊疗，诊断为 AD。曾服用安理申、美金刚、奥拉西坦等药物，疗效不佳，近半年来症状逐渐加重，智力减退明显，记忆力及计算力明显减退，曾发生 2 次在居住小区内不能找到回家的道路，思维及反应迟钝，言语减少，不善与人交往，善悲易哭，步履

不稳,食欲不振,夜眠差,便溏,大便 2~3 次 / 日,生活不能自理。现诊时神情呆滞,智能下降,舌质黯淡,舌胖边有齿痕,苔白腻,脉弦细。

MMSE 积分:18 分(文化程度:大专)。

辅助检查:

头颅 CT 示:脑白质稀疏,中度脑萎缩。

西医诊断:老年痴呆(阿尔茨海默病,AD)

中医诊断:痴呆

辨证:脾肾两虚,髓海不足,痰浊阻窍

治法:补肾益髓,健脾化痰,开窍醒神

处方:山茱萸 30g   生熟地^各20g   党参 20g   黄精 15g

清半夏 10g   茯苓 15g   炒白术 15g   砂仁^{后下}10g

石菖蒲 30g   远志 5g   郁金 10g   陈皮 10g

鸡内金 10g   炙甘草 10g

中药 30 剂,每日 1 剂,煎取 400ml,早中晚分服

配合服用"回神颗粒"每日 3 次,每次 10g,连服 1 个月。

二诊(12 月 5 日):眼神较前灵活,言语较多,喜欢与人交流,口角已不流涎,情绪平稳,食欲渐增,大便正常,日常生活尚需家人帮助自理。前方加葛根 30g 以舒筋通络,继服 4 个月。

三诊(2009 年 4 月 10 日):记忆力逐渐增强,家人曾实验性将患者带离距家 1 公里外的超市,家属跟踪发现患者可自行回家,思维较前敏捷,能与正常人交流,情绪稳定,日常生活基本自理,舌质淡,苔薄白,脉细。MMSE 积分 24 分。停用中药汤剂,继续服用"回神颗粒"每日 3 次,每次 5g 以善其后。

随访 5 年:病情未见加重,记忆、认知、计算等功能逐渐有所好转,日常生活可自理,仍服用回神颗粒,每日 2 次,每次 5g。

按:患者年老体虚,五脏精气衰败,尤以脾肾两虚为著。肾精不充,脑髓失养,故记忆减退、思维迟钝、计算失误。肾主骨生髓,肾虚则下肢萎软无力,步履不稳。脾虚则健运失司,故见食欲不振、便溏。水湿不运,聚而为痰,痰浊阻窍,神机失用,致神情呆滞、言语减少、善悲易哭。舌质黯淡,舌胖边有齿痕,苔白腻,脉弦细皆为脾肾两虚、痰瘀交阻之象。上方中以山萸肉、生熟地、黄精补肾益精;以四君子汤益气健脾和胃;以二陈汤燥湿化痰,理气和中。《名医方论》张璐曰:"气虚者,补之以甘。参、术、苓、草,甘温益胃,有健运之功,具冲和之德,故为君子。若和之二陈,则补中微有消导之意。盖人之一身,以胃气为本,胃气旺,则五脏受荫;胃气伤,则百病丛生。故凡病久不愈,诸药不效者,惟有益胃补肾两途。"由此看出,补益中必加消导,使补而不滞,久病益胃补肾是其治疗大法。上方加石菖蒲、远志、郁金行气化痰开窍;"脾为生痰之源",故加砂仁、鸡内金以醒脾开胃、消食导滞。

2. 补益精气、活血通络、化痰开窍法治疗痴呆医案

张某,男性,72 岁,2005 年 2 月 18 日诊。

主症:患者主因"行动迟缓、反应迟钝 2 月余"就诊。患者自觉近 2 个月来,行动迟缓,反应迟钝,呆滞,精神萎靡,急躁易怒,言语减少,肢端不温。舌质黯淡,边有齿痕,苔滑腻,脉

弦滑。

既往史:脑梗死6年余,共发作3次,现遗留左侧肢体活动欠灵活。

辅助检查:

头颅CT示:双侧基底节区多发脑梗死伴软化灶,脑萎缩。

西医诊断:血管性痴呆(VD)

中医诊断:痴呆

辨证:五脏精气衰败,痰瘀蒙蔽神窍

治法:补益精气,活血通络,化痰开窍

处方:

人参^{先煎} 10g	鹿角片 15g	当归 15g	陈皮 10g
白术 15g	茯苓 15g	砂仁^{后下} 15g	胆星 5g
天竺黄 10g	川芎 10g	菖蒲 30g	枳壳 10g
远志 10g	郁金 10g	丹参 15g	桃仁 10g
鸡内金 10g	甘草 10g	蜈蚣 2条	

中药7剂,水煎取400ml,日1剂,分早中晚三次饭后温服。

二诊(3月2日):自觉精神清爽,行动较前灵活,下肢有力,饮食增加,嘱原方继进14剂。

三诊(3月16日):诸证减轻,肢温改变不明显。上方加仙灵脾15g,再服14剂。

四诊(3月30日):精神转加,自觉身体有力,反应灵活,脾气大减,可正常交流,言语增多,饮食二便均正常。嘱继服2月以巩固疗效,汤剂停用后,再服回神颗粒,5g次,3次/日,连服半年。

按:VD是发生于中风后以认知功能障碍为主要表现的一种渐进性的疾病。中风后,痰瘀闭阻脑窍,清窍失养,神机失用,故致痴呆的发生、发展。其发病的病理基础为:五脏精气衰败、神机失用;痰浊、瘀血阻塞脑窍所致。故治疗应以补益五脏精气、化痰祛瘀醒神为主。陈宝贵教授常用人参、鹿角片或鹿角胶等大补元气,提高人体整体功能。又脾胃为后天之本,气血生化之源,年老脾胃虚弱,胃气日衰,或病久伤及脾胃。《寿世秘典·调摄》曰:"胃强则肾充而精气旺,胃病则精伤而阳气衰。"故选人参、白术、茯苓、砂仁、鸡内金、焦三仙等健运脾胃,使脾胃得健,清阳得升,浊阴得降。年老五脏虚衰,因虚致瘀,因虚生痰,故予石菖蒲、远志、郁金、瓜蒌、天竺黄、胆星化痰;丹参、赤芍、桃仁、红花化瘀。瘀血重者加水蛭,肢体活动不利者加地龙、蜈蚣、秦艽等。

3. 平肝潜阳息风、开窍化痰通络法治疗运动神经元病兼痴呆医案

金某,女,64岁,2011年7月16日就诊。

主症:患者主因"走路时震颤10余年,加重伴认知功能障碍1年"就诊。患者曾先后在北京协和医院及解放军总医院就诊,查头颅及颈椎MRI示:脑内多发缺血灶,右侧板障内异常信号伴强化,考虑良性病变,颈3、4、5椎轻度增生。诊断:运动神经元病,间断服药治疗。1年余前尚可进行爬山、跑步等运动,近1年病情进展迅速,并出现认知功能障碍,主要表现为记忆力、计算力明显下降。现症:神清,精神不佳,言语欠流利,言语理解、表达、复述均不佳。记忆力、计算力均下降,近记忆下降尤为显著,空间及时间定向力均差。行走困难,需双人搀扶下可行走约10米,走路时震颤,日常生活均需他人照顾。夜眠差,二便尚调。舌质黯,

舌体震颤,苔薄白,脉弦细。

MMSE:11分(文化程度:高中)

既往史:30余年前曾有头部外伤史,具体诊断及治疗情况不详。

西医诊断:①运动神经元病;②混合性痴呆(AD+VD)

中医诊断:颤证,痴呆

辨证:肝风内动、风痰阻络

治法:平肝潜阳息风、开窍化痰通络

处方:天麻10g　　钩藤30g^{后下}　　葛根30g　　石菖蒲30g
　　　远志5g　　全蝎5g　　地龙10g　　川芎6g
　　　天竺黄15g　　白芍15g　　桑枝15g　　鸡血藤15g
　　　甘草6g

中药7剂,水煎取400ml,日1剂,分早中晚三次饭后温服。

并予院内中药制剂:①回神颗粒5g/次,3次/日,口服;②补肾安神胶囊0.75g/次,3次/日,口服。

二诊:2011年7月16日,震颤及行走困难无明显变化,面色萎黄,脉软滑,原方加黄芪30g、党参30g以补气健脾化痰。14剂,日1剂。

三诊:2011年7月30日,诉震颤稍减轻,仍行走困难好转,双下肢无力及强哭强笑。脉细,加柴胡6g,升麻6g。14剂,日1剂。

四诊:2011年8月14日,诉震颤减轻,行走困难稍好转,纳谷不馨。MMSE:13分,加焦三仙各10g,鸡内金10g,荷叶10g。14剂,日1剂。

五诊:2011年8月28日,诉震颤减轻,行走困难好转,双人搀扶下可行走约30米,走路时震颤,强哭强笑好转,记忆力有所好转,纳增,夜眠可。MMSE:15分,守四诊处方继服30剂。

六诊:2011年9月28日,诉震颤减轻,行走困难好转,单人搀扶下可行走约50米,走路时震颤减轻,记忆力及计算力好转,无明显强哭强笑,纳增,夜眠可,MMSE:18分。停中药汤剂,继服回神颗粒及补肾安神胶囊。

七诊:2012年5月23日,震颤减轻,行走困难好转,借助助行器可自主缓慢行走约100余米,记忆力及计算力好转,无明显强哭强笑,夜眠基本正常,日常生活需中等量辅助。MMSE:22分。嘱停用补肾安神胶囊,继服回神颗粒。

随访:2015年3月14日,震颤明显减轻,行走困难好转,借助助行器可自主缓慢行走约100余米,无明显强哭强笑,记忆力及计算力明显好转,日常生活需少量辅助。MMSE:25分。嘱继服回神颗粒。

按:"诸风掉眩,皆属于肝",《赤水玄珠·颤振》认为震颤的病因病机是"木火上盛,肾阴不充,下虚上实,实为痰火,虚则肾亏",故本病属本虚标实,虚实夹杂之病,治疗应"清上补下",体现扶正祛邪、标本兼顾的治疗原则。患者既往脑外伤病史,加之运动神经元病病程迁延,二者均损伤脑府,清窍失养,神机失用,故出现痴呆。天麻对各种病因之肝风内动、震颤、惊痫抽搐,不论寒热虚实皆可配伍使用。钩藤平肝祛风降逆,用于惊痫抽搐,有较好的息风止痉功效。天麻配钩藤乃陈宝贵教授治疗震颤之常用对药。久病邪正混处期间,草木不能见效,当以虫蚁疏通经络。全蝎息风止痉,通络止痛,用于急慢惊风、中风口眼歪斜、破伤风等痉挛抽搐之证。菖蒲配远志,醒神开窍化痰,交通心肾,乃陈宝贵教授治疗痴呆、失眠的常用药对。

❀（二）失眠

失眠,亦称不寐,是以经常不能获得正常睡眠为特征的一种病证。入睡困难、多梦、易醒、早醒等均为失眠的表现。

陈宝贵教授认为:失眠的病因很多,诸如心肾不交,思虑劳倦,内伤心脾,阴虚火旺,肝阳扰动,心胆气虚,脾胃失和等,均可导致失眠的发生。但其病机总与神机失常而导致五脏功能失调有关。认为:不寐之证与五脏皆相关,任何一脏或多脏的功能失常都可导致不寐,即称之为"五脏皆可令人不寐"。强调切不可只重视酸枣仁、夜交藤、龙牡、珍珠母等安神之品,须知"失眠之证与五脏皆有关联"。临证处方时,应依据"五脏藏神"理论,以调畅神机、调和五脏为主,再根据具体每位患者五脏失调程度和病机的不同,加用清肝泄热、补脾养心、疏肝解郁、交通心肾、和胃健脾、理气活血、滋阴降火、平肝潜阳、化痰清热、安魂定惊等功用药物的一类或多类兼用,如此则五脏安和、夜眠得安。

睡眠状况是人体身心健康状况的重要体现,故没有单一的失眠症,所有失眠患者必定有其他种类疾病或原因相伴,"上工守神,粗工守形",陈宝贵教授指出:临证之时,必须注意辨别兼夹症,综合调理,如此方能得良效。在药物治疗之外,还需加强心理方面的调摄,放松心情,平和心境,乐观开朗地面对工作、家庭及社会环境,培养良好的作息及饮食规律,如此方能未雨绸缪、防患于未然。现将陈宝贵教授"从神论治失眠"医案整理如下:

1. 滋阴养神法治疗失眠医案

李某,男性,66 岁,2012 年 5 月 9 日就诊。

主症:主因"失眠 1 月余"就诊。患者入夜难眠,甚则彻夜难眠,醒后入睡困难,伴有情绪烦躁易怒,情绪波动后夜眠更差,记忆力减退,纳差,小便黄,大便干结,2~3 日一行,舌质红,舌体小裂纹,苔薄黄,脉弦细。

既往史:2 型糖尿病病史 5 年余,现用诺和灵 30R 及阿卡波糖片,近 2 年血糖控制尚可。

辅助检查:

头颅 CT 示:左侧基底节区腔隙灶,脑萎缩,脑白质稀疏。

西医诊断:失眠

中医诊断:失眠

辨证:心肾阴虚,肝气郁滞

治法:滋肾养心,理气安神

处方:女贞子 15g　　旱莲草 15g　　生地 20g　　元参 15g

　　　石菖蒲 30g　　远志 5g　　　合欢皮 15g　　炒枣仁 15g

　　　郁金 10g　　　大黄^{后下} 10g　　甘草 10g

7 剂,日 1 剂,水煎取 400ml,分早中晚三次饭后温服

另加回神颗粒,5g/ 次,每日 3 次。

针对患者情绪烦躁易怒,情绪波动后夜眠更差的特点,陈宝贵教授在药物治疗的同时,与患者进行心理疏导,帮助患者调整心情,则有助于提高药物的疗效及患者的依从性,明显提高临床疗效。

二诊(5月16日):服药1周后失眠明显减轻,大便顺畅,纳增,仍觉夜眠中多梦明显,仍烦躁易怒,舌质红,苔薄白,脉弦细。前方去大黄,加珍珠母30g平肝潜阳、重镇安神,中药14剂,日1剂,继服回神颗粒。

三诊(5月30日):服药后睡眠尚佳,心烦减轻,记忆力及反应力均有所改善,舌质稍红,苔薄白,脉弦细。嘱:二诊处方继服半个月。

嘱患者汤药停用后继服回神颗粒5g,3次/日;并加予补肾安神胶囊,早晨及午饭后各0.5g;晚饭后0.75g。

电话随访(11月19日):患者夜眠可,心烦减轻,记忆力及反应力均有所改善,嘱停用补肾安神胶囊,继服回神颗粒。

按:本患者老年男性,在失眠之外,表现为情绪急躁易怒,认知能力下降,计算能力减低,且情绪波动后夜眠更差。头颅CT:左侧基底节区腔隙灶,脑萎缩,脑白质稀疏。表明既往脑梗病史,若睡眠不能改善,容易出现认知功能障碍加重,甚至导致痴呆的发生。患者消渴病史,"消渴以阴虚为本,燥热为标",阴虚火旺,虚火上炎,导致脑神不安,进而导致失眠。阴血虚则不能养肝,肝之调畅气机之功能失常,肝失疏泄条达,故见烦躁易怒。

此患者为心肾阴虚、肝郁气滞,故予滋肾养心、理气安神为法。方中女贞子、旱莲草,善滋补肾阴,助肾之源;患者阴虚火旺之象显著,生地、元参清热养阴泻火;石菖蒲、远志交通心肾;合欢皮、郁金疏肝解郁;炒枣仁养心安神;患者大便干,腑气不通则气机不畅,是失眠的诱因之一,予大黄以通腑泻浊,有急下存阴之意;甘草益气调和诸药。二诊时,患者药后大便畅,仍觉夜眠中多梦明显,仍烦躁易怒,故一诊方去大黄,加珍珠母30g平肝潜阳、重镇安神。

补肾安神胶囊为陈宝贵教授研制的院内制剂,主要由女贞子、旱莲草、仙灵脾、五味子、炒枣仁、柏子仁等药物组成,具有滋肾养心、交通心肾之功。予回神颗粒及补肾安神胶囊善后调理,以巩固疗效,更能降低患者治疗费用。

2. 敛魂静神法治疗失眠医案

姜某,女,53岁,2010年6月23日就诊。

主症:主因"失眠3年,加重5天"来诊。患者3年前因子宫肌瘤导致月经量大,经期延长,行阴式子宫全切术。之后出现失眠,时有潮热汗出,烦躁易怒,情绪不稳,心悸易惊,头晕目眩。间断服用中药调理,症状时有反复,未有明显好转。5天前因深夜骑电动车回家途中,遭遇抢包事件而出现失眠加重,近5天曾有2晚彻夜未眠,入睡困难,睡中觉得噩梦频频,甚则从梦中惊醒,潮热汗出,心悸怔忡,胸闷,喜叹息,精神恍惚,心烦易怒,胁肋胀满不舒。大小便正常。纳差,舌质偏红,苔薄黄,脉弦细。

既往史:高血压病史4年余,现服用缬沙坦分散片,血压控制可。

辅助检查:

心电图:窦性心律,胸导各导联T波低平或倒置。

心脏彩超:二、三尖瓣轻度反流,左室壁运动欠协调。

甲状腺功能全项:未见异常。

西医诊断:失眠

中医诊断:失眠

辨证:肝魂不安,心肾不交

治法:安魂疏肝,交通心肾

处方:生龙骨^{先煎}60g　白芍 30g　　石菖蒲 30g　　远志 5g

　　　沉香 10g　　合欢皮 15g　郁金 10g　　炒枣仁 15g

　　　女贞子 15g　旱莲草 15g　灵芝 15g　　浮小麦 30g

　　　五味子 5g　　甘草 10g

中药 14 剂,日 1 剂,水煎取 450ml,分早中晚三次饭后温服。

二诊(7 月 7 日):睡眠时间延长,平均每晚 5 小时,噩梦减少,未再出现从梦中惊醒,汗出潮热减轻,仍觉心中烦躁不舒,并诉饭后胃脘胀满,舌质偏红,苔黄,脉弦细。血压 140/80mmHg。上方加胆南星 6g,佛手 10g,香橼 10g。继服 14 剂。

三诊(7 月 20 日):睡眠、情绪等症状明显改善,饭后胃脘胀满减轻,与人交往基本如常,汗出好转,舌淡红,苔薄白微黄,去胆南星、沉香。浮小麦减至 15g。继服 14 剂。

近 1 月后(8 月 18 日),患者专程来陈宝贵教授门诊,诉药物服完后,症状消失,心情舒畅,工作、生活均正常,并向陈宝贵教授赠送锦旗一面,表示由衷感谢。

按:本案乃心肝血虚日久,再因突遭意外惊恐,导致肝不舍魂,心不藏神而出现失眠,睡中觉得噩梦频频,甚则从梦中惊醒。加之惊恐伤肾,肝肾不足,水不涵木,风阳上扰清窍,故见头晕目眩、夜卧不安。肝血不足,心血失充,心神失养,则见心悸不安;阴血不足,阴虚内热,迫津外泄,故见潮热汗出;舌质偏红,苔薄黄,脉弦细均为心肝血虚、阴虚内热之象。故治以安魂疏肝、交通心肾之法。

方中重用生龙骨以安神敛魂镇惊,善治噩梦纷纭;白芍养血柔肝,敛阴止汗;石菖蒲合远志化痰宁心安神;合欢皮疏肝解郁安神;郁金、沉香理气疏肝,解郁活血;枣仁、灵芝养心敛汗、解郁安神;女贞子、旱莲草滋水涵木;阴虚火旺日久灼津为痰,故见舌质偏红,苔黄,故加胆星以清热化痰,但陈宝贵教授指出,胆星虽为清热化痰之要药、良药,但该药味甚苦,入煎剂时不可用量过大,一般不超过 10g,且该药苦寒之性尤著,久服常服容易碍胃,故不宜长期服用。"见肝之病,知肝传脾",肝脾不和,脾胃升降失常,故见纳差,饭后胃脘胀满;故加佛手、香橼理气和胃,此药对为陈宝贵教授调理脾胃之最常用对药;甘草调和诸药。全方共奏安魂疏肝,交通心肾之功。

3. 疏肝御神法治疗失眠医案

张某,女,28 岁,2014 年 4 月 13 日诊。

主症:主因"失眠 1 月余"来诊。平素情绪急躁易怒。自述本次因工作紧张、家庭不和引起失眠,曾服用逍遥丸、柏子养心丸等药物疗效不佳。现症见:失眠,入睡困难,心烦易怒,头晕,头胀,两胁肋部胀痛,情绪急躁,口干口苦,纳差,眼部分泌物增多,分泌物色黄质黏。舌质黯,舌两侧及边尖红,苔黄,脉弦细。

月经史:经行腹痛,经期常提前,血色黯红,有血块。

既往史:乳腺增生病史,经期乳房胀痛明显。

西医诊断:失眠

中医诊断:失眠

辨证:肝火上炎,瘀郁交阻

治法:清肝泻火,活血解郁

处方:龙胆草10g   丹皮10g   生地10g   当归15g

     柴胡10g   炒栀子10g   丹参15g   赤芍10g

     郁金10g   合欢皮15g   谷精草10g   远志5g

     生龙骨^{先煎}30g   生牡蛎^{先煎}30g   甘草10g

中药7剂,日1剂,煎取450ml,分早中晚三次饭后温服。

并予患者心理疏导,嘱患者舒畅情志。

二诊(4月20日):诸症减轻,仍觉两胁肋部胀痛,舌红苔黄减退,上方将龙胆减至5g,加香附10g,薄荷^{后下}6g,又取10剂。

电话随访(5月5日):药尽病愈。

按:患者平素急躁易怒,怒伤肝,肝失条达,气机升降失常,郁而化火,加之本次工作紧张、家庭不和而加重气机不畅,肝失疏泄条达,更导致肝火旺盛。

肝火扰心则失眠;肝火旺则心烦易怒;肝开窍于目,肝火上炎,故见眼部分泌物增多,分泌物色黄质黏;肝旺则犯胃,故见纳差;肝火伤阴,肝之疏泄胆汁之功能失常,胆舒不利,故见口干口苦;舌质黯,两侧及尖红,苔微黄,脉弦细为肝火旺兼有瘀热之征象。"女子以肝为先天",患者既往月经不调、乳腺增生病史亦为肝郁气滞,郁而化火之象。

处方乃效丹栀逍遥散及龙胆泻肝汤之意。方中龙胆草、炒栀子清泻肝火;赤芍、丹皮凉血化瘀、清心除烦;柴胡、合欢皮、郁金理气疏肝解郁;生地、当归、丹参滋养阴血。患者眼部分泌物增多,分泌物色黄质黏乃肝火上炎之象,故加谷精草以清肝泻火明目;生龙牡、远志安神定志;甘草清热和中,调和诸药。全方共奏清肝泻火、活血解郁之功。证对药准,药量恰当,配伍精到,故一诊而疗效卓著,二诊时患者诸症减轻,然龙胆草乃苦寒力大之猛药,久服易伤脾胃,且两胁肋部胀痛仍为肝气不舒之象。故将龙胆草减半,并加薄荷、香附疏肝解郁;患者共服10剂而愈。本患者既往情绪急躁易怒,本次因工作紧张、家庭不和引起失眠,且月经不调、乳腺增生病史亦为肝郁气滞,郁而化火之象,故在药物治疗的同时,给予心理疏导,以提高疗效,此即陈宝贵教授所倡"三因制宜,审证求因"之典型应用。

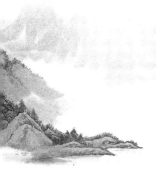

陈可冀教授病证结合活血化瘀学术思想传承研究

传承博士后：付长庚

一、传承导师传略及传承博士后简介

陈可冀

陈可冀，男，1930年10月出生，汉族，中国科学院院士，国医大师，第七、八、九届全国政协委员，中国中医科学院首席研究员及终身研究员，香港浸会大学及澳门科技大学荣誉博士。

现任国家卫生计生委科技创新战略顾问，国家中医药管理局咨询专家，中央保健委员会顾问专家，中国科协荣誉委员，中国医师协会常务理事，中国药典委员会执委，中国中西医结合学会名誉会长，中国老年学学会名誉会长，中国医师协会中西医结合医师分会会长。国家心脏中心专家委员会资深专家、国家神经科学临床中心专家委员会委员，北京大学医学部兼职教授，首都医科大学中西医结合学系学术委员会主任，世界中医药学会联合会高级专家顾问委员会主席。Chinese Medical Journal（中华医学杂志英文版），《中华心血管病杂志》及《中华老年医学杂志》顾问；《中国中西医结合杂志》及 Chinese Journal of Integrative Medicine 杂志主编，eCAM（Evidence-Based Complementary and Alternative Medicine）杂志心血管专栏特邀主编（2010至今），曾任中国科学院生物学部副主任（1993-2001），中国科学院学部主席团成员（2004-2008），世界卫生组织传统医学顾问（1979-2009）。

长期从事中西医结合心血管病及老年医学研究，曾获首届立夫中医药学术奖（1994），国家科技进步奖一等奖（"血瘀证与活血化瘀研究"2003），二等奖（"证效动力学研究"，2001；"心血管血栓性疾病'瘀毒'病因的创新研究"，2014）；求是科技奖（2001）；何梁何利科技进步奖（2002）；世界中医药学会联合会首届中医药国际贡献奖（2007）；吴阶平医学奖（2009）；中国脑卒中防治工作卓越成就奖（2014）；中华中医药学会终身成就奖（2014）。主编《清宫医案集成》获国家新闻出版总署颁发的中国出版政府奖（2011）等奖项。2007年获评中国非物质文化遗产传统医药项目代表性传承人，2014年获评国家杰出专业技术人才。

付长庚

传承博士后付长庚，男，1981年生，山东济宁人。中国中医科学院西苑医院副主任医师，国家中医药管理局陈可冀国医大师传承工作室负责人。世界中医药学会联合会名医传承工作委员会常务理事,世界中医药学会联合会瘀证学专业委员会副秘书长,中国药理学会补益药药理专业委员会常务理事,中国中西医结合学会活血化瘀专业委员会青年委员,北京中西医结合学会心血管内科专业委员会青年委员。临床善于中西医结合治疗心血管疾病,主持各类课题4项,发表论文20余篇,出版学术专著4部。

二、导师学术思想与临床特点

(一) 导师的学术思想

1. 以气血为纲

气血理论是中医学的基本理论之一,气与血,一属阴,一属阳,气行脉外,血行脉内。气可行血、化血、统血,血可化气、载气。唐容川在《血证论》中讲到:气为血之帅,血随之而运行;血为气之守,气得之而静谧。中医学认为,心为君主之官,主血脉,赖心气行之,气虚则推动无力,血液流通不畅而成瘀;气滞则停于局部而成气滞血瘀,故而调和气血重在调气。

陈可冀教授在血瘀证的辨证中非常重视气血相关理论,认为人生命的根本在于气血,人之有形不外血,人之有用不外气,气血平和,则身安无病;气血失和,则百病由生。

《素问·调经论》尝曰:"气血不和,百病乃变化而生",陈可冀教授认为气血失和是疾病的本质,因此在八纲辨证基础上倡导气血辨证,并提出十纲辨证:阴阳、寒热、表里、虚实、气血。具体包括:气虚、气陷、气滞、气逆;血虚、血瘀、血热;气滞血瘀、气虚血瘀、气血两虚;气虚失血、气随血脱、痰瘀互结。其中,血瘀证是气血辨证中的核心内容。陈可冀教授认为气血在血瘀的形成与治疗过程中都非常重要,故血瘀证辨治当明气血。治疗上,血瘀证首先要"和血",调节气血的运行,其次要重视去"恶血",即祛瘀。

2. 首辨虚实寒热

陈可冀教授在血瘀证辨治时注重审因论治。他认为血瘀的成因虽多,但概括而言,不外邪实与正虚两个方面:实者为寒、热(火)、风、痰凝滞血脉;虚者为阳气与阴血不足,失却温运、荣养功能。病理演变结果为滞而为瘀、血脉运行不畅。单从瘀血而言,虽应属于实证的范畴,然其成因却常为因虚致实,虚实夹杂。因此临证时当知其原因,知常达变,灵活变通。

陈可冀教授还指出血瘀存在寒热虚实不同,临证需首辨寒热虚实。如冠心病,血瘀证是最常见证候,但他常提到清代名医陈士铎治疗胸痹时,常以大剂贯众清火解毒收效,表明胸痹在血瘀的基础上还存在热证。此外,他带领团队进行了一系列活血清热解毒中药治疗冠心病的研究,提示清火解毒类中药具有潜在的"抗炎、稳定斑块"的作用,与"动脉粥样硬化是一种炎症病变"的认识相符,也佐证了胸痹在血瘀的基础上还存在热证。因此,寒热虚实作为证候的基本属性,对于血瘀证,临证还应首辨寒热虚实。

3. 提出十瘀分类

陈可冀教授结合对血瘀证病因病机的认识,提出了"十瘀论",将血瘀证分为以下十大类:

慢瘀:是指久病入于脉络而为瘀,多指西医学的冠心病、高血压、糖尿病、中风后遗症、肝硬化、肾脏疾病、肺动脉高压、血栓闭塞性脉管炎等。

急瘀:系指暴病、急症多瘀,如肺心病、急性心肌梗死、休克、急腹症、脑血管意外、多器官衰竭等。

寒瘀:指各种寒凝血瘀证,如变异型心绞痛、血栓性脉管炎、雷诺综合征、冻疮等。

热瘀:指温热病重症多瘀,如急性感染性疾病、风湿热、结节性红斑、痈肿疮疡及血热妄行所致的各种出血性疾病。

虚瘀:因气血阴阳亏虚所致的各种血瘀证,如各种消耗性疾病。

实瘀:因气滞、痰浊等实邪所致的血瘀证,如硬皮病、抑郁症、子宫肌瘤、多种肿瘤。

老瘀:指老年患者、衰老性疾病多瘀。

伤瘀:指跌打损伤等创伤外症多瘀。

潜瘀:指舌紫黯而临床无症状者,或临床症状与体征不明显而表现为高黏滞血症或高凝血功能状态者,如无症状性心肌缺血以及血栓前状态等。

毒瘀:指因毒致瘀,或瘀久酿毒,或瘀从化为毒导致的毒邪与瘀互结,多见于急性心肌梗死、急性传染病等。

4. 强调瘀久化毒

陈可冀教授通过大量基础与临床研究,结合临床实践观察,提出"瘀毒致变"理论,他认为血瘀是贯穿于冠心病发展过程的中心环节,也是稳定期患者的基础病理状态;若瘀久酿毒,或从化为毒,可致瘀毒内蕴,如迁延日久、失治误治,则正消邪长,一旦外因引动、蕴毒骤发,则蚀肌伤肉,进而毒瘀搏结、痹阻心脉,导致病情突变,出现不稳定心绞痛、急性心肌梗死、心源性猝死等急危重症,这是稳定期冠心病发生急性心血管事件的主要病因和关键病理机转。陈可冀教授通过文献、临床、实验研究相结合的方法验证了该假说。通过1503例冠心病稳定期患者队列研究,结合1年终点事件随访,总结了相关临床表征,建立了冠心病稳定期因毒致病辨证诊断及量化标准,这对于早期识别冠心病稳定期高危患者并及早干预、进一步降低急性心血管事件具有重要意义。

5. 重视痰瘀互结

痰饮源于体内水液代谢紊乱,水、湿、痰、饮同出一源,名异而实同;血瘀则是血液运行失常的病理产物。前贤曾云:"百病皆生于痰","百病皆生于瘀","怪病多痰","怪病多瘀",并认为津血同源。因此,痰瘀均是正常体液的病理产物,同时又都是重要的致病因子。两者虽异,但有相似之处,而且在致病的过程中互为因果。

陈可冀教授指出,痰瘀二证有其各自的临床特点。但是,由于两者互为因果,可以相互转化,痰可致瘀,瘀能生痰,而且痰瘀还能相兼为病。例如,传统中医认为精神异常多与痰有关,经过祛痰开窍醒神的治疗,往往可收到一定的临床疗效。但是,现代研究发现,精神异常的患者常伴有血液流变学和血小板功能的改变,在化痰的基础上结合活血化瘀治疗往往可收到更好的治疗效果。再如中风偏瘫的治疗,有的学者主张祛痰通腑,有的学者坚持活血化瘀,而且两种治疗方法均能收到一定疗效。其后,又有学者根据中风病的特点,提出痰瘀同治的治法,取得了单纯祛痰通腑或单纯活血化瘀所不能比拟的临床疗效,进一步证明了中风偏瘫的发生并非单一因素所致,临床治疗效果为"痰瘀兼夹为病"提供了较为有利的佐证。

6. 强调病证结合

陈可冀教授强调血瘀证的诊治要病证结合,即中医辨证与西医辨病相结合进行辨治。他认为证反映疾病某阶段的阴阳寒热虚实属性,相对于疾病发展的整个过程而言,证难以反映疾病整个过程中的内在病理特点;而辨病论治主要着眼于疾病内在的病生理改变,针对性强,但对疾病的动态变化及整体调整重视不足。基于此,他提出病证结合辨治,将中医整体辨证与西医病理生理改变的辨识相结合,能更好地把握疾病的发展、演变规律及机体的功能、结构变化特征,有助于提高临床诊疗水平。

在病证结合的基础上,陈可冀教授还提出以病统证,即在了解西医病的前提下,结合西医病的特征进行中医的整体辨证论治。他认为中医的病名多是根据疾病的临床症状、病因病机,采用取类比象、归纳演义的方法确立的,缺乏特异性和针对性,不能完全准确地反映疾病的发展、演变规律和机体机构、功能的变化特征,不适应现代临床的需要;而西医的病以微观病生理为基础,具有相同的代谢、功能和结构改变,其发展变化过程始终贯穿着疾病的主要病理变化规律这条基本主线,因此,同病各证间具有同质性和共性,理应指导辨证论治。

7. 对活血化瘀药物进行分类

《神农本草经》是我国最早的本草专著,全书共记载了三百六十五种药物的性能功用,其中有四十一种具有明确的活血、化瘀、破血、消瘀和逐瘀的作用,如丹参、丹皮、牛膝、赤芍、桃仁、水蛭、虻虫、蒲黄、䗪虫、芎藭等,都是当前常用的活血化瘀药物。该书还专门对大黄"推陈致新"的作用进行了论述,说明公元 3 世纪前临床上运用的活血化瘀药物就已十分丰富,也反映了活血化瘀治法在古代中医临床就已普遍运用。陈可冀教授等对《神农本草经》《药性论》《新修本草》《开宝本草》《本草纲目》《本草纲目拾遗》等 16 部本草学专著进行总结归纳,发现 7 部以上本草专著均记载有活血化瘀作用的药物有 10 余种,5 部以上著作均有记载的共 36 种。可见,古典本草专著公认的常用活血化瘀药物大致为 50 种。在此基础上,陈可冀教授根据中药活血化瘀作用的特点和作用强度对活血化瘀药物进行了系统的分类研究,将其分为和血、活血、破血三大类。这一分类方法,得到目前临床普遍认可,对活血化瘀药物的临床应用具有重要的指导作用。

(1)和血类药物:和血,属于中医八法之中的和法,是活血化瘀药物之中药性平和者,具有"疏其血气,令其条达,而致平和"的功效,是用于养血、调和血脉的药物。该类药物有当归、丹皮、丹参、生地黄、赤芍药和鸡血藤 6 种。

当归,甘温质润,长于补血,为补血之圣药,又辛行温通,可活血行气,《本草纲目》言之能"和血补血";《医学启源》谓之"气温味甘,能和血补血"。

牡丹皮,味甘苦,气微寒,酒制和血活血,《神农本草经》言其能"安五脏"。

丹参,味苦,性微寒而缓,能祛瘀生新而不伤正,善通血脉,调经水,《本草纲目》言之能"破宿血,补新血"。《妇科明理论》谓"一味丹参散,功同四物汤";《本草便读》亦言"丹参功同四物,能祛瘀以生新……但补血之力不足,活血之力有余,为调理血分之首药。"

生地黄,味甘苦,性寒,质润,入营血分,功能清热凉血,养阴生津,《神农本草经》谓其能"主折跌绝筋,伤中,逐血痹。"《珍珠囊》言其能"凉血,生血,补肾水真阴。"《本草逢原》云

"干地黄,内专凉血滋阴。"

赤芍,味苦微寒,入肝经血分,善清泻肝火,活血散瘀,《本草求真》谓其能"于血中活滞"。

鸡血藤,苦而不燥,温而不烈,行血散瘀,调经止痛,性质和缓,又兼补血,《本草纲目拾遗》言其"最活血",《饮片新参》谓其能"去瘀血,生新血,流利经脉"。

活血化瘀药物中的和血药,重在于"和"血,具有祛瘀而不伤血,养血而无瘀滞的特点,临床应用于血瘀轻证或兼有不同程度血虚的患者。

(2)活血类药物:活血,较和血药的活血化瘀作用强,是指有活血、行血、通瘀作用的药物。该类药物有川芎、蒲黄、红花、刘寄奴、五灵脂、郁金、三七、穿山甲、大黄、姜黄、益母草、泽兰、苏木、牛膝、延胡索、鬼箭羽、乳香、没药、蛴螬、王不留行、紫葳21种。

川芎,辛散温通,既能活血化瘀,又能行气止痛,为"血中之气药",《本草汇言》谓其"上行头目,下调经水,中开郁结,血中气药……尝为当归所使,非第治血有功,而治气亦神验也。"《本草新编》谓其"血闭者能通,外感者能散,疗头风其神,止金创疼痛。"

蒲黄,性味甘平,长于收敛止血,兼能活血行滞,有止血不留瘀的特点。《神农本草经》称其能"止血,消瘀血。"《本草汇言》记载:"蒲黄,血分行止之药也,主诸家失血。至于治血之方,血之上者可清,血之下者可利,血之滞者可行,血之行者可止。凡生用则性凉,行血而兼消;炒用则味涩,调血而兼止也。"《药品化义》谓:"蒲黄,专入脾经。若诸失血久者,炒用之以助补脾之药,摄血归源,使不妄行。又取体轻行滞,味甘和血,上治吐血咯血,下治肠红崩漏。"

红花,性味辛温,归心肝经,为活血祛瘀,通经止痛之要药。《本草汇言》谓其"破血、行血、和血、调血之药也。"《本草衍义补遗》记载:"红花,破留血,养血,多用则破血,少用则养血。"

刘寄奴,味苦性温,归心、肝、脾经,能活血散瘀,止痛止血而疗伤。《本草经疏》谓其能"下血止痛者,正以其行血迅速故也"。《新修本草》谓其能"破血下胀"。

五灵脂,苦泄温通,专入肝经血分,善于活血化瘀止痛,《本草经疏》谓之"功长于破血行血,故凡瘀血停滞作痛,产后血晕,恶血冲心,少腹儿枕痛,留血经闭,瘀血心胃间作痛,血滞经脉,气不得行,攻刺疼痛等证,在所必用。"

郁金,辛苦性寒,归肝、胆、心经,功能活血止痛,行气解郁。《本草汇言》言其为"清气化痰散瘀血之药也,其性轻扬,能散瘀滞,顺逆气,上达高巅,善行下焦,为心肺肝胃,气血火痰不行者最验。"

三七,味甘微苦性温,入肝经血分,能化瘀生新,为治血诸证之佳品。《本草求真》谓之"气味苦温,能于血分化其血瘀"。《医学衷中参西录》谓其能"化瘀血而不伤新血"。

穿山甲,味咸微寒,善于走窜,性专行散,既能活血祛瘀,又能消瘀通经。《本草经疏》言其"性走,能行瘀血,通经络"。

大黄,苦寒泻下,能使上炎之火下泄,又具凉血止血之功。《神农本草经》谓之"下瘀血,血闭寒热,破癥瘕积聚。"《药性论》谓其能"破留血"。

姜黄,辛散温通,苦泄,既入血分又入气分,能活血行气而止痛。《新修本草》称其"破血,除风热,消痈肿,功力烈于郁金。"《日华子本草》谓其"治癥瘕血块,痈肿,通月经,治跌仆瘀血。"

益母草,苦泄辛散,主入血分,散活血调经,祛瘀通经,为妇科要药。《本草纲目》谓其能"活血、破血、调经、解毒。"

泽兰,苦辛微温,归肝脾经,行而不峻,善活血调经。《日华子本草》称其能"通九窍,利关脉,养血气,破宿血,消癥瘕,产前产后百病,通小肠,长肉生肌,消扑损瘀血"。《本草纲目》谓:"泽兰走血分,故能治水肿,涂痈毒,破瘀血。"

苏木,味辛能散,咸入血分,能活血散瘀,消肿止痛。《新修本草》谓其"主破血,产后血胀闷欲死者"。《本草纲目》称"苏木乃三阴经血分药,少用则和血,多用则破血"。

牛膝,味苦甘酸性平,归肝肾经,活血祛瘀力较强,性善下行,《神农本草经》谓其能"逐血气"。《本草纲目》称其"生用能去恶血。"

延胡索,辛散温通,为活血行气止痛之良药。《本草纲目》言之能"能行血中气滞,气中血滞"。

鬼箭羽,味苦性寒,行血通经,散瘀止痛。《本草逢原》谓其"专散恶血",《药性论》称其能"破陈血"。

乳香,辛香走窜,入心、肝经,味苦通泄入血,既能散瘀止痛,又能活血消痈。《本草纲目》谓其能"活血定痛",《本草汇言》称其为"活血祛风,舒筋止痛之药。"

没药,辛苦性平,归心、肝、脾经,功能活血止痛,消肿生肌。《医学入门》称"此药推陈出新,故能破宿血"。《本草纲目》称其能"散血消肿","乳香活血,没药散血,皆能止痛消肿生肌。"

蛴螬,味咸微温,可破瘀血,消肿止痛,明目。《本草纲目》称"此药能行血分,散结滞"。《神农本草经》谓其"主恶血血瘀痹气"。

王不留行,味苦性平,归肝胃经,善于通利血脉,活血通经,走而不守。《本草纲目》载"王不留行能走血分,乃阳明冲任之药"。

紫葳,味苦性平,善于凉血散瘀,《神农本草经》谓其能除"血闭"。《本经逢原》载:"癥瘕血闭,血气刺痛,庚风恶疮多用之,皆取其散恶血之功也。"《本草纲目》称其"行血分,能去血中伏火"。

活血化瘀药中的活血药作用侧重于"活",取其活血脉而通行瘀滞,调畅气血而畅通经络之义,临床应用于血瘀较重的患者。

(3)破血类药物:破血药,药性峻猛,走而不守,具有破血、逐瘀、攻坚作用。该类药物有水蛭、虻虫、三棱、莪术、血竭、桃仁、干漆、䗪虫8种。

水蛭,咸苦入血,破血逐瘀力强,《神农本草经》言其"主逐恶血,瘀血,月闭,破血逐瘀"。

虻虫,味苦微寒,独入肝经血分,能破血逐瘀,通利血脉。《神农本草经》谓其能"逐瘀血,破下血积,坚痞,癥瘕,寒热,通利血脉及九窍",《名医别录》谓之能"除贼血在胸腹五脏"。

三棱,辛苦性平,破血行气,消积止痛。《本草经疏》言其能"从血药则治血,从气药则治气……此所以能治一切凝结停滞有形之坚积也"。

莪术,辛苦而性温,既入血分,又入气分,能破血散瘀,消癥化积。《药品化义》谓其"味辛性烈,专攻气中之血,主破积消坚,去积聚癖块,经闭血瘀,扑损疼痛"。

血竭,甘咸平,归肝经,既能散瘀,又能止血,止血而不留瘀。《新修本草》谓其能"破积血"。《本草纲目》称其能"散滞血诸痛"。

桃仁,味苦甘,性平,归心、肝、大肠经,善泄血滞,祛瘀力强。《神农本草经》称其"主瘀血,血闭癥瘕"。《珍珠囊》谓其"治血结、血秘、血燥,通润大便,破蓄血"。《本草经疏》载:"桃仁性善破血,散而不收。"

干漆,味辛而性温,可破瘀血、消积、杀虫,《名医别录》谓其能"消瘀血痞结腰痛"。《珍珠囊》称其能"破日久凝结之瘀血"。

䗪虫,味咸性寒,入心肝脾三经,可逐瘀、破积、通络、理伤。《神农本草经》谓其能"主血积癥瘕,破坚,下血闭。"《本草纲目》称其"行产后血积,折伤瘀血。"

活血化瘀中的破血药功善攻逐瘀血、干血、积血、癥瘕等,临床应用破血消癥药当中病即止,过则易耗伤气血。

(二) 导师的临床特点

1. 治疗心绞痛从宣痹通阳发展到活血化瘀

冠心病心绞痛属中医"胸痹"范畴,《金匮要略》中指出:"阳微阴弦,即胸痹而痛,所以然者,责其极虚故也。今阳虚知其在上焦,所以胸痹、心痛者,以其阴弦故也",认为胸痹的基本病机是阳微阴弦,阳虚寒凝心脉,因此治疗强调宣痹通阳。故云"胸痹之病,喘息咳唾,胸背痛,短气,寸口脉沉而迟,关上小紧数,瓜蒌薤白白酒汤主之。"同时《金匮要略》还认为痰浊闭阻心脉也是胸痹的重要病机,故云"胸痹心中痞,留气结在胸,胸满,胁下逆抢心,枳实薤白桂枝汤主之。"可见,从汉代开始,中医对胸痹病机的认识是以阳微阴弦为主流,而治疗也是以宣痹通阳为主,故张仲景创立的瓜蒌薤白白酒汤、瓜蒌薤白半夏汤、枳实薤白桂枝汤等瓜蒌薤白剂成为百世效仿的治法。

但到了清代,《医林改错》的出现对胸痹的治疗有了发展,该书创立了血府逐瘀汤,指出"胸疼在前面,用木金散可愈;后通背亦疼,用瓜蒌薤白白酒汤可愈。在伤寒,用瓜蒌、陷胸、柴胡等,皆可愈。有忽然胸疼,前方皆不应,用此方一付,疼立止。"首次提出血瘀也是胸痹的基本病机。

陈可冀教授在《医林改错》的基础上,采用现代科学方法,率先阐明了血瘀证的科学内涵,并将整体辨证和微观辨证、整体中医表征和现代病理生理改变、传统认识和现代科学有机结合起来,首先倡导活血化瘀治疗冠心病,显著提高了临床疗效,开创了活血化瘀治疗冠心病的先河。

陈可冀教授在活血化瘀基础上,注重气血互用、病邪相兼、脏腑相关,以虚实为纲进行辨证分类。在此基础上,形成了理气活血、化痰活血、益气活血、温阳活血等治疗冠心病治法,并对其主症、次症、方药等进行了规范,注重气血相关、丰富和完善了活血化瘀治法。同时根据患者的病性、病位、病势和寒热虚实,将冠心病的治疗归纳为"四个治疗途径"和"三通两补"。四个治疗途径包括:①辨证论治途径,主要是辨虚实、辨寒热;②活血化瘀途径,主要应用血府逐瘀汤、失笑散、乳没片、冠心Ⅱ号进行治疗;③芳香温通途径,主要应用苏合香丸、冠心苏合丸、心痛丸、宽胸丸进行治疗;④宣痹通阳途径,主要用瓜蒌薤白半夏汤、枳实薤白桂枝汤、丹蒌片进行治疗。陈可冀教授在治疗冠心病时还特别强调"两补",即补肝肾和补气血,其中补肝肾主要用补骨脂丸、右归丸；补气血主要用八珍汤、当归补血汤。

为了规范血瘀证的相关研究，陈可冀教授牵头制定了冠心病血瘀证诊断标准、冠心病辨证标准、冠心病疗效评价标准等一系列血瘀证相关诊断标准，成为国家行业标准和新药疗效评价标准，得到国内外的普遍认可，推动了学术进步。

陈可冀教授在临床率先证实活血化瘀中药治疗冠心病的疗效，其开展的精制冠心片治疗冠心病心绞痛的双盲的临床研究开辟了中医药及中西医结合临床 RCT 试验的先河，为活血化瘀中药治疗冠心病提供了循证医学证据。

在近半个世纪的活血化瘀研究中，陈可冀教授创立了冠心 II 号方、宽胸气雾剂、抗心梗合剂、愈梗通瘀汤、愈心痛方、川芎嗪、延胡索素、赤芍 801、芎芍胶囊等 10 余种有效方药，现多数被研发为中药新药，被临床普遍应用，在冠心病新药研发领域起到了学术引领作用。

2. 治疗心肌梗死从益气活血到益气活血、化浊通腑

在 20 世纪 70 年代，陈可冀教授和已故名中医郭士魁教授一起，在结合多年临床经验的基础上，创立了益气活血的名方抗心梗合剂，该方由黄芪、丹参各 30g，党参、黄精、郁金、赤芍各 15g 组成，具有益气活血的功效，用于主治冠心病心肌梗死，表现为气虚、心脉瘀阻，胸闷气短，动则喘憋、胸痛，舌体胖大，齿痕，舌质紫黯，脉细涩或虚弱者。通过大量的临床研究，率先证明了益气活血中药可以降低心肌梗死患者的住院并发症和死亡发生率。

在此基础上，陈可冀教授通过不断的临床实践，发现心肌梗死的患者急性期多舌苔厚腻、垢浊，口气秽臭、大便秘结，心功能损伤，病情危重、多变，病机属于正虚较重、邪实较甚，痰瘀互结，秽浊蕴积。故进一步创立了具有益气活血、化浊通腑作用的愈梗通瘀汤，该方由生晒人参 10~15g，生黄芪 15g，紫丹参 15g，全当归 10g，延胡索 10g，川芎 10g，广藿香 12g，佩兰 10g，陈皮 10g，半夏 10g，生大黄 6~10g 组成，加强了活血化瘀作用，增加了化浊通腑的作用。该方用于主治心肌梗死急性期和恢复期，表现为气虚气滞、血瘀浊阻证者。愈梗通瘀汤的特点是以人参代党参，津液亏损者常用西洋参，参芪并用，宗气、心气、元气并补，以促血行；当归、丹参、延胡索、川芎并用，调气养血活血，理气定痛、化瘀通脉；藿香、佩兰、半夏、陈皮合用芳香化湿、醒脾和胃，健脾燥湿、降逆止呕；大黄既可通腑化浊，又能祛瘀生新；全方共奏益气活血、祛瘀生新、化痰泄浊的功效。陈可冀教授在临床运用愈梗通瘀汤时还有很多加减变化，低血压甚至休克阳脱者，同服生脉四逆汤加肉桂；舌红口干五心烦热者，加石斛 30g，玄参 15g，麦冬 12g，生地 10g；汗出多者加山萸肉 12g，五味子 10g，黄芪加至 30g；七情不畅，胸闷胁胀者，合用四逆散或柴胡疏肝散；心痛剧烈者，嚼服苏合香丸；大便不畅或秘结者，加桃仁泥 10g，火麻仁 10g；舌紫黯，瘀血重者，加莪术 10g，水蛭 12g，赤芍 12g；脉结代者，与复脉汤或保元汤加减治疗。

药理研究证实愈梗通瘀汤能够增加冠状动脉血流量、改善心肌供血、修复损伤心肌、缩小梗死面积及改善心肌细胞活力。小样本临床观察证实在西医常规治疗基础上，加用愈梗通瘀汤治疗急性心肌梗死患者，可降低心肌梗死患者住院病死率，减少早期并发症，改善心功能等。

3. 活血化瘀干预 PCI 后再狭窄

介入治疗后再狭窄，是冠心病介入治疗开展以来一直存在的问题。早期介入治疗再狭

窄发生率为30%左右,目前随着药物支架的应用和手术技术的进步,再狭窄发生率已降至10%左右,但仍然是冠心病治疗领域普遍关注的焦点和难点。陈可冀教授在国内率先提出冠脉介入治疗后再狭窄与血瘀相关,并在临床上首创应用活血化瘀中药防治介入术后的再狭窄。他将经典的活血化瘀处方血府逐瘀汤改进剂型,制成血府逐瘀浓缩丸,通过临床研究证实其具有降低再狭窄发生率的作用。在此基础上进一步提取有效成分制成芎芍胶囊,经过近二十年的系统研究,证实活血化瘀中药制剂芎芍胶囊可预防冠心病介入治疗后再狭窄形成和心绞痛复发,改善患者长期预后,为再狭窄的预防提供了一个有效的中药途径。

4. 活血解毒和稳定斑块、减少心血管病事件

陈可冀教授通过长期的临床实践发现,心血管血栓性疾病的患者,在临床表现上具有胸痛、舌黯、瘀斑、舌下静脉曲张等宏观表征,在病理变化上存在着血小板活化、黏附聚集、血栓形成等微观表现,这些表现都属于中医“血瘀证”的范畴。但同时这些患者在急性发作时往往病情凶险、疼痛剧烈、舌苔垢浊、舌质紫绛、口气秽臭,并且存在着组织坏死、过氧化应激损伤、炎症反应等病理生理变化,具有中医“毒”的特点,因此创新性地提出了“毒瘀”互结,坏血损脉是心血管血栓性疾病的基本病机,贯穿于疾病的整个过程。实验研究证明,活血药和解毒药皆有一定的稳定动脉粥样硬化斑块的作用,但具有活血解毒作用的中药作用优于单纯活血药或解毒药,活血和解毒配伍可提高稳定斑块的效果。从实验水平,验证了瘀毒病因的正确性。

随后陈可冀教授又进行了1000余例的临床前瞻性队列研究,初步规范了瘀毒互结的临床表征和微观病理改变,发现活血化瘀和活血解毒在血小板和炎症反应方面作用的蛋白靶向有许多差异,发现瘀毒互结表征重者和临床事件有一定的关联,为瘀毒病因理论提供了临床依据。同时针对急性冠脉综合征(ACS)这一心血管事件高发人群,按照循证医学要求进行活血解毒中药干预介入后ACS的多中心、大样本、随机对照的长期研究,客观评价了活血解毒中药在ACS中的安全性和有效性,构建包括中医证候的ACS高危人群辨识体系,为现代ACS的中医治疗提供了科学依据。

5. 其他心血管病治疗的创新发展

陈可冀教授对其他心血管疾病的治疗也有许多创新发展。创立了益气温阳、活血通脉的温阳复脉汤治疗缓慢性心律失常,该方由党参、黄芪、柴胡、干姜、升麻、肉桂、白术、陈皮、制附子、净麻黄、细辛、炙甘草组成,具有很好的临床疗效。提出益气温阳、活血利水法治疗心功能不全,临床应用生脉散、保元汤、真武汤加活血利水药治疗心力衰竭,取得了很好的效果。创立了具有滋肾平肝潜阳作用的清眩降压汤,该方由苦丁茶、天麻、钩藤、黄芩、川牛膝、生杜仲、夜交藤、鲜生地、桑叶、菊花组成,治疗高血压病效果极佳。还创立了具有益气养阴、活血解毒作用的新补心丹,该方包括西洋参、丹参、元参、天门冬、生地、柏子仁、酸枣仁、鹅不食草、生黄芪,显著提高了病毒性心肌炎的治疗效果。

陈可冀教授一方面植根继承,注重发展和创新;同时又与时俱进,积极探索新理论、新治法、新方药,引领中医药防治冠心病学术发展,提高了疗效,通过中医药治疗冠心病的系列研究,推动了中医药的现代化和国际化进程。

三、学 术 访 谈

问:您是如何想到开展血瘀证与活血化瘀研究的?

答:我进行血瘀证与活血化瘀研究,起源于初始实践的个人情趣。1958 年,适逢全国兴起科学技术大协作浪潮,中国中医研究院(现中国中医科学院)指派赵锡武、郭士魁和我等六名医生到中国医学科学院阜外医院心血管病研究所(现国家心脏病中心)协作,进行高血压病及冠心病的中医药临床研究,历时多年。我们几位年轻一些的医生还直接参加病房和门诊等具体工作,我当年才刚刚 27 岁,做住院医师,24 小时病房负责制,除临床实践外,还负责承担两单位之间的协调沟通工作,有机会经常接触到吴英恺、黄宛、方圻及蔡如升等知名教授,讨论工作安排。陈在嘉及刘力生医生也不例外,当年她们二位也和我一样,还都很年轻。黄宛教授当时刚刚 39 岁。郭士魁医生当年才 43 岁,他热爱专业,责任心强,为人诚挚友好,两个单位互相协作的关系很好。我们在接触大量冠心病心绞痛病人的过程中,注意到应用活血化瘀方药确有助于缓解疼痛,减少硝酸酯类药物的用量,有的病人每周舌下含服硝酸甘油约百片(一瓶),经连续服用血府逐瘀汤类方药加减治疗后,可减少其消耗量约 3/4;联想到传统理论"气血流通,百病自已","通则不痛"的认识,与现代改善心肌供血思路之间具有极好的可通约性,也是中西医结合的极为容易沟通的切入点,我在内心潜意识地憧憬着其魅力。我们于 1961 年发表了这方面治疗经验的相关论文,指出活血化瘀疗法的经典理论意义和实际应用价值。以后又陆续积累案例,多所重复和验证。并从浩瀚的经典文献中探讨历朝活血化瘀治法的演变发展规律,丰富治疗方法,兴趣盎然。阜外医院医生及中国医学科学院专家们也充满兴趣,我应吴英恺教授的建议,在阜外医院讲堂做过数次相关专题讲座。对此专题,我是情不自已的,而且很受震动,锁定其深入观察会有戏!数十年以来,奠定和稳定了毕生不可动摇的活血化瘀的临床研究方向。

问:您最初开始血瘀证与活血化瘀研究时是怎样的情形?

答:医疗研究必须服从社会需求,科学研究选题必须适合当代社会需求和传统医学科学自身的优势,这是我们这一专业科学研究工作成功的目标指向和意义所在,不可苟且。1971-1972 年间,根据周恩来总理的指示,北京地区成立了防治冠心病协作组,加强对该病的防治研究,以阜外医院院长吴英恺教授为组长,当年他才 60 岁,很有魄力,对中西医结合毫无抵触情绪;西苑医院和解放军总医院为副组长单位。北京地区包括北京协和医院,北京友谊医院,北京同仁医院等十多家医院参加协作,阵容强大,中国协和医科大学的张锡钧教授、金荫昌教授、徐理纳教授、雷海鹏教授,以及北京友谊医院顾复生教授、北京同仁医院刘复载教授,北京医科大学邵耕教授等也都具体介入这项研究工作。经过反复集体讨论与修订,最后选定以活血化瘀复方冠心Ⅱ号(由川芎、红花、丹参、赤芍、降香五味药组成)为主要研究目标,此复方具活血化瘀、理气定痛作用。经十多家医院多中心合作观察,证明对 630 例冠心病心绞痛患者治疗的有效率达 80% 以上,显效率 33%,我是该研究结果论文的主要执笔者之一。同时基础研究包括药理、病理、生化、血液流变性等专家还协作观察到该复方具有提高纤溶活性水平、降低第 13 因子活性等作用,在改善心肌缺血和血液流变性异常方面,分别做出很好的成绩。此项集体研究获全国科学大会奖,其治疗思路得到社会认同,为全社会提供防治冠心病的活血化瘀思路与方向,辐射全国,形成所谓心血管病治疗的"活血化瘀现象"。

问: 中西医结合医学是我国独具特色的医疗体系,其优势及未来发展方向如何?

答: 自明末清初西洋医学输入中国以来,我国很多中医药界开明人士在"弘扬传统、融会新知"精神的启迪卜,与西医学界互相沟通、参照,有过很好的业绩和先例。河北名中医张锡纯老先生研制提出"石膏阿司匹林汤"以治疗外感疾病,现代药理学家陈克恢教授从中药麻黄中提取出麻黄素等中西医学界先辈的成就,极大地启发与鼓舞着后来者。20世纪60年代,吴阶平教授与岳美中教授等合作用中医药复方治疗印尼前总统苏加诺的泌尿系统疾病,取得极为满意的效果;以及近一些年来,张亭栋、王振义、陈竺教授等用砒霜活性成分三氧化二砷治疗血液系统疾病并阐明其机理,都十分有力地说明中西医结合可以更好地服务民生,并进而发展中西医结合医学和中医药学。最近,中药学家屠呦呦教授以其受东晋《肘后方》古典著作启发发明青蒿素荣获诺奖等案例,都深刻地启迪着我们应当进一步提倡中西医团结合作,协同在防治危害人民健康的常见病方面,作出新的贡献。

应当看到,学科交叉与合作,是一切科学发展的必然规律。应用现代科学知识和技术,传承、创新和发展中医药学和中西医结合,不固步自封,永远是我们应取的态度。中西医结合的优势,似乎特别应该把目标放在是否可能提高或解决西医学尚不能完满解决的临床问题或基础医学问题上,为全人类健康做出奉献。

四、导师经典医案

(一)胸痹案一

患者毕某,男,40岁,河北邢台人,商人,2014年8月13日首诊。

患者1月前出现阵发性心前区闷痛,放射至左前臂内侧,多在爬楼或活动后诱发,每次持续约2~3分钟,休息或含服硝酸甘油后可以缓解。1周前去北京安贞医院就诊,冠脉造影示LAD狭窄70%,未予支架治疗。给予口服波立维75mg qd,消心痛5mg qd,阿司匹林100mg qd,瑞舒伐他汀5mg qn,倍他乐克47.5mg Bid。患者有长期反酸病史,服药后反酸未加重。查体:口唇发绀,心律齐,心音可,心前区可闻及1/6级杂音。既往有糖尿病史3年,平素皮下注射甘精胰岛素,12u/日,血糖控制可。有冠心病家族史,无烟酒等不良嗜好。舌红,苔黄腻,脉弦滑。

西医诊断:冠状动脉粥样硬化性心脏病

　　　　　　不稳定心绞痛

　　　　　　糖尿病

　　　　　　反流性食管炎

中医诊断:胸痹(痰瘀互结证)

治法:理气活血,清热化痰

处方:紫丹参20g　　　川芎12g　　　郁金12g　　　枳壳10g

| 竹茹 10g | 法半夏 10g | 陈皮 10g | 藿香叶 20g |
| 乌贼骨 30g | | | |

10 剂,水煎服,日 1 剂

二诊:2014 年 8 月 28 日

患者服上药后胸痛频率较前减少,但在情绪激动时仍有胸痛发作,含服硝酸甘油可以缓解,硝酸甘油用量 1~2 片 / 周。查体:Bp120/80mmHg,HR 75 次 / 分,胃镜检查示浅表性胃炎,查血示空腹血糖 7.3mmol/L。舌边尖红,苔黄厚腻,脉沉。

中医辨证:痰瘀互结

治疗原则:在原方基础上加大理气活血之力

处方:紫丹参 30g   川芎 15g   郁金 12g   枳壳 12g
竹茹 10g   法半夏 10g   广陈皮 10g   延胡索 12g
藿香叶 20g   草红花 12g   乌贼骨 30g

15 剂,水煎服,日 1 剂

三诊:2014 年 9 月 19 日

患者偶有胸痛,在提重物后发作,休息后可缓解。平素咽痛,偶有咳嗽,咯黄痰,纳可,眠差,二便可。查体:心率 72 次 / 分,律齐,面色黧黑,口唇发绀,舌黯,苔黄厚。

中医辨证:痰热内蕴,瘀阻心脉

处方:全瓜蒌 30g   薤白头 30g   法半夏 12g   川黄连 12g
青竹茹 6g   金银花 20g   青连翘 20g   薄荷叶 10g
藿梗 12g   乌贼骨 30g

15 剂,水煎服,日 1 剂

四诊:2014 年 11 月 20 日

患者近来偶有胸闷,多在活动或饱餐后发作,血糖控制不良,口干,口中黏腻,不欲饮。查体:形体肥胖,心律齐,心音可,脉弦滑。

处方:全瓜蒌 30g   薤白头 30g   川黄连 12g   条黄芩 15g
广藿香 30g   佩兰叶 15g   紫丹参 30g   赤芍药 15g
青连翘 30g   海螵蛸 30g

15 剂,水煎服,日 1 剂

按:胸痹之名称,首见于《黄帝内经》。《灵枢·本脏》云:"肺大则多饮,善病胸痹、喉痹、逆气",将饮邪痹阻胸中作为胸痹的主要病机。《金匮要略》中对胸痹进行了专门的描述:"胸痹之病,喘息咳唾,胸背痛,短气,寸口脉沉而迟,关上小紧数,瓜蒌薤白白酒汤主之","胸痹不得卧,心痛彻背者,瓜蒌薤白半夏汤主之"。正是由于胸痹是以胸部憋闷、疼痛,甚则胸痛彻背,短气,喘息不得卧等为主要表现的病症,与现代疾病中的冠心病心绞痛的临床表现非常相似,故冠心病心绞痛多从胸痹论治。由于生活环境、饮食习惯及病人体质的变化,胸痹的基本病机已由原来的阴寒凝滞、胸阳不振为主发展到以痰瘀互结、闭阻心脉为主,而胸痹的治疗方法也由原来的宣痹通阳发展到了活血化瘀。本例患者口唇发绀,造影提示冠状动脉有狭窄,从宏观和微观两个方面都提示为血瘀证,同时患者舌苔黄腻,口中黏腻,咳吐痰多,提示患者痰浊壅盛,且有化热之象,因此陈老师用丹参、川芎、郁金以活血,枳壳、竹茹、法半夏、陈皮、藿香叶以化痰,同时丹参性微寒,竹茹性寒滑利,还有清热之功。气行则血行,气滞则血瘀,同时化痰也需先理气,因此方中用川芎、枳壳,川芎为血中之气药;枳壳,《医学启源》云其"破心下坚痞,利胸中气,化痰,消食",故可有理气之功。郁金可行气解郁,凉血破瘀,《本草纲目》云"治血气心腹痛,产后败血冲心欲死,失心颠狂。"冠心病患者往往精神压力较大,多伴有不同程度的紧张焦虑,应用郁金既能活血,又可解郁,可起到"双心"的疗效。回顾整个治疗过程,都体现了陈老师以活血化瘀为主,兼容其他治法的学术特点。

(二)胸痹案二

患者王某,女性,82岁。因"发作性胸闷憋气8年余,加重1周"以"非ST段抬高性心肌梗死"入院。

现病史:患者8年前出现活动后胸闷,以冠心病不稳定型心绞痛治疗,规律服用冠心病相关治疗药物。2012年9月因再次胸痛发作,于我科行冠状动脉造影,提示:左主干+三支病变,建议行CABG术,家属拒绝并要求保守治疗。给予抗血小板、抗凝、扩冠、降脂稳定斑块等治疗后好转出院。此后,间断于门诊就诊,症状平稳。近一周患者无明显诱因,疼痛位于心前区,压榨样,每次持续10~20分钟,静息时也有发作,伴有憋气,乏力,纳差,眠可,咳嗽,双下肢轻度水肿,小便可,大便干。体检:BP 100/50mmHg,一般可,右肺底可闻及少量湿啰音。心率64bpm,律齐,二尖瓣及主动脉瓣听诊区可闻及3/6级收缩期杂音。双下肢轻度水肿。舌黯红,苔薄黄,舌下静脉迂曲,脉沉缓无力。

既往史:有高血压病史20余年,最高血压230/100mmHg,曾应用氨氯地平、洛丁新等药物,目前血压偏低,100/50mmHg左右,已停用降压药物。脑梗死病史6年余,未遗留后遗症。4年前左腿骨折,已愈。慢性支气管炎病史5年。否认糖尿病、肝炎、结核等疾病。

个人史、家族史:无异常

辅助检查:2012年9月行冠脉造影:LM中段斑块,LAD全程钙化伴狭窄,近段95%,D1开口95%,中段节段性狭窄90%,LCX近段弥漫狭窄90%,RCA近段重度钙化,节段性狭窄90%,PDA弥漫狭窄90%。

西医诊断:冠状动脉粥样硬化性心脏病

非ST段抬高性心肌梗死

高血压病(3级,极高危)

中医诊断:胸痹(气虚血瘀痰阻)

治法:益气活血化痰

处方:愈梗通瘀汤加减:

炙黄芪30g	党参20g	丹参30g	川芎10g
赤芍10g	延胡索15g	生大黄6g	半夏10g
陈皮10g	车前子30g	龙胆草10g	红景天30g
瓜蒌30g	杏仁6g	黄芩10g	

14剂,水煎服,日1剂

按：愈梗通瘀汤是陈老师治疗心梗之基本方剂。方中人参、黄芪并用,扶正益气生肌。因心梗时心之气血骤然受阻,急需益气行气、活血通瘀、抗栓生肌,方中人参以生晒参或红参为好,津液亏损者可用西洋参。薛立斋云人参为"气中血药",帅气之力极强,血之运行当可改善;党参平补和缓,视病情轻重亦可选用。张洁古称黄芪乃"疮家圣药",《名医别录》亦云"逐五脏间恶血",确具补气生肌之功。与丹参并用,调气养血活血,使气血各有所归。延胡索、川芎并用,可增强理气定痛、化瘀抗栓通脉之功。《雷公炮炙论》有"心痛欲死,速觅玄胡"之论。半夏、陈皮、瓜蒌、红景天合用芳香化湿、醒脾和胃,健脾燥湿、降逆止呕,治疗浊阻呕吐尤好。本方大黄通瘀化浊,推陈致新,使胃气和顺而五脏安和。车前子,龙胆草,黄芩清热利湿解毒。

(三) 心悸案一

患者陈某,男,77岁,退休干部,2014年2月26日初诊。

患者心悸3年,加重2月余。伴有乏力、纳差、精神倦怠,少气懒言,自觉下肢发凉。有前列腺肥大病史,起夜2~3次/夜。平素心率较慢,约50次/分。查体:BP120/70mmHg,心率51次/分,面色㿠白,口唇发绀。动态心电图示窦性心律,频发房性早搏,部分未下传,阵发性房性心动过速,加速的室性逸搏。超声检查示前列腺轻度增生伴囊肿,甲状腺小结节,双侧颈动脉轻度硬化。超声心动图示EF65%,右房扩大,右房内径46mm,升主动脉略扩张伴主动脉瓣中度反流,二、三尖瓣中度反流。舌体胖大,有齿痕,色黯,苔薄白,脉沉细。

西医诊断:心律失常

中医诊断:心悸(心脾气虚,痰湿内蕴)

治疗原则:益气温阳,健脾化湿

处方:生黄芪 20g	炙黄芪 20g	桂枝 15g	高良姜 10g
炒白术 10g	当归尾 20g	元胡 10g	炙甘草 15g

10剂,水煎服,日1剂

二诊:2014年3月26日

患者服上方1月,现自觉乏力减轻,脉搏较前有力,心率较前增快。仍有早搏,上午较多,下午减少,活动后早搏减少。腹胀,纳可,二便调。查体:BP120/70mmHg,HR76次/分,舌体胖大,有齿痕,苔薄,色黯,脉沉弦细。

中医辨证:脾阳不足,寒湿内盛

治疗:加强温脾散寒之力

处方:生黄芪 20g	炙黄芪 20g	桂枝 15g	高良姜 10g
焦四仙各 15g	炒白术 10g	元胡 10g	当归尾 20g
炙甘草 15g	大腹皮 10g		

10剂,水煎服,日1剂

三诊:2014年4月23日

患者服上方后,于第7剂开始出现腹胀,排气增多,脉搏有力。查体:脉律齐,50次/分,听诊心律齐,心音可,偶有早搏。舌红,苔薄黄,脉沉细。

治疗:前方加桂枝,肉桂温阳

处方:生黄芪 30g　　炙黄芪 30g　　桂枝 15g　　高良姜 15g

　　焦四仙各 20g　　炒白术 10g　　元胡 10g　　当归尾 20g

　　炙甘草 20g　　肉桂 10g

　　　　　　　　　　　　　　　　　　　　　　10 剂,水煎服,日 1 剂

四诊:2014 年 5 月 23 日

患者服上方后无明显不适,乏力较前缓解,偶有腹胀,但较前减轻,查体:心率 64 次 / 分,搏动较前有力,舌红,苔薄黄,有裂纹,脉沉弦。

治疗:前方加苦参、郁金,肉桂减半

处方:生黄芪 30g　　炙黄芪 30g　　桂枝 15g　　高良姜 15g

　　焦四仙各 20g　　炒白术 10g　　元胡 12g　　当归尾 20g

　　炙甘草 30g　　肉桂 10g　　苦参 12g　　郁金 12g

　　　　　　　　　　　　　　　　　　　　　　10 剂,水煎服,日 1 剂

随访:患者服上方后早搏明显减少,夜间早搏数量也较前减少,夜间起夜 2~3 次,纳可,二便调。

按:心悸是指病人自觉心中悸动、惊惕不安、甚则不能自主的一种病症。多因体虚劳倦、情志内伤,外邪侵袭等,导致心神失宁而发病。心悸病机有虚实之分,故治疗上应分虚实,虚证分别治以补气、养血、滋阴、温阳;实证则应祛痰、化饮、清火、行瘀。但本病以虚实错杂为多见,且虚实的主次、缓急各有不同,故治当相应兼顾。陈老师认识心悸,都从气血失和,阴阳失调入手,把调整患者的阴阳气血作为主要手段。该患者心率偏慢,倦怠乏力,口唇紫黯,舌体胖大,故为阳气虚,痰瘀互结之象,陈老师重用黄芪补气,桂枝、干姜温阳,当归、元胡活血。元胡味辛、苦,性温,有活血散瘀,利气止痛的功能,其有效成分延胡索素具有很好的抗心律失常的作用,是陈老师非常喜欢用的一味治疗心悸的药物。肉桂的应用是本案的亮点,《本草求真》云:肉桂,气味甘辛,其色紫赤,有鼓舞血气之能,性体纯阳,有招导引诱之力。昔人云此体气轻扬,既能峻补命门,复能窜上达表,以通营卫。本例患者加用肉桂以后,心率明显加快,同时早搏也明显减少,提示肉桂对于缓慢性心律失常具有很好的疗效。

(四)心悸案二

海某,女,78 岁,湖南邵阳人,2015 年 4 月 7 日初诊

主诉:头晕、心悸 1 月余。

患者 1 月前吃汤圆后出现头晕,如坐舟船,转头时加重,伴有心悸,服用复方丹参片后可稍缓解。现头晕、心悸明显,伴有腰酸,多梦,纳差,口干,大便可。查体:心率 72 次 / 分,血压 170/70mmHg,舌红,苔黄腻,脉结代。颈动脉超声示双侧颈动脉粥样硬化,有斑块,管腔狭窄 < 50%;心电图检查示阵发性房性心动过速,房性早搏 823 次 / 日,室性早搏 807 次 / 日。既往有高血压病史,口服施慧达,血压控制可;有右肾结石病史,曾行手术治疗,现肌酐 85.97μmol/L,偶有腰酸。

西医诊断:心律失常

　　阵发性房性心动过速

　　高血压

　　肾结石

中医诊断:心悸(痰湿内阻)

处方:大金钱草 30g　　泽泻 12g　　　车前草 30g　　　茯苓 30g

　　　葛根 15g　　　　元胡 12g　　　川萆薢 30g　　　秦艽 15g

　　　胆南星 12g

15 剂,水煎服,日 1 剂

二诊:2015 年 4 月 23 日

　　患者服上药后头晕、心悸减轻,但仍觉头脑不清醒,偶有阵发性房性心动过速发作,目前口腔溃疡发作,舌边红,苔黄厚腻,脉弦滑。

　　处方:大金钱草 30g　　泽泻 12g　　　车前草 30g　　　茯苓 30g

　　　葛根 15g　　　　元胡 12g　　　明天麻 15g　　　川萆薢 30g

　　　秦艽 15g　　　　钩藤 30g　　　胆南星 12g　　　软白薇 12g

15 剂,水煎服,日 1 剂

　　按:本例患者是一个痰湿内盛引起的心悸,陈老师以金钱草、泽泻、车前草、萆薢淡渗利湿,用茯苓、秦艽、南星健脾化痰,同时加用具有抗心律失常作用的元胡,共同奏效。体现了陈老师辨证论治和专病专方专药相结合的学术思想。

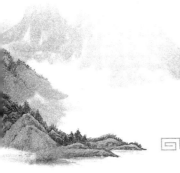

陈可冀教授老年医学学术思想经验传承研究

传承博士后：丛伟红

一、传承导师传略及传承博士后简介

陈可冀

陈可冀，男，1930年10月出生，汉族，中国科学院资深院士，第二届国医大师，我国著名中西医结合内科、心血管科专家，中国中医科学院西苑医院主任医师、教授、博士生导师。

陈可冀教授开创了传统老年医学研究的先河，首发"补益脾肾延缓衰老及防治老年病理论"并进行系统研究，是我国老年医学领域的先驱者，为我国老年医学事业的发展做出了重大贡献；倡议、组建了中国中医科学院西苑医院老年医学及清宫医案研究室，在此基础上倡议并成立了我国第一个传统老年医学研究所；主编出版了《岳美中老中医治疗老年病经验》《订正评注养老奉亲书》《中国传统老年医学文献精华》及《抗衰老中药学》等专著；挖掘整理了清代宫廷原始医药档案中老年医药学相关内容，并研发清宫系列产品投放市场，取得了很好的社会和经济效益。

先后担任中国老年学学会会长及现任名誉会长、中华医学会老年医学分会主任委员、北京大学衰老研究中心学术委员会主任委员、《中国老年学杂志》主编，现任国务院科技创新战略顾问、世界中医药学会联合会老年医学分会名誉会长和《Chinese Journal of Integrative Medicine》《中国结合医学杂志》主编等职。

丛伟红

传承博士后丛伟红，女，1972年12月出生，汉族，主要从事中西医结合及中药药理学研究，先后在国内、澳大利亚、美国从事中医药教学、新药研发等工作，主持国际、国家级、国际合作、部局级等课题多项。作为主研人员完成自主研发中药3项，1项获CFDA临床批件和澳大利亚新药证书，现任中国老年学与老年医学学会中西医结合分会副总干事兼常委、中华医学会老年医学分会委员，《Chinese Journal of Integrative Medicine》等杂志编委。

二、导师学术思想与学术特色、临床特点

人类寿命的延长不可避免地带来了社会人口老龄化的问题,陈可冀教授早在20世纪90年代即先后主持三次相关的香山科学会议,呼吁全社会对此予以关注。

(一) 老年人的生理特点

人到老年,元气不继,五脏渐损,体格趋衰,症状纷至。老年生理特点,是指老年人不发生显著疾病的情况下,随着增龄而逐渐出现的老年期特有的退行性改变,主要是人体的整体及各器官结构和功能的生理性衰退,如"鬓发颁白或堕落,目昏不明,齿槁,荣华颓落,言语善误,皮肤枯皱,体重腿软,行步不正,喜卧懒动,不能生育,等",《黄帝内经》中已有描述。对此,陈可冀教授点评道:"老年元气不继,五脏渐损,症状纷至,描述恰当"。归纳起来,老年人的生理特点主要集中在四个方面。

1. 脏腑功能衰退

《灵枢·天年》曰:"五十岁,肝气始衰,肝叶始薄,胆汁始减,目始不明;六十岁,心气始衰,若忧悲,血气懈惰,故好卧;七十岁,脾气虚,皮肤枯;八十岁,肺气衰,魄离,故言善误;九十岁,肾气焦,五脏经脉空虚;百岁,五脏皆虚,神气皆去,形骸独居而终矣。"说明五十岁以后逐渐出现五脏生理功能的退化,渐趋虚衰,抗病能力也大大减弱,稍有不慎,便会继发疾病。《黄帝内经》十分重视肾在形体衰老中的作用,认为肾的精气衰减是变老的重要原因,肾精不足则肾阴肾阳亦虚,无以化生肾气,肾气虚衰则五脏六腑生化功能减退,出现精神疲惫、腰膝酸软、生殖器官萎缩、性功能逐渐消退等衰老的表现。

2. 精血逐渐耗减

刘完素曰:"五十至七十岁者,和气如秋,精耗血衰。"精血是构成人体和维持生命活动的基本物质,两者旺盛是保持健康长寿的重要条件。人届老年,精血减少,不能濡润滋养脏腑及经脉、五官九窍、四肢百骸,于是发生衰老。若精不化气则严重影响脏腑的生理功能,降低对疾病的防御能力,不能适应四时气候变化,从而易于发病。

3. 神气逐渐衰耗

《寿亲养老新书》强调:"高年之人,真气耗竭","老人精气已衰","凡人衰晚之年,心力倦怠,精神耗短,百事懒于施为,盖气血筋力之使然也。""神"是人生命活动现象的总称,以精血为物质基础,由心所主宰,只有精神内守才能调节人体各部组织的正常功能活动,以维持人体与外界环境的统一,才能保持健康状态。老年人由于神的基础和给养受到损害,故出现神气逐渐衰耗的生理特点。

4. 阴阳俱衰,低水平平衡

人体的正常活动是阴阳两方面保持对立统一协调关系的结果,如果阴阳不能相互为用而分离,人的生命也就终止了。因此,健康老年人正常生理状态下,可以没有明显的阴损、阳衰的病态表现,但这只是渐衰的阴阳在低水平维持平衡。与青壮年相比,这种平衡与协调是低度的,稳定性较差,对外界的适应能力亦较差。如果某些致病因素作用于机体,就会使这

种阴阳低度平衡的稳定性遭到破坏,发生阴阳失衡,从而导致疾病的发生。

陈可冀教授在总结传统理论的基础上,提出老年人的主要生理特点是脏腑痿瘁。《养老奉亲书》曰:"年老之人,痿瘁为常",痿瘁包含衰弱、颓败、老化、萎缩之意。人体是一个有机的整体,脏腑与五官九窍、四肢百骸存在着有机的联系。脏腑痿瘁,气血不充,肌肤失养,外表体窍也表现出衰老退化征象,即为衰老。

(二) 老年病的发病特点

老年病是指老年人的特发疾病和常见疾病,主要包括三大类:一类是仅发生在老年期的疾病,如老年性痴呆、围绝经期综合征、前列腺肥大、老年性白内障等;一类是老年期的多发病,如冠心病、高血压病、慢性支气管炎等;还有一类是老年人与青年人同样容易发生的疾病,如感冒、一般外伤等。老年人阴虚者居多,气虚阳虚者亦复不少。老年人气虚血虚又互为影响,若气虚生化之源不足,化生血液渐少,可致血虚。故大凡老年人的发病,往往与常人不尽相同。陈可冀教授认为,老年病的发病特点主要表现在几个方面:发病容易,多病共存;虚实夹杂,以虚为主;表现隐匿,变化多端;脏器老化,不易速愈。

(三) 老年病的病理特点

陈可冀教授多次谈到,他的老师岳美中教授生前在多年临床观察的基础上,曾用十分生动而惟妙惟肖的短句描述老年人通常极其容易见到的几类慢性疾患:"只记远事,不记近事;笑时有泪,哭时无泪;喜欢孙子,不喜欢儿子;喜欢硬食,不喜欢软食;眼昏花,看不清近处;耳朵聋,好打听闲事;遇生人,没观察就问;想尿远,反尿在鞋上"。这些表现包括了认知障碍、心理障碍、口齿病、性格变化、视力减退问题、听力障碍问题、前列腺疾病或膀胱无力症等问题。而老年人在患病时常有一些与青壮年患病不完全相同的病理表现和病理机制,这与衰老的生理性变化基础密切相关。陈可冀教授将这些病理变化特点归纳为四个方面:阴阳平衡易破坏、多脏受损、病理产物壅盛、气机升降失调。

(四) 导师治疗老年病的临床特点

1. 施治原则和策略

从中医十纲辨证(八纲辨证加气血辨证)及脏腑辨证相关病机解析,老年人常见的慢性疾病一般均可归结为老衰所致的"阴阳失调、营卫不和、脏腑虚弱、多脏受损",以致"易虚易实、易寒易热、虚实夹杂"等诸种表现。一般而论,阴虚多见,气虚、血虚及阳虚也不少;兼夹血瘀、浊阻、风疾者也甚多。病情庞杂,依从性差、反应性也差。故陈可冀教授认为老年病辨证应以八纲、气血及脏腑辨证为重点,治疗时当分标本缓急,应遵守如下原则和策略:重视未病先防,这是老年病临证中治疗是否顺利获效的关键所在;注重治养结合;论治当重补虚;扶正宜用调补;祛邪慎用攻伐;除病攻补兼施;施治缓急得当。

2. 常用治法

由于老年人在生理、病理、疾病种类方面有其特点,因此在治疗方法上也有不少特色。临证时,组方遣药求有效,但要平和,避免虚虚实实,治疗中注意调和,做到汗而不伤,温而不燥,下而不损,寒而不凝,补而不滞,消而不伐。

陈可冀教授认为,老年病治疗策略中,调理脾胃十分重要。中医药理论重视"以后天养先天",故消食导滞与二便通畅十分重要。老年人用药需注意到食物中黏滑油腻过多可生痰助湿等问题。为了行气消食,适当用些芳香化浊方药很有益处。此外,要合理协调中西药的协同互补应用的实际问题。

在跟随名中医岳美中教授等前辈学习以及治疗老年病的临床实践中,陈可冀教授不断参悟和融汇新知,形成了自己独特的认识,其对老年病的常用治法可概括为补益法(即调补、清补、温补、调补、峻补、食补)、祛瘀法、化痰法、行气法及消导法。

3. 老年冠心病治疗经验

属"心痛""胸痹""厥心痛""真心痛"范畴。老年冠心病心肾气虚或阳虚证候比较突出,血瘀证象比较突出,肝气抑郁证象比较突出,脾胃痰浊内阻证象比较突出,可单见,也可兼见。

(1)心绞痛:愈梗通瘀汤(自拟:生黄芪、紫丹参、广藿香、佩兰、生晒参、当归、元胡、川芎、陈皮、半夏、大黄),煎服。

心痛丸(沉香、檀香、公丁香、香附、乳香、白胶香、荜茇、麝香、苏合香油),每发作时嚼服1~2钱。

宽胸丸(荜茇、细辛、檀香、冰片、良姜、延胡),痛时嚼服1~2丸。

宽胸气雾剂(组成同宽胸丸),胸闷胸痛时口腔或舌下喷1~2下。

苏冰滴丸(苏合香、冰片),痛时服2~4小粒,也可每日3次,每次2~4粒。

冠心2号(精制冠心片,丹参、赤芍、红花、降香、川芎),煎服,或用冠心2号片每日口服3次,每次5片。

愈心痛胶囊(丹参、三七、元胡),每日2~3次,每次1~2粒

保元汤(黄芪、红参、炙草、肉桂),补气助阳,煎服。

疏肝解郁汤(柴胡、郁金、青皮、香附、丹参、川芎、红花、金铃子、元胡),煎服。

栝蒌薤白半夏汤合温胆汤,煎服,便秘加大黄或番泻叶。

针灸疗法　体针选穴膻中、神门、内关、间使、鸠尾、心俞、厥阴俞、通里等。灸法选三阴交、足三里和内关等。耳针选心、皮质下、肾、肾上腺及神门等。

(2)心肌梗死:愈梗通瘀汤(见前)。

独参汤(红人参或西洋参三钱),煎服。

参附汤(红人参、制附子各三钱),煎服。

生脉散,煎服。

补阳还五汤、血府逐瘀汤、失笑散合方加减煎服。

益气活血复方(黄芪、党参、黄精、丹参、郁金、赤芍),煎服。

痰浊重者,复方大承气汤(大黄、芒硝、厚朴、枳壳、桃仁、赤芍、莱菔子),煎服。

心衰者,复方北五加皮汤,或真武汤合苓桂术甘汤加减。

三、学术访谈

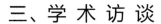 （一）老年学与老年医学

问：因为社会人口老龄化日益发展，现在各国都很重视老年人的社会保障问题，您能从整体上谈谈吗？

答：老年学范围很广，包括老年人口学、老年社会学、老年经济学、老年伦理学及老年医学等。老年学与老年医学密不可分。老年医学的行动与整个老年学领域都有密切关系，不可分割。1991 年 9 月，联合国针对全球老龄化挑战，提出了"联合国老龄问题行动计划"，口号是"Add Life to Years"（愿长寿者颐养天年），提倡得很好。倡导从经济学角度及人文角度关怀老年人。提出几个原则：独立（independence）、照顾（care）、自我实现（self-fulfilment）、尊严（dignity）；1999 年联合国大会又增加了参与（participation），并把 1999 年定位为世界老年人年，举行了一系列的活动。老年医学或医疗照顾也应体现这几个原则。这与我国传统倡导"老吾老以及人之老"的理念是一致的。

问：既然衰老不可避免，是不是可以认为衰老必然导致疾病？

答：生老病死是人生的自然规律，衰老常常与疾病共存，但是衰老与疾病并非必然联系。对于"老"的传统观念必须转变，老不等于衰，衰不等于病。延缓衰老、实现健康老龄化是完全可能实现的。

问：现实中，患有某些疾病的老年人会被社会甚至家人歧视，比如老年性痴呆患者，那么这种情况下医生应该扮演什么角色？

答：老年人从本质上说是社会的一个脆弱群体，他们的需求应该获得社会更多的关注。随着社会老年人群比例越来越大，老年人对社会各方面的影响也越大。所以我们必须从观念上改变传统的对老年人的消极态度，应当肯定老年人对社会已做出的贡献和价值，重视老年人未来可能继续发挥的积极作用。医生也应该尽一切努力去关怀和医治老年病患者，改变社会上一些对老龄化形象（image of aging）的不恰当的误解或者偏见。我国儒家提倡"老吾老以及人之老，幼吾幼以及人之幼"，这是出自《孟子·梁惠王上》的一句话。还有"不独亲其亲，不独子其子，使老有所终，壮有所用，幼有所长，鳏寡孤独残疾者皆有所养"，这是《礼记·礼运篇》的一句话。这两句话流传至今，说得极是。每个人都会变老，老了也不可避免会生病。所以我们反对歧视老年人，重视对老年人的关怀，尤其是医疗和赡养。同时，还要注意对老年人的心理关怀。

问：如何比较有成效地对老年人进行心理关怀呢？

答：老年人因为衰老、疾病、退休、家庭和自己交往圈子等的变化，会产生较多的心理变化，比如孤独、焦虑、抑郁、烦躁和失落感等。但我们可以通过做好几个方面的工作，改善老年人的心理健康。一是提高老年人精神文化生活质量。比如提高老年人的思想修养和文化修养，开阔精神境界；同时从心理学角度出发，关注老年人的心理健康，增强心理自我保健意识。这样可以预防与心理因素密切相关的心身疾病，这些疾病同时也是一些常见的老年病。

此外,教育和心理健康正相关,如果老年人有机会接受更多的教育,就更有可能提高心理健康水平。二是创造条件,为老年人提供更多的工作机会,使他们可以充分发挥自己的才能,继续参与社会,并从中获得认同感和存在感,满足其最高层次的心理需求,这对身心健康都非常有利。三是加强对老年人的心理学研究,特别是前瞻性研究,以便为制定人口高龄化对策提供科学依据。尤其不可忽视对农村老年人的心理学研究,这是一个庞大的人群。四是加快建立各级养老机构,特别是农村养老机构。总之,希望能通过多种措施,真正实现老有所教、老有所养、老有所学、老有所乐。那样的话,我们的社会必定更加充满和谐和希望。

问:您的话让我感到您对生命充满了积极向上的态度。有人认为安乐死是一种积极对待死亡的态度。您是否认可安乐死?能请您谈谈对安乐死的看法吗?

答:"安乐死"的英文 euthanasia 原是希腊文中的一个复合词,由前缀 eu- 与 thanasia 组成,eu- 意为"优良的""好的","thanasia"表示"死亡"之意,二者合起来则是"好的死亡""优化的死亡"或者"无痛苦的死亡"。临终关怀问题,过去也叫安乐死问题,是对老年病患者临终安抚、合理必要处置的问题,是对老年人垂危的尊重。安乐死问题值得关注,很多人赞成对明确无法救治或持续性植物人状态的老人从关怀和尊重的角度出发,提倡在本人自我做主、亲属同意为其减轻痛苦情况下实行,我认为应予考虑。有些国家曾立法实行,实现无痛死亡,但也有争论,其现实性与可行性似可以讨论及考虑。

要我说啊,人的生死是不以任何人的意志为转移的客观事实,但可能每个人对这一问题的看法都不相同。要明确"以人为本"的生死观以及生与死的对立统一的生命观,还要明确死亡之于生命的意义。我们要承认死亡的必然性,以一种豁达的心态对待生、对待死。一方面认识到生的宝贵与短暂,另一方面也要认识到死的存在和紧迫,在有限的人生中塑造一个健康的自我,建构一个健康、充满意义的世界观、人生观和价值观。

当然,在中国要真正实现安乐死合法化,还有很长一段路要走。

问:您一直倡导并践行中西医结合。那么在促进老年人健康这个领域,中医药学和西医学是否也应该相互结合?

答:中医药学和西医学各有优势,也各有不足。在增进老年人健康这个领域,中西医两种医学优势互补,对老年人的健康保护、医疗和预防疾病会带来极大的好处。现代诊断与中医辨证认识结合,整体的宏观与局部微观结合,会大大提高医疗质量。

目前我国的老年医学教育体系还不健全,中西医老年科医生、康复医疗预防、以及老年专业护理人员等都奇缺,值得教育部门引起重视改进。中西医结合对各类慢性病的预防和治疗都有很大好处,取长补短,1+1>2,对老年人的心脑血管和糖尿病等的防治与康复、精神焦虑和抑郁症的疏导与治疗、营养平衡、适宜运动、自我保健、综合医疗等,都有优势互补之处。我们提倡积极的老龄化(active aging),提倡中西医团结合作,共同促进健康老龄化,为建设健康中国做奉献。

❀(二)老年性痴呆,中国的巨大挑战

问:当前全球老龄化严重,中国的老龄化现状如何?

答:民政部公布的《2015 年社会服务发展统计公报》显示,截至 2015 年底,我国 60 岁及

以上老年人口为 2.22 亿,占总人口的 16.1%。其中 65 岁及以上人口 1.44 亿人,占总人口的 10.5%。

问:中国的老龄化如此严重,老年性痴呆的发病率也非常可观吧?

答:是的。中国现已成为老年性痴呆第一大国。保守估计,我国现有 900 万老年性痴呆患者,约占亚太地区的 40%,占世界发病人数的 1/4,将分别于 2020 年和 2040 年达到 1020 万和 2250 万。实际数字或许更惊人。有研究指出,中国目前有超过 90% 的痴呆病例未被发现,农村地区尤为严重。2013 年 7 月《Lancet》(柳叶刀)发表的一项研究称,未来中国的痴呆患病率可能被低估了至少 19%。

问:WHO 两次呼吁全球关注该病,那么与其他重大疾病相比,老年性痴呆有什么特别的危害吗?

答:这个问题很好。我们必须知道,痴呆需要的社会和经济成本巨大,目前痴呆全球成本约为 6040 亿美元/年,上升速度超过患病率,其中 89% 来自高收入国家,仅 11% 来自中低收入国家,包括中国。WHO 保守估测,2030 年痴呆全球成本将增加 85%。痴呆对患者及其家庭、社区以及国家卫生系统都造成了相当破坏性的影响,已不仅仅是一个公众健康危机,同时也是社会和财政方面的梦魇。

问:根据 Clinical Trials 最新数据,目前正在进行的抗痴呆(主要是老年性痴呆和血管性痴呆)药物临床研究有 1000 多个,但仍无令人满意的临床药物面世,现实令人有些担忧,老年性痴呆会不会成为不治之症?

答:现有药物确实只能缓解老年性痴呆的症状,延缓其病情发展,却无法治愈。但是它和其他疾病一样,也有病情由轻到重、由早期到晚期的发展过程,而从治疗的效果出发,越早发现,越早治疗,其疗效越好。并且老年性痴呆也是可以预防的。所以我们应该持乐观的态度,目前需要的只是时间和行动。

问:对于老年性痴呆的防治,中医中药是否有用武之地? 与西医西药相比是否有特点或者优势?

答:目前临床尚无疗效令人满意的药物治疗老年性痴呆,部分药物仅能相对减慢患者病情的进展,部分仅改善其临床表现。老年性痴呆是一种多因异质型疾病,单一药物、单一靶点治疗很难获得理想效果,中药含有多种有效成分,可同时针对多个靶点发挥作用,有希望成为新的药物来源。这是中药的优势。单一成分如我国科研人员从千层塔中提取分离得到的石杉碱甲,作为乙酰胆碱酯酶抑制剂已在临床应用;组分如从知母中提取的知母皂苷、从三七中获得的三七皂苷、从姜黄中提取的姜黄素等,正处于研究阶段。

另外,整体观治疗原则也使中医中药具有一定的优势。

问:中国古代医学典籍中有关于老年性痴呆及其治疗的相关记载吗?

答:中国古代医学典籍中没有明确的提到老年性痴呆这个病名,但是汉代《华佗神医秘传》及在此之前医学文献对其早有记载,如《黄帝内经》称之为"善忘",《左传》称之为"白痴",《针灸甲乙经》中有"呆痴"的概念,《针灸大成》则分别以"呆痴"和"痴呆"命名。明代张景岳在《景岳全书》中专立"癫狂痴呆"一证进行论述。

对于老年性痴呆的治疗有很多论述。综合起来,历代医书中老年性痴呆的病因病机可归结为肾精亏虚、心脾不足、肝阳上亢、痰浊壅盛四大证候。临床配伍常用的中药很广泛,包括补益药人参、酸枣仁、麦冬、何首乌、熟地等;活血化瘀药丹参、赤芍等;化痰开窍药石菖蒲、远志等。常用复方如六味地黄丸、补中益气汤、地黄饮子合七宝美髯丹、左归饮合桃红四物汤、金匮肾气丸合当归芍药汤、地黄饮子合二至丸、复元活血汤,以及黄连解毒汤等。然而,尽管有一些临床循证医学证据,上述方药对老年性痴呆的疗效仍需严格的临床设计和数据支持,取得证据。

其他如针灸、音乐疗法、食疗也被认为可能起到辅助治疗的作用。

问:我国在应对老年性痴呆方面是否已经做好了准备?

答:痴呆,特别是老年性痴呆,已经成为一枚全球性的"定时炸弹",是21世纪最大的社会挑战之一,亟待从全球、国家、地区、家庭以及个人层面进行解决。然而,WHO194个成员中,目前只有8个国家制定了全国性的痴呆应对计划,亚太地区仅澳大利亚、日本和韩国制定了直接针对痴呆负担的公共卫生政策。中国已经拥有比世界上任何一个国家都多的痴呆患者。痴呆、特别是老年性痴呆,已成为中国的一个紧迫的、长期的、全民的战役。我国政府急需将痴呆作为一个优先考虑的重大问题纳入公共卫生和社会保健议程,在医疗卫生或国家层面上为应对痴呆制定相关的战略、政策和计划。

问:您认为应该从哪些方面去准备?

答:我认为应该从几个方面去做:一是提升公众对痴呆的认识和了解;二是早期诊断;三是重视诊后卫生和社会保障服务;四是提倡健康的生活方式;五是重视预防;六是加强研究。

问:提升公众对痴呆的认识和了解对应对痴呆有什么好处?

答:全社会需大力加强痴呆相关知识的宣传和普及,提升公众对痴呆的认识和了解,善待痴呆。这是应对老年性痴呆的基本策略。针对老年性痴呆患者及其非雇佣照护者的全球耻感调查报告显示,对于患者来说,痴呆带给他们的最大伤害是耻感和社会排斥,不仅仅针对患者本人,还包括他们的照护者和家庭。患者、照护者以及患者家庭,将可能因此更加疏远他人,以避免羞耻感和排斥,进一步造成与他人和社会的隔离。由于缺乏认知和了解,加之文化因素,我国公众对痴呆存在的各种偏见更为严重,极大阻碍了患者得到及时的诊断和照护,并对家庭、社会、医疗保险体系造成沉重的负担。全民性教育将有助于减少公众对痴呆的恐惧和偏见,有助于患者早期诊断和长期康复。此外,通过立法和监管手段明确痴呆患者及照护者的权利,也将有助于减少偏见。

问:早期诊断的重要性在哪里?

答:早期诊断是应对老年性痴呆的关键环节,从生理、心理、社会和经济角度来说都是如此。老年性痴呆患者出现临床症状后仍可生存多年,及时就诊和早期干预可延缓病情发展、提高生存质量;给予适当支持,很多患者完全可以继续参与并贡献于社会。早期诊断,有助于应对老年性痴呆可能带来的各种家庭和心理问题,帮助患者计划未来的生活及其照护工作,帮助患者及家庭避免某些痛苦和危机。由于老年性痴呆患者的早期行为举止基本上与常人无异,社会技能也较完好,不易被发现,确诊时往往已是疾病后期,因此需要与患者有密切关系的家人、朋友等及时发现、尽早就诊,通过系统评估患者各方面的能力,明确这些异常表现是否由于大脑病变所引起,以便制订帮助患者尽可能保持独立和自理能力,减轻对他人的过分依赖。实现早期诊断,除提高公众认知外,还需加强针对高危人群的健康咨询,尤其需要加强针对医师的教育和专业培训,提高医师对老年性痴呆危险因素的认知,从而能够在发现相应症状后及时进行早期干预,延缓疾病进程。

问:通过哪些方式可以发挥诊后卫生和社会保障服务的作用?

答:我们积极提倡有效、持续的诊后卫生和社会保障服务,建立多层次、不同等级的照料体系,提高痴呆患者及其照护者的生活质量。在我国,基层医疗卫生机构和社区服务机构应发挥重要作用。在患者的社会支持方面,可以借鉴国外已有经验,包括政策的灵活性、支持渠道多元化等多个方面。如,将老年性痴呆纳入医疗保险和养老体系,通过养老金和保险计划等形式的普遍性社会支持保护这一弱势群体;将亲属间的护理照料列为医疗保险负担的一部分,给予资金支持;为居家照护者提供假期,期间由国家免费提供专人代为照顾患者;建立小规模的患者联谊会、小型的托管机构等组织,在普及老年性痴呆防治知识、提供照护技巧和服务方面提供有益的经验和资源。

问:可以谈谈您心目中的健康的生活方式吗?

答:我认为老年人健康的生活方式包括适度的运动和营养,二者相结合。老年人应该多活动、多用脑,坚持力所能及的体力和脑力劳动,适当参加社会活动。日常生活中注意均衡营养,限制饱和脂肪酸和反式脂肪酸的摄入,多食用植物性食物,增加维生素 E 和 B 的摄入,避免摄入含铁、铜的复合维生素,避免使用含铝的炊具、抗酸药、发酵粉或其他产品等。但心态好还是最为重要的。

问:您刚才提到预防,老年性痴呆可以预防吗?

答:是的。目前关于痴呆可控危险因素的研究尚在起步阶段,但有证据表明,糖尿病、中年高血压、中年肥胖、吸烟和缺乏体力活动等诱发血管疾病的因素是痴呆的风险因素。一项很有说服力的研究指出,更好的心脑血管健康状况、更多的教育和更高水平的体力活动能降低痴呆的潜在风险。所以要及时引导公众知晓痴呆的潜在风险,预防胜于治疗。

问:目前老年性痴呆研究的投入是否和形势相符?

答:由于对痴呆的严峻形势缺乏了解,目前各国对痴呆的研究投入均严重不足。以英国为例,痴呆的社会成本几乎与癌症、心脏病和中风的成本总和相当,但针对痴呆的研究投入仅为癌症的 1/3、心脏病的 1/2。所以必须高度关注痴呆研究,增加各种来源的研究基金,鼓励学科间交流和国家间信息共享。中国因老年人群庞大,尤其需要尽快加强该领域研究的投入。在此我引用 2012 年 WHO 报告《Dementia:a public health priority》中的一句话:让我们立即行动!

四、导师经典医案

愈梗通瘀汤治疗重症冠心病

患者林某某,男,58 岁,主因"间断性胸前区疼痛 6 年,加重 3 月",于 2016 年 5 月 26 日收入院。患者 6 年前无明显诱因出现间断性胸前区疼痛,多为胸骨后段压榨样疼痛,范围约2~3cm,无放射痛,无反酸呕吐,无头晕心悸等伴随症状,每次持续数秒至数分钟不等,可自行缓解,故未予系统诊治。2016年3月3日18时患者于游泳后出现黑矇、摔倒,无肢体活动障碍及抽搐,无口吐涎沫,无口眼歪斜等症状,约1小时后(19时)患者出现胸前区疼痛,范围波及整个胸前区,为持续性钝痛,伴阵发性加剧,当日24时左右出现恶心、呕吐,呕吐物为胃内容物,无咖啡样物,并排稀便1次,颜色及性质正常。于2016年3月4日早9时就诊于中日友好医院,时测心电图示:V1~V4导联ST段抬高0.1~0.3mV,心梗三项:cTNI 21.5ng/ml,CK-MB>80ng/ml,Myo>500ng/ml,诊断为急性ST段抬高性心肌梗死(广泛前壁),因患者疼痛时间超出急诊PCI时间窗,选择择期冠脉介入治疗。2016年3月15日行冠脉造影示:LAD近段狭窄75%~95%,中段可见夹层、狭窄50%,远段狭窄25%~50%,TIMI血流3级;LCX近段狭窄25%~50%,中段以远完全闭塞,TIMI血流0级;RCA中段狭窄25%~50%,远段狭窄75%~80%,TIMI血流3级,可见PLA向LCX远段提供侧支循环,因患者超声示左室节段性运动明显异常,室间隔及左室前壁中下段运动明显减低至运动不能,左室收缩及舒张功能减低,因此未行介入治疗,建议以抗凝、抗血小板聚集、稳定斑块、降低心肌耗氧量等内科药物治疗,于2015年3月23日复查超声示:LA 44mm,LVd 59mm,EF 50%,左心扩大,左室节段性室壁运动异常,左室收缩、舒张功能减低,肺动脉压轻度增高。患者为求进一步治疗至安贞医院就诊,2016年5月6日心脏核磁示:LA 50mm,LVd 61mm,EF 19.9%,左室整体运动功能减低,左心功能不全;前壁、前间隔壁、心尖室壁瘤形成;前壁、前间壁、心尖透壁心肌梗死;左室增大;左房增大;二、三尖瓣反流。2016年5月10日超声心动图示:LA 42mm,LVd 59mm,LVEF 25%,节段性室壁运动异常,左室心尖部室壁瘤形成,左心功能明显减低,主动脉瓣轻度反流,肺动脉高压(中度)。2016年5月18日PET/CT示:心肌灌注显像示EF 15%,心肌代谢显像EF 25%;静息心肌灌注SPECT+心肌代谢PET/CT示:①心尖段、各室壁心尖段、前壁中段、前间隔中段和基底段、部分后间隔中段和基底段心肌血流灌注及葡萄糖代谢均明显受损,提示梗死心肌,约占左心室面积40%,其中透壁性心梗约占20%,非透壁性心梗约占20%。②左心室整体收缩功能严重受损。③左心室心肌机械收缩同步性极差。④心尖部大范围室壁瘤形成,无明显存活心肌。经系统评估后,安贞医院专家建议心脏移植。患者因目前无合适配体就诊于我院寻求中西医结合治疗,刻下症见:偶有心悸、后背部憋闷疼痛,无放射痛,气短、乏力,自汗无黑矇、头晕、恶心,饮食尚可,睡眠欠佳,二便调,舌质淡黯、苔白腻,脉沉细弱。既往高血压病史4年,最高160/95mmHg,未规律服用降压药物;血脂升高约5年,未规律诊治;空腹血糖升高约5年,未规律诊治。否认脑血管等慢性疾病史。

查体:Bp:130/85mmHg 患者呈现明显的焦虑、紧张状态,听诊:双肺呼吸音清,未闻及干湿性啰音,心音低钝,叩诊心界左侧增大,心律齐,74次/分,二尖瓣、三尖瓣听诊区可闻及2/6级收缩期杂音,腹软,肝脾不大,双下肢不肿。

中医诊断:胸痹心痛病(气虚血瘀痰阻)

西医诊断:冠心病,陈旧性广泛前壁心肌梗死,梗死后心绞痛,心力衰竭,高血压

治则:益气活血,化痰降浊

方药:愈梗通瘀汤精简方加减

方用愈梗通瘀汤精简方化裁,保留方中的黄芪、丹参、藿香、佩兰四味药,并重用黄芪、丹

参、藿香,加用赤芍、葶苈子、茯苓、炒枣仁。方中黄芪补益心气,丹参、赤芍活血祛瘀,藿香、佩兰芳香化湿,葶苈子行水、除痰,茯苓健脾利湿,炒枣仁宁心安神除烦。服用方法:取浓煎频服,以防入液过多,心衰加重。处方如下:

生黄芪 30g	紫丹参 30g	广藿香 30g	佩兰叶 12g
赤芍药 12g	葶苈子炒 10g	云茯苓 30g	炒枣仁 30g

浓煎　100ml　每日 1 剂

二诊:上方服用 1 月余,患者心绞痛症状明显好转,焦虑情绪显著缓解,复查心脏彩超(2016 年 7 月 15 日)显示 LVEF 44%,较入院前显著提高。纳可,眠安,二便调,舌淡黯苔薄黄,脉沉滑。

方药:继以愈梗通瘀汤加减化裁

生黄芪 60g	紫丹参 30g	广藿香 20g	佩兰叶 10g
赤芍药 15g	云茯苓 20g	炒枣仁 30g	桂枝 12g
川芎 15g	乌药 10g	苍术 15g	巴戟天 15g
沙苑子 15g	炒栀子 10g		

浓煎　100ml,每日 1 剂

继用前方加减,加大黄芪用量至 60g,以增强益气扶正功效,加用桂枝 12g、川芎 15g、乌药 10g、苍术 15g 以温阳益气散寒、活血通脉止痛,针对本病较重,心病及肾,加用巴戟天 15g、沙苑子 15g 补益肝肾,佐以炒栀子清心除烦,缓解患者焦虑情绪。

按:愈梗通瘀汤是陈老师治疗心肌梗死的常用方剂,多用于气虚血瘀伴有痰阻的心肌梗死患者。此方重用黄芪,取其补益心气、气行血行之意。当归、丹参并用,养血活血。川芎、延胡索合用,理气、止痛、化瘀。藿香、佩兰、陈皮、半夏,芳香化湿、醒脾和胃。大黄化瘀泻浊、推陈致新。全方诸药配伍,发挥益气活血、祛瘀生新、化痰泄浊之功效。在本医案中,患者经过西医较为全面的检查,提示严重的冠脉三支病变,心功能较差(心脏核磁检测射血分数不足 19.9%),且不能进行血运重建(介入治疗和搭桥治疗)治疗,结论为需要心脏置换治疗。因此患者在严重冠心病基础上,伴有显著的焦虑恐惧情绪,为典型的"双心疾病"。陈老师从双心医疗角度出发,在益气活血化痰的基本方基础上,重用益气和活血药物,合用清心除烦、养心安神之品,患者临床症状明显改善,精神面貌大振,疗效颇佳。本方重用黄芪补气,重用丹参并配伍川芎活血,重用藿香,配伍佩兰、葶苈子、茯苓,以芳香化湿、化痰利水,并给予炒枣仁、栀子以清心除烦、安神定志。经治疗后患者症状显著改善,故效不更方,在原方基础上给予加减。陈老师认为心绞痛患者多有阳虚,且虽多以心阳虚、血脉凝滞为主,但其本则多源于元阳亏虚。肾阳亏虚、命门火弱,不能温煦心阳,寒邪侵其虚处、客其心脉,则引发心痛。陈老师治疗此类患者,多主张以温阳益气散寒、活血通脉止痛立法,尤其注重温补心肾之阳。因此在原方基础上加用桂枝 12g、川芎 15g、乌药 10g、苍术 15g、巴戟天 15g、沙苑子 15g,以温阳益气散寒、活血通脉止痛。在整个治疗过程中,既治疗了心脏病,又顾及了情绪的调控,体现了"双心"的治疗思想。

丁书文教授心系疾病热毒学说的构建和应用

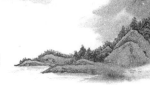

传承博士后：焦华琛

一、丁书文教授传略及传承博士后焦华琛简介

丁书文

丁书文，男，汉族，山东单县人，1941年12月出生。山东中医药大学附属医院心病科主任医师、博士研究生导师。并担任全国第三、五批老中医药专家学术经验继承工作指导老师，培养硕、博士50余人。国家自然科学基金生命科学部专家评审组成员，国家药品监督管理局药品评审专家。

丁书文教授从事中医临床已逾50年。在心病治疗领域精研多年，对心系常见病、多发病都有独到见解，特别是在心律失常治疗方面独具特色。他创新性地将传统的抗疟疾中药青蒿、常山引入心律失常的临床治疗，为心律失常的中医治疗开辟了新的方向。他将冰片引入临床汤剂中的应用，并主张将粉葛根、野葛根分为两个单独品种，提高了冠心病临床疗效。

20世纪90年代，在国内首先提出心血管疾病的热毒说。20余年来，从热毒的病因病机、临床表现特点、防治原则、方药应用等方面进行了深入地研究探索，初步形成了热毒学说的理论框架。并提出："气虚血瘀热毒"是诸多老年性疾病如心脑血管病、肿瘤、糖尿病等疾病的共同病理基础。

焦华琛

传承博士后焦华琛，女，1977年10月生，汉族。山东中医药大学附属医院心病科副主任医师，医学博士，硕士生导师。擅长中医心血管病基础与临床研究。发表学术论文20余篇，SCI收录2篇，出版学术专著4部。

二、导师学术思想与学术特色、临床特点

(一) 心系疾病热毒学说概论

1. "毒"的内涵

历代医家将毒分为内毒、外毒。心系疾病中的毒多为内毒。内毒与情志失调、饮食不节、

劳逸失当及年老体衰有关,两者互为因果,导致疾病不断进展。总而言之,毒,是一种有害物质,性质胶结壅滞,导致病势缠绵难愈。

2. 导师提出"毒"的特征

毒邪的特征:①猝然而发,变证多:心血管疾病多起病急,传变快,病势重,变证多,预后差。②胶结黏滞,病程缠绵:毒邪常与痰湿火热诸邪胶结黏滞,邪不结难以成毒,毒邪内盛,痰火偏亢,两者相夹为病,使毒邪进一步深入,毒邪最易与火相兼,毒盛火炽,郁而化火。③虚实互见,错综复杂:毒邪蕴于体内,热毒瘀结,痰火壅滞,使得病邪深伏于血络,缠绵难愈;同时火毒耗伤气血,灼伤津液,损伤脏腑。虚实互见,顽恶难愈。

3. 热毒证的病因病机

中医认为"天人相应",当今内外环境,包括自然环境、社会环境、生活条件、生活状况与古代比都发生了巨大变化。气候转暖,病毒变异,环境污染,酿生毒邪;经济改善,营养过盛,饮食偏嗜,过度安逸,疏于运动;社会节奏加快,精神压力增大,心理负担加重,多思多虑;相火非其时、非其气而动。以上因素导致当代人类的体质、病理生理特点、疾病传变都发生较大变化,表现为瘀滞证、热毒证多,虚证、寒证少。

心主血脉,主神志,当今工作压力增大,社会竞争激烈,人的情绪波动比较大。具体来说,欲念丛生,欲求过旺,相火妄动,或所欲不遂,肝气郁结,郁而化火;或心情浮躁,急躁冒进,肝火亢盛。火为热之渐,心与之相属,火气通于心,心主神志,为君主之官,五脏六腑之大主,情志妄动皆可扰乱心神,内化为火。

随着生活日渐优渥,过食肥甘厚腻,油脂多,蔬果少,易聚湿生痰,化湿生热。或过食辛香,化燥生火。《医方论·消导之剂》云:"多食辛辣则火生……多食浓厚则痰湿俱生"。《素问·经脉别论》云:"食气入胃,浊气归心,淫精于脉……"饮食物经脾胃作用后,其精微部分归养于心脉,既可滋养阴血助阳化气而有利,也可化生痰浊而为害。血中脂浊凝塞,阻碍气机,郁而化热,热伤心络。

多种因素造成的内火上炎,火热之邪扰乱心神。火邪伤人,最易伤心,心主血脉,火邪阻于心脉,从而损伤心与脉络。《素问·阴阳应象大论》中说:"南方生热,热生火,火生苦,苦生心,其在天为热,在地为火,在脏为心,在色为赤。"

心系疾病多病势缠绵,愈演愈烈,或猝然加重,甚则朝发夕死,体现了毒邪致病的特点。火热郁积成毒,或合并血瘀之毒、痰火之毒,相互搏结,是心系疾病错综复杂,突发骤变和缠绵难愈的病理关键环节。

4. 热毒临床表现特点

热毒在心系疾病中主要表现以下特点:

病变复杂:胸痹、眩晕等病多发于中老年,平素多以胸闷、胸痛、头晕、口干口苦、舌红苔黄厚、脉滑数、沉迟无力为主症。往往虚实夹杂,累及心、肝、肺、肾等多个脏腑,使病变更加复杂。

凶险多变:毒邪阻于脉中,伤及心络,或猝然心痛,旦发夕死,或胸闷气短;毒邪伤心,可猝发心悸,心颤难止,致人昏迷;热毒化风,心悸时发时止,来去无常;毒邪扰乱气血,气血上逆冲脑,而中风偏枯。

顽固难愈:胸痹心痛、眩晕、心悸怔忡等缠绵难愈,病程长,皆因毒邪与热痰瘀之邪胶结壅滞之故。

5. 心系疾病热毒证诊断依据

导师认为:热毒的发生发展是在环境因素影响下,在体质因素、饮食结构、生活运动等影响下,导致脏腑阴阳气血失调而逐渐产生;也可能在气滞瘀血痰浊等病理产物基础上化生;或疾病复杂难治,多种疾病聚于一体;或诊治用药不当,失治误治,误用大量辛热药物等。所以,热毒致病是一个从无到有,由小到大,由隐伏到显露,由量变到质变的较为漫长复杂的变化过程。

因此,热毒证初期一般无明显症状表现。到了热毒严重阶段,病机错综复杂,虚实真假难辨,甚而表现大实如羸状,至虚有盛候。因此,单靠症状学尚不足以完全准确反映出热毒病机病证。我们从整体、从病证结合层面,从病症发展预后,提出热毒证诊断的框架依据。在临床上具体运用还需要细致洞察,谨慎把握。

(1)初期无明显症状表现。

(2)中后期可有以下临床表现

1)病情严重,如冠心病胸闷憋气、胸痛心悸等证频发,程度剧烈,难以终止;高血压病极高危;严重或恶性心律失常;心脏扩大、心肌肥厚等。(10~20分)

2)病机复杂,气虚、阴虚、血瘀痰浊、湿热等相互交织错综复杂。高血压、高血脂、冠心病、糖尿病、中风、代谢紊乱等多病集于一体。(15~25分)

3)病史较久,常规辨证施治疗效不佳,病情不断进展,逐渐出现面色晦黯虚浮,下肢或全身浮肿、心脏扩大、复杂严重心律失常、心功能衰竭等心脏疾病中晚期全身衰竭表现。(20~30分)

4)口干口苦,体胖腹大,大便秘结等内热症状。(0~5分)

5)多见于阳亢或湿热体质之人。(有 10 分,无 0 分)

6)舌红黯、淡紫、淡胖,苔黄厚腻或少苔少津。脉象弦滑数或沉细弱结代等。(7~10分)

判断标准:前三项为必备,计分 50 分以上判定热毒证。

6. 热毒的治法

(1)清与解:热毒之邪,势有深浅,治法不同。在表、在上之热毒,毒壅阳络,病情尚清浅,宜用清解之法。

清法是通过使用寒凉清热药以清除内热的方法,具有清热、泻火、凉血祛暑、解毒的作用。用性味辛寒或苦寒的药品,清内火,散内热,清热解毒,固护营阴。"清透"原是针对温病所设的一种治疗方法。寒凉药物能够有效祛除内火,在清热的同时加入些"轻清"芳香宣透之品,使在内之邪由深出浅由里向外透散而出的一种方法。

叶天士在《温热论》中说:"大凡看法,卫之后方言气,营之后方言血。在卫汗之可也;到气才可清气;入营犹可透热转气……入血就恐耗血动血,直须凉血散血……"温病邪在气分如不能透邪外出,往往向营分进展,此时宜以清热凉营,养阴透热,称之为"清营透邪法"。叶天士的"透热转气"疗法是指在清营分的药中加入轻透清热之品,如连翘、金银花、竹叶等,使营分之热转出气分而解。透热转气不能误解为简单地运用辛散升浮之品,而是在清透的

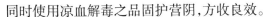

同时使用凉血解毒之品固护营阴,方收良效。

除透热转气之法,火郁发之也是清解法中的重要方法之一。

"火郁"一词最早见于《黄帝内经》。《素问·六元正纪大论》中首次提出"五郁"之说,其中即有"火郁"一说。刘河间在《素问玄机原病式》和《伤寒直格》中,首次阐明火郁的病机理论,描述了火郁的证候表现,详释了"火郁发之"的治则,说明了治疗火郁的选方用药。"火郁发之"就是因势利导,通过宣发的方法,使郁热外达,达到气机升降开合的协调,恢复阴平阳秘的状态。

清热解毒法适用于在表、在上、在内之热毒,常用方选葛根芩连汤,黄连解毒汤,清宫汤,四妙勇安汤等。

(2)排与泄:当邪热内侵,热毒浸淫于内时,清解法已经不适合疾病发展的态势,此时应该采取排与泄的方法。

排与泄有异有同。同者,都属于清解热邪的方法。不同之处在于,泄者,泄热排毒,适用于在内、在下焦热毒之邪,不一定通过肠道排泄的途径才能达到清的目的;而排者,利尿通便,是毒邪排泄的出路。

广义的泄法是指疏散、排泄病邪的方法,如排痰、通便、利尿、发汗等。狭义的泄法是指排泄法,也即是通大便,利小便。柳宝诒在《温热逢源》中这样论述热陷心包证:"凡遇此等重证,第一先为热邪寻出路,如在经者从斑汗解,在腑者从二便出是也。"狭义的泄法是指以苦寒降泄的药物为主,佐辛开升散之品,以泄热化湿,达邪下行之法,清除下焦之邪毒,也叫"苦泄"法。

"苦泄"首见于叶天士的《温热论》,所论为痰热内结、中焦气郁之痞满结胸证或湿热阻滞中焦证。湿热并重之证,应在开肺祛湿基础上加用苦泄之品。毒邪大多具有火热、秽浊的特点,毒热炽盛于内,正邪相争剧烈,用药以寒凉解毒为主,苦寒药解毒之力强,如黄芩、黄连、栀子、生大黄、白头翁、青黛、大青叶、连翘、板蓝根等。

对于在内在下之热毒,使用清解、宣通的方法已经不奏效,而需导热下行,或在中下焦以清热药泄热,或通过排法,导热由二便而出。常用方选导赤散,大黄泻心汤,凉膈散等。

(3)调与补:调法是指机体本身因为病机因素的作用产生气血阴阳的偏颇,通过调节的方法,使人体气血阴阳恢复平衡,达到阴平阳秘的状态。

对于热毒之为患,使用调理法主要有理气、化瘀、化痰三法。

气为血帅,气机的升降出入推动着血液正常循行。因此,君主之官要发挥正常功能首先依赖于气机通畅。气机失调,气血失和,脏腑功能紊乱,百病丛生。治疗中利用理气活血法就可调整脏腑功能活动,使其从病理状态转至正常生理状态,从而达到治愈疾病的目的。气机顺畅,血自通达,这在心系疾患中尤为突出。理气主要指理上焦、中焦之气,理胸中之气。心系疾病与宗气、胸中之气关系密切,柴胡舒肝散、逍遥散之属可疏肝理气,条达气机。

活血化瘀法是应用具有调畅血行,消散瘀滞的药物,以消散、攻逐体内瘀血来治疗瘀血病证的方法。活血化瘀法是心系疾病治疗中特色鲜明的治疗方法。自清代王清任在《医林改错》中大倡瘀血学说后,活血化瘀法在多种疾病的治疗领域都有广泛应用。心血管疾病多属本虚标实,心气虚,气虚不能行血,日久痰瘀阻络,虚实夹杂,患者多心脉痹阻,不通则痛,治疗时活血化瘀法贯穿始终。运用活血化瘀法,理气活血,条达气血。疏通气血及经络,通则不痛;活血补血益气,补充气血生化之源;活血理气,气行血行;活血养阴,抑制血液凝聚;活血助阳,温阳利水行血。各配伍均协助活血化瘀之法。桃红四物汤、血府逐瘀汤均为心血瘀阻之常用良方。

痰是津液的变异和转化,既是疾病过程中的病理产物,又是引发疾病的重要因素。《仁斋直指方》中曰:"夫痰者,津液之异名。"任何与津液代谢相关的原因和疾病均可导致痰浊的产生。《圣济总录·痰饮门》曰:"水之所化,凭气脉以宣流……三焦气涩,脉道闭塞,则水饮停滞,不得宣行,聚而成痰。"如先天禀赋不足或气虚,可聚湿生痰,气滞可停津为痰;六淫、七情、饮食等因素可致气郁,使脏腑功能失司,不能气化津液,致痰邪形成;如脾失健运,三焦气化失司,脾胃转运失职,上不能通达于肺,肺难以通调水道,下不能助肾之功能,津液输布、排泄失常,水湿停聚为痰、为饮、为湿。这些病理产物凝聚不除,久之阻碍气血运行,或由于邪热灼津,凝结成痰,痰阻脉络,邪郁内聚,则成痰浊内阻证。运用化痰方剂燥湿化痰,清化痰火热毒,心脉得畅,诸症自除。方选二陈汤、藿朴夏苓汤等。

除理气、化瘀、化痰外,心系疾病还有一个重要的治则,就是调理中焦,升清降浊。

人体脾居于中焦,是人体气机升降运动的枢纽,脾主升清,将水谷精微之气上输于心肺,布散于周身。胃主降浊,使糟粕秽浊之物从下而出。只有脾胃健运,升降正常,才能维持人体正常的生理功能。李东垣认为:"盖胃为水谷之海,饮食入胃,而精气先输脾归肺,上行春夏之令,以滋养周身,乃清气为天者也;升已而下输膀胱,行秋冬之令,为传化糟粕,转溺而出,乃浊阴为地者也。"详尽而形象地阐述了脾胃的生理功能及其重要性。以升降散、半夏泻心汤等方剂升清降浊,自能开中焦之郁结,使气机畅达。

热毒之证,本属阳热证,为何在治疗中还要用补法?

李东垣在《内外伤辨惑论》提出了"阴火"理论。阴火,即是相火。相火与元气相对立。元气充沛,则相火潜藏于内,发挥正常的生理作用,这就是"气食少火,少火生气"。元气不足,则相火妄动而发生病变,即所谓"壮火散气"。李东垣在《内外伤辨惑论·饮食劳倦论》中明确指出的:"苟饮食失节、寒温不适,则脾胃乃伤;喜怒忧恐,劳役过度,而损耗元气。既脾胃虚衰,元气不足,而心火独盛。心火者,阴火也。起于下焦,其系系于心。心不卞令,相火代之;相火,下焦胞络之火,元气之贼也。火与元气不能两立,一胜则一负。脾胃气虚,则下流于肾肝,阴火得以乘其土位。"

补,即补正气。"火与元气不两立,一胜则一负",元气亏虚易生热毒,热毒易伤人元气,两者相互矛盾对立。因此,补气可以抑制热毒蒸腾之势,修复热毒对气阴的耗伤。常用方选保元汤、生脉散、升阳益胃汤、升阳散火汤等。

热毒学说自提出,历时近20年,系统整理了热毒导致心血管疾病的病因病机及其在主要疾病中的病机特点、临床特点,并针对该特点提出了治法方药,在临床及实验研究中得到验证,构建了心血管疾病中热毒论的框架。

心系疾病多年来一直居于致死性疾病的第一位,对人类健康危害较大。本心系疾病的热毒学说立足临床,总结出心系疾病新的辨证论治规律和系统有效的治疗方药,同时通过实验研究初步确立了热毒之邪与生化指标、细胞因子、黏附分子等结合点,在慢性病防治和疑难病攻关方面有较大突破。

该学说乃是针对现代人体体质阳盛为主的体质特点,发挥中医药辨证论治的优势,以防治心系疾病、提高临床疗效为切入点,提出中医药防治心血管疾病的新理论、新治法。发掘了传统药物的新用途,扩展了防治心血管疾病的新领域,提高了中医药防治重大疾病的综合能力。

心系疾病中的热毒学说是在辨证施治原则下,研究心系疾病中热毒形成的病因、病机、证候特征及理法方药,它深化、发展了对心系疾病本质的认识,成为指导心系疾病防治的一个重要应用理论。它的核心是治病求本,重视热毒的病因病机,积极应用清热解毒的方法,阻止疾病的发生及发展,减低热毒的危害,保护生命与健康。

热毒学说根源于传统中医理论,在临床中不断丰富,又经过长期的临证与系列实验研究佐证,初步显示了在防治心血管疾病方面的良好效果。因此,心系疾病中的热毒学说是科学的,实用的。像其他新的学说一样,它又不是孤立的,不是对所有心系疾病或疾病的任何阶段都是适用的,还要在辨证施治科学原则下,与其他治法巧妙结合,方能达到最佳的临床效果。

☁(二)丁书文教授治疗心律失常经验

导师丁书文教授从医 50 年,在心系疾病,特别是心律失常治疗领域形成了独特的理论和辨证用药方法,对早搏、房颤、室上速等多种心律失常具有良好疗效。

1. 心悸病的内涵及外延

心悸,指患者自感心中惕惕不安,不能自主的一类疾病。多数情况下,心悸多与心率关系密切。导师认为,有部分患者心率虽不快,但主观症状明显,亦属心悸范畴。汉代医家张仲景在其《金匮要略》"惊悸吐衄下血胸满瘀血病脉证治"篇中首先提出"惊悸"这一病名,后世将心悸分为惊悸和怔忡。怔忡出自宋代严用和《济生方·惊悸怔忡健忘门》。心悸轻,偶有发作,多由外因引起;怔忡重,发作频繁,多与外因无关。关于心悸的症状表现,《红炉点雪·惊悸怔忡健忘》的论述最为精当:"惊者,心卒动而不宁也;悸者,心跳动而怕惊也;怔忡者,心中躁动不安,惕惕然如人捕之也"。从西医学角度讲,心悸病包括早搏、房颤、房扑、传导阻滞、预激综合征、慢快综合征等多种心律失常。

2. 心悸的现代病因:四大主因致心悸

既往对于心悸病因的认识主要有外感六淫、内伤七情、饮食不节、劳欲太过、他病传变等。《黄帝内经》中认为心悸的发病主要与外感有关,风、寒、湿、火是心悸的常见外因。严用和在《济生方·惊悸》中提出心悸与情志关系密切:"夫惊悸者,心虚胆怯之所致也,或事有所大惊,或闻虚响,或见异相,登高涉险,惊忤心神,气与痰郁,遂使惊悸,惊悸不已,变生诸证"。关于饮食致悸,李用粹则提出"膏粱厚味,积成痰液",可导致心悸。

导师认为,心悸的病因主要与现代人的生活方式有关,将心悸的病因归结为以下几个因素:一为饮食不节:古代战乱纷争不断,饮食中酒、肉类等高热量食物的摄入量较少,虚证、寒证较多。现代人则明显不同,高油、高脂、高糖饮食越来越多,大量饮酒,均属导致湿热的重要原因;二为环境因素:现代社会,随着工业化程度的增高,空气、水源污染,食品安全难以保障,导致人体抗病能力下降,疾病谱发生巨大变化;三为劳逸失节:现代人工作压力日渐增大,心理不稳定,诸事烦扰,阴液暗耗,炼液成痰,日久易生痰热体质;四为体质改变:现代人阳热体质多,阳虚体质少。导师认为,在以上因素中,劳逸失度及体质改变是造成痰火扰心的最根本原因。

3. 心悸的病机:痰火内生,热毒阻络

心悸的认识,历史悠久。汉代张仲景在《伤寒杂病论》中提出了沿用至今的治疗心悸名方——炙甘草汤。该方即是以滋补心阴为主,以方测证,张仲景将心阴不足作为导致心悸的重要病理因素。金代成无己制远志丸、益荣汤,总则是以补虚定悸为主。朱丹溪明确指出,心悸责之虚与痰,制朱砂安神丸方。张景岳创大补元煎、理阴煎治疗心悸,也是从气虚、从阴虚治疗。王清任治疗心悸,从瘀血入手,在心悸治疗方面开创了新的思路。张锡纯认为心悸以虚证为主,气虚、阴虚尤其重要,用药上多以养阴药为重。可见,在以往的研究中,养阴是心律失常的治疗重点。

丁老师认为,现代罹患心律失常,特别是快速性心律失常的患者,属痰火者多。饮食不节、环境污染导致湿热内生、日久煎熬津液,炼液成痰,劳逸失度等促使痰湿内生,内蕴日久化火。痰火内盛,心脉失养,心神不宁,发为心悸之证。心悸病位在心,与肝、脾、肾关系密切。肝为心之母,母病易及子。常有患者因暴怒或抑郁诱因引起心悸之证,皆是因为肝阳暴亢或肝失疏泄,伤及心阴心血,心脉失养而发病。脾为心之子,亦为后天之本,子病亦可及母。思虑过度,暗耗心阴,心脉失养,发为心悸之证。肾为先天之本,先天不足,禀赋素亏,加之外感内伤,也易发心悸之证。心悸的关键病理因素为痰、火、毒。

体内之火分为郁火和相火。导师常言:火不是一个笼统的概念,有郁火、相火之分。中医学中,"郁火"的含义有三:一为六淫之邪侵入人体后郁滞日久,从阳化火化热;二为体内病理产物,如瘀血、痰饮水湿、食积等郁滞,日久化火;三为情志过度,忧思气结,郁久化火。此为"郁火"之三端。

毒最早的含义是指药物的偏性、峻烈之性,后来,毒的概念不断演变,逐渐出现了"外毒说"和"内毒说"。

"外毒"说认为,毒主要来自人体以外的自然界,是"天行邪气",主要包括以下几方面的内容:

(1)六淫邪毒:风、寒、暑、湿、燥、火六种本为自然界的正常气机,在一定范围内属正常之气,若超过正常范畴,便可伤及人体,此即六淫毒邪。《诸病源候论·毒疮候》曰:"此由风气相搏,变成热毒"。陈平伯在《外感温热病篇》中将"风湿热毒,深入阳明营分"列为危重证候之一。

(2)疫疠之气:疫疠之气具有强烈传染性,又称疫气、疫毒、戾气,疠气具有流行性,疠气横逆所致的疾病称为"疫疠""瘟疫",或"温疫"。疫疠的发生常与自然气候反常有关,易经口鼻而入,侵犯人体。

"内毒"说认为,毒主要是由内在原因所造成的。常见的原因有情志不舒、气血津液运行不畅等。

七情过度,即情志刺激超过了机体生理调节范围则成为病因,诱发疾病。七情伤于内,

脏腑功能紊乱,气血津液运行不畅,脏腑间的协调平衡状态遭到破坏,痰饮、瘀血、毒邪随之产生,阻于脉络,发为心病。

近年来,关于毒的含义、毒的形成、毒的表现以及转归等众说纷纭。王永炎院士认为,毒的主要病因是邪气亢盛,败坏形体。毒是脏腑生理功能失常,气血失调,使体内的生理或病理产物不能及时排出,蕴结体内而形成。"肖森茂等认为,"内邪"是毒的主要原因,脏腑功能紊乱、阴阳失调,气血失和,造成偏盛或郁结,邪毒渐生。

"毒"在心悸病中的表现具有以下几个方面的特点:第一,外感与内伤兼备。外感之邪起病迅速,直达心脉,易成"邪毒内陷"之势,主要责之于表气不固,卫外失调;内伤成毒的病理基础是情志失调、不良嗜好、宿痰内伏,是一个逐渐发展的过程。第二,热毒为患的心律失常以快速性心律失常为主,往往是多种复杂性心律失常并存。第三,病情缠绵,病程较长。毒邪为患,既可弥漫五脏六腑,又可伤及气血津液,病位多变,病变多样,病程较长。

4. 治则治法:清热化痰,解毒宁心

导师提出心悸的主要病机为痰热扰心,由此确立清热化痰的治疗方法。

20世纪80年代,导师研制出治疗快速型心律失常的新药心速宁胶囊。心速宁方主要针对痰火扰心型心悸,清热化痰止悸,临床应用取得了很好的疗效。方中以黄连为君药,清热燥湿降火;臣以青蒿、常山清热化痰;苦参、莲子心清泻心火热毒;半夏、枳实理气宽中导滞;佐以人参、麦冬补气养阴,茯苓健脾化痰;使以甘草补中调药。全方十一味药,主要针对痰火所设,苦寒直折,药专力宏,用于痰火扰心型心悸效果尤佳。

20世纪90年代,导师观察到治疗心律失常的常用药物奎尼丁是由金鸡纳树提取的,是传统的抗疟药物。由此产生联想,认为其他抗疟药物中可能也存在具有抗心律失常作用的中药。经过筛选,在心速宁方的基础上进行拆方,选取其中的青蒿、常山两药进行研究。

青蒿在古代医籍中被列为抗疟中药,古代医家中用其清热功效者十分普遍,用于治疗心悸者未见。导师独辟蹊径,将抗疟疾中药青蒿、常山引入心律失常治疗,清热化痰,宁心定悸,经过验证,疗效确切。以往医家用常山主要是作为涌吐药使用,同时也具有抗疟疾的作用。导师独用其化痰作用,青蒿与常山配伍,青蒿为清热化痰之主药,味苦微辛性寒,《滇南本草》称其可"去湿热,消痰";常山苦辛寒,除痰截疟,善开痰结,药味简明,组方合理,清热化痰,兼顾解毒宁心,直折病势。

导师在治疗心悸时常常以自拟的黄芪二号方为主方。

方中以黄芪为君药,补中益气,针对本虚而设,且"补气而不助阳"。补气药众多,导师独重黄芪,主要原因有:①黄芪可补胸中大气。胸中大气即为宗气,宗气者,贯心脉而行气血、走息道而助呼吸《医学衷中参西录》云:"性温,味微甘。能补气,兼能升气,善治胸中大气(即宗气)下陷"。②黄芪可益元气。《药性赋》中提到黄芪可益元气而补三焦,胸痹患者多发于中老年,元气亏虚,使用黄芪恰可补元气、畅三焦。③黄芪可调营卫。《难经》云:"损其心者,调其营卫"。卫气者,所以温分肉、充皮肤、肥腠理、司开阖。《药性赋》中称黄芪可"温分肉"而"实腠理",可补卫气。

臣以青蒿、常山、黄连、苦参。青蒿、常山除痰清心火,痰火降而心悸宁,二药相须相使,互为辅佐;黄连善清中焦脾胃之火,正所谓"肺为储痰之器,脾为生痰之源",痰火之根本在于

脾胃之火,黄连善清脾胃,清解火毒;苦参味苦性寒,坚阴,兼能泻火,四药合用,清心火,解痰热,宁心定悸。

佐以麦冬、五味子、三七粉、元胡。麦冬滋心阴,五味子敛心气,三七活血通脉,元胡行气止痛,四药合用,滋阴活血,安神止悸。

使以甘草,甘缓补中,调和诸药。

全方十味药,针对心悸痰火证而设,补气、活血、祛痰、解毒、清热、滋阴兼顾,共奏祛痰解毒,宁心定悸之功效。

导师钻研心系疾病凡五十年,最终将快速性心律失常归结为痰火学说,提出痰热火毒胶结凝滞是过早搏动的重要病机,清热解毒化痰对心律失常具有良好的疗效。更创造性地将传统抗疟中药青蒿、常山引入心律失常的治疗,实为多年临证心血结晶。传统抗疟中药青蒿、常山能够有效抗心律失常,改善患者症状,降低心律失常发生率,缩短心律失常持续时间。

三、学 术 访 谈

◎ 气虚血瘀热毒是冠心病的基本病机,益气活血解毒是治疗冠心病的大法

问:老师,胸痹这个疾病历史悠久,从《黄帝内经》中就有明确记载,您觉得除了这些比较公认的病因,比如阴虚、气虚等因素外,还有没有其他重要的病因?

答:胸痹的现代病因里比较重要的是劳逸失度、饮食不节以及情志失调,另外,环境污染和年龄因素也是次要因素。

问:胸痹的病机从《伤寒论》中的"阳微阴弦"到后世的痰湿、瘀血等,有多种学说,您认为在这其中最重要的病机是什么?

答:我看到的胸痹患者中,各种类型的患者都有,总结起来,胸痹的病机有三点,一是气虚,一是血瘀,一是热毒。罹患胸痹者以老年患者居多,气虚是基本的病理基础。气虚推动无力,血留而成瘀,气不行水,痰饮内生,血瘀、痰饮日久化火,蕴结成毒,阻于脉络。总而言之,胸痹的病机中气虚、血瘀、热毒是三个互为因果的病理环节,共同导致了胸痹的发生。

问:老师,气虚血瘀证在胸痹中常见,那么气虚、血瘀、热毒三者之间是什么关系?

答:在胸痹里,气虚血瘀是病理基础,热毒是在气虚血瘀的基础上发展而来。没有气虚血瘀就没有热毒。在疾病发展过程中,气虚血瘀是第一位的,气虚不能行血,血留成瘀,日久化火,火聚为毒,这是一个自然的过程,有的患者最终能发展成热毒证,有的治疗及时,不会发展成热毒证。所以,气虚、血瘀、热毒是胸痹三个不同的病理阶段。

问:既然气虚血瘀热毒是胸痹的共同病机,那么治疗冠心病的治法是不是就应该以补气活血,清热解毒为主?

答:益气活血解毒确实是冠心病的治疗大法。补气是治本之法,活血化瘀是治疗常规,清热排毒是重要治法。冠心病的热毒属于内生毒邪,病理基础是脏腑虚衰,阴阳气血失调,代谢紊乱。临床表现病情复杂,凶险多变证,顽固难愈。对于冠心病热毒的治疗,根据具体

情况可分为三类治法:在上、在内的热毒,采用"清与解"的方法,也就是清热解毒,苦寒直折。在内、在下焦的热毒之邪,应该用"排与泄"的方法,也就是排毒泄热,使邪有出路。此外,还应该通过理气、化瘀、化痰,祛除热毒滋生之源,通过调理中焦,升清降浊。我在临床上体会,病情较重,凶险易变时候,多运用清热泻火解毒药物,而在病情稳定期,多运用补气、活血、化痰药物,注重解除热毒之源,既病防变。

问:黄芪一号和黄芪二号方是您常用治疗冠心病的处方,这两个方子如何理解?

答:黄芪一号方是针对胸痹所设的一手方子,黄芪、麦冬、五味子是生脉散的变方,生脉散原方中用的是人参,人参是助阳之品,易上火,与热毒的病机不符,因此改用黄芪。黄芪补气不助阳,加上麦冬滋阴,五味子收敛,因此不必担心病人服后有阳热证的表现。元胡、川芎、野葛根理气活血;水蛭为血肉有情之品,通络之力强,搜剔内外;三七、冰片活血行气,止痛的功效比较明显;甘草一是有缓中的作用,二是有调和诸药的作用。黄芪二号方是针对心悸所设的。黄芪、麦冬、五味子补气滋阴,三七、元胡理气活血,黄连、苦参是为清上中焦之火毒而设,青蒿、常山祛痰火,清热毒,甘草为使。黄芪二号方对冠心病合并心律失常的患者也适合。

问:老师,您倡导心系疾病的热毒学说,我查阅文献资料,毒的概念有比较明确的界定,但是我在临床中对心系疾病热毒证的把握还是不准确,您能给我指导一下,心系疾病中热毒证的特点吗?

答:热毒证在辨证时要抓住以下几个特点:第一是病变复杂。胸痹是老年病,除了胸痹常见的胸闷、胸痛、头晕、口干口苦、舌红苔黄厚、脉滑数这些症状以外,很多患者还有可能同时患有消渴、心悸怔忡、眩晕等,病变虚实夹杂,累及心、肝、肺、肾等多脏腑。有的患者身兼几种疾病,合病、并病十分常见。第二是凶险多变。有的患者会出现真心痛,有的伴有晕厥,有的合并心悸,病变凶险,变证丛生。第三是顽固难愈。胸痹、心悸等证久治不愈,主要是毒邪与痰热、瘀血胶结壅滞。

问:热毒是气虚血瘀的病理产物还是单独形成的? 它与气血有何关系?

答:心脉瘀阻是冠心病的重要病机之一,造成心脉瘀阻的主要病机是气虚。气虚不仅导致血虚、阴虚、阳虚等诸虚之证,还能导致寒凝、气滞、痰浊等标实之证,所以气虚血瘀是冠心病发生发病的根本和病理基础。现代人膏粱厚味、营养过盛,内生热邪;加之生活压力增大,精神紧张,情志失调导致气机不畅,气滞血瘀,久郁化热。饮食劳倦,脾气虚弱,运化失司,水湿内停,湿阻成痰,痰热内蕴,湿热久蕴成毒,热毒内生,损伤脉络。所以,冠心病的病机在于痰瘀交阻,热毒内蕴,脉络损伤。冠心病的这种"热毒病机"已经与一般概念的"毒"有了本质的区别。热毒既是冠心病胸痹心痛的发病特征,又是冠心病凶险难愈的关键病机。

问:您在治疗心系疾病时常用的清热解毒药有哪些?

答:我常用的有金银花、连翘、半枝莲、蚤休、蒲公英、黄连、黄芩、黄柏、栀子、苦参、青蒿这几种。这些药物都属于传统的,具有明确清热解毒功效的中药。根据不同的病证,选择不同的清热解毒药,选药的原则还是辨证。

四、导师经典医案

✿（一）病毒性心肌炎医案

屈某某,女,18 岁。

主诉: 左肩背部劳累感数月。

现病史: 患者有心肌炎病史,既往心电图显示:完全性左束支传导阻滞、多发房早、Ⅰ度房室传导阻滞。近日感左肩背部有劳累感,活动后症状明显,心前区无明显不适,纳眠可,大便偏干,舌淡红、苔白、脉缓。

中医诊断: 胸痹　气阴两虚证

西医诊断: 1. 病毒性心肌炎后遗症期　2. 心律失常

处方:

西洋参 15g	生黄芪 15g	麦冬 15g	五味子 9g
生地 15g	丹参 15g	川芎 15g	水蛭 6g
玄参 15g	冰片 冲服 0.2g	当归 12g	连翘 15g
生甘草 15g			

水煎服,日 1 剂。共 30 剂

随访房室传导阻滞消失。

按: 该患者属典型的心肌炎所致心律失常。心肌炎青少年易发,往往有上呼吸道感染病史。这一类青少年往往气虚明显,面色白,形体瘦弱,食纳差或偏食。导师认为心肌炎的病理性质是本虚标实,虚实夹杂。"本虚"是指气虚,标实为痰火、热毒、瘀血。

本例患者即属气虚明显,"劳则气耗",故活动后有肩背部的劳累感,淡红舌,薄白苔,缓脉均为气虚佐证。治疗时以西洋参和黄芪两药同用补气,西洋参与黄芪均为补气之要药,但两者也有不同,西洋参补气外尚能滋阴生津;麦冬、五味子、生地、黄连、玄参滋阴清热;丹参、川芎、水蛭、当归活血化瘀;连翘清热解毒,冰片开胸通络;甘草缓中调药。

冰片亦称龙脑、龙脑香、梅花脑、梅花冰片等,功能开窍醒神、清热止痛,常用于热病神昏、痉厥、中风痰厥、惊痫痰迷、喉痹齿痛、口疮痈疡、目赤等。许多内服外用的中成药,如苏合香丸、安宫牛黄丸、复方丹参滴丸、速效救心丸、冰硼散等,都有冰片的配伍应用。既往冰片多入膏、丹、丸、散等制剂,丁教授创造性地将其入煎剂冲服,治疗冠心病心绞痛病人,效果明显。除了止痛作用明显外,对于胸闷,冰片有良好的缓解作用。

✿（二）心律失常病案

张某,男,38 岁,心律失常。

主诉: 气短 10 天,胸痛 20 天。

现病史: 患者 2005 年 4 月 29 日心电图示早搏,自觉心脏重搏感,服药后好转。20 天前,无明显诱因出现胸上方针刺样疼痛,持续时间不等。心烦、急躁易怒,乏力,纳眠可,二便调。舌红、苔薄黄、脉沉。既往史:(−)。

查体:心肺(-)。辅助检查:心电图示:早搏,T波低平,空腹血糖6.5mmol/L。

中医诊断:1. 心悸　气虚血瘀,热毒扰心证　2. 胸痹

西医诊断:心律失常

处方:

黄芪 45g	麦冬 30g	五味子 9g	元胡 30g
三七粉^{冲服}3g	冰片^{冲服}0.2g	川芎 15g	野葛根 30g
水蛭 6g	半夏 9g	栀子 12g	黄连 12g
青蒿 30g	丹皮 15g	炒枣仁 30g	甘草 6g

7剂,水煎服,日1剂

二诊:服药后,气短有所改善,心前区感麻木,右肋下疼痛,心烦,口干、口渴,乏力,纳眠可,二便调。舌淡红、苔淡黄,脉滑。心电图示:T波低平。

处方:上方加柴胡 15g　元胡 15g　槟榔 9g

7剂,水煎服,日1剂

三诊:胸痛症基本消失,胸闷、气短,晨起明显。心烦减轻,体力尚可,纳眠可,二便调。舌淡红、苔薄白,脉数。查体:心率(HR)95次/分,心肺(-)。

处方:

柴胡 15g	郁金 12g	川芎 15g	当归 15g
杭芍 15g	厚朴 15g	茯苓 15g	苏叶 12g
炒枣仁 30g	丹皮 15g	栀子 12g	丹参 15g
水蛭 6g	黄连 9g	野葛根 30g	甘草 6g

14剂,水煎服,日1剂

四诊:胸闷气短基本消失。心烦减轻。纳眠可,二便调。舌淡红、苔薄白,脉弦。

处方:上方继服7剂,水煎服,日1剂。

2005年3月2日随访,症状消失,心电图正常,已停药,生活、工作正常。

按:中医学中关于"心悸""胸痹"的病因病机有诸多的论述,热扰心神是其中重要的一个方面。如刘完素在《素问玄机原病式·六气为病·火类》说:"故心胸躁动,一谓之怔忡,俗云心松,皆为热也。"李东垣在《兰室秘藏·杂病门》中云:"心神烦乱怔忡,是胸中气乱有热,皆因隔上伏火蒸蒸然不安。"

导师认为冠心病心律失常的病机复杂,其中有两个最为重要,一是气虚血瘀热毒;一是气滞血瘀热毒。气虚血瘀热毒证多系年高久病患者,正气内亏,鼓动无力,心脉瘀阻,蕴积化热,热毒扰乱神明,发为胸痹心悸。治疗多在益气活血的基础上清热解毒。气滞血瘀热毒证多为年轻新病患者,肝气郁滞,疏泄失职,血瘀脉中,蕴积化热,热毒扰乱神明,发为胸痹心悸。治疗多在理气活血的基础上清热解毒。本案一诊时,因患者乏力、脉沉,故辨证为气虚血瘀,热毒扰心,治疗以益气活血,清热解毒,安神定悸为主。二诊时症状虽已缓解,但肋下疼痛、心烦明显,提示患者存肝气郁滞,疏泄失职的现象,故配伍疏肝理气解郁之品治疗。三诊时患者乏力消失,胸闷、气短明显,伴心烦。分析患者系中年病人,病史尚短,虽初诊时存邪伤正气,气虚血瘀现象,但经过治疗,气虚已解,体力恢复,现临床表现应为肝气郁滞,血瘀不行,再加气郁化火,引动心火,心肝火旺,扰乱心神之象,故调整治疗方案,以疏肝解郁,活血化瘀,清热解毒,安神定志为主。四诊时诸证皆减,最终获得痊愈。本案提示了同病异治

的重要性。

(三) 心律失常医案

于某,女,63岁,心律失常,冠心病。

主诉:心悸10年,加重半个月。

现病史:患者1994年出现窦性心动过速,发作渐频繁,2年前开始出现间歇。1996年心电图示冠状动脉供血不足。半个月前劳累后觉心悸,心率可达130余次/分,心律不齐,胸闷,背痛,有紧缩感。纳眠可,二便可。舌体胖大,舌红、苔黄,脉弦。

查体:血压(BP)120/70mmHg,HR80次/分,心肺听诊(-)。

中医诊断:1. 心悸 气虚血瘀,热毒扰心,营卫失和证 2. 胸痹

西医诊断:1. 心律失常 2. 冠心病

处方:

黄芪45g	麦冬30g	五味子6g	元胡30g
冰片^{冲服}0.2g	三七粉^{冲服}3g	川芎15g	当归12g
桂枝12g	白芍12g	黄连12g	青蒿30g
苦参30g	常山6g	玄参15g	炙甘草15g
大枣3枚			

7剂,水煎服,日1剂

二诊:服上药尚可,仍有心悸,劳则加重,背部发凉,背紧缩感,口干口苦,纳眠一般,二便调。舌质淡红,舌体胖大、苔薄黄,脉弦。

处方:上方加附子12g 杭芍15g 木香9g

7剂,水煎服,日1剂

三诊:心悸,背部发凉、背紧缩感减轻,但觉口干舌燥,胃脘胀痛,耳鸣右侧明显。舌黯红、苔黄,脉弦。

处方:

沙参15g	麦冬15g	天花粉15g	桑叶12g
黄连12g	黄芩12g	黄柏12g	紫石英30g
木香9g	槟榔9g	茯苓12g	川芎12g
炒枣仁15g			

7剂,水煎服,日1剂

四诊:诸症明显好转,偶有心慌,背部发紧,纳眠可,二便调。舌淡红、苔薄白,脉弦。

处方:继以初诊方治疗。

12剂,水煎服,日1剂

患者未复诊。2004年5月电话随访示诸症基本消失。

按:本例心悸、胸痹患者辨证为气虚血瘀,热毒扰心,营卫失和证。病人年过半百,阴气自半,元气衰微,再加久病伤正,正气愈亏,偶遇过劳,导致病发。气虚血行不畅,心脉瘀阻,故胸闷,有紧缩感。气虚水谷不化,湿浊内盛,蕴积化热,酿生热毒,扰乱神明,故心悸不安。气虚卫弱,营卫失和,腠理失养,故背痛,有紧缩感。治宜益气活血,清热解毒,调和营卫,方选黄芪二号方加减。丁老师所创的黄芪二号方,由黄芪、麦冬、五味子、元胡、三七粉、黄连、

苦参、青蒿、常山、炙甘草组成，具有益气活血、清热解毒之效，是治疗冠心病心律失常气虚血瘀、湿热蕴积成毒的代表方剂。因热毒的成因是湿热蕴蒸，故清热解毒治疗时选择黄连、苦参、青蒿、常山清热祛湿解毒。本案益气活血，清热解毒之治，体现了这一学术思想。

本案的另一特色是背痛、紧缩，用桂枝、白芍调和营卫。关于营卫，《灵枢·邪客》与《灵枢·本脏》云："荣气者，泌其津液，注之于脉，化以为血，以荣四末，内注五脏六腑"；"卫气者，所以温分肉，充皮肤，肥腠理，司开合者也"。若营卫不和，如《素问·逆调论》所说："营气虚则不仁，卫气虚则不用，营卫俱虚则不仁不用。卫气不得泄越故外越"。张仲景非常重视营卫二气的功能，他在《伤寒论》中，用营卫统言人体气血阴阳。对于营卫的病理，如卫强营郁、卫强营弱、卫弱营和、营卫俱弱等，仲景也论述颇多，如《伤寒论》第387条："吐利止，而身痛不休者，当消息和解其外，宜桂枝汤小和之"，此乃营卫俱弱之证。仲景指出气虚生化不足，营卫不振，气血津液不濡筋脉，可导致身体疼痛，治疗以桂枝汤调和营卫，无论外感内伤，皆可用之。丁老师效仲景之意，对于冠心病所致的肩背肢体疼痛、麻木、酸胀不适等，常以桂枝汤调和营卫，收效甚著。

本案一诊便已见效，二诊见患者背部发凉，背紧缩感，辨证为卫阳失其温煦之性，效仿《伤寒论》桂枝加附子汤，加附子12g以温经解肌，但附子辛燥大热，虽温经解肌，但亦助长热毒之势，且伤津液，故三诊调整治疗方案，以清热养阴为主。四诊再度改为一诊时的治疗方案，终获良效。

🌀（四）冠心病病案

徐某，男，72岁，冠状动脉支架植入术（PCI）后，高血压病，糖尿病。

主诉：反复胸痛9年。

现病史：患者9年前因胸痛于当地某医院住院，诊为冠心病心绞痛，后发现心脏后壁心肌梗死，持续服用欣康，拜阿司匹林，倍他乐克，波利维，舒降之，雅施达。2007年3月症状加重，于当地某三甲医院放置支架5个，9月份症状反复又放入支架5个。现活动后胸闷，气短，下肢浮肿，无胸痛、心慌、乏力，纳眠可，二便调。舌黯红、苔黄，脉弦。既往患高血压病30年、糖尿病10年。查体：BP 140/85mmHg，HR75次/分，心音有力，瓣膜杂音（-），A2>P2。心动图示：大致正常。

中医诊断：1. 胸痹　气虚血瘀证　2. 消渴

西医诊断：1. 冠心病　PCI术后　2. 高血压病　3. 2型糖尿病

处方：黄芪 30g	麦冬 30g	五味子 12g	元胡 30g
三七粉冲服3g	冰片冲服0.2g	川芎 15g	野葛根 30g
水蛭 6g	炙甘草 6g	泽泻 30g	茯苓 30g
连翘 15g	半枝莲 15g	钩藤后入45g	羚羊角粉冲服1g
黄连 12g	生地 15g		

7剂，水煎服，日1剂

二诊：服药稍好转，胸部憋闷下肢浮肿稍减轻，视物模糊，皮肤瘙痒，纳眠可，二便调。舌黯红、苔黄，脉弦。

处方：上方加枸杞 15g　　　菊花 15g　　　　白鲜皮 15g　　　　防风 9g

12 剂，水煎服，日 1 剂

三诊：服药稍好转，胸部憋闷，下肢浮肿稍减轻，面部浮肿，仍视物模糊，皮肤瘙痒。纳眠可，二便调。舌黯红、苔厚腻，有瘀斑，脉弦。眼科检查发现泪囊堵塞。

处方：黄芪 30g　　　　　麦冬 30g　　　　　五味子 12g　　　元胡 30g

三七粉^{冲服}3g　　　冰片^{冲服}0.2g　　　川芎 15g　　　　野葛根 30g

水蛭 6g　　　　　　炙甘草 6g　　　　　瓜蒌 15g　　　　黄连 12g

泽泻 15g　　　　　茯苓 15g　　　　　冬瓜皮 30g　　　大腹皮 15g

钩藤^{后入}45g

21 剂，水煎服，日 1 剂

四诊：服药后减轻，仍憋闷，浮肿，视物模糊，皮肤瘙痒，症状同前，纳眠可，二便调。舌红、苔腻，脉沉弦。

处方：黄芪 30g　　　　　生地 15g　　　　　黄连 12g　　　　泽泻 30g

决明子 15g　　　　制首乌 15g　　　　山楂 15g　　　　丹参 15g

川芎 12g　　　　　水蛭 6g　　　　　　桂枝 9g　　　　　茯苓 30g

白术 12g　　　　　猪苓 15g　　　　　冬瓜皮 30g　　　白鲜皮 15g

人参 15g

14 剂，水煎服，日 1 剂

患者未再复诊，随访诸症减轻。

按：本案患者曾两次行冠状动脉支架置入术，共置入 10 个支架，在临床上是比较罕见的。患者年过半百，阴气自半，元气衰微，阴津虚乏。气虚血行不畅，心脉瘀阻而见反复胸痛、胸闷；脉络瘀阻，血瘀化热，热为火之渐，火为热之极，毒为火之聚，火热之邪蕴蓄不解而成热毒。水不自行，赖气以动，气虚推动无力，或血瘀、热毒阻滞，水液停聚，均可致水停为湿，而见肢体浮肿；肝阳上亢，热毒蕴结，而见高血压，气虚则气短。就本案而言痰瘀毒邪是关键。瘀毒，痰浊、瘀血胶结，阻碍气机，致气的升降出入失常，气机郁滞则加重痰浊、瘀血，形成恶性循环。痰浊、瘀血伏于体内，不能及时排出体内，蕴积不解，即成为毒。治宜益气养阴，活血利水解毒。

冠心病介入后虽然血管暂时畅通，但是由于体内的痰浊、瘀血没有从根本上清除，加之血管内植入异物后，更阻滞了血脉中气机的运行。丁老师常常治疗支架置入术后患者，有的置入支架后心电图未有大的好转，有的心电图恢复正常但胸闷胸痛等症状仍持续存在，还有的置入支架后很快发现再狭窄。丁老师在辨证中常常辨为"热毒"。因为这类患者往往反复发作，病程较长，病势缠绵，符合热毒证的辨证特点。本病早期以实证为主，多因痰浊内盛，气滞血瘀为主，后逐渐累及五脏、阴阳，形成虚实夹杂的证候。治宜益气养阴，活血利水解毒。全方结构紧凑，是益气养阴、活血利水解毒的代表方剂。

导师倡冠心病气虚血瘀学说，认为益气活血是冠心病贯穿始终的治疗原则，并以此为治则创黄芪一号方。本例患者并无明显的乏力、胸闷胸痛症状，但冠心病病史确凿，并且是PCI 术后病人。辨证分析患者心有痼疾，心气暗耗，存鼓动无力，血运不畅，心脉瘀阻的病理机制。虽患者头晕、纳呆、舌红苔黄等症状系脾胃气虚,运化失健,湿浊不化,聚而成痰,痰浊留滞,蕴积化热,上犯清窍所致,但不能忽视气虚血瘀的根本病机。本例患者痰浊内蕴,胶结不化,蕴积化热为致病之标,气虚血瘀为致病之本。故治以豁痰清热,益气活血,其中豁痰清热为治标,益气活血为治本。拟方以黄芪一号方加豁痰清热之品治疗。本案祛痰采用了多种方案,既用健脾化湿的白术,又用利水渗湿的泽泻,既用化痰散结之瓜蒌,又用搜风通络祛痰之僵蚕、地龙,这是因为患者病程较长达两个月,顽痰胶结难化之故。在上述祛痰药中,泽泻、瓜蒌、地龙皆具有清热作用,配伍苦寒之黄连清热燥湿,可使痰热豁然而解,故曰豁痰清热。益气活血采用丁老师所创之黄芪一号方,方中效生脉散之意,以大剂量黄芪取代人参,配伍麦冬、五味子共奏益气生脉之效,并配伍元胡、川芎、三七粉、冰片、葛根等活血通络之品。一诊治疗后,纳呆消失,头晕减轻,痰热上犯虽减,但舌象提示清热之力不足,故加清热泻火、荡涤积热之栀子。二诊疗效显著,继续守方治疗,达痊愈。本案特点为既注重豁痰清热治病之标,又不忽视益气活血治病之本,且豁痰清热采用多种途径。

（五）高血压病病案

宋某,男,48 岁,高血压病,冠心病。

主诉:阵发胸闷半个月。

现病史:5 年前查体发现血压升高,常常头晕头胀。150/95mmHg,用复方降压片维持,血压平稳。3 年前因情绪激动血压升高,出现胸痛胸闷,当时心电图示:冠状动脉供血不足,服鲁南欣康、阿司匹林等好转。1 周前无明显诱因,患者又觉头晕,胸闷,胸痛,劳力诸症加重,服鲁南欣康效果一般,眠差,纳可,二便调。舌红、苔黄,脉弦滑。既往史:烟酒,无高血脂病史,无糖尿病史。

查体:BP160/95mmHg。HR80 次 / 分,律齐,心音有力,A2>P2,瓣膜杂音（–),肺听诊（–),下肢无浮肿。心电图示:V4-V6 ST 段下移 1mm。

中医诊断:1. 眩晕　肝火上扰证　2. 胸痹

西医诊断:1. 高血压病　2. 冠心病

处方:钩藤方加减

钩藤[后下]30g	黄芩 15g	黄连 9g	冰片[冲服]0.3g
泽泻 20g	当归 15g	女贞子 15g	栀子 12g
川芎 15g	豨莶草 18g	野葛根 30g	三七粉[冲服]3g
酸枣仁 30g			

14 剂,水煎服,日 1 剂

二诊:乏力症状明显好转,胸闷减轻,纳眠可,大便 3~4 日一行,质可,小便调。

处方:上方加杏仁 9g　厚朴 15g　茯苓 15g　甘草 6g

14 剂,水煎服,日 1 剂

三诊:诸症见轻,仍偶感胸闷,偶乏力,纳眠可,大便日 3~4 次,质可,小便调。

处方:上方加补骨脂 15g　诃子 12g　肉桂 6g

14 剂,水煎服,日 1 剂

四诊:上午九点左右仍有胸闷,乏力感,嗝气,偶有胸部堵塞感,纳眠可,大便不尽感减轻,小便调。

处方:

黄连 12g	黄芪 45g	生地 15g	泽泻 15g
青蒿 15g	苦参 12g	丹参 15g	川芎 12g
野葛根 15g	麦冬 30g	五味子 9g	炙甘草 15g

14 剂,水煎服,日 1 剂

按:高血压是冠心病的重要危险因素之一。高血压多归为"眩晕,头痛"一证,其病因病机概括为"风、火、痰、瘀、虚",目前研究较多。如初期多因将息失宜,心肝火旺,热机生风,冲逆巅顶,上蒙清窍,而发眩晕头痛,随着病情发展,风、火、痰、瘀、虚诸证蜂起,虚实夹杂,火热痰瘀胶结难解,浸淫血脉,损及脏腑及脉络,造成多种并发症。患者年过中年,将息失宜,情志恼怒,肝火上炎,痰热内扰,上扰清阳发为头胀头晕。上扰胸阳发为胸痹心痛。病发多年,虚实夹杂,火热痰瘀胶结难解,浸淫血脉,损及脏腑及脉络。舌红苔黄,脉弦滑为痰热内扰之象。故以平肝泻火,清热化痰,活血化瘀为治。拟方钩藤方加减治疗。此案多年高血压,导致冠心病胸痛胸闷。对此常用钩藤、黄芩、豨莶草、栀子、葛根等药物,可平肝泻火解毒,既对血压有下降作用,改善临床症状,又对并发症有一定的治疗和预防作用。本案配伍活血化瘀药物,如三七粉等。既可治疗冠心病,也有较强的降血压作用。另外随证加减瓜蒌、元胡,以开胸顺气,活血止痛,治疗胸闷、胸痛取得了良好效果。丁老师治疗高血压时尤其推崇钩藤这味药物,认为其清热解毒,平肝降压,唯有一点,钩藤一药入煎剂时需要后下,即煎煮第一遍完成前 5 分钟入煎,过度煎煮会使钩藤的作用减弱。用量一般以 30~45g 为宜。

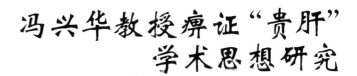

冯兴华教授痹证"贵肝"
学术思想研究

传承博士后：宋竖旗

一、传承导师及传承博士后简介

冯兴华

冯兴华，男，1945年9月出生，汉族，中国中医科学院广安门医院首席专家、主任医师、博士生导师、博士后导师。

历任第四批全国名老中医药专家学术经验继承人导师，国家重点学科（中医风湿病）学术带头人，培养硕、博士、博士后及全国多省市高徒40多人，建有全国著名老中医冯兴华名医工作站。历任中华中医药学会风湿病专业委员会副主委、顾问，北京中医药学会风湿病专业委员会副主任委员、顾问、国家药品监督管理局中药新药审评专家、北京市药品监督管理局新药审评委员会委员、《北京中医》杂志常务编委、顾问，《药物不良反应》杂志编委。

从医已50周年，从事风湿病临床与研究40余年。长期致力于医疗、教学、科研工作。尤擅类风湿关节炎、强直性脊柱炎、系统性红斑狼疮、干燥综合征、硬皮病、皮肌炎、骨关节炎、痛风等多种风湿性疾病和内科杂病的中医治疗。在总结前人经验和传统中医理论的基础上，结合自己的临床实践，中西医结合，因人因病施治，冯兴华教授重视中医经典学习，熔各家学说于一炉，临证经验丰富，创立"治痹十法"，提出"痹病从肝论治"。提出类风湿关节炎强调"祛邪为基本治法"；强直性脊柱炎"肾督亏虚为本，寒湿、湿热为标，瘀血贯穿始终"；系统性红斑狼疮提出"清热凉血解毒以治标，补益气血肝肾以治本"基本治法；干燥综合征"辨五脏虚实"等重要学术观点。形成了自身独特的痹证学术思想体系。主持多项国家级及省部级课题，获省部级科学技术奖3项、中国中医科学院科学技术奖2项，获中国中西医结合学会"第二届中西医结合贡献奖"。

主编《中医内科临床手册》；任《实用中医风湿病学》等著作副主编、参编《中国大百科全书·传统医学卷》《中医证候鉴别诊断》《风湿病学》《中国基本中成药》等著作。发表论文60余篇。

宋竖旗

传承博士后宋竖旗，男，1977年10月出生，汉族，中国中医科学院广安门医院副主任医师，医学博士，北京市第四批名老中医张亚强主任医师学术继承人。现任中国医师学会中西医结合分会泌尿外科专家委员会委员兼秘书、中国中西医结合学会泌尿外科专业委员会青年委员、中国中医药信息促进会心身专业委员会常委兼副秘书长、中华中医药学会男科分会青年委员。临床擅长中西医结合治疗前列腺疾病、尿石病、泌尿系肿瘤、男科疾病。现已发表学术论文 40 余篇,参编学术专著 4 部,主持或参与国家级、省部级课题 10 余项。

二、导师学术思想与学术特色

冯老师从事中医临床 50 年,先后任中华中医药学会风湿病专业委员会委员,北京中医药学会风湿病专业委员会副主任委员,国家食品药品监督管理局中药新药审评专家。主持或参与国家级、省部级科研项目 10 余项,临床尤其擅长风湿病的中西医结合治疗及各种内科杂症的中医治疗。

❦(一)冯兴华教授学术思想

1. 法天人相应,重调理气机

在《黄帝内经》一系列的理论体系中,天人相应的理论是中医的核心理论之一,贯穿《黄帝内经》的始终。天人相应,是地球的自然环境产生了人类,人类仰赖地球的环境而生存,所以自然环境的异常变化是发生疾病的重要原因,因此养生、治病都要考虑到人与自然的关系,要考虑四时阴阳对人体生理病理的影响。考虑气候对人体的影响,冯老师治疗感冒发热,非一概使用银翘散。有一年,冯老师家人患感冒,皆表现恶寒发热,身体疼痛,舌苔白厚,辨证外感风寒夹湿,用九味羌活汤治疗,很快热退身凉,诸症皆释。邻居发热数日,中西医药用之均无效,余将所剩一剂九味羌活汤送给邻居,服后即愈。在养生方面,冯师尤为推崇《素问·四气调神论》,该论强调养生要顺应四时,其中的道理逐步被现代科学所证实。

在《黄帝内经》中特别重视情志异常变化是发病的另一重要的原因。在《素问·举痛论》提出:"百病皆生于气"的理论。《素问·疏五过论》说:"凡未诊病者,必问尝贵后贱,虽不中邪,病从内生,名曰脱营;尝富后贫,名曰失精;五气留连,病有所并,"即要求医生治疗疾病前要了解患者的社会地位、生活水平的变化,因为社会地位、生活水平对人的情志情绪是有实实在在的影响的。《黄帝内经》的这些理论可以说是西医学模式的肇源。基于此,冯师在总结以往的临床经验基础上,提出"痹证从肝论治"的理论。

《素问·著至教论》在总结"医之道"时指出:"道上知天文,下知地理,中知人事,可以长久,以教众庶,亦不疑殆,医道论篇,可传后世,可以为宝。"用现代的语言来讲就是说,作为医生要了解天文气候,地理环境,社会和心理活动对人体的影响。

冯师强调,中医理论是中医的特色之一,没有中医理论,中医也就不存在了,否定中医理论就是否定中医,继承中医首先就要继承中医的理论。中医如不研究中医理论,不能用中医理论指导理论,就不可能成为名医,精深的理论是做好中医师的基本条件。

2. 不拘门户之见,熔各家学说与一炉

《黄帝内经》奠定了中医学的理论基础,历代医家在《黄帝内经》基本理论的基础上,依据本时代的气候地理环境,临床多发病,结合自己的经验体会形成自己的学术特点和理论体

系。如汉代张仲景《伤寒论》治疗外感热病的六经辨证,金元四大家的理论,明代吴又可治疗瘟疫的理论,清代在温热病的治疗方面,吴鞠通提出三焦辨证的理论,叶天士提出卫气营血的辨证理论等,这些组成、并完善了中医理论体系。学习中医药须学习各家学说,汲取各家之长,不能"终始顺旧,各承家技"。冯师除了学习四部经典著作之外,还经常涉猎古代著名医家的名著,在学习古代医家名著过程中,拓宽了视野。

在学习各家学说的同时,重视其代表性方剂的学习,代表性方剂是各位医家学术思想的具体体现,代表了一种治法,增加了治病的方法和手段。临床中冯师常用的各家代表方剂治疗临床疾病:常用张元素《医学启源》所创的当归拈痛汤治疗类风湿关节炎;用李东垣《兰室秘藏》中的滋肾通关丸治疗癃闭和淋证;用程钟龄《医学心悟》中的神术散治疗糜烂性胃炎;用陈士铎《辨证录》的清肠饮治疗阑尾炎,用王清任《医林改错》中的血府逐瘀汤治疗呃逆不止、失眠;用余师愚《疫疹一得》中的清瘟败毒饮治疗急性痛风性关节炎,用《医宗金鉴》止痛如神汤治疗痔疮疼痛等,在临床上都取得了非常好的疗效。

路志正、焦树德、朱良春、谢海洲、王为兰等老中医是现代中医治疗风湿病的大师,是中医治疗现代风湿病的开拓者。他们在治疗风湿病方面有各自的经验,冯师在治疗风湿病的临床实践中经常参考这些老中医的经验,用来提高治疗风湿病的水平。

3. 与时俱进,衷中参西

冯师认为,中西医有着不同的理论体系,治疗疾病方法不同,有着各自的优势与特点,谁也替代不了谁。学习中医同时也要学好西医,要了解西医学的进展,利用中医的思维来分析西医疾病的病因病机,用中医药的治疗方法来治疗这些疾病。在临床上治病时,冯师总是采用中西医结合的方法。他认为,中西医结合可在几个不同的层面进行,如采用西医辨病,中医辨证,探索中医治疗这些疾病的中医证候转化规律和有效的治疗方药。

中西医结合也要解西医疾病的病理变化及实验室检查结果,依据疾病病理特点及实验室检查结果,进行中医辨证。如在类风湿关节炎急性期,由于滑膜的炎症可以使患者关节腔的积液,在临床上表现出关节肿胀,而中医理论有"热胜则肿"的理论,中药治疗可用清热利湿的方法。随着病情的发展,关节的滑膜内层细胞不断增生肥厚、血管翳的产生,临床表现为关节的持续肿胀,按之如泥,此时治疗是非单独使用清热利湿所能解决的,中医认为是痰瘀互结所致,治疗需药配合化痰、祛瘀、散结的治疗方法。

有些疾病在疾病的某些阶段需要中西医结合治疗,合理的中西医结合治疗,取长补短,可以提高临床疗效。掌握必要西医知识是现代中医不可缺少的,是中医学发展到现阶段的必然,中医学习西医是为发展中医所用,而不是西化,要以"中学为体,西学为用。"

依据西医疾病的病因病理使用中药治疗有一定的道理,也有一定的疗效,但这仅是一种方法和思路,不是中医治疗的全部内容。如仅仅依据西医的病因病理用药,势必走向废医存药的歧途。因此,所有的中医师不能忘记中医的整体观和辨证论治。

(二)冯兴华教授学术特色

1. 痹证从肝论治

痹证的病因非独外感风寒湿热,亦可因肝气郁结所致,在以往临床经验的基础上,冯师提出"痹证从肝论治"的学术思想。他认为,肝主疏泄,调理气机,气为血之帅,肝气郁结,气机不利,血行不畅;或肝气郁结,阳气失于敷布;可以出现肢体关节肌肉疼痛等症。肝主藏血、主筋,肝血不足,筋失所养亦可致肢体关节肌肉疼痛。在许多风湿性疾病中有不同程度的抑郁症的临床表现,因此在这些疾病的治疗过程中可以配合疏肝解郁法治疗。故风湿病有肝郁证者用丹栀逍遥散治疗可以获得良效。

疏肝解郁方法,可用于类风湿关节炎、系统性红斑狼疮、干燥综合征等疾病合并抑郁临床表现者,能提高其他抗风湿药的疗效。还可以用于纤维肌痛综合征、雷诺症、不安腿、"产后关节痛"、"关节风湿症"等。

2. 祛邪为主治疗类风湿

关节肿是类风湿关节炎的基本临床表现,类风湿关节炎关节肿胀是由风、寒、湿、热、痰、瘀等邪气阻于关节所致,或因外感风、寒、湿、热之邪,或因"内生五邪",或因疾病过程中的病产生"痰、瘀",成为继发的病因,如无内外诸邪侵袭关节,便不会出现关节的肿胀。由此可见,邪气阻于关节是类风湿关节炎发生肿胀的基本原因。因此,冯师认为祛邪法是治疗类风湿关节炎的基本治法。

当然,类风湿关节炎其病机确有正虚的一面,其正气虚,或因患者素体虚弱;或邪气久稽,耗伤正气;或长期用药,损伤正气;或情志失调,正气暗耗等,正气的虚弱对疾病的恢复是非常不利的,往往使疾病缠绵不愈,治疗类风湿关节炎在疾病过程中使用扶正的治法,不是为扶正而扶正,扶正的目的是为了祛邪,即所谓"扶正祛邪"法。

3. 强直性脊柱炎治疗以补肾为主,活血贯穿始终,临证勿忘调肝

强直性脊柱炎(AS)发病部位主要是腰骶部和脊背部,两者皆属于肾。肾为先天之本,藏精主骨生髓。肾精充实,则骨髓生化有源,骨壮脊坚;肾精亏虚,则骨髓生化乏源,阳气不能温煦,阴精失于濡养,故腰背疼痛。AS患者先天禀赋不足,肾精亏虚,督脉失养,故肾虚为其本。"至虚之处,必是留邪之所",风寒湿热之邪乘虚内袭,内外合邪,邪气内盛,正气为邪气所阻,不得宣行,因而留滞督脉,则使肾督亏虚之证加重,影响筋骨的荣养濡泽而致脊柱伛偻。

《素问·痹论》说:"风寒湿三气杂至,合而为痹",《素问·生气通天论》说:"阳气者,精则养神,柔则养筋。开阖不得,寒气从之,乃生大偻"。AS患者有腰膝冷痛,畏恶风寒者,亦有外周关节红肿热痛,舌红,苔黄厚者,AS寒湿、湿热痹阻为标。强直性脊柱炎的患者多有脊柱的夜间疼痛、晨僵,这证实了血瘀证的存在。由此,冯师提出,强直性脊柱炎的基本病机是肾虚为本,寒湿、湿热、瘀血为标。血瘀贯穿AS发展的始终。

强直性脊柱炎的治疗勿忘调肝。AS被称为"不死的癌症",给患者精神上造成很大的压力,以致肝气郁结,脾虚失运。此时仅仅治疗原发病疗效往往有限,需在这些疾病的基础治疗上加疏肝健脾的方药才能收效,临床选用逍遥散,脾湿重见纳呆、脘腹胀满者合平胃散治疗。AS在疾病过程中常常见到目赤肿痛的症状,西医诊断突然红肿疼痛,虹膜睫状体炎、急性结膜炎、急性软骨炎,患者耳郭红肿疼痛,"肝开窍于目",耳郭为肝胆经脉所过之处,中医辨证为肝胆湿热,治以清肝泻火,除湿消肿。

4. 系统性红斑性狼疮治以热毒炽盛为标,脾肾不足为本,病程日久要滋补肝肾

在系统性红斑性狼疮(SLE)治疗方面,虽然西药起到主导地位,但中西医结合治疗可以

减少糖皮质激素的用量和减少其副作用,有助改善症状,促进病情缓解。该病病机以热毒炽盛为标,脾肾不足为本,治疗当"急则治其标,缓则治其本"。SLE可分为四种常见证候,分别为热毒炽盛证、阳虚水泛证、阴虚内热证和脾肾气虚证。热毒炽盛证多以清热解毒、凉血活血为主;阳虚水泛证多以温阳利水为主;阴虚内热证多以补益肝肾之阴为主;脾肾气虚证多以补益脾肾为主。需强调的是,SLE临床表现多种多样,故临床上应该秉承"辨证论治"的原则,因人施治,不必拘泥。

系统性红斑狼疮多见于中青年妇女,这与妇女的生理特点有关,女性以精血为本,精血不足,肝肾阴虚是该病之本,当这些疾病出现上述证候时则需补益肝肾。

5. 干燥综合征治以养阴益气,清燥祛瘀,滋补肝肾

干燥综合征(pSS)的病因病机可归纳为:素体阴血不足,感受燥热毒邪,燥热伤阴耗气,阴虚虚火内生,瘀血痰浊互阻,累及脏腑经络。中医认为五脏主五液,pSS与五脏相关,脾开窍于口,涎为脾之液;唾为肾之液,唾液为脾肾所化生,脾肾阴精不足,必致生化唾液减少,而为口干;肝开窍于目,泪为肝之液,在液为泪,肝精不足,而致泪液不能生化,而见眼干;肺开窍于鼻,涕为肺之液,心肺居上焦,心在液为汗,肺在液为涕,"肺主皮毛",开窍于鼻,心肺阴气不足,鼻窍皮毛失养,而见鼻腔、皮肤干燥、瘙痒。

治疗pSS症状,冯师法取益气养阴,清燥祛瘀。养阴有养胃阴、养肺阴、养肝阴、滋肾阴之别;益气有益胃气、补肺气、补肾气之分;清燥有清胃、清肺、清肝、降火不同;化瘀需兼通络、散结。治疗口干,冯师常用自拟方加味玄麦甘桔汤(玄参、麦冬、桔梗、金银花、连翘等);治疗眼干,冯师常用自拟清肝养血汤(菊花、黄芩、当归、白芍、石斛、枸杞子等)。pSS临床表现极为复杂,如累及血液系统,表现白细胞、血小板减少;累及消化系统出现继发胆汁淤积型肝硬化等,则要随证治之。

干燥综合征眼干日久,眼睛干涩无泪。肝开窍于目,干燥综合征日久肝阴暗耗,下汲肾水,一定要重视滋补肝肾,在用养肝阴的同时需补益肾水,法取滋水涵木。

三、学 术 访 谈

(一) 五脏何以"贵肝"

问:冯老师,《素问·举痛论》曰"百病生于气也",如何理解?

答:《素问·举痛论》言"百病生于气也,怒则气上,喜则气缓,悲则气消,恐则气下……惊则气乱……思则气结。"这里的气就是指气机。它强调疾病的发生责之为七情内伤,情志失调可导致人体气机的异常变化,影响气的正常升降出入,最终导致各种疾病的发生。

《灵枢·百病始生》曰:"猝然外中于寒,若内伤于忧怒,则气上逆,气上逆则六输不通……着而不去,而积成矣。"《素问·举痛论》说:"怒则气逆,甚则呕血及飧泄。"《素问·阴阳应象大论》中指出:"怒伤肝",强调情志过激可伤及相应脏腑,大怒最易伤肝。"怒则气上"指过怒导致肝气疏泄太过,气机上逆,甚则血随气逆,并走于上的病机变化。《黄帝内经》涉及"怒"者达47篇,共计93个词条。怒为肝志,为五志之首,在七情致病因素中具有特殊地位。肝在志为怒,肝主疏泄,肝气疏泄功能,对各脏腑经络之气升降出入运动的协调平衡,起着重要的调节作用,对维持全身脏腑、经络、形体、官窍等功能活动的有序进行,也是一个重要的条件。

问:冯老师在读经典、勤临床基础上,逐渐形成了痹证"贵肝"的学术特色。"贵肝"即五脏之中"肝"为贵,您如何理解?

答:"痹证贵肝"指"肝"在痹证治疗中的重要作用。《素问·阴阳类论》曰:"春甲乙青,中主肝,治七十二日,是脉乏主时,臣以其脏为最贵。"这里的"是脉"指肝之脉,揭示了五脏贵肝的思想,其因有五:①肝气通于春,主一身生升之机,能启迪诸脏气,并司其升降出入之活动。②肝胆与脾胃同处中焦,共"主泅""以生血气",为诸脏腑之化源。③肝胆居中焦,为三焦气机升降出入之枢纽,对血液之运行有枢调作用,对人的生命活动亦起着重要作用。④《黄帝内经》云:"得神者昌,失神者亡。"神本于血(精)而动之以气,肝为气血之枢,故神气亦赖以治乱。⑤肝合胆,《素问·六节脏象论》云:"凡十一脏取决于胆也。"因而肝(胆)对诸脏腑有着重要的决断作用。由此看出,五脏之中,"肝为贵"。

问:《黄帝内经素问·痹论》指出:"风寒湿三气杂至,合而为痹",而老师在临床中提出"痹证从肝论治",突破了《黄帝内经》外感风寒湿之说,何为"痹证从肝论治"?

答:早在《黄帝内经素问·痹论》中指出:"风寒湿三气杂至,合而为痹",认为痹证是由风、寒、湿邪气夹杂所致。《黄帝内经》之后,历代医家多遵循《黄帝内经》外感风寒湿之说。随着时代变迁,环境变化,人们饮食结构不同,对疾病病因的认识逐渐加深。事实上痹证的病因非独为外感风、寒、湿、热邪气所致,痹证的病因亦可因内伤七情,饮食失节或其他疾病发展而形成。情志失调,肝气郁结,疏泄失常是常见的导致痹证的病因,因此我提出痹证当"从肝论治"。

问:古代医家有无相关的论述?

答:当然有。其实在古代医家也已认识到,某些痹证发病是非因感受外邪所致。《素问·痹论》中曾提到"痹聚在肺,淫气忧思"《中藏经》记载"气痹者,愁思喜怒过多,则气结于上……宜节忧思以养气,慎喜怒以全真,最为良矣",明·李梴《医学入门》说:"周身掣痛麻者,谓之周痹,乃肝气不行也。"清·罗美在《内经博义》说:"凡七情过用,则亦能伤脏气而为痹,不必三气入合于其合也",亦说"肝痹者,肝气郁而血不荣筋之症也"。

问:有无相关的医案记载?

答:据我了解的信息,至少清代有五位医家记载了相关的医案。下面就特举一例,傅山《傅青主男科·腰腿肩臂手足疼痛门》有一医案记载,"满身皆痛,手足心腹一身皆痛,将治乎手?治足乎?治肝为主,盖肝气一舒,诸痛自愈,不可头痛救头,足痛救足也。方用柴胡一钱,甘草一钱,陈皮一钱,栀子一钱,白芍五钱,薏仁五钱,茯苓五钱,当归二钱,苍术二钱,水煎服。此逍遥散之变化也,疏肝而又去湿、去火,治一经而诸经无不愈也。这是气痹从肝论治的典型医案。"气痹者,愁思喜怒过多,则所结于上。"本病多因情志失调,忧思郁怒使肝失条达,肝气郁结,气机不畅,血行受阻而致周身疼痛而发病。本病常见周身手足皆痛,并伴焦虑、疲乏、寐差、头痛诸症,不能单治手足,亦不能独治腰背,治疗痹证的常用方法如祛风散寒除湿、舒经通络等治疗难获良效。通过辨证多属肝气郁结,气血不畅。治疗以疏肝解郁,调和气血为法,治肝为主,盖肝气一舒,气行血畅,气滞血瘀得解而诸症渐除。

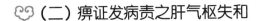

（二）痹证发病责之肝气枢失和

问：老师，从三焦理论讲"肝"属下焦，但又有"肝为气枢"的说法，这如何理解？

答：这要从空间位置和脏腑功能两个方面分析：①空间位置而言：人体五脏的生理功能特点与其所处的空间位置密切相关。人体可分上、中、下焦，肝（胆）既为三焦气机升降出入之枢纽，就必然处于中焦这个枢纽之地。《医贯》云："膈膜之下有肝……膈膜下有胃……其左有脾，与胃同膜。"肝胆居胁部偏右，左与脾胃相邻，肝胆与脾胃同处中焦。肝胆化生胆汁，与中焦脾胃共同完成食物的消化、吸收和转输，体现了中焦"主枢"的功能。从诊法而言，寸口脉诊，肝胆居于左手关部，脾胃则应于右手关部，两脉均在中焦诊部。而舌诊也将肝胆置于中焦位置。因此，从空间位置而言肝处中焦，中焦乃气机上下内外通达之枢纽，肝（胆）之气在中焦运动对这个"枢纽"起关键性作用。②脏腑功能而言：疏泄即疏畅发泄枢调气机之意。周学海云："凡脏腑十二经之气化，皆必借肝胆之气以鼓舞之，始能调畅而不病。"所以，虽云中焦脾胃为气机之枢，但脾胃之气的运动却赖于肝（胆）之气的疏泄。因此，若论气之枢实质上以肝（胆）为主导。

总之，不论从空间位置，还是从功能而言，"肝"对人体气机上下升降、内外出入都起着重要的枢纽作用，所以"肝为气枢"的说法有道理。

问："肝为气枢"，对三焦气机及脏腑功能有什么作用？

答：三焦为诸气运行之道路，中焦为其要冲，是承上启下之枢纽。肺主气，居上焦，所主之气赖于肝之枢调而得以正常宣降。若肝气郁滞，气枢不和，则肺气不利。心位上焦，主血而藏神。血的正常运行有赖于气的推动；气的正常宣达有赖于气枢的调畅。若肝气郁滞，气枢失和，则宗气不畅。脾胃处中焦，主运化水谷精微，但必借肝气以枢调之。只有肝气和顺，气枢常运，脾胃升降方得调和不病，共成"中焦如沤"之功。若肝气不和，气枢失常，则可直接影响脾胃之运化。肾居下焦，主水。水虽赖于肾阳的蒸化，但与肝气之枢达亦不无关系。若肝气不畅，气枢失调，影响肾的蒸腾气化功能，致水液代谢失常。因此，肝对三焦气机起着重大的枢调作用，肺之宣降、心之主血、脾之运化、肾之气化，无不赖于肝气之枢转，气机之调畅。

问：肝主疏泄中包涵"肝主情志"，情志调畅与肝主气枢的关系如何？

答：肝主情志，情志以血（精）为本，以气为用，其活动均借气的推动。肝为气枢，又藏血液，故必对情志、神志者有着枢调作用。杨上善云："肝脏……主守神气出入，通塞悲乐。"即强调了肝气对情志、神志的枢调作用。若肝（胆）气枢失和，则常会出现惊、狂、癫、郁等情志失常疾病。因此，情志调畅与肝主气枢密切相关。

问：痹证发病是否因"肝气枢失和"？

答：答案是肯定的。痹证的病因从《黄帝内经》起认为痹证是由于人体同时感受外界的风、寒、湿邪气所致。自此之后，历代医家多崇尚痹证发病因外感风寒湿之说。随着时代的变迁，环境的变化，对痹证病因认识逐渐加深。我在多年临床工作中发现，许多痹证患者，除了有关节疼痛、肿胀、变形等症状外，多伴有精神抑郁、焦虑、自卑感、恐惧、心烦易怒、睡眠障碍等肝气疏泄失职的表现。因此，伴随现代社会生活节奏逐渐加快，人们生存压力加大；痹证多为慢性,病程较长,迁延难愈,往往给病人造成严重的心理负担和精神压力。外界环境、七情内扰,气机失调,"肝"气枢失和,而发为痹证,辨证当属肝郁气痹,治疗上强调痹证当从肝论治。

（三）痹证"贵肝"的理论基础和临床表现

问:痹证"贵肝"的理论基础是什么?

答:痹证"贵肝"或者讲"痹证从肝论治"的理论基础包括以下两个方面:①肝主疏泄,调理气血。肝主疏泄,是指肝气具有疏通、畅达全身气机,进而促进气血的运行输布。肝气的疏泄作用,调畅全身气机,使脏腑经络之气的运行通畅无阻。机体脏腑、经络、形体、官窍的功能活动,全赖于气的升降出入运动。由于肝气的生理特点是主升、主动,这对于全身气机的疏通、畅达,是一个重要的因素。同时,血液的运行和输布代谢,有赖于气机的调畅。肝的疏泄功能,能调畅气机,使全身脏腑经络之气的运行畅达有序。气能运血,气行则血行,故说肝气的疏泄作用能促进血液的运行,使之畅达而无瘀滞。因此,肝气的疏泄功能,对各脏腑经络之气升降出入运动的协调平衡,起着重要的调节作用,对维持全身脏腑、经络、形体、官窍等功能活动的有序进行,也是一个重要的条件。肝的疏泄功能正常,则气机条达舒畅,气行则血行,血的运行就不会发生瘀滞。若情志失调,抑郁不疏导致肝的疏泄功能失常,肝气抑郁,气机不畅,则血行受阻而发生瘀滞。表现在肢体上可出现以关节、肌肉疼痛为主要症状的病证。这种病证由于临床表现以关节、肌肉疼痛为主,故亦当诊断为痹证。②肝主藏血,主筋。《素问·痿论》说:"肝主一身筋膜",筋膜是一种联络关节、肌肉,专司运动的组织,即所谓"肝主筋",同时肝有藏血的功能,肝主筋的功能有赖肝血的滋养。肝血充盈则筋膜得养,关节活动自如;若肝血不足,血不养筋,可出现关节肌肉疼痛,关节屈伸不利,肌肤麻木等,而发生痹证。

问:痹证最为常见的症状为疼痛,"诸痛皆属于肝木",这句话如何理解?

答:痹证最为常见的临床症状为疼痛,如类风湿关节炎、强直性脊柱炎、产后身痛、纤维肌痛综合征等。而"痛从肝论"在古代医典多有论述,《素问·咳论》云"肝咳之状,咳则两胁下痛"。《灵枢·胀论》也认为肝经受寒而引起胁和少腹痛。《备急千金要方》有谓"小户嫁痛",即妇女性交时阴痛,也因肝经郁热所致。《千金翼》记述"肝厥头痛、肝火厥逆也,上攻头脑"。朱氏丹溪指出"痛多肝郁",《本草从新》亦云"痛为肝木鼓脾土"。因此,清代医家汪讱庵根据前人所述"痛多属肝"的见解,在其著作《医方集解》中明确提出"诸痛皆属于肝木"。

问:经络理论是中医理论的重要组成部分,从足厥阴肝经循行如何认识"诸痛皆属于肝木"?

答:肝居胁下,体阴用阳,主足厥阴经脉,与足少阳胆经相表里。《灵枢·经脉》云:"肝足厥阴之脉,起于大指丛毛之际,上循足跗上廉,去内踝一寸,上踝八寸,交出太阴之后,上腘内廉,循股阴,入毛中,环阴器,抵小腹,夹胃,属肝,络胆,上贯膈,布胁肋,循喉咙之后,上入颃颡。其支者;从目系下颊里,环唇内。其支者:复从肝,别贯膈,上注肺。"由此可见,足厥阴肝经上至督脑,下连阴器,分支于筋,筋束骨,其经分支上通下达,沟通五脏六腑,牵系四肢百骸,正因为如此,汪冰云"肝藏血、心行之,人动则运行诸经"。肝脉贯注于肺,肺主气,气通百脉"气行则血亦行"。肝与脾同居中焦,是气血生藏之地。肝与肾为母子之情,血水一体,滋养全身,可见肝与整体的关系十分密切。因此,肝病已影响整体,而且会导致一系列疼痛。

《诸病源候论》说:"足厥阴之络也……其经络虚,遇风邪则伤于筋,使四肢拘急,不得屈伸;诊其脉,急细如弦者,筋急足挛也。"

《针灸学》(第五版)统计发现:肝/胆经穴有93.1%的穴位有治疗疼痛作用。

问:老师,临床中如何诊断肝郁气痹?

答:肝郁气痹的诊断主要遵从临床表现,该病的主要临床表现是:①疼痛或轻或重,重则可因疼痛彻夜不眠,或窜痛(状似风痹);②疼痛程度常因情绪波动的改变;③大小关节、肌肉均可受累;④关节功能不受限;⑤关节无肿胀;⑥中年人多见,女性多于男性;⑦多伴肢冷恶畏风寒,状似寒痹;⑧常有工作紧张,心情焦虑或有情志不遂病史;⑨伴有心烦、易怒、口干、口苦、胸闷、腹胀、胁痛、嗳气频繁、头痛、不寐等症状或抑郁不安、悲观欲哭、甚者痛不欲生等;⑩如不合并类风湿关节炎、强直性脊柱炎、骨关节炎等风湿性疾病,常无X线及实验室检查的异常;⑪常见舌脉:舌淡、暗,苔薄白,脉弦。有了上述临床表现,肝郁气痹的诊断就不难了。

(四)痹证"贵肝"治法

问:老师,有了肝郁气痹的诊断,痹证从肝论治您常用什么治疗方法?

答:治肝治法非常多,我在临床中常用八法:疏肝理气法、疏肝健脾法、疏肝泻火法、清肝泻火法、理气化瘀法、平肝息风法、滋补肝肾法和滋水清肝法。

问:对于我们临床经验不是很丰富的学生,如何在临床中施用八法?

答:我结合各法的含义及临床特点讲一讲八法的应用。

(1)疏肝理气法:适用于肝气郁结证,症见:周身关节窜痛,伴情志抑郁,胸胁甚至少腹部胀满窜痛,心烦易怒、善太息、失眠多梦,舌黯,苔薄白,脉弦者。常用于纤维肌痛综合征、产后风湿症、雷诺现象、强直性脊柱炎、不安腿综合征等风湿病合并抑郁临床表现者。纤维肌痛综合征多数伴有抑郁症,临床表现身体多处压痛,不寐、情志抑郁等肝气不舒的表现,需用疏肝理气法治疗。妇女产后风湿症多数为产后抑郁症,表现为身体关节疼痛,畏恶风寒,心情不畅,胸胁胀满,此时仅用传统的补气养血,祛风散寒的方法治疗,疗效不显著,需用疏肝理气法治疗。雷诺现象,表现指端动脉痉挛,手指冷痛,手指皮肤变白、变红、变紫,然后恢复正常。雷诺现象往往因情绪波动而诱发,需用疏肝理气法治疗。我常用柴胡疏肝散以疏肝理气。

(2)疏肝健脾法:适用于肝郁脾虚证,症见:周身关节窜痛,伴情志抑郁,胸胁胀满,善太息,急躁易怒,纳呆,食欲不振,腹胀,腹痛,泄泻,舌淡红,苔白或腻,脉弦。常用于强直性脊柱炎、类风湿关节炎、痛风性关节炎、原发性胆汁性肝硬化、纤维肌痛综合征等风湿病等合并脾胃不和者。类风湿关节炎、系统性红斑狼疮、强直性脊柱炎等风湿性疾病病程长,肢体关节的疼痛等痛苦的折磨,有人把类风湿关节炎、强直性脊柱炎等称为"不死的癌症",以及听说系统性红斑狼疮10年生存率是多少等,这些给患者精神上造成很大的压力,以致肝气郁结,脾虚失运。此时仅仅治疗原发病疗效往往有限,需在这些疾病的基础治疗上加疏肝健脾的方药才能收效。我在临床常用逍遥散,脾湿重见纳呆、脘腹胀满者合平胃散治疗。

(3)疏肝泻火法:适用于肝郁化火证,症见:四肢关节烦痛、胸胁疼痛、目赤、口舌生疮、耳鸣、耳聋、头痛、小便短赤、大便秘结、舌尖红、苔薄黄、脉弦数。本证系由肝气郁结、肝郁脾虚证候发展而成。"气有余便是火",肝气郁结,日久化火,而火性炎上,上扰清窍,每致目赤,口舌生疮,耳鸣耳聋、头痛等症,治疗当取疏肝泻火法,往往收效,如白塞病虹膜炎,白塞病及系统性红斑狼疮见口疮反复者皆可用此法。该法常用于类风湿关节炎、系统性红斑狼疮、皮肌炎、干燥综合征等风湿病见上述证候者。我临床常用丹栀逍遥散疏肝泻火。

(4)清肝泻火法:适用于肝经湿热证,症见:关节红肿热痛、发热,伴心烦易怒、口干、口苦,耳郭红肿、黄疸、目赤肿痛、咽痛,口渴,舌红,苔黄或黄腻,脉弦数或滑数者。常用于强直性脊柱炎、白塞病、干燥综合征、成人斯蒂尔、胆汁瘀滞性肝硬化、急性痛风性关节炎见上述证候者。尤其适用于强直性脊柱炎虹膜炎、多发性软骨炎耳软骨肿、干燥综合征干眼症。强直性脊柱炎、白塞病等在疾病过程中常常见到目赤肿痛的症状,西医诊断突然红肿疼痛,虹膜睫状体炎、急性结膜炎;急性软骨炎患者耳郭红肿疼痛,"肝开窍于目",耳郭为肝胆经脉所过之处,故中医辨证为肝胆湿热,治以清肝泻火,除湿消肿,方选龙胆泻肝汤治疗。皮肌炎出现皮疹见肝火旺者、成人斯蒂尔病高热已退、身体皮疹不消以及皮肌炎皮疹伴有湿热表现者均可使用本法。胆汁淤积型肝硬化者可用茵陈蒿汤。

(5)理气化瘀法:适用于气滞血瘀证,症见关节肌肉疼痛,痛处不移,疼痛日久,疼痛夜甚,肢体晨僵,肢体麻木,或伴有情志不遂,胸胁胀满。舌色黯红或有瘀斑等。常用于类风湿关节炎、强直性脊柱炎、硬皮病、骨关节病、雷诺现象等。上述诸病均为慢性疾病,病程较长,病久入络,多兼有血瘀。血之与气,相并而行,气行则血行,气滞可导致血瘀,血瘀每兼气滞。活血祛瘀,需同时予以行气。肝主疏泄,调理气机,所以此时理气应当理肝气。我临床常用身痛逐瘀汤以理气化瘀,身痛逐瘀汤用香附、羌活、秦艽旨在行肝气以化瘀。

(6)平肝息风法:适用于四肢关节疼痛,痛无定处,伴心烦易怒,头胀、头痛,眩晕,失眠多梦,肢体抽搐、震颤或恶寒发热,舌淡,苔白,脉弦者。常用于类风湿关节炎、产后风湿病、纤维肌痛综合征者,尤其适用于狼疮肾炎、狼疮肾病综合征、狼疮引起的脱髓鞘病变、狼疮脑病(癫痫)引起肢体抽搐者,肾炎导致的高血压。冯老师常用天麻钩藤饮以平肝息风。

(7)滋补肝肾法:适用于肝肾阴虚证,症见:四肢多关节疼痛,伴情绪低落,腰膝酸软,胁肋胀痛,头晕耳鸣,健忘,失眠多梦,五心烦热,口燥咽干,眼干无泪,妇女月经量少或闭经,舌红,少苔,脉细数。适用于强直性脊柱炎、系统性红斑狼疮、类风湿关节炎、干燥综合征合并干眼症、肺纤维化等。系统性红斑狼疮、干燥综合征等疾病多见于中青年妇女,这与妇女的生理特点有关,女性以精血为本,精血不足,肝肾阴虚是该病之本,当这些疾病出现上述证候时则需补益肝肾。干燥综合征日久肝阴暗耗,下汲肾水,在用养肝阴的同时需补益肾水,法取滋水涵木。类风湿关节炎、系统性红斑狼疮、硬皮病继发干燥综合征者,亦可使用本法。我临床常用大补阴丸、四物汤以滋补肝肾之阴。

(8)滋水清肝法:适用于四肢多关节胀痛,伴精神抑郁,急躁易怒、头晕目眩、四肢震颤、耳鸣耳聋,失眠多梦,健忘耳鸣,腰膝酸软,胁肋胀痛,五心烦热,颧红盗汗,舌红,少苔,脉弦数。本法主要适用于干燥综合征眼干日久,眼睛干涩无泪。肝开窍于目,干燥综合征日久肝阴暗耗,下汲肾水,在用养肝阴的同时需补益肾水,法取滋水涵木。本方适用于患者既往有系统性红斑狼疮、干燥综合征、类风湿关节炎等风湿病,肝肾不足,水不涵木,肝火上炎之证。类风湿关节炎、系统性红斑狼疮、硬皮病继发干燥综合征者,亦可使用本法。我常用滋水清肝饮以滋肾水、清肝火。

问:药物归经理论是中医的特色,也是中药应用的重要依据。老师提出痹证当"从肝论治",在临床中老师如何用归肝经的中药?

答:我在临床使用药物时喜用归肝经的药物,如柴胡、当归、白芍、枸杞子、女贞子、旱莲草等,初步将临床常用的归肝经的药物总结如下:

(1)疏肝药:①疏肝理气药:柴胡、香附、青皮、川楝子、玫瑰花、防风、薄荷;②疏泄利湿药:虎杖、萆薢、茵陈、泽泻、金钱草、五加皮等;③暖肝散寒药:吴茱萸、小茴香等。此类药物主要功效为疏肝理气,利水消肿,祛风除湿,暖肝散寒,主要用于肝郁气痹的治疗,常用于产后风湿病、纤维肌痛综合征、类风湿关节炎等的治疗。

(2)清肝药:我常用的清肝(火)药包括夏枯草、龙胆草、黄芩、栀子、蒲公英、山慈菇、土茯苓、赤芍、青蒿、决明子、密蒙花、青葙子等。此类药主要功效为清肝火,散郁结,散结明目。我们可以用来治疗类风湿关节炎、系统性红斑狼疮、干燥综合征、急性痛风性关节炎等属热毒的风湿病。

(3)荣筋药:临床常用的荣筋药有:穿山龙、独活、乌梢蛇、伸筋草、路路通、桑枝、桑寄生、狗脊、生牡蛎、天麻、钩藤、地龙、全蝎、蜈蚣、僵蚕等。此类药主要功效为:祛风止痛、舒筋活络、息风止痉、补益肝肾等。我们可以用来治疗类风湿关节炎、强直性脊柱炎、硬皮病、骨性关节病等。

(4)理血药:常用的理血药有三类:①止血药:生地榆、槐花、三七、茜草、血余炭、棕榈炭、艾叶等;②活血化瘀药:川芎、元胡、郁金、牛膝、鸡血藤、王不留行、骨碎补、穿山甲、三棱、莪术等;③补益精血药:淫羊藿、菟丝子、杜仲、川断、当归、熟地、白芍、女贞子、旱莲草、枸杞子、山茱萸、龟板、鳖甲等。此类药主要功效为:活血化瘀、凉血止血、养血柔肝、滋阴潜阳、补肝肾、强筋骨等。这类药主要用来治疗:系统性红斑狼疮、类风湿关节炎、强直性脊柱炎、过敏性紫癜、硬皮病、血证等。

(5)收涩药:常用的收涩药有:乌梅、山萸肉、覆盆子、桑螵蛸、海螵蛸、海藻、昆布等。此类药主要功效为:收敛固涩、固精止带、软坚散结、利水消肿等。此类药物主要用来治疗:系统性红斑狼疮、类风湿关节炎、强直性脊柱炎、过敏性紫癜、硬皮病、血证等。冯老师常用于治疗硬皮病、结节性红斑、系统性红斑狼疮、干燥综合征等风湿病。

需要强调的是,疏肝解郁法是治疗抑郁症的常用治法,但许多风湿性疾病(如类风湿关节炎、干燥综合征、系统性红斑狼疮、纤维肌痛综合征、产后关节痛、不安腿等)中存在不同程度的抑郁、焦虑等的临床症状,因此在治疗这些疾病时可配合疏肝解郁法。

问:冯老师,作为一名泌尿科医生,我在临床发现泌尿系统一些疾病病程较长,如慢性前列腺炎、泌尿系肿瘤、不育症、尿石症、早泄、反复尿路感染等,其中有很多患者合并抑郁、焦虑。学习了老师痹证"从肝论治"学术思想,学生很受启发,请问老师"从肝论治"是否同样可以应用于泌尿系统疾病的治疗?

答:异病同治是中医的特色之一。指不同的疾病,在其发展过程中,由于出现了相同的病机,因而采用同一方法治疗的法则。中医治病的法则,不是着眼于病的异同,而是着眼于病机的区别,病机相同,就可采用相同的治法。前面我已讲过,许多风湿性疾病中存在不同程度的抑郁、焦虑等的临床症状,因此在治疗这些疾病时可用疏肝解郁法。同样,泌尿系统中很多疾病也存在不同程度的抑郁、焦虑,病机相同,就可采用相同的治法。另外,从经脉循行来看,《灵枢·经脉》所言:"肝足厥阴之脉,起于大指丛毛之际……循股阴,入毛中,环阴器……属肝,络胆。"泌尿系统病位在足厥阴肝经,因此,从肝论治泌尿系统疾病有其理论依据。具体应用需结合疾病病机进行相应的治疗方法,或清肝、养肝、疏肝,将逍遥散、加味逍遥散等方剂灵活应用这些疾病的治疗中。

四、导师经典医案

《素问·举痛论》曰:"百病生于气也",肝主疏泄,肝为气枢,对人体气机上下升降、内外出入都起着重要的枢纽作用。肺之宣降、心之主血,脾之运化、肾之气化,无不赖于肝气之枢转,气机之调畅。《读医随笔》云:"医者善于调肝,乃善治百病。"以下为冯老师在临床上治疗各脏疾病时重视调肝之法的案例以及老师点评。

(一) 从肝气论治

1. 疏肝理气治疗纤维肌痛综合征

一般情况:姚某,女,50岁。2014年4月12日就诊。

主诉:全身关节肌肉疼痛6月。

简要病史:患者6月前因无明显诱因出现双手指近端指间关节疼痛,后疼痛逐渐波及全身,出现全身关节肌肉广泛性疼痛,呈酸痛或胀痛,双下肢麻木,伴烦躁、倦怠乏力、失眠多梦、口干咽燥。诊疗经过:曾用非甾体类抗炎药芬必得、扶他林及祛风散寒除湿中药治疗,疗效不明显。

检查:舌淡红,苔薄,脉滑。四肢关节无红肿,颈、肩、背等处有多个压痛点。

中医诊断:痹证,属肝郁气滞,脉络阻滞证。

西医诊断:纤维肌痛综合征。

治法:疏肝解郁,理气止痛。

方药:丹栀逍遥散加减。

柴胡 10g	香附 10g	桂枝 10g	当归 10g
赤芍 15g	炒白术 10g	茯苓 15g	丹皮 10g
栀子 10g	薄荷 6g	大枣 15g	炙甘草 10g
秦艽 10g	生姜 3 片		

14剂,水煎服,日两次。

二诊:患者病情好转,双手指近端指间关节仍有疼痛,较前减轻,舌淡红,苔薄,脉细滑。

方药:上方加炙黄芪30g。14剂,水煎服,日两次。

三诊:患者病情好转,症状皆较前减轻。

方药:上方加枳壳 10g,防风 10g。75 剂,水煎服,日两次。

按:纤维肌痛综合征是以全身广泛疼痛为其主要临床表现疾病,属中医痹证之周痹、气痹。明代李梴《医学入门》中进一步指出"痹者,气闭塞不通流也……周身掣痛麻木,谓之周痹,乃肝气不行也。"《傅青主男科》云"手足心腹一身皆痛,将治手乎? 治足乎? 治肝为主,盖肝气一舒,诸痛自愈。不可头痛救头,足痛救足也……治一经而诸经无不愈也。"肝郁气滞,气血不畅,而致周身疼痛;肝郁化火,上扰心神,则心烦,眠差,汗出。肝郁气滞,郁久伤肝则见疲乏无力,予以丹栀逍遥散加减治疗,疏肝解郁,调和气血,肝气条达,气行血畅,气滞血瘀得解而诸症自除。

2. 理气活血治疗胁痛

一般情况:朱某,女,36 岁,2014 年 7 月 18 日就诊。

主诉:右胁肋部刺痛 1 周余。

简要病史:患者一周前因与家属生气,突发右胁下刺痛,疼痛难忍,夜甚,纳眠差。月经色黯红,有血块,伴痛经。舌黯微紫,苔白有瘀点,脉弦。

中医诊断:胁痛,属(肝郁)气滞血瘀证。

治法:疏肝理气,活血止痛。

方药:柴胡疏肝散加减。

处方:柴胡 10g   当归 10g   白芍 12g   香附 10g

川芎 10g   郁金 10g   元胡 10g   乌药 10g

甘草 6g

7 剂,水煎服,日 1 剂

二诊:患者服药后右胁肋部疼痛明显缓解,睡眠明显改善,纳食可,守前方继服一周巩固疗效。

按:肝主疏泄,暴怒伤肝,肝失条达,疏泄不利。胁痛辨证以气血为本。本案例患者右胁肋部刺痛,且痛有定处,当属肝郁所致气滞血瘀证。"气为血之帅",气行则血行,故冯老师用柴胡疏肝散加减以疏肝理气,行气止痛。方中柴胡疏肝解郁,川芎活血行气,当归、白芍、甘草养血柔肝,香附理气,郁金行气,乌药顺气,元胡利气。诸药相合,共奏疏肝行气、活血止痛之功。气滞得通,瘀血得散而痛解。

❦(二)调肝治心医案举例——调肝养心治脏躁

一般情况:郎某,女,47 岁,2015 年 8 月 7 日就诊。

主诉:精神忧郁,烦躁不宁 1 月余。

简要病史:患者一月前其子突发车祸而死亡,出现精神恍惚,心悸怔忡,头晕烦躁,坐卧不宁,哭笑无常,多梦,善惊易醒,口干,喜饮,尿色黄,舌红,苔黄,脉弦数。

中医诊断:脏躁,属心肝火旺证。

治法:清肝泻火,养心安神。

方药:龙胆泻肝汤合甘麦大枣汤加减。

处方:龙胆草 6g   栀子 10g   黄芩 10g   柴胡 10g

生地 15g   当归 10g   炙甘草 10g   浮小麦 30g

大枣 5 枚   远志 10g   炒枣仁 30g   合欢皮 15g

郁金 10g

14 剂,水煎服,日 1 剂

二诊:诸症缓解,精神明显好转,情绪较稳定,心悸怔忡较前改善,纳食增,睡眠明显改善,偶头晕。守前方加平肝养心之品石决明 9g,桑叶 10g。又服 4 周,恢复正常生活。

按:脏躁一病,或喜或怒,症状多样。但究其病机关键在于肝郁,阴亏。气郁则化火,化火必伤阴。上扰于心,则心血虚,则心神不宁,心悸怔忡。本案病机在于肝郁化火,心血亏虚。方义清肝火代表方龙胆泻肝汤,合用甘润养血之甘麦大枣汤,以清肝泻火,养心安神,养心之血,润肝之体。

(三)调肝治肺医案——调肝益肺治疗肝硬化、肺间质纤维化

一般情况:李某,女,57 岁。2014 年 1 月 21 日初诊。

主诉:右上腹不适伴咳嗽 5 年余,加重 1 月余。

简要病史:患者 5 年前因右上腹部不适,到当地医院检查,被诊断为肝硬化。既往有慢性肝炎病史。平素脾气急,间断行保肝降酶治疗,病情尚稳。1 月前,患者受凉后频发咳嗽,活动后喘憋。外院查胸部 CT 示:右下肺呈毛玻璃样改变,被诊断为肺间质纤维化。刻下症:咳嗽,咳痰黄稠,甚则咳吐鲜血,右上腹不适,胸胁痛、性急易怒,心烦口苦,头晕目赤,大便干,小便短赤,舌边红,苔黄腻,脉弦数。肝功能(–),胆红素(–)。

中医诊断:1. 腹痛;2. 咳嗽。证属肝火犯肺。

西医诊断:1. 肝硬化;2. 肺间质纤维化。

治法:清肝泻火,宁肺止咳。

处方:丹栀逍遥散合泻白散加减。

牡丹皮 10g   栀子 10g   柴胡 10g   当归 10g

白芍 15g   薄荷 6g   黄芩 15g   泽泻 15g

桑白皮 15g   地骨皮 15g   桔梗 10g   鱼腥草 30g

天竺黄 15g   浙贝母 10g   太子参 10g   炒白术 10g

茯苓 15g   甘草 6g

14 剂,水煎服,日 1 剂

二诊:患者咳嗽频率减少,咳痰量少,右上腹不适缓解,精神较前平复,纳食量恢复,眠可,大便干结,小便可。舌淡红,苔黄,脉弦。谨守上方加熟军 6g,枳壳 10g。继服 14 剂。

三诊:患者诸症缓解,偶咳嗽,右上腹不适明显缓解,精神渐佳,纳眠佳,二便调。舌淡红,苔边黄,脉弦。守前方去天竺黄,黄芩,加五味子 10g,继服 4 周,以巩固疗效。

按:肝为气枢,为诸气运行之道路。肺主气,居上焦,所主之气赖于肝之枢调而得以正常宣降。若肝气郁滞,气枢不和,则肺气不利。本案例患者平素脾气急,郁怒伤肝,情志抑郁,化火犯肺,或肝经有热循经上逆犯肺,导致肺失清肃所致。本证属实证,为肝肺同病,肝病在

先,上犯及肺,形成木火刑金,证属肝火犯肺,因此用清肝火代表方丹栀逍遥散联合清肺热代表方泻白散加减,酌加鱼腥草、天竺黄、桔梗、浙贝母等以清热化痰;"见肝之病,当先实脾",加入四君子以健脾和胃。诸药合用,使肝火清,肺气利,脾胃和,诸症却。

❦(四) 调肝治脾医案——清肝利胆佐以健脾治疗原发性胆汁性肝硬化

一般情况:赵某,女,53岁。初诊:2014年7月27日。

主诉:反复乏力、纳差6月,皮肤巩膜黄染15天。

简要病史:患者6月前因无明显原因出现乏力、困倦,饮食减少,伴有腹胀,3月前就诊化验发现谷丙转氨酶、谷草转氨酶升高,乙肝五项化验正常。诊断:肝功能异常。予以保肝治疗,服用葡醛内酯、复合维生素B,诸症不缓解,15天前出现皮肤巩膜黄染就诊于协和医院诊断为原发性胆汁性肝硬化,使用强的松、熊去氧胆酸。刻下症:皮肤巩膜黄染。舌黯红,苔黄厚腻,脉弦滑。实验室检查:ALT 305U/L,AST 182U/L,总胆红素84.1μmol/L,直接胆红素38.99μmol/L,间接胆红素45.01μmol/L,γ-GT 849U/L,ANA1:320,Ds-DNA(−),IgA、M、G正常。

中医诊断:1. 虚劳;2. 黄疸,证属肝脾不和。

西医诊断:原发性胆汁淤积性肝硬化。

治法:清利肝胆,软坚散结,佐以益气健脾。

方药:茵陈蒿汤加减。

处方:茵陈 30g	栀子 10g	大黄 3g	柴胡 10g
白芍 15g	莪术 9g	鳖甲 15g	牡蛎 30g
藿香 10g	厚朴 10g	苍术 15g	枳实 10g
半夏 10g	甘草 10g		

14付,水煎服,日两次

二诊:患者黄疸好转,纳食增加,仍感乏力,舌淡红,苔薄白,脉沉细。方药:上方加生黄芪30g,炒白术15g。14付,水煎服,日2次。

三诊:患者病情明显好转。黄疸消失,一般情况好,口苦。舌黯,苔白腻,脉滑。实验室检查:ALT 202U/L,AST 168U/L,直接胆红素38.99μmol/L,间接胆红素2.5μmol/L,γ-GT 101U/L。方药:上方去大黄,加枸杞子10g,女贞子10g。14付,水煎服,日2付。

四诊:患者无明显不适,舌质红,苔黄,脉滑。实验室检查:ALT 282U/L,AST 131U/L,间接胆红素2.5μmol/L,TBIL 1.7μmol/L,γ-GT 60U/L。

方药:生黄芪 30g	白术 10g	茯苓 15g	熟地 10g
白芍 15g	黄精 10g	女贞子 10g	山茱萸 15g
丹参 15g	五味子 6g	茵陈 15g	甘草 10g
山楂 15g	泽泻 15g	郁金 6g	桃仁 6g

28剂,水煎服,日2次

五诊:患者无明显不适,治法:清热利湿,健脾燥湿。方药:柴胡6g,茵陈15g,栀子10g,黄芪30g,白术10g,茯苓15g,藿香10g,苍术10g,厚朴10g,陈皮10g,连翘10g,金银花15g,丹参15g,五味子6g,鳖甲10g,山楂15g,炒麦芽15g,甘草6g。28剂,水煎服,日2次。

按:患者以反复乏力、纳呆6月,皮肤巩膜黄染15天为主诉,临床表现为皮肤巩膜黄染、乏力、困倦、饮食减少、口苦、体重减轻,半年体重减轻5kg,伴脘腹胀满,尿黄,大便偏稀。舌黯红,苔黄厚腻,脉弦滑。诊断:中医诊断:1.虚劳;2.黄疸(肝胆湿热,痰瘀互阻)。西医诊断:原发性胆汁淤积性肝硬化。治疗予以"急则治其标,缓则治其本",清热利湿,佐以软坚散结。方中茵陈、栀子、大黄、柴胡清理肝胆湿热、退黄。莪术、穿山甲、鳖甲、牡蛎活血化瘀,软坚散结。藿香、厚朴、苍术、枳实、半夏清热利湿化痰;甘草调和诸药。药后患者逐渐退黄,纳可,口苦等症好转。二诊、三诊继续予以清利肝胆湿热,利胆退黄,并加用黄芪、白术益气健脾;枸杞子、女贞子滋水涵木,补肾以柔肝保肝。所谓"见肝之病,知肝传脾",故当黄疸逐渐消退后,加强健脾和胃。方中柴胡、黄芩、茵陈、栀子清利肝胆,黄芪、太子参、山药、白术益气健脾,见肝治脾。继续给予当归、白芍保肝养肝,鳖甲软坚散结治疗肝硬化。

🌀（五）调肝治肾医案——滋水涵木法治疗干燥综合征

一般情况:林某,女,62岁,2014年4月8日初诊。

主诉:眼干4年余,加重1年。

简要病史:患者4年前无明显诱因渐出现眼干,未予重视。其后眼干逐渐加重,伴口干、乏力,遂至当地医院就诊,具体诊治经过不详,诊断为"原发性干燥综合征",给予玻璃酸钠滴眼液外用滴眼及白芍总苷口服,效果不明显,自行停用白芍总苷,间断外用玻璃酸钠滴眼液。近1年来,眼干症状逐渐加重,春天重,冬天轻,为求中医诊治,遂来我院就诊。就诊时眼干,哭时无泪,畏光,视物模糊;伴口干,吞咽干食不需饮水;乏力,心烦,纳呆,眠差,大便干结,小便调。舌红,苔薄黄,脉细数。实验室检查:ANA 1:320(+),SSA(+),SSB(+),IgG 18.2U/L;血常规、血沉、CRP及RF均正常。双眼吸墨试验0,唾液流率正常。

中医诊断:燥痹,属肝火上扰,肝肾亏虚。

西医诊断:干燥综合征。

治法:清肝明目,滋水涵木。

方药:小柴胡汤合二至丸加减。

柴胡 6g	黄芩 10g	炒栀子 10g	菊花 15g
密蒙花 10g	女贞子 10g	旱莲草 10g	山茱萸 15g
五味子 10g	石斛 30g	玄参 10g	当归 15g
杭芍 30g	黄芪 15g	双花 30g	连翘 15g
穿山甲 3g	丹参 15g	炒枣仁 30g	生甘草 6g

56剂,水煎服。

二诊:服用上方2月后,眼干明显减轻,砂砾感亦减,舌红苔薄,脉沉细。前方继服,以巩固疗效。

按:干燥综合征多发于中老年女性,以干眼症、心烦、眠差为主要临床特点。肝开窍于目,目依赖肝精肝血之濡养和肝气之疏泄。肝之精血充足,肝和则目能辨五色;若肝精血不足,则两目干涩,视物不清。肝属木而藏血,肾属水而藏精,水木相生而精血互化,"肝肾同源"。若肝阴不足,则子盗母气,可引起肾阴亦亏,而导致肝肾阴虚。因此,辨证施治中以清肝明目、滋水涵木、补益肝肾为要。方用小柴胡汤合二至丸加减。方中柴胡、黄芩、炒栀子清肝泄热，泻火除烦。密蒙花，补血除热。菊花，平肝泻火。二至丸滋阴益肾以滋水涵木，配以石斛，玄参以增养阴清热之功。当归味补血；杭芍养阴；归、芍合用，共奏养血柔肝之功，使肝血旺而目窍得养。配以黄芪，健脾益气，以益气血生化之源。另外，方中不忘燥邪致病之蕴毒、生瘀之弊，加用金银花、连翘清热解毒，穿山甲、丹参以破血逐瘀，且丹参能安神，配酸枣仁养肝、宁心、安神。诸药合用，使肝火得清，肝血旺，肾精足，热毒清而瘀血散，肝脏复其荣目、疏泄之职，燥痹得愈。

高荣林教授调理脾胃和燮理五脏气机学术思想研究

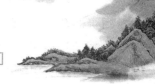

传承博士后：卢建新

一、传承导师及传承博士后简介

高荣林

高荣林教授，医学硕士，博士生导师，享受国务院政府特殊津贴。中国中医科学院广安门医院名老中医研究室主任医师，全国老中医药专家学术经验继承工作指导老师，国家中医药管理局传承博士后合作导师，国家食品药品监督管理局新药评审专家，中央保健会诊专家，中华中医药学会医疗事故鉴定专家和中国人民解放军医疗事故鉴定专家，中华中医药学会内科疑难病专业委员会副主任委员，世界中医药联合会常务理事、睡眠医学专业委员会名誉会长、风湿病专业委员会常务理事，北京中医药大学兼职教授。师承路志正教授，熟稔中医经典，崇尚仲景学说，注重中医整体观念，强调调整脏腑关系，善于通过调理脾胃、调畅气机治疗心肺疾病、睡眠障碍及各种疑难病证。主编《中医内科临床手册》《中医睡眠医学》《中国中医研究院广安门医院专家医案精选》，获国家中医药管理局、中华中医药学会、北京市、中国中医科学院科技进步奖 10 余项。

卢建新

卢建新，医学博士，主任医师，中国中医科学院广安门医院泌尿科主任、第四批全国名老中医学术经验继承人，中国中西医结合学会泌尿外科副主任委员、中国医师协会中西医结合分会泌尿外科专家委员会副主任委员兼秘书长、北京中西医结合学会泌尿外科专业委员会常务副主任委员，主持北京市科技计划重大专项 1 项、北京市自然科学基金项目 1 项、北京市中医药管理局项目 1 项。自 2013 年 12 月开始师从高荣林教授，在博士跟师学习基础上深化继承高荣林教授调理脾胃、燮理五脏气机学术思想，实践于治疗泌尿、男性生殖系统疾病，获益良多。

二、导师学术思想与学术特色、临床特点

高荣林教授师承国医大师路志正，熟谙中医经典，崇尚仲景学说，重视人整体的协调统

一、辨证注重脏腑关系，临床讲求权变调理，擅治内科心肺疾病、睡眠障碍、内科疑难病证。

（一）高荣林教授学术思想

1. 调脾胃，承大家之精髓

高荣林老师师从路志正主任医师。路老德高望重，知识渊博，精于脾胃学说，临床论治博采众长，治病重视调理脾胃，辨证注重湿邪为患，用药轻灵活泼，常针药并施，内外同治，并特别重视食疗。路老将其调理脾胃的思想概括总结为："持中央，运四旁，怡情志，调升降，顾润燥，纳化常"十八字诀。高荣林教授跟随路老学习工作38年，深谙路老调理脾胃的学术思想和临床经验。

高荣林老师随师母徐凌云主任医师从学于董德懋老师。董老知识渊博，医术精湛，治学严谨，厚积薄发。精于脾胃学说，诊察疾病提纲挈领，抓主症；治疗疾病，外感擅用清解法，内伤擅用调理脾胃法，并注重内外关系，强调"外疏通，内畅遂"，"里气通，表自和"，对于疑难大症则注重整体，辨证论治，配合站桩功，疗效卓著。

高荣林教授临床擅调理脾胃治疗五脏疾病。诊疗过程中，重视人作为一个整体的协调统一，辨证注重理清脏腑关系，临证讲求权变调理，高荣林教授以为调理脾胃既可用于治疗脾胃本身之疾病，亦可广泛应用于治疗其他脏腑的疾病中。

（1）人以胃气为本：水谷精微是人体进行生命活动的物质基础。脾胃协同完成了饮食纳化及水谷精微输布。人体精气，皆由脾胃化生而来。元气是生命活动中最根本的动力，由先天精气所化生，然后依赖后天精气补充滋养而成。人体四肢百骸，五脏六腑，都靠脾胃运化水谷而养；气血津液皆依赖脾胃对水谷精微的运化作用。现代人饮食失调，脾胃损伤，是为常态。临床常见脾胃虚弱、气血不足、痰湿阻滞、气机紊乱等病证。中医治疗疾病，应该注重调理脾胃，常常会收到事半功倍的效果。《素问·玉机真藏论》说："浆粥入胃，泄注止，则虚者活"。疑难病证往往病机复杂，正气虚馁，邪气留恋，治疗更需要脾胃精气的滋润濡养，脾胃健旺，或正安邪消。

（2）脾胃气机通畅：脾主运化，胃司受纳，脾胃功能贵在能健通和畅。脾宜健运，胃宜和降，以维持纳化、升降、燥湿间的平衡。脾胃所司，升降有序。脾之清阳主升，津液皆赖脾之升以输布周身。五脏中脾胃居中焦，为气机升降之枢纽。肝气随脾升发，肾水赖脾气升腾。肺气随胃气而肃降，心火借中焦以下交，脾胃是交通三焦心肾之枢。仓廪在中，降浊升清，上下通达，以调节周身气机。胃为阳明燥土，胃燥则饮食能纳而腐熟；脾为太阴湿土，脾湿则水谷精微得以吸收输布。胃燥脾湿，相互作用，饮食才能消化吸收。脾湿则健运如常，胃燥则和顺下行。升降、燥湿、运纳相互平衡、相互作用，是健通和畅脾胃的重要因素。中医治疗疾病，以调畅气机先，调气之方，非脾胃中州莫属。

（3）脾胃健不受邪：中土脾胃不主于时，而旺于四季。脾胃者后天之本，脾胃旺健，润燥济济，升清降浊，纳化有司，则本脏不受邪。脾胃通健，则四脏气旺，正气存内，邪不可干，机体不受外邪所侮，故不易受外感。脾胃元气虚弱，是各种内伤疾病的主要病因。健壮脾胃，是中医治未病的核心思想，是预防疾病，以及防治疾病传变的根本所在。

（4）调脾胃治五脏：人的身体是统一的整体。脾胃后天之本，五脏六腑、四肢百骸皆赖脾胃化生滋养。故脾胃疾病,必干他脏。所谓"脾胃一虚,四脏皆无生气",故善治脾胃者,能调五脏。面对疑难重症无从下手时,亦可从调理脾胃入手;反之,调理五脏也可治疗脾胃病。调理脾胃为治疗疾病之先务,同时也应重视其他脏腑对脾胃影响,临床上掌握好脾胃与其他脏腑的关系,调五脏治脾胃、调脾胃治五脏,当审证求因,辨证论治,治病求本,对提高临床疗效大有裨益。

2. 重气机　擅燮理升降

(1)升降出入,无器不有:升降出入是中医学对人体功能的重要认识,是中医学分析研究生命、健康和疾病等的基本理论,也是最好的诠释天人相应的重要理论。自然界的生长化收藏,人体的生长壮老已,无不赖之变化,升降出入,变化之四形矣。升降与出入,关系密切,升降如木,纵可贯天地,出入似水,横不见边止,而人身乃统一整体,升降出入,纵横交理,协调顺畅,则气化不息,生化无穷,反之则纵横无度,诸症丛生,百病乃起。

(2)和解枢机,是为正治:高荣林教授治各系疾病,非常重视气机的调理,灵活运用诸如宣发肃降、和解枢机、益气升阳、理气宽中等法。而诸法之中,以和解枢机为最常用之法。

高荣林教授认为三焦的功能,一是通行诸气,"三焦者,原气之别使,主持诸气。"二是运行水液的通道。大凡气津之病,不离三焦。三焦通行诸气,自然包括卫气,也就是说三焦也是卫气升降出入之路。调和营卫,发表解肌,宣肺行水,降气化痰均离不开三焦的升降出入。少阳三焦为其津气升降出入之枢,与表里上下相连,邪气可从体表和上下窍隧侵入,而现少阳病变。若风寒之邪入自皮毛,由太阳传入少阳;亦有疫毒随天气侵犯肺系,留恋少阳;或因过饱食反,滞中焦之气升降,胃气上逆犯肺而久咳;再有恣食肥甘,中焦气壅,湿热内生,横逆肝胆;还见太阳膀胱经感邪,初起小便不利不愈,进而湿热之邪弥漫三焦,而现寒战,呕恶,身痛腰痛等。以上诸症,均可致少阳三焦病变。此时正法,当和解半表半里,分消上下之势,均属正治。

(3)调理脏腑,和而有据:从整体上看,气机乃脏腑功能之实现,气机失常必然伴随着脏腑功能失调。特别容易出现两脏或多脏关系失调。高荣林教授特别强调明辨五脏之间的生克乘侮,所谓"五脏相通,移皆有次,五脏有病,各传其所胜"。在诊查肺系疾病中,高荣林教授结合先贤论述和肺病临床实际,尤重肝肺、肺胃之关系。注重调整脏腑的同时,高荣林教授认为,调畅气血不仅可用于内伤疾病,肺病多外感,亦为治疗外感疾病重要治法。外感病气血调畅,可利余邪透达,防其遗复。是为中后期善后之要法。

高荣林教授治病善用调和,然亦常以蒲辅周言告诫我们:"和而勿滥,和而有据"。而此"据"当为气津逆乱,脏腑失调,诸邪错杂,表里同病,枢机不利等。而高荣林教授尤重气津逆乱和脏腑功能失调的调整。

(二)高荣林教授学术特色、临床特点

1. 脾胃为本,健脾开胃

外感病注重顾护胃气,保存津液。内伤病首重健运脾胃,以保证脾胃的"纳运相得"。高荣林教授强调,"脾主运化、胃主受纳"是人体脾胃的主要生理功能。胃的"纳"和脾的"化"是在生理上是相互协调、相互促进的。在病理上是相互影响、相互作用的。两者关系密不可

分,任一方出现失调,均会表现出病态。

高荣林教授提到,食物、药物要被吸收,并发挥营养或治疗的作用,须先通过胃的受纳过程,然后再经过脾的运化作用来完成。因此在运用补脾药之前,需考虑到,防止太过使胃气闭塞。针对可能引起胃气闭塞的因素,或用芳香之品,或用开胃之物;或用补益胃阴之药,以保证食欲可,胃纳佳,促进药物更好地吸收并发挥作用。另外,脾胃用药,宜甘淡轻灵,甘淡之味入脾,用甘淡药物调补脾胃,具有重要的意义。脾胃之病,贵在用药轻灵,重病轻取,起四两拨千斤之功,勿伐天和,勿伐无过,并注重食疗。

2. 脾胃为枢,调理气机

高师在应用脾胃之法时,治病多尊崇《黄帝内经》要旨,从"百病生于气"之病机到"调其气,使其平","调气之方,必别阴阳"之治则,辨证论治,治病求本,善调燮气机。高师凡治,调理脾胃,尤重其气机升降条畅,常取升清与降浊之法并用,如升清时则稍添降逆、消导或降浊之品,降逆、降浊时而少予升清之味,使其升降相济,出入相因。高师强调调理脏腑,燮理五脏气机,临证首重脾胃与肺、肝的关系,因肺主气之出入治节、肝主气机升发疏泄,如肝肺对气的调节功能出现异常,常造成脾胃气机升降失常,故临证辅以少量宣肺降气、疏肝理气之药,以促使脾胃升降如平。

3. 津气兼顾,润燥适宜

脾与胃相表里,脾属阴喜燥恶湿,而胃属阳喜润恶燥,说明胃只有在充分的津液滋润下,才能有利于饮食物的受纳和腐熟。胃的受纳腐熟功能,不单依赖胃气的蒸化和推动,还依靠胃之津液的濡润。只有当胃之津液丰足,才能正常维持受纳腐熟的功能和通降下行的功能。即使必要时需用苦寒泻下之剂,也应以祛除燥结实热为度,做到中病即止,不可用之太过,以免苦寒败胃,伤阴化燥。另外,还应注意顾护胃气,也称胃阳,若胃中阳气不足,出现纳呆不思饮食,口淡无味,或食而不化导致食积,则需通过温中理气,使胃气恢复。脾喜燥而恶湿的脏腑特点,决定了脾燥不湿是保证脾的升清功能必要条件。临床治疗中,高师强调对湿困脾,脾生湿的病证,宜采用利湿与健脾齐下。并指导我们要同时顾护到脾胃的升降润燥。

4. 三因制宜,药食相济

调护脾胃,要因地、因时、因人,来制订相应的调治方案。如:瘦人多火,故在立法处方之时,需忌多用补益之品;肥人多痰,故在选择用药之时,多用化湿理气之属;老人体虚,多伴有阳气虚衰或阴液不足之候,故在使用泻法之时,应该慎用;年轻气盛之人,常常由于气血较为旺盛,故在施药之时需留心少施补法。根据四季变换特点遣方用药,春夏之时阳气生发,不可过用升、柴、参、芪之属,以防止升阳助火;秋冬之时阴长阳消,遣方临证之时,需防苦寒伤阳。此外,需考虑地域特点,北方冬季寒冷,因此多选用温热之剂,但也需要注意过用生燥,南方雨水较多,因此药物多用芳香清淡之属。

5. 调理脾胃正法

高师强调,古人将脾胃上升到后天之本的地位,是具有非常重要的意义,并提到《脾胃论》中"……元气之充足,皆由脾胃之气无所伤,而后能滋养元气"说明后天的脾气充养着元气,《素问》中的"脾胃者,仓禀之官,五味出焉","谷气通于脾","饮入于胃,游溢精气,上输于脾。脾气散精……"。也旨在说表明脾胃在人体内所扮演的非同寻常的角色。脾胃功能正常,饮食水谷才能正常受纳腐熟从而化生气血津液,人体四肢百骸、官窍、筋骨才能得以濡养,各种生命活动才能正常进行。因此,临床诊断脾胃的常态与病态,可以从"纳化"的功能失调来窥探,所谓司外揣内。

高师常用治法有:健脾和胃法、升举中气法、温中散寒法、辛开苦降法、益胃养阴法、健脾燥湿法、消食导滞法、清热泻火法等

6. 调理脾胃变法

"脾胃功能健全则五脏安康",倘脾健胃旺,气化正常、气血旺盛,则五脏六腑、四肢九窍皆能得其所养;反之,若脾胃功能受损,气化不利、气血乏源,则可能易殃及其他脏腑,五脏六腑俱受其害,进而功能紊乱。高师临证中注重脾胃与肝、脾胃与肺、脾胃与心、脾胃与肾的相互关系。

高师常用治法有:健脾调肝法、健脾益肺法、健脾宁心法、健脾补肾法等。

三、学 术 访 谈

☁ (一) 名医之路

问:高老师,今天难得闲暇,能否劳您为我等后学简单介绍一下您是如何学习中医,终成一代名医的? 以期对我等后学的中医学习有所裨益。

答:名医不敢当,裨益也谈不上,你们都学得不错,各有所长,都很勤谨认真。

问:之后就是您到中研院师从路老的经历了,这段您得着重为我们讲讲。

答:1979 年我考取了中医研究院研究生班,1980 年之后,有幸拜师,开始跟路志正老师上临床。

问:如老师所讲,您的求学经历着实丰富精彩,当为我辈后学效仿,我们后辈在学习中医的路上多少有些疑惑之处,不知您能否对我们后辈学子的求学之路提点一二?

答:你们今日所遇到的问题,我们当年也遇到过。当年我刚留下工作,也时常思考中医之路当如何走,后来我们一共归结了三条。告诉你们或许会有些用处。其一,传习名家当不避门户。其二,医不离患如鱼不离水。其三,重视养生健康长寿。

问:老师,您提到的这三点问题,着实是真知灼见,都是传统中医学界存在的,我们应该去其糟粕,留其精华;而专科化是近代中医发展的新情况,而新的弊端也需要我们解决。

☁ (二) 学术渊源——路志正、董德懋学术思想解析

问:高老师您好,您跟随路老学习多年,路老一生治患无数,学术上尤重调理脾胃和辨治湿邪。谈及路老的学术思想时,提到了路老的十八字诀等,学生们回去细细品来,似有所得,又模蒙难懂,今天难得有闲,不知您是否能为我们讲一讲路老的学术思想?

答:路志正老师可谓是我的开蒙老师,对我恩同再造。谈及路老调理脾胃的学术思想,当离不开脾土中元。后来路老又把调理脾胃的思想凝炼为:"持中央,运四旁,怡情志,调升降,顾润燥,纳化常"十八字诀。

问:听老师谈起董老,学生肃然起敬。由此晚辈们也很想了解一下董老的主要学术思想,还请老师不吝赐教。

答:董老从小立志从医,师承北京四大名医施今墨先生,毕业于华北国医学院,成为施今墨先生的入室弟子,1936年起在院长施今墨先生诊所襄理业务5年,任针灸医师,兼诊内科,颇受施老器重,几得施派真传。1941年起在北京打磨厂开业,悬壶济世,名声渐噪,有北京四小名医之誉。董老对于中医有独到的见解,终而形成其独有的学术思想体系。他问诊时善于抓住患者所述的主症,治疗疾病时如遇到外感病多善于用清解法,内伤病则善于用调理脾胃法,崇尚整体观,注重人体的内外关联,强调"内畅遂、外疏通","里气通、表自和"。当遇到较棘手的疾病时则从整体出发,辨证施治,同时配合运用气功,往往取得显著的疗效。其学术思想体系主要包含了清解外邪、调理脾胃和调气积精全神。

(三)浅谈肺系疾病治疗

问:高老师,您治疗肺系疾病尤其是慢性咳嗽方面积累了丰富的临床经验,能否简单介绍一下您对肺系病的认识?

答:我临床看呼吸病较多,积攒了一点经验。我用的方子,不过是学习继承路老师、董老师的验方,稍微变动而已。中医对肺系外感疾病,尤其是咳嗽的认识,肇端于《黄帝内经》,成熟于《伤寒》,发展于温病诸家。

问:多谢您的指点。通过学习和临床,我们开始慢慢明了肺系疾病的病因病机,但是在辨证诊治方面,仍自觉有所欠缺,不知您可否传授这方面的一二经验?

问:老师,虽然临床跟您随诊多年,但学生愚钝,仍有很多不解,今天机会难得,还望老师能指点一二。

答:你太谦虚了,你自己已经独立行医多年,临床上的一些体会可能比我还要深刻,我只能说咱们互相学习交流一下吧。

问:老师时间宝贵,我就直奔主题了。平时跟您出门诊抄方的时候,几乎所有的病人都有白术、茯苓、半夏、陈皮这些调理脾胃的药,这些药真的有这么重要吗?

答:这个问题问得好。脾胃为后天之本,《素问·经脉别论》记载脾气具有"散精"之功,只有脾胃功能正常,四肢百骸才能及时得到濡养,其余的脏腑才能保证其生理功能的正常运转。

问:怪不得老师这么喜欢使用调理脾胃的中药。那调理脾胃方面有什么特别需要注意的吗?

答:这个问题又问到点子上了。调理脾胃可是很有讲究的。在用药上就不能只是健脾行气的药物,必须依照脾升胃降的原则,把升发肃降不及的,用药物帮它恢复正常。比如:柴胡、升麻、旋覆花、代赭石、半夏、柿蒂这一类的,当然还要结合辨证,选取药性适宜,切不可寒证用寒药,热证用热药,因为我们的脾胃是很敏感的脏器,而且一定要注意在使用这些调理气机药物的药味和药量不可太大。

问:多谢老师毫不吝啬的指点迷津,能有幸拜于您门下真是荣幸至极,在未来行医路上,我定不负老师厚望,潜心钻研,不辱师门。

答:路漫漫其修远兮,吾将上下而求索。

四、导师经典医案

🌀（一）健脾和胃治胃溃疡

一般情况：患者彭某，男，75岁，2015年4月2日初诊。

主诉：胃脘胀痛3个月。

简要病史：胃脘胀痛3个月。曾在协和医院诊为胃溃疡，反流性食管炎，有糖尿病，高血压，冠心病病史。胃胀，隐痛，胃部怕凉，晨起明显，食纳可，不泛酸，大便调，舌黯红，苔黄浊，脉右沉细左弦。

中医诊断：胃脘痛，证属脾虚胃滞，寒热错杂。

西医诊断：胃溃疡，反流性食管炎。

治法：健脾和胃，辛开苦降法。

处方：平胃散合半夏泻心汤。

藿梗 10g	苏梗 10	苍术各 10g	白术 10g
厚朴 10g	青皮 10g	陈皮 10g	党参 10g
半夏 9g	黄芩 10g	黄连 6g	干姜 6g
焦三仙各 10g	香附 10g	生龙骨^{先煎}30g	生牡蛎^{先煎}30g

7剂，水煎服，日1剂，早晚分服

二诊：服上药后，胃脘仍胀，自觉食后食物不能向下行，纳谷尚可，大便不干，每日1行，腿软，略肿，小便不利，颜色不黄，量不多，舌黯苔花剥而黄浊，左脉弦滑。上方去焦三仙、香附、生龙牡，改藿苏梗为藿荷梗各10g，加柴胡10g，白芍15g，枳实10g，萆薢10g，7剂，水煎服，日1剂。

三诊：胃已经不胀，腿部略肿，排尿困难，夜间明显，尿色黄，夜尿1~2次，怕凉，舌黯红，苔中黄腻，脉浮稍大。浮肿，脾肾两虚，水湿停滞，治以益气化湿，补肾利水为法。防己黄芪汤合六味地黄丸加减。黄芪15g，白术10g，茯苓15g，防己10g，生薏米15g，生地15g，山萸肉10g，山药15g，丹皮12g，泽泻10g，车前子（包煎）10g，川牛膝10g，桂枝6g，白芍15g，骨碎补10g。7剂，水煎服，日1剂。

四诊：2周来胃脘未再作胀，腿仍肿，小便黄好转，怕凉，膝关节以下无力，舌红苔黄，脉左弦大。上方去生薏米、川牛膝，加陈皮10g，川断10g。

前后共治疗近3个月，胃脘胀痛未复发，腿肿告愈。

按：患者以胃胀为主诉，综合分析，病机为脾虚胃滞，寒热错杂，治以健脾和胃，辛开苦降为法，两诊病证消失。病情又以下肢肿为主要表现，方随证转，治疗方法也有所变化，以益气化湿，补肾利水为主，方用防己黄芪汤合六味地黄丸加减，疗效满意。

🌀（二）健脾和胃治肠梗阻

一般情况：魏某，男，70岁。2015年12月29日初诊。

主诉:左少腹胀痛反复发作30年。

简要病史:30年前出现腹部疼痛,呕吐、便闭,外院诊为肠梗阻。病人无手术史,原因不明,而反复发作,近3年来发作次数有所增加,尤其近1年来每月发作1次,每次持续20~30小时,左少腹作痛,不能进食,大便不下,西医对症保守治疗可以缓解。消化道造影未见明显异常。现病人腹部疼痛作凉,必须热熨后减轻,易汗出,不敢吃冷硬食物,大便调,舌黯红有齿痕中裂,舌苔黄,中部浊稍厚腻,脉弦细。

中医诊断:关格,证属脾胃虚寒,肝气郁滞。

西医诊断:肠梗阻

治法:健脾和胃,疏肝理气。

处方:治以六君子汤、理中汤、半夏泻心汤合柴胡疏肝散化裁。

党参 10g	苍术 10g	白术 10g	茯苓 15g
半夏 9g	青皮 10g	陈皮 10g	干姜 10g
黄连 6g	黄芩 10g	柴胡 10g	白芍 20g
元胡 6g	焦槟榔 6g	丹皮 10g	莱菔子 10g
生苡米 15g	骨碎补 10g		

14剂,水煎服,日1剂

二诊:服药期间好,腹部未痛,怕凉感减轻,纳可,饮食易消化食物,大便畅通,药后第1周大便每日2次,第2周大便每日1次,舌胖齿痕,舌颤,尖边稍红,苔黄,脉左弦右滑。证属脾胃虚寒,胃肠积滞,肝气不舒,仍以健脾和胃疏肝为法。

处方:党参 10g	苍术 10g	白术 10g	茯苓 15g
半夏 9g	陈皮 10g	干姜 10g	柴胡 10g
白芍 30g	枳实 10g	黄芩 10g	骨碎补 10g
莱菔子 10g	生苡米 15g	焦槟榔 6g	

14剂,水煎服,日1剂

三诊:近日大便尚好,偶有1次左下腹不适,轻度腹痛,未呕吐,2日前大便困难,整个服药期间未见肠梗阻情况,饮食时容易汗出,舌胖齿痕苔黄浊,脉缓。治以前法。

处方:党参 10g	苍术 10g	白术 10g	茯苓 15g
干姜 10g	厚朴 10g	青皮 10g	陈皮 10g
焦槟榔 10g	白芍 30g	黄芪 15g	鸡内金 9g
莱菔子 15g	半夏 9g	黄连 6g	生苡米 10g
川断 10g	肉苁蓉 15g		

7剂,水煎服,日1剂

四诊:腹痛未作,食量增加,精神好,未见腹痛腹胀,舌尖齿痕,有裂纹,苔薄黄,脉细数。治以前法,兼以补肾。上方去黄连、川断,加骨碎补10g、熟地10g,肉苁蓉加至24g。随访半年,肠梗阻未发。

按:本病前后治疗近4个月,病人腹痛未再发作,说明健脾和胃,疏肝理气法对肠梗阻有效。六君子汤、理中汤治疗腹痛关格,塞因塞用,病人脾胃虚寒,运脾化滞,脾气一转,升降功能恢复,积滞得下。高师通调气机,注重肝脾功能,健脾、升陷、温中、和胃、通腑、柔肝、疏肝、清肝、暖肝。高师调和肝脾用药:养血柔肝喜用当归、白芍,或加生地,少许川芎;疏肝喜用柴胡、枳壳,或加香附、薄荷、郁金;清肝多用丹皮、炒栀子;健脾喜用四君、六君之属;清胃火选黄连、生石膏;养胃阴喜用沙参、生地;和胃喜用藿梗、荷梗、二陈;畅脾胃气机善用干姜、黄连对药辛开苦降及青陈皮理气,醒脾气稍加甘松、砂仁,消食惯选焦三仙、槟榔,下气除满爱选厚朴、莱菔子。

(三)健脾化痰调治肾癌肺转移

一般情况:赵某,男,73岁,2015年10月16日初诊

主诉:左肾恶性肿瘤术后半年

简要病史:患者半年前因肾恶性肿瘤行左肾切除术。现复查发现肾癌肺转移。服用靶向药物后出现呃逆,气短症状,痰多不易咳出,无反酸烧心,无恶心呕吐,纳眠可,二便可。舌淡有裂纹,苔薄黄,脉数。

中医诊断:肺积,证属脾虚痰阻毒积。

西医诊断:肾癌肺转移。

治法:健脾化痰解毒。

处方:太子参20g   白术10g   茯苓15g   姜半夏9g
     陈皮10g   浙贝母10g   全瓜蒌15g   半枝莲15g
     山慈菇9g   黛蛤散[包煎]5g   神曲10g   炙黄芪20g
     枳实20g

14剂,水煎服,日1剂,早晚分服

复诊:气短、呃逆明显改善,咳痰减少,痰中偶有血丝,舌脉同前。治以原法,上方加柴胡10g,藕节炭10g,14剂,水煎服,日1剂,早晚分服。

患者症状平稳,一直门诊上方化裁调理。

按:《金匮要略》说:"四季脾旺不受邪",脾胃功能失调与肿瘤的形成存在着某种内在的联系。《素问·六元正纪大论》说:"大积大聚,其可犯也,衰其大半而止,过者死。"肿瘤的治疗调理亦借脾胃健旺,以壮四脏之元气,扶正祛邪,不能一味清热解毒活血抗癌。调理脾胃,取法中庸,运筹中州,脾胃同调,上下兼顾,内外并治。尤其重症的患者扶正即是祛邪,调理脾胃,恢复患者饮食睡眠二便功能,在临床实践中能收到桴鼓相应之效。故高师治疗肿瘤,遣方用药常选党参、太子参、白术、云苓、山药、陈皮、生薏苡仁等药性平和之品,并辅以炒麦芽、焦山楂、鸡内金、炒谷麦、大枣、生姜、甘草等消食和胃之品,常用二陈汤、六君子汤等方剂。

(四)疏肝和胃治冠心病

一般情况:梁某,女,58岁。2015年2月2日初诊。

主诉:心悸3个月余。

简要病史:2008年10月曾在外院诊为冠心病,血压、血糖偏高,治疗效果不显。现症:心悸,每发于下午4点左右,左胁肋、胃脘胀满不适,隐隐作痛,嗳气频频,后背前胸作痛、发

麻,素食,纳可,大便调,小便频,饮水则欲便,舌颤稍红苔薄,脉沉细。

中医诊断:心悸,证属肝郁胃滞,心神不宁。

西医诊断:冠心病。

治法:疏肝和胃,益气宁心。

处方:以四逆散、半夏泻心汤合生脉散加减。

柴胡 10g	白芍 15g	枳实 10g	半夏 9g
黄连 6g	黄芩 10g	干姜 6g	党参 10g
黄芪 15g	麦冬 10g	五味子 10g	元胡 10g

7剂,水煎服,日1剂

二诊:心悸尚在,已可忍耐,后背痛减轻,仍发麻,左胸仅深吸气作痛,胃脘胀满好转,口不干,小便频,舌稍红,苔薄白,左边偏重,脉沉细。病症减轻,胃气见和,治以前法,上方进退。前方去干姜、黄连,加入甘松6g,黄柏10g,丹参15g。14剂,水煎服,日1剂。

三诊:病证进一步好转,心悸明显减轻,仅偶见,干活稍多后背痛作麻,胃脘左侧饥饿时作胀不痛,但程度减轻,头晕,睡眠不好,手颤,足下凉,舌质淡稍颤苔薄,脉左关滑。肝胃已和,气阴两虚,心神失养。治以益气养阴,宁心安神法。

处方:黄芪 20g	党参 10g	麦冬 10g	五味子 10g
白芍 15g	炒枣仁 20g	远志 10g	菖蒲 10g
厚朴 10g	甘松 5g	黄柏 10g	骨碎补 10g
生龙骨^{先煎} 30g	生牡蛎^{先煎} 30g		

14剂,水煎服,日1剂

药后心悸未作。

按:心悸之病,病位在心,一般治疗多从心胆气虚、心脾两虚、肝肾亏虚、心阳不振,或水饮、痰阻、瘀血入手。《素问·平人气象论》说:"胃之大络,名曰虚里,贯膈络肺,出于左乳下,其动应衣,脉宗气也。"高师认为心胃息息相关,本例患者心悸,但左胁肋、胃脘胀满不适,隐隐作痛,嗳气频频,显系肝郁胃滞之征。治以疏肝和胃,调理气机,益气宁心,生脉安神,用四逆散、半夏泻心汤合生脉散加减取效。本例从调理肝胃气机论治是其特色。

(五) 健脾化痰治失眠

一般情况:郭某,男,55岁,2009年12月24日初诊。

主诉:失眠2个月。

简要病史:右侧肺癌,切除术后。2个月来睡眠不好,平卧后出现腹中不适而欲起床,入睡难,睡眠浅,易醒,醒后或不能入睡,房颤时作,痰中有血,大便日7~8次,不成形,无腹痛,面色黯,舌红苔边黄,脉细弦。

中医诊断:不寐。

西医诊断:肺癌术后失眠。

处方:六君子汤合温胆汤

党参 10g	白术 10g	竹茹 10g	枳实 10g

半夏 9g	陈皮 10g	茯苓 15g	炒枣仁 15g
远志 10g	菖蒲 10g	白扁豆 10g	生龙骨^{先煎}30g
生牡蛎^{先煎}30g	侧柏叶 10g		

7 剂,水煎服,日 1 剂

按:病人失眠起自肺癌术后,患者气血虚弱,加之精神紧张,出现失眠。大便日 7~8 次,不成形,此为脾虚表现,脾气虚弱,运化失常,水谷不化生精气,反成痰湿,痰湿中阻,上扰心神,故而失眠。治疗以扶正祛邪并进,用六君子汤健脾扶正,温胆汤化痰理气和胃,炒枣仁、远志、菖蒲、生龙牡安神。二诊时睡眠明显改善,大便好转,脾虚得以缓解,原方加用交泰丸,交通心肾安神以取效。

❀ (六) 健脾益气治尿失禁

一般情况:金某某,女,51 岁。2015 年 10 月 23 日初诊。

主诉:尿失禁 3 年。

简要病史:患者尿失禁,有尿意但无法控制,在咳嗽或活动后也会出现尿液不能控制而流出,食欲不振,眠可,大便不成形,舌淡有齿痕,苔黄垢,脉沉细。

中医诊断:遗溺　证属脾气不摄,气机不利。

西医诊断:混合性尿失禁

治法:补中益气,调气行水。

处方:补中益气汤加减。

炙黄芪 30g	党参 10g	白术 10g	升麻 6g
柴胡 6g	覆盆子 10g	炒杏仁 5g	桔梗 10g
陈皮 10g	厚朴 10g	枳壳 10g	茵陈 20g
白茅根 20g	神曲 20g	芦根 20g	

7 剂,水煎服,日 1 剂

酒石酸托特罗定缓释片 4mg po qd

二诊:患者服用酒石酸托特罗定缓释片后口干严重,故自行停药,尿失禁症状稍有改善,在咳嗽及活动后,症状加重不明显,食欲较前好转,纳可,大便不成形,约每日 1 次,舌脉同前。处方:上方加当归 15g,桃仁 9g。14 剂,水煎服,日 1 剂。

三诊:停用舍尼亭,仅服用中药尿失禁症状自述缓解 70%,纳眠可,大便可,舌脉同前。处方:继服前方 14 剂巩固疗效。

按:《素问·宣明五气》指出:"膀胱不利为癃,不约为遗溺"。"膀胱不约"排尿障碍又与肾肺密切相关。肺为水上之源,肾司二便,故气虚、肾虚、膀胱受损诸多因素,均可引起排尿障碍。脾居中焦,调畅气机,治疗虚损导致的各种尿失禁,健脾补中益气,恢复膀胱气化功能,是其大法。

❀ (七) 健脾利湿治输尿管结石

一般情况:韩某某,男,47 岁。2015 年 12 月 15 日初诊。

主诉:左下腹疼痛伴呕吐 1 天。

简要病史:左下腹疼痛时作时止,伴随恶心,腹胀,小便可,大便不成形。舌淡,苔黄垢,脉弦数。查:尿常规:RBC15.76/HP,双肾超声:右肾积水,KUB:左输尿管中下段结石(0.4cm×0.5cm),患者拒绝行体外碎石术,平素嗜食烟酒。

中医诊断:腹痛,证属气虚湿阻血瘀。

西医诊断:输尿管结石。

治法:益气健脾,通淋排石。

处方:党参 10g   白术 10g   茯苓 15g   陈皮 10g

     金钱草 30g   石韦 10g   冬葵子 12g   鸡内金 10g

     滑石粉 10g   乌药 6g   桃仁 9g   厚朴 15g

7 剂,水煎服,日 1 剂,早晚分服

二诊:服药三剂后症状消失,后又自取中药原方 14 剂,今日复查双肾超声:未见异常;复查 KUB,未见明显结石影,考虑结石已经排出。嘱患者多饮水,每年定期复查。

按:尿石症在中医学中属于石淋、砂淋、腰痛、尿血等范畴,临床以小便频数、短涩、滴沥刺痛、欲出未尽,小腹拘急引痛、腰痛、尿出砂石等为特征。一般对尿石症的治疗多以清热利湿为主,肾输尿管较大结石(>7mm),用活血化瘀治疗。我们在临床工作中,提倡辨证为主,小结石重清利,大结石重活血,而在治疗用药日久,及长期用药预防结石复发时,一定要固护脾胃,以防损伤正气。

胡荫奇主任医师治疗风湿骨痹学术思想及临证经验的研究与传承

传承博士后：桑志成

一、传承导师传略及传承博士后简介

胡荫奇

胡荫奇，男，医学硕士，主任医师，博士生导师，首都"国医名师"。第三、四、五、六批全国老中医药专家学术经验继承人指导老师，全国首批名老中医传承博士后合作导师，中医科学院第二批著名中医药专家学术经验传承博士后合作导师。全国胡荫奇名老中医传承工作室、北京市"3+3"薪火相传项目——胡荫奇名老中医工作站建设指导老师。中华中医药学会风湿病分会副主任委员，世界中医药学会联合会风湿病专业委员会副主任委员，中医科学院风湿病学科学术带头人，国家中医药管理局重点专科建设单位（风湿科）专科带头人。享受政府特殊津贴。主张风湿病中医病类、病名、证候诊断规范化。在国内率先提出以疾病诊断为纲，二级病名、证候诊断为目的中医风湿病三级诊断模式，即病类—二级病名—证候（含症状体征、舌脉、理化检查等）诊断模式；临床以证候为核心，病证结合，分期制宜，结合现代药理，形成了自身学术特色，在中医风湿病领域得到广泛认可。组织制定并审定《中医风湿病诊断治疗指南》，承担国家中医药管理局及北京市多项科研课题，编写《实用中医风湿病学》《痹病论治学》《风湿病常用中药应用指南》《风湿免疫病诊断治疗指南》等十余部学术著作，多项课题及著作获奖。

桑志成

桑志成，男，主任医师，医学博士，管理学硕士，中国中医科学院中西医结合临床专业博士生导师。2013 年 12 月进入中国中医科学院博士后流动站，跟随胡荫奇主任医师进行传承博士后研究工作，2016 年 9 月通过出站考核。现任世界中医药学会联合会骨关节疾病专业委员会副会长，世界中医药学会联合会国医堂与社区专业委员会常务理事，中国民族卫生协会骨科专家委员会常委，世界中医药联合会伦理审查专业委员会常务理事，中国中西医结合学会骨伤分会足踝工作委员会委员，全国中医慢病防治专家委员会专家委员。获国家科技进步二等奖等奖项 5 项，入选完成北京市科技新星计划。

二、导师学术思想与学术特点特色、临床特点

❀（一）胡荫奇主任医师论治风湿骨痹学术思想

1. 主张风湿病（痹病）诊断的规范化——提出中医风湿病的三级诊断模式

在国内胡荫奇主任医师与路志正、焦树德等知名专家一道率先提出了中医痹病（风湿类疾病）的命名、中医痹病的概念规范化及与西医风湿免疫类疾病的相关性的问题，在国内率先提出中医病类、病名、证候诊断的规范化问题。经过临床实践逐步形成以疾病诊断为纲，二级病名、证候诊断为目的中医风湿病三级诊断模式，即病类—二级病名—证候（含症状、体征、舌脉、理化检查等）三级诊断模式。

2. 主张病证结合、以病统证、分期制宜

胡荫奇主任医师根据风湿骨痹活动期特点提出其治疗痹病的思路和看法，其病机为湿热痹阻于经络，日久不去，蕴毒损伤络脉，故主张在风湿骨痹活动期当从湿热毒瘀论治。提出以病证结合为基础，突出中医药优势的诊疗辨证用药的思路与方法，并根据疾病的轻重缓急和不同阶段，分期制宜。对于病情顽固缠绵难愈，且常反复发作的风湿骨痹多与伏邪有关，主张从伏邪论治。

3. 主张宏观辨证与微观指标的有机结合

借助现代科学手段，引入客观指标，提高了辨证的准确度和特异度，补充了宏观辨证的不足，有助于揭示中医证候的本质，也有助于中医证候的规范化。在不违背中医辨证论治原则的前提下，选用一些经现代药理研究证实对类风湿关节炎具有针对性治疗作用的药物。

❀（二）胡荫奇主任医师治疗风湿骨痹临床特点

1. 病证结合、辨证论治、分期制宜

胡老师认为风湿骨痹治疗上有其规律性，但有其特殊性。因此临床临证不为病名所惑，既要在针对这种病的发病机制及其疾病发展规律进行辨病治疗，又要针对每位患者的特点和发病阶段进行辨证论治，抓住"证候"这一核心，分期制宜。

2. 临床用药

（1）善用虫药，化痰通瘀止痛：虫类药物具有独特的生命特性，而被历代医家所重视。风湿病如强直性脊柱炎病程久，痰瘀痹阻关节骨骺，脊背僵痛不舒，转侧俯仰受限，关节漫肿难消者，此时非一般草木所能奏效，需借虫蛇走窜搜剔之功，穿透筋骨，祛浊逐瘀，方可使邪去正复。遵循"邪去而不伤正，效捷而不猛悍"的原则。

（2）对药配伍，协同增加疗效：常选择两味以上的药物配合应用，或相辅相成，或去味取性，或去性取味，既可增强力量，又可全面照顾病情，还可减轻或消除药物的毒性及副作用。

（3）用药讲求阴阳平调：胡老师一贯主张风湿骨痹治疗中，用药宜平和，在祛风湿除痹治疗时应顾护正气。祛邪而不伤正，滋补而不碍邪。

（4）注重中药的现代研究：在临床治疗风湿骨痹时，强调在符合中医辨证论治原则的前

提下,选择那些既符合中医辨证规律又对风湿病的某些病理环节有针对性的药物。

3. 注重整体治疗

对于风湿骨痹,胡老师提倡整体治疗,根据病情特点指导患者进行休息及功能锻炼,增强机体抗病能力,增加肌肉力量,维持韧带柔韧性,改善关节活动度。如强直性脊柱炎,适度锻炼对于延缓疾病的进展就更加重要。此外,外治之理法即内治之理法,对于僵直、活动受限等症状明显者,还要配合局部外用药物或理疗以缓解症状。其他治疗方法如针灸理疗、牵引导入、手法按摩以及西药等均可灵活应用。

三、胡荫奇主任医师治疗风湿骨痹辨证用药经验

(一) 胡荫奇主任医师论治类风湿关节炎临床经验

1. 类风湿关节炎(RA)病因病机

正气亏虚为本,风寒湿热痰瘀为标是 RA 的病机特点,正虚以脾虚为先,久之肝肾受累而致肝肾亏虚。急性期或活动期以邪盛标实为主,主要由于风寒湿热毒邪外侵,痰瘀毒邪内生所致;中晚期由于久病损伤正气,脏腑功能失调,痰浊瘀毒内生,正虚邪恋不解,本虚逐渐突显。无论早期还是中晚期,痰瘀贯穿于 RA 整个发病过程。痰浊瘀血既是机体病理产物,又是致病因素,痰瘀既成,痹阻经络,郁久化毒,损害筋骨关节,胶着于骨骼,导致关节肿大变形、肢体僵硬,尤以中晚期表现得更为突出。正邪盛衰的变化贯穿于疾病始终,反映了 RA 不同阶段的标本特征。

2. 辨证论治　胡老师主张首先要辨证求因,再分证论治

(1) 寒湿痹阻证:关节局部肿胀、冷痛喜暖恶寒,伴有关节屈伸不利、肢体关节重着、晨僵,口淡不渴为特点,舌质淡、苔白、脉弦紧。方选蠲痹汤(《医学心悟》),宣痹通络、祛风除湿散寒。若患者风邪偏胜,可适当加用荆芥、防风,在此基础上可以增大秦艽的用量,若患者寒邪偏胜时,可以酌情加用千年健、附子等药物;若患者湿邪偏胜时,可以酌情加用防己、萆薢或薏苡仁等药物。

(2) 湿热痹阻证:以关节局部肿痛,皮温增高,得凉则舒,肢体重着活动不利、晨僵、口渴不欲饮为主要表现,同时伴有烦闷不安、大便不爽、小便黄赤,舌红、苔黄、脉数。治以宣痹通络、清热除湿。方药:黄柏、连翘、青风藤、萆薢、虎杖、木瓜、汉防己、穿山龙、苦参。若患者湿邪较重,可酌情加入土茯苓、苍术等药物,若患者热症较重,可酌情加入知母、生石膏等药物;若伤阴较重的患者,可适当加入秦艽、生地等。若湿热蕴毒较重的患者,可以适当加入土茯苓、漏芦及土贝母等药物。

(3) 热毒痹阻证:关节局部表现出较为剧烈的疼痛和红肿等症状,触之可发现皮温增高,得凉则痛减,关节屈伸不利,伴发热口渴、皮下结节或皮疹,大便秘结、小便黄赤等症,舌质红,苔薄黄或黄腻,脉滑数。治法:宣痹通络、清热解毒化湿。方药热毒痹冲剂:土茯苓、土贝母、地龙、连翘、虎杖、苦参;加减:若患者湿邪较重,可酌情加用苍术、萆薢等药物,若患者表现出热灼伤阴,则可加入生地,若患者关节疼痛较为明显,可适当加用秦艽、穿山龙等

药物。

（4）寒热错杂证：患者自觉关节冷、痛，而患处却触之皮温升高；或者患者自觉病变关节疼痛、灼热，而却又表现出恶风怕冷的症状；或者患者关节灼痛、红肿，但遇寒却疼痛加剧，并且病变关节触之皮温不升高；往往伴有晨僵、便秘、口苦等症状，舌淡、苔白或黄或夹杂，脉弦或紧或数。治法：清热通络、祛风散寒。方以桂枝芍药知母汤加减，可酌情加入蜈蚣、全蝎等药物；若患者表现恶风、自汗，则可适当去麻黄、加大黄芪、白芍等药物的用量；若患者热象较重，则可去附子，加入秦艽、虎杖、忍冬藤等药物。

（5）瘀血痹阻证：以肌肉关节固定不移刺痛，多伴有局部肿胀，亦可有硬结或者瘀斑，甚至肌肤甲错、面色黧黑等症状为主要表现。舌质黯或有瘀斑，舌下脉络多紫黯，脉弦细或沉滑。治以活血化瘀通络。方选活血通络冲剂：川芎、元胡、莪术、川牛膝、鸡血藤。加减：若兼有气虚症状，可加入黄芪；若患者兼有痰浊症状，可适当加入白芥子、胆南星；若患者兼有阴虚症状，可适当加入秦艽、生地等药物；若患者兼有阳虚症状，可适当配伍仙灵脾、巴戟天等温阳药物。

（6）痰瘀痹阻证：关节刺痛固定、痛处不移，多有按之稍硬，可伴有关节肿胀。病变处的肌肤周围可有痰核或硬结出现、皮肤紫黯，部分患者自觉肢体重着或麻木。可伴有眼睑浮肿、舌体胖大边有齿痕、口唇黯红或淡黯、舌黯红，舌边可有瘀斑，苔白腻或黄腻，脉弦涩或细滑。治以祛痰通络、活血化瘀。痰瘀痹冲剂：僵蚕、赤芍、莪术、青风藤、土贝母、白芥子、穿山龙。加减：若患者痰重，则可适当配伍半夏、胆南星等药物；若患者瘀重，则可适当加入三七、水蛭等药物；若患者疼痛较为剧烈，可酌情加入穿山甲、乌梢蛇、皂角刺等药物。

（7）肝肾亏虚证：患者肢体关节变形、僵硬强直，伴有肌肉萎缩、活动不利，可同时具备形体消瘦、腰膝酸软等症。常表现出头晕、气短、心悸，舌淡、苔薄白或白滑，脉沉细弱。治以补益肝肾，固本通络。方用固本通痹冲剂：山萸肉、鸡血藤、黄芪、青风藤、肉苁蓉、当归、巴戟天。若关节疼痛，酌情加入穿山甲和老鹳草等。若伴随阴血虚、五心烦热及盗汗者，可酌情加入生地黄和地骨皮等。

3. 分期制宜与病证结合

RA 早期是指以确诊为 RA 且病程在 1 年以内者。在其活动期，存在急性发作、慢性复发等多种不同形式。急性期若经过治疗病情稳定，逐渐转入缓解期。据报道称，RA 滑膜炎在其发病的第 1 年或第 2 年内进展较快，约有一半病例中患者的关节软骨或骨骼的破坏发生在该阶段，因此，早期及诊断治疗尤为重要。胡老师在早期的治疗中，多主张在辨证论治的同时，加用一些现代药理实验已证实的、具有抗肿瘤作用的中药，如白花蛇舌草、莪术等，以期达到抑制滑膜细胞增生的目的，通过消除滑膜的炎症来延缓关节软骨及软骨下骨的破坏。

活动期多主张从湿热毒瘀论治。常用的经验方由土贝母、黄柏、忍冬藤、穿山龙、徐长卿、土茯苓及莪术等组成。共奏清热解毒、祛风止痛、利湿消肿之功。此外，常用的清利解毒药物包括赤芍、虎杖、蒲公英、苦参、连翘、栀子等，若患者伴有发热，则加以金银花、生石膏、柴胡等配伍。缓解期应持续服药，使疗效得以巩固，控制疾病发展。

胡老师总结出对骨侵蚀具有一定防治作用的痹愈汤及加减痹愈汤，痹愈汤以补肾、化痰、祛瘀立法,在标本兼顾的同时又可扶正祛邪,其主要组成为:骨碎补、伸筋草、青风藤、莪术、土贝母,方中君药为骨碎补,臣药为伸筋草、青风藤,佐药为莪术、土贝母;后进一步将痹愈汤进行优化和筛选成加减痹愈汤,在抗骨侵蚀作用有显著疗效,其组成:骨碎补 12g、青风藤 15g、山萸肉 15g、土贝母 15g、法半夏 10g、莪术 10g,方中君药为山萸肉、骨碎补,臣药是莪术、青风藤,佐药为法半夏、土贝母。六药共奏滋补肝肾、强筋骨、祛瘀、化痰之功效。

4. 治疗类风湿关节炎善用药对

(1)土茯苓配土贝母:可增强利湿清热解毒、通利关节、消肿散结的功效,在治疗风湿热痹时疗效显著。类风湿关节炎活动期(早期)使用该药对,可缓解关节周围的红肿热痛、屈伸不利等症状,下调风湿因子等指标。在临床观察中发现,针对舌红、苔黄腻、脉滑数的患者,可以显著降低其风湿指标,缓解其外周关节的肿胀疼痛,显著改善其病变关节的功能。

(2)青风藤与穿山龙:旨在辛开苦泄温通相须为用,可显著增强祛瘀通络、祛风除湿化痰的功效,临床上在用于风寒湿热痹阻经络而引起腰背、肢节疼痛的患者时疗效显著,尤善于改善患者的晨僵症状。研究发现,青风藤的主要成分青风藤碱具有抗炎、镇痛、抗风湿的功效,可以通过组胺的释放,发挥类吗啡样的镇痛作用。穿山龙的有效成分可以发挥类似于甾体激素样的功效。两味药物配伍使用,可以增强青风藤的功效,另一方面减轻其副作用。

(3)生地与丹皮:配伍使用可显著增强清热凉血、活血散瘀止痛的功效,擅长治疗热毒痹阻型 RA,对其筋脉关节处的关节红肿热痛、筋脉拘急,具有较好的临床疗效;针对血分热毒壅盛而产生的周身或面部的结节、斑疹或者关节肢体疼痛亦具有较好的疗效。

(4)骨碎补与威灵仙:一补一通,相须为用,增强了补肾、祛风湿、通经络的作用。研究发现,骨碎补可以增强成骨细胞的活性和功能,促进新骨生成,减少破骨细胞的生成和分化,抑制骨吸收。骨碎补提取液可以抑制破骨母细胞分化,其功效的强度与应用浓度呈一定的相关性。研究显示,威灵仙可以镇痛,并且具有显著的抗炎作用,亦可促进平滑肌细胞的功能,可以显著缓解平滑肌的痉挛。两味药物配伍使用,可以抑制骨侵蚀、抗炎镇痛、延缓或改善骨质疏松的状态。

(5)山萸肉与白芍:山萸肉补益肝肾治其本,而白芍擅长柔肝、缓急、止痛治其标,二者相须为用,可标本兼治,是治疗肝肾亏虚型 RA 的良对。目前研究已经证实,山茱萸总苷和白芍总苷都具有一定的免疫调节作用和明显的抗炎作用;两药配伍可使主要功效相互协同。

(二)治疗强直性脊柱炎临床经验

1. 强直性脊柱炎病因病机

主要有虚、邪、痰瘀。虚主要是先天肾精不足,督脉空虚,是目前共识,但不能完全概括疾病的病因病机,肝肾不足也是发病的根本,尤其对于发病时年龄大的患者或者疾病的中后期,肝肾不足比较突出;邪主要是指风寒湿热之邪等外因诱发;痰瘀是指经久不愈,痰瘀内生,终致筋挛骨损,脊背强直废用。

2. 辨证论治,强调依法统方

强直性脊柱炎文献多认为发生的根本在于肾督亏虚,主张温肾强督。而导师认为肝肾不足也是根本,治疗上注重补益肝肾精血,不主张一味温补肾阳,而提倡阴阳双补。

（1）湿热痹阻证：腰背部僵硬疼痛明显，伴周围关节红肿热痛，舌红，苔黄或黄腻，脉滑数。实验室指标如血沉、C-反应蛋白可见明显升高。治疗应以清热除湿、凉血解毒为主，佐以除痹通络之剂。选方多以四妙散、四妙勇安汤及当归拈痛汤加减。

（2）肝肾不足，寒湿痹阻证：以腰背疼痛不定或固定不移，疼痛怕冷喜温为特点，舌质淡红，舌苔薄白或白腻，脉沉弦或沉细。治以补益肝肾，祛风散寒，除湿通络。用药常以阳和汤为基础化裁，此期补宜肝肾常选用药性平和，温燥之剂如乌头、附子等，易伤肝肾之阴，则应少用。

（3）肝肾阴虚证：以夜间腰背疼痛，腰膝酸软无力，肢体肌肉萎缩，关节拘挛，身体羸弱，潮热盗汗为特点，舌红苔少，脉细数或弦细数。治疗宜选用滋养肝肾之剂，如知柏地黄汤加减。

（4）肾阳亏虚证：以腰背部疼痛，僵硬不舒。甚至腰脊僵直或后突畸形。腰膝酸软无力，畏寒喜暖为特点，舌质淡，苔白或薄白，脉沉弦。治疗宜给予温肾壮督之剂，如补骨脂、川断温肾助阳，骨碎补、狗脊补肾壮骨等。常用方剂有独活寄生汤、右归丸等加减。

（5）瘀血痹阻证：主要以腰背及关节周围剧烈疼痛，位置固定，拒按的表现，以及舌质黯红或见瘀点瘀斑，脉弦涩为特点，治以活血通络。如对寒湿偏盛者，选用当归、川芎、片姜黄、莪术、鸡血藤等药；对湿热偏盛者多用丹参、生地、赤芍、穿山甲等。不同强弱活血药根据阶段选用，早期应选用当归、丹参等养血和血；中后期患者则应选用三七、穿山甲、元胡活血化瘀；莪术、三棱、血竭、土鳖虫破血逐瘀。

（6）痰瘀痹阻证：可见肢体关节疼痛，局部肿胀难消。腰背关节僵硬变形、屈伸活动受限。治法宜在活血化瘀的同时化痰散结。常用的化痰散结药物有莪术、夏枯草、姜半夏、胆星、山慈菇、白芥子等。

3. 对症治疗，用药针对性强

AS 常见症状为腰背部僵硬，活动受限，疼痛明显。随着病情进展，脊柱强直、畸形多发生于本病的晚期。在辨证治疗的同时，根据不同症状，酌情选用具有针对性治疗的药物，可以增加疗效。本病的关节症状主要在骶髂关节和脊柱。以腰背疼痛、僵硬、活动受限为主要表现。古有"不通则痛""不荣则痛"之说，提示疼痛的两大病机。其治疗不外从气血两方面着手。需分清虚实，虚证多为隐痛、酸痛。实证为多僵痛。另外，根据患者疼痛不同，灵活选用。如：病变侵及颈椎，可选用葛根、白芷、片姜黄、羌活、白芍等；脊背部疼痛者常酌加全蝎、蜈蚣、僵蚕等补肾通督。AS 患者常有晨起或一个体位时久后脊背僵硬不舒之表现，治疗上常从行气活血化痰着手。外周关节症状，四肢关节酸痛者多为湿邪痹阻或血不荣筋，治疗时应配合桂枝、白术、防风等祛风除湿之品或鸡血藤、当归等养血荣筋之药物。关节红肿热痛者，常选四妙散加减。

4. 对药配伍，协同增加疗效

（1）鳖甲与三七粉：鳖甲咸寒，入肝经，滋养肝阴，又可软坚散结。鳖甲现代药理研究发现可使胶原酶活性明显升高，降解能力明显增强，使结缔组织的产生有效减少。有报道鳖甲超微细粉能够提高骨质量，与碳酸钙相比，其作用明显，主要表现在提高钙吸收率、骨质量及骨骼中钙含量。导师在临床使用鳖甲时，多取其软坚散结之功效，并配合三七粉活性散瘀消肿之功,应用于强直性脊柱炎早期,防止出现椎体韧带钙化,控制病情进展。

(2)羌活与独活:羌活可发汗解表,主要作用于上焦,擅长祛风散寒除湿,能直接入巅顶,宣通肢臂;独活主要作用于下焦,擅长祛风除湿,能疏通气血,宣通腰膝,下达腿足。两药配伍,通足太阳膀胱经,一上一下疏风散寒、除湿活络、通痹止痛。

(3)半枝莲与细辛:半枝莲清热解毒、活血消肿、利尿,常用于治疗疮疡痈疔、咽喉肿痛、水肿、黄疸及跌打损伤等病证。细辛散寒解毒、祛风止痛、温肺化饮、通窍开闭,有较好的通络止痛之功,《本经逢原》曰:"治督脉为病脊强而厥。"二药相伍使用,寒热相配,各取其用,既清热解毒,又祛风止痛。

(4)补骨脂与骨碎补:补骨脂味辛苦性温,归肾脾经,《药性论》中述其有"逐诸冷痹顽"之效。骨碎补味苦性温,归肝肾经,《本草述》谓其"止腰痛行痹",《药性论》中则说"主骨中疼痛,风血毒气"。不仅可以加强其温阳补肾、强筋健骨、祛风除湿之功,骨碎补还有活血散瘀之效。二者相须使用,治病求本贯穿始终。

(5)半枝莲与白芥子:半枝莲具清热解毒、活血消肿、利尿之功能,现代研究有抑制细菌、病毒繁殖作用,并有一定的抗癌功能和促进细胞免疫的作用。白芥子能祛痰、消肿、散结,搜逐皮里膜外和筋骨关节间之痰浊;现代研究也表明白芥子具有促进排痰、抑制细菌繁殖的药理作用。两者配伍,寒温并用,对于痰湿毒瘀痹阻所致的腰骶及脊背部疼痛,僵硬变形,活动不利等有良效。

❃(三)胡荫奇主任医师论治痛风的临床经验

1. 痛风病因病机认识

痛风最早见于《灵枢·贼风》篇。《金匮要略》称为历节,对其归属、脉症进行了描述。朱丹溪描述了本病,指出患者体质和饮食习惯与发病有关。湿浊热毒内蕴是其发生的主要病理基础。经过长期研究,胡老师发现,平素喜食辛辣、油腻、煎炸食物之人,素体湿浊内蕴,留着于经脉之中,日久不祛易蕴热化毒,因饮酒或不当食物诱因,湿邪化热加剧,借夜间阳气潜藏气血流通缓慢之机,聚于筋脉关节之湿浊热毒痹阻经络,突然发作出现关节局部红肿热痛。湿浊郁久蕴热化毒,流注关节、阻滞筋脉骨节既是病因病机关键,亦是复发根源。

2. 分期辨证、谨守病机,辨病用药,衷中参西

对本病的治疗在注重清热利湿解毒的同时,佐以活血通络。根据痛风发生的病程,可分为急性期、间歇期及慢性期。

急性期为急性痛风性关节炎发作,主要以突发关节及其周围红肿和难以忍受剧烈疼痛为特点,可伴发热心烦、小便短赤、大便秘结等内热表现、舌苔黄腻或黄厚腻,此期辨证多属湿热痹阻,热毒壅盛。常用蒲公英、银花、地丁、土茯苓清热解毒等;清热凉血用虎杖、生石膏、黄柏、忍冬藤等;薏苡仁、萆薢、车前子等清热利湿;必要时加大黄、瓜蒌等泄热,可加鳖甲、知母等以防阴伤。

间歇期辨证多为湿盛瘀阻,此时症状多不明显,多仅有血尿酸偏高,治以利湿化痰,活血通络,药物辨证使用,利湿化痰药选山慈菇、徐长卿、萆薢、薏苡仁、茯苓、半夏等,用桃仁、莪术、独活、威灵仙等活血通络。

关节炎反复发作,尿酸盐结晶沉积标志着疾病进入慢性期。临床表现以关节漫肿难消、关节僵硬变形或痛风石形成为特点,可有恶寒喜暖、乏力倦怠、纳差表现,舌质淡黯或胖大,或有瘀点瘀斑,舌苔黄或白,辨证多属痰瘀阻滞经络,予化痰散结加活血通络治疗,活血通络药多用莪术、川牛膝、三七、炮山甲、桃仁等,以散瘀滞。累及脏腑,如出现痛风肾病时,辨证用药。

此外,导师常在处方中加入百合、萆薢两药。现代研究发现,百合含有秋水仙碱等生物碱,可以起到辅助治疗作用;粉萆薢能抗炎镇痛,对尿酸钠所致的痛风性关节炎有一定作用,其效果可与苯溴马隆媲美。

3. 临床用药,匠心独具

(1)山慈菇与徐长卿:山慈菇能解毒散结、化痰消肿。徐长卿有祛风化湿、解毒之功、止痛止痒。现代研究表明,山慈菇含有的秋水仙碱及其衍生物,能减少前列腺素、白三烯等炎症物质,具有缓解关节周围肿痛等炎症反应。徐长卿中的有效成分也具有镇痛、镇静的作用。两药合用,共同缓解痛风。

(2)威灵仙与土茯苓:威灵仙能祛风除湿、通络止痛、消痰涎、散癖积,具有缓解关节肿胀、疼痛的作用。土茯苓有解毒除湿、通利关节功效。两者相伍增加祛湿通络功效。现代研究表明威灵仙有降尿酸作用;土茯苓提取物可以明显增加体内尿酸盐代谢,可以降低尿蛋白,有助于肾功能恢复。"以土茯苓、萆薢、威灵仙三味为主药,三药合用,有显著的排泄尿酸的作用"是国医大师朱良春先生经验。

(3)土茯苓与萆薢:土茯苓解毒除湿、通利关节;萆薢能利湿泄浊、祛风除痹。萆薢中含有皂苷,此物质具有抗真菌、抗菌、杀虫作用,能够促进周围血管,起到降压作用。两药合用,对于治疗红肿热痛具有显著的疗效。

(4)秦皮与土茯苓:秦皮具有清热燥湿、平喘止咳、明目之功。现代研究发现,秦皮中含有秦皮苷,这一成分具有利尿作用,可加速血尿酸的排泄,同时具有一定的与非甾体类药物的相似的消炎镇痛作用。土茯苓具有解毒除湿、通利关节之功。二药相须为用,可明显缓解红肿热痛的症状,降低血尿酸。

(5)土茯苓与土贝母:土茯苓具有解毒除湿、通利关节之功;土贝母既能清热消肿、又能解毒散结。两药合用,可明显缓解急性期患者炎性指标升高,减轻关节红肿热痛。

(四) 治疗骨关节炎临床经验

1. 对骨关节炎病因病机的认识

胡老师结合本病的发病年龄以及慢性劳损、创伤等因素,认为肝肾不足、气血亏虚是本病发病根本。本病病因主要有外感风寒湿邪、内伤肝肾不足、气血失和及跌扑损伤四个方面。不论何种原因,最终瘀血都难以避免。因此,本病主要特点以肝肾亏虚为主,夹以血瘀、水湿之实。

2. 病证结合、辨证论治

根据临床具体情况,一般从以下几种类型辨证论治:

(1)肾虚髓亏证:主要表现为腰膝酸软,关节疼痛无力,活动不灵活,不能久立远行,遇劳则脊柱四肢关节疼痛更加剧烈。治以补肾益精,方以六味地黄汤加减,重视肾虚的基本病机,根据阴阳偏衰及患病部位随证加减。腰痛甚者加杜仲、川续断、狗脊,肢麻者加鸡血藤、桑枝、黄芪,足跟加牛膝,颈项痛加葛根、羌活等。

(2)肝血不足、肾阳亏虚证:主要表现为形寒肢冷,关节冷痛屈伸不利,僵硬甚则变形,腰膝酸软无力,尿频便溏,治以调补肝肾、养血和营,方以壮骨蠲痹汤加减,湿重加薏苡仁,有热加黄柏,寒重者加鹿角胶。但同时注意肝肾同源,须肝肾同治,才能取得更好疗效。

(3)寒凝瘀阻证:主要表现为全身及关节冷痛,夜间剧烈,寒冷加重,伴关节活动受限,治以散寒活血,祛瘀散结,同时要注意调补肝肾。方以阳和汤加减,上肢痛加姜黄、透骨草等,腰背痛加地龙、狗脊等,下肢痛加独活、木瓜等。

(4)气血两虚证:主要表现为关节酸痛无力,活动后加重,肢体麻木,面色少华,心悸气短,自汗乏力,治以补益气血,方以八珍汤加减,头颈疼痛加葛根、羌活,上肢加桑枝、姜黄,肢端疼痛加豨莶草、透骨草等,腰痛加狗脊等。老年患者在补益气血的同时,注意同时补益肾气,可加淫羊藿、巴戟天等。

(5)肾虚血瘀证:主要表现为腰脊或颈项四肢关节疼痛,痛有定处而拒按,治以补肾活血祛瘀。方以抗骨质增生丸等,临床可随证加减。血瘀明显者,加三七、血竭、三棱、莪术等,腰腿痛者,加乌梢蛇、独活等。

3. 临床用药,匠心独具
(1)杜仲与续断
(2)桑寄生与独活
(3)威灵仙与骨碎补
(4)续断与怀牛膝

四、学术访谈

问:胡老师,您能介绍一下您对膝痹病的认识?风湿科常见的膝痹病有哪些?膝痹病的临床表现有哪些?

答:痹病,痹证也,是因由风寒湿热等外邪侵袭的原因引发的,以局部或全身肢体关节出现的疼痛、麻木、酸楚、重着以及肢体活动障碍为主要症状的病证,是对一类疾病的概括,凡为邪气阻闭,经气不利之病机者均属痹证,临床上具有逐渐加重及反复发作的特点。历代医家共识,认为痹病发生是内外因共同作用的结果。按肢体部位分类也是中医传统分类方法,如见《黄帝内经》中"腰痛""足痹"等,《医林改错》中"凡肩痛、臂痛、腰痛、腿痛或周身疼痛,总名曰痹证",此类风湿痹病可总称为肢体痹,肢体痹包括的范围很广,病种很多,临床最常见的是"颈肩腰腿痛",其中膝痹就是最常见之一。

膝痹病是膝部肌肉、筋脉及骨节等出现疼痛、重着或肿大、肢体屈伸不利为主症的病证。《张氏医通》曰:"膝痛无有不因肝肾虚者,虚则风寒湿气袭之",阐明了膝痹的内因与外因。膝痹严重者骨节肿大,筋缩肉痿,可形成"鹤膝风"。痹病可以从多方位分类,如按部位分类则将膝痹病列于肢体痹下。亦有医家将膝痹病归于骨痹范畴,称为膝骨痹。同时膝痹病（膝骨痹）是国家中医药管理局下发的专科（专病）建设规范名称，西医称之为膝骨关节炎（KOA）。

现代风湿科疾病很多以膝部症状为主要表现者，都可以归属其范畴，如常见的类风湿关节炎、风湿性关节炎、痛风、反应性关节炎、滑膜炎等，都可按照膝痹病或膝骨痹论治。

膝痹病临床主要表现为关节疼痛、肿胀、晨僵、局部皮温增高或寒凉、活动不利、运作牵强，伴或不伴有全身症状等。

问：胡老师，根据您辨治风湿骨痹的经验，从中医角度，您如何看待西医所称骨关节病、骨质增生？膝骨关节病如何辨证？中医治疗的优势在哪里？

答：膝骨关节病又称膝骨关节炎，属痹病和骨痹范畴。肝肾不足，无以濡养筋骨，则筋骨之体痹也，最终瘀血都难以避免，易出现骨与关节等处的疼痛。年老阳气渐衰、脾肾阳虚、痰浊内生、凝结于骨节之处，而形成了骨刺、骨赘。

病性多为本虚标实，肝肾亏虚是膝骨关节炎发病根本，病位多在筋骨。急性期发作以标实为主，慢性期以本虚为主。辨证时应结合问诊、临床表现，症候及舌脉等综合进行，特别是全身体质状况、关节局部的表现、疼痛情况、肢体活动等，在辨病治疗的基础上辨证施治。辨证首先应当明确虚实之主次：劳损为主多以肝肾亏虚的虚证突出；外伤引起的多以瘀滞表现为主，疾病后期则虚实夹杂，缠绵难愈。

中医治疗骨关节炎除相对副作用较小外，优势在于能够根据患者个体情况针对性治疗，内服外用方法多样，并且能够改善患者的病情和生活质量，同时兼顾其他合并症的治疗。尤其对许多老年人因胃肠耐受性差，或伴有其他慢性疾病，不乐于或无法接受西药治疗更加适合。骨关节炎治疗的目的是缓解或减轻疼痛，改善或恢复关节功能，矫正畸形，改善生活质量。总体上采用非药物与药物治疗相结合，必要时手术治疗。治疗应根据个体化原则，结合病人自身情况选择合适的治疗方案，与中医理论倡导的整体观念及辨证论治相吻合。除手术治疗外，西药的选择不外乎控制症状的解热镇痛药、非甾体类抗炎药和其他镇痛药，以及改善病情的软骨保护剂和白细胞介素-1抑制剂等，多年的临床经验显示，选用中药滋补肝肾、强壮筋骨、祛风散寒、除湿通络，能够起到控制症状和改善病情的双重作用。

问：胡老师，结合您对风湿痹病的病证结合临床用药经验，您常用的治疗膝骨关节病的药对有哪些？请举例给我们讲解一下依据和特点？如何配合西药使用？

答：根据骨关节炎病因病机及发病规律，以及患者个体差异，采用病证结合思路进行治疗。选择对骨关节炎具有针对性治疗作用的对药，具体如下：杜仲、续断、桑寄生与独活、威灵仙与骨碎补、续断与怀牛膝、白芍和甘草等。

譬如桑寄生与独活，桑寄生味甘苦，性平，归肝、肾经，补肝肾强筋骨，祛风湿、调血脉，有舒筋通络之功，对肝肾不足，腰膝酸痛者尤为适宜。独活辛苦微温，气芳香，性走窜，能达经脉骨节之间，搜风祛湿，为治疗风湿痹痛之要药，尤擅祛在下在里之伏风。现代药研显示该药具有镇静、镇痛、抗炎等作用；二药相使能益肾壮骨、祛风除湿、通痹止痛、扶正祛邪并施、标本兼顾。临床用于风湿痹痛兼有肝肾不足之象者尤为适宜。

再如威灵仙与骨碎补，威灵仙味辛咸，性温，归十二经，有祛风除湿，通络止痛的作用，药理研究证实具有镇痛、麻醉、利胆、松弛局部痉挛等药理作用；骨碎补味苦温。归肾、肝经。

具有补肾强骨,续伤止痛。用于肾虚腰痛,耳鸣耳聋,牙齿松动,跌扑闪挫,筋骨折伤,骨碎补水煎剂具有一定的改善软骨细胞功能。二药配伍,补肾强骨,祛风除湿,通络止痛治疗骨痹疼痛,疗效显著。

续断与怀牛膝,续断苦微温,能补肝肾、强筋骨、续伤折、治崩漏。怀牛膝苦酸平,益肝肾、强筋骨、逐瘀通经、引血下行。两药同用,功擅补肝肾,祛瘀通经,适用于肾亏夹瘀之腰痛、闭经病证。

胡老师答:对于如何配合西药的使用。膝骨关节炎是一种慢性退变性损伤疾病,慢性期治疗应进行综合治疗,在指导患者生活方式,如减轻体重,改变运动生活方式等,进行非负重功能锻炼等,在此基础上中西医药物联合应用,如足量足疗程服用软骨保护药物,对骨关节炎病变的发生发展有明显的延缓作用。急性发作时首先强调制动,有利于炎症消退,急性期也可以服用非甾体抗炎药物如洛索洛芬钠片、芬必得、塞来昔布等消炎镇痛控制症状,必要时也可采用关节腔注射玻璃酸钠和(或)复方倍他米松治疗。

此外,研究发现绝经后妇女骨质疏松与骨关节炎的发生有一定相关性,两者发病机理可能有关,治疗骨质疏松症同时能提高膝骨关节炎的疗效。因此,对于明确诊断的骨质疏松症患者,可以根据其程度、全身情况及骨标志物检测结果,选用抗骨质疏松症药物,提高骨关节炎疗效。

问:胡老师,从风湿痹病角度您认为痛风的病机是什么? 如何与西医学认识相结合? 我在跟您出诊时,发现您治疗痛风的疗效特别好,如何看待痛风的辨证分期,请您谈一下您是如何运用"病证结合"理论治疗痛风的?

答:中医对痛风的认识最早见于《灵枢·贼风》篇。《金匮要略》将其命名为历节,对其归属、脉症进行了描述。后世朱丹溪详尽描述了本病。指出湿浊热毒内蕴是痛风发生的主要病理基础,发病与患者体质和饮食习惯有关,湿浊郁久蕴热化毒,流注关节、阻滞筋脉骨节既是急性痛风性关节炎发生的病因病机,亦是反复发作的根源。

西医学认为痛风是由于嘌呤代谢紊乱,引起血尿酸水平增高和尿酸盐结晶沉积所致的异质性疾病,严重可出现肾结石、肾功能损害及关节破坏等并发症。中药治疗以内服为主,且疗效显著。

根据痛风发作的病程,分为急性期、间歇期和慢性期。急性期为急性痛风性关节炎发作,患者主要表现为突发关节及其周围红肿热痛,疼痛剧烈难以忍受,多伴发热、心烦、口渴、小便短赤、大便秘结、舌苔黄腻或黄厚腻等表现。此期辨证多属湿热痹阻,热毒壅盛。常用蒲公英、忍冬藤、金银花、地丁、土茯苓等;虎杖、生石膏、黄柏等清热凉血;同时配以萆薢、薏苡仁、车前子等清热利湿;热重者加用大黄、瓜蒌、桃仁等通腑泄热。以防热盛伤阴可加炙鳖甲、知母等。

间歇期患者一般无明显症状,化验时血尿酸多偏高,此期辨证多为湿盛瘀阻。治以利湿化痰,活血通络。药以山慈菇、百合、徐长卿、萆薢、薏苡仁、茯苓、半夏等利湿化痰,桃仁、莪术、鸡血藤、独活、威灵仙等活血通络。

关节炎反复发作,尿酸盐结晶沉积标志着疾病进入慢性期。患者临床可见恶寒喜暖、乏力倦怠、食欲不佳、关节漫肿难消,或僵硬变形,或形成痛风石,舌质淡黯或胖大,或舌边可见瘀点瘀斑,舌苔黄或白。辨证多属痰瘀阻滞经络,治宜化痰散结,活血通络。在使用土茯苓、生薏米、山慈菇、萆薢等利湿化痰,同时加用莪术、川牛膝、三七、炮山甲、桃仁等活血通络,以散瘀滞。

"湿浊热毒"之邪闭阻筋脉骨节为痛风发病的病因病机。亦是痛风复发的根源,注重清热利湿解毒,同时佐以活血通络,往往效验。临床用药中,山慈菇与徐长卿、威灵仙与土茯苓、萆薢与土茯苓、秦皮与土茯苓、土茯苓与土贝母、半枝莲与虎杖为治疗痛风常用药对。

问: 胡老师,根据您辨治类风湿关节炎的经验,谈谈您对类风湿关节炎(RA)病因病机的认识? 痰瘀毒邪在类风湿关节炎中的作用? 如何辨证求因、分证论治? 常用的方药对有哪些?

答: 对于本病,一般认为其形成有其外因和内因,目前认识基本相同,外因是指风、寒、湿、热等六淫之邪侵袭;内因是指各种原因出现的脏腑阴阳内伤,营卫气血失调;加之痰瘀内生,胶着骨骱致病情反复、缠绵难愈。

根据以往经验,正气亏虚为本,风寒湿热痰瘀为标是 RA 的病机特点,正虚以脾虚为先,久之肝肾受累而致肝肾亏虚。急性期或活动期以邪盛标实为主,主要由于风寒湿热毒邪外侵,痰瘀毒邪内生所致;中晚期由于久病损伤正气,脏腑功能失调,痰浊瘀毒内生,正虚邪恋不解,本虚逐渐突显。

但是无论早期还是中晚期,我们可以发现痰瘀贯穿于 RA 整个发病过程。痰浊瘀血既是机体病理产物,又是致病因素,痰瘀既成,痹阻经络,郁久化毒,损害筋骨关节,胶着于骨骱,导致关节肿大变形、肢体僵硬,尤以中晚期表现得更为突出。正邪盛衰的变化贯穿于疾病始终,反映了 RA 不同阶段的标本特征。

随着 RA 研究不断深入,日益重视"痰瘀致痹"学说。调查显示 RA 的证候呈现虚实夹杂、痰瘀互结的临床特征。也有学者通过患者血瘀证的调查分析提示:RA 患者病理过程复杂,正虚、邪留、痰瘀互结、"不通"、"不荣"、疼痛并见,并认为瘀血可以致痹,指出湿邪胶着,痰瘀凝结是本病关键。痰瘀互结多见于 RA 中后期。肿胀,皮下结节、骨僵硬畸形等表现,也提示瘀血、痰浊是本病重要的致病因素。

根据 RA 的病程及双手 X 线检查情况,可以分为早、中、晚三期。但有时通常根据炎性指标和症状轻重情况分为活动期和缓解期。临床实际中,分为早期、活动期、缓解期三期更有利于辨证治疗。

在治疗早期 RA 时,可以选用一些中药如莪术、半枝莲、白花蛇舌草及猪苓等提高疗效,研究表明这些药物具有抗肿瘤作用,可以抑制和减轻滑膜炎症,从而减轻或防止关节破坏。

活动期采用清热解毒,利湿消肿,祛风止痛治疗热毒瘀痹论治,常用清利解毒通络经验方,黄柏、土茯苓、土贝母、忍冬藤、穿山龙、徐长卿、莪术等七味药物配伍使用。此外,清利解毒还常用蒲公英、虎杖、苦参、栀子、连翘、赤芍等,如有发热的症状,生石膏、金银花、柴胡应配伍之。缓解期坚持用药,以巩固疗效,防止发展。

根据 RA 主要病因病机及骨侵蚀的特点,我们总结出对骨侵蚀具有一定防治作用的痹愈汤及加减痹愈汤,使肝肾得补,筋骨得强,痰瘀祛经络通。根据临床经验,总结出治疗类风湿关节炎几组具有固定的配伍关系、疗效显著的对药常用药对有土茯苓配土贝母、青风藤与穿山龙等、生地与丹皮、骨碎补与威灵仙、山萸肉与白芍等。

五、导师经典医案

❀（一）类风湿关节炎医案

袁某某,女,汉族,出生日期:1949 年 7 月 27 日,出生地:北京市;现在住址:北京市西城区。首诊时间:2012 年 9 月 11 日。

主诉:四肢小关节肿痛反复发作 7 年余,加重半个月。

发病情况:患者 7 年前无明显诱因出现双手近端指间关节、远端指间关节肿胀疼痛,关节局部发红发热,呈对称性,晨僵 2 小时左右。

诊疗经过:至广安门医院就诊,诊断为"类风湿关节炎",给予活血化瘀要与静滴,口服中药汤剂后症状逐渐缓解。

刻下症见:双手近端指间关节、掌指关节、双腕关节肿胀疼痛,双踝关节肿胀疼痛,手肘关节、双肩、膝关节疼痛,不甚,疼痛呈对称性,晨僵 6 小时左右,畏风寒,阴雨天诸症加重,自汗盗汗,口干眼干,无发热,时有周身乏力,纳可眠差,二便调。舌黯红,苔薄黄,脉弦滑。

既往史:既往子宫肌瘤 17 年,白细胞降低 17 年,颈椎病 15 年,十二指肠球部溃疡多年。否认高血压、糖尿病、冠心病等慢性疾病史,否认肝炎、结核等传染病史,否认外伤、手术、输血史。

过敏史:否认食物,药物过敏史。

月经婚育史:适龄结婚,育有 1 子,配偶及儿子均体健。14 岁初潮,行经 3~4 天,经期 35~40 天,57 岁绝经。

个人史:生长于北京,无疫区生活史,生活环境可,无不良嗜好。

家族史:否认家族遗传性疾病史。

中医诊断:尪痹(肝肾亏虚、湿热痹阻)。

西医诊断:类风湿关节炎。

治则:补益肝肾、清热利湿、通络止痛。

处方:土茯苓 30g 乌药 10g 元胡 10g 黄柏 10g
    萆薢 20g 伸筋草 15g 山慈菇 10g 穿山龙 30g
    徐长卿 15g 土贝母 15g 山甲珠 6g 赤芍 15g
    当归 15g 莪术 10g 五味子 10g 羌活 10g

14 剂,水煎服,日 1 剂

调摄护理:避风寒,节饮食,畅情志。

二诊(2012 年 9 月 25 日):双手小关节及踝关节疼痛明显减轻,微肿,肩关节酸沉不适,余关节无明显不适,倦怠乏力,口干眼干,时有自汗盗汗,纳寐可,二便调。舌黯红,苔薄白,脉弦滑。

处方:前方加生黄芪 15g,姜半夏 10g,14 剂,水煎服,日 1 剂。

三诊（2012 年 10 月 9 日）：感冒后症状加重，双手小关节、双踝关节肿胀疼痛，肩、肘、膝关节疼痛不适，倦怠乏力，口干眼干，时有自汗盗汗，纳寐可，二便调。舌淡黯，苔薄黄滑，脉弦。

处方：白芷 10g　　　　川芎 15g　　　　细辛 3g　　　　炙麻黄 10g
　　　　炮山甲 6g　　　　莪术 15g　　　　葛根 30g　　　　生黄芪 15g
　　　　白术 15g　　　　伸筋草 15g　　　夏枯草 10g　　　土贝母 15g
　　　　威灵仙 30g　　　黄柏 15g　　　　土茯苓 30g

14 剂，水煎服，日 1 剂

四诊（2012 年 10 月 23 日）：药后诸症减轻，左腕关节肿胀，踝关节肿胀减轻，无明显疼痛，偶有自汗盗汗，时有口干眼干，纳寐可，二便调。舌淡红，苔白，脉弦而有力。

处方：前方减麻黄、黄柏，加生黄芪至 30g，骨碎补 10g，萆薢 15g，山慈菇 10g，菟丝子 10g，14 剂，水煎服，日 1 剂。

五诊（2012 年 11 月 6 日）：临床表现：左足 2、3 趾关节肿痛，局部触之发热一周余，余无明显不适，纳寐可，二便调。舌淡红，苔薄白，脉滑细。

处方：上方加益母草 15g，木瓜 10g，山慈菇 10g，连翘 10g，14 剂，水煎服，日 1 剂。

随访：上方患者持续服用半个月后，诸症好转，无特殊不适。

按：患者以四肢小关节肿痛为主症，当属中医"痹病"范畴，患者先天禀赋不足，肝肾亏虚，正气匮乏，加之起居调摄不当，风寒湿邪乘虚而入，流注肌肉筋脉，搏结于关节，痹阻经络而发为本病。肝主筋，罢极之本，肾主骨生髓，患者肝肾亏虚，气机运行不畅，气虚血瘀，经脉痹阻而见关节疼痛；湿热之邪蕴蒸脉络则见关节肿胀，逼迫津液外泄则见自汗盗汗；病久耗气伤阴，则见倦怠乏力；舌淡红，苔薄黄，脉弦滑为肝肾亏虚、湿热痹阻之象。综观脉证，四诊合参，辨证当属肝肾亏虚、湿热痹阻。治当补益肝肾、清热利湿、通络止痛为原则。急则治标，药用土茯苓、黄柏、萆薢、伸筋草、山慈菇、穿山龙、徐长卿、土贝母、山甲珠、羌活清热利湿、通络止痛；以赤芍、当归、莪术、元胡、乌药清热凉血，活血通络；佐以五味子收敛止汗。据病情酌情予骨碎补、菟丝子补益肝肾；以威灵仙、木瓜通络止痛；以夏枯草、连翘清热解毒；以白芷、川芎、细辛、炙麻黄、葛根、白术祛风散寒，通络止痛；以生黄芪益气扶正，以益母草活血行经。诸药合用，正扶邪祛，肝肾得补，湿热得清，则疾病自愈。

（二）强直性脊柱炎医案

蒋某某，女，45 岁职员，2008 年 9 月 10 日初诊。

病史：因腰骶部及双侧髋关节疼痛反复发作 12 年余。12 年前无明显诱因出现在髋关节、腰骶部疼痛，以晨起前为甚，起床活动后症状减轻或消失。曾先后就诊解放军 292 医院及北京协和医院，经检查诊断为："强直性脊柱炎"，给予柳氮磺吡啶（1.0 po bid）及抗炎镇痛药治疗，病情时轻时重，迁延至今未愈。刻下症见：颈椎、胸椎、腰椎部及两侧髋关节僵痛不适，行走时两侧髋关节疼痛加重，伴有晨僵，稍活动后即可缓解，畏寒，无发热，无体倦乏力，纳眠可，二便调。

既往史：1967 年曾患急性肾炎，经治疗痊愈；1982 年曾患小板减小性紫癜，给予激素（具体用量不详)治疗1月后痊愈,否认食物及药物过敏史,其父曾患有强直性脊柱炎。

查体:舌质黯红、苔薄黄,脉弦细小数。2008年9月双侧骶髂关节及双侧髋关节X线片示:双侧骶髂关节炎及左侧股骨头缺血坏死样改变。

中医诊断:痹病(肝肾亏虚、瘀血痹阻证);

西医诊断:1. 强直性脊柱炎;2. 左侧股骨头缺血性坏死。

治则:滋补肝肾、活血通络。

处方:炙鳖甲^{先煎}30g　鹿角胶^{烊化}12g　炮山甲^{先煎}10g　骨碎补15g

仙灵脾15g　威灵仙30g　穿山龙30g　三七粉^{另冲}3g

熟地30g　鸡血藤30g　白芍30g　元胡15g

乌药10g　伸筋草10g

14剂,水煎服,日1剂

同时予益肾蠲痹丸8g po tid 风湿祛痛胶囊3粒 po tid。

二诊(9月24日):服药14剂后,行走时两侧髋关节疼痛明显减轻,颈椎、胸椎、腰椎部疼痛较前好转,余无明显不适,纳眠可,二便调。舌质黯红,苔薄白,脉弦细,上方减穿山龙,加补骨脂10g,莪术10g继服。

三诊(11月4日):上方加减继服42剂后,颈椎、胸椎、腰椎部疼痛症状消失,偶有两侧髋关节疼痛不适,纳眠可,二便调。舌质淡红,苔薄白,脉弦细。

骨碎补15g　补骨脂10g　杜仲15g　川断15g

狗脊15g　皂角刺10g　川牛膝15g　鸡血藤30g

炙鳖甲^{先煎}30g　鹿角胶^{烊化}12g　乌药10g　熟地30g

威灵仙30g　乌蛇10g　萆薢30g。

同时予益肾蠲痹丸8g po tid 风湿祛痛胶囊3粒 po tid。

四诊(11月19日):药后两侧髋关节疼痛不适症状较前减轻,但近日颈肩部及背部僵痛明显,影响睡眠,夜间翻身困难,纳可,二便调。舌质偏红,苔薄黄,脉弦。

中药上方加三七粉3g,元胡10g知母10g,皂角刺用量增至15g继服,同时予益肾蠲痹丸8g po tid 风湿祛痛胶囊3粒 po tid

五诊(2009年5月6日):患者上方加减服用半年余,刻下症见:双侧髋关节外疼痛,疼痛部位不固定,双下肢有沉重感,晨起时后背及双侧髋关节僵硬不适,活动后缓解,纳眠可,二便调。舌质淡红,苔薄白,脉滑细。

炮山甲^{先煎}10g　皂角刺10g　赤芍15g　白芍15g

鸡血藤30g　炙鳖甲^{先煎}30g　熟地30g　骨碎补15g

威灵仙30g　鹿角胶^{烊化}12g　杜仲15g　川断15g

川牛膝15g　萆薢20g　乌蛇10g　元胡15g。

同时予三七胶囊0.9g po bid 益肾蠲痹丸8g po tid,风湿祛痛胶囊3粒 po tid。

六诊(2009年10月14日):患者上方加减服用5月余,刻下症见:双侧髋关节处疼痛及晨僵已不明显,但仍感后背及腰骶部疼痛不适,劳累后疼痛加重,伴有畏风怕冷,纳眠可,二便调。舌质黯红,苔薄白,脉弦细。

鹿角胶^{烊化}12g	萆薢 20g	杜仲 15g	川牛膝 15g
炙鳖甲^{先煎}30g	川断 15g	补骨脂 10g	天麻 15g
炮山甲^{先煎}10g	骨碎补 15g	威灵仙 30g	熟地 30g
皂角刺 10g	徐长卿 15g	山慈菇 10g	生黄芪 15g

水煎服,日 1 剂

同时予三七胶囊 0.9g po bid,益肾蠲痹丸 8g po tid,风湿祛痛胶囊 3 粒 po tid。3月后随访,患者坚持服药治疗,病情平稳。

按:本案患者久病不愈,累及肝肾,导致肝肾亏虚,瘀血痹阻,治疗宜从补益肝肾,活血祛瘀,药用炙鳖甲,鹿角胶,骨碎补,仙灵脾、熟地、鸡血藤、白芍以滋补肝肾,以炮山甲,威灵仙,穿山龙,三七粉,元胡,乌药理气活血止痛,药证相符,故收效显著。

(三)骨关节炎医案

杨某某,女,72 岁,2010 年 6 月 22 日初诊。

两膝关节疼痛反复发作 8 年余,加重 1 月余。

患者 8 年前无明显诱因出现两膝关节疼痛,以上下楼梯为甚,曾在广安门医院就诊,经检查双膝关节 X 线正侧位片示:双膝关节退行性变,未系统治疗,症状时轻时重。近一个月双膝关节疼痛加重,经查,血常规、血沉、风湿三项,免疫球蛋白、ANA、抗 ENA 抗体谱均正常。

刻下症见:两膝关节疼痛僵硬不适,蹲起困难,伴有畏风怕冷,纳眠可,二便调。舌质淡红,边有齿痕,苔白滑,脉弦缓,双膝关节稍有肿胀。

中医诊断:痹病(肝肾亏虚,阳虚湿停,痹阻经络)

西医诊断:骨性关节炎。

处方:骨碎补 10g	威灵仙 30g	杜仲 15g	续断 15g
萆薢 20g	木瓜 15g	泽泻 15g	白术 15g
川牛膝 15g	独活 10g	松节 10g	鹿衔草 15g
老鹳草 15g			

21 剂,水煎服,日 1 剂

二诊(2010 年 8 月 10 日):患者药后两膝关节疼痛僵硬不适症状减轻,蹲起困难稍有改善,但仍畏风怕冷,纳眠可,二便调,舌质黯红,苔薄黄,中间剥脱,脉滑细。

调整处方如下:萆薢 20g,细辛 3g,川牛膝 15g,杜仲 20g,独活 19g,寄生 20g,鹿角胶 12g,熟地 30g,仙灵脾 15g,牛蒡子 10g,薏苡仁 30g,乌药 10g 川芎 10g,鸡血藤 30g,天麻 12g,21 剂,水煎服,日 1 剂。

三诊(2010 年 9 月 3 日):患者药后两膝关节疼痛僵硬不适症状明显减轻,蹲起困难改善,畏风怕冷好转,纳眠可,二便调,舌质黯红,苔薄黄,脉弦细滑。

上方加减继服 21 剂以巩固治疗效果。

按:患者年过七旬,肝肾亏虚,筋骨失养,故出现膝关节疼痛,肾阳亏虚,温煦功能失职,故畏风怕冷,阳虚寒凝,水湿停聚膝关节,故见膝关节微肿。故中医辨证为:肝肾亏虚,阳虚湿停,痹阻经络,治疗从滋补肝肾、温阳化湿通络立法,药证相符,故收效显著。

(四) 痛风病案

杜某,男,40岁,2013年5月10日初诊。

病史:右足第1跖趾关节肿痛1天,于前一天吃火锅后第二天晨起突然出现,关节肿痛明显,稍动则疼痛剧烈。查:右足第1跖趾关节肿胀明显,皮色红,局部皮温高。CRP 64mg/L,ESR 25mm/h,血尿常规无异常,UA 547μmol/L。

舌脉:舌红,苔薄黄,脉数。

西医诊断:痛风性关节炎(急性期)

中医诊断:痹证　湿热蕴结证

治则:清热解毒利湿。

处方:

金银花15g	野菊花15g	蒲公英15g	地丁10g
白术10g	丹皮10g	威灵仙10g	金银藤20g
秦皮10g	萆薢10g	青皮10g	土茯苓15g
远志10g			

颗粒剂7付,日1剂,分2次冲服

二诊(5月17日):复诊患者诉疼痛明显减轻,轻度疼痛,仍略红肿,皮温正常,偶有口干,舌脉无明显变化。

处方:前方去双花、野菊花、地丁,加车前子15g、泽泻10g、猪苓10g以加强利湿之功效,7付。

三诊(5月24日):已无明显疼痛,局部皮色稍黯,无口干,余无明显不适。舌质淡红,苔薄白,脉弦稍数。

处方:前方加苍术10g、黄柏10g,7付继服以巩固疗效。

随访:经电话随访,患者病情基本好转。

按:本例痛风,缘于患者平素失于调护,阴阳失调,脾失健运,湿浊内生,凝滞于关节,复加酗酒过食厚味,损伤脾胃,内生湿浊邪更甚,湿郁化热,湿热浊邪痹阻关节,故见跖趾关节红、肿、热、痛,活动受限,其他如发热,口干,舌红,苔薄黄,脉数均为湿热壅滞所致。初诊以秦皮、萆薢、青皮、土茯苓清热利湿;复加金银花、野菊花、蒲公英、地丁、丹皮以加强清热解毒消肿之功,以威灵仙、金银藤通络止痛,以白术、远志扶助正气。全方以清热利湿消肿为主,兼以通络止痛。服药后病解。

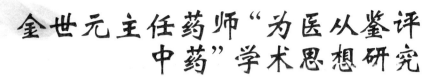

金世元主任药师"为医从鉴评中药"学术思想研究

传承博士后：罗容

一、传承导师传略及传承博士后简介

金世元

金世元，男，1926年12月出生，汉族，第二届国医大师，主任药师，北京中医药大学、首都医科大学客座教授。曾任中华中医药学会中成药分会主任委员、北京药学会中药专业委员会主任委员、国家食品药品监督管理总局整顿全国药材市场特聘专家、科技部国家秘密技术中医中药审查专家等。国家级非物质文化遗产"中药炮制"技术代表性传承人，中华中医药学会终身理事，全国第一、二、五批老中医药专家学术经验继承工作指导老师。建有国医大师金世元工作室，培养中药各领域高徒70余人。

先生7岁进入私塾学习，1940年入复有药庄进行学徒。1942年毕业于第一所官办中药专业学习班"北平中药讲习所"，师从名医汪逢春、赵树屏、瞿文楼、杨叔澄、安斡青等。1954年，参加"中医预备会员学习班"，师从京都名家宗维新、方鸣谦、申芝塘、赵炳南、赵心波、刘奉五等。20世纪50年代，在北京市药材公司从事质量管理工作。1957年考取中医师开业执照。1961年创办北京卫生学校中药专业。

基于实践进行理论学习，实践验证中反思理论内容的研究模式下，先生在中药鉴定、中药炮制、中成药、中药调剂领域形成了独特学术思想体系，逐渐形成了"为医从鉴评中药"的学术思想。"为医"就是始终围绕"中医对中药的临床应用"这一中心。鉴者，明察也。"从鉴"就是从明察中药生产实践中的现象出发。"为医从鉴评中药"即以"中医对中药的临床应用"为中心，从"明察格物"出发，对中药进行整体质量评价。

发表第一作者学术论文70余篇。主编参编著作20余部，包括《药道致诚》《中成药的合理使用》《金世元道地药材传统鉴别》等。

罗 容

传承博士后罗容，女，1978年11月生，汉族，首都医科大学中医药学院副教授。北京市第四批名老中医药专家金世元学术继承人。现任中国商品学会中药专业委员会常务理事、副秘书长，北京中医药学会中药资源与鉴定专业委员会委员、中国中药鉴定学研究会理事等。主要研究方向为中药材及中药饮片质量评价、中药鉴定方法学研究。现已发表论文 20 余篇,出版专著 8 部,编写教材 8 部。

二、导师学术思想与学术特色、临床特点

（一）学术思想内涵及特色分析

1. "为医从鉴评中药"学术思想的内涵

"为医"就是始终围绕"中医对中药的临床应用"这一中心。鉴者,明察也。"从鉴"就是从明察中药生产实践中的现象出发。"为医从鉴评中药"即以"中医对中药的临床应用"为中心,从"明察格物"出发,对中药进行整体质量评价。

中药是中医药体系的重要组成部分,与中医相伴而生,不可分割。金老一直倡导"医靠药治,药为医用"的原则,强调中医和中药理论必须紧密结合,才能形成战胜疾病的有机整体。中药是中医使用的武器,中药专业人员是制造武器的主体。"武器"在中医药理论指导下使用,也应在中医药理论指导下制造,更应该在中医药理论指导下评价。不了解中医药理论,不明确中医需要什么样的"武器",我们生产出的中药,难以达到中医临床使用要求。不论是鉴定道地药材、讨论炮制工艺还是研究成药配方、处方调剂,金老始终以"中医对中药的临床应用"这一基点为中心。

金老掌握的纯熟传统技术包括性状鉴别技术、中药炮制技术、调剂技术。这些技术的掌握得益于金老长期不间断的实践研究。从入行阶段到技术练习阶段,从学术师承时期到经验积累时期,从思想火花迸发阶段到学术思想成熟阶段,金老始终未离开实践,未松懈在实践中的明察,通过明察发现问题,解决问题。金老在行业内取得的学术成就始终与其"明察格物"思想指导下的实践研究息息相关。

综上所述,金老"为医从鉴评中药"学术思想的要点有两方面。一是医药结合,为医制药。中医中药理论结合指导中药认、采、制、用。二是在实践中始终秉承明察格物的思想。从实践中的明察出发,以中药在临床中的使用为中心,对中药进行整体质量评价。

2. 学术思想特色分析

金老在中药鉴定、中药炮制、中药调剂和中成药合理使用 4 个领域有相应学术成果和成就,围绕 4 个方向的学术观点凝练为学术思想即"为医从鉴评中药"。其最突出特色是将中药认、采、制环节纳入中医药理论指导。

我们一直提倡中药应在中医理论指导下使用,强调的是用的环节,对其他环节和中医理论的关系研究较少。目前对中药的生产环节,更关注的是现代技术的应用,所用的指导思想多为生药学理论,与中医理论几近完全脱离。

中药"认"的环节,包括中药基原的识别和中药材、中药饮片的鉴定两个方面。目前在中药基原的研究中,较少在中医理论指导下从中药临床使用功效出发,更多从生药学理论指导下的单一成分药效出发。金老常说,哪种植物能做什么药用,是中医根据临床实践总结出来的。在此基础上我们利用生物分类学知识对其基原进行规范,便于控制中药的稳定性、

安全性和有效性。金老在给弟子讲解中药来源时,特别注重历代本草记载。金老说因为历代撰写本草的作者身份首先是中医大夫,其次才是本草学家。我们应该从中医临床认可的中药出发,再利用分类学手段去认识中药基原问题。中药材和中药饮片的鉴别是中药生产中"认"这一环节的重要部分。金老传统鉴别经验丰富,是金老实践经验中最具特色的一部分。金老靠眼看、手摸、鼻闻、口尝去鉴别中药。金老这一技术掌握的炉火纯青与其始终秉持在实践中明察格物的思想息息相关。金老评判中药真伪优劣的标准是中医在临床中的使用情况。这也正是金老"为医从鉴评中药"学术思想在研究中的突出体现。如来源于天南星科植物鞭檐犁头尖 *Typhonium flagelliforme* (Lodd.) Blume. 的块茎的水半夏,是中药半夏的伪品。水半夏和半夏性状相似但又不能替代半夏。为什么不能替代半夏使用?金老说要从中医临床使用半夏角度去辨析,以中医药理论为指导,从中医用药的角度出发结合中药研究的技术进行研究。从分类学上看水半夏与半夏同科,同药用部位。半夏呈类球形,有的稍偏斜,直径 1~1.5cm。表面白色或浅黄色,顶端有凹陷的茎痕,周围密布麻点状根痕,下面钝圆,较光滑。质坚实,断面洁白,富粉性。气微,味辛辣、麻舌而刺喉。金老指出水半夏与半夏最重要的性状区别在于形状。水半夏略呈椭圆形、圆锥形或半圆形。现代药理学研究表明半夏镇咳作用比水半夏强,水半夏基本没有镇吐作用。中药药性理论认为半夏和水半夏均辛、温,有毒。半夏燥湿化痰、降逆止呕,消痞散结;水半夏与半夏功效类似,但无降逆止呕作用而兼有止血之功。中医使用半夏用于湿痰,寒痰证,还将半夏视为止呕要药。各种原因的呕吐,皆可随证配伍使用。如果使用水半夏充半夏或者混入半夏中使用,中医辨证再准确,使用小半夏汤、大半夏汤都难奏效。综上,水半夏为半夏伪品,不可混淆使用。在"为医从鉴评中药"学术思想指导下研究半夏和水半夏的来源、性状、功效区别,为中医提供优质中药,达到中医、中药治病救人的共同目的。

中药质量与"采"的环节关系密切。"采"包括采收年限、采收季节和时间、采收方法和产地加工。"采"的具体方法是历代中医药专家根据临床用药经验总结而来。今日我们利用现代科技手段对其进行阐释。如薄荷,在阴雨连绵或久雨初晴的 2~3 天内采收,辛凉之味不足,疗效往往不佳。这是因为薄荷的主要功效成分薄荷油此时含量最高可下降 75% 左右。通过中医临床应用经验总结,薄荷在晴天的上午 10 时至下午 3 时采收为宜。

传统为野生品,现在由于资源紧缺多为栽培品,此类药材还涉及采收年限、栽培方法等研究问题。金老在评判采收年限时,根据性状判断栽培年限是否合格。这是金老利用丰富经验和鉴别技术做出的判断。性状评判的标准是金老通过多年实践总结的野生品的性状,这是通过历代中医药专家认证过的性状标准。如黄芪野生药材的性状评判的主要标准是:根条长短和粗细(以根条粗长为佳);质地(以质地柔韧为佳);断面(外面白色中间黄色或淡黄色为佳);味道(以味甜,有豆腥气为佳)。现在某些地方种植的黄芪,金老描述其性状粗细如笔管,根的底部有分支,形如鸡爪,与以往的野生品或半野生品的黄芪性状相差甚远,其疗效如何应有针对性研究。可见,对于中药"采"的环节研究也不能离开中医药理论的指导。现代栽培技术、化学分析技术、产地加工技术都必须在生产出的中药是为中医临床所用的宗旨下应用。

中药的"制"包括中药炮制和中药制剂两个方面。金老始终秉着"药为医用,医药结合"

的理念进行中药炮制方面的理论和实践研究。无论在阐述中药炮制的目的还是讲解具体中药的炮制工艺，金老从未离开过中医药理论。金老认为需要保留的部分北京特色炮制工艺品种如川乌、何首乌、淡豆豉等都是从中医用药角度出发，认为北京特色炮制工艺炮制的此种中药更符合北京地区中医临床应用习惯。

(二) 学术观点及分析

1. 道地药材种为先，产地采收并为重

金老在 1990 年发表了论文《道地药材的含义及内容》，从医药理论、医家对道地药材的重视引入，以亲身实践中遇到的道地药材生产问题为铺垫，论述了道地药材的内涵。

金老认为"道地药材"，就是指某一品种，多数地区均产，唯有某一两个地区的产品质量最优，而且被全国同行所公认。道地药材的生长与自然条件至关重要。金老还指出道地药材不仅靠产地的自然条件，而且也与药材的生长年限、栽培技术、采收季节和产地加工有着密切关系。金老对于道地药材内涵的观点是在品种确定的前提下，产地是道地药材形成最重要的因素，道地药材的概念离不开产区和质量的关系。其次药材的生长年限、栽培技术、采收季节和产地加工影响着道地药材的形成。金老鉴别道地药材的技术特色是将产地和性状之间加以关联，结合栽培技术、生长年限、采收季节和产地加工方法与性状关联性进行评价。

金老这一学术观点的提出是基于对历代本草中关于产地、采收加工等对中药质量的影响的理论论述的学习。这些本草记载阐明了药材采收加工的重要意义。此学术观点的形成更重要的是基于亲身的实践和反复观察。评鉴道地药材，金老足迹踏遍大江南北。通过实地考察药材基原、性状、采收加工方法，通过和在中药材生产一线人员的交流，逐渐形成了对道地药材内涵认识的观点。

2. 整体论质鉴中药，点面结合评地道

金老中药材和饮片传统鉴别经验丰富，是最具特色的技术之一。其特色一是注重整体论质，从药材的植物来源、植物形态、药用部位、产地、采收加工、性状特征，传统质量评价到功能主治、入药方剂，以中药整体观把握中药质量。二是对于中药材性状特征和产地之间关系的鉴别；三是对中药材传统商品规格的掌握；四是对中药饮片炮制是否得当的质量评价。

金老在鉴别中药时，从药材的植物来源、植物形态、药用部位、采收加工、产地分布、性状特征，传统质量评价到功能主治、入药方剂均有涉及。特别是对中药的功效和所入方剂，金老说不知道药为何用，怎么去认识它呢？对于中药性状鉴别，形状、颜色、表面特征、断面特征、质地和气、味的特征均有应用。在鉴别药材产地、商品规格分等和中药饮片时，不同的中药，不同鉴别目的侧重点不同。如金老鉴别金银花的真伪时，会参考金银花的形状、颜色、表面特征、质地和气、味。形状呈棒状，上粗下细，略弯曲。颜色为表面黄白色或绿白色。表面特征为：密被短柔毛，开放者花冠筒状，先端二唇形；气清香；味淡、微苦。金老认为金银花道地产地是河南黄河以南嵩山山区五指岭周围的新密、荥阳、巩义、登封，称"密银花"或"南银花"。金银花现在的商品药材按照产地分主要有山东产的"济银花"或称"东银花"；河北巨鹿县所产的金银花和道地药材密银花，其中密银花产量并不大。但金老在鉴别不同产地的

金银花时,用到的是颜色和质地。金老说,密银花表面绿白色,俗称带"绿影",质地稍硬,用手握之有顶手感,金老称为"有骨气",用手均匀撒下,花与花可垒成架。东银花质地较软,颜色常发黄。在对金银花商品分等鉴别中,关注的是开放花朵的数量即表面特征和颜色。此外金老还根据自己从事中药经营的经验,论述了中华人民共和国成立前东银花和密银花在包装上的不同。密银花用梧桐木做箱,箱内先衬绿纸,再装银花,银花白绿相衬,分外鲜艳,并严禁用力挤压,以保持银花不变形,上下质地相同俗称"顶顶如意"。装箱后外用牛皮纸贴封,以防受潮变质。东银花外包装多用草席,内衬黄纸,并且盛装时紧密压实,常因水分过高,出现发霉变质。了解了金银花的鉴别特征和包装细节,就明白了金银花商品分等的依据。

金老鉴别中药的观点一是得益于多年的从业实践,二是得益于"中药讲习所"跟随杨叔澄先生学习的《中国药物学》的知识体系。金老的从业实践前面已介绍,此不赘述。杨叔澄先生编辑的《中国药物学》分为总论和各论两部分。总论论述了中药的定义、历史、药性、配伍、入药物质和部位、产地、用药剂量、煎药服药方法、药方关系等内容。各论中每味药一般分"形状""气味""功用""制法""学说"5项论述。其中"形状"项下主要内容是中药原植物和中药材的性状描述。"制法"包括产地加工的方法和部分炮制方法。"学说"中的主要内容是功用项下没有涉及的,各代医家对药物临床功效的论述。《中国药物学》教材内容以"形状""功用"和"学说"内容为主,又兼顾"气味"和"制法",并在总论中涉及了包括中药学、中药鉴定学、中药炮制学和方剂学等部分内容。由《中国药物学》教材内容可知其对金老整体论质鉴中药,点面结合评地道学术观点的形成起到了一定的影响。对于鉴别中药,金老指出应全面掌握影响药材质量的信息,特别不能忽视的其功能主治和入药方剂,从中药整体把握中药质量。在掌握中药性状鉴别特征的同时,找出道地药材的性状鉴别点,点面结合鉴别道地药材。

3. 炮制工艺尊古法,继承基础重发展

金老进入复有药庄学徒最早从事的就是中药炮制工作。金老对于中药炮制的净选加工、饮片切制、蒸炒炙煅、辅料选择等工作均亲身实践过。金老提出不同炮制目的都是与临床密切结合,为临床治疗服务的。传统的炮制工艺制得的饮片是经过临床验证的,故金老提倡遵循传统工艺进行中药炮制。但传统中药炮制多为手工操作,产量较低,难以满足当今医疗需求。故金老指出应在继承的基础上发展,发展是继承的目的。即在掌握传统炮制方法的基础上,明晰炮制目的的前提下,对炮制工艺进行现代机械化改进。如金老曾提议多方协作,迅速研制分类型的切药机器即适合个子货、把子货、咀子货、镑片等不同类型的切药机,避免"万能切药机"代替一切。因为这样发展的切药,虽然提高了产量却牺牲了质量,炮制出的中药饮片不符合中医临床使用要求。

金老炮制工艺尊古法的观点来自多年从事炮制、调剂的实践中。金老说,北京的中药炮制历史上有其独特的技术和特有的炮制方法,其中药的炮制分为两个体系。一个是北派,饮片加工采用北方加工炮制方法,大部分药店加工中药饮片属于这派。另一个是南派,以鹤年堂为代表,采取南方的炮制方法,技术精湛,饮片精致美观质量好,京城素有"成药同仁堂,饮片鹤年堂"的赞誉。金老对中药炮制继承的基础上发展的观点来自对中药饮片现代炮制现状的认识。在为多个饮片厂担任技术顾问期间,金老发现了现代饮片炮制的问题,提出在

研究古法的基础上发展创新的观点。无论北派还是南派，无论传统还是现代，炮制工艺的继承和发展都是为了生产出满足中医临床需要的中药饮片。

4. 成药乱用隐患多，合理使用不离宗

金老指出传统的中成药，品种繁多，浩如烟海但在疗效上各有差异，这是古代的医家对疾病的发生、发展变化规律的认识，以及对不同的病因，不同症候的表现特点的认识，通过逐步了解和深化，反复实践，不断补充和发展，才制定出各种具有针对性的有效中药成方。因而使中成药逐步形成符合中医"辨证分型"的治疗要求。这样丰富多彩的内容，是我们前人临床经验的结晶。中成药和中药汤剂一样是中医治病救人的有力武器。金老经过细致观察和思考，总结出在使用中成药上存在的一些主要问题。如不循规矩，不遵医理；仅知药名，望文生义；辨证不准，滥用补剂；随意扩大用药范围，药物毒副作用重视不够等。基于以上问题原因的剖析，金老提出中成药应合理使用不离宗，这个宗就是辨证论治，依法用药。使用中成药应当而且必须在中医理论指导下进行。中医治病的基本原则是辨证论治，辨证是确立治法的前提，治法是选择用药的依据，所谓法因证立，药依法用。在此基础上还需要特别注意的是鉴别使用相似中成药。功效相似中成药的鉴别使用。如感冒软胶囊、荆防颗粒、感冒清热颗粒、九味羌活颗粒、参苏丸、川芎茶调丸。名称类似中成药的鉴别使用。名称相近的中成药是指药名极为近似，但其功效及主治的病证往往不尽相同，甚至存在较大差异。如金老曾撰文专门讲解区别用药的感冒清热颗粒与感冒退热颗粒，人参归脾丸与人参健脾丸，牛黄清心丸与久芝清心丸，大活络丸与小活络丸，益母丸与八珍益母丸，肥儿丸与肥儿散等。系列中成药的鉴别使用。以同一药名或同一功效作为命名的主体，具有一定数量并形成体系者，称系列中成药。如构成牛黄系列的中成药有牛黄清心丸、牛黄清胃丸、牛黄清宫丸、牛黄清火丸、牛黄上清丸、牛黄解毒丸、牛黄降压丸、牛黄醒脑丸、牛黄至宝丸、牛黄镇惊丸、牛黄抱龙丸、牛黄千金散、牛黄清热散、小儿牛黄散、万氏牛黄清心丸、安宫牛黄丸等，由于都含有牛黄且都具清热作用，容易发生混淆，需逐一鉴别使用。加味中成药的鉴别使用。有些中成药在原有药物基础之上又添加了一些药物，从而形成了一种新的中成药。加味后的中成药其功效与主治也相应发生一定变化，如逍遥丸和加味逍遥丸。

金老在中成药合理使用方面的学术观点的提出得益于两点。一是金老中医基础理论扎实，取得中医行医资格后虽未弃药从医但一直没有放弃对中医经典理论的学习。二是在实践中善于观察和思考，发现滥用误用中成药的现象并在深入分析原因的基础上研究对策，提出合理使用中成药的原则。

5. 调剂环节不可轻，医药理论共指导

金老认为中药生产的各个环节中，中药调剂是一项复杂而又细致的工作，非常重要，不可轻视。调剂工作者不仅应对调剂药品的品种是否正确、数量是否准确负责，而且对于药品的清洁卫生和炮制是否得当以及医师处方是否正确，都有监督和检查的责任。中药调剂人员除了需要审方、计价、调配、复核及给药外有时还需按照处方要求进行临方炮制。由此金老指出中药调剂人员既要了解中药专业整体知识，同时也需要具备中医的基本理论。不仅需要医师的精湛医术和选方遣药的技巧，而且必须有优良的调剂服务质量和符合治疗要求的药品相配合，形成在临床上与疾病作斗争的有机整体。

金老对于中药调剂工作的认识高度来源于他从事中药调剂的实践工作。金老常和我们说过去在学徒时,先在斗房、丸药房和刀房学徒。晚上自己学习《药性歌赋四百味》《药性赋》《汤头歌诀》等书。学成之后,师父还要考试,合格之后才能到前面柜台抓药,即从事中药调剂工作。

(三) 基于道地药材鉴别的金老传统鉴别技术特色分析

道地药材是中药材中的精华,是中药饮片的优质原料。做好道地药材的鉴别工作是从源头保证中药质量,保障临床疗效的有效手段。金老强调虽然道地药材的生产主要依靠中药领域的相关技术,但是它的形成历史、评价标准与中医的临床应用不可分割。金老在传承教学中多次明确提出,道地药材是优质药材的代表,就是疗效好。道地药材鉴别最终还是来自临床的认可。这正是金老"为医评中药"学术思想的体现。

在金老对道地药材概念的阐述下,总结金老对道地药材的鉴别应为"全息"道地药材鉴别论,即历史渊源、品种、产地、生长年限、栽培技术、采收季节和方法、产地加工都应纳入道地药材鉴别信息中。这些信息融会贯通,每个环节的实践学习,关键环节的多年实践,实践后的理论跟进、总结思考,是金老"整体论质鉴中药,点面结合评地道;道地药材种为先,产地采收并为重"学术观点提出的基础,是金老"从鉴评中药"学术思想的体现。

金老在传统鉴别经验的积累过程中逐渐形成了独具特色的传统鉴别技术,在技术的运用中逐渐形成了"为医从鉴评中药"学术思想。其中对道地药材的鉴别更是特色鲜明。传统鉴别总结为一句话就是利用眼看、鼻闻、口尝、手摸技术,明察中药材和饮片的"形色嗅味质"特征。通过5年的师承学习,在先生学术思想的指导下,对金老的传统鉴别技术略得一二。依托道地药材鉴别实例将老师的传统鉴别技术特色总结如下:

1. 产地特征找关键、惟妙惟肖巧形容

应用传统鉴别技术对同一种药材的不同产地样品进行鉴别和评价是传统鉴别技术应用的难点。金老的特色是在细致明察的基础上找到道地药材性状特征的一两个关键点,一般是与其他产地样品的区别点,并用形象的语言予以表述,特别适于传承和推广。

如对道地药材当归的鉴别。金老指出当归主产于甘肃定西地区的岷县、漳县、渭源、陇西等县,陇南地区的武都、宕昌、文县、康县等地,云南的维西、丽江、中甸、德钦、兰坪。此外四川的平武、九寨沟、青川,湖北的恩施等地也有少量出产。甘肃定西的岷县和陇南的宕昌县产量最大,岷县出产质量最优。岷县所产当归习称"岷归",是著名的道地药材。岷归鉴别关键点:一看,主根长、支根少;二摸,质柔韧,特油润;三闻,香气浓、清不浊。眼看,看什么很重要,形状、颜色、纹理等都是鉴别点。但对于道地药材岷归和其最接近的宕昌所产当归相比,最重要的关键点就是看支根的个数和粗细,主根的长短和粗细。与其他产地当归相比,道地药材岷归关键鉴别点就是主根占的比例多,支根粗而短。宕昌所产当归支根较多,其他地区所产当归支根更细更多。柴性大、干枯无油的当归不能药用,所以当归的药材描述中都有质油润。手摸全岷归切片,尤其油润,光滑,用手弯折,可弯曲不断,质地特别柔韧,这是所含挥发油饱满的表现。其他地区所产当归油润度和岷归有明显区别。鼻闻,岷归的香气浓郁,浓而不浊,带有淡淡烟熏味。陇南宕昌,系沿白龙江流域,农民俗称前山;定西岷县地处洮河

流域,农民俗称后山。对于当归,有"前山腿子后山王"之称,一句惟妙惟肖的形容俗语明确表述了道地药材岷归与其最相近的宕昌产当归的区别。

金老运用的技术是传统鉴别的常规技术,但对于技术运用的方式特色鲜明、炉火纯青;对于关键鉴别点的描述巧妙直观、便于传承。鉴别密银花用到的眼看和手摸,总结的两个关键点质地的硬度和颜色的绿度,形容的语言是"有骨气"和"带绿影"。鉴别岷归用用到的眼看、手摸、鼻闻,总结的三个关键点是支根的个数、油润的程度和气味的清香度。这些技术灵活运用得到的对道地药材的有效鉴别效果,离不开金老从明察现象着手评价中药这一发点,也是金老"从鉴评中药"学术思想的体现。

2. 来龙去脉理清楚、性状细节找源头

虽然道地药材鉴别中,对于产地特征的关键点总结来源于药材标本的细致观察和对比研究。但对于这些性状特征的细节是如何形成的,金老也未放弃探究。在道地药材的鉴别中不局限于技术的应用和性状特征的表象总结,同样是在实践中秉承明察格物思想,以医家对道地药材使用的需求为中心,将道地药材生产的全过程理清楚,为传统鉴别技术的应用和发展提供支撑和源泉,这也正是金老"整体论质鉴中药,点面结合评地道"学术观点提出的基础,是"为医从鉴评中药"学术思想的体现。

密银花的"搭架"和"绿影"特征如何形成的?那是和采收的时间息息相关的。金老通过亲身实践和观察,指出河南采摘金银花比山东早,当花蕾上部刚凸起,呈现白色,下部绿色还占大部分的时候就采摘。并且河南采摘时间比较一致,所以质量也相对均一。山东金银花是在花蕾上部分已明显膨大,下部呈青白色时采摘,俗称"大白针"和"白针"。又因为栽培面积大,采摘时间相差较大,所以山东金银花质量不均一,有的"抢青"采收颜色特别绿,有的花初开才采。金老说中华人民共和国成立前密银花在北京市主销著名的大药店如同仁堂、鹤年堂、乐仁堂、永安堂等。山东金银花多销往中小型药店。很多名医会指定患者去上述大药店抓药。思考这种现象出现的原因,除了密银花货源较少等商业原因,更重要的是很多中医在行医过程中逐渐体会到大药店药品质量的保证。这也从侧面反映了临床疗效是道地药材口碑形成的重要因素。

金老通过岷县、宕昌县种植当归的环境考察,指出岷县洮河流域高海拔高、气温低、黑钙土质肥沃,这是在此地种植当归形成岷归支根少、油润的最重要因素。宕昌白龙江流域海拔低、气温高,其产品主根短,支根多如马尾状,欠柔润。张元素在《医学启源》中论述到"当归,气温味甘,能和血补血,尾破血,身和血"。张元素弟子李东垣根据临床实践,更加深刻地阐述了当归的功效,云"当归头止血上行,当归身补血中守,当归尾破血下流,全当归补血活血"。金老也指出过去当归分为归头、归身、归尾和全当归,根据医生处方需要分别加工,以便于调剂。宕昌产当归归身很小,很难分别生产出相应饮片,无法满足临床需求。当归功效中"润肠通便"的功能与其质地油润直接相关,所以油润是道地性状药材疗效的保证。金老考察当归在产地加工中用烟火熏干,不使用明火,使用日晒、土炕或火烤当归容易干硬,失去油分。所以道地药材当归性状关键点质油润和香气浓、清不浊与其产地加工的方法也分不开。

一个物种某一部位即药材的性状特征是相对稳定的,这是由其内在的遗传因素决定的。

产地因素是诸如气候、土壤、光照、温度等外在自然因素综合在一起的一个集合因素。外在因素会影响药材的性状特征,如何影响是现在很多学者正在研究的问题。虽然外在因素长时期内会有一定的变化,但产地固定的道地药材其外在影响因素是相对稳定的。药材的生产环节,带有明显的人工印记,如栽培方法和年限、采收方法和季节、产地加工方法等都是药材性状形成的影响因素。并且道地药材的形成是需要经过一段时间临床的验证和认可的。所以经典的道地药材生产方法不会轻易改变。从以上道地药材的影响因素分析结果可知每一个经典道地药材的性状特征是相对稳定的。金老经过多年的经验积累,掌握了道地药材鉴别要点的同时,通过梳理、实践道地药材生产的各个环节,特别注重道地药材形成的历史渊源,将道地药材性状细节寻根归源,找到影响道地性状特征形成的主要因素,为更好地生产、评价道地药材从而为中医提供更好的"武器"提供了技术支持。

3. 传统术语理解透、鉴别药材精应用

在中药传统鉴别的实践中,根据人们日常的劳动经验、当时的社会环境、生活习惯和文化氛围,形成了很多形象易懂、便于掌握、易于交流、言简意赅的传统鉴别术语。这些鉴别术语通常是用当时熟悉的事物特征做比喻去描述中药材的性状特征,特别是道地药材的性状特征。大部分鉴别术语是在传统鉴别技术的应用中逐渐形成的。要深入理解这些鉴别术语的意义,必须要熟练掌握传统的鉴别技术。

金老基于自身丰富的传统鉴别经验和纯熟的传统鉴别技术,对鉴别术语理解透彻并能精准应用。现在仍在使用,大部分专业书籍中仍有提及并且含义明确的如白前的"鹅管"、白术的"如意头"、苍术的"朱砂点""起霜"、松贝的"怀中抱月",天麻的"鹦哥嘴""肚脐眼""芝麻点"、蕲蛇的"方胜纹""翘鼻头""佛指甲"等。对于这些传统术语,金老在授课中一般会对照药材标本直接应用,不再讲解。对于不常用的传统鉴别术语,金老会对照标本,一边指点一遍解释术语含义。

如在野生道地药材甘草的鉴别中。金老说,过去甘草有刮去外皮的粉甘草这一规格。野生道地粉甘草,粉性很强,干燥成药材后表面会出现如老式屋顶的瓦垄一样的浅沟痕,传统术语称为"抽沟瓦垄",药材的顶端会凹陷进去,传统术语称为"缩顶"。金老不仅生动详细地讲解了两个传统术语的含义,还在弟子搜寻的标本中一一指出,并嘱咐细致观察。虽然由于甘草主流商品由野生变为家种,粉甘草商品规格较少生产,"抽沟瓦垄"和"缩顶"两个术语应用也不多了,但这两个术语仍然是优质道地药材的性状特征的精确描述,是现在甘草药材生产的目标。

赤芍的"糟皮粉碴",虽然现在很多书籍中还有记载,但由于野生赤芍资源的极度匮乏,市场上基本无法见到具有"糟皮粉碴"特征赤芍样品。金老找来自采野生赤芍样品,对照讲解"糟皮粉碴"就是指外皮糟朽易剥离脱落,断面粉红色粉性强,是优质道地药材多伦赤芍的显著特征。并指出现在研究种植赤芍的技术应该向此性状特征发展。

有的鉴别术语现在已经应用不多,甚至在逐渐消失。分析原因有:一是社会环境的改变,原有日常熟悉的实物现在已不被人们熟知。如用马牙来形容药材的特征,人参的"马牙芦"、炉贝的"马牙嘴"等。二是熟练掌握传统鉴别技术的人越来越少,对于传统鉴别术语不解其意,无法应用。三是部分药材性状的改变,原有术语形容的特征已经消失,相应术语也跟随

消失。如形容川党参断面特征的"美人面"。但这些鉴别术语除了鉴别药材的应用还包含着很多文化内涵，对于道地药材的性状变迁研究也还有存在意义，值得挖掘和传承。

金老对传统鉴定术语理解透彻、活学活用，为道地药材鉴别技术的提高、中药文化的传播做出了积极贡献。

三、学 术 访 谈

❀（一）以"四大怀药"为载体进行关于道地药材的内涵和鉴别技术的访谈

问：著名道地药材"四大怀药"别的地方也产，质量如何？

答：一说四大怀药，大家都认为那是产于河南的4种著名道地药材。道地药材是什么？简单说就是不同地方都出产同一个药，其中一地或几地出产的药材特别优质，我们叫做道地药材。从这个角度来讲，其中怀地黄、怀山药、怀牛膝可以称为道地药材；河南产的菊花算不上道地药材。

怀山药以温县产的质量最佳。其次山西太谷、介休、平遥、孝义等县产品质量也不错。再者陕西大荔、渭南，河北安国、保定、蠡县、博野、安平等县也产，其中蠡县产量较大，质量较好，但和怀山药的质量还不能比。怀牛膝，河北安国、定州、深泽、安平等地也有一定的产量，但质量较差。怀地黄，山西省河津、芮城、绛县、平陆、襄汾、翼城，山东省成武、定陶，陕西省大荔、蒲城、渭南等地也产。河北安国、安平等县也有少量出产。河南、山西产量大，河南焦作地区所产质量最优，山西、山东有些县产品质量也较好。

怀菊花主产于河南武陟、博爱、温县、沁阳和修武等地。菊花的品种繁多，产区广泛。亳菊花主产于安徽亳州沙土镇、十八里镇、十九里镇和大杨镇及太和地区。川菊花主产于四川中江、苍溪、仪陇、南充等地。祁菊花主产于河北安国、定州、深泽、博野和蠡县等地。杭菊花主产于浙江桐乡、海宁、吴兴、湖州等地。黄菊花主产于海宁。贡菊花主产于安徽歙县、黄山、休宁等地。滁菊花主产于安徽滁州、全椒等地。德菊花主产于浙江德清。亳菊花、怀菊花、川菊花和祁菊花以药用为主，其中亳菊花质量好，怀菊花产量大。

弟子思考

药材的道地产区多是主产区，个别药材有例外。除了道地产区，其他产区的药材也有质量尚佳的，也有公认质量较差的。现在的很多常用药材以栽培为主，栽培地的选择应以历史道地产区及其历史主产区为依据，遵循自然规律的前提下再考虑如当地农业政策、经济发展等社会因素。以牺牲质量换来的产量，不是解决中药资源供需矛盾的有效途径。

金老常给弟子强调历代本草中关于产地重要性论述的名句。历代医药学家早已认识到药材产地与其质量息息相关。现代研究赋予了道地药材更多的内涵，但道地药材最初的本意更多的是与药材的产地相连。

问：现在市场上菊花品种很多，药典提到的根据产地和加工方法不同有亳菊、贡菊、杭菊、怀菊和滁菊等，它们功效不同么？哪种菊花质量好？怀菊花算不上道地药材，为什么？

答：菊花的商品品种繁多，性状不同，功效也有差别。你说的亳菊、贡菊、杭菊、怀菊和滁菊是现代的分法。过去我们经营菊花主要分4种,白菊、杭菊、滁菊和黄菊。这4种里面白菊用量最大。因为大夫方中如果开菊花,没写其他的,药房就给白菊。其次用量大的是杭菊,那是茶品和药品两用的菊花。滁菊和黄菊的用量就少了。白菊主要包括亳菊和怀菊,还有川菊和祁菊,但川菊和祁菊产量少。亳菊、怀菊、川菊和祁菊主要供药用,统称"药菊"。有的品种多做饮品,少做药品,如杭菊、黄菊、贡菊、滁菊、德菊,这其中又属杭菊做药用的还算较多的。

要说药用菊花的质量,从传统上来讲,亳菊最佳,其次杭菊,怀菊质量也较好。菊花由于栽培品种不同、产地及产地加工方法的不同,其在疗效上有一定差异。北京地区根据临床需要,按照处方要求,以前一直将白菊花、杭菊花、黄菊花和滁菊花分别入药。处方中写菊花,就指白菊包括亳菊花、怀菊花、川菊花和祁菊花。白菊花散风清热、止痛力强;杭菊花、黄菊花、贡菊花和滁菊花长于平肝、清热明目,宣散力较弱。如宋代《太平惠民和剂局方》中的"川芎茶调散"治疗感冒头痛用的是白菊花;清代《叶天士医案》治疗中风头晕、目眩等用的是黄菊花。菊花的功效和其采收加工方法也是有关系的。菊花采收一般在10月中旬至12月上旬,选晴天,露水干后进行。怀菊花、川菊花、亳菊花、祁菊花,多在花已全部开放时选择晴天将全株割下,捆成小束,在室外搭架挂起晒干,或在室内悬挂于通风处阴干后再将花朵摘下。也有根据菊花开放的具体情况分期采摘花朵,再进行干燥。杭菊花、黄菊花依据开花先后分两次采摘,称为头花和二花,个别还有第三次采摘,称为三花。采摘花朵,趁鲜上笼蒸制,蒸后再进行干燥包装。滁菊花、贡菊花和德菊花均采用烘干法。白菊花(亳菊花、怀菊花、川菊花、祁菊花)因采用自然干燥方法其气味未变;以饮品为主的菊花(杭菊花、黄菊花、贡菊花、滁菊花)因蒸制或烘干,气味有所失,宣散力减弱了。

以饮品为主的菊花中,贡菊质量最优,杭菊产量大。以入药为主的菊花中,亳菊花质量最优,堪称道地药材。怀菊花产量较大。现代总结菊花以身干、花朵整齐、不散瓣、不变色、香气浓者为佳。中华人民共和国成立前,亳菊花高档货用箱装,压紧,气清香,花朵整齐,散瓣很少,俗称"腿大、色白、味香"。怀菊花用大五幅白布包装,气味不如亳菊浓。

弟子思考

菊花品种多,功效有差别。菊花入药从过去的按照白菊和黄菊分别入药到现在统一入药,分析主要原因有:一是现在中药来源需要明确植物物种。而菊花栽培品种繁多,一一区分栽培品种在医药行业中不现实也没必要。从天然药物角度讲菊花均归为一种药物。二是依据性状和产地区别入药似乎不符合现代中药明确植物基原的要求。金老在研读古籍医书的基础上结合自身从业经历一直提倡按照传统临床用药需求将菊花分为黄菊花和白菊花分别入药。如果现代科学研究还不足以证明白菊花和黄菊花的功效一致,仅为了方便规范中药来源,以生药学思想指导将两者合并用药稍显草率。

问:您曾说采收加工的时候"山药看毛、牛膝看条",具体山药和牛膝是怎么采收的?

答:山药的采收应在11月初,茎藤枯萎时采收。其方法是除去茎藤后紧靠山药块茎生长的旁边开一深沟,慢慢地将山药一棵一棵芦头剔出,向下将山药周围的土剥离,随时观察山药块茎上毛根的变化。如果见不到毛根了,说明山药已到块根的最底部,俗称"山药看毛"。此时,用手握住山药中部慢慢将山药提出来。

怀牛膝采收宜在立冬至小雪前,此时叶片经霜,由绿变黑时采收。此时采收的怀牛膝根部光润,质坚,品质好。方法是在牛膝地的一端开与牛膝根的深度相当的深沟,顺着牛膝的两侧,一根一根剥开泥土,看牛膝根变细时,将其轻提出来即可。农民谚语云"牛膝看条"即是此意。

弟子思考

采收加工是药材质量形成的重要因素之一。道地药材的形成也离不开完善的采收和产地加工流程。产地加工的方法很多如去芦、去须、去皮、洗涮、揉搓、切片、切断和干燥等。由于我国药材产区分散,在不同地区不同药材甚至是不同地区相同药材其采收和产地加工方法有所不同。适宜的采收加工方法不仅和药材的生长特性有关,还与当地的土壤、气候等自然环境以及经济发展有关。结合金老的讲解和自身实践,思考目前药材采收和产地加工中存在的主要问题,提出以下建议。首先是采收,有的地区如怀地黄、怀牛膝、怀山药已经有机械化采收工具,提高了药农工作效率,降低了药材成本。但有的品种如菊花、金银花等,主要还是依靠人工采收,加之适宜采收期较短,采收时常出现劳动力不够而弃采,或者不在适宜期采收如"抢青"等情况发生。我国在农业现代化改革中取得的成绩有目共睹。建议向农业现代化取经,研制、改造适宜的中药材采收机械。从大宗品种做起,种植基地、个体农户、中药和农业机械科研机构联合开发制造适宜中药材采收的机械。二是产地加工,目前药材的产地加工多由药农以家庭为单位各自进行。以合作社形式组织的种植公司也仅有少部分进行企业统一采收和产地加工。这种现状造成从传统方法中总结出的科学的采收加工方法难以推广,作坊式的产地加工方法不能完全保证药材质量,也难管理。在目前主要依靠个体进行产地加工的情况下,政府监管部门在政策法规方面做了努力,如产地加工禁止熏硫等法规的颁布和执行。建议研究部门应尽快修订相关的药材标准,用产地加工的中药材成品标准去控制产地加工流程。同时这个标准要结合市场实际情况,引领市场对中药材做到按质论价。不能脱离实际制定标准,让临床无药可用;也不能一味向整体低质量妥协,新的药材标准起不到促进产地加工规范化的作用。

(二)以中药材党参鉴别为主线进行访谈(多基原、多产区药材代表)

问:3 种基原的党参和不同产地的党参药材从性状上能区别么? 如何区别?

答:性状差异和产地、基原都有关系。3 种党参从性状上都能区别,党参 *Codonpsis pilosula* (Franch.) Nannf. 的产地多一些,山西潞党、台党;陕西凤党。东北的东党,甘肃的白条党,性状上均有差异。党参中,潞党呈圆柱形,稍弯曲,表面黄棕色至灰棕色,根头部有许多疣状突起的茎痕及芽,俗称"狮子盘头"。每个根茎顶端呈凹下的圆点状,根头下有致密的环状横纹,向下渐稀疏,有的达全长一半。栽培品环状横纹少或无,全体有纵皱纹及散在的横长皮孔样突起,支根断露处常有黑褐色胶状物,质较硬或略带韧性,断面稍平坦,有裂隙或放射状纹理,皮部淡黄白色或淡棕色,木部淡黄色,有特殊香气,味微甜。东党条亦粗壮,但皮粗糙,质较硬,味微甜,嚼之有渣,质次。素花党参 *Codonpsis pilosula* Nannf. var. *modesta* Nannf. L.T.Shen.,文党,根呈圆柱形或扁圆柱形,单支或有 1 条分支,表面灰黄色至黄棕色,根头较细,根头下有致密的环状横纹,可达全长的一半以上,皮松肉紧,质地柔软。断面裂隙较多,断面皮部呈淡棕色或粉红色(胭脂色),俗称"美人面"。味较党参甜。川党参 *Codonpsis tangshen* Oliv.,根呈圆锥形,多为条状,故称条党,表面灰黄色至黄棕色,大条者有"狮子盘头",但茎痕较少而小,有的根头部小于正身,俗称"泥鳅头"。上端略小,横纹少或无。全体有明显纵沟,质柔软而结实,断面裂隙少,皮部黄白色,木部淡黄色。味较甜。3 种党参都以条大粗壮,皮松肉紧,有狮子盘头芦及横纹、质柔润、味香甜、嚼之无残渣者为优。

弟子思考

性状特征是物种内在基因和外部环境综合作用后形成的物种外在表观特征,具有一定的稳定性和变异性。不同植物来源的党参性状上有差异,性状的差异点是我们鉴别的要点。通过金老讲解将 3 种党参的性状最明显区别归纳为以下 2 点。一是根头部的疣状突起特点。来源于党参 *Codonopsis pilosula*(Franch.)Nannf.、素花党参 *Codonopsis pilosula* Nannf.var. modesta(Nannf.)L.T.Shen 的中药材党参狮子盘头明显;来源于川党参 *Codonopsis tangshen* Oliv. 的中药材党参为泥鳅头,即疣状突起比主根小。二是断面特征。来源于素花党参的文党断面最有特点为淡棕色或粉红色,俗称"美人面",断面裂隙较多。党参野生品断面裂隙较多,栽培品断面稍平坦,有裂隙,皮部淡黄白色或淡棕色,木部淡黄色。来源于川党参的条党断面裂隙少,皮部黄白色,木部淡黄色。

来源于植物党参的中药材党参产地分布较广,不同产地间的性状主要区别归纳为 2 点。一是质地。潞党野生质地柔韧,栽培品质较硬或略带韧性;凤党质柔韧;东党质较硬。二是气味。潞党有特殊香气,味微甜;凤党味甜;东党味微甜,嚼之有渣。性状特征具有一定遗传的稳定性是我们通过性状来评价质量的基础。一个地区的自然环境是相对稳定的,因此不同产地的药材也有其性状特征的稳定性。关键是找出一个品种及不同产地之间的比较稳定的性状差异点,需要比较观察大量样品,积累一定的经验才能得出。对于同一个品种或同一产地本身变化较大的性状特点,不宜作为区别点,如长短粗细等。

利用性状特征鉴别中药材的品种和产地目前存在一些难点。一是鉴别点不宜量化,没有一定的经验积累,难以操作。如党参断面的裂隙,没有看过大量样品并进行比较,无法判断裂隙多少。如断面的颜色,书籍记载的颜色只能作为参考,要掌握文党断面的胭脂色和潞党断面皮部淡黄白色或淡棕色,木部淡黄色必须观察大量标本。二是有些特征无法完全用语言描述,难以传授。如党参有特殊香气,西红花香气特异。如何特异?两者显然不同,但文字较难描述,必须通过实践才能掌握。金老常说"听过不如见过,见过不如干过",其实就是强调传统鉴别技术的掌握需要大量的实践。金老在传授过程中将以上难点通过标本比较观察和讲解,创造实践条件来解决。不宜量化、语言难以表述不代表没有区别,有区别就给通过性状区别品种和产地提供了客观基础。需要我们继续研究和讨论的是技术传承的方法。

问:党参现在的规格等级是根据野生品还是栽培品制定的?和中华人民共和国成立前规格等级一样么?

答:党参的商品规格按照其品种不同,是分开制定的。中华人民共和国成立前党参中药材商品规格首先分品种,来源于党参的潞党、来源于素花党参的文党和来源于川党参的条党。再按照粗细分等级。中华人民共和国成立前党参商品已经有栽培,野生品和栽培品并存。商品分等时野生和栽培分开。一般认为野生的台党、凤党和潞党、文党质量最佳。过去党参商品主要以产于山西长治地区的潞党为主流商品,商品的分级以此性状特征为主;并且过去野生党参也较多;现在野生党参基本无法形成大宗中药商品,商品以产于甘肃定西地区的白条党为商品主流,其性状特征特别是分级用的大小粗细和潞党不同。过去我们还有东党的商品,现在基本看不见了。特别需要也应该重新制定商品规格等级。

弟子思考

《七十六种药材商品规格标准》中收载了党参,将党参分为西党、条党、潞党、东党和白党5种规格,分别制定了等级标准,并在备注中说明:"西党:即甘肃、陕西及四川西北部所产。过去称纹党、晶党。原植物为素花党参。东党:即东北三省所产者。潞党:即山西产及各地所引种者。条党:即四川、湖北、陕西三省接壤地带所产,原名单枝党、八仙党。形多条状,故名条党,其原植物为川党参。白党:即贵州、云南及四川南部所产。原称叙党,因质硬糖少,由色白故名白党。其原植物为管花党参。"此标准制定说明中指出党参商品规格制定是参考1964年规格标准分为五个品种。标注中的"西党",来源于素花党参 *Codonopsis pilosula* Nannf.var. modesta(Nannf.)L.T.Shen 金老习惯称为"文党",金老也指出"文党"也称"西党"。这与产于陕西凤县和甘肃两当地区的来源于党参 *Codonopsis pilosula* (Franch.)Nannf 的"凤党"或"西党",商品名有重复,容易造成混乱。现在管花党参 *Codonopsis tubulosa* Kom. 已不是中药材党参的正品来源,继续收载在药材标准中显然不适宜。虽然已有学者对党参的商品规格和等级进行了研究并出版了相应著作,但这党参商品规格和等级标准在目前的市场交易中还未有广泛的推广应用。中药材商品的规格等级标准的不完善和缺失严重制约了中药材商品的流通和贸易,制定和修改已经迫在眉睫。同时也应推广最新中药材商品规格和等级研究成果的应用。

问:北京地区习惯使用哪种党参? 有特别之处?

答:中华人民共和国成立前,各种党参根据粗细大小都分有很多规格。北京地区习惯使用的潞党尤其有特点。根据根条大小分为异王、老条、中条、白党。除了白党外均用红土将表面染成红色,以此为产品标志。当然这种染色对质量没有益处,中华人民共和国成立后已经废除不用。文党质量其实挺好,但北京地区不习惯使用。此外北京地区党参过去除了现在的法定品种,还有一些习用品种。20世纪五六十年代党参货源紧缺时北京曾用过管花党参 *Codonopsis tubulosa* Kom.、新疆党参 *Codonopsis clamatidea* (Schrenk)C.B.Clarke 和羊乳 *Codonopsis lanceolata* (Sieb. et Zucc.)Trautv. 的根。

弟子思考

党参是一种多基原多产地药材的代表,历史上全国各地习用品种多达二十余种,均来自桔梗科党参属植物的根。党参1963年收入《中国药典》,其来源仅为一种党参 *Codonopsis pilosula* (Franch.)Nannf,至1990年其来源增加至与2015年版来源相同。中药一药多基原现象较多。现在植物分类学应用于研究中药品种后,很多学者提出一药多基原是造成中药品种混乱的主要因素之一。中药最初起源于人民的劳动生产实践,历代本草对中药基原的记载采用的是朴素的形态特征描述。应用现代植物学形态分类方法对中药基原进行规定,必须要从将本草记载的形态描述与现代植物形态分类学相比对开始。但本草记载不详,不同地区用药历史不同,给中药基原研究带来了很多困难和困惑。一方面有学者认为中药来自中医实践,古时中医采药时本来就无法精确到种水平,能精确到属分类就已不易,认为中药基原不必太拘泥于现代植物分类的种;另一方面有学者认为中药基原研究必须深入,谢宗万教授曾提出"品种一错,全盘皆否",并提出了中药品种论。虽然中药最初是源于实践经验,对于经验的总结、分析和思考逐渐形成了理论。对于中药的基原,最初也是源于实践,随着实践的发展和经验的总结,逐渐形成了相应的本草中的文字记载。中药既然作为药物的一种,就应该符合药物的基本属性即安全、有效、稳定、可控。如果中药基原不固定,中药作为药品的属性就难以得到科学认可。利用药物现代研究技术、中医临床与本草研究相结合,在继承的基础上发展、创新,将基原研究的成果应用于解决中药质量问题,中药基原研究还任重道远。

金老所说的北京地区过去潞党的商品分等"异王、老条、中条、白党",现在已不使用,但这些名词应该是燕京药学文化的一部分。文化,就词的释意来说,文就是"记录,表达和评述",化就是"分析、理解和包容"。文化的特点是有历史,有内容,有故事,并对此历史内容和故事融入当时的环境,记录下来,表达出来并进行分析和理解。过去按照大小粗细分等的潞党在药商口中称为"异王、老条、中条、白党",这样的称呼是如何形成的?这样的称呼是否来源于潞党的性状特征?还是有其他原因?这些称呼是如何逐渐消失的?消失的原因是什么。这些都是值得研究的文化现象。

(三)以羚羊角的鉴别问题为主线进行访谈(贵重药材代表)

问:羚羊角现在主要还是靠野生,资源很紧缺,能用别的药替代么?为什么?

答:羚羊角是贵重药材,这个贵重有三层意思,一是疗效特殊;二是资源少;三是价格贵。羚羊角是清热药,具有平肝息风、清肝明目,散血解毒、镇惊定搐的功效。在一些古代名方和成药中是不可或缺的主要药品。如治疗肝风内动、手足抽搐的"羚羊钩藤汤";如治疗温热病,邪热内盛,逆转心包引起的昏狂谵语、抽搐惊厥的"紫雪"以及著名中成药"局方牛黄清心丸""牛黄降压丸"中均有羚羊角。羚羊角疗效明确,特殊,不宜使用别的药物替代。资源紧缺,要想办法解决资源问题。

弟子思考

金老给弟子讲解中药质量,一般从本草开始,以传统性状鉴别为主,最后都落于临床应用。对于羚羊角、熊胆粉、麝香等资源紧缺的贵重中药,更是着重强调其临床的合理应用。本草记载内容是一味中药的历史之源,金老经常给弟子强调要在继承的基础上发展,不能让中药成为无本之木、无源之水。在学习过程中最深刻的体会之一是中药作为被中医使用的治病救人的工具无论是质量评价、基原研究都不能离开其临床应用这一最基本和最根本的核心价值。

问:羚羊角主产区在哪?解决资源紧缺问题您有何建议?

答:对于羚羊角的产地,大部分书籍中记载产于西伯利亚和小亚细亚一带,我国新疆北部边境地区也产。从我经营中药的经历来说,国内新疆基本不产,完全依靠进口。羚羊角主要产于俄罗斯、哈萨克斯坦、蒙古国。其中俄罗斯产量最大。过去均由香港转口,现在直接贸易。

羚羊角资源紧缺,很多中药人员为解决资源问题做了很多工作。目前羚羊角全部来自野生赛加羚羊的角。首先赛加羚羊的养殖还需要深入开展研究。第二,对于资源紧缺的贵重药,我们在临床上要更加合理的应用,避免资源浪费,就是要把这些药用在"刀刃"上。应该先保证治疗使用,其次再考虑预防和保健;先保证资源浪费少的汤剂使用,再考虑中成药的生产使用。另外资源调查很重要,目前的资源具体情况应该清楚,便于国家统筹规划使用,制订研究计划等。

弟子思考

我国在动植物资源紧缺的中药材野生变家种、家养的研究中进行了很多尝试和研究,也取得了一些相应的研究成果,为解决中药资源供需矛盾提供了方法。

我国赛加羚羊的野生种群在 20 世纪中期已经绝迹。通过资料得知国际上赛加羚羊的人工驯养从 1864 年开始,德国直到 1958 年、美国直到 1976 年才养殖成功。北京动物园曾经 1958 年引种尝试人工繁殖但没有成功。1991 年新疆沙漠研究所从哈萨克斯坦引入一批赛加羚羊进行人工驯养,没有成功。100 多年来世界各地对赛加羚羊的人工驯养研究一直在进行,但均未取得突破性进展,到 1997 年西方动物园养殖的赛加羚羊基本灭绝。目前,俄罗斯境内的 2 个赛加羚羊繁育中心和我国的甘肃濒危动物保护中心是世界范围内仅有的 3 个赛加羚羊人工繁殖基地。我国唯一的赛加羚羊人工驯养繁殖基地取得了一些成绩,但还不足以解决羚羊角的药用供需矛盾。在赛加羚羊人工驯养繁殖研究进展缓慢的情况下,利用现代分子生物学、药理学、中药化学和临床中药学技术,研究羚羊角的代用品工作也在进行。

问:北京地区使用羚羊角有特别之处么?

答:北京地区羚羊角的骨塞向来不做药用。广东地区将羚羊角骨塞用于清热解毒和清肝药用。我曾在南城珠市口药材批发部,主管验货。曾验过一大批羚羊角。当时那批羚羊角骨塞伸出了角鞘外。卖家雇了一个木匠将伸出的骨塞锯去,买家才收的货。因为收完羚羊角药材后,北京地区骨塞都要去除不用,如果骨塞占的太多,都伸出角鞘外了肯定加工饮片得率就要降低。

中华人民共和国成立前,北京有专门镂角片的两位师傅,分别称为"羚羊郭"和"羚羊卢"。郭师傅父子二人均从事镂角片的工作,分别称为"老羚羊郭"和"小羚羊郭",他们只接收羚羊角、犀牛角的活,不接收镂广角的活。另一位师傅被称为"羚羊卢",接收镂羚羊角和犀牛中的广角。

弟子思考

北京是六朝古都的所在地,历史上在此行医的名医较多。特别是明清以来,太医院和御药房建在北京,名医云集,用药特别讲究。自金老开始从事中药行业,北京地区历来不使用羚羊角的角塞。由于现在羚羊角资源太紧张,角塞也被入药使用。从历代本草记载来看,都没有明确表述羚羊角使用时是否需要去除角塞。只有《证类本草》记载其炮制方法为"刮尖为末",似乎未用角塞。羚羊角始载于《神农本草经》,在不同本草中的记载名称、形态和产地均不一致。直到明代《本草汇言》的记载与现代所用羚羊角基本一致。羚羊角 1985 年版《中国药典》第一次收载,在羚羊角片和羚羊角粉的炮制方法中均明确规定"除去骨塞"。

至 1995 年版《中国药典》羚羊角片和羚羊角粉的炮制方法中删去了"除去骨塞",直至现行 2015 年版《中国药典》,都没有改变。从 2015 年版《中国药典》记载的羚羊角的法定基原、产地加工和炮制方法判断,其入药部位没有明确是否去除骨塞,后面的加工过程也没有去除骨塞。所以现在中药生产企业生产羚羊角饮片、含有羚羊角的中成药不去除骨塞是不违法的。但对于羚羊角是否去骨塞使用,目前是从资源紧缺的角度来决定的,历版药典规定也不相同。我们还应该就此问题进行中医的基础和临床研究,为羚羊角的药用部位确定提供科学依据。

李德新教授"调脾胃安五脏致中和"学术思想及临床经验传承研究

传承博士后：海英

一、传承导师传略及传承博士后简介

李德新

李德新教授,男,1935年3月出生,汉族,为辽宁中医药大学教授,博士生导师,首批国务院政府特殊津贴享受者,曾任国家973计划中医理论专项专家组副组长,中华中医药学会中医理论分会主任委员、名誉主任委员,世界中医药学会联合会标准化建设委员会副理事长。

行医五十余载,长期从事中医药理论、临床、科学研究工作,是中医基础理论学科的领军人物,在国内率先开展中医理论的实验研究,开创脾脏象理论相关性研究,创建中医术语学学科,创立中医药术语标准化研究中心。致力于脾胃学说之研究与探索,提出"调脾胃安五脏致中和"学术思想。其学术思想根于《黄帝内经》,取仲景脾胃学说之精华,融东垣之温补、元素之扶正、叶天士之温润,创新脾胃学说,临证以调理脾胃、调畅气机为特色,精于辨证,遣药组方宗经立论,是集中医理论、临床、教育、科研于一身的中医大家。

主持编写30余部教材及专著,包括《实用中医基础学》《气血论》《中医基础理论》《中华人民共和国国家标准·中医基础理论术语》等。

海 英

传承博士后海英,女,1969年8月出生,蒙古族,辽宁中医药大学附属医院主任医师,博士生导师,沈阳市名医,辽宁省百千万人才工程"百人入选者"。现任辽宁中医药大学附属医院脑病科主任,辽宁省眼针研究所所长,国家中医药管理局针灸重点专科负责人,中西医结合临床学科脑病方向负责人,全国名老中医学术经验优秀继承人。擅长治疗中风病、头痛、眩晕、痴呆等神经系统疾病以及慢性胃炎、胃溃疡、溃疡性结肠炎等脾胃肝胆疾病以及抑郁、失眠等情志病、身心疾病。现已发表专业论文30余篇,编写著作10部。

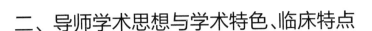

二、导师学术思想与学术特色、临床特点

(一)"调脾胃安五脏致中和"学术思想的建立

　　李德新教授作为中医理论大家,一直致力于脾胃学说的研究与探索,其学术思想根于《黄帝内经》,取仲景脾胃学说之精华,受药王孙思邈"五脏不足,求于胃"思想之影响,融东垣的脾阳虚之论、元素扶正之观念,汇叶天士脾胃阴虚之理论,合诸医家"善治脾者,能调五脏","脾统四脏"之说,筑"调脾胃安五脏致中和"学术思想之基。在承袭经典理论的基础上,李德新教授借鉴名家之术,博古通今,中西医融会贯通,汲取各家精华,在中医理论、临床辨证和临证治疗等方面与当代大家邓铁涛、施今墨、李玉奇、董建华等的学术理念有不谋而合之处,丰硕"调脾胃安五脏致中和"学术思想。李德新教授秉承天人合一的理念,顺应时代发展,广纳前贤精髓,将哲学思想、传统文化与中医学理论紧密结合,提出了"调脾胃安五脏致中和"的学术思想。李德新教授所言之调脾胃不同于传统的补土派思想,而是从调补入手,以调为补,将脾胃与气血、阴阳、升降、燥湿等理论相结合,不单纯温补与凉润,亦不单纯升降与燥湿,而是重视脾胃与气血、阴阳、升降、燥湿之间的平衡。在临床应用过程中,李德新教授旨在通过调理脾胃功能,调理五脏六腑之间的复杂关系,平衡人身之气血阴阳,达到机体中和的状态。

(二)"调脾胃安五脏致中和"学术思想的立论依据

1. "调脾胃安五脏致中和"学术思想的哲学根基

　　中医学植根于中国传统文化之中,中国古代哲学是中国传统文化的核心,而五行学说属于中国古代唯物主义哲学的重要范畴。五行之中,"土爱稼穑"(《尚书·洪范》),说明十具有载物、生化的特性。明代张景岳在《类经图翼·五行统论》中云:"土之互藏,木非土不长,火非土不荣,金非土不生,水非土不蓄,万物生成,无不赖土,而五行之中,一无土之不可也";《国语·郑语》中云:"先王以土与金木水火相杂,以成百物",可以说"万物土中生""土为万物之母"。李德新教授认为土具有生生之义,为世界万物和人类的生存之本,"四象五行皆藉土",故五行以土为贵。《说文》曰:"脾,土藏也",五脏应五行,脾主运化,生化气血,为生命活动提供物质和能量的特性与五行之土德之性相类。故脾归属于土,有脾为"土脏"之称。所以说脾"土"在人的机体中处于核心和关键位置。

2. "调脾胃安五脏致中和"学术思想的中医学理论基础

　　早在《黄帝内经》时期就已认识到了脾在五脏中的重要性,正如《素问·玉机真脏论》中云:"脾脉者土也,孤脏以溉四傍者也",说明四脏之中脾土无时不在,时时刻刻滋养着其他四脏,其中"脾为孤脏"说明脾在五脏中不同于其他四脏,具有独特的地位和作用。

　　从生理病理角度分析,"脾胃为水谷之海,得后天之气也"(《景岳全书·杂证谟》),"谷入于胃,洒陈于六腑而气至,和调于五脏而血生,而人资之以为生者也"(《医宗必读·肾为先天本脾为后天本论》),可见,脾胃为气血生化之源,为人身滋养之气之本源,正如李杲在《脾胃论·脾胃虚实传变论》中云:"脾胃既和,谷气上升,春夏之令行,故其人寿","脾胃不和,谷气下流,秋冬之令行,故其人夭",可见脾胃运化水谷精微及化生气血的功能正常对于生命的重要性。又因脾胃主斡旋升降气机,是全身气机升降运动的枢纽,五脏生克有度则脾胃健运而气机升降有序,而脾胃气机正常可使其余四脏营润,五脏皆安。正如《类证治裁》曰:"脾宜升则健,胃宜降则和"。若一旦脾胃的升降失司,便会导致气机逆乱,如《素问·阴阳应象大论》所曰:"清气在下,则生飧泄;浊气在上,则生䐜胀",故脾升胃降对人体整个气机的升降出入至关重要,脾胃气机升降的失衡与否,对发病有着重要的意义。

从病因学上分析,"内伤脾胃,百病由生"。饮食不节、劳倦内伤、暴喜暴怒等均可伤及脾胃,"若脾胃一虚,则其他四脏俱无生气"(《明医杂著·补中益气汤》)。五脏和合以脾胃为枢轴,脾胃健运,则可化生水谷精微,运达周身,精神乃健。若脾胃虚弱,则脏腑不安,正气不存,邪有所侵,变生诸疾。"故人生存活之原,独脾土之功最大"(《笔花医镜·脾部》)。因此,调理脾胃可增强人体正气,从根源上起到防治疾病的目的。

从治则治法分析,"诸病不愈,必寻到脾胃之中,方无一失。何以言之?脾胃一伤,四脏皆无生气,故疾病日多矣。万物从土而生。亦从土而归。'补肾不若补脾',此之谓也"(《慎斋遗书》),说明从脾胃入手,可以达到治疗全身的目的。此外脾胃功能的强健与否,是决定药物吸收与发挥作用的基础,"且凡欲治病,必须先补胃气,以为行药之主。若胃气实者,攻之则去。而疾常愈,此为胃气强而药力易行也"(《景岳全书·饮食门》)。

从养生保健、防治疾病角度出发,"四季脾旺不受邪",脾胃平和,气血充盈,则周身有所荣,正气存于内,外邪不能侮,疾病无所生。正如《素问·调经论》记载:"人之所有者,血与气耳",而气血主要由水谷化生,"得谷者昌,失谷者亡",故要注意保养脾胃,以保证脏腑各功能的正常进行,只有这样才能饮食入于胃而化生人体所需物质。又如张景岳言"土气为万物之源,胃气为养生之主,胃强则强,胃弱则衰,有胃则生,无胃则死,是以养生家必当以脾胃为先",故脾胃为养生之本,防治疾病之要。

3. "调脾胃安五脏致中和"学术思想的核心与内涵

李德新教授"调脾胃安五脏致中和"学术思想的核心是无论治疗哪方面疾病,无论治疗哪个系统的疾病,在掌握本系统疾病的生理特点和病理变化的基础上,始终坚持以脾胃为中心进行诊治,保证脾胃功能的正常,才能使疾病向愈且预后良好,恢复机体平衡的状态,通过"调脾胃"这一手段,使五脏安和、机体阴阳平衡,以达到保护健康、防治疾病,追求有质量的生活,使人健康长寿的最终目标。

李德新教授崇尚脾土,强调土有长养万物之能,脾有安和脏腑之德。脾气安和,则万病不生。脾土失调,则诸病迭起。"调脾胃"可以分两个方面,其一,是在整个治疗过程中,始终注重顾护胃气。此中胃气,并不是指狭义的胃中水谷精气,而是代表广义上的脾胃运化功能,体现了脏腑、气血的功能状态,胃气之于人身,是人身精、气、神的体现。顾护胃气,目的是为了保护脾胃运化水谷精微、化生气血的功能。脾胃调和,化生有源,生命得以继续,才有能力祛除病邪,进而恢复健康,"有胃气,病虽重而不损;无胃气,病虽轻而不佳";若胃气衰败,生命难以维持,更勿论保护健康,正是"有胃气则生,无胃气则死"(《素问·平人气象论》)。其二,无论外感内伤抑或疑难杂病,无论是脾胃本脏病还是他脏疾病,临证治疗时始终将立足点落在调理脾胃上,以脾胃为中心,应用调理脾胃的药物,使五脏受益,其核心是保护正气,调补后天。正如张仲景在《金匮要略·脏腑经络先后病脉证》中提出"四季脾旺不受邪"的观点,脾健则四脏皆健,机体功能活动正常,脾气旺则正气存于内,"正气存内,邪不可干"(《素问遗篇·刺法论》)。

人体是一个有机的整体,五脏之间存在着生克制化的关系,在生理状态下相互依存,在病理状态下往往是互相影响的。脾气可行于四脏,而人身体气的升降运动亦赖脾胃居于其中以为枢纽,脾胃不足则可反应于四脏病机之中,如《医理真传》言:"五行之要在中土,火无土不潜藏,木无土不植立,金无土不化生,水无土不停蓄"。又如清代陈修园《时方妙用》中曰:"五脏受气于脾,故脾为五脏之本",可见脾胃与四脏之间密切相关。李德新教授强调五脏之中皆有脾胃之气,而脾胃之中亦有五脏之气,互为相使而不可分,正如《景岳全书》云:"脾为土脏,灌溉四旁,是以五脏中皆有脾气,而脾胃中亦有五脏之气,此其互为相使",李德新教授十分注重以调理脾胃来激发五脏的功能,使机体达到一个有效的平衡,以达身体康健,故调五脏即所以治脾胃,治脾胃即所以安五脏。李德新教授临证时从脾胃入手是切入点,但决不能只调脾胃,而是以脾胃为切入点,以顾护脾胃为根本原则,根据五脏之间的生克制化关系,通过调脾以疏肝、补脾以益心、理脾以宣肺、温肾以健脾来协调各脏腑,在此基础上对整体进行调理而治疗疾病,只有脾胃安和,五脏有所受,才能有能力针对病变之脏腑,纠正阴阳气血之所偏,维持脏腑之间的动态平衡。这即是"安五脏"也。

李德新教授在调理脾胃时不偏重于温阳、亦不偏重于补阴、不单纯升、也不单纯降,而是寓温补与升降于一体,从气血、阴阳、升降、燥湿等方面综合分析,以平为期,重点在调,强调中和,正如"不偏之为中,不易之为庸;中者,天下之正道;庸者,天下之定理"(《中庸》)。中和是世界万物存在的一种理想状态,是宇宙的最高法则,达到中和者,天地各在其位生生不息,万物各得其所成长发育。"阴气和平,阳气闭密,则精神之用日益治也",阴气盛满和平、阳气充盛闭密,达到阴平阳秘的状态,也是机体自我调节所达到的一种内外环境相适宜的最佳动态。这种阴阳和、阴平阳秘的生理机制正是儒家致中和思想的最佳体现。因此,无论是中医理论方面的精粹,还是临床应用的辨证用药,李德新教授都讲求以平为期,以和为贵,将"致中和"作为学术思想核心贯穿始终,以达天人合一、最终和谐的稳态。这才是临证治疗的终极目标所在。

4. 李德新教授学术特色、临床特点

(1)从脾论治,多脏并调:李德新教授强调五脏一体,认为任何一脏气血阴阳的动态平衡,必须受其相关三脏的调节,五脏相通,移皆有次,脏腑间"亢则害,承乃制"(《素问·六微旨大论》)。即某一脏腑有病,必然按其固有的传变规律影响其他脏腑,故通过调节五脏系统间的平衡关系,控制疾病传变,使五脏系统重新建立动态平衡,可促进疾病自愈。李德新教授一直致力于脾藏象的研究,非常重视脾脏与其他脏腑之间的密切关系以及脾脏在五脏中的重要地位,正如《素问·太阴阳明论》有云:"脾者土也,治中央……脾藏者,常著胃土之精也,土者,生万物而法天地,故上下至头足,不得主时也"。《脾胃论·脾胃盛衰论》亦云:"脾统四脏,脾有病必波及之,四脏有病亦必待养于脾,故脾气充,四脏皆赖于煦育,脾气绝,四脏不能自生",这些都对脾的重要地位给予了充分的肯定。因此,李德新教授主张从脾论治,重视

从脾胃入手治疗五脏疾病。

临床上李德新教授以脾胃作为治疗着眼点,通过五脏生克制化关系来兼顾他脏,多脏并调。李德新教授认为脾胃与肝肾关系最为密切,治疗时要以肝、脾、肾三脏为基础,多脏并调。脾胃为气机升降之枢纽,其气机之升降全赖肝之疏泄。肝主疏泄,调畅气机,肝木克脾土,肝的疏泄能够协调脾胃的升降,是保证脾胃消化功能正常的重要条件。脾胃之气升降失职会影响肝气疏泄功能,致肝气郁结;如果肝的疏泄功能失常,肝气横逆,势必乘脾犯胃,也会影响脾胃的升降功能,致脾胃为病。无论病因是饮食劳倦、情志失调,抑或是久病体虚,临床见证以肝、脾、胃功能失调者为多见。因而,脾胃病的治疗要兼顾肝,肝病者又要兼顾脾胃。在调节脾胃气机升降的同时也要注意调肝,李德新教授常在方中加入柴胡、香附、香橼、佛手、生麦芽等疏肝理气药物,也是意在条达肝脾,使脾胃升降有序,功能正常。

肾为先天之本,元阴元阳之所出,储藏先后天的精气,脾的运化亦必须依赖于肾阳的温煦,即"脾阳根于肾阳",脾虚不运,无论是否累及肾,均可采用温补肾阳之法,以达到补脾的作用,如《慎斋遗书》中说:"补者不必正治,但补肾令脾土自温,谓之补",李德新教授认为久病必及于肾,所以在慢性虚损性疾病后期单纯补脾则难以取效,故应脾肾同补,李德新教授组方时常用附子、芡实、山药、益智仁等既可补脾又可益肾之品,也正是此意。

另外,脾为土,肺为金,脾土乃肺金之母,母子相依,肺的生理功能有赖于脾的濡养,肺脾在经络上也同属太阴之脉,故二者在生理、病理上均相互影响。陈士铎《石室秘录》有云:"治肺之法,正治甚难,当转治以脾,脾气有养,则土自生金"。李德新教授治疗肺系疾病时,认为肺病常表现为气短乏力,痰多清稀,脘痞腹胀等,实多为脾气虚弱,不能转输水谷精微所致,而肾为气之根,因而治疗中常以肺、脾、肾三脏论治,注重顾护脾土,通过益肾健脾、燥湿祛痰等达到治疗肺病的目的。

李德新教授善从脾胃论治心脏病,熟谙心脾同治之理,注重脏腑间生克制化关系。心属火,脾胃属土,火能生土,若火不足,则不能生土,而反抗拒,脾胃无生化之源,则虚弱不用;若心火亢盛,乘于脾胃之位,亦使脾胃虚弱不用。李德新教授认为心是人体气血之大主,而脾胃为气血水谷之海,前者是流,后者是源,两者之间密不可分,而肝藏血以养心,故临床上常常心、肝、脾同调,收效显著。

由此,李德新教授在临床上善于从五脏相关角度出发,注重脏腑之间的协调关系,从脾入手,运用五脏间的生克制化规律确定治则和治法,多脏并调,最终使机体达到平衡的状态。这也是李德新教授学术思想的根本体现。

(2)精于辨证,善用术语,中医诊疗特色鲜明

1)从证入手,善抓主要矛盾:李德新教授在临床思辨过程中,强调辨证论治应当分清阶段、分清主次,一方一药动态地分析疾病的变化过程。李德新教授认为中医认识和治疗疾病,应从证入手,厘清脏腑之间证的变化规律,辨证地分析脏腑之间的关系,由果导因,并把对病因的研究与对症状、体征的辨析联系起来,审因论治,指导临床用药。

李德新教授认为辨证论治的过程主要是从证入手,辨别疾病的核心病机,要善抓主症,以主症为基础分析病因病机。找主症,就要定位。李德新教授提倡脏腑辨证,是因为先把疾病所属脏腑定下来,才能根据四诊所收集的临床资料,进一步判断疾病的病性、病势、病机,

最后落实到得出结论的证候,才能体现出疾病的演变规律。这就需要弄清楚每一脏腑系统发生病理变化的主症是什么。比如心系疾病就是悸、痛;肺系疾病就是咳、痰、喘。掌握这些对于定位脏腑具有标志性意义的症状,在此基础上才能确定脏腑的寒热、虚实、气血状况。从证入手,更要不拘成方,因证遣药。如对于肝硬化的治疗,当肝硬化形成腹水时不应单以治疗腹水为目的,而应从中焦脾胃论治,扶正祛邪,标本兼治,方可奏效。若单纯选用活血化瘀之品,则难收奇效,盖因此乃气、血、水相交为害,脾虚不运,恣生痰湿,气虚鼓动无力,活血利水无功,纵然水去标实而本不治。故应先补气扶正,健脾利水,以无形之气化有形之血、水,要在补虚的基础上,配伍利水之法。李德新教授以小茴香、黑丑、枳壳三药联用自拟利水方,健脾益气,化湿行水,此乃气行则水行,欲降先升也。中医面对复杂的疾病,会运用中医思维方式化繁为简,审证求因,探索疾病本质,抓住主要矛盾,兼顾次要矛盾,权衡机体气血阴阳的平衡。这种针对疾病发展过程中不同本质的矛盾采用不同方法解决的诊疗思维,也正是辨证论治的精神实质。

李德新教授认为脾胃功能在疾病变化过程中具有重要作用,抓住这个主要矛盾先解决必然事半功倍。因此诊病时十分重视患者的脾胃功能,无论治疗何种疾病,只要发现脾胃功能异常,或者合并脾胃疾病,必先抓其主要矛盾,以调理脾胃为治疗根本,无论新病、久病,都先从脾胃入手,使脾胃功能恢复得健,方可顾及其他。李德新教授还指出要辩证地看待疾病、证候的发生发展,要把它看作是一个动态过程,要掌握疾病的传变规律,知道本脏系统疾病如何演变,他脏系统如何传变,辨别疾病发展至下一阶段的证候特点,动态地掌握疾病的传变过程,防患于未然。这也是李德新教授七日一诊的道理,更是治未病理念的体现。

2)诊治规范,善用术语:李德新教授在临证过程中诊治规范,善用中医术语揭示疾病本质,可谓其诊疗体系中一大特色。由于长期致力于中医术语的研究,李德新教授认为中医药术语的建设可以反映中医药学术界的共识,具有权威性与广泛性,对中医药学术的继承、创新与发展起到积极推动的作用,同时可以满足中医的教学、科研、医疗和管理及对外交流的需要,也为加快中医标准化进程,推动中医药发展实现国际化起到了积极作用。李德新教授将中医术语熟练运用于临床,一方面便于学生揣摩其思辨过程,有助于传承学习;另一方面将诊疗过程趋于规范化,大大提高了患者的就医效率。

(3)遣方用药,知常达变

1)活用经方,处方精炼:李德新教授喜用经方,经方之所以能被后世奉为中医之经典,不仅因其临床疗效的显著,更因经方中所包含着治法方药的严密性。法由证出,方随法立,用药精当,一证则有一方,证不变则方不变。而证之下有主证与兼证,主证不变,则主方不变,添一症则添一药;主证变则证变,证变则方变。方证相应,机圆法活,处方无方而有方,有方而无方。因此方与证的结合,使得经方能够灵活地运用于临床治疗千变万化的疾病,现在仍然被广泛应用。李德新教授组方时不拘于一方一药,多以经方为主,每个方剂大多包含两个或两个以上经方之精华,运用小方来进行加减,常常合方治大病。每个经方均有其所代表的"思想",要取经方之精华,就需要把握经方中所蕴含的辨证论治实质,知常达变。如李德新教授常用左金丸合化肝煎来治疗情志不畅所致肝气郁结,气郁化火,肝火犯胃导致的胃痛。左金丸出自《丹溪心法》,由黄连及吴茱萸组成。重用苦寒黄连以泻心火,取之"实则泻其子"之意,佐辛热吴茱萸,既能疏肝解郁,又能降逆止呕;化肝煎出自《景岳全书·新方八阵·寒阵》,此方重在治肝,用白芍护肝阴,青陈皮疏肝理气,丹、栀清肝火。两方合用左金丸配白芍柔肝敛肝,以制肝木横逆,肝为藏血之脏,用丹皮清热凉血清肝,泽泻引热下行。海螵蛸、瓦楞子等制酸止痛,莱菔子理气通腑。李德新教授认为此证为肝气郁结,郁久化火,若滥予滋阴之剂,则气机阻滞郁结更甚;若妄投苦泄之方则气火郁结更剧,可加重患者胃胀;也不可妄用温药,以免助长郁火,加重血耗阴伤。所以景岳提出了不宜升散,也不宜苦寒直折,只宜清化和解的治法,是故选用左金丸与化肝煎,而不用柴胡疏肝散、丹栀逍遥散、龙胆泻肝汤、一贯煎等方剂。可见李德新教授在经方运用中的灵活与睿智。

2)精通药性,重视炮制:李德新教授精通药性,重视炮制。中药药性各异,炮制不同,功效相殊也。李德新教授注重中药炮制,经炮制后的药品可降低或消除中医用药的毒副作用,改变或缓和中药的性能,以达临床辨证所需。如李德新教授常用生栀子清三焦实火,取其入气分能清热泻火,入血分能凉血行血之义;而用焦栀子清透三焦郁热,且兼有脾胃虚弱者。"土爱暖而喜芳香",芳香药善入脾胃经,投其所好,可加强运化,增进食欲,悦脾开胃之功,如丁香、沉香、香橼、佛手等;但有些药物自身香气不浓郁,但经炮制炒香后同样可以增强悦脾开胃、纳谷消食之功,如炒神曲、炒麦芽等。

3)用药轻灵,喜用"温润"之品:李德新教授处方用药秉承"药不必多,对证则好;量不必大,有效即可"的原则,认为药味多、药量大难以运化,脾胃不伤病而伤于药。因此不用大剂,方药少而精,治病时每方均用12味药,用药轻灵,每味药的用量小,一般药量以10g或15g居多,少者亦有5g,偶有一两味药用到30g,常常小方治大病,"四两拨千斤"。李德新教授临证组方一般不用贵药、奇药,慎用虫药,不投猛剂,药之用法相对平和,用药不偏不倚,药物的选择多是微温,微寒和性味平和之品,喜用"温润"之药。如李德新教授奉叶桂"忌刚用柔"为准则,在运用辛开苦降时,注重保护患者胃阴,常详审胃阴之盈亏,育阴而涵阳,常用一些香橼、佛手等理气不伤阴之品,亦用玉竹、石斛等甘寒、甘凉滋润之品以养阴;每方必备甘草,也是调和诸药,顾护胃气,防芳香之物耗气伤阴之用意也。这些不仅反映出李德新教授中医功底深厚,更是取其轻轻缓图,以"平"为"和"之意,也是"致中和"学术思想的具体体现。

4)喜用药对,善用效药:李德新教授辨证灵活,处方配伍精当,更喜用药对。药对中的两味药相互协同,可起到增效作用,在组方时亦方便化裁,这也堪称李德新教授处方用药的一大特色。如用陈皮、青皮药对来治疗兼有肝气不舒的患者,认为青皮行气在左,陈皮行气在右,此药对可调脾、胃、肝三脏之气,有疏肝和胃,理气止痛之效;桔梗、枳壳二味升降相宜,桔梗辛开升提,枳壳苦泄沉降,使清气得以上升,浊气得以下降。李德新教授常以桔梗、枳壳配以杏仁平调升降,燮理气机,开胸顺气,行气消胀;柴胡配枳实取四逆散之意,二者伍用,一升一降,一肝一脾,具升降气机、调理肝脾之功;还有乌药配香附,其取自小乌沉汤,乌药行气散寒力较强,长于温肾助阳,香附长于疏肝调经,二药配伍,气血兼治,相须为用,行气止痛。李德新教授在临床辨证用药的基础上,也善于针对兼证酌情加入效药,即对某些症状有特殊疗效的药物。如脑血管病后遗症期患者出现肢体麻木等临床表现时,针对其麻木症状加入鸡血藤以辅助治疗,取其补血活血,舒筋活络,"去瘀血,生新血"之功效,常常收到很好的疗效。

（4）重视气血，调理气机：李德新教授继承了仲景理论，重视气机升降理论研究，临床注重调畅气机，重视气及气的运动变化，并将气血理论应用于临床诊治体系中，在临证过程中非常重视气血在疾病发展过程中的变化。人之一身，皆气血之所循行，气非血不和，血非气不运，"气主煦之，血主濡之"（《医学真传·气血》），"运血者即是气"（《血证论·阴阳水火气血论》），"气行乃血流"（《素问·五脏生成论》），气生成于血中而顾护于血外，气为血之帅，气行则血行，气止则血止，气有一息之不运，则血有一息则不行。脾胃为气血生化之源，为人身滋养之气的本源。各脏之气血均化生于水谷精微，因此，各脏的气血盈亏与脾胃气血生化的关系极为密切。故气血为病，气病血必病，血病气必伤，气血两者，和则俱和，伤则同伤。且因为气能生血，气亦能摄血，因此在临床上李德新教授强调"血气俱要，而补气在补血之先"（《医宗必读·水火阴阳论》）。

人体气机的升降出入是人体进行新陈代谢，维持生命活动的基本过程，直接影响着人体的健康与寿命。脏腑的气化活动是通过气机升降出入运动而体现出来的。对于五脏而言，心肺在上，在上者宜降，肝肾在下，在下者宜升，脾胃居中，通连上下，为气机升降之枢纽，在整个气机升降出入的活动中发挥着重要的生理作用。可见气之升降出入离不开脾胃。因此，调理脾胃之气是调理一身之气的关键，对于疾病的诊治、转归具有积极作用。从脾升胃降入手可以调节全身的气机，气机调和，升降自如，则健康无病。若脾胃升降的稳态一旦破坏，人体的生理活动就会受到影响。李德新教授根据自己的临床经验，认为脾胃之病，虚实寒热，宜燥宜润，因当详辨，其"升降"二字尤为紧要。对于脾胃病的治疗，李德新教授认为首当调畅气机，使升降之机重新归于平衡。如临床上常用桔梗、杏仁配伍，因桔梗辛开苦降，辛而不燥，苦而不峻；杏仁辛苦甘温，辛可散邪，苦能泻火，润肠通便，止咳平喘，桔梗以升散为主，杏仁以润降为要，桔梗、杏仁一宣一降，调和气机。人体是一个完整的统一体，各脏腑组织不仅各自进行升降运动完成各自的新陈代谢，各脏腑之间的升降运动也是相互为用、相互制约和相互化生。《素问·刺禁论》中有云："肝生于左，肺藏于右"，即肝主生发，从左而升，肺主肃降，从右而降，肝左肺右，犹如两翼，为气机升降的道路，因此李德新教授也强调调畅气机亦要注意其与肝、肺等脏的密切关系。

三、学术访谈

(一) 继承创新话传承

问：随着西医学及科学技术的发展，不断有否定中医的声音，甚至提到废除中医，您能谈谈中医药的继承发展问题吗？

答：首先要阐明的是中医的废存之说不仅仅是中医、西医的问题，而是近代西方文化传入中国以来东西方文化差异碰撞、冲突的结果。中医学是植根于中国传统文化基础上的医学科学，体现了中国传统文化的基本精神和价值取向。它具有系统的理论和丰富的实践经验，是在中国古代哲学及其科学思维方式指导下，融自然、社会和文化于一体的一门学问，属于自然科学范畴，但却体现出整体性、人文性的突出优势。自近代西学东渐以来，西方还原理论的科学体系和中国传统文化的整体论科学体系便发生碰撞与冲突,出现了"科玄之争""中西体用"的思潮。这场争论涉及如何对待传统文化的根本问题。要正确对待传统文化需选其精华,弃其糟粕,并不断地丰富其科学内涵,这是我们处理中医学继承与创新的思想准则。中医学要发展离不开创新,创新离不开继承。我们要有一颗敬畏传统和经典之心,坚持"文化自觉""文化自信""文化自强"。只有认真学习、深刻理解、系统梳理、科学诠释,才能继承经典、弘扬传统;只有不断丰富、发展、超越经典和传统,才能真正地将中医学传承下去,使之更具有时代的气息和活力。适应时代的发展需要,结合自身的发展规律不断寻求创新,充分吸收现代科学理论、技术、方法,走出一条自己的"自主创新"之路,是中医面向现代化继承与发展的必经之路。

问:总结、提炼、传承导师的学术思想是传承博士后工作的重点与难点,我们应如何理解学术思想的内涵、准确地总结提炼学术思想？如何做好传承博士后？

答:所谓学术思想是指在学术活动中人们所遵循的观念和方法,即科学思想和科学方法。中医学是关于天人合一整体观念和基于直觉意象思维的科学思想和科学方法,是关于"苟日新,日日新",温故知新,革故鼎新,求真务实,开拓创新的科学精神。中医学的科学知识,既有经验知识又有理论知识。经验知识为系统知识的初级形态,而理论知识则为系统知识的高级形态。只有将经验知识上升为理论知识,才能使中医学理论步入合理化、形式化、系统化的形态。

经典著作和历代文献是中医科学知识的载体,所记载的知识既有经验知识又有理论知识。在学习中,分清何者为经验事实的收集、整理和记录,何者为由经验事实而归纳、概括出来的理论认识,从而在探索及解决现实的临床实践问题时,发前人之未发,用新的理论解决实践问题。揭示出继承了什么？创新了什么？中医学的科学思想为中医科学知识形成科学理论提供了基本观念和方法论。中医学的基本观念和方法论是由中国古代哲学—气一元论和阴阳五行学说所决定的。天人合一,形神合一,知行合一,是中医学认识生命、健康和疾病的基本观念。以整体辨证、意象思维为特征的科学思维方式是中医学的方法论。整体观念和辨证论治是中医学科学思想的具体体现。中医学的科学精神是中国传统文化精神在医学领域的具体体现,是中医学的灵魂和理想原则,是以敬畏生命、以人为贵、三才一体和谐与共为特色的求真务实和开拓创新的科学精神。

师承博士后工作是对合作导师学术经验的科学研究工作,包括学习、理解、梳理、诠释、弘扬和超越等系统的科学活动。名老中医的学术经验可分为经验知识和理论知识,经验知识包括直接经验和间接经验。对于从事医疗工作的老中医而言,称之为临床经验是根据已有理论和前人经验(间接经验)在临床工作中亲自观察、实验、重复、证实而来的科学事实,即经验知识(直接经验)。虽名为临床经验,实为名老中医的科学思想、科学方法、科学精神和科学知识用于认识和解决现实临床问题的积淀和结晶。因此,随师侍诊学习、掌握名老中医辨证论治及理法方药的思路、方法和技巧为博士后传承工作的基石。足够的临床资料和坚实的学术积累,是研究名老中医学术思想的依据和根本。总之,学习名老中医的学术思想必须以临床经验为基础,全面、系统、客观地积累临床事实。学习经典,勤于临床,用历史的维度来审视名老中医现实的临床实践经验,是学习名老中医学术思想的基本原则。师承教育和师承学位制度是中医药高等教育和人才培养方法的重大创新。特别是师承学位教育和师承博士后工作,将中医学传统教育方式与现代教育方式紧密结合,又突出跟师学习、耳濡目染、口传心授及在临床实践中学习的优势,开创了中医药高层次传承人才及中医药后继学术带头人培养的新途径、新措施,对提高中医临床人才的文化素养、中医理论素养及中医学的科学思维能力和运用中医理论解决临床实际问题的能力均具有重大意义。

问:我非常荣幸能够成为您的传承博士后,恳请您在如何提高科研能力和论文撰写方面给予指导。

答:科学研究是根据已知而探索未知的实践活动,科学研究具有继承性和创新性的特点,创新性是科学研究的本质特性。师承博士后工作是继承名老中医药专家学术经验的科学研究工作,其特点是以名老中医药专家为研究对象,以名老中医药专家的学术思想为关键科学问题,以名老中医药专家的临床经验为切入点,通过系统的继承、整理名老中医药专家防治疾病的实践经验,并将经验知识上升为理论知识,从而揭示其学术思想。这是一项复杂的、难度较大的研究工作,为完成这项艰巨的任务,要具备下列能力。

其一,探求知识的能力,即独立、自主的学习能力。知识是能力的基础,中国传统文化特别是中国古代哲学、中医学、西医学和现代相关学科等知识是师承博士后必备的知识。要具有强烈的求知欲,刻苦学之,不断完善知识结构,从而为继承工作奠定基础。

其二,提出科学问题的能力。科学问题是科研工作的灵魂。科研工作就是一个发现问题和解决问题的过程。在跟着老师临床实践的过程中,善于发现问题、提出问题,通过读书、思考及善于请教老师,搞清楚问题的含义和内容,独立给出问题的答案。

其三,提高科学思维能力。科学思维又称科学思维方式,是科学诠释自然的方式,也是构建科学理论样式。恩格斯说:"一个民族要想站在科学的最高峰,就一刻也不能没有理论思维。"辨证思维和逻辑思维是人类思维的基本形态。中医学的科学思维方式为意象思维,是形象地反映客观事物的内在本质或规律的思维活动,体现出中国传统文化的整体辨证思维方式和特征,具有意象性、具体性和非逻辑性。创造性思维是逻辑思维和形象思维的统一,是逻辑与非逻辑性的。形象思维是创造性思维的核心。师承博士后科研人员要在把握中医传统科学思维方式的基础上,学会正确运用传统逻辑形式逻辑和现代逻辑辩证逻辑,养成良好的科学思维习惯,不断地提高创造性思维能力。科技写作是科学工作者的一项基本功。科技写作包括科学论文写作和学术专著的写作,不论是论文抑或专著,必须要有创新性、学术性和可读性,必须正确运用规范的科学术语,概念必须明确,描述必须清楚,数据准确可靠,推理合乎逻辑。就科学论文而言,大体可分为理论性、实验性和实用性三类。师承工作的学习主要为理论性和实用性两者。提高科学写作水平,非一日之功,也无速成的捷径。读书破万卷,下笔如有神,要多读书、多思考、勤于笔耕、熟能生巧。至于科学论文和学术专著的写作规范、技巧和方法,可参考有关科学写作特别是医学写作方面的专著。总之,读经典、多临床、多实践,是提高学术的必由之路。

❧(二) 辨证论治话疗效

问:您经常跟我们强调辨证论治的重要性,临床疗效的根本在于准确辨证,请教您我们应如何理解辨证、掌握辨证论治的内涵？如何提高临床辨证论治的能力？

答：辨证论治集中体现了中医学的生命观、健康观和疾病观,体现了中医学的科学观念和科学思维方式,是中国优秀传统文化的哲学观念和基于意象的整体辨证思维在医学领域中的具体感,熔世界观与方法论于一炉。中医治病的核心理念就是辨证论治,理解辨证论治的内涵不能仅仅停留在教科书上,其核心是要把握"证"这个概念。证是指证据、依据之意,证虽由症状组成,但它不是若干症状的简单相加,而是由具有内在联系的、能够反映疾病本质的症状所构成的。通过望闻问切,四诊合参,全面系统地搜集病人即时的状况,结合所处的外界环境,人体内心环境,才是中医辨证所需的证据,是我们诊断、治疗疾病的依据。本质上说,证是对内外环境等因素进行分析、归纳和综合,从而对疾病的致病因素、病变部位、性质和发展趋势,以及机体的抗病反应能力所作的病理概括。而证候则是将证据按中医理论进行分析判断,得出结论,从而抽象出证候,明确病变的本质。这就要在总结前人经验的基础上,把那些最能反映疾病本质特征的症状和体征作为证候的组成要素,分清主症和次症,及它们之间的关系,把握其症状和体征的组合特征,找出其规律性,从而确定病变的位置,分析疾病的病因和属性,了解证候的动态趋势,是辨证的基本内容和基本要求。

辨证论治中的"辨证"是指用中医的道理来分析这个证候和其他证候的相关关系和区别特征,就是要掌握每一个基本的病理变化产生的基本临床现象,掌握这个规律,掌握每个中医证型中的基本症状。首先,辨为辨别,辨别证候,识其为阴阳表里寒热虚实,辨其在脏腑、经络、营卫、气血、肢体筋骨,权衡六气之太过不及,禀赋之厚薄,从而揭示疾病的本质,当然还要辨证地看待证候,比如患者入院的时候是气阴两虚,出院的时候就还是气阴两虚吗？中医不是这样认识的,要辨证地看待证候的发生、发展,把它看作是一个动态变化的过程,即通过辨析疾病内在病变的外在表现,把握疾病的规律,预测疾病的发展趋势、转归和预后,做出准确的诊断,为遣方用药提供证据。还要辨证地看待疾病的运动变化,中医的辨证论治是在动态整体前提下诊断治疗的过程。疾病的运动变化是连续性和间断性的统一,在每一阶段保持一种相对稳定的状态,体现出证的相对独立性,但并没有静止不动。证仅仅是疾病发生发展中某一时期的特定病理状态,当病情发展到一定程度时,又会从此一阶段向彼一阶段过渡。所以临证不能凝固地、一成不变地看待疾病,要把疾病看做是一个有规律的、处于永恒的运动过程。更不要把辨证简单地理解为鉴别诊断,要学会运动地看待疾病的变化、证候的演变,这也是考核中医人有没有中医思维、中医功底的一个最重要的指标。

辨证是论治的前提和依据,论治是辨证的最终目的。提高临床辨证能力是很重要的一课,如《素问·至真要大论》云："审查病机,无失气宜,此之谓也。""司命之难也在识证,识证之难也在辨证"(《类证制裁·自序》)。治疗则是在准确辨证前提下进行的,绝不仅仅是简单确定治则治法的技术问题,而是应用中医治疗学的基本原理对病人做具体问题具体分析的过程。临证过程中,首先应将《阴阳应象大论》《至真要大论》《五常政大论》《六元正纪大论》等关于治法的论述烂熟于胸,然后结合四诊,三因制宜地、全面系统地收集病人即时状况,找出主要矛盾,抓住主症,根据主症用方,即所谓"有是证用是方"(《伤寒论》),多数情况下,主症一平,往往危机即解,其他因为主症引起的症状也自然平复;同时掌握疾病的传变规律,知道本脏系统疾病如何演变,他脏系统如何传变,注意疾病的整体性变化,如此遣方用药便可防患于未然。准确的辨证是取得较好疗效的主要原因之一,熟练掌握,遣方用药之际便可游刃有余。

问:临床上面对诊断疑难、病情复杂的疾病,我们应如何用辨证思维来指导治疗? 如何提高临床疗效?

答:面对诊断疑难、病情复杂多变、缺乏特效治疗或涉及多脏器损害的患者,除了找准脏腑之间的相互关系来判断之外,应该分而击之。每次诊治都有一个侧重点,诊治的目的并不是让所有症状都要在一个方子里得到缓解,而是找出最要紧的症状先加以治疗,等症状缓解后,再解决其他次要问题;抑或调整得当,次症随之改善、消失。在制定诊疗方案时,也要考虑到病变脏腑的传变会影响到哪些脏腑,今天开的方,预测解决哪些问题,同时要想到明天、后天疾病如何演变,如何防患于未然在我平日的治疗过程中就开始了,这即是七日一诊的道理,也是治未病理念的体现。

面对复杂的疾病,大多不是一次性地调整,而应该根据病情的变化,前次用药后反馈的病情信息来决定接下来的治疗方案,或加减药物,或变换方剂,只有这样才能不断地提高疗效。疾病是处于不断地变化中,无论何病,服药后有效,正邪消长就会发生变化,那么原方的药物和剂量便不再适合机体新的阴阳状态,若不调整方药,则难达药证合拍,丝丝入扣;久服一方一药则必会引起不适,乃至引发变证。药物的调整需要辨别疾病的本质,关键是看病机是否变化,即所谓"治病必求其本"(《素问·阴阳应象大论》),病机即变,证必改变,若执方不变,则易药过病所,过犹不及。但亦有病情痼结,年深日久者,投药一时难见其效,应守方不变,避免半途而废,故治疗疾病,须遵守《素问·至真要大论》中所言之"谨察阴阳所在而调之,以平为期"这一治疗原则,药随证变,过与不及皆非其治。临证知常达变,乃可为医,做到灵活多变,且应不断提高辨证论治水平,如此方可把握全局,临证井然。

问:跟您出诊,发现肝病患者增多,您能否以肝硬化为例谈谈辨证论治的思路? 对于肝硬化腹水又应如何辨证治疗?

答:肝硬化常由多种肝病发展而来,属肝病晚期阶段,依其病理变化及临床特征,归属于中医的"胁痛""癥瘕"等病证范畴。随着病情的发展,疾病的恶化,则出现黄疸、腹水等表现,中医将其归于"黄疸""鼓胀"范畴。针对肝硬化的辨证论治,首辨气、血、水的偏盛。肝硬化在临床上属气、血、水三者相兼为患,但各有侧重,因此在临床表现上也有所不同,有气臌、血臌、水臌之分。气臌者,腹部胀满膨隆,皮肤绷急光亮,按之中空,扣之如鼓;血臌者,腹部胀满,甚者脐部突出,腹部皮肤青筋暴怒,按之腹内有结块,疼痛,或颈部皮肤赤丝血缕,大便色黑等;水臌者,腹部膨大,状如蛙腹,皮薄而紧,按之如囊裹水,小便短少,或有浮肿等。次辨虚实盛衰。肝硬化主要由脾虚或肝病传脾,故病本属虚,木贼土衰,运化失职,堤防不固,水湿不能泄利,渐致水邪泛滥而成,从而形成气、血、水三者相兼为患之病证,形成标实或虚实夹杂的证候,病久及肾,又出现脾肾阳虚、肝肾阴虚等表现。沈金鳌在《沈氏尊生书》中强调:"鼓胀病根在脾,脾阳受伤,胃虽纳谷,脾不运化,或由怒气伤肝,渐蚀其脾,脾虚之极,故阴阳不交,清浊相混,隧道不通,郁而为热,热留为湿,湿热相生,故其腹胀大。"此理论描述了肝硬化本虚标实,虚实夹杂的病理演变过程。再辨疾病发展阶段,分期治疗。肝硬化早期,临床多以胁肋隐痛,倦怠乏力等为主要临床表现,此期归于肝脾二经;肝硬化中晚期多形成腹水,腹部胀满,甚者青筋暴露,严重者出现大量出血,痉厥、昏迷等表现。根据临床表现不同,常从气分、血分、水分论治,气分者乃肝硬化早期,多以疏肝理气,除湿散满为治疗原则,又因肝体阴而用阳,肝之体为血,用为气,故应加入少量理血之品以增疗效;而中晚期多气、血、水相兼为病,应处理好三者之间关系,化瘀是利水的关键,然行气又是化瘀的关键,因此在治疗时常从补气、行气角度出发,兼顾肝脾肾三脏辨证论治,疗效显著。在肝硬化的治疗过程中辨体质也尤为重要,譬如患者病久由气及血,形成血瘀,活血化瘀时应根据患者的体质及临床表现辨证施治,若患者体质较弱,正气不足,纵然标祛而本不治,必当反复,应注重顾护正气。如气虚体质者,若气血双亏,治疗在祛瘀之时当佐以益气养血之品;若同时有出血倾向者,三棱、莪术、水蛭等活血化瘀之品当慎用。当腹水形成时,体质的不同对疾病的预后也有较大的影响,阳虚之体,虽有腹水,一般预后较好,阴虚之体,利水当忌,因利水可伤阴,损害肝肾之阴,利水较重容易诱发肝性脑病。

当肝硬化形成腹水时不应单以治疗腹水为目的,而应从中焦论治,扶正祛邪,标本兼治,方可奏效。又因气为血之帅,气虚则血失其帅行,气血不行则水湿难化,因此在治疗上应注重补气调中,气血行则水得以化。在腹水或水肿较重时,我擅以小茴香、黑丑、枳壳三药联用自拟利水方,该方出自禹功散,禹功散乃《儒门事亲》中治疗寒湿水疝,阴囊肿胀,大小便不利,具有行气消肿,逐水通便之功效的一类泻下剂。原方由黑丑与小茴香组成,此基础上加入枳壳以行气利水,此乃气行则水行,欲降先升理论之义。肝硬化患者多伴有脾虚、肝郁、肾虚症状,气、血、水相兼为害,病情复杂,除了药物治疗外,饮食调摄亦十分重要。告诫患者饮食一定要有节制,定时定量,以助脾胃升降功能的协调,保证消化功能的正常。除少盐并彻底戒酒外,还应该注重营养的摄入,尽量进食优质蛋白,少食刺激性或油腻性食物。

❀（三）谨调阴阳致中和

问: 您一直致力于脏象学说的研究,尤其重视脾胃学说,形成了"调理脾胃安五脏"的学术思想,强调"致中和"是学术思想的核心,为什么?我们应如何理解中和的含义?又如何结合中国传统文化铸就中医思维,从而提高中医辨治能力呢?

答: 脏象学说是中医理论体系的核心内容,以五脏为中心的整体观是脏象学说的基本特点。而脾胃学说又是中医脏象理论的重要组成部分,所以中医学重视脾胃在生命中的重要作用。调脾胃安五脏是通过调理脾胃来调整五脏之间复杂的关系,以达全身气机调畅、五脏六腑健康的目的,使人体阴阳平和,最终使机体达到中和的状态,因此致中和是学术思想的核心。中和,又称中庸、中行、中道,也就是平衡。而这种平衡是动态的,五行系统生克制化,无过、无不及而维持着系统动态的和谐。这种中和精神,是中国古代人们追求的最高目标。"致中和"是中国传统文化的核心精神,也是中医治疗的最高境界。调脾胃安五脏的目标是达到五脏相互协调、阴阳和谐,从而达成致中和之目的,因而"致中和"是学术思想的核心。

中和思想源于中庸。《礼记·中庸》曰:"喜怒哀乐之未发,谓之中;发而皆中节,谓之和。中也者,天下之大本也;和也者,天下之大道也。致中和,天地位焉,万物育焉。"中和是世界万物存在的一种理想状态,是宇宙的最高法则。致中和就是通过不偏不倚的方法处理世界上的万事万物,使人们达到和谐相处的理想境界。因此可以说致中和是《中庸》的主旨。凡事取其中为不易之常道是为中庸。中庸是一种方法论,是对事物矛盾所持的根本态度和处理方法。过犹不及是中庸思想的核心,既反对太过,又反对不及。这种中庸思想广泛地渗透于中医理论体系中,形成其独特的认识方法,即诊治疾病时应以中庸为度,无太过与不及,养生以修身养性为主要内容,以养气为强身要务,以仁者寿为思想指导,以天人合一为哲学基础,通过合理适度的方法扶正祛邪,使机体处于动态平衡。致中和为诊治疾病的最高境界,其精髓为机体阴阳平和。

中医基础理论从天、地、人三才一体的整体观念出发,以人为研究主体,将自然科学与人文社会科学融为一体,天文地理,杂于其内,社会人文,融于其中,内容深邃,范围广泛。中医学以抽象思维和意象思维为主要思维方式,具有系统性、整体性、非线性、复杂性科学思维的特色。中国传统文化形成和发展于中国地理、经济和社会背景,其核心精神为"致中和"。这是一种普遍的和谐观念,包括自然的和谐、人与自然的和谐、人与人的和谐及人身心内外的和谐。中医学的思维方式,不同于西方医学的理念,我们讲求的是通过调整脏腑的功能而达到气血阴阳的平衡,以肝为例,肝脏本身是阴常不足、阳常有余的,因此,在辨证论治肝脏本身寒热虚实的基础上,要根据它的生理病理特点处理好体阴用阳的关系,即肝血为体、以气为用的关系,处方遣药要时时刻刻想到肝阴肝血常不足,肝阳肝气常有余,用药则宜柔不宜刚。我们既要照顾到阴阳气血失调,也要考虑到肝脏本身,中医思维不是单纯地将理论应用于临床,而是讲阴阳、讲气血、讲中医的思维。中国传统文化特有的科学思维方式在中医学中体现得淋漓尽致。应将中医传统文化和中医的思维紧密结合,得其精髓,从而提高中医的辨治能力。

问:您在诊断治疗和具体用药过程中是如何体现致中和呢?致中和还包含哪些含义?

答:和是中医学术之本,天人合一是中和的最高境界。《素问·生气通天论》中强调,"阴平阳秘,精神乃治"。这种阴阳和、阴平阳秘的生理机制正是儒家致中和思想的最佳体现。纠正人体阴阳偏盛偏衰,恢复人体阴阳平行的基本原则和方法是损其有余、补其不足,这种平衡是阴阳相互消长的动态过程的平衡,五行系统生克制化,无过无不及而适度维持着系统运动的协调。在人与自然的关系上,为建立一种有机的、整体的、系统的思想观念,无论是中医理论方面的精粹,还是临床应用的辨证用药,都讲求以平为期、以和为贵,将致中和作为核心学术思想,并把它贯彻到实践的各个方面,以达天人合一最终和谐的稳态。在治疗疾病遣方用药上,《素问·生气通天论》则强调:"凡阴阳之要,阳密乃固,两者不和,若春无秋,若冬无夏;因而和之,是谓圣度。"因而和之是谓圣度的治疗原则指导着我们的临床应用。中药有四气五味、升降沉浮之分,配伍之时又有君臣佐使之别,是以选方用药,常以燥湿相济、寒热并用、升降互补等作用为配伍原则。致中和是中医治疗的最终目标,诊之要诀在于识其偏,药之关键在于纠其偏,治之目的在于使其和。组方的原则就是运用药物的四气五味、升降浮沉的特点进行配伍,调整机体阴阳之偏盛偏衰,达到"中和"的最佳境界。

致中和思想以维持机体系统的和谐稳定为目的,贯穿中医学疾病观、治疗观、养生观。具体表现为适度、中和、平衡,以达到人类崇尚的和谐安顺境界。在临证思辨中着重强调三点:一是病证结合,二是辨证论治,三是审证求因。这是中和思想的伊始体现。注重以调理脾胃来激发五脏的功能,使机体达到一个有机的平衡,以达身体康健。同时,诊他脏时也不忘却脾胃,根据五行的生克制化,脾的功能失常有火不生土、心火亢盛、子令母实、肝郁乘土、培土生金、肾水侮土等病理变化,通过调脾以疏肝、补脾以益心、理脾以宣肺、温肾以健脾来协调各脏腑间的生克制化关系,达到机体自身平衡以祛邪外出的效果。致中和是中国古代哲学的重要命题,气的运动变化在人体生命力存在方面起着关键作用。升降出入是气运动变化的基本形式。人体生命活动的本质是元气的升降出入,脾胃元气充盛,则清升降浊。脾胃气机的升降对于整体气机的升降出入至关重要,通过脾胃的升降共同完成整个机体的新陈代谢。从五脏相关角度出发,脾胃并调,阴阳并调,以脾为主,通过调整五脏系统间的动态平衡,激发人体正气,控制疾病的传变,也正是调脾胃安五脏致中和的核心之所在。然而,疾病的治疗不单单是应用理法方药,更为重要的是有效的预防及平日正确的健康生活方式。《素问·上古天真论》曰:"上古之人,其知道者,法于阴阳,和于术数,食饮有节,起居有常,不妄作劳,故能形与神俱",指出饮食、劳作、起居应有常有度,倡导起居有常、动静和宜,衣着适当,调配饮食,以适应四时气候、昼夜晨昏、地区方域等外界环境的变化。临床中要时刻牢记中医学中的阴平阳秘、阴阳和合、以平为期,最终达到致中和的目的。

问:以心病为例,在诊治过程中如何体现"致中和"思想呢?胸痹患者常虚虚实实,您在遣方用药上如何调整偏颇之阴阳?

答:首先,要知道人是一个统一整体,在病理状态下,应从整体观念出发,既看到某一脏腑病变的局部反应,又要看到脏腑之间的相互影响,了解疾病的传变规律,注意疾病的整体性变化,要根据疾病的传变理论来掌握疾病的发展变化。如心系之病虽病位在心,却关系肝、脾、肾三脏。五脏生克制化、循环不休是人体生理功能正常发挥、生命延续的基础,某一脏有病则与其相生相克之脏亦会受累。那么,心病可母病及子而脾受损,亦可子病及母而肝受损;心病本虚多则肾克之太过而来乘之,且心肾君相既济,心火不降或肾水不升均可致心肾失交。因此,心系病的治疗不能单纯治心,亦要兼顾他脏之虚实,使生克制化有序而生理功能恢复正常。五脏病治疗中五脏相通,移皆有次,脏腑间"亢则害,承乃制"。故某一脏腑有病,必然按其固有的传变规律而影响其他脏腑,要知道在本脏系统疾病如何演变,在他脏系统如何传变,在遣方用药之际便可防患于未然,调其阴阳偏颇,从而达到治未病、致中和的最终目的。

胸痹之基本病机为本虚标实,本虚为气血阴阳的虚衰,标实则是寒、痰、湿、气(滞)、瘀。本病病程长,阴阳、虚实错杂,标本每易混淆。根据胸痹发作时胸部疼痛、憋闷,痛处固定等表现,可以确定气滞血瘀乃是致病关键,此时治疗应以通为主;而缓解期虚象明显,此时应以补为主。胸痹一病,多发于老年人,其多脏腑亏损,以致气血阴阳亏虚,心脉不荣。故临证治疗本病以补为主,以通为辅,通补兼施,于扶正的基础之上,佐以祛邪通利。本病选药,应遵循补而不滞,温而不燥,祛邪而不伤正的原则。扶正药多选择黄芪、党参、茯苓、焦术、当归、山药、酸枣仁、远志等益气健脾,补血养心之味,而避免一些阴柔滋敛助长阴邪之品;祛邪应避免峻剂,活血化瘀多以丹参、桃仁、红花等性味平和之辈,祛痰亦不用峻剂,温胆汤、瓜蒌薤白半夏汤之力足矣。再者,"气为血帅,血为气母"、"水因气生,气为水母",活血祛痰的同时,切不可忘记理气,调气我喜用柴胡与枳实,杏仁与桔梗,香附与郁金等疏肝理气、升降相因之药对,使气行则血调,气行则水行。所以胸痹一病,用药切忌虚虚实实,此即"过"和"不及"皆不可取,用药就是要不偏不倚,"执两用中",用药平和,药性平和则久服无弊,且不可忘顾及脾胃,气血同调,顾及脾胃则化源不绝,气血同调则阴平阳秘。

四、导师经典医案

❀(一)医案一

由某,女,48岁。

初诊:2013年7月25日

主诉:胁肋胀痛数月。

现症见:胁肋胀痛,胃脘痞闷,食后则甚,舌淡边有齿痕苔薄白,脉左沉缓,右弦细。

既往史:乙型肝炎,肝硬化。

诊断:胁痛——脾虚肝旺,瘀血阻滞

处方:黄芪 30g   焦术 15g   云苓 15g   枸杞 20g

    五味子 15g   柴胡 10g   郁金 15g   夏枯草 15g

    生牡蛎 20g   生地 20g   元参 20g   甘草 10g

               上诸药 7 剂,每日 1 剂,水煎分 3 次口服

二诊:2013年8月2日

主诉:胁痛脘痞显著减轻,但觉颜面虚浮,小便黄,舌淡苔薄白,脉沉缓。

诊断:胁痛——脾虚水停血瘀

处方:黄芪 30g   焦术 15g   云苓 15g   桂枝 15g

    防己 10g   木瓜 10g   赤芍 15g   泽泻 20g

    王不留行 20g   车前子 15g   元胡 10g   甘草 10g

               上诸药 7 剂,每日 1 剂,水煎分 3 次口服

三诊:2013年8月9日

主诉:颜面虚浮,腰痛肢重显著减轻,舌淡苔薄白,脉沉细。

诊断:胁痛——脾肾两虚,瘀血阻滞

处方:黄芪 30g   党参 20g   云苓 15g   焦术 15g

    泽泻 20g   旱莲草 20g   熟地 20g   杜仲 15g

    丹参 20g   红花 15g   鸡内金 15g   甘草 10g

               上诸药 7 剂,每日 1 剂,水煎分 3 次口服

按:该患者乙型肝炎多年,反复发作,最终发展为肝硬化。一诊时导师考虑该患因慢性肝炎迁延日久,脾气亏虚,久及肝肾,木旺克土,三脏功能失调,乃至气滞血瘀停于腹中。此时以脾虚为主,本虚标实,虚实错杂,故应标本兼治,以补为先,从"调脾胃安五脏"角度立论,补气健脾以培补后天,使气血化生有源,水谷精微得以运化,为扶正达邪提供物质基础。药用黄芪、焦术、云苓益气健脾,扶正固本,脾气健则气血行;柴胡、郁金疏肝解郁,柔肝缓急;生地、元参、枸杞、五味子滋肾水制肝木,夏枯草、焦栀入肝经,软坚散结,肝脾肾三脏并调以控制肝硬化的发展。二诊时胁痛脘痞症状缓解,脾虚得健,肝旺得制,患者颜面虚浮,故以利水

为主。桂枝温阳利水,泽泻、车前利水渗湿;祛邪之中不忘扶正,黄芪甘温,行气利水;防己、木瓜通经脉,利小便,消除水肿,诸药合用益气通阳利水。三诊时水湿渐消,此时重点以化瘀为主,兼顾补益脾肾,杜绝生水之源。黄芪、党参、云苓、焦术益气健脾,熟地、杜仲补益肝肾,丹参、红花活血祛瘀,少入内金以防滋腻碍胃。导师认为肝硬化虽病情复杂,病程缠绵难愈,但其病机不离肝脾肾三脏受损,而致气滞、血瘀、水停腹中。治疗时,从脾胃入手,脾胃健运则五脏俱安,并着眼于人之整体,时刻顾护正气,扶正以调理。木旺克土,则当先实脾,益气健脾,滋水涵木,补益肝肾,以健脾、养肝、补肾,多脏并调为切入点,以补为主,以利为辅,辨清虚实,攻补兼施,补虚不忘实,泻实不忘虚,逐渐改善肝脏功能。同时对于肝硬化患者的饮食调摄也很重视,告诫患者饮食一定要有节制,定时定量,以助脾胃升降功能的协调,保证消化功能的正常。除少盐并彻底戒酒外,还应该注重营养的摄入,尽量进食优质蛋白,少食刺激性或油腻性食物。该患经调理,随访半年病情稳定。

(二) 医案二

刘某,男,40 岁。

初诊:2014 年 9 月 9 日

主诉:胁肋隐痛 1 个月余。

现症见:胁肋隐痛,脘痞嗳气,神疲,纳差,夜寐欠佳。舌淡苔薄白,脉弦细。

既往史:胆囊炎。

诊断:胁痛——肝郁脾虚

处方:

酒芍 20g	柴胡 20g	枳实 15g	厚朴 15g
香附 10g	陈皮 15g	当归 15g	青皮 10g
远志 15g	扁豆 10g	酸枣仁 10g	炙甘草 10g

上诸药 7 剂,每日 1 剂,水煎分 3 次口服

二诊:2014 年 9 月 16 日

主诉:胁肋胀痛,脘痞嗳气症状显著减轻,乏力,偶有大便难,纳差,睡眠正常。舌淡苔薄白,脉沉弦。

诊断:胁痛——脾虚气滞

处方:

党参 20g	白术 15g	茯苓 15g	枳壳 10g
桔梗 10g	郁金 10g	柴胡 20g	佛手 10g
香橼 10g	白扁豆 10g	厚朴 10g	炙甘草 10g

上诸药 7 剂,每日 1 剂,水煎分 3 次口服

按:胁痛是以一侧或两侧胁肋部疼痛为主要表现的一种病症,早在《黄帝内经》就有记载,并且认为胁痛的发生主要是肝胆病变,如《素问·缪刺论》曰:"邪客于足少阳之络,令人胁痛"。该患者首诊时因情志不遂,肝失疏泄,肝郁气滞,肝脉布于胸胁,肝气不舒故胁肋作痛,肝木为病易于传脾,脾胃虚弱,故神疲,纳差。治以疏肝解郁,健脾益气。用柴胡疏肝解郁,透邪外出;酒芍养血柔肝,与柴胡合用可补血养肝,条达肝气,使柴胡可行升散之功,而无伤血之弊;佐枳实理气解郁,与柴胡一升一降,加强舒畅气机之功,与酒芍相配又能理气和中,

加炙甘草调脾和中,与酒芍相配,酸甘化阴,缓急止痛,此四味药,为四逆散之主药。柴胡擅条达肝气而疏肝之郁结;香附长于疏肝行气止痛;陈皮理气和胃,酒芍养血柔肝,缓急止痛,与柴胡配合使用,可养肝体、利肝用,当归、酒芍与柴胡合用,可补肝体而助肝用,使血和则肝和,血充则肝柔,此五味药,为柴胡疏肝散、逍遥散之主药。另加青皮与陈皮合用,可增理中焦脾胃之功,加扁豆以补气健脾,补而不滞。患者自诉睡眠稍差,加酸枣仁、远志以养心安神。四逆散、柴胡疏肝散、逍遥散均出自经方,这十二味药,导师将其配伍的淋漓尽致,把握患者症状,切中病机,体现了从脾论治的思想。二诊时,患者胁肋胀痛,脘痞嗳气症状显著减轻,导师认为久病耗气,脾胃虚弱则气血生化乏源,运化无力,正气不足,而脾胃乃中焦斡旋之枢纽,脾胃不和,则气机不畅,故治疗时理气同时兼顾脾胃。以四君子汤做主方,但人参为大补元气之品,因"虚者不受补"(《素问·至真要大论》),可将原方人参换为党参;白术炒用,焦白术味甘入脾,甘能缓肝,换用焦白术是因其可以补而不滞,佐以茯苓利水渗湿健脾,以助脾胃之运化。枳壳、桔梗组成枳壳桔梗汤,功能宣肺行气,可缓解脘痞嗳气的症状。另外,枳壳行气止痛,郁金活血行气,二药共助柴胡疏肝理气,加佛手、香橼轻清平和,可疏肝解郁、理气健脾。患者睡眠症状已有缓解,故将酸枣仁、远志两味药去掉,仍用白扁豆以补气健脾,厚朴、柴胡取其行气之功效。导师临床诊疗时辨证结合辨病,察证候之虚实,辨识胁痛的性质,细观疼痛的特点,辨明其为在气、在血,用药注重疏肝理气、养阴柔肝并补气健脾,体现了调脾胃安五脏之法。两周后随访,该患自诉胁肋疼痛症状已缓解,偶有胸闷脘痞症状,也较前显著减轻,但觉腰膝酸软,此时辨证与用药需要随证变化,不再按"胁痛"辨证,而从他证入手与选药组方。只有这样才能充分体现中医动态辨证与灵活用药的辨证论治精神,并由此来取得理想的疗效。

(三) 医案三

尚某,男,47 岁。

初诊:2013 年 5 月 10 日

主诉:大便溏薄数月。

现病史:大便溏薄,得温则减,食谷不消,腰膝酸软,形寒肢冷,面色㿠白,形体消瘦。舌淡苔薄白,脉沉缓。

既往史:结肠炎病史。

诊断:泄泻——脾肾阳虚

处方:黄芪 30g　党参 20g　云苓 15g　焦术 15g
　　　山药 15g　莲肉 15g　诃子 10g　肉豆蔻 10g
　　　木香 5g　藿香 10g　麦芽 20g　甘草 10g

上诸药 7 剂,每日 1 剂,水煎分 3 次口服

二诊:2013 年 5 月 17 日

主诉:大便溏薄有所减轻,食谷不消,肠鸣腹胀,腰膝酸软,肢倦乏力。舌淡苔薄白,脉沉细。

诊断:泄泻——脾肾两虚

处方:黄芪 30g	党参 20g	云苓 15g	焦术 15g
山药 15g	莲肉 15g	诃子 10g	肉豆蔻 10g
柴胡 10g	葛根 15g	乌梅 15g	甘草 10g

上诸药 14 剂,每日 1 剂,水煎分 3 次口服

三诊:2013 年 5 月 24 日

主诉:大便溏薄明显减轻,偶有便溏,形体消瘦,肢倦乏力,胃纳呆滞。舌淡苔薄白,脉细。

诊断:泄泻——脾胃虚弱

处方:黄芪 30g	桂枝 15g	酒芍 15g	云苓 15g
焦术 15g	百合 20g	乌药 10g	山药 15g
莲肉 15g	内金 15g	神曲 20g	甘草 10g

上诸药 14 剂,每日 1 剂,水煎分 3 次口服

按:溃疡性结肠炎,是一种病因尚未明确的慢性非特异性炎症性肠疾病。临床上以泄泻多见。该患者首诊时病程反复发作已近半年,导师认为泄泻日久,阳气随津液外泄,阴损及阳,脾阳虚累及肾阳,致脾肾阳虚。立益气健脾,温阳补肾之法,处方以参苓白术散合补中益气汤化裁。黄芪与云苓健脾益气,利水渗湿,取利小便以实大便之意。以党参易人参,因党参与人参虽皆有补脾气、补肺气、益气生津、益气生血及扶正祛邪之功,但党参作用比较缓和,在治疗慢性疾患时应用党参。"泄泻之本,无不由乎脾胃"(《景岳全书·泄泻》)。针对脾胃疾病,导师擅用焦制品,取焦白术健脾止泻,补气健脾之功,同时防止苦寒药物伤及胃气,体现了导师"调脾胃安五脏"的学术思想。导师治疗泄泻时擅用对药诃子、肉豆蔻,取其甘温收涩,止泻而不留邪之功效。二诊时患者用药后大便溏薄有所减轻,因泄泻日久伤及脾胃之气,脾肾两虚,中气下陷,此时导师擅用升提之法,一则疏导中下焦气机升降,二则鼓舞脾胃阳气上升以止泻,以葛根、柴胡升举脾胃清气。用乌梅性酸涩肠,且能滋阴生津之功,保护胃阴,体现了导师注重滋胃阴的学术思想。三诊时,大便溏薄症状较前明显好转,偶有便溏,转为脾胃虚弱为主。导师考虑疾病向愈发展,故应健脾运脾,益气理气。在原方基础上,因久泄必伤及气血,故辅以酒芍、乌药以活血祛瘀止泻,取祛瘀则后重自除之意。加入鸡内金、神曲以助健脾消食运化之功。导师治疗溃疡性结肠炎审因辨证论治,标本兼顾,祛邪而不伤正,扶正而不留邪。用药时顾护脾胃的基础上,调理肝脾肾,且因人制宜,对患者预后的因素、生活多加指导,以防止疾病复发。

◎(四)医案四

王某,女,49 岁。

初诊:2014 年 5 月 8 日

主诉:情志抑郁、心烦数月。

现症见:情志抑郁,胸闷心烦,胁肋胀痛,胃脘痞闷,彻夜不得眠,舌淡苔黄白而薄,脉弦细。

既往史:不详。

诊断:郁证——肝气郁结、气郁化火

处方：当归 20g 赤芍 15g 焦术 15g 云苓 15g

   陈皮 10g 香附 15g 柴胡 15g 生龙骨 20g

   生牡蛎 20g 淡豆豉 20g 焦栀 15g 甘草 10g

             上诸药 7 剂，每日 1 剂，水煎分 3 次口服

二诊：2014 年 5 月 15 日

主诉：心烦抑郁好转，仍咽中梗，时乳房胀痛，偶有脘腹痞闷不舒，少寐，舌淡苔薄白，脉弦细。

处方：当归 20g 赤芍 15g 香附 15g 生牡蛎 20g

   生龙骨 20g 甘草 10g 柴胡 10g 丹参 20g

   桃仁 10g 红花 15g 桔梗 10g 夏枯草 15g

             上诸药 7 剂，每日 1 剂，水煎分 3 次口服

三诊：2013 年 5 月 22 日

主诉：药后诸症悉减，饮食二便如常，舌淡苔薄白，脉弦细。

处方：当归 20g 赤芍 15g 香附 15g 郁金 15g

   甘草 10g 柴胡 10g 云苓 15g 内金 15g

             上诸药 7 剂，每日 1 剂，水煎分 3 次口服

按：导师治疗郁证推崇朱丹溪之"六郁相因致病"，即"气郁则生湿，湿郁则成热，热郁则成痰，痰郁则血不畅，血郁则食不化"的学说及脏腑相关理论，考虑该患者平素性格内向，又因与邻居发生争吵后病甚，肝气郁滞，气郁化火扰乱心神，横逆犯脾而致。因此导师以"疏肝理气，养血健脾，清热安神"为治疗原则，予丹栀逍遥散加减：肝阴肝血常不足，肝气郁结，气郁化火易伤肝阴，故方中当归养血活血，赤芍滋阴柔肝，两药合用养肝体以助肝用，佐制肝气过旺之症；"见肝之病、知肝传脾、当先实脾"，故用逍遥丸以治肝郁脾虚之症，白术、茯苓、陈皮以顾护脾胃；淡豆豉、焦栀子出自仲景《伤寒论》中栀子豉汤，取其清热泻火除烦之功；逍遥散中柴胡为君，功以补肝体而疏肝，配伍龙骨、牡蛎又为柴胡加龙骨牡蛎汤，以重镇安神，除彻夜不得眠之苦；甘草以健脾益气、调和诸药，同时配伍云苓、焦术使得运化有权，共消龙牡碍胃之弊。仅 12 味方药，包含多个经方，同时体现了导师从脾入手，心、肝、脾三脏并调的学术思想。二诊时抑郁症状减轻，仍有咽中梗，乳房胀痛症状，导师认为肝气郁久化痰，痰气交阻，瘀血内生，六郁相互致病，故此时应以理气加活血为主，因血行则气畅，气血流畅，郁滞自开，方中加入丹参、桃仁、红花以增活血止痛之功。在活血化瘀药的选择上，导师临证喜用药性平和之品代替药性峻猛之品，以达化瘀而不伤正之目的，这也体现了导师处处不忘顾护脾胃的思想。二诊仍有少寐之症，故配伍夏枯草以使卫气从阳入阴，顺应天时，使营卫循行有序，恢复睡眠节律。三诊时患者诸症悉减，故从顾护后天预防传变的角度出发，加入鸡内金以健脾消食。在整个治疗过程中始终应用归芍以保护肝阴，最终达到气血冲和、阴阳协调、脏腑安和的目的。该患者随访半年未见复发。

（五）医案五

张某，女，66 岁。

初诊:2013 年 8 月 30 日

主诉:咳嗽喘促数月。

现病史:咳嗽喘促,咳痰色黄,胸胁胀闷,食少,二便尚可,舌淡苔薄白,脉沉缓。

既往史:支气管哮喘。

诊断:咳喘——痰热壅肺

处方:桑皮 20g   黄芩 15g   桔梗 10g   杏仁 15g

      半夏 10g   陈皮 10g   瓜蒌 30g   川贝 5g

      焦栀 15g   苏子 10g   葶苈子 10g   甘草 10g

上诸药 7 剂,每日 1 剂,水煎分 3 次口服

二诊:2013 年 9 月 9 日

主诉:咳嗽咳痰黄白显著减轻,食少,二便尚可,舌淡苔薄白,脉沉缓。

诊断:咳嗽——肺热壅盛

处方:桑白皮 15g   地骨皮 15g   黄芩 15g   焦栀 15g

      桔梗 10g   杏仁 15g   瓜蒌 30g   川贝 10g

      苏子 10g   莱菔子 20g   葶苈子 10g   甘草 10g

上诸药 7 剂,每日 1 剂,水煎分 3 次口服

三诊:2013 年 9 月 16 日

主诉:咳嗽咳痰减轻,饮食二便如常,舌淡苔薄白,脉沉缓。

诊断:咳嗽——脾肺两虚

处方:党参 20g   云苓 15g   焦术 15g   柴胡 10g

      桔梗 10g   半夏 10g   陈皮 10g   紫菀 10g

      百部 20g   内金 15g   赤芍 20g   甘草 10g

上诸药 14 剂,每日 1 剂,水煎分 3 次口服

按:该患者咳嗽喘促,咳痰色黄,胸胁胀闷,导师认为是由脾肺两虚,痰热壅肺而致。哮喘在肺,但治疗时应从整体出发,兼顾相关脏腑。治疗当以清金化痰汤为主方,补益脾肺之气,滋养肺阴,使气机宣降有常,达到止咳的作用。方中桑白皮甘寒性降,专入肺经,与黄芩、栀子同用清泻上焦肺火;桔梗,舟楫之药,能载药上行,且为肺部之引经药;杏仁辛苦甘温,辛可散邪,苦能泻火,二药伍用,一宣一降,调和气机,疏风宣肺,止咳祛痰之功益彰;半夏和胃降逆,陈皮理气行滞,二者均善燥湿化痰,且能体现治痰先理气,气顺则痰消之意;苏子性主降,长于降肺气,化痰涎,气降痰消而平喘;加葶苈子,增强全方泻肺平喘之力;瓜蒌、贝母、桔梗清热涤痰,宽胸开结;甘草补土而和中。全方化痰止咳,清热润肺,使肺脾两脏协调配合,相互为用,从而保证一身之气的生成与津液正常输布泄。

二诊中患者痰热壅肺症状有所减轻,故以清肺饮为主方,去半夏、陈皮,加入地骨皮、莱菔子。地骨皮善清泻肺热,除肺中伏火,清肃之令自行,常与桑白皮同用;导师若见痰热症状明显者,则重用桑白皮;阴伤症状明显者,则重用地骨皮。佐以甘草健脾益胃,虚则补其母也。诸药共奏清肺宁肺之功,待肺气降,肺热清,咳嗽得以缓解。方中地骨皮、莱菔子辛平,长于顺气开郁,下气定喘,消食化痰,二药伍用,利气消食,祛痰止咳,降气平喘之力增强。肺病的

治疗要注意恢复肺宣发肃降的功能。杏仁味苦下气,质润通便以宣通肺气,桔梗宣开肺气以通利二便,二者合用可宣通上下,增强止咳平喘之效。

三诊中患者诸症减轻,以六君子汤、止嗽散为主方,为导师培土生金思想的体现。然白术多用、久服有壅滞之弊,故与鸡内金伍用,其弊可除。二药相合,一补一消,补消兼施,健脾开胃之力更彰。柴胡有升阳举陷之功。紫菀,味甘而带苦,性凉而体润,长于润肺下气,开肺郁,化痰浊而止咳。百部功专润肺止咳,无论内外新久皆可用之,且性味甘苦,用以制紫菀辛散之性,尤为相宜。患者三诊病情稳定,随访半年未见复发。

✆ (六) 医案六

赵某,女,48岁。

初诊:2015年11月6日

主诉:颜面肌肉眴动、抽搐1年。

现病史:颜面肌肉拘急,甚则眴动,劳者益甚,饮食二便如常,舌淡苔薄白,脉沉缓。

既往史:梅尼埃综合征。

诊断:颤证——脾虚肝旺,筋脉拘急

处方:

黄芪 30g	焦术 15g	山药 15g	山萸肉 15g
半夏 10g	陈皮 10g	僵蚕 10g	地龙 10g
生龙骨 30g	生牡蛎 30g	赤芍 15g	甘草 10g

上诸药14剂,每日1剂,水煎分3次口服

二诊:2015年11月20日

主诉:颜面肌肉眴动较前减轻,畏光时作,偶有胸闷心烦,舌淡苔薄白,脉弦细。

诊断:颤证——肝血不足

处方:

熟地 20g	当归 20g	赤芍 15g	川芎 10g
酸枣仁 20g	木瓜 10g	生龙骨 30g	生牡蛎 30g
僵蚕 10g	钩藤 15g	乌梅 15g	甘草 10g

上诸药14剂,每日1剂,水煎分3次口服

三诊:2015年12月4日

主诉:颜面肌肉眴动明显减轻,但偶有颈项不舒,甚者角弓反张,胆怯抑郁,月经不调,舌淡苔薄白,脉弦细。

诊断:颤证——肝阳上亢

处方:

生赭石 30g	怀牛膝 20g	生地 20g	酒芍 15g
生龙骨 20g	生牡蛎 20g	菊花 15g	枸杞 20g
当归 20g	地龙 15g	红花 15g	甘草 10g

上诸药14剂,每日1剂,水煎分3次口服

按:梅杰综合征是以成年起病为特征的一组锥体外系的疾患,是临床中较为罕见的一种周围神经病变,多发于中老年,女性稍多。本病属于中医学"胞轮振跳""目风""颤证""痉证"范畴。该患者初次来诊时以帽遮面,以物遮眼,诉双睑痉挛、颜面肌肉眴动,且不能自主,并伴有眨眼频繁、睁眼困难。导师辨为颤证，脾虚肝旺。该患者病位在筋脉、肌肉，肝主筋，脾主肌肉，筋脉拘急责之于肝，肌肉失荣责之于脾，脾失健运无以运化水谷精微而营养肌肉而眴动。土虚则木乘，脾虚生化乏源，气血亏虚，而致阴虚风动，则筋脉拘急。故导师治疗时从调理肝、脾两脏入手，并兼顾他脏，来纠正脏腑气血阴阳失衡的病理状态。以补中益气汤为底方，黄芪一味，大补脾肺之气，以资气血生化之源，补气以行血、活血通络，配赤芍活血中之滞，而平肌肉眴动；针对筋脉痉挛拘急之症，则加入生龙骨、生牡蛎重镇之品益阴之中潜上越之浮阳、摄下坠之沉阳，使肝阳得平，肝风自去；加入地龙、僵蚕以息风止痉，则筋脉挛急、震颤之象自除。另外，导师临证诊病，亦十分注重脾、肾先后二天的关系，故配以山药、山萸肉之品，从而达到补后天而养先天之效。二诊，患者用药后颜面肌肉眴动症状较前缓解，但畏光时作，偶有胸闷心烦。导师辨为肝血不足，认为此时肝风虽已去大半，但肝之阴血尚虚，遵"治风先治血，血行风自灭"（《医宗必读·卷十·痹》）之法，处方以补肝汤为底，以滋阴养血，柔肝疏筋为主，予熟地、酒芍、木瓜、枣仁入于方中，配以当归补血养血，滋肝体而补肝用。尤其木瓜一味，味酸入肝，益筋和血，为筋脉拘急要药，对缓解患者眼睑痉挛有着十分重要的作用；因患者偶有胸闷心烦，故配以乌梅，敛浮热，吸气归元，以主下气，除热烦满而安心，且其味酸入肝，亦可养肝血而柔筋。诸药相配，疏肝调肝、养肝柔肝之中始终顾护肝之用。三诊，患者颜面肌肉眴动明显减轻，但偶有颈项不舒，甚者角弓反张，胆怯抑郁。导师认为颈项不舒、角弓反张乃肝阳上亢所致，故以建瓴汤为底方，并以枸杞、菊花相配，其中枸杞甘平而润，色赤而入血分，长于滋补肝肾，益精明目；菊花味辛散苦泄，功擅平肝阳、散肝热。因患者月经不调，故入当归以补血调经、养血和营，红花以活血去瘀、通经止痛；全方重在治肝，疏泄有度，诸药相合，配伍精准，临床疗效肯定。

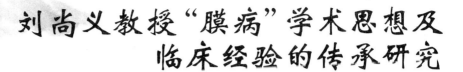

刘尚义教授"膜病"学术思想及临床经验的传承研究

传承博士后：李燕

一、传承导师传略及传承博士后简介

刘尚义

刘尚义，男，生于 1942 年，贵州大方人，贵阳中医学院、贵阳中医学院第一附属医院教授、主任医师，博士生导师，第三、四、五批全国老中医药专家学术经验继承工作指导老师，全国中医药传承博士后合作导师，2014 年获得人力资源和社会保障部、国家卫生计生委、国家中医药管理局授予的"国医大师"荣誉称号。在长期的临床实践中提出了"膜病"，指出"在内之膜如在外之肤，在外之肤如在内之膜，肤膜同病，肤膜同位，异病同治"的膜病理论核心内涵。

李 燕

李燕，女，汉族，贵阳中医学院第一附属医院教授、主任医师，博士，硕士生导师，国家自然科学基金项目评审专家，2013 年师承于国医大师刘尚义教授，成为中国中医科学院博士后。任中国中医药信息研究会常务理事；中国民族医药学会妇科专业委员会常务理事；贵州省中西医结合学会常务理事，贵州省中西医结合学会青年委员会副主任委员，贵州省中医药学会中医妇科专业委员会副主任委员。贵阳中医学院中医妇科学术带头人。研究方向是中医药对女性生殖内分泌调控的研究。通过临床跟师实践，结合案例分析、数据挖掘等方法对导师"膜病"的脉络，思维特征及实践经验进行总结和分析，结合理论研究和学术访谈的内容，客观真实地总结和分析了导师的学术思想、学术特色。

二、导师学术思想与学术特色、临床特点

(一)"膜病"的学术观点分析

刘尚义教授在长期的临床实践中创立了"膜病"，是指覆盖于人体脏腑、官窍，并能与外界相通的薄层膜状组织发生的痒、疮和糜烂出血等证候特点。

历代医家关于膜的论述中有筋膜、膈膜、膜原、油膜、三焦等称谓,其中当注意与膜原和三焦的区分。膜原的认识始于《黄帝内经》,《灵枢·百病始生》中讲,"是故虚邪之中人也,始于皮肤,皮肤缓则腠理开,开则邪从毛发入,入则抵深,深则毛发立,毛发立则淅然,故皮肤痛。……留而不去,传舍于肠胃之外,募原之间,留著于脉,稽留而不去,息而成积。……或著于肠胃之募原,上连于缓筋,邪气淫泆,不可胜论。"《素问·疟论》"其间日发者,由邪气内薄于五脏,横连募原也。其道远,其气深,其行迟,不能与卫气俱行,不得皆出,故其间日乃作也。"《重订通俗伤寒论》说:"膜者,横膈之膜;原者,空隙之处。外通肌腠,内近胃腑,即三焦之关键,为内外交界之地,实一身之半表半里也。"清代医家周学海在《读医随笔·卷四证治类·伏邪皆在膜原》中讲:"膜原者,夹缝之处也。人之一身,皮里肉外,皮与肉之交际有隙焉,即原也;膜托腹里,膜与腹之交际有隙焉,即原也;肠胃之体皆夹层,夹层之中,即原也;脏腑之系,形如脂膜,夹层中空,即原也;膈肓之体,横隔中焦,夹层中空,莫非原也!原者,平野广大之谓也。故能邪伏其中,不碍大气之往来,古书所谓皮中淫淫如虫行,及行痹、周痹左右上下相移者,皆在皮肉夹缝之中也。"清代医家薛生白在《湿热病篇》中讲:"膜原者,外近肌肉,内近胃腑,即三焦之门户,实一身之半表半里也"。总结来说膜原的位置有二种说法,一是位于横膈的膜及与胃腑的间隙,位于半表半里;二是位于脏腑之间空隙、夹缝之处;均为邪气内伏的部位。

对三焦的论述最早见于《黄帝内经》,对其功能进行了系统的描述,《素问·灵兰秘典论》"三焦者,决渎之官,水道出焉。"《灵枢·营卫生会》说:"上焦出于胃上口,并咽以上,贯膈而布胸中";"中焦亦并胃中,出上焦之后";"下焦者,别回肠,注于膀胱而渗入焉"。并总结了"上焦如雾,中焦如沤,下焦如渎"的功能特点。张锡纯在《医学衷中参西录》中对三焦的位置进行了论述:"三焦即是膜,发源于命门,下焦为包肾络肠之膜,中焦为包脾连胃之膜,上焦为心下隔膜及心肺一系相连之膜。"《类经·藏象类》:"三焦者,曰中渎之府,是孤之府,分明确有一府,盖即藏府之外,躯体之内,包罗诸藏,一腔之大腑也"。总结来说,对其位置的划分主要为膈上胸中为上焦,膈下脐上腹部为中焦,脐下腹部为下焦;对其另一种认识为连接隔膜、心肺、脾胃以及肾肠的膜。三焦功能有通行元气、运行水谷和水液运行的通道。

刘老提出了"在内之膜如在外之肤,肤膜同病,肤膜同位"的学术思想,其膜区别于三焦和膜原的概念,既具有三焦通行水液、运行元气和气化的功能特点,又涵盖了膜原内外交界、半表半里,邪气内伏的疾病演变特点。刘老引西润中,对"膜病"中膜的定位更为具体可辨,为覆盖于人体脏腑、官窍,并能与外界相通的薄层膜状组织,与人体的皮肤相呼应,一内一外,具有覆盖和保护的能。

1. 膜病的病机特点

(1)肺主皮毛是病机关键:刘尚义教授认为,肺主皮毛为该类疾病的病机根本。肺主皮毛源于《黄帝内经》,书中多个部分论述了肺的功能及与皮毛的关系,如《素问·六节藏象论》云:"肺者,气之本,魄之处也,其华在毛,其充在皮",指出肺在体合皮,其华在毛。《灵枢·决气》云:"上焦开发,宣五谷味,熏肤、充身、泽毛,若雾露之溉。"《素问·经脉别论》云:"食气入胃,浊气归心,淫精于脉。脉气流经,经气归于肺,肺朝百脉,输精于皮毛"。肺为五脏六腑之华盖,肺气宣发将脾所转输的津液和水谷精微布散周身,"若雾露之溉",充养、润泽肌肤,而使皮肤致密柔软,毫毛光泽,若肺不能输精于皮毛,则皮毛憔悴无泽,或变生他疾。基于肤膜同病的机制,肺的功能失调,不能宣发卫气,布散津液,输精于皮毛,皮肤黏膜失于精微物质营养,失于卫气和津液的温养和润泽,不能成为抵御外邪侵袭的屏障而发生多种黏膜病变。因此"肺主皮毛"在膜病的发生中起着至关重要的作用。

(2)风、痰、瘀、毒是病理基础:风邪包含外风和内风,外风引起膜病是由于风邪乘袭引起营卫不和,邪客腠理肌肤,发为痛痒;邪气郁闭,内不得通,外不得泄,可致经络不畅,气滞血瘀;内风是指因素体虚弱,或大病久病耗伤营阴,或肝肾阴血不足,致血虚生风化燥,皮肤黏膜失于温煦濡养,而致痒痛,干燥,皮肤色素减退等。

痰的成因涉及肺脾肾三脏,肺为水之上源,贮痰之器,通调水道,下输膀胱,脾主运化(运化水液),为生痰之源,肾主水,为生痰之根,肺脾肾功能失调,则生痰湿;痰湿阻滞,影响气血运行,而致瘀血,瘀血停滞,影响水湿运化,化生痰湿,痰瘀胶结,化热生毒,而致膜疮、膜烂出血。

综上,膜病的产生主要由风、痰、瘀、毒所致,其中风为百病之长,既可兼夹其他邪气侵犯人体,而致营卫失和;又可因体内痰、瘀、毒等病理产物积聚,而致体内阳气运行不畅,亢逆变动而生风。《临证指南医案》"内风,乃身中阳气之变动"。同时又因风善行而数变而导致膜病的演变迅速,痰瘀毒胶阻而致疾病缠绵难愈,这四个核心构成了膜病的病理基础。

(3)初病气结在经,久病血伤入络:疾病初期,病情较轻,病势较浅,多伤于卫、气分,病情日久,耗伤气血。经脉空虚,络脉气血运化、营养、濡润不足;气血亏虚,温煦运化无力,因虚而滞。正如《素问·举痛论》所言"脉泣则血虚"。王清任亦言:"元气既虚,必不能达于血管,血管无气,必停留而瘀。"疾病初起,正气不需,多能拒邪于表浅;而病久则正气日残,邪气乘虚而入,与气血相搏结,阻滞脉络,具有虚、瘀、滞的特点,日久瘀血痰浊相互搏结,蕴结成毒,痰瘀毒流注周身,而致膜疮、膜烂出血。

2. 膜病的辨证论治

膜病根据其证候特点分为膜痒、膜疮、膜烂出血。其内涵有两个方面:一个方面是指三类不同的疾病,主要是指表现为痛、痒、麻木等感觉异常、疮疡、糜烂出血三类不同症状特点的疾病;另一个方面指疾病的三个发展阶段。

(1)膜痒:主要表现为皮肤黏膜瘙痒、疼痛、麻木或分泌物增多,主要为疾病初期。

1)风邪外感:皮肤黏膜瘙痒、疼痛、麻木或感觉异常,局部无异常,舌质淡红,苔薄白或薄黄或腻,脉浮。

风性开泄为阳邪,易搏于皮肤黏膜,发为痛痒;风善行而数变,或窜于皮肤黏膜经络,或客于腠理,营卫不和而致痛痒;风为百病之长,寒、湿、热等邪气易随风而入,侵袭人体,湿毒内蕴,腠理失和,而致皮肤黏膜痒痛。《外科大成》认为"风盛则痒"。

治宜祛风止痒。羌活,防风,蝉衣,露蜂房,荆芥,白芷等驱风解表,调和营卫;刺蒺藜,皂角刺,当归,川芎,莪术,刘寄奴等化瘀通络,以祛络中之邪,同时还有"治风先治血,血行风自灭"之意。夹湿热者,加地肤子,白鲜皮清热利湿;血热者,加生地、丹皮清热凉血;夹痰湿者,加藿香,胆南星从肝脾入手清化痰湿,以恢复肝之疏泄,脾之运化。

2)风邪内生:局部皮肤黏膜瘙痒甚或疼痛,或干燥,或伴局部黏膜色素减退,舌红苔少,或薄白,脉细。

肾藏精,肝藏血,肝肾同源,素体虚弱,或久病失养,或多产房劳,或失血过多,重耗精血,肝肾亏损,血虚生风,则局部瘙痒;肝肾阴液亏虚,局部黏膜失于滋养,而致色素改变。情志不畅,肝失疏泄,气滞血瘀,五志化火而致血热,热盛风动而致瘙痒;久病血伤入络,脉络瘀滞,黏膜失于濡养,而致色素减退。

治宜养血润燥,祛风止痒;疏肝清热,祛风止痒;化瘀通络,祛风止痒。以防风,白芷,蝉蜕,蜂房等祛风通络止痒;若阴虚者,以玉竹,石斛,黄精,桑椹等养阴润燥,若阴虚较重,以大补阴丸滋阴降火;有血热者,加生地,丹皮凉血润燥;若肝郁气滞血瘀者,加佛手,郁金,石决明,珍珠母等疏肝解郁,平肝潜阳;若络伤瘀滞者,轻者,加莪术,刘寄奴,王不留行等活血化瘀,重者以水蛭,蜈蚣,土鳖虫等虫类药收剔经络。

3) 湿热:局部皮肤黏膜瘙痒,灼痛,或伴色素减退,浸淫流液,或带下量多,烦躁,大便秘结,舌质红,苔黄腻,脉数。

饮食不节,嗜食肥甘厚味,损伤脾胃,脾运失职,蕴湿化热,或情志抑郁,肝木乘脾土,肝郁化热,脾虚生湿,湿热内蕴,内不疏泄,外不畅达,郁于皮肤黏膜腠理,而致瘙痒;湿毒内袭,浸渍黏膜而致瘙痒,局部色素减退;湿热下注而致带下量多,色黄气秽,日久局部黏膜破溃、渗流黄水;湿热蕴结则胸闷烦躁,口苦口干,尿赤便秘。舌质红,苔黄腻,脉数均为湿热内蕴之候。

治宜清热利湿止痒。金钱草,田基黄,萆薢,六月雪,地肤子,白鲜皮等清热利湿止痒,以石决明平肝潜阳,抑肝扶脾;天丁以排毒搜风;荆芥、防风等祛风升阳除湿;冬凌草清肺以治水之上源,使肺通调水道,下疏膀胱,邪从小便而出;大便不通者,予紫菀、草决明,从肺和大肠相表里入手,或运用生熟大黄,通腑泄热,使邪从大便而出,充分体现了使邪有出路。

4) 阳虚:局部皮肤黏膜瘙痒或刺痛,干枯色白,伴四肢不温,少腹冷痛,腰胫乏力,面色不华。舌淡光滑,脉沉细。

阳乃温煦之气,阳气温煦气化无力,不能化水生津,以致水饮痰湿滞于体内,成为致病之源,痰湿流注于皮肤黏膜而致瘙痒;寒湿阻滞经络,络伤血瘀,无力透邪,而致瘙痒。脾肾阳虚,则虚寒内生,冲任虚寒,皮肤黏膜失去温煦,气血流通受阻,故皮肤黏膜色素减退。四肢不温,少腹冷痛,腰胫乏力,面色不华。舌淡光滑,脉沉细均为阳虚温煦失职的证候。

治宜温阳利湿,化瘀通络止痒。治疗当从肺脾肾三脏入手,以熟附片、胆南星温阳化痰利湿,其中胆南星清热化痰,可以制约附子热性,二药合用温化痰饮。附子,巴戟,续断,狗脊温脾肾之阳,治痰之源和痰之根,冬凌草清热化痰从贮痰之器入手,恢复肺脾肾三脏主水之功;以金钱草,田基黄,萆薢,六月雪清热化痰利湿,以除体内痰湿;以当归,川芎,莪术,鸡血藤活血化瘀通络,恢复局部皮肤黏膜的气血濡养,缓解瘙痒,色素减退等症状。

(2) 膜疮:皮肤及黏膜红肿、结块,或表面破溃成疮。

1) 痰热瘀阻:皮肤黏膜色素减退、粗糙、皲裂、红肿而痒,或溃疡,抓破处流黄水,有湿疹样改变,局部灼热痛,带下多而黄臭。舌红,苔黄腻,脉滑数。

一为先天禀赋,二责于饮食不节,嗜食肥甘厚味,三责于劳逸失衡,少动多静,水谷精微疏布运化失常,四责于情志失调,肝郁气滞,水液运化失常,聚湿生痰,气郁痰结日久而生热;

痰阻日久,阻碍气血运行可致痰瘀互结,气血瘀阻,水液运行障碍可集聚为痰,二者胶结不解,缠绵难愈。

治宜清热豁痰,化瘀通络。以胆南星,大贝,莱菔子,茵陈,萆薢,六月雪清热化痰,从肝之疏泄,脾之健运两方面入手解决痰湿问题;金钱草,田基黄,地肤子,白鲜皮清热利湿,散瘀消痈,使邪有出路;银花,冬凌草能疏散风热,清热利湿、解毒消痈,从通调水道入手引邪外出;羌活,蝉衣祛风升阳除湿,充分体现了风能胜湿的用药特点;制大黄泻热通便,充分体现了肺与大肠相表里,使邪从大便而出。莪术,川芎,茜草活血化瘀通络,利于水湿的运行,解决痰瘀胶结的矛盾。

2)肝肾阴虚:皮肤黏膜疱疹、溃疡反复发作,隐痛,创面颜色红,手足心热,咽干口渴,舌红少津,脉细数。

素体阴虚,或劳倦思虑、大病久病耗伤阴液,肝肾阴虚,虚热内扰,正不胜邪,而致皮肤黏膜疱疹及溃疡反复发作,咽干口渴,舌红、脉细数皆为阴虚内热之象。

治宜养阴清热消痈。此法是疡科治疗托法的运用,以玉竹,石斛,黄精,桑椹补益肝肾,通过精血的化生促进皮肤黏膜的濡养,另一方面,通过精微物质的化生促进功能的恢复,即阴中求阳;石决明,珍珠母疏肝解郁,平肝潜阳,恢复肝体阴用阳的功能;生地,丹皮清热凉血;冬凌草,地肤子,白鲜皮清热利湿,使邪有出路;莪术,川芎,刘寄奴,刺蒺藜活血通络,促进局部皮肤黏膜的血液运行,促进创面愈合。

3)脾肾阳虚:皮肤黏膜色素减退、疱疹溃疡反复发作,疮面平塌凹陷,颜色淡红,痛势不甚,绵绵不绝,伴四肢不温,口干喜热饮,倦怠乏力,面色苍白,腰背酸痛,尿频清长,大便溏薄,小便清长。苔薄质淡,边有齿痕,脉沉细无力。

素体阳虚,或因其他原因使肾阳虚损,阳虚则生内寒,冲任虚寒,皮肤黏膜失去温煦,阳虚不能温化水湿,寒湿凝聚于皮肤黏膜,气血流通受阻,故发生疮疡。寒湿郁久化热,影响气血运行,痰瘀热凝滞于皮肤黏膜,发生疮疡。

治宜温补脾肾,化瘀通络消痈。附子温脾肾之阳,胆南星清热化痰治痰之源和痰之根,通过温补脾肾之阳,温煦皮肤黏膜;葛根,黄芩,黄连,银花清泄里热,解肌散邪,利湿解毒消痈,体现肺与大肠相表里,使邪有出路;当归,川芎活血化瘀通络,促进气血运行,增加局部血供;黄芪,白及是疡科治疗的托法运用,黄芪益气,白及消肿生肌,促进疮疡愈合。

4)湿毒瘀阻:疮形平塌,根脚漫肿,疮色紫滞或晦黯,疮面脓水浸渍蔓延,久不收口,或痒或痛,舌质红,苔黄腻,脉数。

指湿气郁积日久成毒而言。若正气内虚,湿毒炽盛,或治疗失时或不当,以致正不胜邪,反陷入里,湿毒内陷营血,血郁气滞,毒湿发于黏膜腠理则为疮疡肿胀,称为"湿毒流注"。

治宜养阴豁痰通络,散瘀解毒消痈。在痰热瘀阻用药的基础上加上蜈蚣,以搜剔络中之邪;以黄精,桑椹,玉竹,石斛滋养肺胃肝肾之阴,以托补之法促进邪毒外出。

(3)膜烂出血:皮肤黏膜疮面破溃糜烂,流血或脓血,久病入络。

1)痰瘀毒内阻,皮肤黏膜疮面破溃糜烂,根脚漫肿,疮色紫滞或晦黯,疮面脓水浸渍蔓延,久不收口,流血或脓血,日久可蔓延至身体其他部位。舌红,苔黄腻,脉滑数。

饮食,情志等因素导致肝脾功能失调,肝失疏泄,脾失健运,痰湿内生,气滞血瘀,痰瘀互结,缠绵难愈,日久化火生毒,痰瘀毒胶结,而致黏膜肿块,溃疡,热盛肉腐,热伤血络而致疮面糜烂,流血或脓血;正不胜邪,邪毒内陷而致迁延难愈;邪毒流注而致全身蔓延。

治疗采用豁痰软坚散结,化瘀搜络扶正。以鳖甲滋阴潜阳,软坚散结,化瘀通络,退虚热;莪术温通,破血祛瘀,行气止痛,病痰饮者,当以温药和之,可振奋阳气,阳气通达,从而使肺的通调水道,脾能运化水湿,肾能蒸化开合、气化,恢复水液代谢的正常生理功能,此对药以消法清络中痰瘀毒,并以鳖甲血肉有情之品滋阴托补,促进疮疡恢复,同时也助正气抗邪,将下陷之毒托举于外;冬凌草,猫爪草,厚朴,苍术,萆薢,六月雪化痰散结,解毒消肿;仙鹤草,地榆,紫珠叶收敛止血,清热解毒,消肿敛疮;以蜈蚣,水蛭等虫类药软坚散结,搜剔络中痰浊瘀血,搜风通络,以祛除顽邪。

2)气阴两亏证,年老体衰,或病程日久,局部表现为黏膜疮面破溃糜烂,根脚漫肿,疮面淡红或鲜红,流血或脓血日久,脓液稀薄,迁延不愈;或蔓延至身体其他部位;或手术,放,化疗后,伴见形体消瘦,气短乏力,口干,舌红少苔。

由于年老体弱,大病久病,失治误治伤阴耗液,或手术、放化疗后损伤人体正气,可致黏膜失于濡养,破溃糜烂;正气不足,无力祛邪外出,邪毒内陷而致迁延不愈,弥漫周身。

治宜益气养阴,豁痰散瘀搜络。以鳖甲、莪术消法清除内伏于络中痰瘀毒,并以鳖甲血肉有情之品滋阴托补,促进疮疡恢复,同时也助正气抗邪,将下陷之毒托举于外;冬凌草归肝、胃、肺经,通过肝主疏泄、肺主宣降、脾胃主运化等功能清热解毒,活血祛痰消痈,协助鳖甲、莪术将痰瘀毒托邪外出;肾为先天之本,主元阴元阳,大病、久病,穷必归肾,手术、放化疗等耗伤肾阴,脾胃为后天之本,气血生化之源,以黄精,桑椹,玉竹,石斛滋养肺胃肝肾之阴,先后天同补,充实物质基础,另一方面阴中求阳,恢复功能;并以蜈蚣,水蛭等虫类药软坚散结,搜剔络中痰浊瘀血,搜风通络,以祛除顽邪。

(二)"膜病"的临床治疗特色分析

1. 根据"肺主皮毛"的理论,对膜病从肺论治

(1)治肺八法的运用:刘老在根据"肤膜同位,肤膜同病"的理念,治疗从"肺主皮毛"入手,从肺论治贯穿于疾病治疗的全程。灵活运用宣肺、肃肺、清肺、泻肺、温肺、润肺、补肺、敛肺八法,调畅肺气,恢复肺的宣降功能。宣肺,是宣通肺气之郁,防风、蝉衣为宣肺之代表药。肃肺,肃是清除的意思,肃肺即是降气,在于肃清痰火水饮。先宣肺后肃肺是先表后里之大法,宣肃并行则属表里双解。肃肺药多平和,如紫菀、款冬花、百部等即是。清肺,属清法范畴,常用药有桑白皮、黄芩、冬凌草等。泻肺,是泻肺中痰火和水湿,与肃肺有轻重缓急之别,药性峻猛,葶苈子为代表药。温肺,是温化肺中寒饮之法,甘草干姜汤、小青龙汤等属温肺范畴。润肺,针对阴虚肺燥,常用知母、百合、沙参、麦冬、石斛、玉竹等。补肺,主要指补肺气,于一般补气药中择其温而不燥者,如黄芪、白术等即是。敛肺,在于收敛肺气之耗散,如五味子等,敛肺药必须与补肺药同用。

(2)灵活运用五行生克制化的理论:在膜病临证中,肝脾肾功能失调也是疾病的常见原因,多见于肝气郁滞、肝肾阴虚、脾肾阳虚、肝脾湿热,在一些疑难疾病的治疗中,单从肺论治或疏肝解郁、补益肝肾、温肾健脾、清利湿热等方法论治往往疗效不佳,刘老师多根据疾病的

不同时期、不同特点灵活采取培土生金,佐金平木、金水相生等治法调节肺与肾、肝、脾等脏腑功能,每多奇效。肺脾气虚采用培土生金法,木火刑金采用佐金平木法,肺肾阴虚采用金水相生法。

(3)注重将"肺与大肠相表里"纳入"肺合皮毛"理论的范畴:肺与大肠相表里,大肠以通为用,其气和降为贵,大肠传导有赖于肺气清肃下降及腠理开阖宣畅;而腑气通畅,又有助于肺气的清肃宣发,二者相辅相成,则卫阳温煦,营阴和调,腠理致密,玄府通畅,肤膜柔润而光泽。若腑气不通,糟粕不行,肺失宣肃,秽浊之气沉积而致肤膜晦涩,日久变生疮疖或癥积。可从肠治肺,多用生熟大黄、枳实、厚朴、草决明等通腑降泄,恢复宣肃功能,使大便通,肺经之邪从下而解,则可改善症状。如肺失清肃,大肠传导阻滞,可导致大便秘结,而致邪气内蕴,热壅血瘀而致疮疖,可从肺治肠,常用紫菀、杏仁等润肺下气,润肠通便。在临证中还可肺肠同治,使气机通畅,促进病邪的排出。

2. 临证中注重风药的运用

风药之名是由李东垣明确提出,认为"味之薄者,诸风药是也,其性升浮发散",禀有风木属性,如春气之生发,风性之轻扬,具有疏、散、宣、通、升、行之性,刘老在临证常用的风药有防风、羌活、升麻、柴胡、葛根、威灵仙、细辛、独活、白芷、桔梗、川芎、蔓荆子、秦艽、天麻、荆芥、薄荷等,其运用灵活多变,认为肺主皮毛为"膜病"的病机,风药的运用是理所应当,但不拘于常规的祛风解表,而是根据风药的特性和膜病的特点结合,达到药精而效宏。

风能升阳:风者,春也、木也、生发之气也。《脾胃论》"阳本根于阴,惟泻阴中之火,味薄风药升发,以伸阳气,则阴气不病,阳气生矣。春天具有生发之气,风药通过发挥其生发调动之力,使脏器恢复功能。因此在临证中,对于久治不愈的疾病多以香附,川芎,防风等风药,以其生发之力,撬动顽疾。

风能胜湿:风药对湿邪的作用包含了升阳除湿和祛风胜湿。风药味辛能行散,疏调气机,内利三焦,外通腠理,使湿邪外出有路。针对湿热瘀积于内而导致痒、疮、痛,是由于邪气内陷,不能升提,以荆芥,防风,苍术等风药之力,升阳除湿,配合清热利湿的金钱草、田基黄等能祛除顽痰瘀阻。另一方面风药多燥,刘老针对风能胜湿认为,雨后地面潮湿,风吹则干,湿乃土之气,风乃木之气,土能胜木,风能胜湿,乃五行相胜之理,湿胜于地,唯风能干之,亦自然之理。

风能通络:风药具有辛散走窜之性,辛以散结,窜以通络。风气通于肝,风药性轻灵,彰显木气升发之象,能畅达肝气以顺应肝木之曲直。因此能够开瘀,能够疏肝,能够畅气,在临证中针对经络不畅而致的疼痛,运用羌活、独活,川芎等风药通络止痛。

火郁发之:"气有余便是火",景岳谓:"凡火所居,其有结聚敛伏者,不宜蔽遏,故当因其势而解之、散之、升之、扬之,如开其窗,如揭其被,皆谓之发,非独止于汗也。"风类药具有升散之性,以其辛散之性,行气开郁,调畅气机,通达腠理而发散郁火,常用风药有僵蚕、升麻、柴胡、薄荷、芥穗、防风、羌活、蝉衣等。刘老在膜病的临证中针对疾病缠绵难愈、邪毒下陷、内伏的状态,亦采用"郁者发之"的思路,配合风药促进邪毒的宣透。

风能利水:体内有水湿积聚者,或溢于肌肤,或积于体内,治之当以风药,通过其开腠理、利水道而达到利水的作用。发汗者疏通腠理之义也,非风药而不能为之。《金匮》云:"腰以上肿者当发汗。"风药用于利水道。《金匮》云:"腰以下肿者当利小便。"用风药可利之。

调畅气机:《医方论》云:"凡郁病必先气病,气得疏通,郁于何有?"风药主升,疏肝之中更强调其升发之力以启发肝胆之春升之用,同时风能泻木,以抑制肝气之横逆,散肝脾郁火之用,亦非疏肝理气之品所具;然风药虽善行却力微,滞阻甚者难通;而疏肝理气之药,虽不善行但善推而力大。合而用之,疏肝理气之药得风药善行之助,则郁结易散;风药得疏肝理气之药善推力大之助,则滞阻易通。兼两者之长而各补其短。此正遵《黄帝内经》"肝欲散,急食辛以散之"之意。

风行有声:刘老根据自然界风的特性,认为"风行于地,其地有声",人和自然相统一,人体内有声的疾病多因于风,如肠鸣、耳鸣、阴吹之疾乃风邪导致的疾病,当以祛风药以治之,常用羌活、防风、川芎之类。另一种情况使由于脏腑功能失调而致窍闭,如肺失宣降,肺气郁闭而致音哑、失音、鼻塞等,当以风药辛通、善行入窍的特性,以蝉蜕、羌活、薄荷、苍耳子、蔓荆子等,通窍开闭。

助力补益:刘老在补益脾肾的药物中常配伍少量的风药,起到画龙点睛,增强疗效的作用。脾为后天之本,李东垣提出"参术补脾,非防风白芷行之,则补药之力不能到",风药与健脾益气的药物合用,以其升阳的特性,促进脾气的升清,使脾胃气机调畅,更好地发挥其运化和化生气血的功能,同时防止补益药物滋腻碍脾,滋生痰湿。肾为先天之本,在补肾的药物中少佐风药,以其升阳之性达到鼓舞气化,促进阳生阴长;同时以风药行的特性,有助于补药的运行,防止滋腻呆补的状态,常运用羌活升发督脉阳气,促进肾阳的生长,同时蒸动督脉清阳,输送、布散到全身,发挥温煦、卫外的作用,所谓"正气存内,邪不可干"。但临证中当注意此处风药的运用为少佐,因风药辛燥和耗散之弊,防止用之不当,耗气伤阴。

3. 针对痰湿,处方用药灵活布阵

刘老在临证中,特别注意"三因制宜",贵州地处云贵高原,气候潮湿,因此就诊患者的证候特点中,夹湿的情况较多见;患者就诊时多为病情日久、缠绵难愈,痰瘀胶结为其主要的特点;患者个人多因四处求治,效果不佳,情绪不畅,肝气郁结,气滞血瘀,肝木克脾土,脾失健运,痰浊内生,痰瘀互结。因此在痰湿的遣方用药中有独到的见解。

(1)针对痰湿停滞的部位,因势利导、分而消之:机体水液代谢的是由肺、脾、肾、三焦气机及膀胱气化功能完成的。各种原因导致肺宣发和肃降的功能紊乱,最终影响了肺的通调水道的功能,肺失清肃,精微不布,形成痰湿;中焦脾胃的运化失常都会引起水湿的运行障碍,导致痰湿的生成;肾为水脏,主水,藏精等功能,其对水液的调节主要通过气化作用来完成的,膀胱为州都之官,津液藏焉,气化而能出也,所以肾脏的功能出现异常,清浊不分,就会导致痰湿的内生。正如《类经·藏象类》所说"上焦不治,则水泛高原;中焦不治,则水留中脘;下焦不治,则水乱二便。"

针对湿邪的治疗,《素问·至真要大论》曰:"湿淫所胜,平以苦热,佐以酸辛,以苦燥之,以淡泄之,湿上甚而热,治以苦温,佐以甘辛,以汗为故而止。"即后世所说的苦温燥湿、淡渗利湿、解表化湿等治法。三焦之湿侧重各有不同,其治疗之法分而治之。上焦之湿蔽者,当以调理肺气为主,恢复肺脏正常的通调水道的功能,当宣肺疏卫则湿即去,宜化湿,因于风寒者,当辛温解表;因于风热者,当辛凉解表。中焦的痰湿应以健运为主,主要是恢复脾胃运化

功能,以治疗生痰之源,健运脾胃有很多不同的方法,虚者,当培土制水;化湿之法有芳香化湿和健脾燥湿。下焦痰湿当以益肾和利湿为法,"利"包含淡渗利湿和通阳化气,配合宣肺气以通其源,源清则流畅矣;通过恢复肾的气化功能和开鬼门、洁净腑促进痰湿的排出。

(2)针对痰湿的性质,灵活运用治痰八法:疏表化湿:"肺主皮毛"为膜病的核心病机,因此治肺贯穿了膜病治疗的过程中。治以宣肺达邪,调畅气机,以利于湿邪的祛除,但邪有寒热,处方用药当注意温凉之别。膀胱的气化功能是受肺之宣发作用影响的,肺气正常宣发,膀胱气化正常,小便容易排出,宣肺即如提壶揭盖,刘老临证中常运用桔梗、杏仁则宣畅肺气,启上闸,开支河,导湿下行,以为出路,达到源清流畅之功,邪去痰消,湿去气通。用药体现治上焦如羽非轻不举,选药当以味辛,质地轻,气味薄的药物为主,在用量方面不过10g,煎药的方法方面不宜久煎,共同达到轻如羽,走上焦,因而越之。

芳香化湿:本类药物气味芳香,性温而燥,芳香能助脾健运,燥可去湿,故有芳香化湿,辟秽除浊的作用。适用于湿浊内阻,脾为湿困,常用的药物有藿香、佩兰、白豆蔻、苍术、石菖蒲等。

燥湿法:包含苦温燥湿、苦寒燥湿等两种方法。苦温燥湿法:即温燥湿邪法,适用于邪在中焦,湿重于热,或寒湿阻于中焦,常用的药物有厚朴、大腹皮、陈皮、半夏,代表方剂如平胃散、藿朴夏苓汤等。苦寒燥湿:即寒燥湿邪法,适用于邪在中焦,热重于湿,代表药物黄芩、黄连、黄柏、大黄,代表方剂黄连解毒汤。吴鞠通《温病条辨》"温病燥热,欲解燥者,先滋其干,不可纯用苦寒也,服之反燥甚",适用于湿热病,尤其注意不可过量、长期应用,一则苦燥伤阴,再则苦寒败胃,中土一衰,病难治矣。此法单独应用机会不多,多与芳香化湿、健脾利湿等方法配合应用。

健脾利湿:脾为太阴湿土,喜燥恶湿,如果脾气亏虚,运化失健,则不能推动水液的运行,导致湿邪内停,健脾可以增强脾的运化功能,使水湿消除,适用于脾虚水湿不化证。刘老在临床中常用的健脾化湿药有白术、茯苓、扁豆、砂仁、薏苡仁等。

淡渗利湿:适用于湿在下焦。其用作有三个方面:"其在下者,引而竭之",为因势利导之意,所以"治湿不利小便,非其治也";叶天士《温热论》"通阳不在温,而在利小便",运用淡渗利湿法,通过利小便,起到分消湿热邪气,疏通三焦水道,促进三焦气化的作用;通过疏通三焦水道,渗利小便,以清降湿热之邪上蒸之势;刘老在临证中常用的代表药物有茯苓、猪苓、泽泻、冬瓜仁、薏苡仁、车前子、萆薢等,代表方剂五苓散、萆薢渗湿汤等。

温阳利湿:脾肾阳虚,水湿痰饮内停,刘老采用"病痰饮者,当以温药和之",其中温含义有二:一是温性的药物达到振奋阳气,扶助阳气之效,令阳气得布,阳气通达,从而使肺的通调得以下降,脾的转输得以上升,肾的蒸化开合、气化功能方可恢复。因此,"当以温药"既可温化饮邪,又可协调水液代谢的正常生理功能,杜绝痰饮滋蔓之源,常用的药物有草豆蔻、半夏、茯苓、桂枝等。二是用药中注意药性的相互作用,以防过热或过燥,在阳虚的运用中常使用制附片、胆南星这一对药,制附片药性为大热,能补火助阳,能祛风燥痰,配胆南星清热化痰,与附片相伍以制约其大热之性。其和之不仅包含了温补,还包含了凉润、行消之法,如清热利湿、苦寒燥湿、通利小便、通腑逐饮等法当根据病情的变化灵活运用。

清热利湿:苦寒清利法。适用于湿在下焦、热重于湿,或湿热蕴结于下焦者。刘老临证中常用的药物有：金钱草、田基黄、萆薢、六月雪、地肤子、白鲜皮、栀子、茵陈、黄柏等。

祛风胜湿：根据风的特性，涵盖了升阳除湿和祛风胜湿的治疗方法。详见风药的运用。

刘老在临证中运用以上祛痰八法不拘一格，根据痰湿停滞的部位、痰湿产生的病理机制、痰湿的演变转归以及患者的体质、病程的长短等情况，或一方一法、或联合使用，使顽痰浊邪难以停滞，疑难病症多迎刃而解。

（3）疑难顽症多以痰瘀立论，治痰湿当注意治血：刘老认为，怪病多因痰作祟，在治疗中单纯治痰往往效果不佳，主要是因为"痰"与"瘀"为致病之根，二者虽属不同的病理产物和致病因子，但两者相互影响，相互转化。津液运行障碍，而致痰浊内生，阻滞气机，血运不畅，由痰致瘀；因瘀血停滞，阻滞经络，饮聚成痰，或阻滞气机，气滞津停，痰浊内生。痰停体内，久必成瘀，瘀血内阻，日久生痰。二者在病变过程中互为因果，胶结难解，而致疾病缠绵难愈。朱丹溪提出"治痰要活血，血活则痰化；治瘀要化痰，痰化则瘀消"的治疗思路。刘老在用药中针对痰瘀的偏胜，不仅治痰，还注意调血，或化痰为主，兼顾化瘀；或祛瘀为主，佐以化痰，痰瘀同治，改善其胶结不解、缠绵难愈的状态。常在治痰之中配以莪术、川芎、刘寄奴、当归、泽兰、失笑散、虫类药物（如水蛭）等活血化瘀，使"但去瘀血，则痰水自消"，达到兼顾合治，分消其势。

（4）"善治痰者，不治痰而治气，气顺则一身津液亦随气而顺矣。"：津液的生成、输布和排泄，依赖于气的升、降、出、入，离不开三焦的气化，离不开脏腑气机。若肺失宣降，水津不布，则气壅为痰；肝气郁结，疏泄失职，则气滞成痰；脾失运化，水不转输，则水湿停聚，凝而成痰；肾气虚衰，蒸化失职，则水泛为痰；三焦壅滞，气化失司，则气结生痰。《济生方·痰饮论治》云："人之气道贵乎顺，顺则津液流通，决无痰饮之患，调摄失宜，气道闭塞，水饮停于胸腹，结而成痰。"痰湿的形成因于气滞，而其性重浊粘腻，又易阻滞气机，因此治疗当注意调畅气机："治湿不理气，非其治也"。《丹溪心法》云："善治痰者，不治痰而治气，气顺则一身之津液，亦随气而顺矣。……古方治痰饮，用汗、吐、下、温之法。愚见不若以顺气为先，分导次之"。故祛湿之法必先调畅气机，而调气之法必先宣肺。肺主一身之气，其位最高，为水之上源，有通调水道之功，肺气得宣则水道畅，旁彻皮毛，三焦畅通，腠理开达，一身之气布，一身之湿亦化。脾为生痰之源，肾为生痰治本，调补脾肾为治本之法，防止痰湿的再生。诚如《景岳全书·杂病谟·痰饮》所言"善治痰者，惟能使之不生，方是补天之手"。刘老临证中常用桔梗、杏仁、枳壳、厚朴、陈皮、木香、槟榔等通过疏通气机而达到治痰的作用。

4. 注重引邪外出，使邪有出路

刘老将膜病的病理基础归纳为风、痰、瘀、毒，在治疗中善用"消、托、补"三法，使邪有出路，《外科启玄》说："消者灭也，灭其形症也"；"托者，起也，上也"；"言补者，治虚之法也，经曰，虚者补之"。消法，运用于实证，以祛风、豁痰、化瘀、解毒等法祛邪外出，针对风邪以风药调和营卫，疏通经络；针对湿邪从肺脾肾入手，通过肺之宣降、通调水道，脾之运化，肾之温化、开合，肝之疏泄等功能以调节水液代谢，使痰湿无以化生；针对体内蕴结的病邪，风邪可通过汗法祛风解表，痰热瘀毒炽盛，多以苍术、厚朴、藿香、胆南星、田基黄、萆薢、六月雪、大黄等或清热解毒，化痰利湿，或化瘀通络，或通腑泄热，使邪从二便而出；针对虚证以托补之法，以养阴、温阳等法，虚则补之，托邪外出；入络者，轻者以莪术、川芎、葛根等祛风通络，重者以蜈蚣、地龙、鳖甲等搜剔络中之邪。

5. 在用药中还根据疾病的部位注重引经药的运用

刘老在临证中常根据病位的不同运用引经药物,直达病所,增强疗效,如外阴部及胞宫疾病,多考虑肝经绕阴器,因此常用川芎,石决明,对于胞宫疾病,多用益母草,行中有补、祛瘀生新。对于肠道疾病,多以白头翁、大黄等以通为用;肺经疾病多以桔梗开宣肺气;肝胃不和多以吴茱萸、黄连疏肝和胃;初期病在经脉,以防风,蝉衣,白芷祛风,疾病后期在络,以蜈蚣,水蛭,干蟾皮搜剔络中伏邪。

6. 善用养阴药物阴中求阳

刘老在膜病的治疗中善用养阴药,每获奇效。《素问·经脉别论》:"饮入于胃,游溢精气,上输于脾。脾气散精,上归于肺,通调入道,下输膀胱。"水液代谢通过胃的腐熟,脾的运化,肺之通调水道,肾之气化与开合共同完成,布散周身,起着滋润和濡养的功能。临证中针对津亏不甚者,多从滋养肺胃肝肾之阴入手。多选用平和之品,如玉竹、石斛、沙参、麦冬、百合、黄精、桑椹等养阴而不滋腻;阴伤较重者,虚不受补者多用龟板、鳖甲等血肉有情之品滋阴复阳。《温病条辨》认为:"盖热病未有不耗阴者,其耗之未尽则生,尽则阳无留恋,必脱而死也。"刘老在养阴药的运用方面根据阴阳互根的理论,结合对经典的理解,提出针对膜病的治疗,当平衡阴阳,阴为物质基础,阳为功能体现,膜病的病理基础为风痰瘀毒,病邪入侵,易伤阴液,治疗中苦燥、辛散、热灼均易耗伤阴液,阴虚则阳无以附,病难治,因此临证中注重养阴药的运用,通过物质的补充,使功能有所依附,即阴中求阳,正如《本草求真》云:"……阳随阴附,而阳自见兴耳。"

7. 络病的用药注重虫类药物和风药的运用

刘老对膜病的病机认为初起气结在经,久病血伤入络,针对络病的治疗,推崇仲景,其创大黄䗪虫丸、抵当汤、鳖甲煎丸等通络之方沿用至今,为络病用药指导,叶天士在《临证指南医案》中赞其"圣人另辟手眼,以搜剔络中混处之邪,藉虫蚁血中搜逐,以攻通邪结",《医学衷中参西录》"蜈蚣最善搜风,贯串经络、脏腑无所不至"。刘老认为膜病日久,风痰瘀毒混处络中,草木之品难以奏效,常以蜈蚣、鳖甲、水蛭、地龙等虫类药物,搜剔经络,疗效卓著。在络病的用药中还注重风药的运用,风善行而数变,风药多辛香走窜,能散能行,其性通络。在临床用药中,普通活血化瘀药能疏通经脉,但难入络脉,常用羌活、川芎、葛根,取其风药走窜,无处不至,引药入络,透络达邪之功。刘老在风药和虫类药的运用方面结合病情合理使用,一般病情较轻,初入络脉者多用风药通络,病势较重,络伤血瘀者,加虫类药物搜剔络中伏邪。

三、学术访谈

(一)膜

问:膜的本义与引申义。

答:对于膜的论述,从说文解字到中医学的相关专著论述众说纷纭,有多种称谓。膜,篆

文 膜 = 𦜝(肉)+ 莫(莫、否、非),"非肉"表示与肌肉组织不同。造字本义:动物体内似肉非肉的薄层状保护组织。《说文解字》:膜,肉閒胲膜也。《说文》:膜,肉间胲膜也。在皮里肉间,周于一体,故云:幕络一体。

问:膜的起源。

答:《史记·扁鹊仓公列传》"医有俞跗……一拨见病之应,因五脏之输,乃割皮解肌,诀脉结筋,搦髓脑,揲荒爪幕,湔浣肠胃,漱涤五脏,练精易形。郭嵩焘注:幕同膜。应是最早的有关膜的认识。

问:古代医家对膜的论述。

答:《素问·举痛论》"寒邪客于肠胃之间,膜原之下,血不得散……"《素问·痿论》"肝主身之筋膜"。丹波元简注曰:"膜本取义于帐幕之幕,膜间薄皮,遮隔浊气者,犹幕之在上,故谓之幕,因从肉作膜。其作募者,幕之讹字。"可知"募""幕"互误;"膜""募"相通。张介宾在《素问·痿论》注:膜。犹幕也。凡肉理脏腑之间。其成片联络薄筋。皆谓之膜,所以屏障血气者也。《中医大辞典》:"膜,体内形如薄皮的组织,如耳膜、筋膜等。"张登本、武长春《内经词典》:"膜,皮肉、筋骨、脏腑间的膜状组织。膜,如幕,如隔,如藤,如蔓,无处不在,随处异形,遍及全身上下内外。有筋膜、膈膜、膜原、油膜、三焦等称谓。《太素》:"人之皮下肉上膜,肉之筋也。"

✿（二）"膜病"的产生及内涵

问:"膜病"学术思想的起源。

答:在膜病的形成中,思维火花源于遇到的一些疑难杂症,以常规的思考模式进行治疗难以奏效,"这就引发了我的思考,例如我对一例顽固性咽痒的患者,他多处求治均效果不佳,我就考虑:我们针对皮肤瘙痒多以祛风止痒,而本患者我们试想咽部黏膜翻出来,亦表现为瘙痒,局部充血、红肿,根据异病同治的原则,采用皮肤瘙痒的治疗方法,在处方中加了地肤子、白鲜皮、祛风止痒的药物,患者很快瘙痒就停止了。还有患者口腔反复不愈溃疡、胃溃疡等疾病,我就运用疡科消、托、补的治疗方法进行治疗,其效立竿见影。因此我就运用这种思维模式治疗临床上体内黏膜病变,把这类疾病称为膜病"。想象一下,"体内疾患,把内'皮'翻过来,诸如口、鼻、咽、食道、胃、肠、膀胱、肾、子宫、阴道等炎症、溃疡、肿瘤等均暴露在肉眼下,根据中医的辨证论治进行思辨。"形成了"在内之膜如在外之肤,在外之肤如在内之膜,肤膜同病,肤膜同位,异病同治"的膜病理论核心内涵。

问:膜病的定位。

答:"膜病"所包含的范畴主要指黏膜覆盖并通过官窍与外界相通的部位。呼吸道黏膜覆盖部位包含(鼻腔、咽、喉、气管和支气管)和肺;消化道黏膜覆盖部位,(包含口腔、咽、食管、胃、小肠含十二指肠、空肠、回肠和大肠含盲肠、阑尾、结肠、直肠);泌尿系统黏膜覆盖部位(包含肾、输尿管、膀胱及尿道);生殖系统黏膜覆盖部位(包含阴阜、大阴唇、小阴唇、阴蒂、阴道前庭、输卵管、子宫和阴道)。

问:"膜病"形成的过程。

答:守成创新相结合,创"膜病"学术思想。膜病的学术思想源于疡科,又高于疡科。疡科的学术发展中有两大派,一派是以陈实功为代表的开刀引流派,另一派是以王维德为代表的内托解毒派,各有优缺点,主张将两派的优点融合,谓之曰"黄墙派"即浙江嘉兴朱阆仙先生所倡导者,优势互补,在临床上最为妥帖。刘老师承葛氏疡科,继承"九子疡"治疗理念,在朱氏疡科和葛氏疡科学术思想的基础上,在临证中融会贯通,提出了平衡阴阳、内外修治、三期论治的学术观点,丰富了疡科的学术内涵。在临床疑难杂病的处理中推陈出新,创立了"膜病",是在疡科经验的基础上形成的独特的辨证思维体系。其"在内之膜如在外之肤,在外之肤如在内之膜,肤膜同病,肤膜同位"对临床的思维模式有较大的指导作用,其用药特点不拘泥于疡科,又有创新,充分体现了刘老的思辨特点,为临床疑难杂症的辨证和治疗提供了思路。

问:"膜病"学术思想的发展。

答:中西既济,引西润中,丰富了膜病学术思想。临证中要注重中西既济,引西润中。传统中医诊疗方法对疾病的认识仅限于望闻问切所及之处,通过脏腑辨证、经络辨证、八纲辨证等对疾病进行辨证论治,有一定的局限性。随着现代科技不断引入医学,内镜技术的广泛运用,对人体的黏膜病变的观察已成为可能,可通过望膜之形、神、质、色的变化来诊查膜之疾患。这些现代科学的引入拓展了我们的视野,对传统的四诊进行了延伸,更进一步证实了刘老对膜病的认识,而且通过直观的观察,对病变部位的细化研究更进一步丰富了膜病的内涵,为临床治疗提供更可靠的依据。

问:"膜病"的内容。

答:"体内疾患,临证中犹如一囊,将内'皮'翻出,一目了然,正如西医学内镜技术发展,各脏器的黏膜病变已能在显微技术下观其貌,如溃疡、白斑、糜烂、出血等均能检查见到。根据患者的症状和体征,以瘙痒为主要症候特点的一类疾病称为膜痒;以局部黏膜溃疡、红肿等为特点的一类疾病称为膜疮;以局部黏膜糜烂出血甚至呈菜花样改变,局部流脓流血等为特点的一类疾病称为膜烂出血。这样的分类方法与现在的疾病诊断方法是互相补充的,以病位进行诊断是纵向地看待疾病,而以症状体征进行诊断的是横向地看待疾病,纵横交错,辨证与辨病相结合,形成一种新的思维模式。

问:"膜病"的核心思想。

答:观察黏膜的病变特点,与皮肤疾病有共通之处,因此我认为"在内之膜如外之肤,在外之肤如在内之膜,肤膜同病,肤膜同位,异病同治,即为膜病的核心内涵"。

问:"膜病"的特点。

答:"膜病"学术思想是道和术的结合。道为理论、术为实践;道为本、术为用。膜病理论是对人体内部覆盖并通过官窍与外界相通的黏膜疾病的认识,与皮肤疾病相呼应,皮在外,膜在内,二者同位,其病同性,治疗思路相同。对疾病的认识方面与传统思维有异同,该学术思想既继承了中医的整体观和辨证论治思维精华,又不拘于一脏一腑,从横向认识疾病,与传统认识相结合,一纵一横,形成了独特的辨证思维体系,此为道。在疾病的治疗中在"肤膜同病、肤膜同位"的膜病理论指导下,根据疾病的病因、病机、病位、病性、病程进行灵活施治,形成了治肺八法、五行生克制化理论运用、归经理论运用、引邪外出思路运用、三期治疗原则等治疗思路;以及风药的运用、痰湿的治疗、补药的运用、肺和大肠相表里运用、引经药运用、久病入络运用等用药特点,此为术。道和术的结合构成了完整的膜病思维体系,指导临床实践,屡获奇效。

四、导师经典医案

(一) 膜痒医案

张淑兰,女,85 岁,已婚,2014 年 6 月初诊。

初诊:患者感觉胃脘部瘙痒如虫爬 3 月余,患者既往有胃炎病史,因为情绪及饮食不慎而导致胃脘部疼痛,3 月前因为情绪不佳又出现胃痛,服用三九胃泰等药物后疼痛减轻,但感觉胃脘部痒痛,多处治疗无效,求治于我院,症见:胃部瘙痒如有虫爬,伴胃脘疼痛,纳食不香,大便秘结,2~3 日一次,舌质红苔白,脉细。

处方:玉竹 20g　　石斛 10g　　肉苁蓉 20g　　黄精 20g
　　桑椹 20g　　黄连 6g　　吴茱萸 2g　　蒲公英 20g
　　紫菀 20g　　生大黄 6g　　制大黄 6g　　白头翁 10g

二诊:患者服药半月后复诊,大便通畅,每日 1~2 次,胃脘部疼痛减轻,瘙痒未见明显好转,舌红苔白,脉细。

处方:石决明 20g　　玉竹 20g　　石斛 10g　　肉苁蓉 20g
　　黄精 20g　　当归 20g　　黄连 6g　　吴茱萸 2g
　　青蒿 20g　　地肤子 20g　　白鲜皮 20g　　川芎 10g

三诊:患者服药半月后复诊,胃脘部瘙痒虫爬感明显减轻,胃脘部疼痛消失,饮食好转,大便通畅,舌质红,苔白,脉细。继服上方 1 月维持治疗。嘱患者调情志,饮食忌辛辣肥甘,适当运动。

按:患者诊断为"膜痒—胃嘈杂"。该病的病机关键为阴虚风动,但病情日久伏痰浊瘀交阻,而致缠绵难愈。患者年老体衰,肝肾阴虚,患者既往有胃炎病史,每因情绪不畅或饮食不慎而发作,因此肝胃不和是主要的发病机制。由于患者肝肾阴虚,血虚生风;情志不畅,肝失疏泄,气滞血瘀,五志化火而致血热,热盛风动而致瘙痒;肝木克脾土,脾失健运,痰湿内生,日久影响气血运行,痰瘀内阻,不通则痛,故胃脘部疼痛缠绵难愈。因此用药时滋养肝肾之阴贯穿治疗的全程,兼顾肝胃不和。方以玉竹、石斛、黄精、桑椹滋养肺胃肝肾之阴;肉苁蓉峻补精血,又能兴阳助火,在此体现了善补阴者必于阳中求阴,阴得阳生而泉源不竭。由于肾虚不能推动血液运行,可形成肾虚血瘀,以黄精、当归补肾活血;黄连、吴茱萸左金丸抑肝和胃,二药伍用,有辛开苦降,反佐之妙用;以黄连之苦寒,泻肝经横逆之火,以和胃降逆;佐以吴茱萸之辛热,从类相求,引热下行,以防邪火格拒之反应,共奏清肝和胃制酸之效;本组药物主要达到泄肝和胃。生熟大黄攻积导滞、泻火解毒、清利湿热;紫菀润肺下气,与大黄同用,从肺和大肠入手,体现了肺与大肠相表里,通过泻下而达到祛邪外出;白头翁、蒲公英清热燥湿解毒;初诊主要针对玩痰浊瘀,改善痰瘀交阻的状态,同时泻中有补,使祛邪不伤正。患者初诊后痛减而痒改善不明显,考虑"风胜则痒",当注重治风,石决明味微咸,性微凉,为凉肝镇肝之要药,在此运用以抑制肝火妄动,和肝风内动;由于病情日久,血伤入络,以青蒿苦寒清热,辛香透散,善使阴分伏热透达外散。地肤子清热利湿、祛风止痒之,白鲜皮清热燥湿、祛风解毒,地肤子善祛肌肉之湿,而白鲜皮善燥太阴阳明之湿,二药合用则内外之湿兼祛而又能祛风解表止痒;当归、川芎补血活血、行气祛风止痛,体现了治风先治血,血行风自灭。患者初诊时大便不畅,因此用药以通腑为主,使邪能从大便而出,选用生熟大黄有急下存阴的作用,同时与养阴的药物配伍可以达到祛邪不伤正之意;待大便通畅后以祛除玩痰浊瘀为主,因病情日久,血伤入络,加之患者年老体弱,因此药物的选用以川芎作为风药,通过其风能胜湿、风性通络的特性以搜络中之伏邪;青蒿泄火热而不耗气血,故适用于透散内伏之热邪;地肤子、白鲜皮的运用是本方的特点,本组药物多用于皮肤病,再次运用体现了肤膜同病、肤膜同治的膜病治疗思路。在本病的调养中,注意固护阴液和防止痰瘀的产生,因此调节情志和忌肥甘饮食,防止肝气郁结,痰瘀内阻,忌辛辣饮食防止阴液耗伤,加强运动促进气血运行,促进痰瘀消散,另一方面促进阳气布散,使阳生阴长和使阴霾之邪消散。

（二）膜疮医案

陈思林,男,30岁,已婚,2014年3月初诊。

初诊:患者口腔溃疡反复发作10年余。患者10年前无明显诱因出现口腔溃疡,口腔黏膜及舌面出现大小不等的溃疡面,疼痛剧烈,反复发作,伴双目干涩疼痛,多出求医治疗无效,前来国医堂就诊。查:患者面红如酒醉貌,口腔黏膜可见1处溃疡面,色白,溃疡周边色红。伴见舌质红,苔黄腻,脉弦滑。

处方:生石决明20g	牡蛎20g	瓜蒌壳20g	法半夏10g
黄连6g	地肤子20g	白鲜皮20g	肉桂1g
生大黄6g	制大黄6g	升麻10g	白及20g

二诊:患者服药1月后,口腔溃疡基本消失,双目干涩,大便稍有稀溏,一日2次。舌质红,苔黄腻,脉弦滑。

处方:生石决明20g	瓜蒌壳20g	法半夏10g	黄连6g
地肤子20g	白鲜皮20g	肉桂1g	川芎10g
制大黄10g	升麻10g	羌活10g	独活10g

三诊:患者用药2月后,溃疡一直未复发,但考虑患者病情迁延日久,因此嘱患者继服中药1月,另病之根源在于患者摄生不慎,贪食肥甘和饮酒,因此嘱患者调养饮食,以防复发。

按:患者诊断为"膜疮—口疮"湿热内蕴型。因为患者饮食习惯为喜食肥甘以及饮酒无度,因此湿热内结,影响气血运行,痰瘀内阻,胶结不解而致疾病缠绵难愈。因病日久,累及于肾,而致虚火上浮,因此呈酒醉貌,舌脉之象为湿热之征。方以石决明平肝潜阳,抑肝扶脾,通过肝之疏泄,脾之健运以治痰之源;牡蛎养阴平肝息风、收敛固涩以治疗病情日久而致的虚风内动;瓜蒌壳、法半夏、黄连为小陷胸汤,方中黄连清热泻火,半夏化痰开结,二药合用,辛开苦降,善治痰热内阻。更以栝楼壳荡热涤痰,宽胸散结。三药共奏清热化痰,宽胸散结之功。地肤子、白鲜皮多用于皮肤病,刘老根据肤膜同病,肤膜同位,肤膜同治的观点将皮肤病的用药思路用于膜疮,清热利湿,地肤子善祛肌肉之湿,而白鲜皮善燥太阴阳明之湿,二药合用则内外之湿兼祛而又能祛风解表止痒;白及活血化瘀、消肿生肌,能配合小陷胸汤痰瘀同治,促进溃疡的愈合,川芎增强行气活血之功,使气行血行水行,解痰瘀之胶结。生熟大黄的运用体现了肺与大肠相表里的思路,通过清利大肠,使邪有去路,而达到治疗膜病。方中的升麻和肉桂是本病的治疗特点,肉桂辛甘热,能入肾脾心经,益火而鼓动阳气,能引上浮之虚火归元;升麻辛甘微寒,能入脾胃二经,发散而升阳举陷,二者相伍,治疗病情日久,阳气下陷之膜病,阳气上腾,黏膜经络气血流畅,有助于病灶的修复。羌活、独活辛以散之,郁而生火,若以清泄,则越清越郁,越泄越郁,多取散而解之,疏而开之,此对药达到火郁者发之的功效。本患者的调养方面当注意饮食习惯的调节,忌酒,勿食肥甘厚味,饮食宜清淡易消化之品;加强运动,建议健步走或慢跑,促进气血的运行,改善痰瘀胶结的状态,亦可防止痰瘀内停。

❀(三)膜烂出血医案

杨小东,女,60岁,已婚,2014年1月初诊。

初诊:鼻咽癌放疗后1月余,患者半年前出现头痛,鼻塞,鼻涕中带血,一直以感冒、鼻炎保守治疗效不佳,前往贵阳医学院检查,诊断为鼻咽癌,遂于1月前行放射治疗,就诊时症见下肢肿,大便困难,舌质黯红苔腻,脉弦滑。

处方:鳖甲[先煎]20g　　莪术10g　　胆南星10g　　浙贝母10g
　　　冬凌草20g　　猫爪草20g　　苍耳子10g　　莱菔子20g
　　　蜈蚣4条

二诊:患者服药1月后,症状减轻,大便每日一次,下肢浮肿减轻,舌质红,苔腻,脉弦滑。

处方:穿山甲[先煎]6g　　鳖甲[先煎]20g　　莪术10g　　胆南星10g
　　　浙贝母10g　　冬凌草20g　　葎草20g　　苍耳子10g
　　　蜈蚣4条

三诊:患者服药一月后复诊,下肢浮肿消失,口干,舌质红,苔薄白,脉弦。以中医维持治疗。

处方:鳖甲[先煎]20g　　莪术10g　　冬凌草20g　　苍耳子10g
　　　玉竹10g　　石斛20g　　葎草20g　　葛根20g
　　　蜈蚣4条

按:患者诊断为"膜烂出血—上石疽"。本案的主要病机为痰瘀毒交阻。患者饮食,情志等因素导致肝脾功能失调,肝失疏泄,脾失运失,痰湿内生,气滞血瘀,痰瘀互结,缠绵难愈,日久花火生毒,痰瘀毒胶结,而致鼻部黏膜肿块,溃疡,热盛肉腐,热伤血络而致疮面糜烂,流血或脓血;放射治疗后耗伤人体阴液,阴虚内热,热灼津液,炼液为痰,痰阻瘀停,痰瘀交阻,体内水液潴留,泛滥肌肤,而致浮肿;虽放射治疗能祛除病灶,但残留痰瘀毒内伏为本病的特点,因此本病为虚实夹杂之症。因患者一般情况较好,因此先祛邪外出,方以鳖甲、莪术破血软坚散结,鳖甲咸、微寒。归肝、肾经,能滋阴潜阳、软坚散结、退热除蒸,鳖甲入络,养阴活血而不滋腻,醋炙鳖甲散结力强,以其蠕动之物,入肝经至阴之分,既能养阴,又能入络搜邪;莪术辛、苦、温,归肝、脾经,能行气破血、消积止痛,莪术佐鳖甲入络,散络中之瘀滞;穿山甲活血散结,通经下乳,消痈溃坚,《医学衷中参西录》"穿山甲,味淡性平,气腥而窜,其走窜之性,无微不至,故能宣通脏腑,贯彻经络,透达关窍,凡血凝血聚为病,皆能开之。"以穿山甲配合鳖甲莪术促进破血逐瘀、软坚散结之力;冬凌草、葎草、猫爪草清热解毒、化痰散结;胆南星、浙贝母清热化痰散结,苍耳子为鼻咽癌的引经药物,其散风除湿,通鼻窍,温和疏达,流利关节,宣通脉络,遍及孔窍肌肤而不偏于燥烈,既可达到通利鼻窍的作用,又可引诸药达于病所;莱菔子消食除胀,降气化痰,其治痰有推墙倒壁之功。诸药合用,能解除痰瘀毒胶结不解之势,祛除伏邪。在病邪初去后,阴伤症状凸显,因此加用玉竹、石斛补益阴精,至虚之处便是留邪之所,因此通过补益阴精,正气恢复,扶正祛邪,使邪有出路,配合祛邪之品共同达到托邪外出之意;葛根解表退热,生津,透疹,升阳止泻,其效有二,一是散郁火,二是升脾胃之阳而生津,与玉竹石斛相配有托补之意,促进疮面愈合。蜈蚣为虫类药物,能息风镇痉、攻毒散结、通络止痛,以其虫类药物的特性通络散结以消壅滞,并以其走窜之性能搜剔络中痰浊瘀血,搜风通络,以祛除顽邪。其后以中药配合膏方维持治疗。蟾灵膏为刘老治疗肿瘤的膏方,蟾皮为主药,配合祛邪扶正之品养阴活血,散结化癥以促进治疗效果。

刘尚义教授"引疡入瘤"学术思想及临床经验传承研究

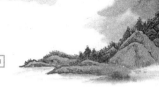

传承博士后：唐东昕

一、刘尚义传略及传承博士后简介

刘尚义

刘尚义，男，1942 年 12 月出生，汉族，贵州大方人，第二届国医大师，贵阳中医学院、贵阳中医学院第一附属医院教授、主任医师，博士生导师、博士后合作导师。第三、四、五批全国老中医药专家学术经验继承工作指导老师。2009 年被评为"贵州省名中医"，2014 年被评为第二届"国医大师"。

刘尚义教授 1962 年拜贵州名医葛氏疡科第七代传人赵韵芬为师，学习疡科疾病的诊治和丸、散、膏、丹等的炼制，善用丹药、药线治疗疡科疾病，外疡科治疗特色在他这里得到了发扬光大。刘尚义教授在长期的临床实践中，逐渐将葛氏疡科对"九子疡"的治疗理念融会贯通，推陈出新，提出了"引疡入瘤""从膜论治"的学术观点。他擅长中医内科杂病的诊治，尤其对肿瘤、皮肤病、肾病、脾胃病等有较多的诊疗经验。其秉承仲景"勤求古训，博采众方"之训，以"抗志以希古人，虚心而师百氏"为旨，主张兼收并蓄，倡导"中西既济""引西润中"，旨在与时俱进，发展中医。

唐东昕

传承博士后唐东昕，男，1977 年 12 月出生，土家族，贵州遵义人，贵阳中医学院教授、贵阳中医学院第一附属医院主任医师，医学博士，北京大学肿瘤学博士后，中国中医科学院中西医结合博士后，硕士生导师，国医大师刘尚义教授学术经验继承人。研究方向为中医药防治肿瘤的基础及临床研究。现为贵州省重点学科中医内科学学术带头人，贵州省高层次创新人才（百层次）。任中国中医药信息研究会名医学术传承信息化分会副会长、贵州省中西医结合学会肿瘤专业委员会副主任委员。现已发表学术论文 65 篇，出版学术专著 2 部。

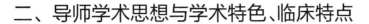

二、导师学术思想与学术特色、临床特点

(一) 刘尚义教授"引疡入瘤""从膜论治"学术思想在肿瘤诊治中的应用

刘尚义教授将葛氏疡科的治疗理念运用于肿瘤诊治,"引疡入瘤",形成了"疡理诊瘤,疡法治瘤,疡药疗瘤"的学术思想。他认为"在内之膜,如在外之肤",提出"肤膜同位","肤药治膜"的诊疗理念,主张肿瘤可"从膜论治"。刘尚义教授"引疡入瘤""从膜论治"的诊疗观念独辟蹊径,极大地丰富了中医肿瘤诊治的学术思想和治疗理念。

1. **疡理诊瘤——用疡科理论指导肿瘤诊治的学术观点**

(1) 提出"从膜论治"肿瘤疾病的诊疗理念:刘老认为体腔疾患可以想象把内"皮"翻过来,犹如咽、食道、胃、肠、膀胱、子宫等黏膜暴露在视野下,"在内之膜,如在外之肤",其炎症、溃疡、肿瘤等均可按疡科理论来辨证施治。并进一步指出"肤膜同位"、可"肤药治膜"。刘老指出"从膜论治"特别适用于富含黏膜的空腔脏器疾病,如食道癌、胃癌、结直肠癌、膀胱癌、子宫癌等。并总结出膜痒、膜疮、膜热、膜烂出血等临床病症的诊治要点。

(2) 扩大了疡科理论的诊疗范围:《周礼·天官篇》记载:"疡医掌肿疡、溃疡、金疡、折疡之祝、药、劀、杀之齐。"随着医学的发展,目前疡科诊治范围大致为疮疡疾病、皮肤科疾病、肛门疾病、五官及口腔疾病以及损伤(包括烧伤、冻伤、虫兽所伤等)。肿瘤疾病并不包含在疡科理论的诊疗范围。《疡科心得集·申明外疡实从内出论》指出:"夫外疡之发也,不外乎阴阳、寒热、表里、虚实、气血、标本,与内证异流而同源者也。"现刘老指出"在内之膜,如在外之肤","肤膜同位","肤药治膜",用"疡理诊瘤"为"引疡入瘤"阐明了理论基础。

2. **疡法治瘤——用疡科方法治疗肿瘤疾病的临证要点**

(1) 平衡阴阳:《疡科心得集·疡证总论》记载:"人有五脏六腑,不外乎阴阳气化而已……发于阳者,轻而易愈,发于阴者,重而难瘥,内科外科,俱是一例。"疡科诊病从阴从阳为大法。《伤寒论·太阳篇》指出:"阴阳自和者,必自愈。"《金匮要略·水气病脉证治》篇中曰"阴阳相得,其气乃行。"肿瘤疾病正是由于人体的阴阳平衡失调造成的,阴阳动态平衡的破坏是肿瘤发生发展的总的病机。《外科医案汇编》曰:"正虚则为岩。""正虚邪积"是肿瘤发生的具体病机。仲景在理虚同时,强调阴阳调和。他指出:"阴阳相抱,营卫俱行,刚柔相得,名曰强也"。肿瘤病机以虚为本,就其根本而言,仍属阴阳失调,故临床上借助药物或其他疗法来补偏纠弊,补不足,损有余,以平衡阴阳,可达到控制肿瘤病情发展的作用,所以肿瘤治则"平衡阴阳"为首要。

(2) 内外兼修:《医学源流》记有:"外科之法,最重外治。"可见外治法在疡科领域占有非常重要的地位。清朝·高秉钧指出"治外必本于内""外治法即内治法",倡导"疡疾内治"的辨治思想。刘老在仲景学术思想的影响下,认为内治与外治有着殊途同归之妙用。因此在肿瘤治疗过程中不拘泥于一法,而是将针刺、艾灸、药物等不同治法按照临床病症的不同辨证需要灵活运用,内外兼顾,优势互补,增强疗效。他临床常用自制蟾灵膏内服、温阳化癥膏外敷防治肿瘤复发转移,控制癌性疼痛堪称内外兼修的经典。

3. 疡药疗瘤——用疡科药物治疗肿瘤疾病的用药特点

(1)清热解毒药:刘老常用的清热解毒代表药有冬凌草、葎草等。《医宗金鉴·外科心法要诀》曰:"痈疽原是火毒生,经络阻隔气血凝。"清热解毒法在疡科临床应用广泛。热毒是肿瘤的重要病因之一。但是临床单纯属于热毒者不多,多为几种病因同时致病,也可能是热毒引起的新的一系列病理反应。刘老临证常常将清热解毒药与其他药物联合使用。如肿瘤包块明显,应与养阴散结、通络化瘀同用。溃疡明显者,必须与调和气血药共伍。邪正盛衰、阴阳失调是导致肿瘤发生的全身原因,刘老强调在使用清热解毒药物时必须结合患者的整体状况。膜疮可用紫花地丁、蒲公英、白花蛇舌草等清热之品消疮;膜热可用冬凌草、葎草等清热解毒之品除热。

(2)活血化瘀药:刘老常用的活血化瘀代表药有莪术、蜈蚣等。疮疡的发生是由于"营气不从,逆于肉理而成"。气滞血瘀是疮疡发病的病理基础,因此活血化瘀药物在疡科临床应用广泛。《疡科心得集》中指出:"癌瘤者,非阴阳正气所能结肿块,乃五脏血瘀、浊气、痰滞而成。"患者元气虚衰,不能运行血脉,加之情志、外感、饮食、劳倦等多种因素,形成日久成瘀,积久不去,化火成毒,形成瘀毒。因此肿瘤的治疗可遵叶天士"久病入络"之说,以仲景辛润通络之法,运用桂枝茯苓丸、大黄䗪虫丸以及王清任之通窍活血汤、血府逐瘀汤、少腹逐瘀汤、膈下逐瘀汤等加减化裁。膜烂出血可用白及、地榆等收涩之品止血。

(3)补虚药:刘老常用的补虚代表药有醋鳖甲、制龟板等。《疡科心得集》指出:"按定六部之脉,细察虚实,其间宜寒、宜热、宜散、宜收、宜攻、宜补、宜逆、宜从",当疮疡"已溃之后,脉宜不足。不足者,元气虚也。"《黄帝内经》有昔瘤、肠覃、筋瘤、噎膈和积聚等与肿瘤相关的病名。李东垣提出"养正积自除"。《医宗必读·积聚篇》认为"中者,受病渐久,邪气较深,正气较弱,任受且攻且补;末者,病魔经久,邪气侵凌,正气消残,则任受补。"刘老常将补虚药用于中晚期肿瘤患者,强调以人为本,扶正补虚,调整阴阳。善用补阴药,倡导"带瘤生存",控制临床症状,改善生存质量,延长生存时间。

(4)祛风药:刘老常用的祛风代表药有防风、白芷等。刘老指出风性轻扬、走窜、鼓动,风为百病之长,风邪易化燥化热,风性善行数变,风性主动等病邪特点,临床即有风邪袭表,肝阳化风,阴虚风动,热极生风,血虚生风,血燥生风,液枯生风,痰湿生风,血瘀生风等。百病多因风作祟,临床如肿瘤论治时,佐以祛风之药,多有奇效。高巅之上,唯风可到。可借助风药将药性上引,事半功倍。湿热蕴结于胃肠,日久损伤血络,可致便血等情况,称为肠风。临床多见结直肠癌、泄泻或痔疮出血等,可借助风药温通走散的作用疏通经络,逆转病机。膜痒可用蝉衣、僵蚕、羌活等祛风之品止痒。

❀(二)临床特点

1. 肿瘤治验

其门诊癌肿患者人数最多,为临证治疗癌肿积累丰富的经验。其认为,癌肿多因情志失调,气郁津停血结,而成癥成瘕;或饮食不节,痰湿毒结,著而不去;或居处、工作环境污染,外毒内侵,正气不足,无力逐邪,毒气稽留。此外,各种病理产物,积存于体内,气血暗耗,瘀毒内生,恶变成癌。一言以蔽之,癌肿乃"痰瘀毒蕴"为患。

西医学对癌肿治疗,多采用手术、放射疗法、化学疗法等,手术亦如外伤,直伤气血,导致正气虚亏,常常出现头晕、神疲乏力、面色苍白等症。其临证首以益气养血扶正,兼以化瘀抗癌;待元气渐复,主以抗癌消癥,然不忘扶正。放射疗法,犹如燥热之邪,灼津耗液,损筋伤骨,因放射灼伤部位不同,而症状不一,常见皮肤焦黑、脱皮、口、鼻、咽干灼痛,骨痛,咳嗽,腹痛等症。化学疗法,亦如"药毒",伤败胃气,毒伤脏腑、肌腠、毛发,常常出现头发脱落、呕吐、纳差等症状。其从温病角度论治,从卫气营血辨证,认为热入营血,血液受劫,当滋阴养血为主,用一甲复脉、二甲复脉、三甲复脉加减,或用大定风珠养阴固液。

其治癌肿用方,多遵仲景之鳖甲煎丸、大黄䗪虫丸、桂枝茯苓丸等,常常师其法而不泥于方。其用药经验:扶正固元药,如生熟地黄、山萸肉、玉竹、石斛、黄芪、百合、太子参等;清热解毒药,如白花蛇舌草、半枝莲、土茯苓、茵陈、六月雪、夏枯草等;化痰散结药,如胆星、大贝、海藻、白僵蚕、牡蛎、白芥子;活血逐瘀药,如三棱、莪术、川芎、泽兰、土鳖虫、桃仁、红花、益母草、刘寄奴;行气散结药,如瓜蒌壳、郁金、荔核、橘核、榔片、大腹皮;搜络散结药,如蜈蚣、地龙、全蝎、露蜂房、威灵仙、皂角刺、路路通等;攻坚散结药,如甲珠、鳖甲、莪术、干蟾皮、牡蛎。

2. 肾病治验

临床肾病患者很多,常见西医诊断为肾病综合征、慢性肾炎、慢性肾功能不全、尿毒症、IgA肾病、紫癜性肾炎等。针对此类患者,探其病因病机,从中医辨病、辨证、对症、辨体质进行综合论治,有较为成熟的经验。

本病在《黄帝内经》中称为"水",记述了症状,并指出其发病与肺、脾、肾相关。《素问·水热穴论》:"故其本在肾,其末在肺";《素问·至真要大论》:"诸湿肿满,皆属于脾。"《金匮要略》称之为水气,有风水、皮水、正水、石水之分。《丹溪心法》有阳水、阴水之分。其治法,《素问·汤液醪醴论》:"平治于权衡,去宛陈莝……开鬼门、洁净府。"《金匮要略》:"诸有水者,腰以下肿,当利小便;腰以上肿,当发汗乃愈。"《血证论》:"瘀血化水,亦发水肿,是血病而兼水也。"概而言之,有发汗、利小便、活血化瘀等方法。

根据疾病的演变过程中,结合现代实验室检测指标如肌酐、尿素氮、尿蛋白、血尿等异常,其认为本病乃邪正相搏,水液停留,日久则痰瘀热毒互结、气血虚损,而湿热贯穿于慢性肾炎的全过程。而至病变中晚期,出现多脏器、多系统损伤,病情复杂,变证多端。本病实乃中医肾之形脏病变,久病及虚,从邪正盛衰辨治。其临证分型如脾肾气虚型、脾肾阳虚型、肝肾阴虚型、湿浊内留型、湿热毒蕴型、风水泛滥型、瘀血入络型等。

其治肾病常用方,如萆薢分清饮、二至丸、二丁汤、实脾饮、真武汤、济生肾气丸、猪苓汤、桃核承气汤等,随症加减酌用。其用药经验,如:清热解毒药,如补肾强腰药,如巴戟、续断、狗脊;温肾化气药,如附片、桂枝;滋养肝肾药,如生熟地、山萸肉,或女贞子、旱莲草;健脾除湿药,如茯苓、白术、薏苡仁等;行气导水药,如槟榔、大腹皮、厚朴、枳实等;清热解毒药,如紫花地丁、黄花地丁、白花蛇舌草、土茯苓、银花等;清热除湿药,如萆薢、黄柏、六月雪、冬凌草;利尿消肿药,如猪苓、桑白皮、泽泻、茯苓等;活血化瘀、逐水泄毒药,如莪术、刘寄奴、王不留行、川芎、益母草、生熟大黄等;凉血止血药,如石韦、大蓟、小蓟等;祛风逐邪药,如地肤子、白鲜皮、防风、蝉衣、僵蚕等。

3. 脾胃病治验

刘尚义教授重视脾胃之升降、纳运、润燥,善治脾胃病,尤其是胃病治验颇丰,疗效显著。

临证脾胃病患甚多,其中以胃痛患者为主,本病病情反复,病程偏长,往往缠绵难愈。多由饮食不节,或饥饱失宜,致胃失和降而痛。或由情志所伤,肝气犯胃,气机阻滞不通而痛。或感寒饮冷,寒邪内客,寒主收引,胃络拘挛而痛。久病入络,胃络瘀阻而痛。久病及虚,或胃阴亏虚,或脾胃气虚,或脾胃虚寒。

其治胃痛常用方,如寒邪客胃者,用良附丸;湿困中阻者,用平胃散;饮食积滞者,用保和丸;脾虚食滞者,用枳术丸;肝胃不和者,柴胡疏肝散;肝胃郁热嗳酸者,用左金丸;瘀血阻络者,用失笑散;胃阴亏虚者,用沙参麦冬汤或一贯煎;脾胃气虚者,用补中益气汤;脾胃虚寒者,用黄芪建中汤。

治胃痛特色:一是治胃必治肝,木本克土,稍有情志失调,肝气不舒,最易犯胃,故每首贯以佛手、郁金、香附子、广木香;二是胃溃疡,从疡科肤病论治,清热解毒、敛疮生肌,药用蒲公英、大贝、白及等。曾治疗一例胃溃疡呈凹陷型,久不生肌的虚损患者,据"陷者举之"之义,脾主肌肉,投以补中益气汤加入白及、蒲公英等药,肌膜得生得复。三是久病入络,气病及血,胃痛日久,往往夹瘀,当活血祛瘀,药用川芎、蒲黄、五灵脂、莪术、三七。治疗一例胃痛十年余的女性患者,据"久病入络"之理,投以失笑散加味,应手辄效。

4. 外疡科治验

刘尚义教授善治外疡科疾患。在用药上,有以下特色:一是喜用介贝矿石类药物,尤其是治皮肤病,常用石决明、珍珠母、石膏、寒水石、龙骨、牡蛎、龟板等。二是常加风药,如羌活、独活、防风、荆芥,风为百病之长,善行而数变,肤病多风。三是佐以血类药,"治风先治血,血行风自灭",无论在初期、中期、末期,凉血、活血、养血均可用之,血热用生地、丹皮;血虚用当归、川芎;血瘀用茜草、红花、乳香、没药。四是酌用虫药,对疑难重症论治,重痰瘀论治,并予以虫药如蝉蜕、僵蚕、地龙、蜈蚣、土鳖虫等,以搜剔络中之邪。五是善用外治法,巧用有毒药,对外科疡疮,常水银、针丹等自制外敷药膏或药线,每遇危重急险之外科痈疡,每获奇效。其善治中医外疡科疑难重症,精于辨证,立方、用药独到,不仅强调外科内治,更善用外治法。

其对中医丹道学研究最久,着力最深,治验丰富,疗效卓著。如1978年其治疗一例肋骨结核病灶清除术后并发脓胸,X线示右肺4cm×6cm液平面,肺脓腔深20cm,日引流脓液2000ml,病势险恶,其以千金苇茎汤加减内服,以三仙丹制药线叉入脓腔内、加味太乙膏盖定,前后治疗4月病愈。又如1982年治疗一例上石疽,患者颈部拇指大包块半年内长至拳头,病势急重,其予以阳和汤内服,外敷温阳解凝膏,后以三仙丹撒制成药线,插入包块深部,前后治疗8个月包块消散,化险为夷。

5. 五官科治验

其善治口、舌、耳、目、鼻与二阴诸窍之疾,当辨病因、病位、病性、病势、病态与体质,还从诸窍自身特点出发:一是窍乃脏之外候,其疾主从所属之脏来论治。唇口,肌肉之本,脾之华也,唇之疾多从脾治;舌为心之苗窍,舌疾多从心治;耳,肾之外候,足厥阴肝、足少阳胆经皆络于耳,耳之疾虚则治肾、实则治肝胆;目为肝之外窍,合五轮,合乎五脏,为五脏精华之所系,目疾从五脏治,主从肝治;鼻入通于肺,为肺之外窍,鼻疾多从肺治;肾司二便,二阴之疾亦多从肾治。二是诸窍即"孔",内通与脏或腑,风乃百病之长,善行而数变,无"孔"不入,无"处"不到,每致诸窍疾生。盖"高巅之上,唯风可到",故卜窍多风。诸窍之疾,除各窍自身特点与所属脏腑特性外,凡具"风"动、"风"响之征,每加风药如羌活、蝉蜕、防风、细辛、白芷、蔓荆子等以疏风散邪。三是窍乃皮向内脏延伸之通道,故兼具"皮"的特征,"在内之膜如在外之肤",故治诸窍"膜"疾,亦可从"皮"的论治经验入手,如以皮达皮加丹皮、地骨皮、白鲜皮、紫荆皮等;"膜"痒者,可加地肤子、白鲜皮、防风、蝉蜕等;"膜"烂者,可加紫草、蒲公英、紫花地丁等。四是窍内通于脏,深邃难测,药不易达,唯虫药可及。虫性动,多穴居,故能入络入血,以治诸窍顽疾。药如蝉蜕、蜈蚣、地龙、土鳖虫、全蝎等,入穴搜邪,引邪外出。此外,强调多途径给药,如治鼻疾内服加熏吸、治口舌疾内服加含漱、二阴之疾内服加外洗等。曾治疗一女性患者,56 岁。脑鸣、耳鸣 2 年。病位在上,上病治下;风胜则鸣,物动则鸣,动病治以静药以滋养、潜降、敛藏。投以大补阴丸加减。主以龟板或石决明,龟贝居于深水,喜潜藏,性静而质重,属阴,以静制动;生熟地黄、山茱萸质重味酸,水至风息,填下为主;黄柏、知母降虚火而坚肾阴;法夏、天麻、石菖蒲、远志平肝息风、化痰开窍;防风、蝉蜕,入脑络耳窍搜剔风邪,风息物静而鸣止;蝉蜕更取"同声相应,同气相求"之义。

🌀（三）基于数据挖掘刘尚义教授临床用药规律分析肿瘤的病因病机

随着国家"十五""十一五"名老中医临床经验、学术思想传承研究项目的实施,中医界逐渐重视以名老中医的确有疗效的临证医案作为切入点,利用数据挖掘等量化研究,寻找名老中医诊疗的规律性,从而更全面准确地把握名老中医临床经验,具有客观性和说服力。中医学具有其独特的哲学理论基础、理论体系、诊疗模式,自古以来中医学都强调诵经典和临医案的学习,从中寻找出诊疗思路与依据,以上正是中医学循证诊疗和循证传承的生动表现。如果能够把数据挖掘分析同传统的师带徒、院校教育模式等结合起来,对名老中医经验进行挖掘研究无疑是一项有意义的尝试,也必将促进中医药行业的快速发展和经验的传承。

1. 资料与方法

（1）临床资料:2013 年 8 月至 2014 年 4 月就诊于贵阳中医学院第一附属医院刘尚义教授国医堂门诊的恶性肿瘤患者进行录入,共 1220 例,具体内容包括:患者一般信息:姓名、性别、年龄;临床信息:包括主诉、症状、舌脉、治则治法等,不同病理分型、不同分期、不同阶段均可纳入;所选处方用药:按门诊实际处方记录的药物名称及用量记录清楚。

（2）研究方法

1）临床资料规范原则:按照普通高等教育"十一五"国家级规划教材《中药学》记录的中药正名,对所有中药名称字段予以规范:对中药合写进行拆分:如生熟地,拆分为生地黄、熟地黄;对中药名称统一写成中药正名:如"丹皮"统一为"牡丹皮";对中医药别名或俗称统一成中药正名如"枣皮"统一为"山茱萸"等。

2）分析软件及录入数据："中医传承辅助体统（V2.5）"软件由中国中医科学院中药研究所提供，将上述处方录入系统，由双人负责数据的审核，以确保数据的准确性。通过软件中"数据分析"模块中的"方剂分析"功能，进行用药规律挖掘。

3）数据挖掘方法：对患者的年龄、性别、恶性肿瘤的种类进行描述统计；基于聚类分析、关联规则阿 Apriori 算法、复杂系统熵聚类等无监督数据挖掘方法对刘尚义教授治疗恶性肿瘤用药频次特点、组方规律进行分析。

2. 结果

（1）年龄：1220 名患者中，最小年龄为 19 岁，最大为 88 岁，平均年龄为 55.7 岁。

（2）性别：1220 名患者中，755 名为女性，占 61.9%；465 名为男性，占 38.1%。

（3）恶性肿瘤种类：1220 名患者中，220 名为乳腺癌患者，占 18.0%；213 名为结直肠癌，占 17.4%；200 名为肺癌患者，占 16.4%；91 名为鼻咽癌患者，占 7.4%；75 名为宫颈癌，占 6.15%；66 名为卵巢癌患者，占 5.4%；48 名为胃癌患者，占 3.9%；46 名为肝癌患者占 3.8%；115 名为其他肿瘤患者，占 9.4%。所有肿瘤患者中，以乳腺癌居多，其次为结直肠癌、肺癌、鼻咽癌、宫颈癌、卵巢癌、胃癌、肝癌等。

（4）药物频次统计分析：对 1220 名患者用药频次进行统计，使用共涉及中药 234 种，使用频次在 100 次以上的药物有 25 味（表 1）。

表 1 使用频次 100 次以上的药物情况表

序号	中药名称	频次	序号	中药名称	频次	序号	中药名称	频次
1	莪术	1207	10	石斛	296	19	黄精	143
2	鳖甲	1203	11	川芎	254	20	吴茱萸	142
3	冬凌草	1147	12	厚朴	250	21	佛手	132
4	萹草花	502	13	黄芪	248	22	白头翁	128
5	生地黄	345	14	苍术	246	23	桑椹	127
6	熟地黄	317	15	蜈蚣	211	24	紫菀	119
7	玉竹	306	16	黄连	181	25	益母草	109
8	山茱萸	306	17	郁金	166			
9	百合	301	18	薏苡仁	156			

（5）高频药物归类统计分析：药物归类结果显示，补虚药 31.27%、活血化瘀药 16.79%、清热解毒药 16.47%、利湿药 9.80%、化痰药 7.77%、收涩药 4.16%、解表药 2.77%、疏肝药 2.27%、理气药 2.12%、祛风湿药 1.39%、温里药 1.32%、止血药 0.95%、消食药 0.90%、泻下药 0.80%、安神药 0.51%、驱虫药 0.45%、开窍药 0.25%。

（6）基于关联规则的方剂组方规律分析：按照药物组合出现频次由高到低排序，前三位分别是"鳖甲、莪术"，"莪术、冬凌草"，"鳖甲、冬凌草"（表 2），分析所得药对的用药规则（表 3），并进行关联规则网络展示（图 1）。

表2　方剂中使用频率300次以上的频次表

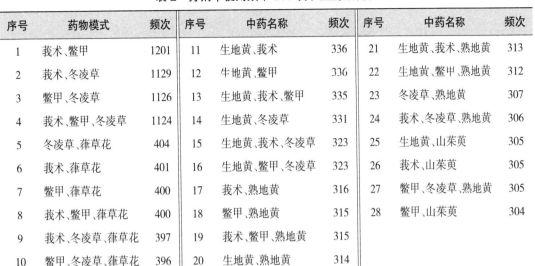

序号	药物模式	频次	序号	中药名称	频次	序号	中药名称	频次
1	莪术、鳖甲	1201	11	生地黄、莪术	336	21	生地黄、莪术、熟地黄	313
2	莪术、冬凌草	1129	12	生地黄、鳖甲	336	22	生地黄、鳖甲、熟地黄	312
3	鳖甲、冬凌草	1126	13	生地黄、莪术、鳖甲	335	23	冬凌草、熟地黄	307
4	莪术、鳖甲、冬凌草	1124	14	生地黄、冬凌草	331	24	莪术、冬凌草、熟地黄	306
5	冬凌草、葎草花	404	15	生地黄、莪术、冬凌草	323	25	生地黄、山茱萸	305
6	莪术、葎草花	401	16	生地黄、鳖甲、冬凌草	323	26	莪术、山茱萸	305
7	鳖甲、葎草花	400	17	莪术、熟地黄	316	27	鳖甲、冬凌草、熟地黄	305
8	莪术、鳖甲、葎草花	400	18	鳖甲、熟地黄	315	28	鳖甲、山茱萸	304
9	莪术、冬凌草、葎草花	397	19	莪术、鳖甲、熟地黄	315			
10	鳖甲、冬凌草、葎草花	396	20	生地黄、熟地黄	314			

表3　方剂中药物组合关联规律表

序号	药物模式	置信度	序号	药物模式	置信度
1	石斛 -> 玉竹	1	14	莪术,冬凌草,山茱萸 -> 生地黄	1
2	熟地黄,山茱萸 -> 生地黄	1	15	莪术,熟地黄,山茱萸 -> 生地黄	1
3	熟地黄,山茱萸 -> 生地黄	1	16	鳖甲,冬凌草,山茱萸 -> 生地黄	1
4	百合,鳖甲 -> 莪术	1	17	鳖甲,熟地黄,山茱萸 -> 生地黄	1
5	莪术,百合 -> 鳖甲	1	18	百合,鳖甲,冬凌草 -> 莪术	1
6	鳖甲,熟地黄 -> 莪术	1	19	莪术,百合,冬凌草 -> 鳖甲	1
7	鳖甲,山茱萸 -> 莪术	1	20	鳖甲,冬凌草,熟地黄 -> 莪术	1
8	鳖甲,葎草花 -> 莪术	1	21	鳖甲,冬凌草,山茱萸 -> 莪术	1
9	莪术,石斛 -> 玉竹	1	22	鳖甲,冬凌草,葎草花 -> 莪术	1
10	鳖甲,石斛 -> 玉竹	1	23	鳖甲,熟地黄,山茱萸 -> 莪术	1
11	冬凌草,石斛 -> 玉竹	1	24	莪术,鳖甲,石斛 -> 玉竹	1
12	生地黄,鳖甲,熟地黄 -> 莪术	1	25	莪术,冬凌草,石斛 -> 玉竹	1
13	生地黄,鳖甲,山茱萸 -> 莪术	1	26	鳖甲,冬凌草,石斛 -> 玉竹	1

3. 讨论

（1）"虚损不足"是肿瘤病因的发病关键。刘老认为"虚损不足"是恶性肿瘤发病的根本原因。西医学对恶性肿瘤多采用手术、放法、化疗等治疗手段。刘老指出，手术亦如外伤，直伤气血，导致正气虚亏，常常出现头晕、神疲乏力、面色苍白等症。其临证首以益气养血扶正，兼以化瘀抗癌；待元气渐复，主以抗癌消癥，然不忘扶正。放疗犹如燥热之邪，灼津耗液，损筋伤骨，因放射灼伤部位不同，而症状不一，常见皮肤焦黑、脱皮、口、鼻、咽干灼痛、骨痛、咳嗽，腹痛等症。化疗亦如"药毒"，伤败胃气，毒伤脏腑、肌腠、毛发，常常出现头发脱落、呕吐、

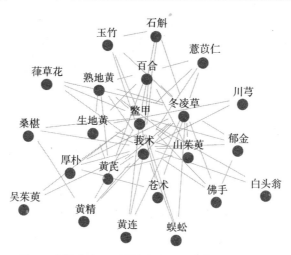

图1　支持度为10,置信度为0.8的药物网络展示

纳差等症状。其从温病角度论治,从卫气营血辨证,认为热入营血,血液受劫,当滋阴养血为主,用一甲复脉、二甲复脉、三甲复脉加减,或用大定风珠养阴固液。无论是肿瘤的发病还是肿瘤治疗导致的临床症状,都与体质的"虚损不足"密切相关,因而刘老在肿瘤治疗中,喜用补益之品。从高频药物归类统计分析可以看出,补虚药使用率达到31.27%。

　　(2)"瘀湿痰郁热毒"是肿瘤病机的病理基础。刘老指出:忧思伤心脾,郁怒伤肝,经络痞塞,结成核块;或四时邪风,客于经络,癖而着内,瘤疬所生;过食肥甘,酒毒留内,每多噎膈;或正气不足,脏腑虚弱,痰瘀成块,邪毒内生。痰、湿、瘀、郁等病理产物在病机变化过程中,有和其他常证不同的毒性,这种毒性与病理产物相互裹结,即成为痰毒、湿毒、瘀毒、郁毒,毒蕴化热,胶结形成癌毒,癌毒耗伤气血,进一步导致正气亏虚。互为因果,相互影响。因此刘老强调"瘀湿痰郁热毒"是恶性肿瘤的病机关键。刘老常用到鳖甲软坚散结、莪术破血消积、冬凌草清热解毒、萹草清热利湿,分别对应痰毒、湿毒、郁毒和热毒。针对郁毒,刘老常用疏肝理气之品调理,更强调医生、患者、家属等社会群体的共同协调疏解。由于各种毒邪易于裹夹热毒而形成癌毒,刘老在使用补虚、化瘀、利湿、祛痰、疏肝等诸多治法的同时,均佐以清热解毒之品。统计分析显示,刘老在处方用药中主要以补虚药(31.27%)、化瘀药(16.79%)为主,其次为清热解毒药(16.47%)、利湿药(9.80%)、祛痰药(7.77%)、疏肝理气药(4.39%)等。

　　(3)"引疡入瘤"是对肿瘤治疗的创新举措。刘老提出在肿瘤防治过程中应该"引西润中",引进手术、放化疗等西医学手段,结合中医药的自身特色和优势,以改善患者生活质量、延长生存时间、减少复发率为治疗目标。他"引疡入瘤"将疡科理论引入肿瘤诊疗,提出"疡理诊瘤,疡法治瘤,疡药疗瘤"的学术思想。"疡理诊瘤":刘老认为对于空腔脏器的肿瘤可以从疡科角度来思维辨治。"疡法治瘤":疡科治法初期宜"消"、中期要"托"、后期当"补",且内治外治相结合;刘老治疗肿瘤时,也提倡分期而论,扶正祛邪、攻补兼施、内外修治。"疡药疗瘤":从上述统计描述中可以看出,刘老肿瘤常用药物里面排名前三的补虚药(31.27%)、活血化瘀药(16.79%)和清热解毒药(16.47%)正是治疗疡科疾病的常用药物。

　　(4)"从膜论治"是对肿瘤治疗的独特认识。刘老擅治杂病、长于肿瘤。他认为"在内之膜,如在外之肤",率先提出"肤膜同位","肤药治膜"的诊疗理念,提出"从膜论治"的学术思想,在肿瘤、肾病、脾胃病、妇科及皮肤外疡等疾病中广泛运用,于杂病诊治中独树一帜。他认为"体内空腔疾患,我们可以想象把内'皮'翻过来,诸如咽、食道、胃、肠、膀胱、子宫、阴道等肿瘤均暴露在肉眼下"。因此,刘老在治疗消化道肿瘤、膀胱肿瘤及妇科肿瘤等空腔脏器肿瘤时,均基于"在内之膜,如在外之肤"来论治。并制定出膜痒、膜疮、膜烂出血等病症。对症用药方面膜痒主要用祛风药(1.39%),膜疮主要用清热解毒药(16.47%),膜烂出血主要用止血药(0.95%)。并指出膜之疾亦当分虚实,实者泻之,虚者补之。

三、学术访谈

(一) 中医文化是俗文化上升到雅文化的过程

问:中医文化从俗到雅有哪些例子?

答:什么叫文化?开茶馆的有茶馆文化,开餐饮的有餐饮文化,他们的文化就是把餐饮茶楼摆上花、摆上草、摆上假山,这就是文化。我想了两个晚上,这个文化怎么来看,因为文化要上升为理论,要上升为科学,这个才叫文化。世界上有印度文化、巴比伦文化、还有中东文化这些古老文化,到现在都荡然无存了。只有中华文化一代代的传承,弥足珍贵。世界上所有的文化都经历两个步骤,一个叫做俗文化,俗文化再上升到雅文化,叫雅俗共赏。从中医来讲,它也经历这个过程。人文科学和医学联系得多,中医学是生命科学和人文科学的一个汇总。生命科学是研究人的生老病死,再加上一个预防医学,也就是治未病,但是其指导核心都是人文科学。

从中医来讲,除了有哲学来作为指导,还有一些其他的科学,比如气象学,我们讲五运六气;还有侃学,讲的是风水;还有冶金学,因为中医针灸,要制造出各种型号的针;还有个军事学,你们可能不知道,明代有个医生叫张景岳,写了个八阵,就是按部队上的这个阵,有攻阵、有补阵、有合阵等,就把军事学也摆进去了;还有个民族学。中医文化由俗文化上升到雅文化,在雅文化中又泛生出俗文化,就是不断总结,不断上升,我觉得这才能谈到文化,所以说中医文化是弥足珍贵的。

例如俗文化,比如养生的时候,首先是嘴巴在动,增加口水,这是俗文化嘛,这俗不可耐。但是俗文化上升到雅文化的时候就有很多科学道理了,人的衰老与唾液腺萎缩有关系,不断使口水增多,可以使人的生命力增强。因为口水有很多作用,第一个作用是人的第一道防线,我们吃的很多东西有亚硝酸盐,黄曲霉毒素在里面,通过咀嚼,就可以把90%的黄曲霉毒素和亚硝酸盐清除掉。第二还有个抗菌作用,我们拔牙也好,口腔受伤也好,根本不需要消毒,不需要其他的处理,可以自然而然地愈合。第三,口水还可以清除异物,我们吃饭的时候,里面还有沙子,甚至有头发,通过咀嚼后,口水可以将杂质清除。第四有个润滑作用,在吃干的东西时候,咀嚼久了以后,唾液就出来了。唾液就把很多东西变成黏液,所以一个口水是俗文化,上升到雅文化,就叫唾液。唾液腺的研究就不是口水的研究,就成了雅文化,所以说俗文化要上升为雅文化。

　　神农尝百草,这是俗文化,用嘴巴尝一尝,百草是什么味道,甜的东西可以健脾,苦的东西可以清火,咸的东西可以软坚,辛辣的东西可以发汗治感冒,淡味的东西可以利尿,这样慢慢就体会出来了。所以说中国文化、中医文化就从俗文化起来的,我们今天不可能站在现代人的高度,用现代人的药理学去规范古人的思维,这样是做不到的,因为2000、3000年前的人根本不知道什么核心成分、有效物质,根本就不知道,所以认识物质都是从俗文化开始。

　　中医谈到药物,从形态学来讲,比如麻黄是中空,外达,是个管子,可以到肺,这个管子可以利尿,加上辛甘发散为阳,感冒可以用,还可以利尿,所以麻黄的功能是现代人研究才知道,开始并不知道。中医对药物的认识,开始是气,即四气五味,就谈到了辛甘酸苦咸;还有质地,比如说玉竹,肉头比较厚,是滋养的;如果长在水边的,大部分可以利尿,比如萹蓄,车前草,都是长在水边的。中医就是这么认识药物的啊。长在石头上的东西,强劲重固,就这么来的。还有生产生活的地点,比如半夏,夏至的前18天和夏至后的18天,称为长夏,这个时候半夏收获是最好的,半夏就像门的转珠一样可以开阖,所以它可以和胃降逆,怎么来的,它收获的时候就这样的。

　　中医对药物的产地也很看重。有一个成语故事讲的是橘子生于淮北,则为橘,生于淮南,则为桔。淮南与淮北,土壤中微量元素是不同的,这是今天研究出来的,和古代不一样。像贵州的垂盆草,里面含垂盆素就很高,到了北京就很低。贵州的天麻,天麻素很高,产地不一样,里面的含量就不一样。中医强调道地药材,产地不同,药效差异很大。内蒙古的肉苁蓉一年可以有五次产,那里是沙质土壤,含量就很高,被称为关外的人参。像甘肃的甘草、大黄、当归,比贵州地道多了。说到当归,有句话叫做"头尾互用,则呼应不灵",当归头、当归身、当归尾作用是不同的,归头是活血的,归身是补血的,归尾是化瘀的,现在用得很马虎了,全部用在一起,补血、活血、化瘀都在里面去了。

　　还有一句话叫做"收采非时,则呼应不灵"。比如刚才说到的半夏,非要夏天收,如果冬天收就没作用。像银花这种东西,春天收,花在的时候很好,冬天收就没作用了。这些说法都是俗文化。现在研究出来了,地道药材的含量,收获的时节,一般有效成分的含量,都是不一样的。现在弄了个指纹图谱,用洋人的东西来规范中医,就说药有个指纹图谱,这是比较高深的东西,这是雅文化,由俗到雅了。但也遇到个问题,早上采的淫羊藿,做的指纹图谱,和下午做的不一样,天气晴采的和阴天又不一样。这些东西都处处将了西医学的军。

　　所以中医很多都是从俗文化到雅文化来的。很多东西都是古人精炼的,很多东西都是古人发挥人体的潜力来治愈,都是模糊的。你说损有余,补不足,什么叫有余,什么叫不足,你去掌握,全凭医生的经验,就是恰如其分的掌握这个度,比如治病三补,七泻,这个度怎么掌握,所以我觉得中医是模糊的,你喝这碗药,也是模糊的,到底什么成分,搞不清楚的,理论是模糊的,所以中医急诊科讲课的时候,中医就叫你糊糊涂涂地活,你搞不清怎么活的,西医让你明明白白地死,搞得很清楚你才死,所以中医的最高境界是消除症状,西医的最高境界是诊断清楚,境界是不一样的。所以说中西互补,中西结合,这有他的优势。我刚写了个对联,叫:医宗仲景百病胜,引西润中道更深。我以西医来润我的中医,来改善、湿润我的中医,好的我就吸收,不好的就不吸收,我的道就会更深。

　　问:您常说的"中医是科学,指导用哲学,表述靠文学、辨证论治有美学,全过程充满社会学"这段话如何解释?

答: 这是我自己根据多年对中医的理解总结的一段话。中医是科学,如果不是科学,大家不会做学问,不会成立中医科学院;中医又是哲学,刚才说的,阴阳五行;表述靠文学,古文基础不好,学中医很难的,中医很多东西都中国文化息息相关。"脾主升清,胃主降浊","在上之气不可不降,在下之气不可不升","养阴须图扶脉,补中气须图建中"都是很好的成语,都是很好背的东西,你把脾和胃的功能全部背到后,治脾胃病,应付游刃有余,所以中医表现靠文学,是从文学的角度把很多东西都搞清楚了。辨证论治有美学,这是怎么来的呢? 中医治疗有形态美,中医有红色的药,像红花,有白色的药,像山药,这是红白之美;还有轻重之美,还有升降之美,中医还有个观点叫做气化学说,可以讲升降出入,升和降就是地气上升,天气下降,人的话就是心火下潜,肾水上升,天人相应。还有个出入,人肯定要浮降,如果你把植物关在一个密封环境就死了,所以内经有段话很精辟:升降出入,无器不有。没有哪个事物、物体没有升降出入,"无升降则无以生长化收藏"指的是植物,一颗种子栽下去,春生、夏长、长夏化、秋收冬藏,一个农作物的生长,过去夏天的时候我栽了一盆丝瓜,夏至前后,一天可以长两寸到三寸长,长得非常快,你们好好观察夏至前后是生长最快的时候。"无出入则无以生长壮老矣"是讲动物的,入就是我们呼吸,出就是呼出二氧化碳,没有这个就不能生长壮老矣。小孩子生下来就是生了,长就是长到 23 岁左右,壮是 25~35 之间,过去 40 岁以后就喊老了,就齿脱发落了,我现在看很多 40 岁的还在青春年少,国家社会条件好了,生活进步,医药条件进步以后,看到好多六七十岁人都宛如少男少女,这是很不错的,社会条件加上很会保养,所以出入指的春生夏长,秋收冬藏,这是中医很重要的一个气化观念。全过程充满社会学,如何理解这句话呢? 希波克拉底说过三句话,医生有三个武器,一个是语言,第二个是药物,第三个是刀子。中医很看重语言这个东西,良言一句三春暖。病人来了你对他亲热点,多解释下,多亲热下,能解释的给他多解释,这样很多病有效的。我曾经治了个贵阳钢厂保卫科的一个科长,一个女同志,穿着公安衣服,她说怕他爱人,他爱人一回家就吼人,态度很不好,所以就胃口不好了,我说你下次把你爱人喊来,我和他讲两句,第二次她就把爱人喊来了,爱人是个四川人,性子急,但是个很好的人,我解释到你老婆的病需要家庭呵护,需要温暖,我说你要多关心下,他说:我才不关心咯。我说你这不对的,要改变下说话的方式,回来以后要做做家务,少说话,要多关怀下,以后这么办,他爱人病情就很好了,这是社会学。过去有个医生开药,夫妻反目,因为过去娶媳妇很困难,要花很多钱,他把钱丢掉了,老婆又生病,脾气也不好,医生就说你这病要用谷子,就是黍米来养胃阴,黍米要用手搓,把他搓细,搓细以后熬成米汤,男的回去就搓黍米了。手都搓掉两层皮,媳妇一看,心想他对我还是不错的,一感动,病就好了,所以肝为情绪病之源,胃为传病之所。一个病人的治愈有三个条件,一个是病人的心情,第二个是家庭的呵护,第三个是药物的作用,三者是缺一不可的。中医治病也就是一个调和的过程。有个乳腺癌病人,腹水肚子很大,医生说最多活半个月,父母就跪下来了,看这病我觉得心里也不舒服,那是腊月十几,我说努力让你过个春节吧,她说那好嘛。我就用中医的方法,我就相信这一点,中医是个自我调控的手段,可以发挥人类的潜能,这个潜力发挥起来是无穷无尽的,有句话叫狗急跳墙,人在危机的时候,很远的坑也可以跳过去,救火的时候很重的东西一搬就搬起来了。中医来看,人体是一个自愈的武器,医药一进去,潜能就调动了,就会发挥很大的生命力,中医就采用这种方法了。这个病人春节过完没有死,正月十五没有死,去年没有死,今年没有死,上周来看还在的。中医这个学科有很多疗效是不好解释的。还有深圳人事厅的一个老同志,他解手的时候儿子回来敲门把他吓到了,尿就短了,以后就解不出尿了。西医看没什么办法,他说小便好困难!是不是前列腺有什么东西?我说恐伤肾,中国有很多成语和医疗有关系,吓得屁滚尿流,而他被吓得屁不滚尿不流,所以我就给他慢慢补肾,惊恐伤肾,慢慢调理肾,就好了,这是个很精彩的病例。还有个肾主骨,原来学院的一个处长,腰上长石头,省医给他取石,取了以后就长脓,门牙左边全是黑色的,右边是白的,黑白分明,我就用仙方活命饮给他排毒,脓尽牙齿就白了。肾主骨,齿为骨之余,这是最生动的一个例子。

🐾(二)张仲景学术思想对肿瘤防治的指导意义

问:请谈谈您对肿瘤治则、治法和治疗前景的看法。

答:我有个乳腺癌病人,切了以后,做过放化疗,中医治疗作用就是减毒增效,我是从扶正祛邪,养阴散结来治疗的。中医老一辈的讲,阴阳虚,气虚,说不清楚。为什么肿瘤容易复发,手术以后把病灶切了,又通过放化疗把残存的细胞也抑制了,如果在黏膜上的肿瘤,不超过1cm,一般是原发的不会转移,但如果超过1cm,有了动静脉以后,里面的肿瘤细胞就会流出来,会脱落,理论上就有了转移。把肿瘤细胞杀死了,但肿瘤的驱动器没减量,所以到一定的时候干细胞就驱动,就复发,中医刚好可以对干细胞起到抑制作用,这是其优势所在。

其实我也不是专门治肿瘤的,但是目前确实肿瘤病人占大半,而且都是老病人,存活时间较长、生存质量也不错,所以我就被当成是肿瘤专家了。中医治疗肿瘤一般是三个情况,刚来的时候,没有进行放化疗,包块很大,中医治疗就是通过活血化瘀,软坚散结来治。比如我治疗上石疽的病人,颈部有个很大的包块,用软坚散结的办法,西医切片,说得似是而非的,开过刀的地方就像个腊肉样,又不出血,又不收口,中医就用软坚散结的办法,就是哲学观点,这个包块不红,不肿,不痛,我想个办法将其激化,怎么激化呢?中医就从阴证转为阳证,把矛盾激化,就给个阳和汤,吃了以后伤口就开始红了,然后化成脓,成脓自己排掉,用夹竹这些,慢慢肿块就内消,外面就流脓,里面缩小。还有一种经过手术了,通过手术就伤了气血,就扶正,补益气血,然后活血化瘀,加上西医学对肿瘤有治疗作用的中药,我给同学讲中医没有什么药是抗癌的,但通过理论用这个药,比如莪术可以活血化瘀,西医学就提取了一个榄香烯出来了,这个就是抗癌的。我开的处方,在计算机里统计后,莪术是出镜率最高的药物,所有中药很多都是对残留细胞有杀灭作用。第三个就是手术后通过放化疗的这种,养阴扶正,所以肿瘤以后十大后遗症,中医是最多的,化疗综合征就是白细胞减少,还有个化疗脑,就是化疗后记忆减退,人变傻了,就是智力下降,还有恶性胸腹水,还有疼痛,高钙血症,就是兴奋得睡不着觉,口干舌燥,病人来的时候舌苔跟猪腰子一样,杨梅一样,这种很多的,鼻咽癌化疗的这种,大量养阴就是中医的优势所在了。中医治病没有成功可言,但是一直是个爬坡路,这些药是交替用,阶段用,开始时活血化瘀,有扶正,最后养阴生津,三个东西具体应用,中医治病是很活的,辨证,一个病在早期、中期和末期,治法不一样,同病异治,不同的病,症状一样,中医的精华叫异病同治。关于肿瘤防治,我总结出来一句话就是"平衡阴阳、内外修治"。

问：您认为"平衡阴阳、内外修治"可作为肿瘤防治的治则之一，这是如何提炼出来的呢？

答：我一直很推崇张仲景，自谓"仲景门徒。"阴阳平衡是中医理论的总纲，也是《黄帝内经》的精髓所在。《素问·阴阳应象大论》有云："阴阳者，天地之道也，万物之纲纪，变化之父母，生杀之本始，神明之府也。"仲景在《伤寒论·太阳篇》指出："阴阳自和者，必自愈。"这段原文指出无论何种疾病，采取何种治法，最终目的都是要达到"阴阳自和"，才能获得痊愈。《金匮要略·水气病脉证治》篇中曰"阴阳相得，其气乃行"。总的来说，肿瘤是由于人体的阴阳平衡失调造成的，阴阳动态平衡的破坏是肿瘤发生发展的重要病因。目前大家认为"正虚邪积"是肿瘤发生的病机所在。《外科医案汇编》曰："正虚则为岩。"仲景在理虚同时，强调阴阳调和。他指出："阴阳相抱，营卫俱行，刚柔相得，名曰强也。"这就说明身体强壮，有赖于营卫之通与阴阳之和。若营卫不通，阴阳不和则病变丛生。基于此，我个人认为肿瘤病机以虚为本，就其基本病理而言，仍属阴阳失调，临床上借助药物或其他疗法来补偏纠弊，补不足，损有余，以平衡阴阳，可达到控制肿瘤病情发展的作用。所以肿瘤治则"平衡阴阳"为首要，这也是中医的优势所在。

在治疗方法上，《金匮要略》中融合了多种治法，其中内外并治法应用于多种疾病的治疗中，内治与外治有着殊途同归之妙用。我在肿瘤治疗过程中效仿仲景，不拘泥于一法，而是将针刺、艾灸、药物等不同治法按照临床病症的不同辨证需要灵活运用，内外兼顾，可优势互补，增强疗效。中医学认为："积者，阴气也，故沉而伏。""痛者，寒气多也。"阴疽、流注、痰核、横痃、积聚肿块之成形多为阴寒邪毒之气留踞不去，气血涩滞，痰湿内阻，积久则血气瘀滞、脉络不通。临床面对肿瘤所致疼痛患者，除了给予口服汤剂以外，根据患者经常痛有定处或体表包块处疼痛明显的特点，我研制了温阳化癥膏外敷镇痛消癥。临床尚有恶性胸腹水、癌性发热、放化疗所致恶心呕吐等，我都习惯用内外修治的方法针对性治疗，常常能起到增强疗效的作用。

总的来说，我认为"平衡阴阳、内外修治"可作为肿瘤防治的治则之一，这些看法都是总结前人经验的基础上总结出来的，尤其受仲景学术思想影响颇深。

问：仲景学术思想对肿瘤预防的贡献

答：《金匮要略》中治未病思想已经将现代肿瘤预防的三个阶段解读得非常清楚。参照原文可见：①未病之前："摄生养慎，不令邪风干忤经络"；"房室勿令竭乏；服食节其冷热苦酸辛甘"；这就是告诉我们要注意饮食起居，阴阳调和，才能养生防癌的意思。②已病后："适中经络，未流传脏腑，即医治之"；"四肢才觉重滞，即导引吐纳，针灸膏摩"。这就是有病治病，内外修治的意思。③预防传变："见肝之病，知肝传脾，当先实脾"，这就是讲了肿瘤治疗有预防复发转移的功效。但是肿瘤防治重点还在预防上，很多在肿瘤在最终发病的过程中都先经历了一个癌前病变的过程，比如乙肝与肝癌、肠息肉与结直肠癌、胃溃疡与胃癌、食管上皮鳞状化生与食管癌等，虽然癌前病变并不一定会发展成肿瘤，但在癌前病变阶段积极干预、治疗，将会减少肿瘤的发生发展。得了肿瘤后，通过中医药调整阴阳、扶正补虚等治疗，也可以减少肿瘤复发转移的机会。我觉得这是中医药防治肿瘤的优势所在，也是今后科学研究的一个方向。

问：仲景学术思想对肿瘤疾病治疗原则的贡献。

答：我个人总结"平衡阴阳、内外修治"可作为肿瘤防治的治则之一，这是仲景学术思想给我的启发。肿瘤病情变化多端，同一疾病的不同阶段应采用不同的治疗方法，其演变过程与《伤寒杂病论》论述外邪入内，循经演变的过程较为相似；仲景《伤寒杂病论》中着重阐述六经受邪后，可用汗、吐、下、和、温、清、补、消等八法治疗；治疗方法有服药、针灸、熏洗等，尤其强调针对诸多变证的辨证治疗。有研究认为伤寒论提出火逆证病理变化在许多方面与放疗毒副反应具有相似之处，对于放疗引起的毒副反应具有重要指导意义。可根据火逆证之辨证论治规律，在应用放射治疗的同时，采用中医药治疗以减毒增效。《伤寒杂病论》的辨证论治体系可以运用到很多肿瘤治疗过程，对当今肿瘤的中医治疗有着非常重要的现实意义。

问：仲景方药在肿瘤疾病中的运用。

答：近年来，国内外在肿瘤临床上运用张仲景《伤寒杂病论》中的经方，以方证相应理论为指导应用于临床治疗，应用于现代中医肿瘤治疗具有很好的实用价值。从六经辨证思想及组方遣药思想，均可用于指导肿瘤病的临床治疗。解表宣肺类：如麻黄杏仁甘草石膏汤可用于肺癌而证属痰热蕴肺、气急喘促者；小青龙汤则适宜于肺癌证属寒饮内伏，复有外邪内扰者。泻下攻逐类：如大承气汤可用在消化道肿瘤发生不完全肠梗阻者；大黄牡丹汤适用于肠癌证属痰热内结者；麻子仁丸则可用于肿瘤化疗止吐治疗及止痛治疗中出现的便秘；大柴胡汤以及小柴胡汤均可以用于癌性发热者。温里散寒类：四逆加人参汤可用于晚期肿瘤病人的扶正固脱；真武汤用于肿瘤发生腹水，证属脾肾阳虚，气化无力者；理中丸、小建中汤可用各种肿瘤证属脾胃虚弱、气血不足者。扶正补虚类：炙甘草汤、肾气丸适用于肿瘤而见脏腑气虚、精血不足者；黄芪桂枝五物汤适用于气血不足，不能荣养肢体者；薯蓣丸适用于气血阴阳俱不足者，以及化疗后骨髓抑制者。理气和中消痞类：积术汤、半夏厚朴汤、橘皮竹茹汤适用于肿瘤证见中焦气机郁塞者；小半夏汤、半夏生姜汤用于肿瘤化疗呕吐者；半夏泻心汤、生姜泻心汤、旋覆代赭汤适用于肿瘤证见肿瘤证见脾胃功能紊乱，痞满不欲饮食者，亦可用于化疗呕吐的预防。化痰行水类：小陷胸汤适用于肺癌证属寒热结聚、肺气壅塞者；五苓散、苓桂术甘汤适用于肿瘤脾虚不运，水液不行，发为水肿者；而瓜蒌薤白半夏汤则适用于胸部肿瘤证属痰浊结于胸中，胸阳不振者。

❀（三）"引疡入瘤"学术思想形成的过程

问：请师父谈一谈以前跟师学习的经历。

答：我是从大方出来的，1961年考入贵阳医学院祖国医学系，之后转入新成立的贵阳中医学院中医系，在校读书期间主要系统学习了中医理论和西医学知识。得到了黄树曾、李彦师、方以正等医学名家的指点，全面学习了《黄帝内经》《伤寒论》《金匮要略》《温病条辨》等中医经典著作，所以说"读经典、跟名师"很重要。而且我特别喜欢收集医案，这么多年来我收集了程杏轩、王孟英、张聿青等古今名家医案集，每每揣摩领悟，总能领悟出新的东西。1962年由于有一些亲属关系，我认识了贵州名医葛氏疡科第七代传人赵韵芬老人，课后业余时间，我常常跟随赵韵芬学习见习。赵韵芬老人善治九子疡，善用丹药、药线治疗疡科疾病。我治疗肿瘤的经验应该说是从疡科开始启蒙的,可能由于我认真好学,赵老人家特别喜欢我,她生前将其倾尽毕生心力所著《疡科浅说》的手稿赠与我,这本书没有出版,我一直珍藏着。葛老人家为了把葛氏疡科的传家之宝继承下来了,还将葛氏几十个祖传秘方献给了国家,当时她在治疡的方法上不断创新,治一个好一个,在贵阳名声很大。我跟着葛老人家主要学习了疡科疾病诊治和丸、散、膏、丹等的炼制。我现在很多治疗肿瘤的经验方法和这个时候的跟师学习分不开的。

问:"引疡入瘤"学术思想的形成是否与早期跟师经验有关?

答:我是个杂家,不是专门搞肿瘤的,只是现在肿瘤病人很多,治疗效果不错,得到了患者的认可,就变成肿瘤专家了。"引疡入瘤"也是大家一起总结出来的,这跟我以前跟师学习的经历还是分不开的。我在诊治肿瘤患者的时候,我就想,很多肿瘤都是长在咽、食道、胃、肠、膀胱、子宫等体腔部位,我们可以想象把这些体腔内"皮"翻过来,这些部位的肿瘤其实就暴露在肉眼下了,我们就可以从疡科角度来思维辨治。这就是"引疡入瘤"最初的由来吧。

问:您认为"引疡入瘤"的独到之处在哪里呢?

答:如果单纯的讲"引疡入瘤",这四个字算是对我学习经历的一个总结。我认为关键还是在疡科疾病的诊治过程中比较重视膜的生理功能、病理变化,我认为"在内之膜,如在外之肤",在诊治过程中要注重"肤膜同位","肤药治膜"的诊疗理念,也就是说在"引疡入瘤"之后,可以"从膜论治"肿瘤等疾病,并且要注意膜痒、膜疮、膜热、膜烂出血等病症的诊断治疗规律。这些经验都是我在长期的临床实践中慢慢摸索出来的,也是对葛氏疡科"九子疡"治疗经验的一些创新用法,这些理念和方法在肿瘤疾病的诊治中,确实起到了不错的疗效,这是最重要的。既然有"引疡入瘤",就要有"疡理诊瘤,疡法治瘤,疡药疗瘤"的系统认识,这些需要你来好好总结一下了。

问:请师父谈一谈您在"引疡入瘤""从膜论治"时的用药规律吧。

答:规律就是习惯,我的习惯你跟师也应该总结出来了,你不是用那个什么软件总结出了很多用药规律吗?你可以看看我说的和你总结的是不是一样。比如我治疗膀胱癌喜欢用冬凌草、地肤子、防风;治胃溃疡用蒲公英、大贝、白及、牡蛎;食道癌用冬凌草、猫爪草、威灵仙、地肤子,这些用药习惯都是和"在内之膜,如在外之肤"这个理念挂钩的。

膜,是指体内形如薄皮的组织。膜,如幕,如隔,如藤,如蔓,无处不在,随处异形,遍及全身上下内外。有筋膜、膈膜、膜原、油膜、三焦等称谓。《素问·痿论》:"肝主身之筋膜。"《太素》:"人之皮下肉上膜,肉之筋也。"《医学衷中参西录》:"少阳主膜,人身之膜发源于命门,下为包肾络肠之膜,上为包脾连胃之膜,又上为膈膜及连络心肺之膜,此为上中下三焦。由膈膜而下连两胁为护板油之膜,又由膈膜而外出为人身肥肉瘦肉之间之膜,又外为皮内腠理之膜。"

人身之膜,内外纵横,互相通贯,在人体脏腑、经络、肌肉、关节等之间起着连结、分隔、保护、屏障、通道等作用。其主要功能有:一是连结作用。《类经》:"肝主筋膜,应木之柔而联络关节也""脾胃相为表里,脾常依附于胃,以膜连着,而为之行其精液"。二是分隔作用。膜如隔,隔塞不通之义。《类经》:"膈,膈膜也。人有膈膜,居心肺之下,前齐鸠尾,后齐十一椎,周围相着,所以遮隔浊气,不使上熏心肺也"。三是保护、屏障作用。《类经》:"心包络,包心之膜络也,包络为心主之外卫"。四是通道作用。《素问·痹论》:"营者,水谷之精气也,和调于五脏,洒陈于六腑,乃能入于脉也,故循脉上下以贯五脏,络六腑也。卫者,水谷之悍气也,其气慓疾滑利,不能入于脉也。故循皮肤之中,分肉之间,熏于肓膜,散于胸腹。"人身之膜,无不相通。人体气血津液无不游行于膜之间,赖于膜的通透与开合,得以宣通运行,敷布于人体上下内外。五是三焦作用。《血证论》称三焦为"人身上下内外之油膜";《医学衷中参西录》:"三焦亦是膜,发源于命门","人腹内之膜,以三焦最大"。膜除以上功用外,还有协助脏器、肌腠、组织、关节分泌排泄、吸收、感知作用。膜与外界相通,感邪生疾,或内虚膜伤。肝主身之筋膜,少阳主膜,膜可从肝、手足少阳论治,亦可随其所处部位或所属脏腑而论治不同。在内之膜,亦如在外之肤。《太素》:"肉肓者,皮下肉上之膜也,量与肌肤同类"。

随着现代科技不断引入医学,检测手段日新月异,在内之膜常常可以如同人体皮肤一样,直观暴露于肉眼之下,可通过望膜之形、神、质、色的变化,来诊查膜之疾患,其治疗也可借鉴皮肤诊治方法,尤其针对口、鼻、咽、食道、胃、肠、膀胱、肾、子宫、阴道等内膜之疾可从"肤"来论治,这就是肤膜同位的意思。如膜痒,用风药如地肤子、白鲜皮、蝉衣、僵蚕、防风、羌活,祛风止痒;膜疮,用紫草、紫花地丁、蒲公英、蛇舌草,清热解毒消疮;膜热,用冬凌草、葎草等清热解毒;膜烂出血或疮口不敛,用槐花、三七、白及、地榆、牡蛎,止血或敛疮。临证时,口腔溃疡用紫草、紫花地丁、地肤子、防风,咽痒咳嗽用蝉衣、薄荷,胃溃疡用蒲公英、大贝、白及,肠道溃疡用苦参、白头翁、防风、地榆,膀胱癌用地肤子;肾病用白花蛇舌草、僵蚕、蝉衣。膜之疾亦当分虚实,实者泻之,虚者补之。

问:聊一聊体现"引疡入瘤""从膜论治"学术思想的病例吧。

答:其实这样的病例有很多,比如那个姓张的,50多岁的样子,左乳腺癌术后放化疗后复发,患处皮肤溃破成瘘,脓流不止,久不收口,多方治疗无效,来门诊找我。我认为,患者癌肿复发破溃,癌肿分泌物向外流出,癌毒外溃,乃邪有出路,就用了疡科托里排毒之法,用固垒膏配合透脓散治之,脓尽而口收。因为肿瘤患者放化疗后皮肤黏膜往往受损,我认为因该用益气养阴润燥和清热解毒散结等法修复皮肤黏膜,从而减毒增效,提高生存质量,延长生存期。还有一个吴姓中年男子,2004年患直肠癌,术后放化疗后一直在我这里诊治,主要用蟾灵膏加减,患者至今仍健在,生活如常。还有一个男青年,30出头的样子,常年酗酒导致胃脘疼痛,痛如针刺,酒后吐血,西医诊为胃溃疡,我就按膜烂出血诊治,运用仙方活命饮化裁,药后血止,这里面我重用了白及托毒生肌,溃疡创面逐渐修复。这些活生生的例子你们都是看到了的。中医不管什么理念、什么学术思想,最终的落脚点还是疗效。

四、导师经典医案

❧(一)乳腺癌医案

患者张某某,女,49岁,2011年3月24日初诊。

主诉:左乳腺癌综合治疗术后7+年,复发转移5月+就诊。2003年11月行做乳腺癌根治术,随后行放化疗,定期复查稳定,2010年10月左乳局部出现拇指大小包块,随后逐渐长大至拳头大小,伴红肿热痛、破溃,西医诊断局部复发,做局部放疗后未见明显好转。

刻下症见:左胸部包块,破溃,有脓性及血性分泌物,味臭,伴发热、疼痛。舌红、苔黄腻,脉细数。

辨证:正虚邪盛,脓毒未净。

治法:补益气血,托毒透脓。

处方:醋鳖甲 20g	莪术 10g	甲珠 6g	冬凌草 20g
猫爪草 20g	黄芪 20g	川芎 10g	当归 10g
天丁 10g			

7剂,水煎服,一日1剂

二诊:1周后复诊,自述服药当晚疼痛减轻,肿块逐渐缩小至鹅蛋大小,分泌物明显减少。

辨证:正虚邪恋,脾肾气虚。

治法:扶正祛邪,消肿排脓。

处方:醋鳖甲 20g	莪术 10g	猫爪草 20g	黄芪 20g
川芎 10g	当归 10g	刘寄奴 20g	天丁 10g
蜈蚣 4 条			

15剂,水煎服,一日1剂

加用固垒膏口服,一日两次,一次 20g。

半月后复诊,肿块已缩小至拇指大小,无红肿热痛,无分泌物,病情控制。

按:刘老认为,患者癌肿复发破溃,癌肿分泌物向外流出,癌毒外溃,乃邪有出路,从疡科托里排毒之法,用固垒膏配合透脓散治之,脓尽而口收。固垒膏为刘老自制膏方,主要功效为固表益气、培补元气、填精补髓、扶正祛邪。黄芪为疮家圣药,方中重用以益气托毒,刘老强调这种情况下,要善用甲珠,《本草纲目》记载甲珠可通经脉,下乳汁,消痈肿,排脓血。天丁引药上行,与甲珠合力助黄芪消散穿透,软坚溃脓。再配合益气养阴润燥和清热解毒散结等法辨证施治,可改善临床症状,提高生存质量,延长生存期。

（二）直肠癌医案

患者王某某,男,80 岁,2012 年 11 月 8 日初诊。

主诉:直肠癌根治术后 6 个月。

既往史:因腹痛、便血、泄泻与便秘交替出现发现直肠癌,行直肠癌根治术后未行放化疗。术后出现泄泻,每日 4~5 次,自服"思密达"效果不明显,日久未愈。

刻下症:腹泻,腰膝酸软,神疲乏力,五心烦热,未见脓血,无发热畏寒、腹胀腹痛、恶心呕吐,面色无华,精神欠佳。舌红、苔腻、脉濡数。

辨证:脾肾两虚、湿热下注。

治法:养阴清热,化湿解毒。

处方:醋鳖甲 20g	莪术 10g	生地黄 20g	熟地黄 20g
白头翁 20g	冬凌草 20g	薏苡仁 20g	蝉衣 10g
黄芪 30g			

10 剂,水煎服,一日 1 剂

二诊:10 日后复诊,药后腹泻减轻,大便一日 2~3 次,偶有肛门灼热。舌红、苔黄、脉濡。

辨证:脾肾两虚、湿热内蕴。

治法:扶正养阴,清热解毒。

处方:醋鳖甲 20g　　　莪术 10g　　　生地黄 20g　　　熟地黄 20g

　　　白头翁 20g　　　冬凌草 20g　　　苦参 20g　　　黄芪 30g

　　　羌活 10g

10 剂,水煎服,一日 1 剂

三诊:患者大便基本成形,肛门灼热感消失,腰膝酸软、乏力、五心烦热仍存,前方去苦参,继用 15 剂,药后诸症明显好转。

按:患者年事已高、正气渐衰,加之瘀毒互结肠络,手术耗伤气血致人体气阴大虚,小肠泌浊分清失职。"肠癌"中医称为"肠风"。刘老认为,肠道肿瘤可借鉴外疡治法,从"膜"论治。大便次数增多,可辨为肠道膜痒,予养阴清热,化湿解毒,中药多以白头翁、苦参等清热化湿去毒,治标为主,刘老独辟蹊径,加入阴虚病机,大剂量养阴扶正,顾护正气,"留一分津液,便留一分生机",悉尽于此。

刘少明教授应用刺络放血疗法的临床经验及其学术思想研究

传承博士后：刘娟

一、传承导师传略及传承博士后简介

刘少明

刘少明，男，1954年3月出生，教授，研究员，主任医师，国家第一批中医药传承博士后合作导师，硕士研究生导师，陕西省名中医，从事医、教、研及管理工作40余年。精通中医、针灸理论，临床经验丰富，擅长于针灸，系国家级重点专科针灸学科带头人，尤长于应用刺络疗法治疗各类痛症，在针灸治疗面瘫、中风后遗症等疑难重症方面独具特色，在温灸法对热症治疗方面有其独到之处。1990年被陕西卫生厅评为医学教育优秀工作者。担任《古今专科专病医案》丛书编委会总编审，组织编著《脾胃病》《肝胆病》《肿瘤》《糖尿病》《皮肤病》等27册专著，已公开出版发行。主编《刺血疗法优势病种及操作技法》，获第二十三届中西部地区优秀科技图书二等奖，也已公开出版发行。曾先后在国家、省、市级中医药杂志上发表学术论文30余篇。研究成果：2014年、2015年、2016年连续三个科研项目《cAMP/PKA信号通路对硬皮病的作用及围刺、艾灸、中药热敷对硬皮病的临床研究及应用推广》《周围性面瘫的分期辨证（病）论及系统治疗方案研究》《刺血疗法治疗膝关节骨性关节炎的基础与临床应用研究》均获得陕西省人民政府科学技术奖励二等奖。

刘　娟

传承博士后刘娟，女，1978年12月出生。2008年毕业于成都中医药大学，获得医学博士学位。至今在陕西中医学院针灸推拿系基础教研室任教。研究方向针灸治疗中枢神经系统疾病及乳腺疾病的基础与临床研究。主持及参与国家、省级等课题6项。公开发表学术论文16篇。参与编写著作6部，教材2部。

二、刘少明学术思想与学术特色、临床特点

（一）刘少明教授应用刺络放血疗法的学术思想

1. 认为一切疾病的发生、转归都表现在络脉的变化之中，提出"凡诊病，必查络脉"

刘少明教授强调在临床中要重视络脉在疾病诊断中的作用。络脉之间可以相互吻合，络脉从大到小，分成无数细支遍布全身，将气血渗灌到人体各部位及组织中去，这样就使在经脉中运行的气血由线状流行扩展为面状弥散，起到营养和络属脏腑肢节的作用。也就是说，络脉既有联属作用，将经络系统中内在的脏腑与外在肌腠直接相连；又有承递着经脉运行的气血，将气血向内在脏腑和外在肌腠的濡养灌渗的作用。《素问·皮部论》曰："百病之始生也，必先于皮毛……邪客于皮，则腠理开；开，则邪入客于络脉，络脉满，则注于经脉；经脉满者入舍于脏腑也。"可见络脉也是皮毛与脏腑之间，及脏腑与脏腑之间外邪相互传变的通路。

《灵枢·经脉》言："凡此十五络者，实则必见，虚则必下，视之不见，求之上下，人经不同，络脉亦所别也。"即十五络脉有实、有虚，实则明显可见，虚则络脉陷下而不可见，通过络脉的表现，来反映经脉的病变；又"诸络脉皆不能经大节之间，必行绝道而出入，复合于皮中，其会皆见于外"。即脏腑、经络的病变皆可反映于体表之络脉。络脉之所以能够作为诊断指征，一是因为络脉浅而在表，显而易见；二是由于络脉的联络作用，广泛的将体表、经络和脏腑联系起来，它既是气血渗濡灌注的通路，又是外邪侵袭人体的门户，又同时是脏腑病变、邪毒瘀血稽留所在，因此，通过对络脉的色泽、形态等病理表现的观察，可诊断某些脏腑、经络的病变。

临床上，刘少明教授常通过对舌下，耳郭部及四肢躯干部浅表络脉的变化，来辨别脏腑经络的虚实以诊断疾病，具体应用如下：

①舌下络脉观察：观察舌腹面舌下络脉（即舌系带两侧舌下神经伴行静脉管较粗的一段）及黏膜变化，舌下络脉若表现迂曲、怒张，呈现青紫色，黏膜出现瘀斑、瘀点者，多可判断有瘀滞之象。

②耳郭络脉观察："耳者，宗脉之所聚也。"（《灵枢·口问》）《厘正按摩要术》云："耳珠属肾，耳轮属脾，耳上轮属心，耳皮肉属肺，耳背玉楼属肝。"十二经脉都直接或间接上达于耳，因此耳与五脏六腑在生理功能上是紧密相关的。人体的内脏或者躯体发病时，耳郭的相应部位则会出现阳性反应点，故通过对耳部络脉的变化可诊断相应的脏腑经络病。如耳络呈网状，多见于急性炎症；耳络色鲜红多为急性病、实热证或痛症；色泽紫黯多为慢性病、痹证等；耳部络脉呈条段状，常见于关节痛、支气管扩张；耳部络脉扭曲，呈辐射状多见于溃疡病；耳络呈扇叶状，常见于消化道溃疡；弧状多见于风心病等。

③四肢躯干部络脉观察：凡疼痛类疾病，常在疼痛局部或邻近部位可见显露的络脉，多呈迂曲状，甚或触之有突起感；脏腑疾病可在相应背腧穴附近出现显露的瘀络。

同时，他常强调说，"络脉显露、瘀阻之处即是刺血之处，在腧穴周围寻找表浅血络以刺之"。

2. 主张"凡治病，重通络"。络脉通则瘀滞除，络脉通则气血和

刘少明教授认为疾病的产生，常由外邪袭络、内伤七情、痰瘀阻络、病久入络、跌仆、金刃伤络等因素引起，导致经络脉道不通，气血不和而形成。正如《黄帝内经》中所言："夫百病之始生也，皆生于风雨寒暑，阴阳喜怒，饮食居处，大惊卒恐。则血气分离，阴阳破败，经络厥绝，脉道不通……"（《灵枢·口问》），"血气不和，百病乃变化而生"（《素问·调经论》）。故而临床治疗疾病首选刺络放血疗法以达到祛瘀通络，调和气血，进而使阴阳平和，疾病乃愈。

络脉是经络系统中一大组成部分，包括十五络脉、孙络、浮络、细小的血络。络脉是从经脉分出,如大树枝样逐层细化,进而遍布网络于全身。《灵枢·经脉》言:"经脉者,伏行分肉之间,深而不见……诸脉之浮而常见者,皆络脉也",提出,经脉是循行于机体分肉间的直行主干,深而在里,是经脉的分支,其大的分支即大络称为"十五别络",从十五别络又逐层细化,直至为孙络,进而形成布散于全身的络脉系统。

生理上络脉具有濡养灌渗气血、沟通表里、贯通营卫、津血互渗的作用。疾病的发生发展过程,也与络脉密切相关,络脉循行至皮肤的最外层,输布经脉中运行的气血至六经皮部,成为机体抗御外邪的第一道屏障,在机体发病时则首当其冲。《灵枢·百病始生》篇中有说:"是故虚邪之中人也,始于皮肤,皮肤缓则腠理开,开则邪从毛发入……留而不去,则传舍于络脉,在络之时……留而不去,传舍于肠胃之外、募原之间,留著于脉,稽留而不去,息而成积,或著孙脉,或著络脉……。"明确提出六淫之邪气从外侵袭至人体,由表及里,由络脉传至经脉,再由经脉传至脏腑,最终传至深入脏腑的阴络的过程。除此之外,七情内伤亦可导致络脉气机阻滞,甚至逆乱,致使脏腑之间的平衡状态被打破。如情志抑郁致肝络气机阻滞,表现为胁痛胀满;若大怒伤肝致肝络气机上逆,则头胀痛、面红目赤;若肝气横逆,上犯脾络,致脾络不通,表现为胃脘胀满、攻痛连胁、发怒时症状加重。思虑过度而伤脾,致脾络气结,则表现为脘腹胀满、不思饮食;悲伤忧思伤肺,可致肺络气机阻滞,则为胸闷气喘等。若津液代谢失常,导致水湿痰饮等邪气形成,阻碍血液运行,则形成瘀血。瘀血、痰湿等病理产物又可作为继发性致病因素,导致络脉阻滞,引起瘀血阻络、痰湿阻络等病理机制的变化。经脉病、脏腑病,迁延日久,其病气传入络中,络脉中气血和津液的运行受到影响,而发展为络病。初病在气,久则气病及血,导致气滞血瘀,甚则积聚成形。起居不节,用力过度可致络脉损伤。金刃虫兽、跌打损伤亦可损伤络脉而致各种出血,甚则可造成内脏出血,出血量大时可危及生命。若络脉气血不足,气虚推血无力,则会使血行缓慢,甚或留滞于局部而为瘀。正如张锡纯在他的《医学衷中参西录》中说道:"因气血虚者,其经络多瘀滞。""气虚则血涩而痰凝"(《关幼波临床经验选》)。

由以上阐述的疾病发生过程及原因来看,人体出现疾病状态时无外乎由络脉瘀阻、络脉损伤、络脉空虚而形成。刘少明教授认为刺络放血法直接作用于络脉,通过放血,可以疏通络脉中瘀滞的气血、祛瘀生新补充络脉中的气血、修复络脉,是治愈疾病、缓解患者痛苦的有效手段。"通络祛瘀,调和气血"是治愈疾病的关键。

"久病必瘀",在临床上,久治不愈的顽固性疾病往往会出现耗气伤血,气为血帅,气虚则推血无力,必将造成血瘀,血瘀则气机阻滞,气虚的症状又进一步加重。这也就是所谓的"久病入络",此时若能准确地找到瘀阻的络脉,采取刺络放血疗法,往往能收到意想不到的效果。对于久病的证治,《黄帝内经》中也提到了刺络放血的治疗。如《灵枢·寿夭刚柔》载:"久痹不去身者,视其血络,尽出其血。"《灵枢·终始》载:"久病者,邪气入深。……必先调其左右,去其血脉,刺道毕矣。"《灵枢·九针论》说:"时者,四时八风之客于经脉之中,为瘤病者也。故为之治针,必筒其身而锋其末,令可以泻热出血,而痼病竭。"《灵枢·官针》中言:"病在经络痼痹者,取以锋针。"对于久病、顽固性病症的治疗,必须采用锋针以刺络放血,泻其血脉,可使顽固性的病症得以根除。

"痛症必瘀",是在中医"络病理论"中明确提出的观点,即表明疼痛的病机是"痛则不通，通则不痛"。正如《外科证治全书》所言："诸痛皆由气血瘀滞不通所致。"也就是说若各种疾病中出现"痛"的症状，其病机必有瘀血阻滞。刺络放血疗法最早见于《黄帝内经》，其有说道："刺络者，刺小络之血脉也"，"菀陈则除之，出恶血也"。刺络放血疗法是指采用三棱针等工具在一定的腧穴或病变相关区域寻找瘀滞之络脉点刺放血，可使恶血邪气尽出，从而达到疏通经络、调畅气血的目的，具有消肿散瘀、泄热止痛等作用。金元时期的张子和也认为刺络放血，攻邪最捷，故在其《儒门事亲》中所记载的针灸医案，几乎都是刺络放血取效。

刘少明教授在治疗痛症方面，针对"不通则痛"的病机，认为刺络放血疗法是通络止痛的最佳方法，并将此方法应用到多种痛证的临床之中。在此基础上，导师所带领的学术团队，对刺络放血治疗痛证特别是膝骨关节炎的作用机理也做了深入的实验研究，研究结果显示：刺络放血法能够显著降低骨内压力；抑制血液中细胞因子 IL-1β、TNF-α 的产生，从而更好地抗炎、减压，达到治疗的目的。

《灵枢·经脉》曰："经脉者，所以能决死生，处百病，调虚实，不可不通。"经络具有联系表里，通达内外，联络肢节的作用，并将气血运达全身，以保持人体正常生理功能。若经络不通则可导致脏腑阴阳失衡，从而引发各种病症。气血是人体脏腑、经络等组织器官进行正常功能活动的最基本的物质。气血的异常是人体发生疾病的重要病机之一。当外邪侵袭，抑或脏腑功能失调导致气血瘀滞时，则在络脉上有相应的病理改变，即所谓"病在血络"。针对此病理机制，直接在络脉上采用放血疗法，可使瘀血尽出，邪气随之而祛除。同时，刺络放血疗法通过直接刺血而达到调气之效，气血和调，则经络通畅，脏腑阴阳平衡，从而治愈疾病。

3. 重视刺络放血疗法在治疗虚寒证中的应用

刺络放血法可以起到和调气血、通络解毒等作用，无论新病、久病，急病或是慢性病都可以形成气血瘀滞、经络不通畅的病机，在一定的部位，如腧穴、病变局部、阳性反应点等处放血，具有较强的通调气血、祛瘀通络的作用，有很好的治疗效果。故现代放血疗法常多用于实证、热证疾病的运用中。

刘少明教授认为，临床中即便是属于虚寒证，也可大胆用之。气为血之帅，血为气之母，气中有血，血中有气，《读医随笔》曰："气虚不足以推血，则血必有瘀"，所谓"刺络出血，针与之相逢而得气"，通过刺络放血，使新血得生，气随血生，因此可以将通络理解为补法、温法。在《素问·调经论》中说"刺留血奈何？……视其血络，刺出其血，无令恶血得入于经，以成其疾。"在疾病的诊断与治疗过程中尤其应该重视络脉的变化，灵活运用刺络放血法，以达到祛瘀生新，补虚泻实的治疗目的。如阳气亏虚行血无力，所致四肢麻木，末端冰凉的病症，采用刺血疗法可以达到较好的效果，先以刺血通其经络，后以温灸助阳以行气血，症状自然很快好转。即刺络与艾灸有机结合可以达到温通补虚之效。

对于刺络放血疗法治疗虚证，在《黄帝内经》中早已有所论述。如《素问·三部九候论》中有"上实下虚，切而从之，索其结络脉，刺出其血，以见通之"，就是说在见到上实下虚，虚实夹杂的疾病时，应先切按其脉，以探索其络脉郁结之处，刺络放血，以通其气。再如《素问·脏气法时论》中说道"心病者……虚则胸腹大，胁下与腰相引而痛，取其经，少阴、太阳舌下血者。其变病，刺郄中血者"。即是说心气虚时，可出现胸腹中胀大疼痛，胁肋及腰部牵扯疼痛，可取手少阴经、手太阳经的经穴，及舌下络脉点刺出血以治之。另外《灵枢·癫狂》中也提到

"短气息短,不属,动作气索,补足少阴,去血络也",治疗出现气息短促,呼吸不能连续,活动就感到疲乏等表现的癫狂,其病机为虚实夹杂,可补足少阴肾经,观其经脉有瘀血之象时,即刺血络,使之出血。瘀血得除,经脉以通,气血得复,由此达到补足少阴肾经之目的。《医林改错》中认为癫狂的病机是:"癫狂乃气血瘀滞,脑气与脏气不接。"据此,刺血疗法正是着眼于这一病机,使气血的瘀滞状态得以祛除,进而激发和鼓舞正气,达到补虚的作用。

后世医家张从正在其《儒门事亲》中也说道:"出血者,乃所以养血也。"该观点提示了两方面的含义:其一,刺血泻血中之邪,使血发挥其正常的运载、濡养等功能;其二,刺络放血,气血通畅,新血乃生。明确提出了出血养血的观点。另外,张从正还提出"年衰火胜之人,最宜出血","先论攻其邪气,邪去而元气自复也"等观点,明确提出了刺络放血具有补虚的作用,即通过攻邪而达到补虚,其观点突破了刺络放血只有祛邪作用的认识,将一些虚证也归入刺络放血治疗的范围中。

随着西医学的发展,刺络放血的机理研究也越来越深入。西医学认为,组织细胞和脏腑器官缺血缺氧状态表现出的症状多为中医之虚证。研究发现,刺络放血疗法具有扩张血管、增加血流量和改善血管弹性、改善微循环的作用,并且能够促进机体的造血功能,放血可以对骨髓基质干细胞动员及浓集,提高骨髓基质干细胞数目的作用。刺络放血可使血液中白细胞增多,对外周血中 T 淋巴细胞有升高的作用,进而调动人体免疫防御功能,激发机体自身的抗病防病能力。刺络放血通过神经体液的调节作用,对血管及血液成分产生积极的影响,排出血中的有害有毒物质,进一步改善了病变局部组织的微循环障碍,缓解了血管痉挛,促进了血液循环,扫除了病损处代谢障碍,使组织细胞得到更充分的血液营养物质的补充。从而纠正局部组织缺氧、缺血状态,达到治疗疾病的目的。刺络放血有助于分泌各种消化酶,有助于改善脾胃虚弱引起的厌食、消化不良。刺络放血可抑制实验性脑缺血区氧分压的降低,通过抑制兴奋性氨基酸和一氧化氮以及胞内 Ca^{2+} 浓度的升高,增强快速反应蛋白 FOS 和应激蛋白 HSP70 的表达作用,而起到对脑的保护作用。以上实验研究成果从各个方面都证明了刺络放血疗法的补虚作用。

在临床中,对于虚寒证的治疗来说,采用刺络时,根据经络脏腑辨证选穴刺血,以背腧穴、原穴及任督脉的腧穴为主,一般避开较为粗大的络脉。刺血量宜少,一般来说总出血量小于5ml。刺血手法的熟练和出血量应严格把握,常采用相对较细的三棱针、注射针头、毫针、或用皮肤针,点刺的针数少,点刺后不加火罐,用手挤压出血即可。同时配合灸法等法以补虚散寒。

4. 强调刺络放血对脏腑功能的调节作用

中医基础理论认为,人体是一个有机的整体,脏与脏、腑与腑、脏与腑之间,在生理上彼此协调,相互为用。脏行气于腑,腑输精于脏。病理上又相互影响,互相传变。脏腑是人体生命活动的中心,脏腑阴阳气血是人体生命活动的根本,其阴阳气血失调是脏腑病理改变的基础。因此,调整脏腑阴阳气血是调整脏腑的最根本原则。

脏腑对经络有濡养作用,脏腑之气血津液充足,使经络不空虚为病,从而维持经络正常生理功能。不同脏腑之气血津液濡养不同的经络,古人把经络分归于各脏腑,且经络之间有气血之多少,阴阳之分属,其间相生相克,互根互用,相互制约,达到一种动态平衡。若五脏安和,心肾相交,水火既济;肝胆疏泄,肺气肃降,脾升胃降,燥湿相济;小肠受盛,大肠传导;三焦主气,膀胱藏津,各司其职,经络之气血阴阳平衡,不致为病。所以,经络与脏腑之间是相辅相成的关系,经络与脏腑间互相调节,使人体处于阴阳平衡。

络脉作为经络的重要组成部分,是病邪传变重要途径,一方面,病邪循阳络至经脉到阴络,再由阴络到脏腑由浅入深传变。另一方面,病邪也可由脏腑至经脉再到络脉由内向外传变。络脉作为经脉的细小分支,其阴络与脏腑相连,或深入脏腑成为脏腑的组成部分,故而每当脏腑功能受损、气血紊乱时,病邪容易稽留在络脉之中为患,导致瘀血、痰浊、水饮等病理产物的堆积,进一步影响脏腑功能,其瘀滞之象又常表现在浅表的阳络之处。

刘少明教授认为,经络与脏腑在生理上的相互关系、相互作用,在病理上相互影响,故在治疗疾病时,经络与脏腑也相互关联。络脉作为经络的重要组成部分,也是经络在人体最外在的表露,在调节人体脏腑阴阳的过程中可以作为比较理想的施治部位。刺络放血疗法通过经络全身调节作用以及脏腑间的生克制化、表里关系的作用,使相应的脏腑功能得到改善,同时直接刺血可以调血调气,从而达到调整和恢复脏腑气血功能的目的。

临床中他主张在背腧穴、募穴、原穴、合穴等这些与脏腑关系密切的特定穴周围寻找浅表络脉点刺放血,以此来调节脏腑气血阴阳的偏盛偏衰,达到脏腑协调,阴阳平衡的目的。如在治疗胁痛时,期门、太冲、阳陵泉为主穴,操作时,在上述腧穴附近寻找较浮浅脉络点刺出血。因阳陵泉为胆经之合穴,亦为筋会,具有疏利肝胆,宽胸利胁之效;期门为肝之募穴,为肝之气汇聚于胸腹部的腧穴,有疏肝理气之效;太冲为肝经之原穴,具有疏肝利胆,通经活络之效。故在此三穴附近血络刺血,可达到调理肝胆之气,通络止痛之效。

西医学研究发现,刺络放血疗法可以调节人体多个系统,是通过多个途径实现治疗疾病的。如放血疗法可改善血管弹性,扩张血管,改善微循环;对神经、肌肉的生理功能有良好调整作用,并可刺激机体的免疫系统,激发防御功能;还可以退热,并对消化、呼吸、内分泌等各方面均有良性调节功效。

根据临床实践和刺络放血的现代研究结果来看导师提出的"调节脏腑"观点是符合针灸临床实际的。

(二)刘少明教授应用刺络放血疗法学术特色、临床特点

1. 以刺络放血疗法为主,针、灸、拔罐法为辅

治疗疾病,刘少明教授主张采用刺络放血疗法。临床中,无论是邪热袭络、气血逆乱、血瘀阻络的实证,还是气血亏虚、阴阳偏衰的虚证,都是以刺络放血法作为治疗疾病的主要方法,采用刺络放血的基础上,常常结合其他疗法如针刺、灸法、罐法等,根据疾病的虚实,寒热,采取泻法或补法。《素问·三部九候论》说:"必先度其形之肥瘦,以调其气之虚实,实则泻之,虚则补之。必先去其血脉而后调之,无问其病,以平为期。"即先刺出其血,再诊察辨明疾病的虚实,疾病属实的用泻法治疗,属虚的用补法治疗,借用导师之言:"有虚则养,有寒则温,有热则清。"清除络脉的瘀滞,使气机条达,补虚泻实,从而达到预期的治疗效果。如周围性面瘫的治疗,常在刺络放血的基础上配合毫针针刺治疗;过敏性鼻炎的治疗则是在刺血的基础上配合灸法。

2. 治病重在"祛瘀通络""调和气血"

刘少明教授治疗疾病强调重在"祛瘀通络""调和气血"。他认为疾病常由外邪、七情内伤、痰饮、外伤等致病因素引起,致使经络脉道不通,气血不和,疾病变化而生。正如《黄帝内经》中所言:"夫百病之始生也,皆生于风雨寒暑,阴阳喜怒,饮食居处,大惊卒恐。则血气分离,阴阳破败,经络厥绝,脉道不通……"(《灵枢·口问》),"血气不和,百病乃变化而生"(《素问·调经论》)。脉道得通,气血和调,则百病无以生。《素问·调经论》言"刺留血奈何?……视其血络,刺出其血,无令恶血得入于经,以成其疾。"刘少明教授秉承《黄帝内经》所旨,主张通过刺络放血疗法达到祛瘀通络、调和气血,以治疗疾病的目的。

人之生以气血为本,人之病无不伤及气血。气血是人体脏腑、经络、组织器官等进行活动的最主要的物质基础。气为血之帅,血为气母,二者相互依存,不可须臾相离。气血的异常是人体发生病症的重要病机之一。《医林改错》所言"治病之要诀,在明气血"。通过刺络放血,可以使瘀血得除,气机顺达,改善气滞血瘀之证;刺络放血亦可养血,张子和所言:"岂知出血乃所以养血也",《血证论》中所说,"凡有所瘀,莫不壅塞气道,阻滞生机,而反阻新血之生,故血证总以祛瘀为要。"瘀祛新血得生,是养血补血的依据之一,血为气之母,新血得生,从一定意义上讲,亦可改善气虚之象。从现代生理学角度分析,刺络放血出血量少,可刺激骨髓造血功能,促进机体新陈代谢,增强抗病能力,进而有益于身体健康,达到阴阳调和。故而说刺络放血疗法遵循"有余泻之,不足补之"的原则,使气顺血和,气血协调,疾病方愈。

如临床中,刘少明教授采用刺络放血疗法治疗各种疼痛性疾病,《外科证治全书》中云:"诸痛皆由气血瘀滞不通所致。"故而采用刺络放血疗法以通其经络,调其气血,以达"通则不痛"之效。

3. 刺络放血遵循"宁失其穴,勿失其络"的原则

"诸脉之浮而常见者,皆络脉也。……故诸刺络脉者,必刺其结上,甚血者,虽无结,急取之,以泻其邪而去其血。"(《灵枢·经脉》)。根据《黄帝内经》所旨,临床上,刘少明教授采用刺络放血疗法治疗疾病时,常选取相关脏腑、经络或局部有关的瘀络或结络作为刺血部位。在刺血过程中,若所选腧穴和血络的部位不吻合,施术时宁失其穴,勿失其络,即在所选腧穴的附近寻找浅表的血络作为刺血的部位,点刺穴位不宜太浅,深刺血络则要深浅适度。

例如,治疗荨麻疹,根据本病的证候特点,以疏风祛邪,调和营卫为治则,选取曲池、合谷、血海、膈俞、委中附近的络脉,虚证出血3~5滴,实证出血量可稍多,出血不畅可用手指挤压出血。又如治疗三叉神经痛,选取太阳、下关、合谷、阿是穴等,操作时,均在所选穴位附近较浮浅的脉络处常规消毒,用5号或7号注射针头点刺放血,可配合手指挤压出血,每穴3~5滴。

4. 善用"阿是穴"——以痛为输,血络所在,阳性反应点

刘少明教授在采用刺络放血方法治疗疾病时,特别是治疗疼痛类疾病时,选取的刺血部位最常用的是阿是穴,阿是穴源于《备急千金要方·灸例第六》:"有阿是之法,言人有病痛,即令捏其上,若里当其处,不问孔穴,即得便快成痛处,即云阿是。灸刺皆验,故曰阿是穴也。"即医者在病痛周围之处按压,寻找病痛的准确位置,按压的同时询问病人的感觉,语为"阿是"?若患者感觉疼痛明显或者局部有舒快感,则该处即是治疗的部位,或针或灸,皆能收

效。刘少明教授认为所选阿是穴既是《千金方》所指病患处的压痛点即"以痛为输"，或局部舒快点，也是病变局部较为明显的血络，抑或是病变局部或远端所见的阳性反应点（如皮肤所见的红色丘疹，色素沉着处、结节等），这些部位刺血后，均可以达到通络泻邪之目的。如痹证可在疼痛的局部，或按压舒快之处放血；痛经则在腰骶部寻找皮下硬结或血络处作为刺血的部位。

5. 详辨虚实，调控血量

临床中，刘少明教授认为刺血量的掌握与疾病的虚实有密切的关系，一般来说，阳证、实证、热证、新病刺血量应大，出血量的单位以毫升（ml）计算，否则不能达到泻邪之目的。阴证、虚证、久病则出血量宜少，以"滴"计算，或见血即止，否则易伤正气。并且刘少明教授对于刺络放血的出血量进行了量化。

对于刺络放血的出血量，历代医家都有所描述，《黄帝内经》中有"出血如大豆"，"刺之血射以黑，见赤血而已"，"血变而止"，"见血立已"等；《儒门事亲》也有"去血一斗""紫血流数升""出血二杯愈""血出约二三盏"等对出血量的描述，但就具体的量并未作出规定。导师根据临床实践经验将刺血量做了如下规定。

①微量：出血量在1滴左右，包括局部充血、渗血以及《黄帝内经》中所载"出血如大豆""见血而至"及"微出血"等情况。微量放血主要用于较大面积浅表疾患。如：神经性皮炎，末梢神经炎，顽癣等皮肤病以及慢性软组织劳损，不寐等，常使用皮肤针散刺。

②少量：出血量一般在10滴左右（约0.5ml），主要用于头面以及四肢指（趾）部的穴位刺血，常见一些急性、热性病中应用，如感冒、急性结膜炎、急性咽炎、急性扁桃体炎等。其方法多采用三棱针速刺法。

③中等量：中等量出血是指放血量在10ml左右。常用于四肢部的刺血，主要用于如疔、痈疽、和急性软组织损伤、各种痛证等。用三棱针点刺法加拔火罐。

④大量：出血量超过15ml以上。多用在肘窝或腘窝处血管明显之处，主要用于一些慢性全身性疾患和部分急证实证，其方法多以三棱针点刺加火罐吸附或注射器抽吸。

6. 师古不泥古、大胆创新，某些补虚的腧穴亦可采用刺络之法

刘少明教授在治疗一些疑难病症中不拘泥于《黄帝内经》《针灸大成》等典籍的治疗手段，大胆创新，在前人只能进行针刺和艾灸的穴位上进行点刺放血，常常取得意想不到的良好疗效。例如：在治疗胃痛时，取足三里、中脘、内关、胃俞、脾俞等穴位点刺放血，以健脾和胃止痛；在治疗胃下垂症的时候，取足三里、气海、关元等穴位进行点刺放血，以激发经气，扶正祛邪。

对于足三里、气海、关元等穴位，前人提出可以针刺、艾灸、拔罐，很少有人在这些穴位上刺络放血，刘少明教授大胆创新并应用于临床，疗效显著，为患者解除了病痛，发展了在腧穴上进行施治的手段。

❦（三）刘少明教授应用刺络放血疗法临床经验

1. 痛证治疗经验——善用"阿是"，以痛为输，血络所在，阳性反应点

痛证是指致病因素作用于机体，使机体发生病理改变，从而产生以疼痛为主要症状的一

种病证。痛证的范围相当广,它可以表现在人体全身上下、内外各个部位,如临床中包括痹证、腰痛、头痛、胃脘痛、腹痛等。"久病必瘀""痛症必瘀"是中医"络病理论",其认为疼痛的机理是"痛则不通,通则不痛"。也就是说,凡疾病出现"痛"的症状则必有瘀血阻滞,正如《外科证治全书》说:"诸痛皆由气血瘀滞不通所致。"导师认为采用刺络放血法能够使恶血邪气尽出,达到疏通经络、气血调和之目的。临床中,导师善用阿是穴,如类似压痛点、显现于表的瘀络、患病局部及阳性反应点等部位常作为刺血之处。

2. 周围性面瘫的治疗经验——分期对待,刺血有别

周围性面瘫,是指茎乳突孔或以下部位面神经的急性非化脓性炎症所致的急性周围性面神经麻痹,是常见病和多发病。本病可发生于任何年龄,一年四季均有发病,但以春、秋两季发病率最高。中医称之为"歪嘴风""卒口僻""口眼歪斜"等。

(1)病因病机:中医认为本病多为面部脉络气血亏虚,风、寒、热之邪乘虚而入,侵袭面部,伤于卫气而阻遏营血,致经脉气血阻滞,经筋失养,肌肉纵缓不收而成。刘少明教授认为周围性面瘫的病机关键在于气血阻滞,经脉不通,因此在治疗上则是以"通络"为大法,主张采用刺络放血法为主治之,可达祛瘀通络、活血养血、调和气血之效。《灵枢·小针解》言"菀陈则除之者,出恶血也",《灵枢·经脉》说"刺诸络脉者,必刺其结上甚血者,虽无结,急取之,以泄其邪,而出其血"。《素问·调经论》提到"刺留血奈何? ……视其血络,刺出其血,无令恶血得入于经,以成其疾。"《医林改错》又言"岂知出血乃所以养血也",可见,刺络放血既可使瘀血得除,气机顺达,经脉得通,亦可活血养血,祛瘀生新。可见以刺络放血疗法为主治疗面瘫,直达病所,临床效著。

(2)分期治疗:周围性面瘫在临床中的分期没有统一的标准,很多医家根据自己的经验进行分期,有分二期、三期,亦有分四期的,且各期的命名也存在不同的认识。吾师以其经验将周围性面瘫分为三期,分别为急性期:发病1~7 天;恢复期:发病8~21 天;后遗症期:22 天以上。

1)急性期的治疗:祛邪是关键,以刺络放血为主。

治疗方法:刺络放血,取翳风穴,每日1 次,每次放血1~2ml,若患者伴有耳后疼痛者,则加大出血量,可在刺血后加拔火罐,出血量可达5ml 以上,隔日一次。

同时可于患侧面部行 TDP 照射,以促进活血通络之功。

2)恢复期:以疏风清热,通络活血为主。

治疗方法

刺络放血:此期以针对性的对症状局部采取刺络放血治疗,抬眉动作差的选阳白穴及周围刺络放血,闭眼差的选上、下眼睑刺络放血,口角歪斜的选患侧口角周围刺络放血,面颊活动差或感觉异常的选下关穴或牵正穴及周围刺络放血。手法,采用三棱针在选取穴位局部寻找明显血络处点刺,出血量控制在 2~5ml 以内。隔日一次。

针刺治疗:取穴,阳白、四白、颧髎、地仓、颊车、翳风、合谷。毫针常规针刺。配穴:抬眉困难加攒竹,鼻唇沟变浅加迎香,人中沟歪斜加人中,下唇歪斜加承浆。面部选取 2~3 对穴位接电针,采用低频连续波治疗,每次 30 分钟,每日 1 次,10 次一疗程。

3)后遗症期的治疗:调理气血,补泻兼施。

治疗方法:刺络放血配合针刺。

刺络放血:同恢复期,但每次刺血采取皮肤针叩刺之法,以局部渗血或微微出血为度,出血量不宜过多,隔日进行一次。

针刺方法:同恢复期,针刺腧穴中加足三里以补益气血、濡养筋脉。针刺时间为隔日1次。

（3）注意事项

1）急性期刺络放血时出血量不宜太少,太少则疗效较差。恢复期及后遗症期刺络放血的刺激量相对急性期小,后遗症期以微微出血为度,出血量不宜过多,过多则有损气血。

2）刺血后注意保持创面清洁,防止感染,嘱患者多清淡饮食,调畅情志。

3）嘱患者注意面部及耳后保暖,忌用冷水洗脸。眼睑闭合不全者,应防止结膜感染,佩戴眼镜或眼罩,适当外滴眼药水以濡润结膜,以减轻眼睛干涩不适。

4）最后加强自行锻炼,嘱患者用手掌搓揉患侧面部,以发热为度,改善局部血液循环,经常做挤眼、抬眉及收缩口角等表情动作,促使面神经功更快地恢复。

5）嘱患者可自行制作调护粥汤,如薏米粥、芡实粥等,以帮助提高免疫力,增加抗御病邪的能力。

3. 中风后遗症的治疗经验——巧用井穴,祛瘀通络,调和气血

中风是以猝然昏仆、不省人事,伴有口眼歪斜、偏瘫、失语、或不经昏仆,而仅以歪僻不遂为特征的一种病证。中风由于积损正虚、气血亏虚,复因五志过极,饮食失节,使脏腑阴阳失调,血随气逆,肝阳暴涨,内风旋动,夹痰夹火,横窜经脉,蒙蔽清窍发病。恢复期,虽病邪大减,但正气已伤,患者仍因气血亏损未复,风、火、痰、瘀滞留经络,而致清窍闭塞,症见痴呆、大小便失司等;血运不畅,阻滞肢体、活动障碍等,症见口眼歪斜,半身不遂,语言不利;若肢体筋脉濡养不足,症见偏身麻木不仁。《灵枢·刺节真邪》篇云:"虚邪偏客于身半,其入深,内居营卫,营卫稍衰,则真气去,邪气独留,发为偏枯。"正气不足,邪气稽留,是中风后遗症基本病因病机(本虚标实)。脑窍闭塞或昏仆或瘫痪后,患侧肢体功能活动受限,必然导致气血运行不畅,经络阻滞。恢复期及后遗症期则以经络瘀滞为主证,此期的治疗应是以疏通为大法,疏通经络,使瘀血得消,另外直接在瘀阻部位针刺放出恶血,达到活血化瘀的目的,同时使旧血去而新血生,起养血和血之作用。故导师治疗此病则是以刺络放血为主,并配合针刺以疏通经络,祛除邪气,邪气祛则正气得以恢复,疾病方愈。

治则:疏经通络,调和气血。

治疗主穴:少商、隐白刺血治疗。

配穴:肢体偏瘫——上肢加肩髃、曲池、外关、合谷,下肢加环跳、阳陵泉、足三里、解溪、昆仑;伴肢体肿胀者加刺其他井穴;口歪加地仓、颊车;语言謇涩加廉泉、通里、金津、玉液;肢体麻木加八邪、八风;癃闭加中极;痴呆加百会、印堂。

操作:少商、隐白刺血。右手拇、食指持三棱针针柄,中指抵住针身下端,针尖漏出2分,快速点刺二穴,即可见血流出,用手稍事挤压,出血5~10滴,待其自行止血为度,隔日1次。本病为本虚标实,故刺血量不宜过多,取少商、隐白调节脾胃,通肺经,且避免出血量过多。

配穴:金津、玉液粗毫针点刺出血,待血自行停止为度,百会、印堂三棱针点刺出血,用手挤

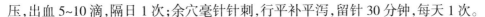

压,出血 5~10 滴,隔日 1 次;余穴毫针针刺,行平补平泻,留针 30 分钟,每天 1 次。

方义:少商为肺经之井穴,是经气生发之处,具有通肺气,和调气血。肺为华盖,位置在上,运行宗气,肺朝百脉。气血的运行靠肺气的推动,气为血之帅,气行则血行,所以肺气充盈是助心行血的必要条件。肺经起于中焦。故肺经井穴少商刺血可通肺经,祛瘀通络,和调气血。隐白为足太阴脾经之井穴,为太阴阳明经交接之处,脾胃位于中焦,为气血生化之源,足阳明为多气多血之经,故主血所生病,刺隐白通调脾胃表里二经,调阳明之经气,使脾胃和调,气血生化有源,正气得复。二者一通一补,共达益气通络之功。

三、学 术 访 谈

关于"刺络亦可以补虚"理论的探讨

问:刺络疗法在教材中对其的功效定为"通经活络、开窍邪热、消肿止痛",显然是以泻实为主,也就是说,临床中,虚损性的疾病,刺络疗法却列为禁忌证,那么刺络疗法是否可以达到补虚的作用,您是如何看待的?

答:自然你说的"通经活络、开窍邪热、消肿止痛等"是公认的刺络放血法的功效,但刺络疗法能够用于虚证的理论实际上早在《黄帝内经》中就有论述,比如,《灵枢·癫狂》中说道:"短气息短不属,动作气索,补足少阴,去血络也。"《素问·脏气法时论》中记载了五脏虚证用刺血治疗:"心病者,胸中痛,胁支满,胁下痛,膺背肩甲间病,两臂内痛;虚则胸腹大,胁下与腰相引而痛,取其经,少阴、太阳舌下血者"。《黄帝内经》之后的历代医家亦有刺络治疗虚证的记载,比如说,唐·孙思邈在《千金方》中记有"胃虚令人病善饥不能食,支满腹大,刺足阳明、太阳横络出血"。金元时期李东垣在《脾胃论》中载有:"凡脾胃虚弱,感湿成痰者,三里、气街以三棱针出血,若不愈,再刺足之上廉出血"。对虚证大胆点刺出血,取得了立竿见影的疗效,这也是李东垣在治疗上的一大成就,并且扩大了刺血疗法的应用范围。同时期刺血名家张从正在《儒门事亲》中提到"面肿风"医案:"头项遍肿连一目,状若半壶,其脉洪大……风肿宜汗……以草茎鼻中,大出血,立愈"。另外,《儒门事亲》中还载有刺血治疗大热病汗后、劳累之后及年衰火旺之人头发早白、脱白屑等阴虚火旺症,获效亦佳。清代医家傅青主采用眉心刺血治疗气血两脱之产后血晕不语等,对今天针灸治疗妇产科疾病仍有一定影响。

《素问·三部九候论》说:"必先度其肥瘦,以调其气之虚实,实则泻之,虚则补之,必先去其血脉而后调之,无问其病,以平为期。"《素问·血气形志》云:"凡治病先去其血……然后泻有余补不足。"《黄帝内经》认为,无论虚实必先刺其血络而后调之,也就是说,刺络疗法并不是治疗实证的专利。刺络疗法在有些虚证中的应用却可以得到显著的效果。我在临床中应用刺络之法治疗一些虚损性的疾病,如中气下陷所致的胃下垂,其效果就很好。再如小儿疳积多为脾胃虚弱之证,用刺四缝之法,其效果颇佳,因此不能将刺络之法统统归于泻的作用。

问:刺络是以三棱针刺破皮肤,放出一定量的血液,那么对于血虚、气虚的患者采用此方法是否会伤及气血,反而导致虚者更虚,犯虚虚实实之误?

答:我们可以认为刺络实际上是一种刺激方法,通过刺络与出少量血液,这只是一种伴随的状况,放血并不是目的。因此,采用刺络补虚时,要求刺中络脉即可,可采用点刺、散刺,或皮肤针叩刺,使之仅为充血或微见血迹,或放出少量血液,利用这种方法通过对络脉的刺激而达到激发调动机体内在的抗病能力,达到扶正补虚的目的。也就是说,刺络这一方法本身也会产生一定的针刺效应,而不仅仅是放出瘀血。既然刺络能产生一定的针刺效应,也就具有补虚泻实的功效。

在临床中,只要刺络放血方法应用得当,是不会损伤正气的,关键在于刺血手法的熟练和出血量的严格把握。对于虚证的治疗来说,采用刺络时的刺血量,显然较实证的治疗要少些,刺血量用毫升和滴来计算的话,一般来说总出血量小于5ml,是不会导致虚者更虚。另外,在临床中如何应用刺络之法治疗虚证,除了手法有要求之外,还要注重刺血部位的选取,应注重辨证,根据经络腧穴理论,利用腧穴的补泻功效,达到"虚者补之"的目的。

问:那么在临床中对于虚证如何掌握刺血量和部位的选择?

答:一般而言,采用的刺血工具一定要合适,常应用相对较细的三棱针、注射针头、毫针、或用皮肤针,点刺的针数要少,点刺后不加火罐,用手挤压出血即可。对于部位,我们尽量避开较为粗大的络脉。具体就部位而言,我们应该根据经络,脏腑辨证选穴刺血,背腧穴,原穴及任督脉的腧穴是常选部位。

问:久病,慢性虚损性疾病用刺络的中医理论是什么?如中气下陷导致的内脏下垂,胃下垂等采用刺络的理论是什么?

答:所谓久病入络,正如《灵枢·百病始生》说:"是故虚邪之中人也,始于皮肤……入则抵深……留而不去,则传舍于络脉……留而不去,传舍于经……留而不去,传舍于俞……留而不去,传舍于肠胃之外,募原之间,留着于脉,稽留而不去,息而成积,或着孙脉,或着络脉。"明确说明了病邪由经入络的发展规律,也反映了多种迁延难治性疾病由经入络的病理过程。病久正气耗损,脏腑之络空虚,病邪乘虚而入,邪气病久入深,盘踞不去,病情深痼难愈。久病气血暗耗,五脏六腑皆失濡养。络脉由经脉支横别出、逐层细分,网状分部,是经络系统的有机组成部分,承载着经脉主导的生理功能,络脉广泛分布于内脏与外在体表之中,成为维持脏腑之间,脏腑与外在环境之间广泛联系、协调平衡的通络。通过刺激络脉(以刺络方式为主),可祛除络脉之痼邪,同时又有扶助正气,协调脏腑阴阳之效。

另外,气为血之帅,血为气之母,气中有血,血中有气,《读医随笔》曰:"气虚不足以推血,则血必有瘀",所谓"刺络出血,针与之相逢而得气",通过刺络放血,使新血得生,气随血生,这样各种中气下陷之内脏下垂之证必然得愈。

问:导师如何看待采用刺络放血疗法治疗虚证、寒证,在治疗的方法上与实证有何区别?

答:显然此法与在实证中的应用是不一样的,一是选穴不同,根据"虚则补之"的原则,选取具有补益作用的经脉腧穴。二是手法不同,常采用粗毫针点刺,或皮肤针的叩刺,同时配合灸法等法以补虚散寒。三是出血量不同。在临床治疗中,对于虚证的治疗,出血量较实证为少,一般控制在1~2ml,数滴,甚至刺血部位微微渗血为度。也就是说,临床应用关键在于辨清疾病本身的性质,在恰当的时机,正确选用刺络泻血的部位和手法,掌握好出血量和治疗时间,并且注意总结规律,在施用刺络放血祛邪以扶正、调整阴阳的同时,又不致耗伤精血。

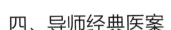

四、导师经典医案

◎（一）膝痹案

余某，男，43 岁，医院护工。2014 年 8 月 13 日初诊，陕西省中医院针灸科门诊。

主诉：双膝部发凉、酸楚疼痛 4 月余。

现病史：患者 4 月前因经长期照顾医院病人，逐渐出现双膝部发凉、酸楚不适，上下楼梯疼痛加重，于夏日每晚睡时膝部需加盖厚被，发凉酸楚感方可缓解。经服用盐酸氨基葡萄糖片、针灸蜡疗、艾灸后疼痛有所好转，但仍觉发凉不适。适逢打听刺络放血疗法疗效很好，故来我处寻求刺络放血疗法。查体：双侧委中处有明显紫黑丝细小血络，髌骨周围处有散在青紫色静脉怒张。舌质黯红，边有齿痕，苔薄白，脉沉弱弦。

诊断：膝痹

证型：气虚血瘀

处方：绕髌骨一周（双），犊鼻穴（双）、委中附近血络怒张处（双）刺络

操作方法：以上部位常规消毒后，先用梅花针沿双侧髌骨周围重度叩刺以渗血为度，然后用一次性 5 号针头在双侧犊鼻穴各刺 5~8 针，用 2 号火罐留罐 15 分钟，双侧犊鼻穴以出血 10ml 左右。患者以站立姿势对委中穴刺血，流出约 10ml 左右血液。1 周 1 次。

刺血后给予患者艾灸，沿髌骨周围一圈，灸 20 分钟，并口服盐酸葡萄糖氨基片、金匮肾气丸口服。患者刺血 1 次后，当晚发凉感减轻。

二诊（8 月 16 日）：患者诉双膝部发凉、活动时疼痛较前减轻，查体：舌脉同前。处方：命门、肾俞（双），犊鼻（双），绕髌骨一周（双）刺络操作方法：同上。留火罐 10 分钟。1 周 1 次。

患者治疗后用艾灸温和灸命门、肾俞及犊鼻穴 20 分钟，仍继续服用盐酸氨基葡萄糖片，金匮肾气丸。

患者经 2 诊后膝部发凉、酸楚、疼痛明显减轻，夜间已不需要盖厚被。随访 3 月病情基本痊愈。

按：该患者因劳累后出现膝痛，时值仲夏，却以局部发凉、酸楚疼痛为著。经查体可见双侧委中处有明显紫黑丝细小血络，髌骨周围处有散在青紫色静脉怒张。舌质黯红，边有齿痕，苔薄白，脉沉弱弦。据证为气虚血瘀，阳气郁于内，而不能布于肢体，故患者以发凉酸楚疼痛为著。刘老师认为，此患者应以祛瘀为先导，故先以刺络拔罐之法祛除局部之瘀血，后予以艾灸局部及肾俞、命门以温通阳气。瘀祛阳复，因此该患者经 6 次治疗，膝关节疼痛症状全部消失，痊愈而告终。

◎（二）痛风案

王某，男，35 岁，西安小寨人，2014 年 7 月 12 日初诊，陕西省中医院针灸科门诊

主诉：痛风反复发作 3 年，伴足大趾关节红肿热痛 2 天。

现病史：患者痛风 3 年，此次因饮用啤酒后痛风发作，左侧第一跖趾关节红肿热痛 2 天，

口服秋水仙碱后减轻,欲求中医针灸治疗,遂至我科。症见:左侧第一跖趾关节红肿热痛,活动时加重,触痛明显,影响睡眠,纳呆,小便黄,大便可。舌红苔黄腻,舌下脉络迂曲,脉滑数。查血尿酸600μmol/L,肝肾功正常。

诊断:痛风性关节炎。

证型:湿热夹瘀。

取穴:患侧内庭、太冲、三阴交、委中;双侧阴陵泉、行间。委中穴附近寻找怒张明显的血络,然后用止血带将近心端结扎,常规消毒局部,用三棱针点刺,使出血3~5ml左右;余穴位逐个行揉按后,常规消毒,用三棱针快速点刺出血,出血不畅时可配合手指挤捏出血,直至血色变淡为止。隔日治疗1次,治疗3次后改为1周1次。

患者第一次治疗结束后立感红肿热疼减轻,共治疗5次后,患者疼痛消失,临床治愈,嘱其注意控制起居饮食物。随访半年无复发。

按:痛风是由嘌呤代谢紊乱引起的血尿酸盐浓度过高或肾脏对尿酸排泄减少,导致体内尿酸盐沉积所致的一种全身代谢性疾病。临床上多以单个趾(指)关节突然红肿疼痛,昼轻夜重,反复发作,多伴发热,常以第一跖趾关节为多见。中医认为本病多因风、寒、湿、热之邪杂至,阻滞经络,加之肝脾不足,痰湿凝聚,气滞血瘀发而为病。该患者患痛风已三年,久病伤及脾气,脾失健运,湿阻痰聚,阻滞脉络,至经脉不通而痛。故选用刺络放血之法以通络,内庭为足阳明经胃经荥穴,太冲为足厥阴肝经原穴,两者均属局部取穴,两者共用可达泻热镇痛、活血消肿之功;局部选取阿是穴可直接排出富含致痛物质的血液,以达到疏通经络气血、"通而不痛"之目的;三阴交为足三阴经之交会穴,是治疗下肢痹痛的有效穴位;委中为足太阳膀胱经合穴,放血治疗可起到通经活络、凉血活血解毒之功,亦为治疗下肢痹痛的效穴。取阴陵泉以健脾化湿,行间穴清泻肝热。故该患者经5次治疗,症状消失。

(三)面瘫案

强某,女,57岁,西安市边家村,2015年5月17日,陕西省中医院针灸科门诊。

主诉:左侧口眼歪斜1月余。

现病史:患者1月前因受寒,次日晨起时发现左侧口角歪向右侧,伴鼻唇沟变浅,耳后乳突处疼痛。仅在私人诊所服用药物治疗,效果不明显,现为求进一步诊治,今日遂来我科。现症见,左侧额纹消失,左眼睑闭合不全,鼻唇沟变浅,左侧口角歪向右侧。左侧眼泪增多,无耳后疼痛及味觉改变。余无异常。面色晦黯,舌淡黯,苔薄白少津,脉沉弦细。BP:120/80mmHg。

既往史:既往体健。

诊断:面瘫(气虚血瘀)

治疗:①刺血:攒竹、翳风、牵正、地仓;阳白、颊车、迎香、承浆,两组穴位交替使用,用粗毫针于上述穴位处点刺3~5下,以出血为度,并以闪罐法,于局部闪罐。②后采用艾条温灸关元、气海。③配合针刺合谷,足三里穴,每天一次。该患者经10次,共一个疗程的治疗,症状恢复而痊愈。

按:该患者期初为感受风寒所致面部经气受阻致经筋失养,所致口角歪斜,又因失治,一月后方来就诊,来时患者正值该病的后遗症期,此时病程相对已久,其特点为正虚邪恋,气虚血瘀,治以益气通络,和调气血,吾师认为此期仍可采用刺血,可达祛瘀生新,正如张从正所言"先论攻其邪,邪去而元气自复也",且根据该患者之舌脉可知,其血瘀之证仍较明显,故刺血后加拔火罐,增加祛瘀之效。配合温灸关元、气海,针刺合谷、足三里,以健脾益气,扶助正气。以上各法同用,攻补兼施,正气得复,邪气已去,故在短时间内就可治愈。

(四)中风案

张某,女,65岁,农民;于2014年6月4日陕西省中医院针灸科就诊。

主诉:左侧肢体不遂1月余。

现病史:1月余前患者家人发现其肢体不遂,行走时左侧肢体力弱,上台阶困难,反应极为迟钝,记忆力较前明显减退,期间否认患者有意识丧失、大小便失禁及肢体抽搐症状。患者自觉头部沉闷不适,呈持续性,未诊治,患者左侧肢体活动不遂症状持续不解,偶有头部隐痛,为求进一步中西医结合诊治,特来我院,门诊以"中风、脑梗死"收住入院。自发病以来纳食一般,无饮水呛咳,夜休一般,大小便正常。既往有"高血压"病史。查:BP 150/86mmHg,老年女性,神清,精神尚可,语言流利,形体较胖,步入病房。双侧额纹对称,右侧鼻唇沟变浅,伸舌基本居中,左上、下肢肌力3+级,右侧肢肌力4+级,肌张力正常,腱反射存在,病理反射未引出。颅脑CT示:①双侧额、顶叶、半卵圆中心、侧脑室旁多发腔隙性脑梗死。②脑白质脱髓鞘病变。舌质黯红,苔白厚腻。脉细涩。

诊断:中风后遗症——痰瘀阻络

治疗:①西医以调节血压、营养脑细胞支持对症处理为原则。②针灸治疗,少商、隐白、四神聪、太阳、风池,三棱针点刺出血;迎香、肩髃、曲池、外关、合谷、风市、足三里、丰隆、三阴交,电针治疗。配合肢体功能锻炼。

二诊(6月26日):经20次治疗,自感头脑较前清晰,记忆力有所改善,左侧肢体力量增加,步态较前明显改善,查:右侧鼻唇沟较前恢复,左侧上肢肌力4级,下肢肌力4+,症状改善明显,患者要求出院,嘱其清淡饮食,继续加强功能锻炼,定时来院复诊。

按:该患者身体肥胖,且平日嗜食肥甘厚味,饥饱失宜,伤及脾胃,脾失健运,痰浊内生,痰阻气机,日久致瘀血内停,痰瘀互结于经络,气血运行不畅,故出现左侧肢体活动不遂;正如《灵枢·刺节真邪》所云:"虚邪偏客于身半,其入深,内居营卫,营卫稍衰,则真气去,邪气独留,发为偏枯。"痰瘀内阻,气血不能上荣于脑,故见反应极为迟钝,记忆力减退。舌质黯红,苔白厚腻,脉细涩均为痰瘀阻络证之表现。治宜祛瘀化痰通络。除取少商、隐白刺血外,取四神聪、太阳、风池刺血以宣通脑络;取迎香、肩髃、曲池、外关、合谷以疏通阳明经气,通经活络,以疏利上肢;足三里、丰隆健脾和胃,化痰通络,三阴交为肝脾肾三经交会穴,刺之可健脾,调肝肾,且此三穴位于下肢,刺之又可行气通络,条畅气血。各法同用,经络得通,气血条畅,肢体得养,故功能得以快速恢复。

(五)胃下垂案

蒲某,女,34岁,西安市铁一中,2013年5月18日初诊,陕西省中医院针灸科门诊。

主诉:胃脘部坠胀不适1周。

现病史:患者素体气血亏虚,因患有鼻窦炎,在他处以中医方药诊治,服药2月余后,即2周前突然感觉胃部胀满有下坠感,平卧减轻,劳累后加重。到医院检查示:胃下垂、慢性胃炎。经朋友介绍来我科治疗。现症见:胃部胀痛,有下垂感,神疲乏力,纳差,夜寐不佳。面白唇淡,边有齿痕,苔薄白,脉沉缓。

诊断:胃下垂。

证型:气血亏虚。

治疗:穴取中脘、足三里、气海、关元、百会、血海。中脘、气海、关元、血海皮肤针叩刺至微渗血,加拔火罐10分钟,足三里点刺放血3~5滴,刺血完毕后加艾条温和灸20分钟。百会艾条温和灸20分钟。隔日治疗1次。

患者治疗1次后,无明显变化,待第二次时,患者感觉胃部蠕动,有上升感,偶感胸闷。经过6次治疗后,患者自觉脘腹部下垂感减轻,腹胀痛亦减轻,食欲增加,后继续治疗1月,复查胃下极在髂嵴连线4cm,临床治愈。

按:胃下垂属内脏下垂之一,常由中气下陷,升举无力所致,按常理,此种情况应禁刺血,但导师认为,该患者虽为气血亏虚,中气不足之象,但其症状伴有胃腹胀痛,"痛则不通",可见其确有邪实之征,《血证论》言:"其虚者未成者,更不可留邪为患……而虚证则不废实证诸方,恐其留邪为患也……。"取中脘、足三里、气海、关元、血海等穴施以刺络放血以激发经气,祛邪扶正,邪祛正安。刺络放血各穴及百会行灸法,以振奋阳气,升阳举陷,故而症状经6次治疗后即消,临床告愈。

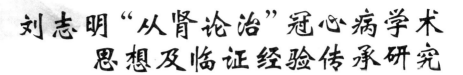

刘志明"从肾论治"冠心病学术思想及临证经验传承研究

传承博士后：吴敏

一、传承导师传略及传承博士后简介

刘志明

刘志明，男，1927 年出生于湖南省湘潭市，汉族，中国中医科学院广安门医院主任医师、教授，全国第二批国医大师，首届首都国医名师，首批全国 500 名继承老中医药专家学术经验指导老师，全国首批博士生导师、博士后指导老师，首批中医药传承博士后导师，首批享受国务院特殊津贴的中医药专家，中央保健专家，中国中医科学院资深研究员。

从事中医临床工作 70 余年，自幼师承名师杨香谷，1940 年开始一直在中医临床第一线工作，1954 年响应党和国家号召，赴京参加中医研究院建院筹备工作，是中国中医科学院第一批医疗科研人员。

学宗岐黄，崇尚仲景，博采众长，集历代名家之大成，师古而不泥古；擅长内科，善用经方，熔古今名方于一炉，灵活变通，形成了独特的学术思想；治病重视先天，强调补肾，同时注意调理后天脾胃，以资化源；对心脑肾系疾病、发热病、湿热病、老年顽疾等内伤杂病及外感热病穷源究委，敢于创新，另辟蹊径，疗效卓著。刘老提出，冠心病的发生首当责之于年老正气亏虚，其中尤以肾元匮乏为之要，此为本病发生肇始之因。治疗当遵"虚则补之、实则泻之"之旨，采用"补肾""通阳""祛邪"三法结合。在此理论的基础上，创制出滋肾通阳之方药。

吴 敏

传承博士后吴敏，女，1976 年 9 月出生于山东省淄博市，医学博士，副主任医师，现就职于中国中医科广安门医院心血管科。2006 年山东中医药大学博士研究生毕业后一直在心血管临床第一线工作。2013 年 11 月正式拜国医大师刘志明教授为师，从事中医药传承博士后研究工作，深度挖掘刘志明教授"从肾论治"冠心病的学术思想及临证经验。现任世界中医联合会老年病分会副秘书长。擅长冠心病、高脂血症、心律失常、失眠等内科疾病的诊治。在从事心血管病临床工作中，注重临床经验积累的同时，坚持科研意识的逐渐渗透。2012 年作为课题组长，成功申报国家自然科学基金青年项目一项。2012 年 5 月，被派往美国梅奥医学中心高血压病单元从事临床及科研工作。归国后,作为课题组长成功申报留学人员科技活动项目。2015年及2016年成功申报博士后基金面上项目及特别资助项目各一项,均为第一负责人。近年来,发表学术论文30余篇,其中SCI文章近10篇。

二、导师学术思想与学术特色、临床特点

❤ (一) 学习观

1. 研经读典,启智取道

所谓"经典",乃指人类思想文化史上异峰突起、博大精深、影响深远、常读常新之传世巨著。它们是古人智慧的结晶、知识的提炼、外化的感悟;同时,也是先贤认知万物、逻辑推理、科学验证的浓缩与升华。

刘老指出,就中医范畴而言,历代医著汗牛充栋,前贤诸家均有阐述发明,但流出由源,不论哪种学术流派,均是以《黄帝内经》《难经》《神农本草经》《伤寒杂病论》等经典著作为基础。其中,《黄帝内经》一书,"理论渊深,包举宏博",实为中医学理论之渊薮,后世医家虽于医理上多有创建,各成一家之说,但就其学术思想的继承性而言,无不发轫于《黄帝内经》。仲景所著之《伤寒杂病论》为"医方之祖",它与《黄帝内经》一脉相承,更将中医基础理论与临床实践相结合,从而确定了中医学辨证论治的完整体系,"首开辨证论治之先河",是一部理法方药具备的指导临床医疗实践的医学典籍,后代大家莫不遵其典范。对于医者而言,这些经典著作犹如树之根、水之源,不读则学无根本,无根之木,何谈叶茂枝荣?

刘老主张,有志于中医之人,就应从四大经典入手,拿出"板凳甘坐十年冷"的精神,耐住寂寞、心无旁骛、潜心研读经典,如此方可开启心智、历练思维,达到与前辈名家思想脉搏相同步,实现穿越时空与其倾心交谈。通过这样不断地"对话"与"交流",反复地产生"感悟"与"碰撞",才能最终领悟经典中所蕴之"道",即伟大的医学思想、严密的医学理论;掌握经典中所载之"术",即认识、分析、治疗疾病的方法、手段。如刘老对《伤寒论》"太阳病,项背强几几,无汗,恶风者,葛根汤主之"的理解,就充分体现了这一点。他领悟"葛根汤证"的病机关键为"风寒之邪客于太阳经腧",其主证为"项背强几几",故凡与其病机、主证相似之病均可用之。故刘老恒用此方治疗肩周炎、颈椎病而伴见项背疼痛不舒者,屡用屡效。

除对中医四大经典反复研读之外,刘老还提倡"博览各家、广得其益"。仲景之后,医家辈出,代有发展,存世医书琳琅满目、浩如烟海。刘老特别推崇金元四大家之学说以及温病学派叶、薛、吴、王之著作,谓之各具特色,各有其优,实应细细品味。各家学说,合读则全,分读则偏。刘老强调,学习之时应摒弃门户派别之偏见,择善而从,着眼其心得发明之处,或取其论、或取其法、或取其方、或取其药、或取其巧、或取其妙,总要取精去粗、扬长避短。

2. 读悟并重,实践求真

中医经典著作,成书时间距今过于久远,书中文字诘屈聱牙、艰涩古奥。对于初学者而言,诵读已属不易,若想明了其中所蕴藏的深邃理论,则更是难上加难,非潜心研读,穷思精

悟,莫得其要。因此,刘老提出,对于经典的学习要分三步循序渐进。

首先,对于上述经典论著要做到"熟读""背诵"。刘老以为,"非通读、不可观全貌,非背诵、不能记于心"。熟读、背诵是学习经典、筑牢根基的最根本方法,且越早背诵效果越好,正所谓"少年背书如锥锥石,中年背书如锥锥木,老年背书如锥锥水"。刘老建议年轻的医学生,应尽早下此苦功,不要畏难,由难而易,由少而多,集腋成裘,积沙成丘。

其次,在"熟读""背诵"的基础上,更要"勤思善悟"。初研经典之时,由于自身学识有限,必然会遇到许多似懂非懂之处。此时,更应迎难而上,反复揣摩,用心感悟。只有如此,我们方能对某些原本不太理解的疑难问题逐渐触类旁通,不断加深对中医理论的理解,不断提高自己的理论水平。刘老有云:"学起于思,思源于疑,小疑则小进,大疑则大进。疑者,觉悟之机也,一番觉悟,一番长进。能于无字处读书、不疑处有疑,尤为可贵。"

最后,学习经典还要"坚持实践"。只有通过临床实践,才能验证我们对经典的感悟是否正确,以及对经典理论的掌握是否牢固。此外,在医疗实践中所遇到疑难病例,则又会促使我们反过头来于医典中寻求启迪,思索所见病症合于先哲何人之专长,从症寻书,从理定法,据法处方,按方遣药。若能行之有效,既可进一步加深我们对中医经典的领悟与掌握,又能丰富学术经验、提高临证水平,更会激发我们对中医经典钻研的兴趣。刘老常言:"作为中医,最忌满足于一知半解的空头理论,若仅有理论、乏于实践,必致临证游移,漫无定见,药证难合,难能奏效。只有不断实践方能丰富自己的经验,也才能在医术上精益求精,于实践中求真知,于实践中得发展。"

刘老钻研、攻克"眩晕"这个内科常见疑难病的过程,正是身体力行、率先垂范其大力倡导的"研经读典、启智取道","读悟并重、实践求真"这一学习观念、学习方法的很好例证。眩晕一病,自古得之者甚众,深受医家重视,古今医家对其论述颇多。刘老先广泛搜集历代有关此病的诸家学说,仔细研读、深刻领悟,再反复验之于临床实践,最终才得窥真谛,提出"眩晕乃肝肾两脏本虚标实之证"的创见,并总结了"论治眩晕八法"。刘老以《丹溪心法·六郁》所云"气血冲和,百病不生,一有怫郁,诸病生焉,故人身诸病,多生于郁"启迪,对"肝气郁结型"眩晕,制"疏肝解郁、清利头目"之法;以《素问·生气通天论》所言"阳气者,大怒则形气绝,而血菀于上,使人薄厥",对"肝阳上亢型"眩晕,制"平肝息风、潜阳降逆"之法;以《素问·六元正纪大论》所说"木郁发之……民病胃脘当心而痛,上支两胁,鬲咽不通,饮食不下,甚者耳鸣旋转,目不识人,善暴僵仆",对"肝火炽盛型"眩晕,制"清肝泻火、疏肝养阴"之法;以《证治汇补·眩晕》所谓"肝家不能收摄荣气,使诸血失道妄行,此眩晕生于血虚也",对"肝血亏虚型"眩晕,制"补血养血、柔肝止眩"之法;以《素问·至真要大论》所曰"厥阴之胜,耳鸣头眩,愦愦欲吐,胃鬲如寒",对"肝阳虚馁型"眩晕,制"温阳暖肝、降逆和胃"之法;以《临证指南医案·中风》所论"肝为风脏,因精血衰耗,水不涵木,木少滋荣,故肝阳偏亢,内风起",对"水不涵木型"眩晕,制"育阴潜阳定眩"之法;以《灵枢·海论》所载"髓海不足,则脑转耳鸣,胫酸眩冒"及《难经》所述"损其肾者,益其精",对"肾精不足型"眩晕,制"补肾填精、养髓止眩"之法;以《景岳全书·眩晕》所道"头眩虽属上虚,然不能无涉于下。盖上虚者,阳中之阳虚也;下虚者,阴中之阳虚也……阳中之阳虚者,宜治其气……阴中之阳虚者,宜补其精",对"阴阳两虚型"眩晕,制"平补阴阳、养脑定眩"之法。

（二）辨证观

1. 四诊相合，辨析症结

中医诊治疾病，是通过"四诊"（望、闻、问、切），对病人作出周密的观察和全面的了解，揭示其病因（内外）、病位（表里）、病情（寒热）、病体（虚实），从而准确辨证、指导施治、推测预后。由此可见，四诊实为辨证之基础，立法之前提，组方之依据，取效之关键。因此，刘老十分强调四诊学习，认为"圣贤垂法、首重四端，明哲相传，从无二至"，实乃医家"入门之要领""识病之要道""临证之先着"。刘老常常要求弟子门生将四诊研习作为学医之重点，一定要切实掌握四诊方法，并时时温习，以求早日达到融会贯通、运用自如的境界。

刘老指出，望、闻、问、切在诊察疾病的过程中各有独特作用。望诊，是医者运用自己的视觉，有目的地观察患者周身和局部的变化（包括：精神、形体、姿态、面色、皮色的改变；眼、耳、口、舌的情况；以及痰浊、大小便等分泌物和排泄物的性状等），以了解病情，测知脏腑病变。闻诊，是医者运用自身听觉和嗅觉来诊断疾病，凭听觉以诊察患者的语言、呼吸、咳嗽等声音的异常；嗅气味以了解患者口气、分泌物、排泄物的气味变化，进而辨别内在病情。问诊，是医者通过询问病人或陪诊者，了解疾病发生、发展、现在症状、治疗经过及其他有关情况，为判断其主要病痛及分析病因病机提供信息。切诊，主要包括脉诊和按诊，即通过病者的脉候、触按病体的某些部位，以测知或验证疾病的病位和病性。由此可见，四诊之法，以目察五色，以耳识五音，以言审五病，以指别五脉，各有侧重、各有所用，各从不同的角度为疾病诊断提供了部分依据。临证之时，只有将四诊所收集的资料，互相参考，互相佐证，整体辨析，方能探明症结，确保辨证施治的准确；倘若厚此薄彼、甚或独恃一诊，定会遗漏某些症状或体征，无法全面了解患者的病情，遂使诊断失准，误诊误治在所难免。因此，刘老常言："四诊实为一体，分则偏，合则全。四诊参合，则可识万病根源，以之疗治，自万举而万当；但凭一诊，则见有不确，信手乱治，安能无误？故一病当前，切记互相参证，综合辨析，绝不可孤立地、片面地强调一种而忽视其他。"

刘老临证诊察疾病从不草率，始终恪守详查细问、四诊合参的原则。刘老曾治疗一位19岁女青年，患慢性肾炎，全身水肿，腹大如鼓，经中西医治疗，经久不愈。刘老接诊后，发现之前治疗的医生大多着眼于患者所表现的面色白、四肢不温、小便量少，水肿、腹水明显，舌淡苔白等证候，辨证为肾阳亏虚、气化失司、水湿停聚，治疗皆投温阳利水之剂，如此水肿非但不除，反而日趋严重。刘老细察发现，该患者脉象两尺细滑无力，以此结合其他证候，当辨为肾中阴阳两虚之证。刘老分析，患者病程已久，又迭用分利之品，阳损及阴，阴阳两虚；虽无阳则阴不化，但徒温阳则阴更伤，此正是前者众医治疗之败笔所在。据此，刘老借鉴景岳理阴一法，俾阴生而阳长，水能化气，可望一愈。遂遣理阴煎，重用熟地、当归以养阴，少佐姜、桂以水中求火，不用分利之品，并嘱多食鲤鱼，或红烧，或糖醋，唯不放盐。患者遵刘老之法调治半载，水去肿消而收全功。从此病案可见，正是刘老认真按照四诊要求，逐项诊察，相互参合，才得以精准辨证，明晰症结，治获佳效。

2. 辨病识证，参融西学

中医学发展已历经数千年之久，而真正意义上的西医学，其出现不过区区几百年，较之中医学,其历史可谓短暂。但西医学为何能在如此短暂的时间里,得以迅猛发展、进步巨大,逐渐占据医疗的主导地位,就不能不发人深省。刘老认为,西医学能够在短时间内取得如此之大的进步,就是得益于它与现代科技的紧密结合,不断将其他学科的新发现、新成果,转化成为推动其自身发展的动力。如在对疾病的诊断方法上,西医学就不仅仅满足于视、触、叩、听,而是借助多种物理、化学的检查手段以弥补人体感知的局限,其许多诊断器械和化验方法,都是现代工业技术发展的成果。刘老指出,现代科技并非为西医学所专用,中医学亦可将现代科学有机的融入其中,作为望、闻、问、切的延伸。若借助西医的先进诊察仪器及实验室检验,一方面可以及早发现疾病,弥补中医直观感觉的不足,提高中医疗效;另一方面也可通过对检查结果的分析,进行微观辨证,丰富中医的辨证依据、辨证内容;此外,还可根据治疗前后检查结果的改善情况,为中医疗效的判定提供量化指标,打破传统中医仅凭症状、体征进行疗效评价的不准确性,为证实中医的有效性、科学性提供令人信服的客观依据。如刘老诊治慢性肾炎时,在运用望、闻、问、切等宏观辨证方法的同时,也非常重视结合尿液检验等微观检验指标,尽可能掌握定性、定量资料,中西结合、综合分析,以便提高辨证的准确度,增加立方用药的针对性。刘老通过长期的临床实践发现,大部分慢性肾炎患者,在整个病程中都有不同程度的邪实存在,其中尤以湿热毒邪最为常见。刘老以患者尿液浑浊,且红细胞、白细胞、管形等沉渣增多,作为湿热毒邪存在的微观标志。并以此为依据,对此类患者不再一味温补,而是于补益脾肾之剂中,增以清热利湿之品,临床疗效显著。刘老诊断热痹,也非常注重结合西医检查。刘老总结,中医热痹,其表现为发热。关节红肿热痛、苔黄脉数,血沉快,抗链"O"增高,多见于西医学之风湿活动期或急性风湿热初起。

刘老虽然提倡中医与现代科技有机结合,但又十分反对依赖设备、仪器进行诊断,单凭实验报告处方用药的做法。刘老指出,中医要发展,一方面切切不可排斥现代科技、西医学而妄自尊大、固步自封,而应取彼之长、补己不足;另一方面,中医更不要妄自菲薄、抛弃特色,而应立足于中医整体观念、辨证论治的根本,在不脱离中医理论指导的前提下,将现代科学技术中可用的成果和西医的某些检测方法,有选择地吸收过来,既为我所用,又避免西化。

(三) 治则观

1. 外感热病,祛邪为先

外感热病是临床常见疾病,病势急剧、变化迅速。西方发明抗生素后,曾一度大幅降低了它的病死率,但随着抗生素的长期、广泛应用,导致病菌逐渐对其适应,耐药菌株愈来愈多,这就使得医者面对其所诱发的发热疾病往往束手无策、望而兴叹。中医学早在东汉末年,张仲景著《伤寒论》就对外感热病进行了系统的论述,确立了以六经为纲领的辨治此类疾病的体系。后世医家以此为宗,不断探索,更于明清之际,经过吴又可、叶天士、吴鞠通等一大批温病学家的不懈努力,最终又形成了以卫气营血和三焦为辨证纲领的温病学辨治体系。至此,中医学对于外感热病的治疗形成了一整套完备的理论和方法。刘老学医之际,正值天灾人祸频繁发生、温热之疾到处肆虐、三湘大地民不聊生之时。刘老目睹乡梓父老深受其苦,常为之扼腕痛心。刘老之师杨香谷先生,医术高超,尤精于温热病证的诊疗。刘老随师出诊,亲见其治疗高热患者,往往三两剂药服下,即热退身凉。医者的使命感及中医的神奇疗效,大大激发了刘老钻研外感热病治疗的热情和兴趣。杨香谷先生因势利导,言传身教,不仅指导刘老系统学习了有关外感热病的经典著作,如《伤寒论》《温疫论》《温热论》《温病条辨》等,更放手让他大胆诊治,参悟其道。刘老很快就对热病的发生、发展、传变、预后、顺症、逆症,治疗之常法、变法有了系统的掌握,赢得了"善治热病"之名。其后,刘老又通过不断的临床实践,最终形成了对外感疾病治疗的独到见解。

刘老认为,外感热病为六淫时邪所致,起病急骤,变化迅速,其治当速。治疗之初,就必须当机立断,采取有效措施,迅速祛邪于体外,以截断、扭转疾病之发展进程。刘老总结,治疗外感热病,其要诀有二。要诀一,治疗之际,要如将军之用兵,有胆有识,兵贵神速,切切不可优柔寡断,姑息养奸,错失良机。如对于小儿病毒性肺炎治疗,一般医家多谨遵卫气营血辨证而不越雷池半步。但该病属肺脏实质性病变,为变化迅速、病情凶险之重症,如此循规蹈矩,药物调整必难赶上病情之变化,缓不济急而耽误治疗,以致病死率居高不下。刘老形象的比喻此种治法为"被动挨打",自保尚难,谈何克敌?对于此病,刘老主张"敌不动,我先动,先敌而动,主动进攻"的治疗思想,即在发病之初,就以"发汗透表、清营解毒"并举,迎头痛击,阻断病邪进程。实践证实,在此治疗思想的指导下,降低了患儿出现热极生风或热入血室等危重情况的发生率,极大地提高了治愈率。要诀二,治疗用药,药量要足,药力要猛,争取一战成功,切切不可畏首畏尾,蜻蜓点水,如此日久必变,反致慌张。刘老曾治疗一年仅6岁的乙型脑炎患儿。该患儿症见高热(体温40℃),头痛,呕吐频作,烦躁不安,嗜睡,时躁动抽搐,间发谵语。刘老详查后诊断为"暑温偏热"之证,治以辛凉重剂,佐以凉开,方选白虎汤加减,并重用石膏120g,另以安宫牛黄丸1丸,分5次鼻饲。参与抢救的其他医生,以患者年龄幼小,脏腑娇弱,石膏寒凉且用量过重而有所顾虑。刘老解释,如此危重之疾,若不以大剂攻之,病重药轻,岂能顶事,邪留不去,好比"养虎遗患",其后果必然是"变证迭起",更致无措。依法治之,患儿体温降至38℃,惊厥呕吐渐止,能进饮食,但仍时有谵妄不识人,大便5日未解,脉沉数有力,舌苔黄燥。刘老辨为阳明里实热证,又大胆采用釜底抽薪之法,方用大承气汤治之,仍加重剂石膏(60g),服药1剂,疗效卓著,患儿大便得通,体温得降,神志得清,谵语得除。后继用上法并佐养阴之剂,调理旬日而愈。

2. 内伤杂病,调理为要

刘老治疗外感之病畅"祛邪为先",但对于内伤杂病,则主"调理为要"。刘老认为,内伤之疾,多因经年累月,正气耗伤,阴阳不调,气血不和,脏腑功能失其常度,以致病邪藏匿其中,此谓"奸佞"之徒也。治疗此类内伤杂病,刘老总结其要诀有二。

要诀一,当审时度势,安内以攘外,特别对那些胃气虚弱不胜药力之患者,更当先调养中土,待正气来复,脏腑功能恢复,气血和调,则邪无可藏,病可痊愈。如刘老治疗功能性水肿,患者多成颜面及下肢凹陷性水肿,貌似邪实之象,但细细探究则发现,患此病者,其年龄多在40岁以上,病程较长,且同时伴见头晕、心悸、气短、乏力、失眠、纳差等心脾气血两虚之证候。据此可知,功能性水肿与一般水肿之病机不尽相同,当属本虚标实之证。刘老指出,此时若仍拘泥于攻逐、发汗、利小便等常法,重用分利之品,必犯"虚虚实实"之忌。治疗应着眼于整体,把握本虚这一病机关键,以补虚培本为主,避免过用分利,以防更伤正气。临证时,刘老采用健脾胃、调气血之法,以归脾汤加减治疗,取方中黄芪、白术、云苓、薏仁等健脾益气;

当归、白芍等养血调血,并酌用枣仁、远志等养心安神,共奏益气养血、健脾养心之功,待脏腑功能恢复,气血冲和,水液代谢正常之时,不利水而水肿亦能自消。

要诀二,内伤之病,由量变到质变的过程中表现极为轻微,其来也渐,其去也缓。因此,对其必须"有方有守、循序渐进",假以时日,方获效验。刘老指出,所谓"有方有药",就是要在精确辨证的基础上,选方定药,若证不变,方则不变,一直守方治疗,徐徐图之。切不一方甫投,即望其效,未效即更方易药,如此常难见功;此外,更不可操之过急、孟浪用药,如此急于求成,必致事与愿违、反生变故。刘老要求,临证之际,须制方求稳,保护胃气,胸有定见,有方有守,徐徐图之。如刘老曾治一位风湿性心脏病患者,就是遵循此原则而终获良效。该患者病史16年,西医诊断为"二尖瓣狭窄伴闭锁不全,三尖瓣狭窄;阵发性心房纤颤,二度房室传导阻滞,心功能不全。"西医对其给予洋地黄制剂治疗,出现不良反应,难以控制,遂求治于刘老。刘老详查后发现,该患者以心悸、气短、胸闷、全身乏力、纳差、两足水肿等为主要临床表现,中医辨其当属"脾阳不振、痰湿痹阻气机"之证。刘老依据中医学"治病求本"的指导思想,针对其"脾阳衰惫"之本虚,兼顾"痰阻气机"之标实,治以"振奋脾阳、化湿消痰"为法,方用苓桂术甘汤加党参、生薏仁、防风等治疗。方证契合,刘老成竹在胸,守此方悉心调理,坚持治疗半年有余,服药百余剂,其间仅根据病情变化稍事增损,终获满意疗效。后经北京医学院附属医院检查,证明患者病情大为好转,心房纤颤减少,心脏功能大幅改善,生存治疗显著提高。

🌀 (四)施治观

1. 治循主证,方证相合

在七十余年的临床实践中,刘老总结了一条非常宝贵的治疗经验,即辨证施治一定要依照患者主证而选用方药,这是取得最佳疗效的关键。刘老认为,所谓"主证"其意有二。其意一,是指某种疾病必有的症状。如《伤寒论》中的"太阳病","脉浮、头项强痛、恶寒"就是其必有症状,即为主证。刘老运用经方时,就主张"见其主证,即用其方"。如刘老见到以"足膝关节红肿疼痛较甚"的痹证,常选主治"诸肢节疼痛,身体羸,脚肿如脱,头眩,短气,温温欲吐"的桂枝芍药知母汤,每获良效;对于以"四肢关节疼为主"的痹证,刘老又用主治"骨节痛烦,掣痛不得屈伸"的甘草附子汤,亦能取得较好效果;对于"以腰重冷痛为主"的寒湿腰痛,包括西医所称的部分腰椎疾病,刘老就用主治"腰中冷,如坐水中,腹重如带五千钱"的肾着汤,稍事加味,疗效显著。其意二,是指反应疾病本质的证候,在此"治循主证"就是要针对疾病本质遣方用药,射人先射马、擒贼先擒王,以获事半功倍之功效。刘老提醒,临证中,患者的主诉一般是与主证有关,但在某些时候,病人的主诉内容庞杂多端,这就需要医者加以分析去芜存菁,如此才能抓住关键的主证。刘老要求,一旦抓住主证,就要紧抓不放,立法处方始终围绕主证进行,法随证立,方从法出。刘老曾诊治以患者,症见头晕耳鸣,眼睑面目及双下肢水肿明显,但睡眠尚可,纳食正常,夜尿频多,口干喜饮,时有小便淋沥不畅,偶有大小便失禁,其舌质稍红偏黯,苔黄厚腻,脉结。此患者疾病错综复杂,涉及多个脏腑,乍看难分头绪。刘老细细分析,此患者素体肥胖,胖人多湿多痰,痰浊上蒙神窍,则头晕、耳鸣;痰浊内阻,可致水液代谢障碍,水液内停则致肢体、眼睑水肿;痰浊内阻日久化热,遂见舌红,苔黄腻。通过辨析,刘老揭示该患者其主证应为"痰热互结",以此立法"燥湿化痰、清热平肝、利水消肿",方取二陈汤燥湿化痰;加黄芩、菊花、珍珠母清热平肝;猪苓、泽泻利水消肿;瓜蒌、薤白、枳壳理气宽中。服药20余剂,诸证悉除。

2. 方贵通变,化裁适宜

刘老指出,临床病症变化多端,十分复杂,立法处方,当随病变化,最忌以方套病,呆板不化。此正清代吴仪洛在《成方切用》中所说:"病有标本先后,治有缓急逆从,医贵通变,药在合宜。苟执一定之方,以应无穷之证,未免虚虚实实,损不足而益有余,反致杀人者多矣。用方之切于病,岂易易哉。"清代汪讱庵在《医方集解》中也曾言:"庸医浅术,视之惜如,仍拘执死方以治活病,其不至于误世殃民者几希矣"。试看仲景用方,全在灵活变通,如桂枝汤之化裁,有加桂、有去桂、有加芍、有去芍等诸多变化,十分灵活。

刘老用方,必先深刻理解其方义,再随证灵活加减变化,或取其方义,或化裁其方,务求与病相符。如刘老用麻杏石甘汤治疗上颌关节炎,就是取其方义而用之的典型例子。麻杏石甘汤的主证为"病者一身尽疼,发热,日晡所剧者,名风湿。此病伤于汗出当风,或久伤取冷所致也,可与麻黄杏仁薏苡甘草汤"。下颌关节炎属中医"痹证",临床以咀嚼食物时疼痛、张口活动受限、关节弹响、交锁等为主要临床特征。将下颌关节炎之临床表现与麻杏石甘汤主证相比照,两者并不相符。但观麻杏石甘汤的组成,方中有麻黄、杏仁可宣上疏风,薏仁祛湿,正适用于痹痛部位在上之病。此病虽然没有麻杏石甘汤之主证,但因与该方方义合拍,刘老变通用之,效果显著。刘老加减"桂枝芍药知母汤"治疗"寒热错杂痹",则是化裁其方而用之的例证。外感风寒湿邪,流注肢体关节,郁久化热,而又兼热象,寒热错杂,矛盾一体,遣方用药尤为困难。对于寒热错杂痹,仲景有"桂枝芍药知母汤"为临床医生所常用,刘老亦用此方,但并不死守,而是以其为基础方加以增损。运用之时,刘老取方中桂枝、知母,一外一内,外散风寒湿邪,内清久郁之热;留附子以助桂枝温经散寒之力;去芍药、甘草而换生地、忍冬藤,以增养阴通络之功,同佐知母发挥清热通络之效;减麻黄、防风以防过伤易损阴血,增生黄芪、当归以温养补虚、益气养血。加减之后,全方寒热辛苦并用,各有所宜,共奏清热、散寒、祛湿、驱风、通络、活血、补虚。较之原方,经过化裁变通后则更为契合疾病本质,临床用之屡获佳效。

3. 知药善用、调遣随心

刘老认为,辨证的落脚点在于用"方",而"方"是由"药"配伍而成的;组方是否合理、应用是否得当、化裁是否适宜,则取决于医者是否知"药",知药直接决定着临床疗效的好坏。这就犹如将军掌兵,作战之前就必须对手下兵士的情况了如指掌,如此方能做到"提调得当、人尽其用",也才可以确保自己的作战意图得以正确贯彻;若非如此,即使制定的战略战术再正确,也必因"用人不当、执行不力",而功亏一篑、难以取胜。刘老指出,要做到"知药善用,调遣随心",就必须做到以下三点。

其一,要洞悉药性。这要求不仅必须谙熟常用中药的传统功效主治,还应了解其现代药理作用。如刘老使用红曲治疗肝浊,就是在洞悉该药药性的基础上筛选而定的。肝浊一病,西医名为脂肪肝、高脂血症;发病多因起居失常,脾失健运、水谷积滞,精微不化、痰浊内生、血脉瘀阻所致,对其治疗当用以健脾消极,祛痰化浊,活血散瘀之品。红曲,始载于《饮膳正要》,其性甘、温、无毒,归肝、脾、胃、大肠经,具健脾消食之功、活血化瘀之功,主饮食积滞、脘腹胀满诸证及产后恶露不尽,跌打损伤等。现代药理更证实,红曲中含有多种天然他汀成分,有较好的调节血脂作用,对肝功能之损伤远较他汀类西药为少,尤其是对那些不耐他汀类药物副作用的患者更为适用。由此可见,红曲在传统功效主治和现代药理作用两方面都十分契合肝浊之病机,选用该药准确恰当,若非深知药物性能之人不可为也。

其二,要把握量效关系。不同剂量的同种药物,其所发挥的功效亦不相同。刘老就十分注重中药用量的斟酌,以期得到预想功效。如柴胡一药,重用则主治寒热往来,轻用则疏肝解郁。因此,刘老用治感冒之时,柴胡用量偏重,多在 15g 以上;但治肝气郁结之证时,则必轻用柴胡,用量多在 9g 以下。

其三,要重视炮制变化。各种炮制方法,都可引起药物性能的改变。如薏苡仁一药,生用性平偏凉,可清热除痹、利湿排脓;炒用性平偏温,功善健脾止泻。故刘老治疗风湿痹痛、肺痈、肠痈、脚气、淋证等,每投生品;而治脾虚腹泻,则炒后方用。其他,如大黄生用主泻,炭用止血;黄芪生用走表,蜜炙补中等,临床之时,不可不知。

其四,要深研药物配伍。药物配伍乃中医精华,精于医者,必精于药之配伍,药物通过配伍能增效、能减毒,从而扩大治疗范围、适应复杂病情、预防毒副反应,可保证临床用药高效安全。刘老对于此道,造诣极深,善组药对,娴熟运用,取效临床。如刘老选三七、丹参配伍,相须为用治疗胸痹心痛。二药均为活血化瘀之品,但侧重有所不同;丹参功擅活血化瘀,养心安神;三七长于养血止血,散瘀定痛。二者相伍,相辅相成,活血不耗血、止血不留瘀,且通脉定痛之力倍添,治疗胸痹之效倍增。又如,刘老还以蝉衣配大黄,升降相因,表里双解;桂枝配知母,表里兼顾,寒热并调,气血通治;人参配熟地,阴阳并补,气血同生;柴胡配白芍体用兼顾,补散兼施,刚柔相济,动静结合等。

(五) 预防观

1. 未病先防,养生为重

刘老十分重视疾病的预防,力畅"防重于治"的观点,主张对于健康人群,提早采取预防措施,消除易患因素,避免疾病发生,即所谓"未病先防"。此正如《素问·四气调神大论》曰:"圣人不治已病治未病,不治已乱治未乱,此之谓也。夫病已成而后药之,乱已成而后治之,譬犹渴而穿井,斗而铸锥,不亦晚乎?"刘老指出,如何做到"未病先防",其关键就在于"科学养生"。

其一,要合理膳食。《汉书·郦食其传》云:"民以食为天"。饮食是供给人体营养物质的源泉,是维持机体生长、发育、完成各种生理功能,保证生命延续的不可或缺的条件,故古人谓之"食者生民之天,活人之本也"。饮食与人体生命健康密切相关,合理膳食则可起到祛病延年的作用。当前,人们过于追求口味浓重、嗜食肥美、吸烟酗酒、暴饮暴食等饮食失节行为对疾病的发生"罪不可恕"。针对于此,刘老阐发先贤之说,提出"平衡饮食、谨和五味、节制勿贪"的膳食养生原则。刘老日常饮食,五谷杂粮、兼收并蓄,并力求五味平和,尤其注重控制进食的"数量"和"时点"。刘老正是坚持了合理安排饮食,才确保了自身营养充足全面、身体功能康健。

其二,适度运动。"生命在于运动",适当运动,勤于锻炼,可促使人体气机调畅,血脉流通,关节灵活,形神合一,收到内以养生、外以却恶的效果,此所谓"血气冲和、万病不生"。刘老主张,老年及慢性病患者,能运动者,不宜久卧不动,但切不可忽视自身情况,一味剧烈运动。为此,刘老依据太极哲理,在传统武术太极拳的基础上,结合年老体弱者的体质特点,剔除跳跃发力动作,弱化技击功能,突出健身效果,创编了太极养生保健拳以备习练。

其三,作息有时。现代人由于生活节奏快,工作压力大,加之夜生活丰富,以致昼夜颠倒,作息失常,长此以往机体免疫力降低,疾病乘虚而生。刘老依据"天人相应"整体观,认为人之起居作息,应符合季节、气候的变化,"法于天地","分别四时","可使益寿而有极时"。刘老平常虽诊务繁忙,却作息有时,极少熬夜,尤其步入老年,则更加注重睡眠养生。

其四,调摄情志。刘老指出,当今社会人们总是热衷于进食各种补品以"养其形",而往往忽视了对"神"的调摄,这种做法是片面的、错误的,"神清志平,百节皆宁,养性之本也;肥肌肤,充肠腹,供嗜欲,养性之末也"。刘老强调,"调摄精神"乃养生之首要内容,"神明则形安"是摄生之根本原则。刘老平素身体力行,十分重视情志调摄,始终使心境保持"乐观""开朗""愉快""积极"的健康状态,这也是其得享高寿的重要秘诀。

2. 见微知著,欲病救萌

刘老指出,对于亚健康人群,一定要做到见微知著、寓防于治、防治结合。此类人群具备"病虽未成""已有征兆"的特点,处在界于健康与疾病之间的"模糊状态",此时气机变化微弱,形体尚未损害,疾病还未形成,《黄帝内经》称之"微""萌芽",孙思邈命之"欲病"。对于这种病前状态,干预失时、失当,"欲病"积而不愈,就会发展成"已病";若及时发现、有效施治,则可"截断扭转"病变进程,保持人体康健。刘老认为,此阶段是"抵抗病成"的最后防线,为"治未病"的重中之重,"见微得过,用之不殆"。刘老主张,对于此类人群,应在"未病先防"种种养生措施的基础上,尽早采取辨证施治,纠其偏颇,协调阴阳,恢复平衡。

3. 已病之时,即病防变

刘老指出,对于已病人群,不能仅局限于始病部位的治疗,还必须掌握疾病发展传变的规律,并准确预测病邪传变趋向,对可能危及部位提早预防、阻止传变。此正如《难经·七十七难》所说:"所谓治未病者,见肝之病,则知肝当传之与脾,故先实其脾气,无令得受肝之邪,故曰治未病焉"。刘老强调,"先安未受邪之地"为即病防变之原则。如刘老治疗肺炎之病,因其邪传变迅速,故反对拘泥于古人"开门揖盗,引邪入里"之说,提倡先敌而动、提前设防、迎头痛击,以期截断其病邪传变之进程。刘老这一主张就充分体现了"上工治未病"之"即病防变"的思想。

4. 瘥后调摄,全功防复

刘老十分重视对疾病的善后调养,认为疾病初愈,虽症状已无,但邪气未尽,正气未复,气血未定,阴阳未平,必须注重药物、饮食、起居调理,假以时日,方能以收全功,并避免日后复发。刘老对于每个将愈之病患,从服药、饮食、起居、运动、宜忌等方面,每每逐一叮嘱、不厌其烦。如刘老对于肾炎患者,就嘱咐其多食鲤鱼,并告知其烹饪方法,或红烧、或糖醋,但不可放盐,既补其血浆蛋白之不足,又避免其钠水潴留而再肿。刘老对患者,用心之良苦、考虑之周到,可见一斑。

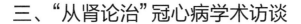

三、"从肾论治"冠心病学术访谈

冠心病属中医学"胸痹心痛"的范畴,刘老遍览前贤诸家论述,结合自己70年临证经验,对胸痹病因、病机提出独到见解,并凝炼治疗三法"补肾""通阳""祛邪",创制冠心爽合剂,临床施用,疗效显著。现就刘老"从肾论治"冠心病的学术思想及临证经验进行学术访谈。

人体衰老,肾元匮乏,心失资助,阴阳俱虚,功能失常,发为本病;肾虚日渐,痰瘀丛生,加重发展,终成顽症。刘老认为,年老肾虚不仅为本病发生始动环节,更是其发展恶化的发展根源。

首先,心肾相关、肾病及心。五脏之中,心肾相通,关系密切。心肾以经络维系,上下联络,相互交通。《灵枢·经脉》对其描绘曰:"肾足少阴之脉······其直者,从肾出贯肝膈,入肺中","其支者,从肺出络心,注胸中"。结构上的紧密联系,决定了生理上相互依存、病理上相互影响。生理上,肾是先天之本,内藏元阳育有真阴,赵养葵《医贯》称之:"五脏之真,惟肾为根",虞抟《医学正传》喻之:"其四脏之于肾,犹枝叶之出于根也",其他脏腑赖其资助。肾乃心脏生化之主,心主血脉、主神志的功能均赖肾之阴阳精气的濡润温养,方可维持正常,心对于肾的依赖更为明显。《素问·五脏生成》篇谓:"心之合脉也,其荣色也,其主肾也"。病理上,肾病常常祸及于心,如《素问·脏气法时论》篇所言肾虚胸痛:"肾病者······虚则心中痛"。《景岳全书》更明确提出"心本乎肾,所以上不宁者,未有不因乎下,心气虚者,未有不因乎精"。肾阳不足,心阳失助,鼓动无力,血行瘀滞,脉络痹阻,胸痛发作;肾阴亏虚,心阴失滋,心火偏亢,耗伤阴血,心脉不荣,脉道失润,蹇涩作痛。

其次,肾元亏虚,痰瘀丛生。刘老强调,胸痹心痛虽以正虚为本、肾虚为根,但痰浊、血瘀、阴寒诸邪对疾病的发展转归亦有一定影响,临床不容忽视。然而,诸邪产生与机体肾虚亦是密不可分。若肾阳亏虚,一则心失温煦,阳不胜阴,阴寒内盛,寒性收引,则心脉挛急,发为胸痹心痛,《太平圣惠方·论胸痹诸方》释之:"夫寒气客于五脏六腑,因虚而发,上冲胸间,则为胸痹";二则,气化失司,运化失常,聚湿成痰,停聚心脉,阻滞气机,发为胸痹。若肾精虚损,生髓不能,血无所生,"心血一虚,神气失守,神去则舍空,空则郁而停痰,痰居心位,易阻心脉,而发胸痹"(《证治汇补》)。《素问·脉要精微论》亦曰:"脉者血之府······涩则心痛"。若肾中元气为人体原动力,若元气不足,诸气必虚,推动无力,血行不畅,而成血瘀之患,《医林改错》析之:"元气既虚,必不达于血管,血管无气,必停留而为瘀"。

本虚是胸痹发病的根本原因,邪实是疾病发展转归的重要因素。刘老根据"虚则补之、实则泻之"之旨,确立"补肾""通阳""祛邪"为胸痹心痛治疗三法,临床之时,辨证施用。

刘老指出,治疗三法,补肾为主。刘老三法之中首重补肾,强调"欲养心阴,必滋肾阴;欲温心阳、必助肾阳","五脏之阴非此不能滋、五脏之阳非此不能发",治疗之时多从肾入手,以肾为本,根据肾之阴阳偏衰,分别治以温肾阳、滋心阴之法,通过补肾可平衡阴阳、使心肾互济、诸邪不生,控制胸痹发作。

其次,胸痹阳微,以通为补。刘老认为,阳气以通为用,走而不守,内通脏腑,外达肌腠,上行清窍,下走浊窍,旁达四末,无所不至。只要保证阳气能够"运行不息、贯通无阻",既可使心阳通畅、血脉充盈,通而不痛。故此,刘老提出"阳无取乎补,宣而通之"及"以通为顺"、"以通为补"的观点,临证之时常应用"宣痹通阳"之法,以恢复心之自然功能,即达"补"心目的。

另外,刘老强调要标本兼顾,佐以祛邪。刘老告诫,胸痹虽应首重补虚,但治疗之时,还应标本兼顾,佐以化痰、活血、理气等祛邪之法。化痰祛浊可使心阳得展、血脉得通、心痛得止;理气活血可致气机通畅、血行无阻、血脉得养、胸痹得解,遵此治疗,常可事半功倍,迅速见效。

刘老在"胸痹"遣方用药特点方面独具特色。

刘老治疗冠心病,积累了丰富的用药经验,尤其重视药物配伍后的相互协同作用,形成固定的药对,临床处方常双药并书,效力倍增。

补肾对药方面,刘老常用生晒参配伍生地以益肾培元。《本草汇言》谓生晒参:"气壮而不辛,所以能固气;惟其味甘而纯正,所以能补血",为培元补气第一要药。生地黄,甘寒质润,《本草经疏》赞其:"补肾家之要药,益阴血之上品"。二者相伍,一阳一阴,一动一静,使阳生阴长,气血充和,胸痹自除。

通阳对药方面,常用瓜蒌、薤白,源于仲景瓜蒌薤白白酒汤。刘老体会,瓜蒌性甘苦寒,功善开胸涤痰,但单独使用易伤上焦阳气,配伍薤白,辛温通阳,宣通上焦阳气,二者相合,宣通而不伤正。

化瘀对药方面,刘老多用丹参、三七配伍。丹参功善活血化瘀,兼有凉血消肿止痛,养血安神之效,具"化瘀而不伤正"之特点;三七止血、化瘀、消肿、止痛,有"止血而不留瘀"之特性,二者相配,相辅相成,可使活血化瘀、通络止痛之大增。

刘老在前人治疗胸痹的基础上,结合个人经验,创制冠心爽合剂,用于治疗肾阴亏虚、心阳瘀阻型冠心病,疗效显著。方中(制)何首乌为君,补肾精、滋肝血、精血互化、心脉得养;瓜蒌开胸涤痰,薤白通阳散结,二者合用为臣,痰去结散,胸阳得展;佐以三七,活血化瘀、血脉通畅。四药合用,共奏滋肾活血,通阳化浊之功。

临证之时,刘老针对患者自身情况,在冠心爽合剂的基础上灵活变化,加减用之,务求契合病机。若年老久病,肾亏严重,无力化精生气者,刘老常增以桑椹、桑寄生、太子参,以补肾填精、益气养心;若胸阳不展者,刘老辅以枳实通痹消滞,黄酒走窜血脉、扶阳宣通,以助瓜蒌、薤白畅达胸中阳气之功效;若瘀血显著者,刘老选用川芎、当归、丹参,与三七伍用,活血养血,祛瘀而不伤正;若痰浊壅盛,胸中憋闷明显者,刘老则遵仲景之说,即"胸痹,胸中气塞,短气,茯苓杏仁甘草汤主之",合用茯苓、杏仁,从而配合瓜蒌以祛胸中之痰;若胸痛剧烈者,刘老多用细辛、蒲黄、姜黄,辛散寒邪、行气导滞、畅通血脉,共奏止痛之效;若伴见心中悸动、惴惴不安者,刘老取法仲景所言"其人叉手自冒心,心下悸,欲得按者,桂枝甘草汤主之",加以桂枝、甘草,辛温扶阳、通血脉、止悸动。

刘老在临证中,创立冠心爽合剂。该方组成为:全瓜蒌15g、薤白12g、何首乌12g、桃仁9g、红花12g、丹参12g、三七3g(冲服)。具有滋肾通阳、理气调血功效。主治:胸痹(肾阴亏虚、心阳瘀阻型)。或因年老肾亏、或因久病伤肾、或因劳累损精,肾虚则不能上承,心气失养,胸阳不振,浊阴内生,气血失调,导致胸痛频发、气短乏力、腰膝酸软、精神萎靡、口干纳少、大便微干、舌质淡紫、舌苔薄白、脉弦细、沉取无力。方中（制）何首乌为君，补肾精、滋肝血，精血互化、心脉得养；瓜蒌开胸涤痰，薤白通阳散结，二者合用为臣，痰去结散，胸阳得展；佐以丹参、三七、桃仁、红花，活血化瘀、血脉通畅。四药合用，共奏滋肾活血，通阳化浊之功。

刘老强调，临证之时，应知常达变，紧扣病机，灵活化裁，切忌死守成方，生搬硬套，此即白石老人所谓："学我者生，似我者死"。

四、导师经典医案

🍃 （一）经典医案之胸痹（肾阴亏虚，胸阳不振）

王某，男，53 岁，1986 年 10 月 13 日初诊。

主诉：阵发性心前区憋闷、疼痛 1 月余。

病史：近 1 月来心前区阵发性憋闷、疼痛，每次发作数分钟，休息可稍缓解。发作无规律，伴气短，易疲劳，手握物发抖，汗少，腰膝酸软无力，口干纳少，大便微干。诊查：舌质淡白，舌苔薄白，脉弦细，沉取无力。血压 145/90mmHg。既往有高血压病史 10 年，糖尿病病史 6 年。

中医诊断：胸痹；西医诊断：冠心病，高血压。

辨证：肾阴亏虚，心阳瘀阻。

治法：滋肾通阳，宽胸理气，活血止痛。

处方：自拟方冠心爽合剂加减。

全瓜蒌 15g	薤白 12g	何首乌 12g	桑椹 15g
桑寄生 12g	当归 9g	牛膝 9g	枳实 9g
太子参 12g	赤芍 9g	川芎 4.5g	

水煎服，日 1 剂，10 付

二诊（1986 年 10 月 24 日）：服药 10 剂后，胸闷、胸痛明显减轻，精神好转，测血压为125/83mmHg，查心电图未见异常。患者因服用汤剂不便，遂改为丸剂口服以巩固疗效。

处方：西洋参 30g	何首乌 45g	桑椹 45g	茯苓 30g
生黄芪 45g	瓜蒌 45g	薤白 30g	酸枣仁 30g
桑寄生 45g	牛膝 45g	枳实 30g	三七 30g

二料，磨成粉末，炼蜜为丸，每丸 10g，每日 2 丸

共服丸药 40 天，服药期间，只发生过 1 次胸痛，且较轻微，无气短乏力症状，大便干燥好转。

按：《金匮要略·胸痹心痛短气病脉证治》曰："夫脉当取太过不及，阳微阴弦，即胸痹而痛，所以然者，责其极虚也。今阳虚知在上焦，所以胸痹、心痛者，以其阴弦故也。"后世医家对于"阳微阴弦"之理解，见仁见智。其一指脉象，阳微，浮取而微；阴弦，沉取而弦。其二指诊脉部位，即关前之阳脉微，关后之阴脉弦。其三指胸痹之病机，正虚不及，故阳微；邪实太过，故阴弦。其四指左右手脉，即阳微，左手脉微；阴弦，右手脉弦。刘老认为第三种看法较妥。中老年人，肾阴亏虚，故见腰膝酸软；胸阳衰微，阳失布展，故见胸闷、胸痛；正气不足，浊邪内

生,而成本虚标实之证。

刘老在前人治疗胸痹基础上,结合个人经验,创制冠心爽合剂,治疗肾阴亏虚、心阳瘀阻型胸痹,疗效显著。方中何首乌、桑椹、桑寄生填补肾精;瓜蒌宽胸降气、消痰开结,薤白味辛苦性温而滑,配合枳实通痹行滞消瘀;黄芪、太子参、赤芍、川芎、牛膝同用补气活血,气血流通则百病自除。

❀(二)经典医案之胸痹(肾阴亏虚,胸阳不振,血气不和)

丹某,男,63岁,1981年4月23日初诊。

主诉:阵发性心前区憋闷、疼痛9年,加重1月。

病史:患者于1972年出现心前区闷痛,在北京某医院诊断为"冠心病心绞痛。"疼痛发作时需服硝酸甘油、心痛定等方可缓解。近1月来胸闷,胸痛频繁发作,且程度有所加重,但发作无规律,有时夜间亦有发作。常伴腰膝酸软、头晕口干。既往有高血压病史25年,糖尿病病史20年,脑梗死病史10年,未遗留后遗症。就诊时患者心前区憋闷、气短,不耐劳累,稍劳则胸痛发作,左手握物发抖,汗少,腰酸软无力,口干纳少,大便微干。诊查:精神欠佳,左侧皮温低于右侧;舌质淡紫,舌苔薄白,脉弦细,沉取无力。血压130/90mmHg(服降压药后);血糖13.17mmol/L。

中医诊断:胸痹。

西医诊断:冠心病,心绞痛,高血压,糖尿病,脑梗死。

辨证:肾阴亏虚,胸阳不振,血气不和。

治法:滋肾通阳,理气和血。

处方:自拟方冠心爽合剂加减。

全瓜蒌 15g	薤白 12g	何首乌 12g	桑椹 15g
桑寄生 12g	当归 9g	川牛膝 9g	枳壳 9g
太子参 12g	赤芍 9g	川芎 4.5g	三七粉^{冲服}1g

水煎服,日1剂,7付。

二诊(1981年4月30日):服上方7剂后,自觉精神转佳。继续以此方为主,调治半年余,心绞痛基本未发作,血糖降至6.6mmol/L,临床症状改善,血压稳定,并在治疗至4个月时恢复全日工作。只有在特别劳累时才出现胸闷,但稍事休息即可缓解。1981年10月20日在某医院做心电图检查,T波低平较前好转。后改服丸剂,以资巩固。

处方:西洋参 30g	何首乌 45g	桑椹 45g	茯苓 30g
生黄芪 30g	瓜蒌 45g	薤白 30g	酸枣仁 30g
桑寄生 45g	牛膝 45g	枳实 30g	三七 30g

三料,共为细末,炼蜜为丸,每丸10g,每日2丸

一年后,患者复诊告知:服用上药三料,后因工作需要外出半年余,身体较为健康,虽有时劳累,但不曾发生心绞痛。

按:胸痹心痛,其病机与心、肝、肾有关,尤其与心、肾关系密切。肾虚则精不上承,致心气失养,胸阳不振,浊阴内生,气血失调。治疗上应注意和阴通阳,心肾兼顾。

　　刘老指出本案病者患高血压、糖尿病、冠心病等多种疾患,证情较为复杂。但因为能把握胸痹心痛之主证,而采用滋肾通阳之法,调阴阳,和气血,标本兼顾,攻补兼施,使频繁发作之心绞痛得以控制,心电图缺血改变较前好转,其他疾病也得到相应改善,此即中医治病求本思想的体现。

路志正教授"治未病"学术思想及临床应用

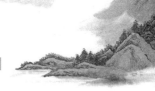

传承博士后：荆鲁

一、传承导师传略及传承博士后简介

路志正

路志正,首届国医大师,男,汉族,1920年12月出生,中国中医科学院广安门医院主任医师,首都国医名师,国家级非物质文化遗产传统医药项目代表性传承人。幼继家学,从伯父路益修学中医,继拜山西盐城名医孟正已先生为师,1939年毕业后悬壶,已从事中医临床工作70余年。

路老精通中医典籍,擅长中医内科、对妇科、儿科等亦很有深造诣。他崇尚脾胃和温病学说,推进学术继承创新,发挥中医特色。临床针药并用,重视食疗,圆机活法,因证而施,因疗效卓著,受到国内外人士的高度赞誉。

路老主要学术成果:①提出中西医结合治疗血吸虫病晚期肝硬化腹水的方案,为血防做出了贡献。②在流行性感冒世界性大流行时,总结了中医治疗流感的经验。③在中医界率先运用中医温病学理论指导,治疗钢水大面积灼伤。④推广中医针灸疗法,参加编写《中国针灸学概要》,为针灸走向世界做了前期准备。⑤早期开展中医急症工作,主编《中医内科急症》,为继承和发展中医急诊医学做出了贡献。⑥发展调理脾胃治疗心痹的理论,为冠心病的治疗开辟了新的诊疗思路。"路志正调理脾胃法治疗胸痹经验的继承整理研究",获国家中医药管理局1995年中医药基础研究二等奖。⑦提出"燥痹""产后痹"等病名和辨证论治等内容,推动风湿病学科发展。《实用中医风湿病学》荣获国家中医药管理局中医药基础研究三等奖。

荆 鲁

荆鲁,女,传承博士后,医学博士,中国中医科学院眼科医院主任医师。承担国家自然科学基金2项,参与国家级课题1项。核心期刊发表学术论文30余篇,主编著作2部。2013年获中华中医药学会科技进步二等奖(第一名)。传承期间继承整理导师学术思想,发表学术论文2篇。

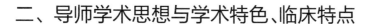

二、导师学术思想与学术特色、临床特点

(一) 路志正"治未病"学术思想

路志正在长期的临证过程中形成了独特的诊疗体系,在他的诊疗过程中贯穿着"上工治未病"的基本思想,临床疗效卓著,深受患者敬仰。兹述如下:

1. 路志正对未病的认识

路老认为,未病为未发之病、未传变之病,是一个相对的概念。未发之病,当观其个人禀赋、饮食居处。如性格急躁者当畅情志,锻炼宜选太极拳、钓鱼等;素体痰湿者日常养生要少食肥甘、宜饮甘淡升阳之品;近海食咸之地者嘱饮食清淡等。未传变之病:一、于疾病发展规律(如伤寒六经传变、温病传变、脏腑传变、经络传变等)中见未病,先安未受邪之地。二、于不按照疾病发展规律出现的变病,要先期用药。如温病治疗,虽未及下焦,其人肾水素亏者,加咸寒之品。三、坏病,如《伤寒论》记载:伤寒脉浮,医以火迫劫之,亡阳,必惊狂,卧起不安者,桂枝芍药加蜀漆牡蛎龙骨救逆汤主之。四、于主症、兼证处见未病。要见微知著,详辨症状。五、于遣方用药处见未病。一为药有偏性,应用药物治疗,当把握度。二为先期用药。如气虚之人,治疗喘证,降气、破气之药需加益气之品。再如补气之药,用之易燥,处方可加入清热、行气之药。

2. 路志正治未病学术思想

(1)预防理念:未病先防方面,路老倡形神互养,重调神,补后天养先天,行路氏治未病养生八法:顺应四时调摄情志;习练书法修身养性;多读好书明理豁达;顺四时之宜养脾胃;少食节食健脾胃;谨和五味益脾胃;饮茶护脾胃;动则生阳运脾胃。

(2)治疗思路

1)病未来预见之

《金匮要略》:"夫治未病者,见肝之病,知肝传脾,当先实脾。四季脾旺不受邪,即勿补之。"路老常说,医者的治疗,要在病未来预见之,一是根据疾病的传变规律,先安未受邪之地,防止传变。如小儿感冒,易传肺胃,因此,在儿科的治疗,路老多加清肃肺金和胃之品。二是处方用药要考虑药物偏性,及早预见。如临床应用风药时,要考虑到风药多温燥,处方时加入养脾阴、胃阴之品。三是根据病情,提早防复。如高年体弱,卫外不固者,病后易复,予益气健脾之品缓服。

2)上下交损治其中:张元素曾云:损于肺故皮聚而毛落,损于心故血脉虚弱,不能荣于脏腑,妇人则月水不通,损于肾故骨痿不能起于床,损于肝故筋缓不能自收持,损于脾故饮食不能消克,损于胃故饮食不为肌肤,五脏损者据其损于何脏而分别补之。然多脏虚损,病症复杂,如何取效? 路老认为,上下交损治其中。调理脾胃是路老治疗复杂疾病的基本出发点。路老认为,脾胃为后天之本,通过调理脾胃,调整或重建脏腑阴阳气血的平衡,是消除疾病发生、发展的基础。所谓不治而治,病自消矣。

3)见微知著,兼见脾胃症状,调理脾胃:罗天益论述脾胃生理时说:"脾者土也,应中为中央,处四脏之中州,治中焦……一有不通,则营卫失所育,津液失所行","脾胃健而营卫通",且"脾胃居中,病则邪气上下左右无所不之"。路老认为,治未病,但兼见以下脾胃症状如:心下痞、腹中畏寒、呃逆、急惰嗜卧、舌苔润等,首治脾胃,把握先机以复其运化。

舌苔干湿适中,不滑不燥,称之为润苔,是正常舌苔的表现之一。疾病过程中见润苔,提示体内津液未伤,如风寒表证、湿证初起、食滞、瘀血等均可见润苔,但其形成机理不是单一的,如《察舌辨症新法》:"湿证舌润,热症舌燥,此理之常也。……热症传入血分,舌反润也。"路老认为,舌为脾胃之外候,在疾病过程中见舌苔润者,当先调脾胃。

脉虚弦,路老认为,虚脉作为无力脉的代表,体现了脉力不足的特点。虚弦脉,脉象为弦而不足,沉取三部无力,多见于病人久病体虚或禀赋虚弱,而致脾虚失运,枢机不利。用健脾补气养血法以滋化源,但见此脉者不能处以大方,病人体弱,需慢调。

脉沉濡,《脉经》:沉脉举之不足,按之有余。沉脉主里证。路老认为,沉濡之脉象浮取细软,重按无力。主湿邪留滞、气机不畅,当运脾化湿。

(3) 治法要点

1) 疏肝理肺调气机:《黄帝内经》云:"亢则害,承乃制,制则生化。"肝木脾土的正常制约关系,维持着两脏间的动态平衡。肝病传脾,脾病侮肝,是肝脾间的病理乘侮规律。《金匮要略》提出:见肝之病,知肝传脾,当先实脾,含义有二:一是病在肝,为防病传脾而实脾,使脾旺不受邪;二是通过调脾来达到治肝的目的,即所谓隔一隔二之治。路老提出,通过疏肝理肺来调理脾胃,亦其治也。疏肝理气之药如柴胡等常有劫肝阴之说,可选用八月札、玫瑰花、代代花理气而不伤阴之品。理肺,包括两层含义,一为宣畅肺气,如运三焦气机常用炒杏仁等;二为肃肺,路老常用枇杷叶。

2) 温胆通腑知表里:路老治未病治在胆其意有二:一,肝与胆为表里。胆为少阳枢机,如《六节藏象论》云:"凡十一脏取决于胆也。"二,足少阳胆经与手少阳三焦经合为一经。何秀山《重订通俗伤寒论》云:足少阳与手少阳三焦合为一经,其气化一寄于胆中以化水谷,一发于三焦以行腠理;若受湿遏热郁,则三焦之气机不畅,胆中之相火乃炽,诸病蜂起。路老认为,调节少阳枢机,分消上下之势,才是《黄帝内经》"十一脏取决于胆"的缘由。不仅外感热病,内伤杂病亦须条达少阳枢机,以使五脏和,内外、上下、左右皆通。少阳虚寒证路老习用温胆汤助少阳生发,他制方多取其意,于温胆中常用半夏、竹茹二味。少阳湿热证多用蒿芩清胆汤意,路老常青蒿与茵陈同用,既能泻肝胆之热,又达肝胆之郁。

肺与大肠相表里。路老常说,老年病治在腑,六腑以通为用,以降为顺。腑通则表里气机复畅,运化同常。路老常用莱菔子、枳实,投此药谓之,积滞去则脾胃自健,益脾胃非消导外复有补益之功。如张从正云"君子贵流不贵滞",倡"若欲长生,须得肠清",正是此意。

3) 理脾和胃顾润燥:脾为太阴湿土,胃为阳明燥土,二者在生理上、病理上相互影响。路老调理脾胃顾润燥含义有三:一、治疗时脾胃兼顾,注重阳气。治疗脾阴不足路老常用慎柔养脏汤,治疗胃阴不足,常用益胃汤、沙参麦冬汤等养阴以敛气,亦常加入少量风药以助阳气。二、防止内湿生成。临证治疗,润燥皆不可过,防内湿生成。路老处方用药虽有偏重,但多兼治之,亦有"先安其未受邪之地"之意。三、防止辛燥伤阴。

4) 调理脾胃复健运:仲景提出:四季脾旺不受邪,确立了脾胃在疾病预防治疗中的地位。脾胃健运,才可运化水谷精微供人体利用,增强防病抗病能力,这也是路老治未病调理脾胃法的基本所在。路老时常告诫我们,在现代疾病的治疗中,病人长期服药数种甚至十数种,中药大方亦颇多,调理脾胃复健运,一、用药轻灵,以"四两拨千斤",在治疗疾病的同时,都不给胃肠增添负担,病愈重方越小。二、要时时顾护运化之气,固护脾胃,扶助正气,通达他脏。如路老治疗妇科病,常以太子参配伍白术、(生)炒麦芽、焦曲等,以培元固本,顾护脾胃。三、病久体虚者,更须知调理脾胃不是重在补,而是在八法之中寓通于补。

3. 康复措施

(1)运脾和胃即是扶正:路老认为,在病后康复中,邪气未尽,正气未复,运脾和胃即是扶正。如《医权初编》云:"脾胃一强,则饮食自倍,精血日旺,阳生而阴亦长矣。"扶正,不是一味进补,复脾胃之运化,恢复人体的自稳调节能力,则邪去病退。

(2)平和收功:临床治疗,变病、坏病有之,药物的服用对脾胃也造成了一定的负担。路老力主用药要"平和稳妥",促使机体功能逐渐恢复,不可急于求成。用方剂量不在大,调养宜清补。以顾护脾胃生机为第一要义,方能恢复脾胃功能,促进药物和食物的吸收,于平淡中收奇功。

（二）路志正治未病学术思想在冠心病辨治中的运用

目前,全球四种主要慢性非传染性疾病为:心血管疾病、癌症、糖尿病和慢性肺部疾病。冠心病在我国的发病率和死亡率、住院费用快速增加。冠状动脉粥样硬化性心脏病,在中医书籍中无此名词,但根据其临床证候,如胸痛、胸闷、心悸、气短等,在《黄帝内经》中就有记载。张仲景《金匮要略》对此病正式提出了"胸痹"的名称,并且进行了专篇的论述。历代医家对此做了不少观察研究,提出了针刺、宣痹通阳、芳香温通、活血化瘀等证治经验。

导师路志正深入研究了冠心病的发病机理,认为脾胃损伤是其发病的关键,而过食、过逸、过思是损伤脾胃导致发病的主要因素。

1. 预防

对于冠心病的预防,针对其发病机理,路老认为,首要畅情养心,少食节食,小役形体,才能调畅气血,健运脾胃,保持脏腑的正常生理功能,达到预防的目的。

2. 治疗

路老认为,治疗胸痹不能仅着眼于心脏本身,仅注重"痛则不通,通则不痛"而简单地以攻逐、破散、疏通为法,应当注重其导致不通之因,着眼于与疾病的发生、发展相关的脏腑,分析疾病发展的机制。只有清除病起之因,截断病传之势,纠正失衡之态,才能使已生者得除,未生者不起,气血阴阳归于平衡。

(1)病未来预见之:血脂异常、2型糖尿病、高血压、高尿酸血症、肥胖等已成为中青年及老年人常见的疾病,在动脉粥样硬化的发生发展和导致冠心病、脑卒中等心脑血管事件中起着关键性作用。以往的研究,多从痰浊、血瘀入手,对老年性疾病,多从肾从虚论治。或祛痰化浊,或活血化瘀,或痰瘀同治,总以恢复人体脏腑功能为宗旨。路老认为胸痹之病,其形成,首先因于脾胃之损伤,气血生化不足,其次乃因湿邪痰浊内蕴,复因心脏正虚不能自护而上犯于心,胸痹之病,正虚为本,邪实为标,正虚责之于脾胃、气血,邪实责之于湿邪痰浊。瘀血本不自生,乃因于正虚邪犯,然后成瘀。治胸痹,化瘀固然需要,但更重要的是防微杜渐,治瘀血、痰湿形成之因,则应调理脾胃。路老论治其病异于常规之"痰浊""血瘀"之论,着眼于"痰浊""血瘀"之先,气血不足者理脾胃益气血、湿浊内蕴者祛湿化浊,以先证用药,截断病势。对此,路老言道:调理脾胃可使脏腑充、阴阳和,水谷直转精微而不化生脂浊,祛湿化浊可使脾胃健、运化畅,水液敷布周身而不蕴湿成痰。

(2)上下交损治其中,病机复杂寻脾胃:路老在治疗复杂疾病的过程中重视调理脾胃,如周慎斋所云:"诸病不愈,必寻到脾胃之中……何以言之?脾胃一虚,四脏皆无生气……万物从土而生,亦从土而归,补肾不如补脾,此之谓也,治病不愈,寻到脾胃而愈者颇多。"路老认为,脾胃为后天之本,通过调理脾胃,调整或重建脏腑阴阳气血的平衡,持中央以运四旁,是消除冠心病等疾病发生、发展基础的关键。

病案举例:

栾某,男,84岁,主因"活动后气短、胸闷2月余"于2016年1月22日来诊。患者2月前无明显诱因出现活动后气短、胸闷,就诊于北京朝阳医院,诊为冠心病心绞痛;心律失常;一度房室传导阻滞;心功能Ⅲ级;高血压2级;反流性食管炎;肾功能不全;急性支气管炎,予利尿、扩血管、调脂、降压、改善心肌代谢等治疗后出院。现仍活动后气短,胸闷,休息约5分钟可缓解,阵发心前区疼痛,无后背疼痛,持续5~6分钟,服丹参滴丸或硝酸甘油后可缓解。乏力,时有头晕(诉服用降压药后舒张压多为45~50mmHg),腹胀,食欲差,反酸,眠差,约3小时/晚,大便不规律,间或数日一行,小便少(控制饮水,一天约800ml),双下肢凹陷性水肿,左侧肿甚。舌黯红苔薄白,脉沉。诊断:胸痹;气阴两虚,兼夹痰湿。处方:太子参12g,麦冬10g,五味子3g,玉竹10g,香附10g,陈皮10g,青皮10g,茯苓15g,法半夏9g,枳实10g,厚朴10g,八月札9g,生竹茹12g,炙甘草6g,黄连6g,肉苁蓉15g,5剂,日1剂,水煎服,2次/日。

二诊(2016年1月29日):服药后活动后胸憋、喘减轻,腹胀减轻,睡眠改善,大便通畅,2~3次/日,不稀,小便少,双下肢无浮肿,仍腰痛、牙痛,疲乏无力,双下肢发冷,有食欲,面色苍白好转,舌黯红苔薄白,脉沉。以上方为基础方加减月余,七诊(2016年3月18日):患者纳可,眠佳,口干、口苦,性急,大便1~2次,排便无力,舌红苔薄白,脉弦。予上方加黄芪15g以补气,南沙参10g以养阴生津。至八诊(2016年3月25日):患者体力恢复,可步行1公里,口干稍减,性急,纳可,眠差早醒,大便日1~2次,排便无力,舌黯淡有裂纹,脉弦稍滑。复查肾功:Cr 11.9μmol/L,后继以基础方加减治疗。按语:此患者高龄,多病缠身,病位在心、肾,然上下交损治其中,该案并未沿用常用的活血化瘀方药,而是采取益气养阴、健脾利湿、理气化瘀疏理中焦而取效。

(3)胸痹见诸脾胃症状,首治脾胃:路老认为,治疗胸痹,兼见以下症状时,当首治脾胃,把握先机以复其运化。如:胃脘痞满、心痛尤甚或食后加重、纳呆、呕恶、腹胀、口黏、便秘/溏,舌淡胖苔白滑或厚腻/舌红少苔,脉沉细小滑/濡缓等。临床研究发现,与非脾胃证候者相比,冠心病伴有脾胃证候者病情可能更加缠绵难愈,需要一个长期的治疗过程。

(4)五脏心痛,调理脾胃治胸痹:五脏心痛的病名最早见于《黄帝内经》,其后历代医家多有发展。路老认为心痛之证虽其病位在心,为五脏六腑之所致,故有"五脏心痛"之称。然溯本求源均与脾胃相关。盖脾胃者,后天之本,人体气机之枢纽,脾胃运化失常,则人体气机逆乱,而诸证丛生;若脾胃失健,气血乏源,而肝无所主而使肝之疏泄失常,而有肝心痛之证;若脾胃运化失常,气血之化源不足,先天之精不能得以补充,若肾精不充,精不化血,而有肾心痛之证;若脾失健运,升清无力,肺之肃降失调,精微不能得以运化全身,而有肺心痛之证。路老认为:胸痹的发生、发展、转归、预后,都与脾胃的功能状态密切相关,有直接因果关系,故"调中央以通达四旁",盖脾运健旺则气血化生,脾运一行则痰浊、湿浊自化,瘀血消,脉道畅,胸阳展而痹自除。

病案举例:

薛某,男,61岁,主因"阵发性胸闷,胸痛3个月,加重伴气短1个月"于2008年11月19日来诊。患者3个月前突发胸闷,胸痛伴气短,在当地医院诊断为冠心病,经抗凝、扩冠治疗后,病情平稳。1个月前因感冒而出现频繁胸痛发作,伴咳嗽,气短乏力,心烦失眠,大便干燥,舌红,脉滑数。经抗感染、扩冠治疗后亦未见好转,遂来求诊。太子参10g,黄芪30g,生白术30g,浙贝母12g,桑白皮12g,麦冬10g,丹参12g,全瓜蒌20g,杏仁10g,桔梗10g,生薏米30g,桃仁10g,水煎服,7剂,日1剂,2次/日。二诊(2008年11月25日):服上方后胸痛次数减轻,乏力气短,咳嗽等症明显好转。以上方为基础加减调治20余剂而诸症消失。按语:此案患者胸闷,胸痛之时伴有咳嗽,气短乏力等肺系之症,本次发作也应外感而引发,同时伴有咳嗽等肺系表现,结合舌脉等,四诊合参,路老认为当辨为肺心痛,当补肺气以行心血,如此气旺血行,心脉通畅,心痛之证则愈。

(5)据脏腑虚实标本轻重,调脾胃合化瘀:中医认为:"心者生之本……其充在血脉。"胸痹心痛者,如经所云:心痹者脉不通。路老认为,冠心病的本质是虚,而其表现是实,是虚中夹实。在治疗中,调理脾胃要根据其脏腑功能有所不同。胸痹纯属正虚者病较轻,中气不运者,当健脾胃,补中气,治以异功散加味。营血亏虚者,当调脾胃,助运化,以归脾汤加减。湿邪蒙蔽者次之,湿浊痹阻者,当芳香化浊,湿祛则胸阳自展。方用三仁汤加减。阳虚有寒者,温中散寒,寒散则阳气自运,营血畅行。痰冲痹阻者为重,痰瘀合邪者最危,当健脾化痰,用瓜蒌薤白半夏汤或枳实薤白桂枝汤合小陷胸汤进退,痰消则血脉自通,疼痛减轻。兼有瘀血者,在各治法之中,佐以活血通络之品,视瘀血之程度调整活血药物的轻重。待心痛减轻则上方应减药减量,逐渐加入健脾运中之品,最后以调补脾胃之药收功,如香砂六君子汤、加味异功散等。治疗应以正虚气衰为重点,而误以标象为本质,投药即使当时取效,日久难免耗阳损阴。

(6)论医者用药与变病、坏病:《素问·五常政大论》云:"大毒治病,十去其六;常毒治病,十去其七;小毒治病,十去其八;无毒治病,十去其九……无使过之,伤其正也。"用药治病,要掌握适当的度,不可过度,有伤正气。路老认为,治病不仅要辨证准确,药证相合,临证处方用药要精,应适当、适时、适量。即使为大病重疾沉疴,用药也要循序渐进,不宜滥投补剂或峻猛之剂攻邪,反而助邪伤正,导致病进或因药害而生新病。

冠心病患者常兼有多种疾病,尤其是老年冠心病患者,药品服用的品种越来越多,有的患者甚至一次服用十余种西药,这都需要脾胃的消化吸收。老年人脾胃功能衰退,治疗上多种矛盾交织,使方药庞杂,但重压之下,更需调理脾胃,方小则轻灵活泼;更不能用大剂量,为了面面俱到而盲目堆砌药物,否则脾胃衰退,诸症难旋。

变病,有疾病正常的传变,也有人为的变。冠心病的临床亦可见药量过多,药味过多而致的"坏病""药误",冠心病的治疗是个长期的过程,久病不能过用,阶段性的邪气盛用清热解毒等中病即止,补泻要以平为期,虚劳之人攻补兼施要把握度量,补七分,攻三分。阴柔滋腻之药不能太过,以始终顾护脾胃运化之气为上。

3. 路老遣方用药中治未病思想体现

(1)单味药加减:路老处方喜用太子参,因其味甘、微苦,平。归心、脾、肺经。久病之人脾胃损伤,见饮食减少、乏力、自汗等症状时,均使用太子参。用五爪龙取其益气而不燥热,既可益气,又可祛湿。八月札行气而不伤阴,疏肝和胃化痰。路老养脾阴多用山药,他认为山药性平和,不似黄芪、白术之燥。多加用元参,甘寒与咸寒同用,滋阴清内热。半夏,味辛能散结,性燥能祛湿,路老在使用半夏的同时,多配合南沙参、太子参、麦冬等润燥。

(2)用药炮制:中药的炮制按照不同的药性和治疗要求有多种方法,其使用目的一是消除或降低药物的毒性、烈性或副作用,二是改变药物的性能,使之更能适合病情需要。路老注重药物炮制,一则用药直达病所,二则保护脾胃。

半夏,辛,温,有毒。入脾、胃经。路老认为,其味辛能散结,性燥能祛湿,为脾家所喜。路老常用法半夏燥湿化痰,清半夏消痞和胃,竹半夏清热化痰、降逆止呕,量多在10~15g之间。白芍,味苦,酸,微寒,归肝、脾经。功可养血调经,敛阴止汗,柔肝止痛,平抑肝阳,李时珍认为:白芍药益脾,能于土中泻木。路老养血温阳、通经活络则用桂枝炒过的白芍,即桂白芍,取其敛阴益营兼具发散之功。神曲,甘、辛、温,归脾、胃经,主消食健胃和中。建曲是在六神曲的内容上增加紫苏、荆芥、防风、厚朴、白术、枳实、青皮、羌活等四十余种药品制成。路老于胸痹治疗常用建曲20g或建神曲同用,其意有二:一用于食滞不化;一用于湿热证取其宣透疏解。

(3)药味、药量的配伍特点 药味配伍,可加强药物的效能,扩大治疗的范围,如相对性质和不同气味功能药物的结合,路老常用的如桔梗—枳壳,黄连—干姜等。两种药物相辅而行,如苍术—厚朴,枳实—竹茹,黄柏—知母,半夏—陈皮。性质和功效类似的药物同用,如苍术—白术,山药—扁豆,谷芽—麦芽,太子参—五爪龙,藿梗—苏梗。路老认为苍术运脾,白术健脾,常用苍术15g,白术12g。至春季风气上升则改为苍术12g,白术10g。如病人便秘则改为苍术12g,生白术20g。路老常藿梗、苏梗同用治胸痹,取其祛湿化浊、调畅气机之功。

药量配伍。路老在健脾药中常加用消导化食之品,如谷芽、麦芽、山楂、神曲之品,一可启脾胃纳运之机,使患者有食欲,二可防止气、血、痰、湿热诸邪与食互结加重胸痹。路老运用特点:在无食积时小量,有食积时大量,有肝郁时用生谷麦芽各15~20g,既能疏肝理气,又能醒脾。又如治疗胸痹湿热偏重者,加黄连、黄芩、茵陈以清热祛湿,但量不大,恐损人胃气。如黄连、黄柏、知母多用6g。调理气机升降时升上多用桔梗、葛根、防风,降下多用枳壳、厚朴、牛膝,路老牛膝用量为大。

(4)方剂常以主方+合用:药之为用,固取乎精专,以见直入之功;亦贵乎群力,更见相须之妙。历代医家用药,必择其精要,熟读而深思之,治病必求君臣佐使。路老认为,临床处方应熟练掌握治法、治则,在吸取前人用方用药经验基础上,做到知宜知避,方能治未病。路老治疗胸痹中气不运者,以异功散加味,加入枳壳理气,桂枝通阳,使补气而不壅滞。湿浊痹

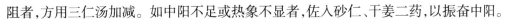

阻者,方用三仁汤加减。如中阳不足或热象不显者,佐入砂仁、干姜二药,以振奋中阳。

(5)自创方剂:方剂的组成具有相当强的灵活性,这是因证而异的,包括因人、因时、因地制宜。路老临证时,经常问病人居于何处、饮食喜好以综合决定其处方用药及药量。选用成方时,常取之二三味,据病机合为新方。如路老"祛湿化浊通心方",组方取藿朴夏苓汤、三仁汤意,由藿梗、厚朴、郁金、枳实、杏仁、茵陈等药物组成,化浊祛湿、健脾理气,可治病于未发,有效改善胸痹心痛(湿浊痹阻证)患者的血脂异常和心绞痛症状。

4. 康复

(1)心病还需心药医:冠心病的病人在康复过程中,常常有抑郁、焦虑的状态出现,精神上存在悲观、惊恐的特点。路老常说,为医者,当理解和同情病人疾苦,诊时观其禀性,语言要亲切自然,态度要端重大方,只有充分取得患者的信赖,才能使收集的病史更加全面,加速病情治愈的过程。冠心病的发作,要搞清楚其发生的根本原因,重视诱因。因天气因素诱发者,当避其寒暑;如因情绪紧张发病者,除避免情绪激动外,当解除其思想顾虑,茶饮多用轻清展气之品,如玫瑰花、三七花、绿萼梅。因饮食而发病者,可与焦楂、神曲、麦芽之品。作为一名医生,除用针药治疗外,更需关注病人的心身,用心药医心病。

(2)清淡饮食,运动康复:冠心病病人的饮食调养,清淡为宜。辛热香燥之物能助阳动血,生冷之品易损伤阳气,凝滞气血。中老年患者,由于肾气渐衰,则更应重视脾胃的调养。关于运动康复方面,许多冠心病患者在日常生活中因担心诱发心绞痛、心梗而不敢活动,导致生活质量下降,虽经健康教育而未见改善。路老常授之以法,教之一些简单易行的锻炼方法,教育患者从轻度运动开始,如太极拳的云手、倒卷肱等式子,或路氏八段锦的一两个小节,或散步,可分次进行,以患者不劳累为度。运动戒屏气使劲,戒激烈竞赛,循序渐进以持之。老年患者骨关节疾病多发,路老常嘱病人,习练太极拳,求意到而不强求其形。

(3)茶饮浴足:茶饮,是路老经常使用的一种方法,它"不拘时服药",用量小,一来可使药物持久而缓和的起作用。二来服药多种日久者,以固护胃气为本,可选用药味较少,口感较好的生谷麦芽、麦冬、藿苏梗、西洋参等,以利于长期服用。在冠心病的治疗中,对于重症、合并病多,病机复杂的患者,路老常选取与主方不同或相近的药物起到补充或治疗兼症的作用,以提高疗效。如合并消渴的患者常用炒山药、荷叶、麦冬、黄精、芦根补脾益肾,生津止渴。对于内湿伴阴津不足者,常养阴益气、醒脾化湿,多选用西洋参、麦冬、佛手、苏荷梗、玉米须、炒谷麦芽、绿豆衣、炒苡仁、甘草等。调理气机者,多加入素馨花、玫瑰花、代代花等。路老临床治疗冠心病也经常采用外治法,如浴足,外用药物依赖经脉气血的运行而散布全身,同时也避免了药物对胃肠道的刺激。

三、学术访谈

(一) 成长与治学专题

问: 在您的成长过程中对您影响较大的著作有哪些?

答: 学医之初,我从《药性赋》等入门,在学习中医《内经》《难经》《神农本草经》《伤寒论》《金匮要略》《温病条辨》《针灸大成》等经典著作之外，还按照老师的要求选择一些注本（善本）进行阅读，如汪昂《增补本草备要》。我出生在河北，李东垣的《脾胃论》《内外伤辨惑论》《兰室秘藏》对我处方用药影响很大。1939年后，我独立应诊。凡日间疑似难辨、方法处方无把握者，则带着日间存在的疑问于晚上研读有关医籍临诊，常常夜读《寓意草》《章楠医案》《柳选四家医案》《临证指南医案》等。1973年我转到广安门医院工作，随着时代的变迁，诸如气候、体质、地理、生活习惯等，疾病谱也发生了很大变化，结合时代常见病、多发病，我有针对性地复习《伤寒温疫条辨》《温病条辨》等书，及时披阅中西医药杂志、科研资料等，以了解信息和动态。

问：在您的成长过程中对您影响较大的老师有哪些？

答：我幼读私塾，并随父亲学习国学。1934年伯父路益修创办"河北中医专科学校"，我正式学医，学习1年国学经典，继而系统学习中医。当时山西盐城名医孟正已先生游学河北，伯父命我拜其为师。后拜王步举先生为师，深研《灵枢》《针灸甲乙经》《针灸大成》，熟读《百症赋》《标幽赋》等，在临床工作中，针药并用，获益甚多。

问：您认为西医、中西医结合和传统中医相比，各有哪些优势和劣势？

答：西医的治疗针对性强，注重具体病变，中医的优势在于整体观和辨证论治，疗效是确实可靠的。社会的进步和科技的发展，中医学也需要发展，吸收西医学先进的诊断技术和治疗方法，以适应急重症之需。因为中医、西医是两套独立的学术体系，所谓中西医结合，我认为应是互相合作、相互借鉴、取长补短，为患者治病提供更好的治疗手段和疗效。治疗疑难病是中医的优势，要在辨证论治的基础上，充分发挥中医综合疗法优势，如内外合用，针药并施，按摩导引，食药配合，身心同治。药不在多而在精，量不在大而在中病。现在疾病谱和以往相比发生了诸多改变，每当临诊，我总有一种诚惶诚恐之感，生怕一时疏忽而生变故。因为我们面对的是病人、是生命，生命大于天呀！为医者当勤学不倦，为中医者更当深入学习，不断进步。

问：请您谈一下当代中医治学的方法和路径。

答：中医治学，首先要树仁爱为怀之心，立济世救人之志，切忌骄傲自满、浮躁、浅尝辄止。对古典医籍应该精选、吟诵、深思和勤写，并随时查阅；对注文应重视研读和理解；必须熟练掌握中药，对前人经验，先借鉴，后验证，带着问题读书，在干中学，学中干，才能有所收获。"熟读王叔和，还要临证多"，理论与实践紧密结合，以中医的临证思维和认知，灵活运用中医药理论解决临床实际问题，才能得到病人的信任，成为中医的后继人才。

问：请您谈一下在当今社会应该怎样发挥中医的优势。

答：首先是临证的整体观、系统性，尽量避免单一思维的束缚，要善于分析、抓住正确的病机，有理才有法，有法才有方。二是根据病情的发展确立治疗阶段，抓住不同阶段的特点，制订治疗方案。对疑难疾病，作为重点钻研内容，既要以中医为主，又要参考西医学知识，以使互相印证，得到启迪，指导辨证论治。三、在治疗过程中，要及时完整记录医案，进一步总结规律，总结成功经验与失败教训，以提高中医临床疗效。在临床研究中，可以借鉴诸多现代研究方法，加以总结提高，进而指导中医临床实践。医生这个职业是终身学习的，向书本学，向老师学，向同道学，向病人学，时时刻刻把病人放在第一位，勤研岐黄，才能切实发挥出中医药的优势。

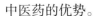（二）临床思辨模式专题

问：您在临床中如何运用辨证论治、辨病论治、辨证与辨病相结合？请以胸痹（心痛）为例阐释。

答：我在临床上诊治病人，首先是判断中医病名，继而辨证分析，抓住病机关键，进行立法、遣方、用药。以胸痹为例，胸痹（心痛）病位在心，心主血脉，有主持和调节人体全身血液供应的重要作用，脾胃为后天之本，居于中焦，一纳一化，一升一降，脾胃调和则人体水谷代谢正常，脾胃失调，运化失司，则导致气血化源不足，气虚血不得运则血脉瘀滞不通，血虚心失所养则失其主血脉之功能。脾运失调水谷不化壅滞于中焦，而生痰湿，痰浊内阻心脉，使其痹阻不通，就会产生心痛。通过病机分析，可知通阳化痰、调理脾胃是其治疗关键，根据病情可结合活血通络、温经散寒等。

问：针对冠心病的不同程度和情况，如单支或三支病变、介入或搭桥术后等，您在中医临证中有何借鉴考虑？

答：冠心病在西医诊断中，根据不同病变程度有单支或三支病变、介入或搭桥术后等，而在中医临证中，仍宜根据中医理法，四诊八纲、辨证论治，不宜被西医病名所囿，要首先进行中医辨证，如患者虽有胸闷、胸痛、喘憋等症，气虚无力运行而致者，治之唯以补虚行滞；营血亏虚致脉道不充、血行滞涩者，治以补益气血、调理心脾；湿浊蕴结者必先醒脾运脾；痰浊痹阻者宜豁痰化浊、通阳宣痹；寒气上逆者宜温阳散寒、降逆通络而止痛。胸痹之病因甚繁，证情各异，治疗应广开思路，不宜固守一端，概以活血化瘀法论治，而应从整体观念出发，具体情况具体分析，才能取得比较满意的疗效。我临证以调理脾胃法为主，通过调治五脏整体达到治疗冠心病的目的。临床出现血瘀证候时，也可在辨证论治的基础上，使用活血化瘀药物，如叶天士《温热论》称"其人素有瘀伤宿血"，"其舌必紫而黯"，重者"紫而肿大"或"紫而十晦"，根据血瘀证之程度区别使用和血、活血、破血等药物。清·王清任有活血化瘀九法，析病因，擅药性，据病变部位、程度不同分用活血药物，我常用的活血药物有红花、川芎、丹参等。

问：在辨病论治过程中，您主要考虑中医的"病"还是西医的"病"？除了考虑不同的疾病病机，是否有病因、病位、病势的因素影响您的思辨呢？

答：在辨病论治中，我主要考虑中医的"病"，西医的"病"作为参考。每一种疾病都有自身的规律，在其发生、发展的过程中，既有阶段性，又有连续性，总体而言，是一个渐进过程，又因病人的体质差异、气候、社会生活环境等因素的不同，使同一种疾病也会表现出错综复杂、千差万别的证候。因此，在辨证论治的过程中，要谨守病机，综合分析病因、病位、病势等重要的临床资料，这是提高疗效的关键所在。

问：从异病同治的角度，请您阐述一下"高脂血症"和"冠心病"都运用"祛湿化浊清心方"原因？

答：中医学异病同治，是指不同的疾病在发展过程中出现性质相同的证候，因而可以采用同样的治疗方法。血脂异常是脾胃运化失常的产物，导致湿、痰、浊内聚，一般而言，脾运

化水谷和运化水湿的功能失常,二者停聚于中焦,入于血脉或络脉。湿聚成浊,浊炼成痰,痰阻成瘀,阻滞气机,"脉为血之府",阻滞心之血脉和络脉的运行,才有胸痹心痛的发生。但胸痹不完全等同于西医的冠心病,还包括心胃等其他疾病,更具有广泛性。我在治疗高脂血症和冠心病时都用到"祛湿化浊清心方",是针对其病机,也是辨证论治的体现。

问:您的处方第一行多与健脾益气关系较为密切,根据您的十八字大法,您认为运脾胃的适应证是什么? 您是如何见是症用是方的呢? 可以理解为您的核心处方吗?

答:脾胃居中属土,运灌四旁,上养心肺,下滋肝肾,化生气血而荣养五脏六腑、四肢百骸、皮肉筋骨、脑髓血脉、五官九窍等,凡是脾胃功能失调,脏腑组织功能失常,均可出现上述各个部位各种与脾胃相关的病证,这些疾病表面看上去与脾胃关系不明显,但仔细询问与脾胃有比较密切的关系,如习惯性感冒,见疲倦乏力,自汗便溏;风湿病内生湿邪,停留肌肤关节,关节肿胀等,这些病本在脾,都可以采用调理脾胃,强壮后天之本的办法进行治疗,恢复其他四脏的功能,达到缩短疾病疗程,减少复发,促进疾病早日痊愈的目的。

具体说来,就是从调理脾胃入手,升降合用,纳化同施,燥湿兼顾。用药讲究"平和稳妥",上下兼顾,内外同治,缜密周到,方能万全。剂量不在大,切中病机,对证为首务,方能恢复脾胃功能,提高疗效,切忌过量伤胃,反而增加脾胃负担。

医者,临证处方是依据治疗大法来,法变,方亦万变。

(三)调理脾胃学术思想与临床专题

问:您能简述一下您接诊一个痹证(痛风)患者,首先关注哪些问题,其次如何逐层展开临床思辨过程的么?

答:痛风一词,首见于元代名医朱丹溪《丹溪心法》。随着我国痛风的发病呈直线上升趋势,因痛风而就诊的患者越来越多。在风湿病会议讨论上,我提出将西医学的痛风命名为"痛风痹",以区别于传统医学中痛风的概念,使其更有针对性,便于对其进行治疗和深入系统的研究。

治疗痛风痹病人,首重其发病的特征性,要抓住本病"源之中焦,易流阻下焦"的病理特点,其基本病机为脾运失健,湿热壅滞,凝涩关节。治疗首当嘱患者平时注意调整生活习惯,禁忌膏粱厚腻之品。处方用药要根据疾病发展阶段有所不同,在急性发作期以健脾祛湿、祛风清热泄浊为主,慢性期以健运脾胃,调畅气血为本,配合疏风泄浊、清热解毒、活血通络等不同治法。并根据不同的季节气候环境特点调整治法用药。

问:您常用太子参/党参/西洋参、苍白术、杏薏仁,能简述一下您的思路么? 您会怎样考虑下一步治疗? 能否以痹证(痛风)为例为我们阐述您的用药特色?

答:脾胃为气血生化之源、气机升降之枢,我在临证中注重健运脾胃,常用太子参、苍白术、杏薏仁,以益气健脾,运脾化湿,宣肺调气,畅达三焦。自拟方基本药物:金雀根 30g,炒苍白术各 12g,黄柏 10g,生炒薏苡仁各 30g,炒杏仁 9g,藿香 12g,草薢 15g,土茯苓 15g,虎杖 15g,蚕沙(包煎)15g,炒防风 12g,炒防己 15g,益母草 30g,车前草 15g,泽泻 10g,鸡血藤 15g,青风藤 12g。方中金雀根、草薢、虎杖、土茯苓、蚕沙清热解毒,消肿止痛;防风己祛风湿通经络利关节;益母草、车前草、泽泻渗利小便,湿去则热孤;苍白术、生、炒薏苡仁、藿香醒脾健脾治本;鸡血藤、青风藤祛风活血通络。取丹溪意清热燥湿,泻火行水,活血祛瘀,燥痰消滞调其中,达到三焦同治的目的。

脾虚者加五爪龙、黄芪、太子参益气健脾祛湿;肾气不足者加川续断、桑寄生、杜仲;小便不畅者加金钱草、通草、六一散;胃脘胀满,纳食欠馨者加藿香梗、紫苏梗、厚朴花、焦三仙、五谷虫;湿浊热毒较甚者加炒枳实、大黄;痰瘀阻络,患处皮色较黯者加山慈菇、穿山甲、地龙。

问:对于风湿类疾病的外用方您是如何考虑的? 是为了补充汤药治疗不足还是加强治疗? 能简述一下痹消散的开发历程么?

答:中药外治法历史悠久,《黄帝内经》:"桂心渍酒,以熨寒痹。"风湿类疾病多为风寒湿或风湿热邪留于关节经络,致关节疼痛、重着肿胀或红肿,久则关节肿大、僵直、变形、活动受限。正如前贤所言,外治法虽治在外,无殊治在内也。与内治疗并行,而能补内治之不及者,使药性从毛孔而入其腠理、通经贯络,或提而出之,或攻而散之,较服药尤有力。通过泡足,可以治疗全身许多疾患,这也是中医的"上病下治"之意。痹消散是我自己经验方,主要由青风藤、马鞭草、防风、芒硝、鹿衔草等一些疏风活络的药物组成,此方最初曾流传至日本,被日本人用来作为洗澡的药物。风湿类疾病患者长期服药,配合痹消散浴足,能起到事半功倍的效果。

问:脾虚湿阻是临床湿病的常见证候,您认为其辨证要点是什么? 能否以慢性胃炎为例简介您是如何辨病辨证的? 您认为诊治过程中关键要素有哪些?

答:脾虚湿阻是湿病的常见证,由于脾气亏虚,运化无力,水湿内停,阻碍气机而产生一系列证候,以脘腹痞闷、神疲肢倦、大便溏薄、舌淡胖、苔薄腻、脉细弱为主要辨证要点。慢性胃炎的病人临床很多,脾虚湿阻证的病人多见胃脘胀满或疼痛,或隐痛或胀痛、嗳气吞酸、呃逆纳呆、不耐冷热刺激、恶心呕吐、口淡口黏、大便黏滞或溏薄等,在治疗上以芳香化浊、健脾和胃为主,以藿朴夏苓汤加减运脾除湿,合并胃阴虚者宜加益胃汤,疼痛较重者合芍药甘草汤,湿郁蕴热者加辛开苦降之味,寒湿阻遏加温化寒湿之品。病久脾虚而胃滞,常见虚实夹杂、寒热并见、湿燥并存、气血俱病之证,不宜骤补大泻,本淡养胃气之旨。

问:对于慢性病的茶饮方您是从哪些角度考虑组方的? 是以健脾益气为基础组方吗?

答:慢性病的茶饮方组方也要跟着辨病辨证,只是作为补充,组方我主要考虑以下几点:药物宜药食两用;药味要少,口感较好,以利于长期服用;起到补充主方或治疗兼症的作用;注意调理气机。

✿(四)攻补兼施专题

问:您对攻补兼施是怎么理解的?

答:攻补兼施,适用于人体正气虚弱而病邪盛实的病症。邪气实而正气虚的病,需要攻邪,但单用攻下就会使正气不支,单用补益又能使邪气更为壅滞,所以须用攻中有补,补中有攻的攻补兼施法,使邪气去而正气不伤。如黄龙汤、鳖甲煎丸等。举个例子,比如我治疗产后痹,除祛风散寒、除湿清热等祛邪之法外,还益气养血,用药还要注意补益勿过壅滞,清热勿过寒凉,以免致误。

问:在外感疾病中,您是如何扶正与祛邪同用的? 请问您如何把握扶正的原则?

答:多病、久病、老年人等患者的病机,往往出现虚实夹杂等病理变化。或有新感外邪,扶正与祛邪同用,可清除内外实邪,调理气机。如高士宗释云:"如邪正之有余不足,叠胜而相间者,则并行其治。并行者,补泻兼施,寒热互用也。"比如我在治疗感冒的解表方剂中,经常加入一些肃肺和益气健脾的药物,可起到未病先防的作用。

问:在肿瘤患者的治疗中,您经常太子参(党参)/西洋参同用,您进一步加强健脾益气的依据是什么? 在您的遣方用药中您是怎样做到七分补、三分攻的? 患者的年龄、病程、生化指标您是怎样考虑的?

答:肿瘤患者,本虚标实,经过放疗、化疗等治疗,脾胃功能虚弱或胃气大伤。脾主运化,胃主受纳,二者又是治疗用药,药物吸收运化发挥作用的途径。因此,保证脾胃功能正常是疾病治疗的关键。所以,我临床对肿瘤等疑难重病的治疗,多用健脾益气之太子参、西洋参,如气阴亏虚重者我一般加用五爪龙、生黄芪。要养胃气,养扶正气,使之康复。

患者的年龄、病程是很重要的,不同年龄段有其不同的生理特点和病理机制。比如儿科的特点是发育快,脏腑娇嫩,外感多,性急躁,尤多食积脾胃损伤。而病程日久,病变愈复杂。

中医发展至今,由于种种原因,很多中医人员远离了中医宏观的思维方式,热衷于用现代量化的指标、点线式的思维方式或者是用实验研究来诠释中医。比如说高血压的治疗,很多人一见血压高就认为是肝阳亢盛,而血压不高就不会出现肝风内动,临床上应该抛弃这种错误的认识。我们临床要以中医为主,以中医证候学为主,不要那些似是而非的东西。什么型? 哪个型? 把人框住了,我们抓宏观、大的方面,微观的可以参考,有用的看看,只是参考,不能影响思路,影响中医方法。

问:许多专家目前专注于活血化痰治疗心脑血管及肿瘤的研究,您如何评价?

答:心脑血管及肿瘤病是目前我国的高发疾病,患者病理产物有瘀血、痰浊、气滞等,而痰、瘀等的产生又是长期以来脏腑功能失调的结果,采用活血化痰法治疗可以取得积极疗效。但每一种疾病按其成因、临床表现等应有不同证候之分,临证时,要紧扣"辨证论治"中医这一活的灵魂,做到灵活变通,在疑难病的治疗上取得更好的疗效。

问:您处方相对平和,部分专家认为扶正为主容易滋养邪气,不利于疾病预后,您如何看待?

答:扶正,不能过分强调以补为主,运脾和胃即为扶正。如以脏腑虚损为本,在补益的基础上,针对邪实采用"实则泻之"的治疗原则。

(五) 湿病治疗思路与方法专题

问:您在湿病的诊治方面贡献卓著,您能否以便秘为例简述您对于湿病治疗的见解?

答:湿秘的产生,多由外受湿邪、食积不化、劳倦过度等致脾胃虚弱,失于健运而湿滞郁结,湿性趋下,结于下焦气分闭塞不通,从而出现便秘。湿秘者大便很少干结,主为黏、湿、排便不畅,甚或为稀水样。湿秘虽病位在大肠,发病又与肺、脾、肾三脏相关,"肺与大肠相表里",治疗当宣肺化湿,理气通便。我多用吴鞠通宣清导浊汤治疗,枇杷叶、败酱草、皂角子等解决湿热阻滞问题。

问:您认为湿病的辨治与您的运脾胃十八字大法有何交集? 临床应用应如何把握提高

疗效？

答：湿邪为病，最易损伤脾胃，水湿停聚。辨治湿病，当运脾胃，治湿病，理气为先。疏畅气机，着眼于肺脾二脏，一升一降，脾肺之气机通畅，才能达到气化湿亦化的目的。临床应用时多以兼治，如化脾湿佐以开胃，药如砂仁、陈皮、枳壳、香橼皮等；祛胃湿佐以运脾，药如佩兰、藿香、白蔻仁、薏仁、茯苓等。使其相得益彰，亦有"先安其未受邪之地"之意。

问：您在湿病的治疗中，多用通、化、渗法，请您以六一散为例简述您的临床应用经验。

答：通即宣通三焦气机，调理脾胃升降；化为注意湿邪的转化或温而化之，或清而化之，芳香化之；渗即甘淡渗湿，清热利湿等。六一散组成为滑石、甘草，功用清暑利湿，方中滑石味淡性寒，除三焦内蕴之热，使从小便而出；少佐甘草和其中气，并可缓和滑石寒之性。二药相配，共奏清暑利湿之效。临床可用于湿热为病的发热、身倦、口渴、泄泻、小便黄少等。

问：您在湿病的治疗中，如何应用补阴药？请以咳嗽为例简述。

答：外感湿邪咳嗽，多因冒雨雾露，或久居潮湿之地，或暑湿湿热之邪，上干肺络。如暑湿咳嗽，气津内伤者，我用王氏清暑益气汤加减，汗出心烦者，再增入人参生脉饮。

问：您在湿病的治疗中，如何配合养生防治的？

答：湿病在当今社会发病学上的特点，外湿致病较明显减少，饮食不节，损伤脾胃而导致的内湿病证明显增多。养生必须重视饮食调理，饮食宜清淡，忌过食荤腥油腻、辛辣寒凉、甜点等壅滞之物，应做到饮食有节，饭量适度，若能如此，则湿病轻证，不用药物，也能自愈。善后调理，可同时配以食疗，如脾虚湿困者，服黄芪薏米粥等。

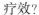（六）治未病专题

问：您怎样认识"治未病"理论？

答：中医"治未病"理论已经有近两千年的历史，源于《黄帝内经》，发展于张仲景，成熟于叶天士。在理论上、临床上都蕴藏着丰富的内容。近些年来，中医界积极开展"治未病"的工作，也取得了斐然的成绩。

问：您对于未病的认识。

答：未病是一个相对的概念，包括健康的状态，包括介于健康和疾病之间的状态，有未发之病、未传变之病。"上工治未病"，高明的医生怎么治病？《素问》说"上工救其萌芽……下工救其已成"，上工治病注重养生保健、预防疾病，疾病早期即采取调整生活方式、针灸和药物治疗，控制疾病的发展。

问：您对于未病先防的认识。

答：对于未发之病，中医的未病先防，首要调摄情志。现在社会生活节奏快，工作压力大，人们往往思虑过多，导致情志失调，烦闷、急躁、忧郁。因此，调神重在养心，心情舒畅，心胸宽广，遇事豁达，身体才能百害俱除。我很爱好书法，书法是中国传统文化的一种表现形式，（它）是很好的养生方式之一，能养气，也能助气。我天天都看书，看书是件很高兴的事。杂书（小说）容易影响人的心神，我们搞专业的，要多看专业书籍，既可以提高学术水平，又使人无杂念之烦扰。

未病先防，要以脾胃为中心。我们说补后天养先天。现代社会变了，从城市到农村，流

行病学都发生了变化,怎么补后天养先天? 现在的饮食结构发生了改变,饮食自倍,肠胃乃伤。补后天养先天,首先是要减轻脾胃的负担,饮食不宜过饱。以前常讲,若要小儿安,常带三分饥与寒。现在儿科来就诊的孩子,肥胖的越来越多,饮食积滞损伤脾胃者很多。青年人的饮食肉食肥甘过多,到了中老年脾胃功能衰退了,除了吃饭还得吃药,脾胃负担更重。所以我们经常讲健运脾胃,先给脾胃减轻负担。二是饮食结构要合理。主食要五谷相杂,菜要荤素搭配,脾胃健运,五脏各得其所养,而能"长有天命"。

问:您对于既病防变的认识。

答:既病防变,是指疾病已经发生,要及早诊断,早期治疗,防止疾病的发展和转变,这一治疗思想对临床思维具有重要的指导意义。人体五脏六腑是一个整体,张仲景提出"见肝之病,知肝传脾,当先实脾"的原则。叶天士提出温热病的治疗中,肾阴素亏之人为防病邪乘虚深入下焦,应先给予补肾阴的药物,先安未受邪之地。这些都是既病防变的思想体现。

问:您在临床如何运用既病防变?

答:对于未传变之病,一是根据疾病的发展规律,见未病以治疗防变。比如说六经传变、脏腑传变、经络传变等。二是不按照疾病发展规律出现的变病。三是在治疗中于遣方用药处见未病,这里有药物的偏性问题,治疗的度的把握等。如朱丹溪所言:人有老少虚实,病有新久,药之为毒,不可执为定法,要从实际情况出发。

问:您对治未病研究的认识。

答:治未病研究符合21世纪由单纯治疗向养生、保健等发展,需要新的思维方法和理念不断完善,用一些新的模式,以确保新的成果得以有效完成!

四、导师经典医案

🌸 针药并用治热淋

患者姓名:Steiner,性别:男,年龄:46岁,婚姻:已婚,职业:电脑工程师,籍贯:瑞士索罗图恩,住址:瑞士;就诊日期:2000年3月1日;主诉:尿频、尿急半年。

病史:半年前患膀胱炎,自觉膀胱胀大、肾炎(良性)和肾盂发炎,出现尿频、尿急,一直服消炎药物,膀胱尿满时则小腹抽痛,洗热水澡舒服,恶对流风,易发热而突然汗出,夜亦然,坐久则颈背部作痛,脊骨亦痛,小便色黄,尿时不痛,面红赤。日小便4~5次,夜1次,大便正常。

既往史:右足曾做过手术,左脚亦准备做手术,无过敏史,已结扎,幼时腹股沟处不通做过手术,血压高未服药,十年前脑外伤之后,常头晕已恢复。

个人史:晨伴米水和咖啡,或面包和咖啡,午套餐肉少,晚食小面包、1杯酸奶。

家族史:父中风致半身不遂、糖尿病。四诊:面部红赤,发热时则更甚,两手背两臂皮肤亦鲜红发疿。舌胖有齿痕质黯红,苔薄发微灰(与饮食有关),脉细弱尺甚。

理化检查:血压148/81mmHg,心率61次/分,心肺正常。

辨证:肝肾虚而膀胱热,水不涵木,而风阳上扰。

治法:滋肾柔肝,潜镇利尿。

针刺处方:三阴交右,太溪左;共2针。三阴交直刺0.8寸,平补平泻法;太溪直刺0.6寸,平补平泻法,置针30分钟,中间行针一次,得气为度。

中医处方:
钩藤18g	蝉蜕10g	夏枯草20g	菊花12g
制首乌12g	生牡蛎20g	坤草15g	益智仁10g
土茯苓20g	车前子15g		

3剂,每剂分三份,日二次,温开水送服

二诊(2000年3月17日):服药后小便无明显变化,有背痛,吃中药后发现前列腺发痛。今晨起床时发现头痛(两侧)后脑,容易疲倦。望其舌体胖大,舌边尖有齿痕,舌质淡苔白滑,脉沉弦而滑。

辨证:水不涵木,风阳上扰。

治法:滋肾柔肝,祛风通络。

针刺处方:太阳2,后溪右1,行间左1,三阴交2;共6针。太阳向下斜刺0.8寸;右后溪直刺0.6寸;左行间向上斜刺0.6寸;2三阴交直刺0.8寸,手法均用平补平泻法。置针行针法同上,起针后背部觉舒,余无不适。

中医处方:药后臀部疼痛少有缓解,而头脊拘急减,上方去益智仁,车前子,土茯苓,加蔓荆子10g 僵蚕12g,3剂,服法同上。

三诊(2000年4月14日):臀部的疼痛和前列腺炎症有好转,针后有一天绷紧的感觉,头不痛,疲劳感减轻,头面发红,舌脉同前。测BP125/85mmHg。

针刺处方:太冲左、三阴交右共2针;太冲向上斜刺0.6寸;三阴交直刺1.2寸,先补后泻法,得气为度,置针25分钟,中间行针一次,出针后面红头胀少缓,余无不适。

中医处方:
钩藤18g	蝉蜕10g	夏枯草20g	菊花12g
制首乌12g	生牡蛎20g	坤草15g	蔓荆子10g
僵蚕12g			

3剂,服法同前

四诊(2000年5月8日):患者面色仍紫红,颈项胸前依然,诸证好转,腰痛亦轻,已不太疲劳。星期六去花园工作时间长而头痛,右侧腰除痛点外,余均见好转,舌质淡,苔薄,脉同前。

针刺处方:太阳2、合谷左、内庭右、三阴交左、后溪右共6针。左右太阳向下斜刺1寸,合谷向上斜刺1.2寸,内庭向上斜刺0.6寸,三阴交直刺0.8寸,后溪直刺0.6寸,先补后泄法。置针行针同上,以得气为度,出针后腰痛见缓。

中医处方:
钩藤20g	菊花12g	桑叶10g	僵蚕12g
夏枯草20g	炒蒺藜12g	决明子12g	珍珠母30g
坤草15g			

3剂,服法同前

五诊(2000年5月15日):膀胱较前好转,腰部疼痛仍较甚,头痛缓解,疲倦感渐轻。望、闻、切诊:舌质红,体胖,边有齿痕,舌苔薄黄,脉沉细弱。

治法:健脾益肾,柔肝潜镇;针刺处方:太阳左、三阴交右、昆仑右、太溪左共4针,太阳、三阴交、太溪针刺手法同上,昆仑直刺0.6寸,先泻后补法。置针行针补泻手法同上,起针后急扪之,腰部诸症轻减,余无不适。

中医处方:

桑寄生 18g	川断 12g	菟丝子 15g	苍术 12g
黄柏 9g	炒苡仁 20g	益智仁 9g	女贞子 15g
生牡蛎 30g	益母草 15g		

3剂,每剂分3次冲服

六诊(2000年5月23日):骶部疼痛,头痛,星期天至星期一自觉疲倦,睡眠好,今日头自觉有压力似绞痛。舌体胖,舌质黯红,边有齿痕,苔薄黄微腻,脉沉弦。

针刺处方:太阳左、三阴交右、昆仑右、太溪左共4针,针刺手法如前。

中医处方:上方去女贞子、益智仁。加葛根20g、川芎12g,4剂,每剂分3次冲服。

按:患者中年男性,膀胱炎病史,尿频、尿急半年,小便色黄,属膀胱有热,坐久则颈背部作痛,脊骨痛,脉细弱尺甚,舌胖有齿痕质黯红,属肝肾亏虚,易发热而突然汗出,面红赤,血压升高,属水不涵木,而风阳上扰。方取天麻钩藤饮意,诸药配伍,滋补肝肾之阴,清膀胱湿热。针三阴交,太溪,柔肝益肾。

二诊小便无明显变化,头痛(两侧)后脑,背痛,药后发现前列腺发痛,易疲倦。路老考虑患者肝肾虚为本,肝阳上亢为标,故去通阳利湿之益智仁,车前子,土茯苓,加蔓荆子10g、僵蚕12g祛风通络,滋肾柔肝,后溪为手太阳经穴,督脉的八脉交会穴,主治颈项强不能回顾;太阳为经外奇穴,主治偏正头痛,与后溪配伍,共疗头痛之标。行间乃肝经荥穴,取之以滋肝阴,清肝火以疗头痛之本。

三诊臀部疼痛和前列腺炎症有好转,针后头不痛,疲劳感减轻,头面发红。继服前方。太冲为足厥阴肝经输穴,亦为原穴。肝经为多血之经,故能养血凉血,和肝敛阴。与三阴交相配,功能疏肝解郁,滋补肝肾,通中有补,补中有泻,二者相反相成,主治肝肾阴虚、虚阳上亢等证。

四诊诸症好转,仍面色紫红,继以前法,去首乌、蔓荆子、生牡蛎、蝉蜕,加菊花、桑叶、决明子清肝明目,润下调肠,珍珠母平肝潜阳。内庭为足阳明经穴,针之以泄热。五诊治后膀胱炎好转,头痛缓解,腰痛较甚,腰为肾之府,以桑寄生、川断、菟丝子、益智仁、女贞子益肾,三妙散健脾祛湿热,生牡蛎柔肝潜镇,益母草活血利尿、清热消肿。昆仑为足太阳膀胱经穴,功可安神清热,舒筋活络。可治腰痛、头痛。六诊诸症轻缓,唯苔薄黄微腻,乃膀胱余热未净之候,少事加减,以资巩固。

导师点评:作为一名中医师,内科医生,如会针灸,则如虎添翼,自能提高疗效,且易巩固。针灸疗法,在中医学上起源最早。医针虽小,然收效神速,故古人有"一针二灸三服药"之说。而习针灸,先应明理论。不能只学某穴治某病,甚至特效穴着眼,而应从脏腑经络学说入手,理解脏腑、经络、腧穴之间的密切关系。腧穴决不只是局限的一个点,而是由点到面,由面到经,内而脏腑。慢性病的治疗,辨证施针,针药并用,方能收到较好效果。

麻柔主任医师"以人为本、病证结合"思想治疗血液病的传承研究

传承博士后:唐旭东

一、传承导师传略及传承博士后简介

麻 柔

麻柔,男,1945年7月出生,汉族,中国中医科学院西苑医院中西医结合血液病专家,主任医师、教授、博士生导师。

现任国家中医药管理局中医内科血液学科学术带头人,国家中医药管理局"十五"重点专科血液科学术带头人,原卫生部国家临床重点专科学科带头人;国家中医药管理局全国第四批、第五批全国老中医药专家学术经验继承指导教师,中医传承博士后指导老师;中国中医科学院科学技术委员会委员,中国中西医结合学会血液学专业委员会第四届、第五届主任委员;世界中医药联合会血液学专业委员会第一届会长;2008年获政府特殊津贴。

从医50余年,致力于中西医结合血液病学研究,用益气补肾法治疗微小残留白血病的相关研究,获1998年度中国中医科学院科技成果三等奖,2011年度中国中医科学院科学技术二等奖,申报国家发明专利1项。用青黄散治疗骨髓异常综合征(MDS)的相关研究获得2009年度中国中医科学院科技成果二等奖,2010年度中华中医药学会科技成果三等奖,同时申报国家发明专利1项。自拟益气温阳汤治疗免疫性血小板减少症(cITP)申报国家发明专利1项。用补肾为主的方法治疗再生障碍性贫血的相关研究获2010年度中国中医科学院科技进步二等奖,2011年度中华中医药学会科技成果三等奖。

担任《中西医临床血液病学》《白血病中西医结合治疗对策》著作主编;担任世界卫生组织项目《中医循证医学实践指南-再生障碍性贫血指南》一书编写组组长;还先后在《中医杂志》《中华内科杂志》《中华血液学杂志》《中西医结合杂志》等杂志发表50余篇论文,编写4部学术专著。

唐旭东

传承博士后唐旭东,男,1979年6月出生,汉族,中国中医科学院西苑医院副主任医师,麻柔主任医师的硕士、博士研究生。兼任中国中西医结合学会血液学专业委员会秘书及青年委员会委员,世界中医药学会联合会血液学专业委员会副秘书长,北京市医学会血液学专

业委员会青年委员,北京医师协会中西医结合分会理事,北京中西医结合学会血液学专业委员会青年委员兼秘书,临床擅长治疗急慢性再生障碍性贫血、骨髓增生异常综合征和免疫性血小板减少症。主持国家级课题 3 项,参与 10 余项,作为核心成员参与了国家中医药管理局麻柔名医工作室和北京市"3+3"项目、主持了中国中医科学院"名医名家"项目和临床基地建设名医传承课题等 4 个麻柔名医工作室项目的工作,发表学术论文 50 余篇,主编著作 2 部。

二、导师学术思想与学术特色、临床特点

麻柔主任医师的学术思想和成就主要体现在以下几个方面:

☙ (一) 中国传统文化是中医的根

这是麻柔主任常说的一句话,是他 40 余年潜心修习经典、遍读古籍的切身感悟。在中国传统文化的学习中求"道"问"医",《道德经》《易经》《黄帝内经》等诸多经典为他提供了源源不断的启发。他提出了学习中国传统文化的标与本:"标"是读懂古人说什么,"本"是修己以契合圣心。第一要读懂,第二是笃信,其后再慢慢领会其中之道。中国文化是大道,中医学是小道。

☙ (二) 中医应精气神统治

麻柔主任指出,"中和"是天地自然和人体的正常状态,气之"和"乃是中医治疗的最高价值目标,也就是求得人体这个自组织的开放性复杂巨系统的"有序",重视恢复和重建人体自身抗病能力。中医气化的形式机制是"升降出入",自然界与人体的气化都"化不可代,时不可违",应"无代化,无违时,必养必和,待其来复"。无论医病或养生,都要"各从气化也"(《素问·五常政大论》)。医生的作用仅仅是顺势利导、调整阴阳偏胜,顺应这种修复、恢复能力而已。麻柔主任认为,人的生命由精、气、神组成,"神"可理解为生命信息,"神"是生命更高层次的有序,可以在生命之间传递。治病应精气神同治。

☙ (三) 开创性使用古方青黄散治疗骨髓增生异常综合征

麻柔主任治疗骨髓增生异常综合征的一大特色是开创性使用古方青黄散。青黄散 + 健脾补肾汤药为主综合治疗骨髓增生异常综合征有确切的临床疗效,总体疗效优于现有的西医西药疗法。麻柔认为骨髓增生异常综合征属邪实正虚之证,以邪实(瘀毒)为本,以气血阴阳虚损为外在表现,具有虚实夹杂,以实为主的特点。治疗当以解毒化瘀为主,"去其所害";加之补脾肾而益生化之源,促进造血,使其"气血复生"。

☙ (四) 突出中医辨证论治特色,规范血液病证类

麻柔在任中国中西医结合学会血液学专业委员会主任委员期间数次主持召开常见血液病中医病名专题讨论会,规范血液病中医命名。依据尽量突出中医学特色、反映疾病的病位、

病性及病情、具有明显排他性的原则,取得中医、中西医结合血液界认同,将再生障碍性贫血命名为"髓劳","髓"代表病位,"劳"代表病情与病性;"骨髓增生异常综合征"命名为"髓毒劳","髓"代表病位,"毒"代表病性,"劳"代表病状;"过敏性紫癜"命名为"紫癜风","紫癜"代表病情,"风"代表病性等。

三、学术访谈

（一）治疗急性白血病的访谈

问:现在白血病的中医治疗的特点和优势有哪些?

答:急性白血病其实现在都是要接受化疗的,不管是什么类型的白血病,化疗都是一线治疗方案。在急性白血病中,AML-M2b 和 APL 可以应用中医单纯治疗完全缓解以外,其他都不行。所以我现在建议病人,如果有条件,还是要首先选择化疗治疗。现在临床上我看的病人,大部分是化疗完全缓解以后,或是骨髓移植术以后出现各种并发症的病人,我认为中药可以发挥作用的阶段是急性白血病完全缓解以后的微小残留白血病状态(MRD),我以前也一直在做这方面的研究。过去一般都认为白血病化疗以后是气阴两虚型,治疗总是以益气养阴为主。我的院内制剂,益气补肾颗粒也主要是治疗白血病化疗后,里面有黄芪、女贞子等,具有益气养阴的作用。但是我现在有所转变,我现在主要在用当归四逆汤。我认为,所有的恶性肿瘤性疾病,从中医阴阳的角度来看,应该划到阴实病的范畴。所以《黄帝内经》讲"阴病治阳"。所以,我临床现在应用,偏阳虚的,主要是当归四逆汤,偏阴虚的,用的是防己地黄汤。防己地黄汤主要用于血虚受邪的病人,主要药物有防己、熟地、桂枝、防风,熟地用量偏大,可以用 30~40g,桂枝 10g,防风和防己用量 3~6g。

急性淋巴细胞白血病的用药,我特别用到白芥子而不用细辛。《神农本草经》记载的白芥子是可以温化寒痰,可以通六经。白芥子的温化作用大于细辛,而且我认为急性淋巴细胞白血病从中医辨证来说,寒性比急性髓细胞白血病更重,所以选用白芥子。临床效果还可以,吃得很舒服,而且有几个病人吃药后,有些阳性表达的基因转阴了,不知是否跟白芥子有关。但是不管如何,患者反映吃饭好了,气色好了,还是有一定的作用。但是因为现在还没有进行总结,还不能说白芥子的作用。所以,我认为《黄帝内经》中的这些重要语句,还是要反复研读,就比如刚才说的"阴病治阳",如果我们一味治疗阴虚是不行的,还要调节阳气,收到的效果就是不一样。现在有的大夫用附子量很大,我也是不赞成的。虽然要"治阳",但附子毕竟有毒,还有就是有的病人阳虚不明显,应用的时候还是要注意。我临床也有体会,我看有些病人也不觉得冷,但是一看舌象,就是一派寒象,果断应用制附片,1~2 个月,患者贫血纠正,血象恢复正常了。所以,用对药很关键,不要小看一两味药,如果用对了,真是立竿见影的效果。

问:骨髓移植术后状态古书里没有,您是如何来进行辨证施治的?

答:从西医角度来说,骨髓移植术后的患者的免疫系统,不管是淋巴细胞亚群还是免疫球蛋白,如果没有 3 年的时间重建不了,对于内分泌系统的恢复更难。从这些问题出发,中医讲还是脾肾虚的问题。所以,除了慢性 GVHD 很重,我们"急则治其标",应用当归四逆汤或黄芪赤风汤促进患者免疫功能恢复以外,一般的落脚点都是补脾肾。

辨病和辨证的争论是这个时代的特征,而辨病和辨证结合也是时代的要求,现在患者都是明确诊断的疾病,我们不可能拒绝患者的西医诊断,要接受它,但也不要因此影响了我们对于中医辨证的要求。辨证和辨病结合是中医在目前必须要走的路,但到底适不适合,现在还不好说,只不过我们目前认为,这样走是比较好的选择。我现在临床诊治患者,不管是什么疾病,白血病也好,再障也好,骨髓增生异常综合征也好,只要患者舌苔腻,脾胃满闷,不思饮食,我就应用半夏泻心汤或者是黄连汤加减,每每获效,患者感觉很舒服,这就是辨证,其实中医的精髓是辨证论治,这一点不能丢,辨病和辨证结合是时代的要求,我们要利用辨病来进行辨证,帮助辨证,这样才可以做好。

❤ (二)治疗骨髓增生异常综合征的访谈

问:临床治疗骨髓增生异常综合征的一般思路。

答:骨髓增生异常综合征本身是一个综合征,不是一个病,从西医来说骨髓增生异常综合征是分层治疗的,我们目前用中医治疗呢,没有搞得那么细,不管是骨髓增生异常综合征 -RCMD 或者是骨髓增生异常综合征 -RAEB,我用的都是那一套东西,注意砷的应用。对骨髓增生异常综合征 -RCMD 的患者的疗效是 60%~70%,我在这里指的是反应率,而不是完全缓解率。外周血完全恢复正常,骨髓象有改善的,我现在有 10 例左右病人,停药 1 年多了,现在还挺好的。我有一个病人翟某,他的外周血象恢复 2 年多了,后来他出现肾功能的问题和溃疡性结肠炎,就不能继续服用青黄散,这样停了 3~4 年,然后我观察到他的外周血象进行性下降,当时白细胞计数 $4.0 \times 10^9/L$,血红蛋白 100g/L,PLT $50 \times 10^9/L$,后来我给他服用了雄黄,现在血象又都慢慢涨上来了。所以,我现在虽然有 10 几例病人已经全停药了但停药减药都十分谨慎,不敢减得太快,一般是服用 3 年然后才开始减药,这几个病人都比较稳定。太着急了,真是不行。所以,我们发现,以前认为的砷在体内是蓄积产生作用只是一个方面,以上的例子告诉,青黄散的作用有很多机制我们还不清楚,应该继续进行相关的研究。我们目前正在做的就是用测砷的机器,测量体内各个部分砷的含量,来反映体内对砷的摄取和利用。我发现,目前服用青黄散 0.4g qd 的患者,3 个月可以脱离输血,3~6 个月,外周血象就开始恢复,大概到半年以后,有部分病人的外周血象中血红蛋白恢复正常,白细胞和血小板的恢复会更慢一些。当然也有个别病人的外周血全血细胞都恢复正常了。

问:在骨髓增生异常综合征治疗过程中,是否主要以辨病为主?

答:骨髓增生异常综合征本身肯定是辨病为主。我上次也说了,我靠摸脉,靠病人的主诉,靠外周血。拿到患者外周血象的单子,比如说他的血小板减少,他是 ITP,或者是你看它的 MCV,如果 MCV 偏大,即便它就是目前各个方面都符合 ITP 的诊断,它的造血有问题,也不是典型的 ITP,这是可以看出来的。但是,如果我没有骨髓报告,没有骨髓活检,没有染色体,再生障碍性贫血和骨髓增生异常综合征我根本就区别不开。所以,先辨病,再在病的下面,再辨证,证基本上就是阴和阳,即阴虚和阳虚。我就是按照阴和阳来对疾病本质进行把握的。周霭祥主任曾经提出再生障碍性贫血按中医辨证分为肾阴虚、肾阳虚和肾阴阳两虚证,其实阴阳两虚证,我过去做淋巴细胞亚群的实验时发现,是未影响到肾阴和肾阳的时候的改变。肾阴虚和肾阳虚则不一样。在再生障碍性贫血的初发阶段,还没有影响到肾阴和肾阳的时候,我提出是气血两虚,其实这个阶段就是既非肾阴虚又非肾阳虚,还未累及肾的初始阶段,再发展,就会出现所谓的肾阴虚和肾阳虚的典型改变。所以再生障碍性贫血分肾阴虚和肾阳虚证基本上就可以了。但是病人在临床诊治的过程中,确实有肾阴虚兼夹有肾阳虚,或是肾阳虚兼夹有肾阴虚的症状的患者,这其实就是偏阴或是偏阳的问题,只是占的比例不一样罢了,也可以区分成肾阳和肾阴虚的情况。所我认为实质就是阴阳的问题,就是哪个偏轻或偏重的问题。骨髓增生异常综合征也是这个事,分清阴和阳就问题不大了。再生障碍性贫血和骨髓增生异常综合征都叫骨髓衰竭,两种疾病各有不同。再生障碍性贫血是骨髓造血的量少了,骨髓增生异常综合征是骨髓造血的质量出了毛病。我原来给他们举过这么一个例子。有个患者发热,应用抗生素后全血细胞减少,诊断有感染性骨髓抑制,或是再生障碍性贫血或是免疫性全血细胞减少,其实我给学生们讲,骨髓在受到细菌或病毒等感染或打击的情况下,造成骨髓受影响,它有一个抑制的阶段。如果抑制阶段一直存在,也就是正邪两方面的力量一直在斗,斗着斗着,如果骨髓不能恢复,那就表现为再生障碍性贫血。这个抑制阶段结束以后,开始恢复体内造血功能,血细胞开始要长的时候,如果说正常造血克隆起来了,那造血就恢复了,如果PNH克隆涨起来了,那就是PNH,如果说骨髓增生异常综合征克隆涨起来了,它就是骨髓增生异常综合征。所以,我跟学生们一直在讲,我们比国外的人高明,就高明在我们观察疾病是随着时间的过程来看的,疾病发展本身就是一个过程,你不要就拿一个点来定它到底是什么病,想一下子把这个病定下来,其实不是这么回事。我们曾经发表过通过胸骨穿刺诊断骨髓增生异常综合征的文章,其实有些再生障碍性贫血,我们一直治疗效果不好,胸骨穿刺后发现骨髓增生异常综合征的迹象,然后按骨髓增生异常综合征治疗效果很好,这为我们提供了诊断骨髓增生异常综合征的其他手段,也说明有些疾病在发展的某些阶段,就是比较难以把握疾病性质,难以诊断。

还有一种观点就是说现在骨髓增生异常综合征的诊断是原始细胞低于30%,WHO的诊断标准时低于20%,如果再提高就诊断为急性白血病。但临床上即便它是诊断为急性血液病的病人,其实它本质上还是骨髓增生异常综合征,治疗方法还是以骨髓增生异常综合征治疗方法的效果优于急性白血病的治疗方法。如果按照急性白血病的治疗方法治疗这类原始细胞增高的骨髓增生异常综合征,大多数患者会因为化疗出现出血、感染,甚至生命危险。所以,我认为以后,国际上应该把骨髓增生异常综合征转化的急性白血病单独成病来治疗,而不能绝对按照骨髓原始细胞计数来划分疾病,用以指导治疗。因为西医学的指导思想就是按照标准来指导,但是人体不是数学公式,不能完全按照数字来划分健康和疾病,中间总有特例,也总有中间类型。

(三)砷剂治疗恶性血液病应用的访谈

问:请谈谈您所了解的砷及砷制剂。

答:我再讲一下雄黄、硫化砷、砷元素。雄黄始载于《神农本草经》,味辛、性温,《本草纲目》言其乃治疮杀毒要药,可解百毒,消积聚,化腹中之瘀血。雄黄是四硫化四砷的俗称,又称作石黄、黄金石、鸡冠石,通常为橘黄色粒状固体或橙黄色粉末,质软,性脆。常与雌黄,即三硫化二砷(As2S3)、辉锑矿、辰砂共生;加热到一定温度后在空气中可以被氧化为剧毒成分三氧化二砷,即砒霜。四硫化四砷是砷的硫化物矿物之一,含 As 约 70.1%。我们在元素周期表中再复习一下,元素周期表中,前 4 排元素中存在这人体需要的微量元素,硫元素的原子序数是 16,砷元素是 33,就在其中。从第 5 排以后,就没有人体需要的微量元素了。在元素周期表上面,原子序数 6 是碳,7 是氮,8 是氧,附近的原子都是人体的必需元素,砷和硫元素都在附近,说明也是人体的必需元素。我给大家讲的元素周期表,很多人不在意,没有认真领会,就是说原子序数在 7、15、33 的氮元素、磷元素、砷元素是一纵列,原子序数在 8、16、34 的氧元素、硫元素、硒元素是一纵列,距离近,也不是偶然的。人体必需的元素有碳、氢、氧、氮、钙、磷、镁、钠等,人体可能需要的微量元素包括砷元素,其实人体中存在的元素就是量的问题。我曾经举例子,提到水中毒这个词,水是生命之源啊,人体一半的重量是水吧,如果过量也可以引起中毒。这说明什么? 调节量很重要。就像砷元素,我刚才说了,其实人体也需要,只不过要调整好量。所谓有毒、没有毒,其实就是过量与适量的把握。《素问·五常政大论》曰:"大毒治病,十去其六;常毒治病,十去其七;小毒治病,十去其八;无毒治病,十去其九;谷肉果菜,食养尽之,无使过之,伤其正也。"意思是毒性大的药物治病,只能用到病邪去除十分之六,就应停药;用一般毒性的药物,只能用到病邪去除十分之七,就应停药;用毒性小的药物,病邪去除十分之八,就应停药;即便是无毒的药物,也不过用到病邪去除十分之九,就应停药。之后可用食物进行调养,以逐渐康复。用药过度,则徒伤正气。所以,只要量掌握合适了,就不存在有毒的问题了。其实,不要用惯性思维、老套的思维来理解与思考,就像砷元素,一想起来就是有剧毒,这是不对的。

　　砷,是广泛分布于自然界的非金属元素。地壳中的含量约为 2~5mg/kg,为构成地壳元素的 20 位。在土壤、水、矿物、植物中都能检测出微量的砷。在正常人体组织中也含有微量的砷。大气里面有砷,但是分布不一,有的地方多一点,有的地方少一点,像有的污染重的地方,上空的大气里含砷的量要多一点。海洋里的砷含量是稳定的,人体中砷的含量也是一定的。历史上,唐以后,宋代以前,认为雄黄是长生之药,宋以后,雄黄为外用于金疮,内服治疗贫血、皮肤病等。这里根据是一个西医出身后来改学中医的写的书,其中对雄黄有这样的论述。我的根据就源于此。雄黄的毒副作用,我的病人,因为我用量有严格的限制,所以至今未有中毒之人,但是有的病人可能因误服出现手麻脚麻的现象,但不是很重。另外,病人对雄黄的吸收及利用、蓄积不同,治疗效果可能不同。我有个病人是血小板增多症,按我们雄黄的量 0.1g/d 服用,过不多久,患者就出现手脚皮肤角化过度,这是病人的吸收好造成了对雄黄的利用好。当是因为还是上个世纪,没有条件测砷元素的含量。另外,有的患者在服用青黄散(雄黄和青黛制剂)后出现拉肚子,有的便血,这样的病人,我就让他们服用单位雄黄,这些症状就消失了。所以,行医这么多年,我碰到的因为中毒或明显毒性反应的例子不多,也是因为我始终是按照《药典》的量进行治疗的。雄黄的质量不同,它的作用也不一样。精制雄黄做成小金丹,每粒 3.5g,东北的老少都吃这个东西进行抗寒,强健身体;因为目前《药典》规定的剂量是 100mg/d,以前曾经有 500mg/d,后来《药典》减到 300mg,到目前 2010 年版是 100mg,《药典》中也未规定雄黄的制备,是否是精致雄黄。我们医院药厂以前有一段时间应用超微粉碎制备雄黄,后来发现与目前的工艺比,未有明显的疗效的提高。我们临床应用青黄散(青黛:雄黄=7:3/6:4),到目前有1000多例病人,除了有10几例患者出现便血或腹泻以外,还有个别病人面色发黑,皮肤角化过度,其他患者都比较安全,未见明显毒副作用。

问:目前因为服用雄黄出现明显毒副作用,与什么有关?

答:与雄黄服用的剂量有关,另外与雄黄制作的工艺有关,精制雄黄的毒副作用发生率应该相对低一些。雄黄在炮制过程中一定要水飞,为什么要水飞呢,因为雄黄在跟空气接触后,一部分氧化成三氧化二砷,这极少量的三氧化二砷有剧毒,实际上就是俗称的砒霜,在水飞的过程中,雄黄质量比水轻,漂在水上面,三氧化二砷可溶于水,所以经过水飞工艺后的雄黄基本上不含氧化的成分,所以水飞的过程是分离三氧化二砷的过程,水飞过程避免了引起砒霜中毒的风险,会减轻雄黄的毒副作用,这一步是一定要做的。

问:提高血砷的浓度与毒副作用和对病人的治疗风险的关系。

答:下一步我们的主要目标就是测体内的砷浓度,我们已经买了测砷浓度的仪器,我们以前也做过一些基础的工作,有我的学生初步测定了体内砷的浓度,得出的结论是按照我们目前口服砷的剂量,1个月后,患者体内砷浓度在20μg左右,就可以产生明显的治疗作用。其他的含砷的药物如复方黄黛片、亚砷酸注射液等在体内的砷浓度要比我们的高一些。当然,治疗上,因为患者不同,个体差异,吸收效果不同,产生的体内砷浓度不同,可能会影响治疗效果。所以,实际上目前还是主张个体化治疗。我以前曾经研究胃肠道的吸收跟砷浓度的关系,发现胃肠功能不好时,对药物的吸收少,疗效受到影响,我们用中药调整胃肠功能,机体对药物的吸收增加,同样还是那个药物那个剂量,疗效就上去了。所以,我认为,不管是中药还是西药,都需要经过胃肠道吸收这一关,我在临床诊疗过程中,发现有病人舌苔又白又厚,胃肠功能不好的,我肯定先给他调肠胃,因为常规给患者的中药都是补脾肾的药,这些药滋腻碍胃,如果胃肠功能不恢复,再好的药也不能被机体吸收,当然也无法谈疗效了。所以我们不但要注意药物的剂量合适,也要顾及患者对药物的吸收效果。我们下一步的研究想追踪一批病人,定期测他们的砷浓度,然后在一个比较长的时间段之内观察砷浓度跟疗效的关系,并且还要观察患者服用砷后的反应及毒副作用。通过观察总结,我们还想从宏观找一些指标来体现砷浓度的对应关系,如果可以找到这些指标,那么对于临床指导我们应用砷剂会非常方便安全。

问:应用雄黄的适应证。

答:第一就是确诊的骨髓增生异常综合征病人,然后就是应用青黄散后出现肠道出血,不能继续服用青黄散,需要用雄黄;雄黄的服用剂量按照《中国药典》的每天服用100mg。对于再障患者,我有2个想法,第一,就是古代有文献记载,雄黄本身可以治疗贫血,所以,再障患者,阳虚症状比较明显的,我给他用雄黄,其次,就是长期患再障的,10年病程以上的慢性病人,属于难治性再障,这些患者应用了常规的再障治疗方法无效,我们也反复给病人做骨穿,包括胸骨的骨穿,也找不到骨髓增生异常综合征的证据,但仍不能除外骨髓增生异常综合征,这部分病人中有50%应用雄黄后血象恢复。这些病人虽然没有足够的证据证实是骨髓增生异常综合征,但我临床经验包括我的感觉告诉我可能是骨髓增生异常综合征,而且治疗结果也证实至少这部分有效的患者是骨髓增生异常综合征。我目前并不是所有的再障患者都用雄黄,但是雄黄确实可以促进骨髓造血的,我们的研究生做的课题,是做的细胞缺氧因子的,雄黄本身可以造成细胞缺氧状态,引起机体反应性造血。

四、导师经典医案

(一) 青黄散为主治疗骨髓增生异常综合征

1. 原方探源

【源流】青黄散始载于明·方贤著《奇效良方》卷三第六十九,诸毒门附论中记载青黛雄黄散组方:"好青黛、雄黄各等分,研细令匀每服二钱新汲水调下。"

【组成】青黛、雄黄各等分,每服二钱

【功用】主治"凡始觉中毒心中不快,胸膜胀闷即服此药,毒气不聚。"

2. 临床运用分析

麻柔主任开创性使用古方青黄散治疗骨髓增生异常综合征的各型,包括骨髓增生异常综合征转化的急性白血病。骨髓增生异常综合征是一组具有异质性的髓系克隆性疾病,其基本病变是克隆性造血干、祖细胞发育异常,导致无效造血及恶性转化风险增高。在临床上常表现为慢性病程,外周血象下降,严重影响患者生存质量和总生存期。骨髓增生异常综合征在中医学称为"髓毒劳"。

麻柔主任辨证髓毒劳为一虚实夹杂证,麻柔主任针对髓毒劳中医证候学特征以乏力、气短、面色苍白、发热、出血为主的特征,认为髓毒劳发病病机在于素体正气虚损,复感毒邪,毒邪内蕴,伏于精血骨髓,因毒致瘀,毒瘀互阻,精血生化失司,导致精亏血少,形羸气弱,呈现一派虚损之象。髓毒劳的病机特点为虚实夹杂,邪实正虚,以邪毒瘀滞为本,并贯穿于疾病的始终,正气亏损为标。故髓毒劳出现贫血和出血症状,病位涉及心肝脾肺肾等多个脏腑,但尤以脾肾虚损更为关键。随病情发展变化,邪正相争,虚实夹杂贯穿整个疾病过程中。

针对髓毒劳邪毒内踞之病机,紧抓髓毒劳病机特征,麻柔主任开创性使用解毒散瘀功效的青黄散以祛其邪实,解毒化瘀生血。据证舌脉合用健脾补肾,调整阴阳气血的中药汤剂以培其本。辨证汤药因人、因时、因地,能从整体改善患者症状,有利于青黄散发挥疗效。

青黄散用量上麻柔主任强调毒药缓攻的原则,每日一粒,持续缓攻,以图祛邪目的,结合健脾益肾,鼓舞正气之中药,协助正气来复。青黄散由雄黄和青黛组成,雄黄、砒石和砒霜是含砷中药制剂的主要原料,雄黄主要成分为二硫化二砷(As_2S_2,As_4S_4),辛、苦、性温,有大毒,归心、肝、胃经,具有解毒杀虫、燥湿祛痰、截疟的功能。青黛,咸、性寒、归肝、肾经,具有清热解毒,凉血消斑,清肝泻火功效,其有效成分靛玉红据现代研究具有抗菌及抗肿瘤作用。两药配合组方相辅相成,增加解毒功效的同时,寒热并用,互为佐制,制约和消减彼此毒性,使整体药性趋于平和。组方后具有解毒化瘀之功效。具体治疗上除予以青黄散外,以补肾填精,健脾益气为法则,辨证加减汤药化裁施治,并要求患者长期坚持服药。

整个治疗方案中青黄散统领诸药,深达骨髓,化瘀通络,祛邪外出,推陈致新,给汤剂益气补血创造条件。以上治疗方案体现了"峻药缓攻"与"扶正助祛邪"相结合思想,最终达到瓦解敌人的目的。麻柔主任指出,这样治疗的优势在于祛邪不伤正,加上鼓舞正气中药,加强祛邪之力,所谓"正气存内,邪不可干"。

青黄散不同于西药化疗药。化疗药属峻剂猛药,正邪交争时难免敌我不分之弊,祛邪但伤正,对于年轻正气旺盛的病人,经过一场博弈,正邪两伤,但尚存的正气很快恢复,但对于年老体弱正气亏耗的病人来说是一场灾难性打击,临床中也常遇到经过多次常规化疗后病人骨髓增生程度下降,正常造血难以恢复情况,这是化疗药物劣势。青黄散加补益中药治疗方案刚好弥补了这种弊端,不足在于缓攻缓效,需要时间。

3. 验案举隅

验案一

闫某,女性,69岁,初诊日期2009年6月3日,确诊为骨髓增生异常综合征-难治性贫血伴原始细胞增多型7月余,在当地经小剂量化疗7疗程,化疗反应大,不能耐受,寻求中医药治疗,近期骨髓检查增生减低。现在症见:乏力,纳差,畏寒,二便调。苔薄白,脉沉。

血常规:白细胞计数 2.9×10^9/L,血红蛋白101g/L,血小板计数 131×10^9/L,中性粒细胞比例23%。

中医诊断:髓毒劳(脾肾两虚,毒瘀互结)。

西医诊断:骨髓增生异常综合征-RAEB。

治疗方案:

青黄散每日一粒及本院制剂益肾生血片补肾填精以生血5片/日。

中药汤剂治疗以温肾填精调阴阳为主,处方如下:

生地15g	熟地15g	山药10g	山萸肉10g
丹皮10g	茯苓10g	泽泻10g	女贞子20g
川草薢20g	补骨脂15g	菟丝子15g	制首乌20g
巴戟天10g	太子参30g	炒白术10g	锁阳20g
鸡血藤30g	生姜10g	大枣10枚	

二诊(2009年7月13日):白细胞计数 3.3×10^9/L,血红蛋白99g/L,血小板计数 125×10^9/L。

症见:二便调,辨证:苔薄白,脉沉。

治疗:中药原方加黑桑椹30g,菟丝子15g。

三诊(2009年9月7日):白细胞计数 4.4×10^9/L,血红蛋白120g/L,血小板计数 147×10^9/L。

治疗:中药原方加桂枝10g。

四诊(2009年12月7日):白细胞计数 3.63×10^9/L,血红蛋白125g/L,血小板计数 121×10^9/L。骨穿示:骨髓增生Ⅲ~Ⅳ级,原始细胞<5%,染色体检查未见异常核型。辨证:脉沉,苔薄白。

治疗:青黄散减量至服3周停1周,中药原方去桂枝,加蒲公英20g。

第四次复诊(2010年8月19日):白细胞计数 4.87×10^9/L,血红蛋白139g/L,血小板计

数 173×10^9/L。脉沉,苔薄白。

治疗:青黄散减量至隔日一粒。

中药处方:
生地 6g	熟地 6g	山药 10g	山萸肉 10g
丹皮 10g	茯苓 10g	泽泻 10g	女贞子 20g
补骨脂 15g	菟丝子 15g	黑桑椹 30g	巴戟天 10g
桂枝 10g	炒白术 10g	锁阳 20g	枸杞子 20g
生姜 10g	大枣 10 枚		

验案二

黄某,男性,34岁,主诉头晕乏力5个月,于2009年12月31日第一次来我院门诊。患者于2009年7月出现乏力,当地医院查血象:白细胞计数 2.8×10^9/L,血红蛋白 69g/L,血小板计数 25×10^9/L,骨穿提示增生活跃,粒红两系增生,原始粒细胞占19%,诊断骨髓增生异常综合征-难治性贫血伴原始细胞增多型,已用司坦唑醇、环孢菌素、EPO及~CSF治疗,近期出现胸腔积液及肝功能异常,效果不佳,间断输注红细胞及血小板。我院门诊就诊时查血常规提示:白细胞计数 1.74×10^9/L,血红蛋白 57g/L,血小板计数 47×10^9/L。舌质淡,苔薄白,脉沉。

中医诊断:髓毒痨(脾肾两虚,毒瘀互结)。

西医诊断:MDS-RAEB 骨髓增生异常综合征-难治性贫血伴原始细胞增多型。

治疗方案:

中药汤剂治以补脾益肾为主,方药如下:
生地 15g	熟地 15g	山药 10g	山萸肉 10g
丹皮 10g	茯苓 10g	泽泻 10g	女贞子 20g
川萆薢 20g	补骨脂 15g	菟丝子 15g	制首乌 20g
黑桑椹 30g	枸杞子 20g	锁阳 20g	巴戟天 10g
太子参 30g	炒白术 10g	生姜 10g	大枣 40g。

同时口服本院院内制剂青黄散 0.4g qn,益肾生血片 5 片 qd;联合应司坦唑醇 2mg tid,葡醛内酯 100mg tid。

二诊(2000年1月28日):就诊时血常规:白细胞计数 1.67×10^9/L,血红蛋白 51g/L,血小板计数 80×10^9/L,平均红细胞体积 111fl,粒细胞 34%,淋巴细胞比例 56%。目前每周输血 1200~1600ml。脉沉略数,舌边齿痕苔薄白。

治疗:中药原方加蒲公英 20g、枸杞子 20g。同时继续联合口服青黄散 0.4g qn,司坦唑醇 2mg tid,葡醛内酯 100mg tid,益肾生血片 5 片 qd。

三诊(2010年3月11日):血常规:白细胞计数 1.58×10^9/L,血红蛋白 112g/L,血小板计数 76×10^9/L,平均红细胞体积 104fl,粒细胞比例 30%,淋巴细胞比例 60%。复查骨髓:增生Ⅳ级,原始3%,粒系占44%,巨核23只。脉沉滑,舌苔薄白腻。

治疗:中药原方7~28剂。青黄散及益肾生血片续用,剂量同前。临时加中药汤剂理气燥湿:全瓜蒌 30g、清半夏 10g、黄连 3g、川厚朴 10g、柴胡 10g、黄芩 10g、炙甘草 10g、枳壳 10g、生大黄 6g、生姜 10g、大枣 10 枚。

四诊（2010年5月27日）：血常规：白细胞计数2.85×10^9/L，血红蛋白130g/L，血小板计数93×10^9/L，复查骨髓象：增生Ⅳ级，原始粒细胞2%。脉沉滑，舌边齿痕，苔薄黄腻。治疗：中药原方加锁阳20g。

五诊（2010年7月1日）：血常规：白细胞计数2.9×10^9/L，血红蛋白158g/L，血小板计数145×10^9/L，近期骨髓检查：增生Ⅳ级，原始1%，早幼粒1%，巨核细胞8只。脉沉，舌边齿痕苔薄白。

治疗：原方改泽泻30g，加桂枝10g，青黄散0.4g qn，服3周停1周，余治疗同前。

六诊（2010年12月9日）：血常规：白细胞计数4.01×10^9/L，血红蛋白168g/L，血小板计数132×10^9/L。脉沉，苔薄白。

治疗：司坦唑醇减量至6mg qd，余治疗同前。

中药处方：

生地15g	熟地15g	山药10g	山萸肉10g
丹皮10g	茯苓10g	泽泻10g	川草薢10g
女贞子20g	补骨脂15g	菟丝子15g	制首乌20g
黑桑椹30g	枸杞子20g	锁阳20g	巴戟天10g
桂枝10g	蒲公英20g	太子参30g	白术10g
生姜10g	大枣10枚		

2天1剂，水煎服

按：第一例为骨髓增生异常综合征高危患者，西医治疗采取化疗，反应大不能耐受。经中药攻补兼施，采用解毒散瘀青黄散配合补肾健脾中药治疗1年余，患者的外周血象完全恢复正常，骨髓象也得到恢复。

第二例从IPSS积分分类看属于高危患者，目前WHO已将之归于急性白血病范畴，骨髓增生低下伴有骨髓纤维化，三系血细胞均减少，以重度贫血为主，开始治疗时输血量很大，并合并胸腔积液院外诊断为结核性胸膜炎，老师采用中西医结合治疗，方法仍针对脾肾亏虚，毒瘀互结的病机，采用解毒化瘀的青黄散配合补肾健脾中药治疗及联合促进骨髓造血之雄性激素司坦唑醇治疗3月余患者脱离输血，血象明显上升，5月余骨髓由MDS-RAEB转化为RA，治疗10月余外周血象达三系正常，已减少青黄散及司坦唑醇用量。对MDS转化为白血病或转化中的患者，老师认为中西医有相同的病机及病理机制，治疗上与中低危MDS相同，但有可能有效率稍低，还需定期积极做骨髓等检查动态观察病情发展变化。本例患者取得了明显疗效，起效时间也较快，值得临床总结。

髓毒劳病的根本病机为素体正虚以脾肾亏虚为主，再复感邪毒，因毒致瘀，毒瘀互结。瘀血阻滞则新血不生，瘀阻脉络则血不循经，故会加重出血和贫血等症状。病位涉及心肝脾肺肾，尤以脾肾虚损更为关键，随病情的发展变化，邪正相争，虚实夹杂贯穿于整个疾病过程中。因此形成了"脾肾亏虚为本，邪毒内蕴相兼，正邪消长为轴"的发病机制。对本病的治疗，针对骨髓增生异常正虚邪实、邪毒内踞之病机，以青黄散解毒化瘀祛其邪毒，中药补肾健脾汤剂培其本。补肾填精的中药具有促进正常干、祖细胞的增殖分化已得到临床及实验研究证实，而具有解毒化瘀作用的青黄散可能还针对本病的异常甲基化。

(二)六味地黄丸治疗再生障碍性贫血

1. 原方探源

【别名】补肾地黄丸(《幼幼新书》卷六引《集验方》)、补肝肾地黄丸(《奇效良方》卷六十四)、六味丸(《校注妇人良方》卷二十四)。

【源流】六味地黄丸,由宋代钱乙创立。应用至今已有相当长一段历史。随着历史的推移,六味地黄丸的主治病种、煎服法、剂量、剂型等方面均在不断变化。

本方最早载于宋代钱乙《小儿药证直诀·卷下诸方》,被称为地黄圆。《幼幼新书》所载与之相同。而《济生拔粹》卷六,称为地黄丸,方药相同,而用量不同。熟地黄八分,山茱萸四分,干山药四分,泽泻三分,牡丹皮三分,白茯苓三分。若为丸剂,历代医家用量大致相同;若为汤剂,其用量有较大差异。如《医门法律》所载六味地黄汤用量为:熟地黄二钱,山茱萸一钱五,干山药一钱五,泽泻一钱,牡丹皮一钱,白茯苓一钱。《血证论》所载为:熟地黄一两,山茱萸五钱,干山药五钱,泽泻三钱,丹皮三钱,白茯苓三钱。《顾松园医镜》载:若作汤剂,则小其剂。《医学心悟》所载剂量为:熟地黄四钱,山茱萸二钱,山药二钱,泽泻二钱,牡丹皮一钱五,白茯苓一钱五,并曰:若为丸,十倍其药。《医宗金鉴》收载的汤药用量是《医学心悟》所载的一倍。

【组成】熟地黄八钱　山萸肉　干山药各四钱　泽泻　牡丹皮　白茯苓(去皮)各三钱

【功用】《小儿药证直诀》:补肾,补肝。《校注妇人良方》:壮水制火。《保婴撮要》:滋肾水,生肝木。《东医宝鉴·内景篇》:专补肾水,能生精补精,滋阴。

2. 临床运用分析

麻柔主任认为再生障碍性贫血等属于中医学"虚劳"、"虚损"、"血虚"、"血证"等范畴。由于六淫、七情、饮食,包括西医学认为的化学、物理、生物等因素,伤及脏腑气血,尤其是影响到肝脾肾及骨髓,因而出现虚劳诸证;外感六淫可以直中三阴(肝、脾、肾);过思、过劳伤及脾肾;邪毒(药物、理化类致病因素)入血伤及骨髓。致使肾不藏精、脾失运化,精血不能化生,发为本病。偏肾阳虚,病久致脾阳不振,脾肾阳虚;偏于肾阴虚,则水不涵木,肝肾同病,肝肾阴虚;肾阴日久不复,阴损及阳,致肾阴阳两虚。《黄帝内经》记载:"精气内夺则积虚成损,积损成劳",《类证治裁》云:"凡虚损起于脾肾,劳瘵多起于肾经",说明这种虚损由于精气内夺引起,并与脾肾有关。精气内夺,气血两虚,容易招致感染,引起发热,亦即"邪之所凑,其气必虚","正气存内,邪不可干"。由此麻柔主任认为再障治疗要从心脾肾入手,尤其从治肾着手。

麻柔主任辨证主要采用脏腑辨证,认为再障本质是虚劳,肾虚是根本,气血两虚是其标,发热、出血是正气亏虚所引起的继发改变,老师强调治疗要抓住治肾这个本质,肾的阴阳偏衰在发病中起主要作用并贯彻疾病的整个过程。主张中医分型分为肾阴虚、肾阳虚。最终均导致气血两虚,故临床表现出血虚失荣之贫血见症、气虚失于统摄之出血见证为主。总治疗原则是"培其不足,不可伐其有余"。需根据四诊资料辨清是属于肾阴虚为主或是以肾阳虚为主,分别采用滋补肾阴药或温补肾阳药。

麻柔主任同时遵循中医"阴阳互根","孤阴不生,独阳不长"的理论,阴虚型患者,以滋补肾阴为主,适当加入温补肾阳药;阳虚型患者,以温补肾阳为主,适当加入滋补肾阴药。因气血亏虚为再障的常见症候并贯彻始终,益气养血之当归补血汤等方剂也为临证常用。阴虚者宜甘润益肾之剂,以滋阴使虚火降而阳归于阴,即是"壮水之主,以制阳光";阳虚者宜甘温宜气之品,以补阳使沉阴散而阴从于阳,即是"益火之源,以消阴翳";至于阴阳两虚,气血两伤者,就宜阴阳气血并补。

麻柔主任善于辨证采用经方化裁,他认为经方具组方精简,配伍严谨;方证相应,丝丝入扣;疗效确切,古今通用;药材易得,价格低廉等特点。麻柔主任选用滋补肾阴为主的六味地黄汤为主治疗再障。方中重用熟地黄,滋阴补肾,填精益髓,为君药,山萸肉补养肝肾,并能涩精,取肝肾同源之意;山药补益脾阴,亦能固肾,共为臣药。山药相配,肝肾脾三阴并补,是为"三补",但熟地黄用量是山萸肉和山药之和,故仍以补肾为主。泽泻利湿而泻肾浊,并能防熟地黄之滋腻;茯苓淡渗脾湿,并助山药之健运,与泽泻共泻肾浊,助真阴得复其位;丹皮清泄虚热,并制山萸肉之温涩。三药称为"三泻",均为佐药。六味合用,三补三泻,其中补药用量重于"泻药",是以补为主;肾、肝、脾三阴并补,以补肾阴为主;补中寓泻,以泻助补,乃是本方的配伍特点。

麻柔主任在临证中,同时遵循中医"阴阳互根","孤阴不生,独阳不长"的理论,阴虚型患者,以滋补肾阴为主,适当加入温补肾阳药,如补骨脂、菟丝子、巴戟天、仙灵脾、附子、桂枝等;阳虚型患者,以温补肾阳为主,适当加入滋补肾阴药,桑椹、炙首乌、女贞子、枸杞子等。

3. 验案举隅

验案一

王某,男性,17岁,2009年4月13日来院初诊。因全血细胞减少诊断为慢性再生障碍性贫血7年。2008年骨髓检查:增生低下,未见有核红细胞,淋巴72.5%,无巨核细胞。染色体未见异常核型。已用司坦唑醇治疗。外周血象:白细胞计数:3.2×10^9/L,血红蛋白75g/L,血小板计数17×10^9/L,中性粒细胞比例:47%,淋巴细胞比例:54.6%。症见:乏力、腰酸、纳差、畏寒。舌边齿痕,苔薄白,脉沉。

中医诊断:髓劳病(肾阳虚证)。

西医诊断:再生障碍性贫血。

治疗方案:

中药汤剂治疗以温肾助阳、补肾填精为主,处方如下:

生地 15g	熟地 15g	山药 10g	山茱萸 10g
丹皮 10g	茯苓 10g	泽泻 10g	女贞子 20g
补骨脂 15g	菟丝子 15g	炙首乌 20g	巴戟天 10g
川草薢 10g	太子参 30g	苍术 10g	白术 10g
生姜 10g	大枣 10 枚。		

二诊(2009年5月18日):白细胞计数2.3×10^9/L,血红蛋白88g/L,血小板计数11×10^9/L,中性粒细胞30%,淋巴细胞56%。症状稍改善,舌脉同前。

治疗:中药原方加温阳之锁阳20g,改川草薢20g。

三诊(2009年6月20日):白细胞计数2.9×10^9/L,血红蛋白77g/L,血小板计数17×10^9/L,

中性粒细胞 37.9%,淋巴细胞 46.6%。仍畏寒,肢凉。舌体胖大,脉沉,苔薄白。

治疗:原方去苍术、丹皮,加通阳活血之桂枝 10g,鸡血藤 30g。

四诊(2009 年 7 月 23 日):白细胞计数 3.2×10^9/L,血红蛋白 94g/L,血小板计数 21×10^9/L,治疗同前。

五诊(2009 年 8 月 24 日):白细胞计数 3.7×10^9/L,血红蛋白 96g/L,血小板计数 19×10^9/L,畏寒好转,伴出汗手心热。舌边齿痕,苔薄白,脉沉。

治疗:原方加清热凉血之丹皮 10g 及加量滋肾之山药 20g。

六诊(2009 年 11 月 23 日):白细胞计数 3.39×10^9/L,血红蛋白 106g/L,血小板计数 20×10^9/L。舌边齿痕,苔薄白,脉沉。

治疗:续上方。

七诊(2010 年 1 月 25 日):白细胞计数 3.43×10^9/L,血红蛋白 113g/L,血小板计数 45×10^9/L。畏寒好转,稍有手心发热喜凉。舌边齿痕,苔薄白,脉沉。

治疗:原方加滋肝肾之枸杞子 20g。

按:患者为一慢性再生障碍性贫血的患者,病程 7 年,结合本例的症舌脉属肾阳虚为主,治疗以补肾调阴阳兼健脾活血。加用中药治疗 8 月余外周血象三系明显上升,达缓解。在治疗过程中据肾之阴阳的偏衰随时调整滋阴及温阳药以达阴阳平衡调的治疗目的,患者诸多阴阳失和症因调和而得以纠正。

麻柔主任认为中医学的两大优势之一是中医认为人自身也是自然演化的产物,与天地自然之气息息相通。中医的治疗体系以辨证论治为核心,以病人表现的"证"为靶点,针对动态过程,认知的是在时间过程中病人整体变化的本质和规律。治疗所用中药来源于天地自然的天然植物、矿物、动物等,皆具生生之气,同样禀受于自然,与人的生生之气相通。因而其治疗效果能够双效或多效,不仅能治愈当前所患疾病,而且同时调整了病人整体阴阳状态,对病患者此后的健康十分有利。病人常说经过中药治疗后同时其他不适也好了。

(三)桂枝汤治疗免疫性血小板减少症

1. 原方探源

【源流】本方始载于的医圣张仲景《伤寒论》,曰:"太阳中风,阳浮而阴弱,阳浮者,热自发,阴弱者,汗自出。啬啬恶寒,淅淅恶风,翕翕发热,鼻鸣干呕者,桂枝汤主之。方一。"用法:"上五味,㕮咀三味,以水七升,微火煮取三升,去滓。适寒温,服一升。服已须臾,啜热稀粥一升余,以助药力。温覆令一时许,遍身漐漐微似有汗者益佳,不可令如水流漓,病必不除。若一服汗出病差,停后服,不必尽剂;若不汗,更服,依前法,又不汗,后服小促其间,半日许令三服尽;若病重者,一日一夜服,周时观之,服一剂尽,病证犹在者,更作服,若汗不出,乃服至二、三剂。禁生冷、粘滑、肉面、五辛、酒酪、臭恶等物。

【组成】桂枝三两,去皮　芍药三两　甘草二两,炙生姜三两,切　大枣十二枚,擘

【功用】滋阴和阳,调和营卫。

2. 临床运用分析

麻柔主任应用桂枝汤治疗血液系统疾病,深得治疗之妙。慢性和难治性血小板减少症

的病机主要是脾气虚弱为本,血溢脉外、瘀阻络脉为标,麻柔主任以益气通阳、温通血脉、行血散瘀为主,拟桂枝汤主方加减治疗慢性和难治性血小板减少症取得了较好的疗效。

尤怡在《金匮心典》中引徐氏之说:"桂枝汤,外证得之,为解肌和营卫;内证得之,为化气和阴阳",也一语道出桂枝汤不仅仅是治疗太阳表证之药。桂枝汤的法则在于调和营卫。营卫理论源于《黄帝内经》,营卫不和是不少疾病的基础病理改变。桂枝汤证营卫不调的原因为外邪阻滞营阴,卫阳不能温通但尚未达到虚损难复的严重程度,仅仅是一时性的功能不协调而已,所以不属于虚证,只是功能失调。麻柔主任指出,对于免疫性血小板减少症患者,当肌肤间营卫不调,阴阳不和而出现斑、疹、瘙痒、多汗、紫癜等病症时,运用桂枝汤当可有鼓桴之效。麻柔主任认为,应用桂枝汤的目的,就在于调整紊乱了的功能,使之达到新的动态平衡。应用桂枝汤直达病变所在地——肌肤,以调和营卫,一则可以促进瘀血吸收,二则也可以防止新的出血灶形成,起到防病于未然。

中医历来有"桂枝动血"之说,既往临床血证病人很少应用桂枝。但麻柔主任指出,理论上桂枝汤不但可用于外证调和营卫,用于内证还能调和阴阳。麻柔主任在临床实践中应用含桂枝汤方剂用于慢性和难治性血小板减少症病人亦无出现出血加重现象。麻柔主任使用桂枝汤加减治疗紫癜,是以平和之药调理营卫,顺势利导、调整阴阳偏胜,重视重建和恢复人体自身抗病能力,达到"气"之和。同时也通过方中桂枝、姜、枣、甘草等食品,健脾开胃,顾护后天之本,达到调理营卫阴阳之目的,使正气充盛,邪气无所停留。正如章虚谷所说"此方立法,从脾胃以达荣卫,周行一身,融表里,调阴阳,和气血","故无论外感、内伤,皆可取法以治之"。对于多数难治性紫癜病人,病情反复,久病必肾虚,故以虚证为主,治疗时多加用益气补肾之品,以达到治疗目的。

3. 验案举隅

姚某,女性,12岁,学生,于2008年7月17日来我院初诊。主诉为"血小板减少1年半"。患者2007年前不明原因出现皮肤紫癜,经检查诊断为免疫性血小板减少症,在当地做骨穿检查巨核细胞299个伴有成熟障碍,余未见异常。经皮质激素醋酸泼尼松片治疗效果不理想,减量后血小板明显下降。现仍服醋酸泼尼松片40mg/日。血常规:白细胞计数11.4×10^9/L,血红蛋白123g/L,血小板计数39×10^9/L。症见:无出血,乏力,便干,夜间盗汗,入睡难。查体:咽部红,咽后壁淋巴滤泡增生,全身皮肤黏膜无出血。舌质红苔白腻,脉沉。

中医诊断:血证—紫癜(气虚血瘀证)。

西医诊断:慢性免疫性血小板减少症。

治疗方案:

中药汤剂治疗以益气通阳,兼化瘀解毒为法,处方如下:

桂枝 10g	白芍 10g	锁阳 20g	仙灵脾 10g
太子参 30g	苍术 10g	白术 10g	土茯苓 30g
炙甘草 10g	川萆薢 10g	穿山龙 15g	金银花 20g
蒲公英 30g	鸡血藤 30g	生姜 10g	大枣 10 枚

醋酸泼尼松片减量至25mg/d。

二诊(2008年8月21日):血小板计数30×10^9/L。脉沉,舌质红苔薄白。

治疗:中药汤剂原方加制首乌 20g 滋补肝肾。醋酸泼尼松片续减量至 20mg/d。

三诊(2008 年 10 月 9 日):血常规:血小板计数 20×10⁹/L,症状:近期上感后咳嗽,咽痛,便干。舌脉同上。

治疗:中药汤剂原方加法夏 10g,黄芩 10g 以清肺化痰止咳。醋酸泼尼松片续减至 15mg/d。

四诊(2008 年 11 月 24 日):血常规:血小板计数 24×10⁹/L,症状:上症消失,自觉咽部不适。舌质红苔薄白腻,脉沉。

治疗:中药汤剂原方减苍术,加砂蔻仁各 6g 以温中化湿,木蝴蝶 10g 以清热利咽。醋酸泼尼松片续减至 10mg/d。

五诊(2009 年 3 月 2 日):血常规:血小板计数 39×10⁹/L,症状:大便干 2~3 天一次。舌苔花剥。

治疗:中药汤剂加强清解中焦,方药如下:

桂枝 10g	白芍 10g	锁阳 20g	仙灵脾 10g
太子参 30g	清半夏 10g	黄连 3g	黄芩 10g
土茯苓 30g	炙甘草 10g	川萆薢 10g	穿山龙 15g
生姜 10g	大枣 10 枚		

醋酸泼尼松片续减至 7.5mg/d。

六诊(2009 年 4 月 16 日):血常规:血小板 143×10⁹/L,辨证:脉沉,舌质红苔花剥。

治疗:中药汤剂上方清半夏改 6g,加麦冬 20g,山药 30g 以滋阴清热。醋酸泼尼松片续减至 5mg/d。

按:免疫性血小板减少症患者当激素治疗无效或激素依赖时寻求中医治疗的患者很多。本例患者初诊时醋酸泼尼松片用量大,但血小板仍较低,经益气通阳法治疗近 10 月,醋酸泼尼松片从 40mg/d 渐减量至 5mg/d,血小板先降后升,最后升至正常。在较长期的治疗过程中据症舌脉的变化,麻柔主任用桂枝汤加减益气通阳为基本治疗不变的前提下,随兼症(热毒、血瘀、湿热、痰湿、阴虚等)变通加减,调节阴阳寒热。

因此,无论学习古方或今方,既要观其组方的理法,更要验之于临证,有效验的方药,自有理法存乎其中,效验不明显的方药,即于理法有所未合,亦只有通过实践,不断改进,提高其疗效。经方与时方,均能治病,其疗效的高低,取决于医者的正确运用与否,故不应经方时方分优劣,应当取长补短,正确运用。

(四) 膈下逐瘀汤治疗骨髓增殖性疾病

1. 原方探源

【源流】膈下逐瘀汤首见于清代著名医学家王清任所著的《医林改错》。王氏论述疾病及辨证处方时,多从瘀血入手,认为人体百病,大多由于瘀血引起,所以识病要做到:"审气血之荣枯,辨经络之通滞";用药要遵循"能使周身之气通而不滞,血活而不瘀,气通血活,何患疾病不除",治则不出活血化瘀、理气行瘀、补气行瘀。并把人体大体划分为三个部分:即头上、胸中、膈下三部分。由此创立了膈下逐瘀汤等为主的活血方剂共 33 首,主治各类瘀血病证 50 余种,包括内科的五脏及免疫性疾病、外科的外伤、脱疽、妇科的月经病等。

【组成】五灵脂(6g)、当归(9g)、川芎(9g)、桃仁(9g)、丹皮(6g)、赤芍(6g)、乌药(6g)、元胡(3g)、大枣(8 枚)、香附(4.5g)、红花(9g)、枳壳(4.5g)、炙甘草(9g)。

【功用】主治血瘀气滞,瘀血结于膈下,症见两胁及腹部痞块坚积作痛等症,治以活血祛瘀,行气止痛。

2. 临床运用分析

麻柔主任认为,本病的中医病因病机主要有以下三种:气滞血瘀、肝经实火和血热妄行等,正如《灵枢·百病始生》云:"夫百病始生也,皆生于风雨寒暑,清湿喜怒……传舍于肠胃之外,募原之间,留著于脉,稽留而不去,息而成积。"刘完素也曰:"心火热极,则血有余,热气上逆,甚则为血溢。"

骨髓增殖性疾病其主要的病理变化为气血有余的实证,尤以血有余为主,所以祛瘀泻实是治疗本病的基本原则,且应贯穿于疾病治疗的始终。本病以实证为主,或气滞血瘀,或肝经实火,或二者兼而有之,临床多用活(破)血祛瘀法,清肝泻火法治疗本病。

麻柔主任根据这组疾病的特点,进一步指出,因毒致瘀,毒瘀互结为本病的根本病因病机,治疗以解毒化瘀为主,理气活血兼健脾益气为总的治则。麻柔老师擅长用经方膈下逐瘀汤合四君子汤方加减化裁。解毒、扶正、活血三大原则贯穿整个治疗过程的始终。在这一总原则的指导下,麻柔主任提出本病应分期论治:早期正气未大虚,以邪实为主,祛邪为主;中期邪盛正虚,祛邪扶正兼用;晚期正衰邪恋,扶正为主兼行血活血。具体解释为:在疾病早期,以实证为主,正气尚未大虚,以攻为主,选方以膈下逐瘀汤为基础,基本用药组成如下:桃仁、红花、生地(或熟地)、川芎、赤芍、当归、五灵脂、元胡为活血化瘀基础,枳壳、香附理气行瘀,当归又能滋阴补血,中期则多以标本兼顾为主。若病人患病日久,多为正虚标实,以扶正为主,加用太子参,炒白术补气扶正。患病日久脾大明显者,加用水蛭破血消瘀。生姜,大枣顾护脾胃,养护后天之本。

本组疾病的加减方面,麻柔主任指出,若兼风寒者加桂枝、荆芥、防风;咳吐黄痰者加黄芩、瓜蒌、桑白皮;胸中有寒痰者加干姜、细辛、五味子;气虚者加黄芪、党参;阴虚者加沙参、麦冬;阳虚者加制附片、炮姜;本病病程均较长,长期服用行气活血破血药物会耗伤人体正气,加用四君子汤健脾益气固护正气,并合用我科具有解毒散瘀功效的青黄散针对病因病理。

麻柔主任指出,本方取效的根本机理,除了明辨在气在血的瘀血病理外,还要对其原方中的血药与气药配伍有深刻领会。因为王氏创制这些方剂时就提出疾病的发生与气血失调、气血瘀滞密切相关,致使人体气机失调,疾病发生,并强调瘀血致病最多。一旦这些证候出现就是用其方取效的关键所在。骨髓增殖性疾病以因毒致瘀,毒瘀互结的病机为主,治疗总以活血化瘀为主要治则之一,疾病日久,总会出现气血虚弱的情况,正合本方意。而王氏的逐瘀汤类方剂的君臣佐使配伍,多以血药与气药有恰当的配伍。例如血府逐瘀汤中桔梗、柴胡、枳壳等药不但理气行气,而且有引诸血药上行胸府及头目之效;而膈下逐瘀、汤中乌药、香附等药不但行膈下之气,而且引诸血药走入膈下直达病处。这些充分凸现了中医学理论:"气为血帅,血为气母;守气者血,运血者气;气行则血行,气滞则血瘀"的气血辨证思想。而在治疗这组疾病过程中,总以膈下逐瘀汤为主加减治疗,体现了麻柔主任"异病同治"的指导思想。

3. 验案举隅

宁某,女性,11 岁,初诊日期 2012 年 8 月 16 日,主诉:"发现血小板增高 1 年余"。患者无明显诱因于 2011 年检查时发现外周血血小板计数增高,查 JAK-V617 阴性,染色体未见异常核型,未特殊治疗。现在症见:时有头晕头痛,未见明显出血症状。脉弦,舌质红苔薄白。血常规:白细胞计数 5.1×10^9/L,血红蛋白 120/L,血小板计数 1670×10^9/L。

中医诊断:虚劳(气滞血瘀)。

西医诊断:骨髓增殖性疾病(原发性血小板增多症)。

治疗方案:

中药汤剂治疗以活血化瘀理气为主,处方及用药如下:

桃仁 10g	红花 10g	生地 15g	川芎 6g
赤芍 10g	当归 10g	五灵脂 10g	延胡索 10g
枳壳 10g	香附 10g	太子参 30g	白术 10g
益智仁 10g	生姜 10g	大枣 10 枚	水蛭 4g

联合服用青黄散 0.4g qd。

二诊(2012 年 9 月 6 日):白细胞计数 5.2×10^9/L,血红蛋白 120g/L,血小板计数 1131×10^9/L。二便调。苔薄白,脉沉弦。

治疗:中药原方祛益智仁,加公英 30g,土茯苓 30g,牛膝 10g。联合服用青黄散 0.4g qd。

三诊(2012 年 12 月 8 日):白细胞计数 4.8×10^9/L,血红蛋白 122g/L,血小板计数 1002×10^9/L。舌苔薄白,脉沉。

治疗:第一次复诊原方,守方继服 4 个月。联合服用青黄散 0.4g qd。

四诊(2013 年 4 月 20 日):白细胞计数 4.7×10^9/L,血红蛋白 122g/L,血小板计数 653×10^9/L。舌苔薄白,脉沉。第二次复诊原方,守方继服 3 个月。联合服用青黄散 0.4g qd。

按:麻柔主任根据这组疾病特点,在疾病早期,以实证为主,正气尚未大虚,以攻为主,组方以桃仁、红花、生地、川芎、赤芍、当归、五灵脂、元胡为活血化瘀基础,枳壳、香附理气行瘀,当归又能滋阴补血,中期则多以标本兼顾为主,若病人患病日久,多为正虚标实,以扶正为主,加用太子参,炒白术补气扶正。患病日久脾大明显者,加用水蛭破血消瘀。生姜,大枣顾护脾胃,养护后天之本。

马智教授治疗眩晕疾病的学术思想及临床经验传承研究

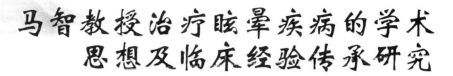

传承博士后：冷辉

一、传承导师传略及传承博士后简介

马　智

马智教授，男，1940年出生，辽宁中医药大学教授，主任医师，博士研究生导师，中国中医科学院博士后导师，全国老中医专家学术经验继承工作导师（国家级名医），辽宁省"优秀中医临床人才培养项目"指导专家。

曾任中华中医药学会急诊分会常务委员，国家食品药品监督管理局评审委员（三、四、五届）；辽宁省中医药学会急诊分会主任委员；辽宁省中医药学会中医内科分会副主任委员；辽宁省中西医结合学会危重病急救专业委员会主任委员；中华中医药学会辽宁分会理事，中国中西医结合学会辽宁分会理事；中药新药临床药理学编委；辽宁中医杂志编委；国家教委、国家中医药管理局专家委员会委员等职务，享受国务院政府特殊津贴专家。2003年被国家人事部、卫生部、国家中医药管理局授予第三批全国老中医药专家经验继承工作指导教师（国家级名医），2005年被辽宁省卫生厅聘为辽宁省"优秀中医临床人才培养项目"指导专家。

马智教授虽然已年近八旬，但现今仍出门诊，指导研究生临床和科研工作，仍在为祖国的中医药事业的发展贡献力量。马智教授遣方用药重视合方治病，善用效方、效药、引经药，妙用药对，注重西医学对药理的研究。对眩晕诊治有着深刻认识，总结出临床上常见的眩晕证型、治疗的思辨特点及用药规律，提出"无兼夹不作眩"理论，将辨病与辨证相结合，善于抓主症辨治，分阶段论治眩晕，提出"化痰瘀、调气血"思想，从祛邪扶正角度论治特殊类型眩晕，以"安心调肝"法论治因眩致郁等，以"调脾胃，除痰浊"之法防治眩晕，并从"治未病"角度解读眩晕，并论述了眩晕的护理与康复内容。

冷　辉

传承博士后冷辉，男，1976年出生，教授，主任医师，医学博士、博士后，硕士研究生导师。现任辽宁中医药大学附属医院耳鼻咽喉科主任及教研室主任，眩晕诊疗中心主任；现任中华中医药学会耳鼻咽喉科分会常委；中国中西医结合耳鼻咽喉科分会眩晕医学专家委员会副主任；中国中医药研究促进会耳鼻咽喉科专业委员会副会长；中国研究型医院学会眩晕医学专业委员会常委;全国眩晕医学专科联盟副主席;世界中医药联合会耳鼻喉口腔专业委员会常务理事;主要从事中西医结合耳鼻咽喉科的临床和科研工作,擅长中西医结合治疗眩晕、耳聋、耳鸣等疾病、主持多项省部级科研课题,发表论文 40 余篇,出版著作多部。多次获得辽宁省及沈阳市科技进步奖。

二、导师学术思想与学术特色、临床特点

❀（一）兼夹致眩辨主证,灵活组方切中病机

通过中医古籍及现代文献对眩晕的论述不难看出不同医家对眩晕病因的认识无外乎风、火、痰、虚、瘀五端,病变脏腑无外乎肝、脾、肾三脏。马智教授勤求古训之时不忘追踪医疗前沿,并且经过长期的临床实践及经验总结,发现由单一致病因素导致眩晕者并不常见,病位为单一脏腑者更为少见,故马智教授大胆地突破以往医家单纯从"肝风""痰浊""血瘀"等单因素立论的观点,另辟蹊径,提出"无兼夹不作眩"观点,"兼夹"提示了眩晕病因兼夹、病机复杂、证型繁多等特点,此处之"兼夹"有三层含义,分别是"风、火、痰、虚、瘀兼夹致眩","肝、脾、肾兼夹致眩"以及"病因病位相合致眩"。

马智教授对眩晕进行详细分型,以病因辨证为主,融合了脏腑辨证,首先根据主证将眩晕分为风与火兼夹致眩、风与痰兼夹致眩、虚与风兼夹致眩、火与瘀兼夹致眩、虚与火兼夹致眩、痰与火兼夹致眩、虚与瘀兼夹致眩、虚与痰兼夹致眩、痰与瘀兼夹致眩、风痰虚相合致眩、痰虚瘀相合致眩等类型,然后在此基础上进行更进一步的分型,即将眩晕细分为外感风热证、肝热生风证、肝风夹痰证、气血亏虚证、肝血亏虚证、肝肾阴虚证、髓海不足证、肝郁血瘀证、肝阴不足证、痰火郁结证、气虚血瘀证、精亏血瘀证、痰浊中阻证、痰瘀互结证、脾肾阳虚证、脾肾两虚兼血瘀证等证型。

经过长期临床实践,马智教授总结出治疗每种证型的有效方案,虽然证型不同,治法各异,但无论治疗哪种证型的眩晕都体现了马智教授"合方治病""分阶段论治""善用效方效药""善用对药"等学术思想。

❀（二）病证结合,衷中参西中探寻治眩之法

眩晕疾病是临床的常见病、多发病,可发生于西医的梅尼埃病、高血压、椎基底动脉供血不足、贫血、神经衰弱等多种疾病。眩晕一症涉及学科众多,耳鼻咽喉科、神经内科、内分泌科、骨科、心脏内科等科室均有大量眩晕患者就诊,但其均应归属于中医眩晕范畴。对眩晕按病位进行分类有耳源性眩晕、脑源性眩晕、眼源性眩晕、药源性眩晕及其他源性眩晕等五类,每一类又包括若干种疾病。马智教授治疗眩晕临床经验颇丰,经不断实践与总结发现,西医辨病与中医辨证结合,可扬彼之长,避己之短。西医辨病使诊断精准,明确病理,在此基础上中医辨证更加发挥了"治疗个体化"这一优势,可明显提高治疗效果。

1. 耳源性眩晕,辨病位,邪去眩止

（1）良性阵发性位置性眩晕:良性阵发性位置性眩晕的诊疗过程一般为①详细询问病

史之后,诊断耳石证类型。具体方法是经手法进行各种变位性检查,准确定位病变半规管及病变部位;②治疗。具体方法是在准确判断病变半规管及病变部位后行相应侧别的手法排石复位技术进行治疗,效果较好。

但是,患者经手法排石技术治疗后的一周内,大部分患者会出现每日数次的短暂轻微的漂浮感,另有部分患者经复位法治疗耳石回到椭圆囊后,因活动等原因,耳石短时间内又再次进入半规管导致耳石症复发。究其原因考虑为耳石从半规管进入椭圆囊后不能短时间的"黏附",此时西医往往无有效的对症措施去解决复位后每日数次的短暂轻微的漂浮感及短时间内耳石复发的问题,而这正式中医发挥其优势之时,马智教授就此提出从"扶正祛邪"角度论治良性阵发性位置性眩晕的思想,重视手法排石技术治疗后的后期调摄问题。

在中医基础理论的指导下,马智教授总结出治疗复位后一周内每日数次的短暂轻微的漂浮感及短时间内耳石复发问题的方案。及时复位、配合内服汤药并控制睡姿,疗效显著。

(2)前庭神经炎:马智教授认为前庭神经炎是耳源性眩晕中除耳石证之外的另一个因外邪而致的眩晕。前庭神经炎主要是因风邪侵袭,导致脉络受阻,风邪入脑,上扰清空而引发。马智教授认为前庭神经炎因风邪侵袭而起,眩晕之证应首责于风,故治风为首要任务,治风当以疏散为大法。

(3)梅尼埃病:梅尼埃病主要表现为发作性的旋转性眩晕、耳鸣、耳聋、恶心呕吐,站立不稳等。中医学认为,梅尼埃病的主要病因为"痰饮",痰饮具有流动的特性,周身无处不到,无处不停,所停之处必产生相应病变。马智教授治疗梅尼埃病谨守"急则治其标,缓则治其本"的原则,采用"分阶段论治"的方法,将该病分为急性发作期和稳定期两个阶段。急性期以治"痰""风"为主,缓解期以治"痰"为主。梅尼埃病最常见的证型为痰浊中阻:痰浊中阻,阻遏阳气,蒙蔽清窍,故生眩晕;痰浊中阻,水湿上泛,故恶心呕吐;痰浊上泛,上扰清窍,则耳鸣耳聋。此外肝风夹痰证、脾肾阳虚证、痰火郁结证、精亏血瘀证及肝肾阴虚证亦为常见。

西医学认为膜迷路积水是梅尼埃病的病理特征,从中医基础理论来讲西医之"积水"当属中医之"痰饮"范畴,膜迷路积水应从"痰饮内停"论治。

2. 血管性眩晕,调气血,眩晕自除

(1)高血压性眩晕:原发性高血压属中医学"眩晕"范畴,其辨证分型以肝风夹痰证、肝肾阴虚证、肝热生风证及脾肾阳虚证常见,其中以肝风夹痰证为最多见。但顽固性原发性高血压,用上述辨证方法,收效甚微。马智教授根据顽固性高血压性眩晕患者急躁,舌紫黯,有瘀点瘀斑等特点,结合"久病致瘀""久病入络"说,辨为痰瘀互结证,治以消痰破瘀,方用血府逐瘀汤合半夏白术天麻汤加减,后期调摄用香砂六君子汤。

(2)低血压性眩晕:原发性低血压性眩晕属于中医学"眩晕""虚劳"等范畴。本病临床主要表现为眩晕伴有虚证,例如眩晕之证动则益甚,过劳易发,并伴有自汗、心悸等证,平素一般少气懒言、气短声低,纳差,四肢时感倦怠乏力,面色苍白或萎黄,舌淡苔薄白,脉细弱。西医学认为血压与心脏收缩力、血管弹性及血容量三方面相关。心脏收缩力弱属于中医的"心气虚"范畴,心主血主脉,心气虚则无力鼓动血脉,络脉不充,故见心悸,面色苍白,舌淡,脉弱;心气亏虚,胸中宗气运转无力,气机不畅,则见胸闷气短;气能生血,心气虚易致心血亦虚,气血两虚,心神失养,则神疲乏力;心气本虚,加之动则气耗,故活动劳累后诸证加重;汗为心之液,心气虚则无力固涩,心之液外泄,故自汗。血容量减少属于中医"血虚"范畴,血虚不能上荣头、面、目、唇、舌,故头晕、面色无华、眼花、舌淡。由此可见,气血亏虚证是低血压性眩晕最常见的证型,治以益气养血,健脾安神,方用归脾汤合安神汤加减,后期调摄用归脾丸。

（3）偏头痛相关性眩晕:偏头痛相关性眩晕属于中医"眩晕"范畴,马智教授认为临床上偏头痛性眩晕的证型无外乎"痰瘀互结证""肝风夹痰证""气虚血瘀证"三种,但以痰瘀互结证最为多见。痰瘀互结证治疗当消痰破瘀,方用血府逐瘀汤合半夏白术天麻汤加减,后期调摄用香砂六君子汤。肝风夹痰证治疗当健脾化痰,平肝息风,方用天麻钩藤饮合二陈汤加减,后期调摄用逍遥散。气虚血瘀证治疗当补气解郁,活血化瘀,方用补阳还五汤合头痛汤加减,后期调摄用益气聪明汤。

3. 颈源性眩晕,舒经络,通则不眩

颈源性眩晕亦称眩晕型颈椎病,多以颈后伸或侧弯时眩晕加重为主要症状。马智教授认为颈源性眩晕的主要病因是经络不舒,筋肉拘急,治疗当舒筋活络、行气化瘀,主张"针药并重,自我运动"的治疗方案。临床在根据患者症状合理选择方剂的基础上加用桂枝、葛根、白芍、丹参、川芎等药。针灸取穴以颈夹脊、阿是穴、天柱、后溪、申脉为主穴,根据临床表现随证选取配穴。"自我运动"是指马智教授经多年临床实践总结出的有利于进行眩晕患者缓解症状的一套"康复操",长期练习可锻炼颈部肌肉,放松身心,有效防治颈源性眩晕。

4. 其他类眩晕,辨病机,达权知变

临床存在眩晕症状的各类疾病均应归属中医"眩晕"范畴。马智教授认为东北地区的眩晕因风痰而致的最为多见,然眩晕仅表现为风、痰之证的并不多见,往往在风、痰的基础上还兼虚、热等证候,故提出"兼夹致眩辨主证,灵活组方切中病机"的观点。该观点以病因辨证为主,融合脏腑辨证,根据主证将眩晕分为风与火兼夹致眩、风与痰兼夹致眩、虚与风兼夹致眩等十余种类型,然后在此基础上进行更进一步的分型,即将眩晕细分为外感风热证、肝热生风证、肝风夹痰证等十余种证型。

（三）实践之中,寻觅病因病机之感悟

1. 无兼夹不作眩

马智教授集众家之所长,结合临床实践经验,针对眩晕的病因病机提出"无兼夹不作眩",其主要可细分为两大部分,分别是"风、痰、虚、瘀兼夹致眩"及"肝、脾、肾同病致眩"。现分述如下:

马智教授认为单纯的因风、因火、因痰、因虚、因瘀致眩的情况并不多,往往是两者兼夹致眩。《圣济总录》云:"风头眩者,以气虚怯,所禀不充,阳气不能上至于脑,风邪易入,与气相鼓,致头旋而晕也。亦有胸膈之上,痰水结聚,复因大寒,阴气逆上,风痰相聚而结,上冲于头,亦令头旋"。依此,马智教授突破了单纯以肝风、痰浊、虚眩、瘀阻立论的眩晕病因学理论,探索出眩晕新的病因病机理论和治法方药。马智教授结合临证,提出"风、火、痰、虚、瘀兼夹致眩",将其细分为风与火兼夹致眩、风与痰兼夹致眩、虚与风兼夹致眩、火与瘀兼夹致眩、虚与火兼夹致眩、痰与火兼夹致眩、虚与瘀兼夹致眩、虚与痰兼夹致眩、痰与瘀兼夹致眩、风痰

虚相合致眩、痰虚瘀相合致眩。

经过大量临床实践与经验总结,马智教授认为眩晕的致病之本为肝、脾、肾三脏失调,但单纯因肝、脾、肾某一脏腑者并不多见,往往是因两脏或三脏共同失调而成,故在治疗上不仅要考虑"风、火、痰、虚、瘀之兼夹致眩",更要兼顾"肝、脾、肾三脏同病致眩",辨证施治时当合理调节肝、脾、肾三脏,此即马智教授治疗眩晕的精髓所在。

2. 风痰致眩,最为多见

马智教授认为一时有一时之病,一地有一地之疾,一人有一人之质,疾病的发生发展和病机演变,主要取决于"天时""地势""人化"三方面的综合作用,将其定义为"三相鼎立"。东北地区秋冬季寒风肆虐,四季气候干燥,多粗犷豪放之人,尚不羁,重刚烈,素喜饮酒,喜食肥甘厚味,更贪辛辣咸热以祛风寒,口味极重。嗜食辛辣咸热,燥热化火伤阴,炼血凝津,加之酒肉肥甘,助湿生痰。性情豪放加之重味极重,易使肝阳上亢化风。痰、风为眩晕的致病因素,风痰错杂,使东北地区眩晕高发,因此马智教授认为眩晕以风痰致眩者最为多见,治疗眩晕多从风、痰立论。

另外,马智教授针对风痰致眩这一病机,自创方剂眩得康,取"眩晕得此而康复之意",经上千例的临床观察,验证了肝风内动夹痰上扰清窍立论正确,处方精当,疗效显著,其有效率达96%以上,显效率达75%以上,目前正在立项深入研究之中。

3. 眩晕顽固,痰瘀首责

顽固性眩晕的特点是头晕目眩及视物旋转反复发作、缠绵难愈,包括西医学的梅尼埃病、椎-基底动脉供血不足、脑损伤后遗症、高血压、脑动脉硬化、颈椎病、更年期综合征、神经官能症等疾病。常言道:"怪病多由痰作祟,顽疾必兼痰和瘀",马智教授认为顽固性眩晕多因痰瘀作祟,故当以祛痰化瘀为治疗原则。

痰、瘀与顽固性眩晕关系密切。痰湿中阻,清阳不升、浊阴不降,导致眩晕。瘀之病因,亦复杂繁多,"气为血之帅",气行则血行,凡外感或内伤致气机不畅,则气滞血停,发为瘀血,均可导致眩晕。痰瘀多相兼,痰瘀亦同源,痰能致瘀,瘀能致痰。痰饮之成源于津液,瘀血之生源于血液,然津血同源,故可同病,因同病故痰瘀可共生。因此,马智教授在治疗顽固性眩晕中形成"痰瘀同治"的理念,即化痰同时不忘活血,痰化则血行,活血气畅痰亦可消。

(四) 药法如兵法,遣方用药别具一格

马智教授从医学医50年,潜心领悟古籍之精髓,刻苦钻研疾病之诊治,对眩晕的病因病机认识深刻,诊治眩晕自成体系,逐渐形成一整套"马氏眩晕"理论,发挥中医辨治眩晕之优势。马智教授常言:"中医根植于中国文化与中国哲学之中,中医是一种融汇了中国哲学的学问,无论是中医治病,还是排兵布阵上升到一定的高度,都是相通的。兵学圣典《孙子兵法》与中医辨治看似兵家、医家截然不同,然上升至思维之高度,两者则互为通融。以兵法指导用药,药用的活了,效果自然就好。"马智教授善用合方、经方、效方、小方,重视使用效药、引经药及药对,组方轻灵,药简力宏,往往效如桴鼓,具体用药经验如下。

1. 合方治病,扩大疗效

临证中,当病机单纯,证候单一时,往往使用单一方剂;若出现兼证,则在原基础方中加

入几味针对兼证的中药,但仍以治疗主症为主,辅以解决兼证;但是当两个或多个主证同时出现且需要一起解决之时,合方则体现出显著的治疗优势。合方是特殊形式下的方剂加减化裁,是由两首已知方剂相合而组成的新方剂。方剂的组成讲究君、臣、佐、使之间的配伍,同样,合方亦不是草率地将方剂堆砌,而是在中医辨证论治思想指导下,以病机为基础重新组方,协同增进疗效、扩大适用范围或产生新的功效。

马智教授常言"合方治大病",其常用的治疗眩晕的方剂眩得康就是"合方治病"的应用。眩得康是由《金匮要略》之泽泻汤和《医学心悟》之半夏白术天麻汤加息风药化裁而来,方剂组成是:泽泻、半夏、白术、天麻、茯苓、炙甘草、钩藤、陈皮,仅仅八味药,治疗眩晕也是效如桴鼓。《金匮要略·痰饮咳嗽病》云:"心下有支饮,其人苦冒眩,泽泻汤主之。"该方仅由泽泻,白术组成,方小而意赅,泽泻利水渗湿而化饮,水去饮化而不上犯;白术健脾燥湿,崇土以制水,二者一升一降,一攻一补,脾健运而痰不生,痰湿去而晕自停。《医学心悟》曰:"有湿痰壅遏者,书云'头旋眼花,非天麻、半夏不除是也,半夏白术天麻汤主之'。"该方治疗脾虚所生之痰与内生之风相夹,风痰上扰之眩晕,深究其病机以风痰上扰为标,脾虚生湿为本,治疗上标本兼顾。方中半夏燥湿化痰,天麻尤善平肝息风止眩,半夏、天麻均为治疗风痰眩晕头痛之要药,二药相伍,化痰息风止眩之力彰。白术健脾燥湿,茯苓健脾渗湿,共治生痰之本,俱为臣药。橘红既理气又化痰,气顺痰自消,理气之功又助化痰之效;又加生姜、大枣调和脾胃,三者共为佐药。最后使以甘草调和诸药。诸药合用,共奏化痰息风,健脾祛湿之功,治疗眩晕因风痰上扰清空而致者,效果显著。

2. 效方效药,活而不乱

马智教授治疗眩晕,善用经方、效方,善于使用要药,经灵活组合,效果颇佳。常谓:"先人遗留之方,用药精炼,久经临床验证,如明其理法,尊其准绳,运用得当,则疾病应手而解"。马智教授强调,做临床必须要熟读经典,领悟其精髓,尤其注意基础方,深刻体会,抓住要义,并灵活用之,达到"严而不死,活而不乱"之境界。

经方,是指汉代以前经典医药著作中记载的方剂,以张仲景的方剂为代表。效方,是医家治疗疾病毕生经验的总结,是指医者针对一病一证,辨证立法选方择药而获得疗效,且经久使用屡治屡效。现列举马智教授应用经方、效方治疗眩晕之实例:马智教授治疗眩晕善用泽泻汤,《金匮要略·痰饮咳嗽病》云:"心下有支饮,其人苦冒眩,泽泻汤主之",其方用泽泻,白术二药,方小而意赅,泽泻利水渗湿,清泻肾浊,白术健脾燥湿,二者一升一降,一攻一补,脾健运而痰不生,痰湿去而晕自停。

效药,即"效果非凡之药",指针对某些症状,在辨证用方的基础上,酌情加入效药,便可取得更好的效果。马智教授针对不同症状来选择其疗效精良之品。如眩晕善用泽泻、白术;气虚善用黄芪、太子参;安神善用酸枣仁、首乌藤;清心火善用黄连;清肺火善用黄芩;清胃火善用生石膏;头痛善用天麻等。效方和效药相结合,可明显提高治疗效果。

3. 引经报使,有的放矢

引经药是引导药力入经的药物,即根据疾病的临床表现,通过辨证审因,诊断出病变所在脏腑经络部位,按照归经来选择适当药物进行治疗。正所谓"不知经络而用药,其失也泛,必无捷效"。马智教授治疗眩晕时灵活使用引经药,对于脾胃虚弱、肝肾不足等虚证,使引经药使药下行,使精血下沉固守,令后补之气血阴阳有根可守,常用牛膝、半夏等;肝阳上亢等实证,用引经药将药力上引至头目,使平肝潜阳之药直达病所,并可帮助缓解头目之不适,常用川芎、天麻等;虚实夹杂者,则需要灵活运用引经药。

4. 善用小方,药简力宏

马智教授组方用药时强调少而精,味不在多,贵在精良。例如治疗偏头痛相关性眩晕时常用自拟方剂头痛汤,本方仅由川芎、天麻、蔓荆子、菊花等药组成。只要是头痛,不辨寒热虚实就用头痛汤,看似不加辨证,但纵观头痛汤全方,涉及要药、效药、引经药等,故而效验。这与马智教授提出的"不辨之辨"思想及"抓主症"思想相呼应,"不辨之辨"是指"得医之意,查脉之真",诊病亦如庖丁,目无全病,"但见一证便是"。

马智教授不主张大方大药,常以巧破千斤,用平淡轻灵之药获取疗效。君药不避量大,强调重剂直达病所。例如眩得康方中重用泽泻为君达40g,取其泻浊力大之功,浊阴之邪可借泽泻而下行,使邪有出路。治病应详审病机,针对病机关键对证施治,令重剂直达病所。

5. 妙用药对,屡起沉疴

对药,是指两味中药的巧妙配伍。它作为方剂复方配伍的最小组成单位,在中医药复方中有相须、相使、阴阳、寒热等基本配伍形式,在复方配伍中,主要具有相辅相成、相反相成等作用。方剂中药对的配伍应用,有增强药效者,也有减少副作用者。

马智教授经过多年临证经验,充分掌握各种药物的性味、归经及主治功能,总结出多组对药,临床应用,屡起沉疴。将这些药对从治风、治火、治痰、治虚、治瘀、解郁安神六大角度分类,如治风药对有桑叶、菊花,黄芪、防风,钩藤、薄荷;治火药对有玄参、麦冬,知母、黄柏,柴胡、黄芩;治痰药对有茯苓、陈皮,陈皮、半夏,陈皮、白术;治虚药对有熟地、山萸肉,熟地、山药,黄芪、白术;治瘀药对有桃仁、红花;解郁安神对药有柴胡、白芍,郁金、香附;宁心安神对药有石菖蒲、远志;养心安神对药有酸枣仁、夜交藤;重镇安神对药有龙齿,琥珀;健脾养血安神对药有茯苓、当归等。

6. 深究药性,注重药理

《神农本草经》序录云:"药有酸苦甘辛咸五味,又有寒热温凉四气"。四气五味、升降浮沉、归经、功效、毒性等是中药药性理论的重要内容,是中医理论体系的有机组成部分。徐灵胎言:"药有个性之专长,方有合群之妙用。"巧妙地运用性味配伍能增强药力,产生协同作用,扩大治疗范围,控制毒副作用。

研究中药,中医思维与西医模式不同,研究的角度及侧重自然存在差异,中药药理的研究已逐渐深入到分子水平,从微观角度研究中药的实质和物质基础。现代中药药理研究多注重单味药的有效成分,将其提取出后进行更进一步的实验,最后推广于临床。

马智教授衷中参西,将中药的中医药性与西医的药理兼容并蓄,深究药性,注重药理,深入了解中药特性,在临证中使用得心应手。

❤ (五)断病名,辨证型,法式检押

1. 断病名之依

病即疾病,是在病因作用下,正邪斗争、阴阳失调所引起的具有自己特定发展规律的病

变全过程,具体表现为若干特定的症状和不同阶段前后衔接的证候。辨病是对疾病的病种作出判断,即作出病名诊断。疾病的病名,是对该病全过程的特点与规律所作出的概括与抽象定义。中医辨病一般建立在望、闻、问、切四诊的基础上,因而对病的认识更细致、深入、具体,特异性、针对性、可重复性更强。辨病论治就是依据西医学的诊察手段来明确疾病类型,判断该病的发生、发展及预后,以此指导该疾病的治疗。

2. 辨证型之据

证即证候,是疾病发生和演变过程中某一阶段病理本质的反映,它以一组相关的症状和体征为依据,不同程度地揭示出患者当前的病机。辨证是在中医理论指导下,对四诊收集到的病情资料进行辨别、分析、综合,判断其证候类型的思维过程,即确定现阶段属于何证的思维加工过程。辨证论治是中医学的基本特点之一,其过程是处理疾病的思维过程,即根据辨出的证,确定相应的治则及治法。辨证是论治的前提和先决条件,论治是对辨证正确与否的检验。

3. 法式检押之名、实、用

"法式检押"是最基本的辨证方法,是指按一定尺度标准,并以此为准绳,把临床病象与之对号。马智教授将眩晕分为十余种证型,如外感风热证临床表现为头晕目眩,发热恶寒,头痛鼻塞,咳痰色黄,咽痛口干,尿赤便秘,舌红,苔薄黄,脉浮数。治疗当疏风散邪,清利头目。方用桑菊饮合羚角钩藤汤加减。后期调摄用玉屏风散合通气散。肝热生风证临床表现为头晕胀痛,视物旋转,眼球震颤,耳痛、耳内流脓,耳鸣耳聋,恶心呕吐,口苦心烦,面红目赤,胸胁苦满,舌质红,苔黄,脉弦数。治疗当清肝泻火,解毒息风。方用龙胆泻肝汤合天麻钩藤饮加减。后期调摄用杞菊地黄丸。此法即将患者的证与眩晕的常见证型相对应来确定使用的方剂,有是证,用是方。

马智教授集中医及西医各家之所长,将西医对疾病的诊断与中医的辨证思维融会贯通,认为中医整体观念和辨证论治的理念,针灸、推拿、方药等治疗手段的多样化比之于西医具有明显的优越性,但西医学的理化检查,病因病机学说等,比中医来得更加客观具体,所以在诊疗过程中,主张既要通过望闻问切辨证,又要运用西医之思维和技术辨出西医之病,认为在疾病的治疗过程中,若只辨病而不重视辨证,将会忽视疾病的个体差异;若只辨证而不重视辨病,则会对疾病缺乏整体的把握。马智教授认为治疗眩晕应根据患者某些最突出的表现或是结合现代诊疗手段,先对患者进行辨病,在确定病名的基础上,结合患者的临床表现及医者对该病的深刻认识进行辨证论治,即通常所说的"先辨病,再辨证","以辨病为先,以辨证为主"的临床诊治原则。

在西医学中,眩晕是许多疾病过程中的一个症状,可见于高血压、颈椎病、脑供血不足、脑血管痉挛、脑动脉硬化、贫血、神经衰弱、梅尼埃病等,多针对病因施治,或有疗效,如高血压眩晕,通过降压治疗,血压正常,眩晕即止,但颈椎病、脑供血不足、脑血管痉挛等所致的眩晕,应用扩血管、改善血液循环等对症治疗后,仍有患者头晕不止,苦不堪言,此时即发挥中医优势之时。由此可见,"先辨病,再辨证"可以在整体认识疾病的基础上突出"同病异治"这一论治特点,"以辨病为先,以辨证为主"体现了中医"个体化治疗方案"这一突出特色。

(六) 问病史，抓主症，不辨之辨

病史涵盖了患者患病前后的全过程，包括了疾病的发生、发展、演变和诊治经过。对于眩晕的诊断及治疗，准确全面的了解患者的病史则尤为重要，不同眩晕症状的主要病因并不相同，分析研究眩晕患者的病史，找出具有较高诊断或鉴别诊断价值的病史特征，可以大幅度提高眩晕的诊断效率。

中国地广物博，在不同地域形成了不同的语言习惯，眩晕是一种主观的感觉，患者对眩晕的描述时往往有很大的不同，例如晕、头昏、迷糊、转、天旋地转、飘飘忽忽等，此时应该用心的分析患者诉说的感受，细心领会其含义，避免理解失误导致诊断不明。

此外，眩晕常因情绪波动而诱发或加重，患者因病痛而心情不佳，甚至于抑郁轻生，或性情变得急躁易怒，马智教授问诊时不忘开导安慰患者，收集病史之时为患者解除心理负担，使其心情开朗，肝气得舒，气血条达，往往事半功倍。

马智教授常教导吾辈"读经典，做临床"，只有体会经典之精神，方可融会贯通其要义，将其思想应用于临床。张仲景所著《伤寒杂病论》可谓是"抓主症"之先例与典范，《伤寒论》六经病的每一篇均于篇首列出提纲，如太阳病提纲："太阳之为病，脉浮，头项强痛而恶寒"即列举太阳经病的主症：脉浮、头项强痛、恶寒，针对主症亦列举主方，使各经病辨证论治一目了然。再如《伤寒论》第101条："伤寒中风，有柴胡证，但见一证便是，不必悉具"，本条文反映了张仲景在疾病临床表现复杂，有很多或然证时，只要见到一个能反映最根本病机的症状，便可使用相应的治疗方案，揭示了主症在辨证过程中的重要作用。抓主症的意义在于删繁就简，执简驭繁。

马智教授在治疗一些重病、怪病、顽疾时，若症见多端，病因病机等关系复杂纷繁，一时无从下手时，就抓住一两个主症，选择适当的方药，待主症一除，便豁然开朗，病入坦途。

(七) 多病因，守病机，知常达变

眩晕患者症状错综复杂，治疗应审证求机，抓住病变之根本，治疗才有更强的针对性。在西医学中，眩晕是许多疾病过程中的一个症状，不同疾病，症状各异，但马智教授认为无论何种西医病名之下的眩晕的病机都离不开"无兼夹不作眩"之病因。不同疾病导致的眩晕其证候往往具有一定的特异性，几乎每种疾病都有以某一病机为主的特点，高血压引起的眩晕，多为肝风夹痰型；梅尼埃病引起的眩晕，多为痰浊中阻型；脑供血不足引起的眩晕多为气血亏虚、肝风夹痰型等。因此，无论治疗何种疾病的眩晕症状，只要准确地抓住其根本病机，知常达变，往往效果显著。例如：梅尼埃病、脑血管痉挛、迷路炎等症见眩晕者，多表现为眩晕、头重如裹，或伴视物旋转，胸闷、恶心、欲吐，食少多寐，舌淡苔白腻，脉濡滑，其病机关键是痰湿和肝风；低血压、椎基底动脉供血不足、贫血等症见眩晕者，多表现为眩晕，头脑昏沉，动则加剧，面色无华，胸闷纳呆，神疲懒言，乏力气短，舌质淡胖，边有齿痕，苔白腻，脉细弱，其病机关键是气血亏虚；高血压、脑出血、脑梗死等症见眩晕者，多表现为眩晕耳鸣，头胀痛，面色潮红，急躁易怒，失眠健忘，口苦，腰膝酸软，舌红少津，脉弦细数，其病机关键是肝阳上亢。

✿（八）化痰瘀，调气血，圆通活法

马智教授认为，人体生病，初伤在气，无迹可寻，既伤在血，有踪可觅，气血伤久，痰瘀易成，走窜不定，诸症蜂起。故"气""血""痰""瘀"实为许多病病势病位的渐进路径：初伤气，次伤血，久则致痰瘀。但不同疾病各阶段的时间和受损程度不一，故其表现形式也不一样，但总不离"气""血""痰""瘀"四字。"化痰瘀"，除成形之邪也；"调气血"，防无中生有也。"气为血之帅"，"血为气之母"，"津血同源"，故马智教授认为"气""血""痰""瘀"可互为因果，病机纠缠，或气滞血瘀津停，或痰瘀阻络气滞，不一一而论。

痰浊内阻，气机不畅，血液运行受阻，形成瘀血，瘀血又可加重气滞，气滞又致痰湿内停，痰瘀互为因果，循环往复，终致痰瘀交结，阻于清窍，发为眩晕。故马智教授治疗眩晕"痰""瘀"并举，"气""血"同治，往往屡获良效。

"圆通活法"是常规的活用和突破，是指针对复杂多变的临床表现，详审并准确掌握其病机，随机立法，灵活处方用药，不可胶柱鼓瑟。如治疗头痛《丹溪心法》指出："头痛多主于痰，痛甚主火，有可吐者，可下者。"如头痛甚，伴有大便秘结，可用下法通腑泄热，热去而头痛消。

✿（九）分阶段，抓本质，应机而变

马智教授在治疗眩晕性疾病时，一般采用"分阶段论治"的治疗方法，即将眩晕性疾病分为急性发作期，缓解期，恢复期三个阶段。对于某些眩晕性疾病第一阶段急性发作期治疗的目的是迅速制止眩晕发作，先去其风痰，制熄眩晕；第二阶段是缓解期，眩晕之症减轻，风痰已除大半，脏腑虚弱渐显，观其症，眩晕非区区数日能愈，故停药易发，需巩固治疗；第三阶段是恢复期，虽然眩晕症状完全消失，但仍"易感"，为防止眩晕再发，应当从日常饮食、作息等方面加以调理。

✿（十）整体观，辨证候，诸诊合参

整体观念强调内外环境的统一性和机体自身的整体性，是中医学重要的指导思想之一，马智教授推崇整体观念思想。

人体以五脏为核心，通过经络的沟通联络作用，各脏腑相互联系紧密，治疗时应重视整体观念，脏腑相关，重视脏腑之间的生克制化。眩晕与肝、脾、肾三脏关系最为密切，治疗时应重视对各脏腑进行同时调理，方可取得良好效果。人的形体与精神是互相依附、不可分割。马智教授认为人体情志因素与眩晕的发病息息相关，七情乱气，津随气乱，聚而为痰；七情内伤，五脏失调，水液代谢障碍生痰。痰与眩晕关系十分密切，痰湿中阻，清阳不升、浊阴不降，导致眩晕。头为诸脏之首，巅顶之上，唯风能达，痰为阴邪，借风上行，肝风夹痰，上窜清窍，而成眩晕。

辨证论治的根本目的是运用中医基础理论从患者所表现出的复杂的症状、体征中概括出病之本，然后全面分析，综合判断，准确把握复杂临床表现后的本质而制订治疗方案以治病救人。

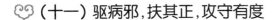

✿（十一）驱病邪，扶其正，攻守有度

《素问·评热病论》曰："邪之所凑，其气必虚"，《素问遗篇·刺法论》曰："正气存内，邪不可干"。眩晕亦是如此。马智教授强调治疗眩晕需要辨病与辨证相结合，重视以西医之诊断标准确定病名，以西医之病因病理解释疾病之发生发展，以中医基础理论阐述病因病机，以中西医结合的方法治疗疾病。现以因外邪治眩良性位置性阵发性眩晕为例，阐述马智教授治疗此类疾病的经验。

良性阵发性位置性眩晕，是一种在头位改变时以短暂眩晕发作为主要表现的疾病，是由于椭圆囊内的耳石脱落进入半规管中或黏附在嵴帽上，在头位的改变时刺激毛细胞而引起眩晕。确诊为耳石症者可行相应的手法进行复位法治疗，是通过特定的体位的变化促使半规管内的耳石微粒回到椭圆囊。根据中医基础理论，良性位置性阵发性眩晕患者半规管内的耳石微粒即为"邪"，手法复位的过程，就是祛"邪"外出的过程，此即采用"祛邪排石法"治疗眩晕。

"邪之所凑，其气必虚"，祛邪后扶正尤为重要，"肾开窍于耳""心寄窍于耳"，良性位置性阵发性眩晕与肾关系密切，西医学研究表明，内耳微循环障碍也是导致耳石症的常见病因。故手法复位后嘱患者服用杞菊地黄汤有助于减轻良性位置性阵发性眩晕手法复位后仍持续一周左右的不适感，有助于复位到椭圆囊的耳石微粒的黏附，有防止耳石再次脱落的作用。或经辨证后嘱患者服用桃红四物汤活血化瘀，改善内耳微循环，促进耳石微粒的黏附。

✿（十二）调脾胃，除痰浊，防治结合

马智教授提出"无兼夹不作眩"的学术观点，认为风、火、痰、虚、瘀常常两者或三者兼夹致眩。经过长期的临床观察，发现与痰相兼夹者最为多见，如痰浊中阻证、痰火郁结证、痰瘀互结证、肝风夹痰证等证型。不同有眩晕症状的疾病又具有以某一证型为主的特点，例如梅尼埃病以痰浊中阻证最多。由此可见，痰是眩晕重要的病因之一。

✿（十三）因眩致郁，安心调肝

马智教授发现眩晕伴有抑郁、焦虑症状颇为多见，有的患者是因眩晕日久或久治不愈继而出现抑郁症状，有的患者是最先出现的是抑郁、焦虑的症状，后来出现眩晕症状，也有眩晕与抑郁、焦虑同时发生者，这是临床亟待解决的问题。

马智教授将上述几种情况均概括为"因眩致郁"。"郁"指的即是"郁证"，郁证是由于情志不舒，气机郁滞所引起的一类病症。肝失疏泄、脾失健运、心失所养、脏腑阴阳气血失调是郁证的主要病机。"因眩致郁"的病变之本脏为肝，因肝主疏泄，与五脏之气机升降与调节密切相关，七情所致气机受损，皆可致肝失疏泄，肝气郁结。肝主贮藏和调节血液，气行则血行，气滞则血瘀，肝主疏泄和藏血的功能与情志功能关系最为密切。据《素问·至真要大论》篇云："诸风掉眩，皆属于肝"，肝风升动，上扰清空，发为眩晕。肝的失常是导致眩晕最重要的因素。可见，肝为眩晕与郁证共同的"生病之源"，这也正是"因眩致郁"高发的重要原因。

人体是一个有机的整体，五脏六腑之间联系密切，治"因眩致郁"需"求之于肝"，而肝的

功能失调却与心、脾、肾关系密切。马智教授将此总结为:肝为起病之源,心为传病之所,治必调肝脾,安心神,心肝并治,兼顾脾肾,安神定志。临床中"因眩致郁"常见于肝气郁结证、气郁化火证、气郁夹痰证、心脾两虚证、心肾阴虚证。

另外,对于顽固性眩晕,因眩致郁的患者,应耐心开导,解开患者的心结,嘱其适当进行体育锻炼,避免刺激性食物,作息规律,增强治愈的信心。

❀(十四)急则治眩,缓则治本

马智教授在眩晕的治疗中强调"急则治眩,缓则治本",在急性发作期先祛风痰,迅速制止眩晕发作,解除患者痛苦;在稳定缓解期,辨明脏腑之功能失调、虚损情况,给予相应的调治,固本防复。

马智教授认为"治本"强调探明疾病的本质所在,并抓住其主要矛盾进行处理,以治愈疾病。清·周学海《读医随笔·评释类》云:"治病必求其本。所谓本者,有万病之公本,有各病之专本。治病者当求各病专本,而对治之,方称精切。"提出分辨各病之本,是治本的首要步骤。稳定缓解期眩晕之本以痰、虚为多,"病痰饮者,当以温药和之"是马智教授治疗稳定缓解期眩晕的指导思想。

❤(十五)综合治疗,协同增效

中医学具有很多颇具特色的传统疗法,可根据不同病情恰当的选择应用,合理应用中医传统疗法,可提高疾病治疗疗效。中医传统疗法具有简、便、廉、验的特点,多种疗法同用,可起到协同增效的作用。马智教授治疗眩晕,除了传统的中药内服方法外,通常灵活配合针刺、眼针、头皮针、耳穴压丸、推拿按摩等方法治疗眩晕。

三、学术访谈

问:如何理解"无痰不作眩"理论?临床中如何应用?

答:朱丹溪曾论述到:"属痰者居多","虽有内风者,亦必有痰",《丹溪心法》中提到:"痰夹气并火,无痰不作眩"。我们分析一下病机:津液乃脾之所化,肾之气化,借以三焦为通道运行周身,发挥其濡养脏腑、四肢百骸的作用。若脾胃虚弱,运化水湿功能失常,津液不布则聚湿生痰,痰浊中阻,浊阴上扰,蒙蔽清窍,发为眩晕,则为本虚标实之证。

"无痰不作眩"的代表证型为"痰浊中阻证",临床多表现为头晕,头重如裹,或天旋地转,甚至视物旋转欲倒,恶心或呕吐,胸闷,身重懒动,纳呆倦怠,舌淡苔白腻,脉濡滑。治疗当健脾化痰,可选用自拟方剂眩得康。

《金匮要略》云:"病痰饮者,当以温药和之",这是张仲景治疗痰饮病的大法。温药可振奋脾肾之阳气,开发腠理,通行水道之作用。脾阳充,则"脾气散精";肾阳振,气化行,"水精四布",使水液化生津液,"五经并行"而布散全身,且能使既停之饮邪从汗与小便排出体外,故温药治饮,犹"离照当空,阴霾四散",这就是《黄帝内经》"治病必求于本"的思想。"和之"的含义有两个:一是温之不可太过,以和为度。用之过度,则有耗气伤精之弊。二是在温阳的同时,寓"行""消""开""导"之意,魏念庭《金匮要略·方论本义》说:"言和之,则不专事温补,既有行消之品,亦概其义理于温补之中,方谓之'和之',而不可谓之'补之''益之'也。盖痰饮之邪,因虚而成,而痰亦实物,必可有开导,总不出'温药和之'四字,其法尽矣。"

问:张景岳提出"无虚不作眩"理论,您在临床中如何贯彻这一点?

答:明代张景岳提出:"眩晕一证,虚者居其八九,而兼火兼痰者,不过十中一二耳",他认为丹溪对眩晕病因病机的阐述,是以偏概全,忽略了《灵枢》中:"上气不足,脑为之不满,耳为之苦鸣,头为之苦倾,目为之眩"之思想,他借鉴《灵枢》中提及的髓海不足,则脑转耳鸣的观点,强调眩晕皆因上气不足,上虚则眩所致,故主张眩晕以"虚"立论,并正式提出"无虚不作眩"的理论。

"虚"包括两个方面,即气血亏虚和肾精不足。气虚则清阳不展,血虚则脑失所养,故发为眩晕。肾精亏虚,不能藏精生髓,则髓海不足,上下俱虚,则发为眩晕。

无虚不作眩的代表证型为气血亏虚证与肾精不足证。气血亏虚证临床表现为头晕,眼花,病程长且反复发作,遇劳加剧,面色苍白,唇甲不华,头发干枯不荣,心悸气短,失眠多梦,神疲懒言,食欲不振,舌淡苔白,脉细弱。治疗当益气养血,健脾安神。方用归脾汤合安神汤加减。后期调摄用归脾丸。肾精不足证临床表现为眩晕经常发作,耳鸣、耳聋,腰膝酸软,失眠多梦,形体消瘦,潮热盗汗,五心烦热,咽干颧红,男子遗精早泄,女子经少经闭,舌红少苔或无苔,脉细数。治疗当滋阴补肾,填精益髓。方用大补阴丸合大定风珠合交泰丸加减。后期调摄用杞菊地黄丸。

问:眩晕疾病病情复杂,您在临床工作中,如何做到辨病与辨证相结合的?

答:眩晕这一症状,包含许多疾病,因此针对眩晕的治疗,首先应该确定发病的部位,根据患者的症状特点,舌象脉象,辨别虚实,并进行辨证施治。在临床工作中辨病在眩晕的治疗中尤为重要,只有通过辨病,才能了解患者的发病部位,疾病特点,通过辨病,可使我们了解到眩晕的病因、病理改变及预后,对其进行针对性的治疗。辨证与辨病相结合,能全面掌握疾病的本质,合理用药,提高疗效。

问:如何理解您提出的"无兼夹不作眩"理论,临床中如何贯彻应用?

答:"无兼夹不作眩"主要可细分为两大部分,分别是"风、痰、虚、瘀兼夹致眩"及"肝、脾、肾同病致眩",这两点是从病因及病位两个角度来阐述眩晕之"无兼夹不作眩"理论。

首先是"风、痰、虚、瘀兼夹致眩",单纯的因风、因火、因痰、因虚、因瘀致眩的情况并不多,往往是两者兼夹致眩,临床上西医辨病与中医辨证相结合,总结不同疾病致眩的证型归属,指导临床处方用药。

其次是"肝、脾、肾同病致眩",眩晕的致病之本为肝、脾、肾三脏失调,但单纯因肝、脾、肾某一脏腑者并不多见,往往是因两脏或三脏共同失调而成,故辨证施治时当合理调节肝、脾、肾三脏。

问:您如何理解《金匮要略》:"心下有支饮,其人苦冒眩,泽泻汤主之"这一经典原文? 对我们现在有哪些指导意义?

答:医圣张仲景首创泽泻汤,其在《金匮要略·痰饮咳嗽病脉证并治第十二》中云:"心下有支饮,其人苦冒眩,泽泻汤主之"。泽泻汤后世多命名为金匮泽泻汤。张仲景指出,冒眩即是头目昏眩,冒眩乃水饮、痰饮停留胸膈,清阳不升,浊阴上冒所致。痰饮是昏冒眩晕的主要病因,痰饮内停、浊阴上冒是主要病机所在,头晕目眩是主要临床表现。泽泻汤重在祛湿与健脾,使水饮得化、得下行,脾虚得健、得壮实,痰饮无生,浊阴无上泛,清阳得充,从而可以治疗"其人苦冒眩"诸证。所以该方至今为临床治疗痰饮所致眩晕之要方。

梅尼埃病属于中医眩晕之范畴,通过历代医家对其病机认识及现代医家对梅尼埃病的实验研究,都支持该病属于痰饮内停,清阳被扰所致,所以泽泻汤可作为治疗眩晕梅尼埃病的主方。

问:您是如何对眩晕疾病中的梅尼埃病进行分期论治的?

答:临床将梅尼埃病分为急性期和缓解期两个阶段,而且注重缓解期的治疗。急性期是以"肝风夹痰上扰清窍"为主要病机,治疗上采用平肝息风、涤痰止眩为治则,以眩得康为基础方,并辅以针灸治疗。眩得康由《金匮要略》之泽泻汤和《医学心悟》之半夏白术天麻汤化裁,组成是:泽泻、白术、半夏、天麻、茯苓、炙甘草、陈皮。

梅尼埃病缓解期应按"痰饮"论治,采用温运脾阳,温化痰饮以杜绝生痰之源。故以苓桂术甘汤为基础方治疗。全方温化痰饮,健脾利湿,体现"病痰饮者,当以温药和之"之法。痰饮的形成,主要由于肺脾肾三脏阳气虚弱,水液代谢异常,体内津液凝聚,潴留于人体各处。温药的应用,能使体内阳气振奋,气化功能加强,三焦通利,痰饮消除,饮不复聚,故在梅尼埃病缓解期应用苓桂术甘汤缓缓和之。

问:您在眩晕疾病的诊疗中,非常重视性味归经和引经药,有何好处?

答:引经药十分重要,引经药可引经所达,有的放矢。引经药是引导药力入经的药物,即根据疾病的临床表现,通过辨证审因,诊断出病变所在脏腑经络部位,按照归经来选择适当药物进行治疗,有助于提高临床疗效。

引经药的选用主要是依据药物功效特点结合药物作用脏腑部位,首先从大的方面对药物进行归经;对于归属同一经的药物,进一步结合药物特性加以区分;重视药物气性五味与五脏的结合关系。

问:许多眩晕患者往往伴有焦虑和失眠? 您是怎样治疗的?

答:眩晕伴有抑郁、焦虑症状颇为多见,这是临床亟待解决的问题,可概括为"因眩致郁","郁"即是"郁证"。"因眩致郁"的病变之本脏为肝,治"因眩致郁"需"求之于肝",而肝的功能失调却与心、脾、肾关系密切。自拟方剂解郁安神汤治疗因眩致郁效果很好,其中不乏安神药对。如:解郁安神对药:柴胡,白芍;郁金,香附。宁心安神对药:石菖蒲,远志,茯苓。养心安神对药:酸枣仁、夜交藤。另外,对因眩致郁的患者,应耐心开导,解开患者的心结。眩晕患者常伴有的失眠,也可以用解郁安神汤治疗,方中诸药配伍共奏疏肝解郁,宁心安神之功。

问:在临床中,您如何从表象看真相,看清疾病本质,进行辨证施治?

答:首先要详细了解病史。病史涵盖了患者患病前后的全过程,包括了疾病的发生、发展、演变和诊治经过。对于眩晕的诊断及治疗,准确全面的了解患者的病史则尤为重要,不同眩晕症状的主要病因并不相同,仔细询问病史可以区分90%以上的症状是眩晕或者是非旋转性眩晕,可以明确70%~80%眩晕的病因。患者对眩晕的描述用语也存在晕、头昏、迷糊、转等区别,应细心领会其含义。

全面收集病情资料后对疾病进行诊断及鉴别诊断,在假象和真相混合在一起的时候,用临证思维模式进行鉴别,综合分析判断。现代先进的仪器设备也是不能忽视的,有的假象是由于感官或辅助检查的局限性造成的,而现代先进的仪器设备是我们感官的延伸,这也有助于识别假象。

问:请谈谈您在眩晕疾病中的"治痰求本"理念。

答:治痰求本,一、体现治病必求于本的理念;二、体现治痰必先治气经验;三、体现温药和法治疗痰饮病的理念;四、体现化痰瘀,调气血治诊经验。治疗痰证,还应根据痰的性质有寒、热、湿、燥、风之分,有温化寒痰、清热化痰、燥湿化痰、祛风化痰等治法;根据痰浊停留部位不同,又有豁痰开窍、温肺化痰、温肾化饮、化痰通络等法。治疗痰证的关键,把握住痰邪致病广泛、易滞气机、病症复杂、病程绵长的这一致病特点,然后主要从温化痰邪、调理气机、兼治瘀血等方面入手,并根据痰邪的不同性质及病变部位的差异而选择相应的具体治法。

四、导师经典医案

(一) 医案一

闵某,女,53 岁。

初诊日期:2014 年 3 月 6 日。

病史:患者从半个月前开始出现睡觉翻身后眩晕,视物旋转,保持头部不动后眩晕很快停止,持续时间不超过 1 分钟的症状,且近半个月来上述症状反复发作。患者自觉胸中闷闷不舒,痰涎较多,伴倦怠乏力。自发眼震(−),患者于体位诱发试验左侧体位出现向地性眼震,持续时间约 55 秒,右侧体位亦出现向地性眼震,持续时间约 25 秒。查:舌淡苔滑,脉濡滑。

中医诊断:眩晕。

证型:痰浊中阻证。

西医诊断:良性阵发性位置性眩晕(左水平半规管)。

治疗原则:健脾化痰。

处方:泽泻 40g	白术 20g	天麻 15g	清半夏 15g
葛根 25g	陈皮 15g	钩藤 25g	茯苓 25g
炙甘草 15g			

7 剂,水煎服。每日 1 剂,分 3 次服用,早、中、晚各一次

确诊后即刻给予手法排石技术 3 次后眩晕和眼震明显减轻,嘱患者回家后右侧卧位休息,隔日再次手法排石,以巩固疗效。

二诊(2014 年 3 月 13 日):翻身后眩晕症状明显缓解,胸闷渐舒,继服上方 7 剂。

患者于体位诱发试验左侧体位出现向地性眼震,持续时间约 15 秒,右侧体位亦出现向地性眼震,持续时间约 5 秒,今日以手法排石技术再次治疗,巩固治疗一次。

三诊(2014 年 3 月 20 日):患者翻身后眩晕症状未再发生,无胸闷。患者于体位诱发试

验左侧体位及右侧体位均未出现眩晕及眼震。

处方:茯苓 20g 　　　人参 20g 　　　白术 20g 　　　陈皮 15g

清半夏 10g 　　　炙甘草 15g

　　　　　　　　7 剂,水煎服。每日 1 剂,分 3 次服用,早、中、晚各一次

按:根据本案患者的临床表现,观其色,究其脉,研其证,为脾胃虚弱,痰浊中阻所致之眩晕,《丹溪心法》曰:"头眩,痰夹气虚并火,治痰为主,夹补气药及降火药,无痰则不作眩,痰因火动,又有湿痰者,有火痰者。湿痰者多宜二陈汤,火者加酒芩,夹气虚者,相火也,治痰为先,夹气药降火,如东垣半夏白术天麻汤之类"。马智教授自创的眩得康由半夏白术天麻汤与泽泻汤合方,在此基础上进行加味,起到健脾化痰之功。

本患者眩晕是由于左侧椭圆囊内的耳石脱落进入左水平半规管中,在头位改变时刺激毛细胞而引起的。以手法排石技术治疗,是通过特定的体位的变化促使半规管内的耳石微粒回到椭圆囊,因而效果显著。

以六君子汤善后是因眩晕之痰浊中阻证后期仍需祛已成之痰,防止痰饮再生。

(二) 医案二

刘某,女,36 岁。

初诊日期:2014 年 6 月 5 日。

病史:患者半年前出现头晕、耳鸣、听力下降等症,在当地医院确诊为梅尼埃病,予以一般对症处理,但效果不够理想。现症见:眩晕,耳鸣,头不敢转动,转动后眩晕加重,胸闷恶心,食少多寐,自发眼震(+)。舌淡苔白腻,脉濡滑。

中医诊断:眩晕。

证型:肝风夹痰证。

西医诊断:梅尼埃病。

治疗原则:健脾化痰,平肝息风。

处方:天麻 30g 　　　钩藤 30g 　　　石决明 20g 　　　山栀 15g

黄芩 15g 　　　益母草 15g 　　　牛膝 15g 　　　杜仲 15g

桑寄生 15g 　　　夜交藤 20g 　　　茯苓 20g 　　　清半夏 15g

陈皮 15g 　　　炙甘草 15g

　　　　　　　　7 剂,水煎服。每日 1 剂,分 3 次服用,早、中、晚各一次

二诊(2014 年 6 月 12 日):服药 7 剂后,症状略有好转。方已对症,效不更方,继服上方 7 剂,以观病变。

三诊(2014 年 6 月 19 日):精神大振,食欲转佳,头眩晕、耳鸣明显好转。以下方巩固疗效。

处方:柴胡 10g 　　　白芍 15g 　　　当归 15g 　　　白术 15g

茯苓 15g 　　　薄荷 10g 　　　生姜 15g 　　　甘草 15g

　　　　　　　　7 剂,水煎服。每日 1 剂,分 3 次服用,早、中、晚各一次

按:《素问》:"其不及,胜己所不胜,侮而乘之",土虚木横,肝木乘脾土,遂成肝风内动,脾气虚弱,运化失司,水湿内停,聚而成痰,痰阻清阳,肝风夹痰上扰晴空。风性主动,肝风内动,

则头眩目摇,又痰浊上逆,浊阴不降,阻遏清阳,故眩晕更甚,自觉天旋地转,遂恶心呕吐。舌红苔黄,边有齿痕,脉弦滑,皆为风痰上扰之象。治疗肝风夹痰之眩晕方用天麻钩藤饮合二陈汤,前者平肝息风,后者健脾化痰,两方合用既可平息肝风,又化已成治痰,且防痰饮再生。

眩晕之肝风夹痰证眩晕用逍遥散善后,本方有疏肝解郁,养血健脾之功,深和《素问》:"肝苦急,急食甘以缓之","脾欲缓,急食甘以缓之","肝欲散,急食辛以散之"之旨。可使肝郁得疏,血虚得养,脾弱得复,气血兼顾,肝脾同调,立法周全,处方严谨,疗效显著。

(三) 医案三

陈某,女,36 岁。

初诊日期:2014 年 5 月 15 日。

病史:患者 20 天前有感冒病史,7 日前突发眩晕,视物旋转,无法行走,由担架抬至当地医院,经诊断为前庭神经炎,经系统治疗后,视物旋转消失,但整日头昏,不清醒,走路不稳,往右侧倾斜,夜间加重。为缓解该症状寻求中医治疗。现症见:无汗微恶风,头昏不清,走路不稳,往右侧倾斜,自发性眼震(+),T:37.5℃,咽部红且痛,口渴甚。查:舌红苔黄,脉浮。

中医诊断:眩晕。

证型:外感风热证。

西医诊断:前庭神经炎。

治疗原则:疏风散邪,清利头目。

处方:桑叶 15g　　菊花 25g　　桔梗 15g　　连翘 15g
　　　杏仁 15g　　薄荷 15g　　芦根 20g　　羚羊角先煎10g
　　　钩藤 30g　　生地 15g　　白芍 30g　　竹茹 20g
　　　茯神 20g　　甘草 15g　　天花粉 15g　　麦冬 15g
　　　贝母冲服3g

7 剂,水煎服。每日 1 剂,分 3 次服用,早、中、晚各一次

嘱患者每日做保健操两次,每次 10~15 分钟。

二诊(2014 年 5 月 22 日):服药 3 剂后,症状即有好转,口渴症状减轻。查:舌红苔微黄,脉浮。方已对症,效不更方,继服上方 7 剂,以观病变。嘱患者继续做保健操,每日两次,每次 10~15 分钟。

三诊(2014 年 5 月 29 日):眩晕消失,不觉口渴,余症已除。查:舌红苔薄白,脉浮。更服下方,巩固疗效。

处方:黄芪 30g　　白术 15g　　防风 15g　　柴胡 10g
　　　香附 15g　　川芎 15g

7 剂,水煎服。每日 1 剂,分 3 次服用,早、中、晚各一次

随访 3 月未复发。

按:《证治百问》曰:"凡眩晕一时暴发者,必因风暑寒热郁于肌表,触发内之痰气,致脉络满而经络虚,使外有余而内不足,上脉溢而下脉虚,所以头重足轻,一时眩晕,若气血冲和者,候风寒暑气痰热清散即愈。"本患首次眩晕是因风热邪气引动内风,上扰清窍而致。经系统

治疗后,虽无视物旋转,但头昏,不清醒感仍在。若将眩晕突发时视为前庭神经炎的急性期,那么患者就诊时则为前庭神经炎的缓解期。方用桑菊饮,用解表药发散向外的特性,以顺应肝主升主动的生理特性。外感风热邪气,外风引动内风,治内风用羚角钩藤汤,做到内风与外风兼顾,疗效才能显著。本患口渴严重,故加入天花粉 15g、麦冬 15g,天花粉甘,微苦,有清热泻火,生津止渴,消肿排脓之功,麦冬养阴润肺,益胃生津,两药相合,治疗口渴效果极佳。

"保健操"是马智教授经常教眩晕患者做的一套动作,从中医角度讲,"保健操"可以调畅气血,疏通经络,进而缓解眩晕。其动静兼功,要求思想恬静,意念集中,全身舒展、松弛,对神经系统、血液循环系统等均有促进和协调作用。西医学研究表明,"保健操"与"前庭康复操"有异曲同工之妙,"前庭康复操"可促进前庭代偿机制的建立,加快眩晕恢复的时程。

诸证消失后,用玉屏风散合通气散善后疗效显著。

(四) 医案四

吴某,女,64 岁。

初诊日期:2014 年 6 月 18 日。

病史:患者自觉 1 个月开始出现头晕,走路路线不直,常往左侧偏斜,活动时感觉周边景物模糊、摆动,夜间尤其严重。患者听力较前减退、耳鸣似蝉叫,睡眠欠佳、多梦,腰膝酸软,潮热盗汗,五心烦热。Meyer Zum Gotlesberg 试验(+),即病人头部摇动时视力下降;前庭功能检查提示:双侧前庭功能低下。查:舌质红,少苔,脉细数。

中医诊断:眩晕。

证型:髓海不足证。

西医诊断:丹迪综合征。

治疗原则:滋阴补肾,填精益髓。

处方:
熟地 20g	龟板 30g	黄柏 15g	知母 15g
生地 20g	麦冬 20g	白芍 20g	鳖甲 30g
牡蛎 30g	阿胶 10g	鸡子黄 2 枚	麻仁 10g
五味子 10g	甘草 15g		

7 剂,水煎服。每日 1 剂,分 3 次服用,早、中、晚各一次,送服交泰丸(成药),1 丸

二诊(2014 年 6 月 25 日):服药 3 剂后活动时周边景物模糊、摆动现象稍有减轻,耳鸣缓解,睡眠可,腰膝酸软减轻,盗汗止,心烦减轻。效不更方,继服上方 7 剂,巩固疗效。

三诊(2014 年 7 月 2 日):诸证缓解。更服杞菊地黄丸巩固疗效。

温开水送服,每次 1 丸,一日 3 次,连服 15 天。

按:《灵枢·海论》曰:"髓海不足,则脑转耳鸣,胫酸眩冒,目无所见,懈怠安卧"。耳为肾窍,脑为髓海,精少髓亏,脑海失聪则耳聋耳鸣;精亏髓减,则骨骼失养,故腰膝酸软;髓海不足,阴不制阳,虚火内生,则潮热盗汗,五心烦热;心肾为水火相济之脏,髓海不足,水火失济则心火偏亢,心神不宁则睡眠欠佳、多梦,舌红少苔,脉细数为髓海不足之舌脉。故本患可辨为髓海不足证,治疗当滋阴补肾,填精益髓,方用大补阴丸合大定风珠,送服交泰丸,3 剂之

后患者症状即改善明显。

《素问·阴阳应象大论》载:"肾生骨髓,髓生肝",肾为肝之"母",肝为肾之子,肾通过"髓"来生养肝而发生母子联系。髓海不足证日久,肾虚可导致肝虚,补肾之时应重视补肝,杞菊地黄丸有滋肾养肝之功,故选此作为眩晕之髓海不足证的善后。

(五) 医案五

杨某,女,42岁。

初诊日期:2014年1月2日。

病史:患者平时容易焦虑紧张,1年前因工作调整,压力加重,出现持续性头晕伴自身不稳感,无视物旋转,上班时症状加重,下班后症状略有缓解。现症见:工作时头部昏沉,心神不定,偶有胸闷,心烦易怒,胃纳可,二便调。患者提供近期单位的体检报告,排除器质性疾病。查:舌红苔薄黄,脉弦。

中医诊断:眩晕。

证型:肝郁血瘀证。

西医诊断:慢性主观性头晕。

治疗原则:疏肝解郁,活血化瘀。

处方:柴胡15g　　　川楝子25g　　　郁金20g　　　香附25g

　　　桃仁20g　　　红花20g　　　当归20g　　　川芎20g

　　　白芍15g　　　熟地20g

7剂,水煎服。每日1剂,分3次服用,早、中、晚各一次

嘱:经常参加户外活动,调畅情志。

二诊(2014年1月9日):头晕较前改善,情绪可控制,因患者病程较长,继续原方治疗1周。

三诊(2014年1月16日):诸症改善,情绪可自我调控。

处方:柴胡30g　　　香附30g　　　川芎15g

7剂,水煎服。每日1剂,分3次服用,早、中、晚各一次

随访1月头晕未复发。

按:通过询问病史及查体,本案患者可基本排除器质性疾病,加之患者既往存在抑郁、恐慌等症状,长时间处于焦虑状态,故该患者可诊断为慢性主观性头晕。患者中年女性,平素易怒,焦虑紧张,是因肝气郁结不疏导致,肝气郁久化火,上扰清窍,致使头晕;母病及子,肝火扰心,心血失养,故见心神不定、心烦。当辨为眩晕之肝郁血瘀证,治宜疏肝解郁,活血化瘀。方用马智教授自创的解郁汤合桃红四物汤,标本兼治,疗效显著。

马智教授曾提出医家五要思想,即:要精医理,准确辨证,合理施治;要存仁心,贫富有异,施治应同;要解心锁,巧妙沟通,心病当解;要慎言语,谨言慎行,恰到好处;要教调摄,详细嘱托,重视护理。本案辨证精准,方药得当,除此之外,马智教授亦重视对该患者的心理疏导,与该患者聊天,放松患者心态,嘱患者在平时应该学会释放自己的压力,培养自己的业余爱好,调整心态,不要过分的追求完美。经过心理的调整后,该患者症状即已经除去大半。

慢性主观性眩晕防治"肝郁"尤为重要,本案后期眩晕之证基本已除,为防止肝郁而致慢性主观性眩晕再发,故用通气散善后。通气散仅由三味药组成:柴胡、香附、川芎,具有行气活血,疏通经络之功,有效缓解"肝郁"之证,可防眩晕再发。

五、附录　效验方、特色穴等

（一）效验方

眩得康

泽泻　白术　炙甘草　天麻　清半夏　葛根　陈皮　钩藤　茯苓

止眩五苓散

天麻　钩藤　泽泻　白术　茯苓　桂枝　猪苓

头痛汤

菊花 25g　川芎 15g　蔓荆子 15g　天麻 15g　葛根 15g

解郁汤

当归 15g　郁金 20g　柴胡 15g　香附 25g　川楝子 25g　白芍 15g

安神汤

酸枣仁 25g　首乌藤 25g　远志 15g　茯苓 25g　石菖蒲 15g　龙齿 50g　琥珀 15g　炙甘草 15g

解郁安神汤

当归 15g　酸枣仁 25g　炙甘草 15g　郁金 15g　柴胡 15g　香附 25g　首乌藤 25g　远志 15g

川楝子 15g　白芍 15g　茯苓 25g　石菖蒲 15g　龙齿 50g　琥珀 15g

（二）特色穴

晕听区、太阳穴、百会穴、印堂穴

聂莉芳教授益气养阴法治疗慢性肾脏病学术思想传承研究

传承博士后：徐建龙

一、传承导师传略及传承博士后简介

聂莉芳

聂莉芳，女，1947年10月出生，汉族，中国中医科学院西苑医院肾病科主任医师、教授、博士生导师。

现任全国第四、五批老中医药专家学术经验继承工作指导老师，国家重点专科（中医肾病科）学科带头人；培养硕、博士及全国多省市高徒30余人，建有全国名老中医聂莉芳名医工作室。1980年于北京中医药大学硕士研究生毕业，为我国首届中医研究生。1993、1994年作为中国政府派遣研究员曾赴日本广岛大学医学部研修肾脏病。曾任中华中医药学会肾病分会副主任委员，中国中西医结合学会肾病专业委员会副主任委员，北京中医药学会肾病专业委员会主任委员。

从医近50年，长期致力于医疗、教学、科研工作。擅长运用中医药治疗多种慢性肾脏病，对IgA肾病、慢性肾衰竭、肾病综合征、糖尿病肾病、紫癜性肾炎等疾病具有丰富的临床经验。对IgA肾病气阴两虚证进行了系列研究，获得了中华中医药学会科学技术进步二等奖及北京市科技进步二等奖。

撰写学术论文100余篇，出版《实用常见肾脏病防治》《肾脏病中医诊治与调养》《血尿的诊断与中医治疗》《慢性肾衰的诊断与中医治疗》《蛋白尿的诊断与治疗》《聂莉芳肾病验案精选》《聂莉芳治疗肾病经验辑要》等著作10余部。

徐建龙

传承博士后徐建龙，男，1980年10月出生，汉族，中国中医科学院西苑医院肾病科副主任医师。现任中华中医药学会肾病分会委员，北京中医药学会肾病专业委员会副秘书长，中国中西医结合学会肾病专业委员会青年委员。临床擅长治疗IgA肾病、慢性肾衰、肾病综合征、慢性肾炎及腰痛、水肿、脱发等病。现已发表学术论文20余篇，出版学术专著3部。

二、导师学术思想与学术特色、临床特点

聂莉芳治疗慢性肾脏病,临床重视益气养阴法的应用,在处方用药过程中注重标本缓急、分期论治,异病同治,权衡气虚、阴虚轻重程度,用药平和等临床学术特点。兹概括如下。

(一)学术思想

1. 探本源,精气用

益气养阴法来源于古代的"精气学说",并经过后世的逐步发展而理法方药逐渐具体化。"精气学说"起始于先秦时期,两汉时期被"元气说"同化,其基本理论认为精即是气,气即是精,精与气同为一体,归为元气,精气共同构成宇宙万物的本源,同时精气运动及气化推动着宇宙万物的发生发展与变化。

中医学的奠基之作《黄帝内经》中关于"精气"的论述颇多,散见于各篇。"今时之人不然也,以酒为浆,以妄为常,醉以入房,以欲竭其精,以耗散其真,不知持满,不时御神,务快其心,逆于生乐,起居无节,故半百而衰也。""凡欲诊病者,必问饮食居处,暴乐暴苦,始乐后苦,皆伤精气,精气竭绝,形体毁沮。""嗜欲无穷,而忧患不止,精气弛坏,营泣卫除,故神去之而病不愈也。"此处说明不良的生活方式及情绪异常可损伤精气。

"味归形,形归气,气归精,精归化;精食气,形食味,化生精,气生形。味伤形,气伤精;精化为气,气伤于味。"说明精与气一而二,二而一,且可以互相化生。

"夫精者,身之本也。故藏于精者,春不病温。""是故五脏,主藏精者也,不可伤,伤则失守而阴虚,阴虚则无气,无气则死矣。""邪气盛则实,精气夺则虚。"《中藏经·劳伤论》云"劳者,劳于神气也;伤者,伤于形容也。"清林珮琴《类证治裁·虚损》云"经言精气夺则虚。凡营虚卫虚,上损下损,不外精与气而已。精气内夺,则积虚成损,积损成劳,甚而为瘵,乃精与气虚愈之极也。"说明精气是人之安身立命之本,如果劳伤形神,精气夺失而虚劳出现疾病,甚则危及生命。

慢性肾脏病最常见的临床表现为血尿、蛋白尿,聂莉芳认为血尿、蛋白尿均属于精微物质,宜藏不宜泄,如气不摄血、肾失封藏,精微物质下泄则可见血尿、蛋白尿,故其治疗当以益气养阴、补肾益精为法。

2. 治之本,保气精

《黄帝内经》云"形不足者,温之以气;精不足者,补之以味。""毒药攻邪,五谷为养,五果为助,五畜为益,五菜为充,气味合而服之,以补精益气。"提出了补精益气的治疗法则,可谓是益气养阴法的源头。

明代薛己《医宗摘要》:"虚损之症……此属足三阴亏损,虚热无火之证,故昼发夜止,夜发昼止,不时而作,当用六味地黄丸为主,以补中益气汤补脾胃。若脾胃先损者,当以补中益气汤为主,以六味地黄丸温存肝肾,多有得生者。"提出了补脾肾气阴而治疗虚损。

《伤寒论》中所载麦门冬汤、竹叶石膏汤、白虎加人参汤等方剂均蕴含益气养阴方义。《备急千金要方》所载内补散、五补汤、人参汤均含有生脉散组成,金李东垣《内外伤辨惑论》之

生脉散,元张从正《儒门事亲》之三才丹,明张景岳《景岳全书》之大补元煎、两仪膏,清沈金鳌《沈氏尊生书》之参芪地黄汤均为益气养阴代表方剂。这些方剂也是我们目前治疗慢性肾脏病的常用方剂。

在中医藏象学说中,肾藏精、主水、主气化、主生殖发育、主纳气、主化生血液、主骨生髓、开窍于二阴,这些与西医学肾脏的功能何其相似。慢性肾衰为肾脏萎缩,肾单位丧失,其排泄功能及内分泌等功能异常而出现一系列病理改变,中医学认为"阳化气,阴成形",肾精不足,则肾之气化及所主功能失司,可出现乏力、水肿、血虚、骨弱等病理变化。所以从中医的肾出发而治疗慢性肾脏病有其理论基础。类同于"肝体阴而用阳",肾所主之各种功能均是建立在"肾藏精"的基础上,只有肾精充足,精以化气,补气以促气化,如此肾主水、主气化、主生殖发育、主纳气、主化生血液、主骨生髓、开窍于二阴等功能才能发挥正常。概言之,即是"保精气",治疗慢性肾脏病应该以补肾精、益气阴为常法。

3. 重五脏,通六腑

《黄帝内经》云:"五脏者,藏精气而不泻也;六腑者,传化物而不藏也。"可见精气的封藏在于五脏。《难经》云:"治损之法奈何? 然:损其肺者,益其气;损其心者,调其荣卫;损其脾者,调其饮食,适其寒温;损其肝者,缓其中;损其肾者,益其精。此治损之法也。"提出了五脏分治的治疗原则。

聂莉芳治疗慢性肾脏病以益气养阴,补益精气为法。临床常用方参芪地黄汤,方中六味地黄汤三补配三泻,补益肝脾肾之阴,参芪益气,诸药合用,为补益肝脾肾气阴两虚方。生脉饮为救心肺气阴两虚常用方。如在参芪地黄汤方证如乏力、腰膝酸软、舌淡、苔白、脉沉弱基础上,兼见心悸、气短等心肺气阴两虚者,上两方合用而成参芪麦味地黄汤,此方可补五脏气阴虚,深得"五脏者,藏精气而不泻"之旨。

聂莉芳在补益五脏气阴的基础上,同时兼顾通六腑,认为六腑以通为用,五脏六腑协同工作,则人体全身生理功能正常运行。若六腑不通,则会影响五脏藏精的功能。如胃不能通降,无以受纳水谷,则脾无从运化水谷精微;如胃家实,气机失于通畅,传导失司,大便秘结,脾亦无从运化;如膀胱湿热,蕴久可伤肝肾之阴;如胆腑郁热,肝血肝阴暗伤,可致肝疏泄失司等。故聂莉芳临床上常在益气养阴基础上加竹茹、大黄、银花、黄芩、石韦等或和胃止呕,或通腑泄浊,或疏散风热,或清胆腑郁热,或清热通淋。

4. 补肾精,非独肾

前面我们谈到慢性肾脏病的基础就是精气亏虚,其中又以精为本,因精能化气,如肾精亏虚,肾之气化失司,则其主水、主气化、主生殖发育、主纳气、主化生血液、主骨生髓、开窍于二阴等功能异常,可出现水肿、便秘、呕恶、贫血及精微物质下泄等病理变化。《黄帝内经》云"肾者,精之处也",所以治疗当以补肾填精为要,熟地、生地、黄精、山药、鹿角胶、肉苁蓉等为常用之药。

肾主藏精,其所藏之精,包括先天之精和后天之精。先天之精和后天之精,其来源虽然不同,但却同藏于肾,二者相互依存,相互为用。先天之精为后天之精准备了物质基础,后天之精不断地供养先天之精。先天之精只有得到后天之精的补充滋养,才能充分发挥其生理效应;后天之精也只有得到先天之精的活力资助,才能源源不断地化生。即所谓"先天生后天,后天养先天",二者相辅相成,在肾中密切结合而组成肾中所藏的精气。肾为先天之本,接受其他脏腑的精气而贮藏起来。脏腑的精气充盛,肾精的生成、贮藏和排泄才能正常。

聂莉芳在五脏六腑中更重视脾的作用,因脾为后天之本,肾为先天之本,后天与先天是相互资助,相互促进的。脾胃为水谷之海,肾为精血之海。"水谷之海本赖先天为之主,而精血之海又赖后天为之资。故人之自生至老,凡先天之不足者,但得后天培养之力,则补天之功,亦可居其强半"(《景岳全书·脾胃》)。故聂莉芳在临床中治疗肾脏病常运用调理脾胃法,常选用香砂六君子汤、黄连温胆汤、苏叶黄连汤、参苓白术散,和中化湿,安和五脏,进而促进肾中精气封藏。

5. 益气阴,广其用

聂莉芳认为辨识气阴两虚证应该动态化,既要看什么原因造成的气阴两虚,同时要注意气阴两虚日久可致阴阳两虚。慢性肾脏病为迁延性疾病,病程较长,故其治疗亦是持久战。气阴两虚是多种肾脏病的病机核心,"阴虚则内热"、"气有余便是火",补益药多偏温补。因此聂莉芳临床长期应用补益药要"谨察阴阳所在而调之,以平为期",要考虑其"上火"之弊。因而补虚以平补或清补为主。平补即是指在益气养阴时益气之品量不宜大,清补指的是养阴清热治法,甚或在补益基础上配伍银花、丹皮、生石膏等散热、透热外出。如聂莉芳在临床应用地黄汤类方剂时,常以生地易熟地,以其养阴清热、凉血活血、甘寒生津,喜其补中有通、滋而不腻,而避熟地之滋腻碍胃。应用补气类系列方时常以太子参易党参,即取其甘苦而平,补气而无助热之弊,生津实有养阴之良能。即使临床中辨证为阳虚的患者,也应力避肉桂、附子等辛温燥烈之药,常选用菟丝子、巴戟天等甘温助阳之品及紫河车、肉苁蓉等温润之品,且宗张景岳"善补阳者,必于阴中求阳,则阳得阴助,而生化无穷"之旨,配伍枸杞子、生地、山药等滋阴药以达阴阳之互根互用之效。

益气养阴法针对气阴两虚证而设,以补益精气、益气养阴药为主的治法属益气养阴法。但聂莉芳认为临床看待问题不能局限化,辨证论治需审症求因,凡是针对造成精血虚、气阴不足而治疗的均可谓之为益气养阴法。临床上若外感温热之邪,温热易耗伤阴津,津能载气,津伤则气伤,且壮火食气,均可致气阴两虚,如此清热之品亦寓益气养阴之义。如因饮食不节、湿邪困脾或湿热中阻,如此脾胃化生气血功能失司,化源不足,久则气阴两虚,如此调理脾胃之品亦寓益气养阴之义。此外,阴阳互根互用,病久阴损及阳,可致阴阳两虚,但其源头还是气阴两虚,此时当选用阴阳双补甘温之品,避免辛温燥烈之品,以防重伤阴液,如此甘温阴阳双补之品亦寓益气养阴之义。总之,我们理解益气养阴法当拓展思维,看其"来龙去脉"。

(二)学术特色

1. 辨疾病,分病期

临床上,聂莉芳主张首先明确西医诊断,认为不同的疾病有其不同的规律,有其不同的病机演变,有其不同的临床特点,有其不同的并发症,这些均对我们治疗有重要的参考意义。比如糖尿病肾病在初期常以燥热内盛为主,随着病情进展,精微物质下泄而出现蛋白尿,此时燥热日久伤精耗气,以气阴两虚为病机关键所在,病情进一步进展,阴损及阳,可现阴阳两虚之证。如 IgA 肾病临床特征为"感染同步性血尿",尤以上呼吸道感染最为常见,所以我们在治疗时常加银花清热解毒,疏散风热以截断病程。慢性肾衰早中期多为气阴两虚证,后期则易出现水凌心肺、湿热中阻等证。

聂莉芳在明确诊断后,主张疾病分病期,在分期基础上进一步辨证。《素问·标本病传论》云"治主以缓,治客以急",此即"急则治标,缓则治本"之义,这也是聂莉芳对慢性肾脏病临床进行分期的理论依据。聂莉芳对多种慢性肾脏病进行了临床分期,如关格病(慢性肾衰)分为虚损期和关格期;IgA肾病分为急性发作期和慢性迁延期;紫癜性肾炎分为紫癜发作期和慢性迁延期;肾病综合征分为水肿突出阶段、蛋白尿持续阶段和激素撤减阶段;糖尿病肾病分为早、中、晚期。聂莉芳认为疾病的分期对于指导治疗有积极的意义;对其病机、临床表现特点及发展变化的规律等方面的认识具有整体观念,从而对论治具有整体性的指导意义;有利于肾脏病辨证论治的规范化研究及治疗方案的优化。

聂莉芳认为不同的分期治疗重点不同。如IgA肾病急性发作期以风热袭肺证和下焦膀胱湿热证最为常见。风热袭肺证,多选用辛凉清疏之剂,以身热、口干、咽痛为主者,常以银翘散加减化裁;以咳嗽为主者,多以桑菊饮化裁。下焦膀胱湿热证,常避苦寒之剂,而多以甘寒淡渗平和之剂导赤散加味,取其寒以清热,淡以渗湿,甘寒生津,渐渗湿热于下,祛邪而不伤正。强调急性期治疗祛邪勿过,中病即止,以防损伤正气。慢性迁延期则以扶正补虚为要。气阴两虚证在IgA肾病慢性迁延期最为多见,虚则补之,故聂莉芳常以益气养阴法为主而调治之。益气滋肾汤(太子参、生黄芪、生地、丹参、当归、白芍等)、参芪地黄汤和生脉饮均为习用、常用之方。

再如聂莉芳提出了慢性肾衰的中医分期,即将关格病(慢性肾衰)分为虚损期和关格期。虚损期以虚损症状为主,以气阴两虚证最为多见,临床表现如神疲乏力,心悸气短,眩晕耳鸣,腰膝酸软而痛,自汗或盗汗,手足不温或手足心热,咽干,大便溏薄或干结,面色萎黄,舌淡边有齿痕,苔腻或苔少而干,脉浮大无力或沉细数而无力等。此时常选参芪地黄汤方加减化裁,并径冠以"虚损期方",其方以六味地黄汤补益肾精,加太子参、生黄芪以促肾之气化。若疾病进展至关格期,患者的临床表现具有典型的下关上格的关格病特征,以恶心呕吐,纳呆食减,小便不通或二便俱不通为主症;甚者出现肢体无力,精神萎靡,或伴气短喘促,动则尤甚。病机以邪实为主,但同时正虚至极。此时当以顾护脾胃为先,常选方香砂六君子汤、黄连温胆汤、苏叶黄连汤调理脾胃,和胃止呕;伴心悸怔忡,胸憋气喘,合方生脉饮益气养阴。通过治疗若脾胃功能恢复正常,胃可纳,脾可化,则可运化水谷精微,化生气血,进而行其升清统摄之职。此时调理脾胃的最终目的在于保精气,为广义上的益气养阴法运用。

2. 求大同,存小异

同病异治,异病同治,异病异治。聂莉芳始终强调,辨证论治是中医的灵魂,所谓的益气养阴法治疗不同的肾脏病,是基于这些肾脏病患者临床辨证为气阴两虚证时,即我们常说的"异病同治"。相对而言,肾病综合征患者应用激素后、慢性肾衰虚损期患者、紫癜性肾炎迁延期患者、糖尿病肾病患者易出现气阴两虚证。同样运用益气养阴法,聂莉芳在治疗这些不同的疾病时也常有不同的变化,如治疗IgA肾病时常注重配合清热利咽散结药;治疗已服用激素的肾病综合征患者时,常选用参芪知柏地黄汤,痤疮严重者,再合五味消毒饮;治疗慢性肾衰虚损期患者,常选用参芪地黄汤气阴双补;治疗紫癜性肾炎时,常在益气养阴基础上合用过敏煎;治疗糖尿病肾病时,因糖尿病燥热为标,阴虚为本的病机,常在益气养阴基础上加用生石膏、黄连等清热润燥生津之品。

紫癜性肾炎与 IgA 肾病免疫病理大致相同,有部分学者认为其二者属于同一疾病的两个不同亚型,但聂莉芳不赞同这一观点。认为这两个疾病各自有其临床特点,紫癜性肾炎为过敏性疾病,IgA 肾病特征为"感染同步性血尿",一为原发,一为继发。其中医治疗亦当同中有异,聂莉芳治疗这两个疾病的经验方均体现了益气养阴法。益气滋肾汤由太子参、生黄芪、生地黄、丹参、芡实、旱莲草、银花、炒栀子、小蓟、当归、白芍组成。紫癜肾 1 号方是在益气滋肾汤的基础上加民间验方过敏煎(柴胡、乌梅、五味子、防风、炙甘草),聂莉芳在加减变化时将柴胡易为银柴胡以防柴胡升散伤阴,去防风、炙甘草之温,加地龙、紫草凉血止血,现代研究地龙、紫草亦有抗过敏之功。此外,相比较 IgA 肾病而言,紫癜性肾炎病机更偏于阴虚内热,且因"肺主皮毛""斑发于阳明",故治疗紫癜性肾炎时常在紫癜肾 1 号方的基础上加生石膏、黄芩炭清肺胃邪热而凉血化斑。

(三) 临床特点

1. 辨病位,权轻重

聂莉芳在辨证治疗时注重辨病位。如风热袭肺偏重于表选用银翘散,偏重于肺选用桑菊饮或麻杏石甘汤。脾胃不和,若偏于胃常选用香砂六君子汤、黄连温胆汤、苏叶黄连汤;偏于脾,常选用参苓白术散、补中益气汤、归脾汤。

脾肾气阴两虚偏于脾虚选用参苓白术散,偏于肾虚选用大补元煎,脾肾虚并重选用参芪地黄汤。心肺气阴两虚证选用生脉饮,肺脾气阴两虚证选用参苓白术散,肺脾肾气阴两虚证选用参芪地黄汤合玉屏风散,或参芪麦味地黄汤;脾肾气阴两虚证选用参芪地黄汤加减,或参芪知柏地黄汤;肝脾肾气阴两虚证选用益气滋肾汤加减,或参芪归芍麻菊地黄汤加减。

此外,聂莉芳在辨治气阴两虚证时,常权衡气虚和阴虚的程度而调整用药。以 IgA 肾病举例说明,聂莉芳认为气阴两虚证在 IgA 肾病慢性迁延期最为多见,虚则补之,故常以益气养阴法为主而调治之。益气滋肾汤(太子参、生黄芪、生地、丹参、当归、旱莲草等)、参芪地黄汤和生脉饮均为常用之方。太子参、生黄芪、生地为常用之药,其中太子参的使用频率最高。太子参味甘性平,补气而无助热之弊,生津即有养阴之功,是一味平和的益气养阴药,最符合 IgA 肾病气阴两虚证之病机。在此基础上加生黄芪、生地以增益气养阴之力。同时在辨证时还应注意权衡气虚和阴虚的程度,又细分为气阴两虚偏于气虚、气阴两虚偏于阴虚、气阴两虚并重三种情况。若偏于气虚者常以党参易太子参,用炙黄芪并增量,气虚重者则加人参;若偏于阴虚者生地黄增量,太子参和生黄芪减量;若气阴两虚并重者加西洋参。

2. 临选方,抓主症

聂莉芳认为抓主症选方与方证相应在本质上是统一的,是辨证论治的进一步深入,临床加以应用,可大大提高临床诊治效率和准确度。如参芪地黄汤证和益气滋肾汤证虽均针对气阴两虚而设,但临床应用有别,参芪地黄汤证偏重于虚,而益气滋肾汤证则虚中夹实,常为气阴两虚兼夹风热、湿热之邪。故 IgA 肾病气阴两虚证患者若见神疲乏力、腰膝酸软、畏寒、舌淡、苔白,则为参芪地黄汤的应用指征;若气阴两虚证患者若见神疲乏力、咽干肿痛或咽部充血、舌红、苔薄黄或黄腻、脉细数,则为益气滋肾汤的应用指征。若在上述两证的基础上伴见心悸和(或)气短者,常加入麦冬、五味子,即生脉散义;若在上述两证基础上伴见烦热、口渴、多汗中之一症者,常加生石膏、知母(白虎汤义)以清气分之热,即"但见一症便是,不必悉具"。

其他如脾气虚证,以泄泻为主症者,则以参苓白术散为主加减;以呕恶、纳差为主症者,则予香砂六君子汤加减。湿热内阻证,以尿频急涩痛为主症者,则以加味导赤汤治之;以口苦口黏、舌红、苔黄厚腻者为主症者,常以黄连温胆汤加减。气阴两虚证,以腹泻为主症者,常以参苓白术散加减补益脾之气阴;以乏力、腰酸为主症者,常以参芪地黄汤加减,兼见头晕目胀者,常合天麻、杭菊花,兼见虚烦多梦者,常合当归、白芍,兼见颜面潮红、五心烦热者,常合知母、黄柏;以心悸、乏力、气短为主症者,常以生脉饮加减;诸如此类,均为聂莉芳临床抓主症选方的实例。

3. 重守方,平和功

肾脏病是典型的慢性病,众所周知,多数肾脏病起病隐匿,部分患者因体检而发现,临床无特异性症状,仅仅表现为理化指标的异常,慢性肾脏病也被称为人类健康的"隐形杀手"。因此,其治疗不仅要求临床症状、体征的改善,还要有理化指标的好转,且肾脏病有反复发作的特点,由此决定了其治疗必然是一个长期的过程。若想取得疗效,就必须守方。

守方是慢性病治疗取得疗效的关键。患者服药之后症情有了明显好转,这时医生都知道"效不更方"。若服药数剂,证情如故,疗效不显,则当仔细分析,是辨证不准确还是治疗失当? 是药轻病重,药力不足,还是服药时间短,显效时间未到? 如果已摒除前因,确系后者,则当耐心守方不变。著名中医药学家岳美中先生曾说:"慢性病的治疗,不但有方,还需要有守,朝寒暮热,忽攻又补,是治杂病所切忌的"。治疗慢性肾脏病,临床若辨证准确,处方得当,当守方以缓图,以期量变到质变而取得疗效,切忌朝寒暮热,心无定见,频繁更方而导致整个治疗功亏一篑。正如清·吴鞠通《温病条辨》所云:"治外感如将(兵贵神速,机圆法活,去邪务尽,善后务细,盖早平一日,则人少受一日之害);治内伤如相(坐镇从容,神机默运,无功可言,无德可见,而人登寿域)。"

聂莉芳临床守方的关键在于用药平和,因肾脏疾病具有病变迁延,病程较久的特点,患者常需长期坚持服药,若用药偏甚,久必生变,故其临床选方用药平和,轻清灵动,既避免大辛大热伤津耗液,亦避免大苦大寒伤脾败胃,务以临床实效为是。运用益气养阴法时,要注意把握好度,益气不伤阴,滋阴不壅滞气机,滋阴不恋邪。如临床常选用太子参,因其有益气生津之功,常选用生地黄,喜其补中有通、滋而不腻,常在处方中加银花清透郁热,加川怀牛膝活血补肝肾,加苏梗行气醒脾和胃。如临床常见畏寒一症,多数医家认为属于阳虚,然聂莉芳认为气虚不能温煦亦可见此症,常以党参易太子参,炙黄芪易生黄芪以增其甘温益气之功,甚者则宗"卫气出下焦"之旨,多用紫河车、菟丝子、仙灵脾等辛甘温药以助下焦阳气,临床极少应用附子、肉桂、干姜等药,认为此类药辛热燥烈,久必更伤气阴。清代医家徐灵胎对此亦有所论述,其在《医学源流论》云"夫邪之中人,不能使之一时即出,必渐消渐托而后尽焉。今欲一日见效,势必用猛厉之药,与邪相争;或用峻补之药,遏抑邪气。药猛厉,则邪气暂伏,而正亦伤;药峻补,则正气骤发,而邪内陷。一时似乎有效,及至药力尽,而邪复来,元气已大坏矣。"即充分说明了猛烈之药虽可暂取效于一时,然终必遗患,故守方用药必取平和。

三、学术访谈

(一) 成才之路与学术渊源

问:您从事中医肾病临床近40年,并成为国内著名中医肾病专家,请问老师是如何走上学习中医的道路呢?

答:我于1947年10月出生在湖南,因母亲常年有病,受尽病痛折磨,我从小就立志学医。1964年我如愿考上了北京中医学院(现名为北京中医药大学),进入了中医学最高学府,圆了自己的学医梦。

北京中医学院是新中国成立后建立的第一所中医高等学府,师资队伍来自全国各地的名医。时至今日,任应秋、秦伯未、印会河、刘渡舟、祝谌予、程士德、王绵之、席一民等全国知名教授授课的情形仍记忆犹新,言犹在耳。如程士德老师如何讲"心肾不交",秦伯未老师如何讲感冒、咳嗽的讲座。在名师们的悉心指导下,我对中医由初步感性喜欢,逐步产生浓厚的兴趣,各科成绩优异,打下了坚实的中医理论基本功。

1970年我于北京中医学院中医系毕业,其时赶上知识青年"上山下乡"活动,我和我的先生魏子孝服从国家分配到贵州省瓮安县工作。当地经济非常落后,缺医少药,我们守着一个小卫生所为当地的患者看病,条件非常艰苦。但现在回想起来,当时的环境也造就了我,我每天直接接触中药材,久则熟识药性,同时当时的环境逼迫我用纯粹的中医中药解决患者的疾患,锻炼了我的中医思维。就这样,我们在瓮安呆了8年,8年中我有解决患者病痛后的成就感,也有未解决问题时的困惑。1978年我国第一批中医研究生招生,我和我的先生报考并如愿被北京中医学院研究生班录取,我师从王绵之教授攻读方剂学硕士学位。1980年我硕士研究生毕业,我被分配到中国中医研究院(现中国中医科学院)工作,逐渐从事肾脏病中医临床研究,并逐渐成长为一名被患者认可、被学术界认同的中医肾病专家。

问:您的成才之路对我们很有启发和借鉴意义,能否对我们今后的成长之路提一些建议呢?

答:这个问题涉及很多方面,就我自己的体会以及我对现在中医发展的现状来说,我觉得主要包括几个方面。首先,我们要有成为一名名中医的宏愿,要立常志,而不是常立志,在确立了目标后,应坚定不移地、不畏艰险地去实现目标。其次,我们要内心里热爱中医,而不是披一件中医的外衣。兴趣是最好的老师,只有热爱、执着,才能坚持,从而到达胜利的彼岸。再次,实现自己的目标,我认为应该具备这些素质。体魄健全;吃苦耐劳,勤奋好学;懂得感恩;善于利用时间;认真、仔细、踏实;善于思考、分析、总结;勤于写作;能够坚持自己的学术观点。一路走来,我都是这么做的,希望与你们共勉。

问:您从事中医肾病多年,积累了丰富的临床经验,并形成了自己独特的辨证思路,在学术思想成熟的过程中受到了哪些启发和影响?

答:世界上未有无源之水,无本之木,中医学亦不例外。不管从事哪一个中医二级学科,必须打好中医理论基础,正所谓"为有源头活水来",只有熟读中医四大经典,才能做好临床。你们可能会注意到,我现在的一些临床用药加减变化,还是来源于《伤寒杂病论》,如胸闷者,去芍药,加薤白宣痹通阳;如症见热、渴、脉洪大者,加牛石膏;如痛甚者,常加芍药、甘草缓解止痛等。

标本理论。《素问·标本病传论》即有"知标本者,万举万当,不知标本,是谓妄行"的论述,可见标本的重要性。针对临床病证中标本主次的不同,而采取"急则治标,缓则治本"的法则,以达到治病求本的目的,此即所谓标本先后的基本治则。标本理论对于正确分析病情,辨别病证的主次、本末、轻重、缓急,予以正确的治疗,具有重要的指导意义。

对于慢性肾脏病,我一贯主张以扶正为主,就是基于人体的正气为本,邪气为标的标本关系。我们要着眼于病的人,而不是人的病,这也是我临床"治病留人"的一贯主张,治病必须是以留人为前提,不能单纯为了指标的改善而损坏人体的根基,我临床上基本不用免疫抑制剂、雷公藤即基于此。

问:我们知道,在国内中医肾病学术界老师被冠以"扶正派",您自己对此有什么看法?

答:《黄帝内经》云:"正气存内,邪不可干","邪之所凑,其气必虚","今时之人不然也,以酒为浆,以妄为常,醉以入房,以欲竭其精,以耗散其真……故半百而衰也"。可见疾病得之于虚具有普遍的理论指导意义。更何况现代人的生活方式,如工作忙、节奏快、饮食无节制、缺乏锻炼、休息不规律、长时间看手机电脑等,"久视伤血,久卧伤气,久坐伤肉","饮食自倍,肠胃乃伤",久则必伤气血。

具体到慢性肾脏病来说,肾脏病患者多伴有乏力症状。乏力一症,可见于虚,如气血阴阳诸虚;也可见于实,如肝气郁结、湿邪困阻气机等。但总体而言,虚而乏力是其常,实而乏力是其变。其次,慢性肾脏病,病程迁延,在其疾病发展的某一个阶段可能会以邪实为主,但我们临床体会,这一阶段相对比较短暂,所以我们临床治疗时候,祛邪当中病即止,且可暂而不可久,以防耗伤正气。另外,我在临床上治疗慢性肾脏病,运用参芪地黄汤、生脉饮、香砂六君子汤、参苓白术散、黄连温胆汤等方居多,前几方均以补益为主,黄连温胆汤多用于慢性肾脏病患者湿热中阻症见呕恶者,以黄连温胆汤清化湿热,恢复脾胃功能,以冀提高患者的自调节能力,积极诱导机体进入一个良性的抗病程序,使机体达到一个新的稳态平衡。

㉛（二）益气养阴法认识

问:通过多年的临床侍诊及查房,我发现您临床中应用益气养阴法最为多见,您认为益气养阴法的理论基础是什么?

答:我认为益气养阴法来源于古代的"精气学说",并经过后世的逐步发展而理法方药逐渐具体化。"精气学说"起始于先秦时期,两汉时期被"元气说"同化,其基本理论认为精即是气,气即是精,精与气同为一体,归为元气,精气共同构成宇宙万物的本源,同时精气运动及气化推动着宇宙万物的发生发展与变化。

中医学的奠基之作《黄帝内经》中关于"精气"的论述颇多,散见于各篇。"邪气盛则实,精气夺则虚。""凡欲诊病者,必问饮食居处,暴乐暴苦,始乐后苦,皆伤精气,精气竭绝,形体毁沮。""味归形,形归气,气归精,精归化……。""形不足者,温之以气;精不足者,补之以味。"从以上论述我们可以看到在内经中精与气一而二,二而一,且可以互相化生,生活不规律及情绪异常易伤精气,精气夺失则虚损而病。"是故五脏,主藏精者也,不可伤,伤则失守而阴虚,阴虚则无气,无气则死矣。"可谓是气阴两虚提法的萌芽。"毒药攻邪,五谷为养,五果为助,五畜为益,五菜为充,气味合而服之,以补精益气。"提出了补精益气的治疗法则,可谓是益气养阴法的源头。

《伤寒论》中所载麦门冬汤、竹叶石膏汤、白虎加人参汤等方剂均蕴含益气养阴方义。《备急千金要方》所载内补散、五补汤、人参汤均含有生脉散组成,金李东垣《内外伤辨惑论》之生脉散,元张从正《儒门事亲》之三才丹,明张景岳《景岳全书》之大补元煎、两仪膏,清沈金鳌《沈氏尊生书》之参芪地黄汤均为益气养阴代表方剂。这些方剂也是我们目前治疗慢性肾脏病的常用方剂。

问:益气养阴法的内涵是什么? 运用益气养阴法需要注意什么?

答:我们知道"气"属于"阳"的范畴,阴阳是一对矛盾的统一体,阴虚易生内热。因此益气养阴法不是益气药与养阴药简单的叠加,要充分考虑到益气药多偏于温性易伤阴,同时也要考虑到滋阴药滋腻易阻滞气机之弊,而其内涵即是"保气精"。我在运用益气养阴法时最常用的药物为太子参、生黄芪、生地、银花,其中太子参的使用频率最高。太子参甘苦而平,补气而无助热之弊,生津实有养阴之良能,最符合气阴两虚证之病机。在此基础上加生黄芪、生地以加强益气养阴的作用。同时我在辨证时权衡气虚和阴虚的程度而又细分为气阴两虚偏于气虚、气阴两虚偏于阴虚、气阴两虚并重三种情况。若偏于气虚者常以党参易太子参,用炙黄芪并增量,气虚重者则加人参;若偏于阴虚者生地黄增量,太子参和生黄芪减量;若气阴两虚并重者加西洋参。同时我常在益气养阴方中加入银花,银花可疏散上焦风热,解毒利咽,可预防风热外感;同时,IgA肾病浊瘀内阻日久,必然郁而化热,故常喜用银花、竹叶清透郁热,注意给邪以出路。

此外,临床运用益气养阴法时尚需据脏腑定位选方用药。如肺脾气阴两虚证参苓白术丸加减;肺脾肾气阴两虚证参芪地黄汤合玉屏风散;脾肾气阴两虚证参芪地黄汤加减,肝脾肾气阴两虚证益气滋肾汤加减;或参芪归芍麻菊地黄汤加减。

问:临床上我们如何界定气阴两虚证,气阴两虚证的临床特点是什么?

答:气阴两虚证的临床特点是气虚证和阴虚证并见,临床表现为镜下血尿或伴见蛋白尿,神疲乏力,腰膝酸痛,手足不温或手足心热,自汗或盗汗,易感冒,心悸,口不渴或咽干痛,大便偏干或溏薄。舌淡红边有齿痕或舌胖大,苔薄白或薄黄而干,脉细数而无力。总而言之,气阴两虚证是气虚证和阴虚证的复合证候,临床需要广泛收集四诊信息,进而综合判断。

我们看到临床上相当一部分IgA肾病患者,除乏力外,既可见到咽干咽痛,也可见到易腹泻等症,此时咽干咽痛多为阴虚失于滋养肺胃,腹泻多为脾气虚,此即气阴两虚之表现,治疗当润肺滋胃利咽,同时健脾益气渗湿,二者并行不悖。

问:除治疗IgA肾病以外,您还运用益气养阴法治疗哪些肾脏疾病? 益气养阴法治疗不同的疾病有什么异同?

答:我们要时刻谨记,辨证论治是中医的灵魂,所谓的益气养阴法治疗不同的肾脏病是基于这些肾脏病患者临床表现辨证为气阴两虚证时,即我们常说的"异病同治"。相对而言,肾病综合征患者应用激素后、慢性肾衰虚损期患者、紫癜性肾炎迁延期患者、糖尿病肾病患者易出现气阴两虚证。同样运用益气养阴法,我在治疗这些不同的疾病时也常有不同的变化,如治疗 IgA 肾病时常注重配合清热利咽散结药;治疗已服用激素的肾病综合征患者时,常选用参芪知柏地黄汤,痤疮严重者,再合五味消毒饮;治疗慢性肾衰虚损期患者,常选用参芪地黄汤气阴双补;治疗紫癜性肾炎时,常在益气养阴基础上合用过敏煎;治疗糖尿病肾病时,因糖尿病燥热为标,阴虚为本的病机,常在益气养阴基础上加用生石膏、黄连等清热润燥生津之品。

❀(三)益气养阴法治疗 IgA 肾病

问:您最初是如何考虑应用益气养阴法治疗 IgA 肾病的?

答:我们知道,任何一种治法都是基于临床实际提出的,现象中必然蕴藏着事物的本质。我 1995 年在日本留学期间对 68 例 IgA 肾病的中医证型进行了分析,研究结果显示气阴两虚证居于首位,占 63.24%。据此在国内率先提出了 IgA 肾病正虚以气阴两虚证为主的学术观点。随后我带领的团队回顾性总结了我国 15 年(1988—2003 年)87 篇 IgA 肾病中医证候学研究方面的文献,纳入研究患者共 2092 例。研究结果显示:IgA 肾病的最常见中医证型依次是气阴两虚证、肝肾阴虚证、脾肾气虚证、脾肾阳虚证。其后由陈香美院士领衔的一项国内多中心试验对 1016 例 IgA 肾病患者中医证候流行病学研究发现,IgA 肾病以气阴两虚证最为多见。随着中医肾病学界对 IgA 肾病的研究逐渐开展,IgA 肾病以气阴两虚证为主要证型的学术观点得到了多数中医肾病学者的认同。其后我开始对气阴两虚证的类证候及益气滋肾治法开展了一系列研究,研制了西苑医院院内制剂益气滋肾口服液,并作为课题负责人牵头国家"十五"攻关课题:"益气滋肾治法为主治疗 IgA 肾病的多中心随机临床试验",研究结果显示:益气滋肾治法治疗 IgA 肾病可以减少血尿、蛋白尿,可以延缓肾功能进展。

问:我们知道 IgA 肾病为一西医病名,临床中有很多症状,很多学者对其中医辨证分型提出了很多看法,您为何主张应用益气养阴法治疗 IgA 肾病呢?

答:IgA 肾病为西医学病名,中医传统无此病名,根据其临床表现,可按中医学"尿血"、"腰痛"、"虚劳"等疾病论治。国内 IgA 肾病的中医辨证分型非常多,我从事 IgA 肾病研究多年,起初提出了辨证分八型论治,在临床逐渐应用的过程中,体会到有些证型临床非常少见,故在 2006 年由学会委托执笔拟定为五型,包括风热袭肺、湿热下注、脾肾气虚、肝肾阴虚、气阴两虚。其后在制定 WHO 西太区 IgA 肾病中医临床实践指南的过程中,分析总结国内文献及其他学者辨证分型,在上述五型基础上增加瘀血阻络。这是 IgA 肾病辨证分型的大致演变过程。

在多年临床实践过程中,我提出了 IgA 肾病的分期,即急性发作期与慢性迁延期。我认为风热袭肺证与湿热下注证多见于急性发作期,急性发作期在整个疾病过程中持续时间较短,且风热内蕴、湿热下注均可耗伤气阴而造成气阴两虚。IgA 肾病整体为一慢性迁延性疾病,脾肾气虚证、肝肾阴虚证及气阴两虚证多见于慢性迁延期,因气血阴阳互根关系,脾肾气虚证、肝肾阴虚证均易发展为气阴两虚证。由此看来，气阴两虚证在 IgA 肾病疾病演变过程中持续时间最长，是 IgA 肾病的病机关键所在，所以我主张以益气养阴法治疗 IgA 肾病。

问：您治疗 IgA 肾病有一个院内制剂——益气滋肾口服液，您当时拟方是如何考虑的？

答：IgA 肾病又称"感染同步性血尿"，常见感染包括上呼吸道感染、泌尿道感染、胃肠道感染、皮肤感染，其中又以上呼吸道感染最为多见，IgA 肾病患者合并咽炎及扁桃体炎者十之七八。益气滋肾口服液抓住 IgA 肾病最常见诱因为上呼吸道感染，慢性迁延期的中医病机为脾肾气阴两虚这一关键环节立法。立法用药充分体现了治病求本，兼以治标的中医治疗特色，俾脾肾气阴双补，摄血与藏精的功效复常。

该方有以下配伍特点及治疗作用：①治病求本，本于气阴两虚。本方有黄芪、太子参、生地等益气养阴，顾护正气。②控制诱发因素，减少抗原刺激。IgA 肾病的发病与上呼吸道感染密切相关。方中有银花、栀子清热解毒，疏散风热，从而减少了 IgA 肾病的诱发因素。③提高患者机体对 IgA 免疫复合物的清除力，本方益气滋肾、扶助正气，可能有助于恢复患者机体的免疫调节功能。同时方中的黄芪、白芍等经现代药理研究证实有保护肝脏的作用。这提高肝胆系统清除多聚 IgA 十分有利。④西医学认为，IgA 肾病血尿的产生机制可能与肾小球毛细血管基底膜的断裂有关，方中的三七粉是中医治创伤出血的要药，能止血而散瘀。⑤有研究证明：黄芪可以减少蛋白尿，促进肝脏蛋白的合成，降低肾组织中糖基化蛋白受体，从减少肾组织的损伤。⑥方中黄芪、太子参与银花配伍，补中有发，有益气托毒，祛邪外出之义。

问：临床中我们应该如何应用益气养阴法治疗 IgA 肾病呢？

答：基于气阴两虚证在 IgA 肾病慢性迁延期最为多见，虚则补之，故常以益气养阴法为主而调治之。益气滋肾汤（太子参、生黄芪、生地、丹参、当归、旱莲草等）、参芪地黄汤和生脉饮均为常用之方。临床上在辨治气阴两虚证时，我主张抓主症而选方，如参芪地黄汤证和益气滋肾汤证虽均针对气阴两虚而设，但临床应用有别，参芪地黄汤证偏重于虚，而益气滋肾汤证则虚中夹实，在气阴两虚的基础上可兼夹风热或湿热。故 IgA 肾病气阴两虚证患者若症见神疲乏力、腰膝酸软、舌淡、苔白、脉沉弱，则为参芪地黄汤的应用指征；若气阴两虚证患者若见神疲乏力、咽干肿痛或咽部充血、舌红、苔薄黄或黄腻、脉细数，则为益气滋肾汤的应用指征。

（四）益气养阴法治疗慢性肾衰竭

问：慢性肾衰终末期可出现各个系统的并发症，临床症状多变，您是如何考虑应用益气养阴法的？

答：我们曾于 1983 年统计过 53 例慢性肾衰尿毒症的中医辨证，结果显示，气阴两虚者31 例，且在治疗过程中，脾肾阳虚 4 例中有 2 例转化为阴阳两虚，脾肾气虚 7 例中有 6 例转化为气阴两虚，肝肾阴虚 6 例中 4 例转化为气阴两虚。由此可见，气阴两虚所占比例最高，且其他证型易转化为气阴两虚证。所以，慢性肾衰运用益气养阴法是基于临床实践的。

西医的肾脏病不等于中医的肾虚，但肾脏的生理病理改变与肾的生理病理有一定的类似之处。在中医藏象学说中，肾藏精、主水、主气化、主生殖发育、主纳气、主化生血液、主骨生髓、开窍于二阴,这些与西医学肾脏的功能何其相似。慢性肾衰为肾脏萎缩,肾单位丧失,其排泄功能及内分泌等功能异常而出现一系列病理改变,中医学认为"阳化气,阴成形",肾精不足,则肾之气化及所主功能失司,可出现乏力、水肿、血虚、骨弱等病理变化。所以从中医的肾出发而治疗慢性肾衰有其理论基础。类同于"肝体阴而用阳",肾所主之各种功能均是建立在"肾藏精"的基础上,只有肾精充足,精以化气,补气以促气化,如此肾主水、主气化、主生殖发育、主纳气、主化生血液、主骨生髓、开窍于二阴等功能才能发挥正常。概言之,即是"保精气",治疗慢性肾衰应该以补肾精、益气阴为常法。

问:益气养阴法治疗慢性肾衰的时机是什么?

答:1984年我提出了慢性肾衰的中医分期,即将关格病(慢性肾衰)分为虚损期和关格期。我认为益气养阴法在虚损期、关格期均可应用,但其用意有别。虚损期以虚损症状为主,以气阴两虚证最为多见,临床表现如神疲乏力、心悸气短,眩晕耳鸣,腰膝酸软而痛,自汗或盗汗,手足不温或手足心热,咽干,大便溏薄或干结,面色萎黄,舌淡边有齿痕,苔腻或苔少而干,脉浮大无力或沉细数而无力等。此时常选参芪地黄汤方加减化裁,并径冠以"虚损期方",其方以六味地黄汤补益肾精,加太子参、生黄芪以促肾之气化。

若疾病进展至关格期,或透析患者,易出现胸闷、心悸、气短、自汗等心肺气阴欲绝之症,此时常在选方用药基础上合入生脉饮益气养阴。慢性肾衰患者若出现心衰并发症或透析时出现低血压,表现为猝然出现大汗淋漓,神情淡漠,血压下降,脉微欲绝等虚脱症时,应急投生脉饮,以补虚固脱,挽救危证。

问:治疗慢性肾衰的院内制剂——补肾泄毒颗粒组方原则是什么,临床中当如何应用?

答:慢性肾衰其病理改变为肾脏萎缩,毒素在体内蓄积。"正不胜邪"、"正邪消长"与疾病的发生与发展关系密切,其中正气又占有主导地位,因此顾护正气应贯穿关格病治疗的始终。关格病中医基本病机为虚实夹杂,精气不足为虚、为本,气化不运、浊毒内蕴为实、为标。补肾泄毒颗粒的组方思路以扶正为主,兼以祛邪,标本同治。

补肾泄毒颗粒主要由太子参、生黄芪、生地黄、制大黄、牛膝、丹参、黄连等药物组成,方中太子参、生黄芪、生地黄益气养阴,杜仲、牛膝补肾,黄连、大黄清化湿热,推陈出新,丹参和血,全方具益气养阴、脾肾双补、化湿泄浊通腑之功。本方主要适用于关格病"虚损期",其用方之征为慢性肾衰患者见乏力,腰膝酸软,舌淡红,苔白腻或黄腻,脉沉细无力。

问:我们发现临床中您治疗慢性肾衰常选用参芪地黄汤,其理论基础是什么?临床应用有哪些变化?

答:前边我们谈到益气养阴法来源于"精气学说"。《难经》则明确提出"损其肾者,益其精。"参芪地黄汤是我们临床上治疗慢性肾衰最常见的代表方,该方出自清沈金鳌《沈氏尊生书》,由六味地黄汤去泽泻加人参、黄芪,六味地黄汤滋补肾精,加入参芪以增益气之力,为脾肾气阴双补的常用方剂。慢性肾衰临床若见神疲乏力,腰膝酸软,口干咽燥,五心烦热,自汗易感冒,纳少便溏或便干,舌淡胖边有齿痕,脉沉弱或沉细等气阴两虚证者,均可以本方加味化裁。

临床上我们应用参芪地黄汤应非常灵活,兼见乏力、心悸、气短等心肺气阴两虚者,合入生脉饮而成参芪麦味地黄汤,此方可补五脏气阴虚,深得"五脏者,藏精气而不泻"之旨;兼见头晕、烦躁易怒等肝阳上亢者,加天麻、杭菊花而成参芪麻菊地黄汤;兼见头晕、耳鸣、面色无华等肝血不足者,加当归、白芍而成参芪归芍地黄汤。

(五) 益气养阴法治疗肾病综合征

问:肾病综合征临床应用益气养阴法的依据及理论基础是什么?

答:血尿、蛋白尿是精微物质,宜藏不宜泄,中医学认为肝藏血、肾藏精,肝肾同源,精血同源,同时脾主运化、主统摄、主升清,若肝脾肾气阴不足,运化、摄精、升清失职,封藏失司,则表现为血尿和蛋白尿。所以,此时可运用益气养阴法益气养阴,补益精气,恢复肝脾肾统摄、封藏之职。

精微物质下泄日久,精不化气,气不化水,水湿泛溢内外,湿阻中焦,化生水谷精微失司,无以敷布五脏六腑,进而影响肾精的封藏。此时,当重点健脾补肾,益气养阴;脾胃症状突出者,调理脾胃,以后天补先天,脾胃功能恢复,方能运化、敷布水谷精微,五脏六腑盈余之精气方得归藏于肾。

部分肾病综合征患者常应用激素,用量较大且周期比较长,我认为激素类似于大辛大热类中药,久用易伤津耗气,可致气阴两虚。因此对于这部分患者可以益气养阴,运用时需要权衡气虚及阴虚的程度轻重。

问:我们在应用益气养阴法治疗肾病综合征时常选用哪些方药?

答:肾病综合征临床表现主要为肾性水肿,水湿外溢肌肤,内舍脏腑,湿困脾土,湿阻中焦,常出现恶心、呕吐或腹泻等脾胃症状,此时当首以恢复脾胃功能为要,常选方香砂六君子汤、参苓白术散加减,常合五皮饮以增强利水之效。治宜从中焦入手,健脾和胃、利水消肿。调理脾胃有利于运化水湿,而渗湿利水又可使脾土不被湿困,恢复其健运功能。待其脾胃功能恢复正常,则可化生气血,统摄精微物质。

当患者水肿消退后,仅存蛋白尿的情况下,患者气阴两虚者居多,因而治法以气阴双补兼以涩精为重心,常用参芪地黄汤化裁。蛋白尿为人体精微物质,宜藏不宜泄,因"脾主升清""肾主藏精",我常在辨证选方基础上合水陆二仙丹之芡实、金樱子,选择应用生黄芪、紫河车、菟丝子、桑螵蛸等药以益气升清,补肾涩精。

另外,我在临床中治疗肾病综合征时主张"能中不西",即主张单纯运用中医药治疗。但对于外院已经应用激素的,则主张减撤激素,加用中药。激素类似于中药辛热之品,热易伤阴,壮火食气,易导致气阴两虚证,表现为神疲乏力,潮热盗汗等症,临床常选用参芪知柏地黄汤益气养阴。近些年,我常将方中的黄柏易为黄芩,成参芪知芩地黄汤,因黄柏苦寒入下焦,易伐肾生生之气,而黄芩入肺、胆二经,入上焦,更善于清解郁热。

问:临床应用益气养阴法治疗肾病综合征时会有哪些变化?

答:临床应用益气养阴法时应注意辨病位、辨病性、辨气阴虚的偏重及辨标本缓急。整体来说,应先辨标本缓急,如患者外感及感染时,邪气内伏易伤气阴,当急则治标,先治疗外感,常用方银翘散、杏仁滑石汤、竹叶石膏汤等。

其次辨病位及病性,胃肠道水肿,脾胃虚弱者,偏于脾虚湿盛而腹泻者,常选方参苓白术散;若偏于脾胃虚寒而恶心、呕吐者,常选方香砂六君子汤健脾益气,和胃降逆;若偏于湿热困阻中焦而恶心、呕吐者,常选方黄连温胆汤;若水湿之邪壅滞气机而腹胀满者,常选方导水茯苓汤;此时当以调治脾胃为先,恢复脾胃功能,进而后天以补先天。若水肿偏于肾阳虚者,常选方济生肾气汤以阳消阴,此法可暂不可久,防止辛热伤阴,水肿消退后常转为参芪地黄汤益气养阴;偏于气阴两虚者,直接用参芪地黄汤益气养阴,补益精气。

再次辨气阴虚的偏重,若气虚盛者,常在方中加用西洋参;若患者大剂量应用激素易伤阴精,阴虚盛者此时常在方中加知柏以滋阴清热。

四、导师经典医案

(一) IgA 肾病医案

某男,19 岁,学生,2008 年 9 月 10 日初诊。

患者因反复发作肉眼血尿 4 年余,复发 1 日入院。4 年来患者频繁外感,且每遇外感即诱发血尿,并因此休学已 2 年。2007 年 5 月在某医院行肾穿病理诊断:IgA 肾病。此次发病复因外感后出现血尿,伴发热,恶寒,咽痛不适,时有咳嗽,舌红苔薄白,脉浮数。查尿液分析:红细胞满视野 /HP,尿蛋白:(++)。

中医辨证:肺胃风热,毒邪壅盛。治法:疏散风热,解毒利咽,凉血止血。

处方:银翘散加减,方药如下:

金银花 30g	连翘 10g	淡竹叶 10g	牛蒡子 10g
薄荷 10g	芦根 15g	荆芥 10g	桔梗 10g
生甘草 6g	小蓟 30g	白茅根 20g	三七粉^{冲服}3g

5 剂后,患者已无肉眼血尿,恶寒发热消失,无咽痛。但患者自诉乏力,自汗出,活动后加重,伴口干纳差,畏寒肢冷。舌淡红苔薄白,脉细弱。尿液分析:红细胞 0~1 个 /HP,尿蛋白:(+)。此为邪实已去,正虚明显,应扶正固本。

辨证:脾肾气阴两虚

治疗以脾肾气阴双补为主,佐以止血、调血、摄精。

处方:方用益气滋肾汤加味,方药如下:

太子参 15g	生黄芪 20g	生地黄 15g	小蓟 30g
墨旱莲 12g	金银花 30g	当归 10g	白芍 15g
芡实 20g	鸡内金 10g	炒栀子 6g	丹参 10g
麦冬 10g	五味子 10g	三七粉 3g 冲服	

7 剂后,患者乏力、自汗等症状明显减轻,复查尿常规:红细胞:(−),尿蛋白:(−)。守上方续进 7 剂,上述症状基本消失。复查尿常规及镜检无异常。后以益气滋肾为法,巩固治疗 1 月余,随访半年患者病情无反复。

按:聂莉芳将 IgA 肾病分急性发作期和慢性迁延期,进行分期论治。急性最常见的证候为风热毒邪证,病位多在肺胃,治疗上重点在清热解毒利咽,风热毒邪控制则血尿多能缓解。本案中初诊即为急则治标,以解表证,待病情缓解后,再以益气养阴法调理善后,减少病情反复。治疗 IgA 肾病气阴两虚证的主要方剂有两个,一为益气滋肾汤,一为参芪地黄汤。参芪地黄汤证偏重于虚,而益气滋肾汤证则虚中夹实,常为气阴两虚兼夹风热、湿热之邪。故 IgA 肾病气阴两虚证患者若见神疲乏力、腰膝酸软、畏寒、舌淡、苔白,则为参芪地黄汤的应用指征;若气阴两虚证患者若见神疲乏力、咽干肿痛或咽部充血、舌红、苔薄黄或黄腻、脉细数,则为益气滋肾汤的应用指征。

本案后期选用益气滋肾汤治疗,因其有反复外感、咽痛病史。益气滋肾汤是聂莉芳治疗 IgA 肾病的经验方,其功效为益气养阴,滋肾柔肝止血。该方抓住了 IgA 肾病脾肾气阴两虚、血不归经这一关键环节。立法用药体现了治病求本、兼以治标,俾脾肾气阴双补,摄血与藏精的功效复常。继之血必归经而血尿渐止,寓意乃"正本清源"。本方有黄芪、太子参、生地等益气养阴,顾护正气,同时有银花、栀子清热解毒凉血,标本兼顾,从而减少了 IgA 肾病的诱发因素。方中的黄芪、当归、白芍等药,经现代药理研究证实有保护肝脏的作用,可以提高肝胆系统清除多聚 IgA 的能力,从而促进肾小球的修复。

(二)慢性肾衰医案

某男,83 岁,2015 年 1 月 28 日初诊。

患者 2007 年发现蛋白尿,其后多次复查尿蛋白阳性,未做定量,肾功能正常。2013 年 8 月复查肾功能血肌酐 236.8μmol/L,其时患者无明显不适,未予治疗。1 个月前患者逐渐出现乏力、纳差,近日加重,查血肌酐 481.3μmol/L,血红蛋白 83g/L,24 小时尿蛋白定量 1.962(1620ml),就诊时症见:乏力,气短,时感胸闷喘促,纳差,恶心,口苦口黏,眠差,尿频急,大便可。舌红苔黄厚腻,脉细数。

诊断:慢性肾衰,肾性贫血。

中医辨证:气阴两虚,湿热内蕴。

治法:清化湿热,和胃降逆,益气养阴。

处方:生脉饮合黄连温胆汤加减,方药如下:

太子参 12g	麦冬 10g	五味子 10g	黄连 6g
茯苓 20g	姜半夏 6g	生甘草 10g	枳壳 12g
竹茹 10g	陈皮 6g	冬瓜皮 30g	蒲公英 15g
鸡内金 10g	金银花 20g	佩兰 12g	灵芝 12g
芡实 20g			

14 剂,水煎服,日 1 剂

二诊:患者恶心欲呕减轻,纳食明显改善,乏力气短亦改善,舌红,苔黄腻,脉沉细。上方去生甘草,加生黄芪 20g、当归 10g 益气补血,再进 14 剂。

三诊:患者纳食可,乏力,无明显口苦口黏,眠略差,大便可,尿频减轻,舌红,苔薄黄,脉沉细。查血肌酐 421.8μmol/L,血红蛋白 88g/L,尿蛋白 2+。易方参芪地黄汤加减。

太子参 15g	生黄芪 20g	生地 15g	山药 15g
山茱萸 10g	茯苓 15g	丹皮 10g	泽泻 10g
金银花 20g	当归 10g	黄连 6g	竹茹 10g

灵芝 12g	酸枣仁 20g	蒲公英 15g	芡实 20g

14 剂,水煎服,日 1 剂

按:聂莉芳于 1984 年于国内率先提出慢性肾衰的中医病名以关格病为宜的学术观点,关格病为古代疑难证,符合慢性肾衰最终转归预后。针对慢性肾衰不同阶段的不同临床表现,进行了中医分期,即分为虚损期和关格期。虚损期为一派虚损表现,常见乏力、腰膝酸软等症;关格期见下关上格表现,常见恶心、呕吐、少尿等症。二者主要以临床症状而非血肌酐数值高低划分,且虚损期、关格期作为关格病的两个不同阶段,可分而不可定,二者可以互相转化,虚损期可逐渐进展至关格期,关格期经积极治疗亦可转为虚损期,其治疗的关键在虚损期。该患者就诊时纳差、恶心欲呕明显,此属关格期,病机为正虚至极,邪实亦甚,此时当急以调脾胃为关键,保的一分胃气,即保的一分生机,故首诊以黄连温胆汤为主清化湿热,和胃降逆,以冀胃气来复,化源有继,同时合生脉饮以补心肺气阴。二诊纳食改善,加当归补血汤以补益气血,首诊未加,因黄芪甘温益气壅中,当归滋腻碍胃,与其时湿热中阻之病机不符。三诊脾胃症状消失,湿热中阻表现亦不显,易方参芪地黄汤益气养阴,补益精气,该方用药平和,守方以进,精气得复,补体而助用,肾藏精功能恢复,其主水、主气化、主司二便、主化生血液、主骨生髓等功能方得以正常运行。

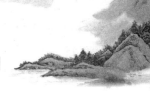

施杞教授治疗慢性筋骨病学术思想及临证经验

传承博士后：张霆

一、传承导师传略及传承博士后简介

施 杞

施杞，男，1937年8月出生，汉族，上海中医药大学终身教授、主任医师、博士生导师，博士后指导老师。

全国名老中医学术经验继承人导师、上海市名中医，国务院有突出贡献专家，享受政府特殊津贴。现任中华中医药学会顾问、上海市中医药学会名誉会长、中华中医药学会骨伤科分会名誉会长，上海中医药大学脊柱病研究所名誉所长。

施杞自1963年7月毕业于上海中医学院中医系六年制本科，先后拜中医骨伤科大家石筱山、石幼山为师，系统地学习中医骨伤科理论和石氏伤科经验。兼收并蓄，发皇古义，融会新知，致力创新，围绕中医药防治脊柱退变性疾病和骨代谢性疾病开展了系列临床和基础研究，提出了颈椎病从痹论治的观点，形成了"以气为主，以血为先，痰瘀兼祛，肝脾肾兼养，内损外伤兼顾，整体调治"的学术思想。他重视现代病理研究，探索衷中参西的思路与轨迹，以中医学理论为依据，以现代病理技术为基础，先后建立了"慢性硬脑膜下血肿模型""中药治疗老年骨折实验模型""痹证病理模型""力学失衡性颈椎病模型""痹证型颈椎病模型""脊髓型颈椎病模型""神经根损害病理模型"等。通过病理解剖学研究提出了咽喉炎是颈椎病发病因素之一、"动力失衡为先、静力失衡为主"是颈椎病发病力学基础。开发了中药新药"复方芪麝片"和"复方芪灵片"，编制了"颈肩保健操"和"脊柱侧弯体疗操"，建立了脊柱病"围手术期"中医药治疗方案，阐明"益气化瘀补肾法"延缓椎间盘退变，揭示了"恢复脊柱平衡"的生物力学机制。在国际上首先发现了椎体骨质增生来源于软骨终板的新机制。

张 霆

张霆，男，1973年4月生，汉族。中国共产党党员，医学博士，主任医师，硕士研究生导师，上海首批名老中医药专家施杞教授学术继承人。现任上海中医药大学附属龙华临床医学院中医伤骨科教研室主任。

1996年毕业于上海中医大学医疗系本科，同年进入龙华医院伤骨科工作。2004年于上海中医药大学中医骨伤专业硕士学位毕业,2009年完成上海市第三批名老中医学术经验继承高级研修班师承施杞教授学习,获中医骨伤科博士学位。2016年中国中医药研究院施杞博士后流动站出站。

现任世界中医联合会骨关节疾病专业委员会常务理事、中国民族医学会骨科学会委员、上海市中西医结合学会关节病分会常务委员、上海市中医骨伤学会青年委员,上海市中西医结合学会脊柱分会委员,中国民族医学会骨伤分会委员。"上海市名老中医学术经验研究工作室—施杞工作室"及"上海中医药大学施杞名师工作室"继承人。曾荣获全国人文医学荣誉个人奖、上海市新长征突击手称号、上海市优秀青年志愿者称号、上海市教委抗震救灾优秀党员称号、上海中医药大学抗震救灾优秀党员称号、上海市龙华医院先进工作者等荣誉。

在跟施老学习过程中,潜心学习,除了用心收集整理其内外合治慢性筋骨病学术经验形成文稿之外,自身也获得以下几方面的收获与成长:①将施老"动力失衡为先,静力失衡为主"的颈椎病发病新机制援引至膝骨关节病的发病机制;②协助施老创建整膝三部九法;③受施老调治理念影响,建立膝关节病患者自我按摩治疗方案;④重视动态手法对关节病的诊治,提出关节病治疗中的内手法理念;⑤从脊柱病诊疗经验中阐发髓脑从体阴用阳治疗理念;⑥薪火传承,在教学工作中强化对施老学术经验传承。

二、导师学术思想与学术特色、临床特点

❀(一)施杞教授治疗慢性筋骨病学术思想——"八纲统领、气血为先、脏腑为本、筋骨并重、病症结合、扶正祛邪、法宗调和、少阳为枢"

慢性筋骨病是指骨伤疾病中,相对于急性损伤疾病以外,由于创伤、劳损、或感受外邪等因素,加速人体原有的自然退变而形成的全身或局部筋骨动静力平衡失调,进而表现为疼痛、肿胀、麻木、肌肉萎缩、活动受限等全身或局部综合征。

慢性筋骨病的病因首先是机体的退化失稳,抑或是机体的长期劳损,然促使患者发病前来就诊的,往往多因慢性病的急性发作,其多因外邪、瘀血、痰火等因素诱发,标本两者互为干扰,互为致病因素。明代薛己在《正体类要·序》中指出:"肢体损于外,则气血伤于内,荣卫有所不贯,脏腑由之不和。"揭示了外伤导致内伤的过程,筋骨损伤可引起气血淤滞,经络阻塞,津液亏损,或瘀血邪毒由表入里,而致脏腑不和;亦可由于脏腑不和由里达表引起经络、气血、津液病变,导致筋骨损伤,最终均可形成本虚标实的病机。因此,施老提出慢性筋骨病的局部损伤和其引起气血、脏腑、经络功能的紊乱的整体病理变化必须进行整体辨证论治。

施老集多年诊疗慢性筋骨病的临床经验,提出"八纲统领、气血为先、脏腑为本、筋骨并重、病症结合、扶正祛邪、法宗调和、少阳为枢"的调治学术观念。

1. 传承石氏伤科"以气为主,以血为先"的学术精髓,不离中医八纲辨证之本

施老先后拜石氏伤科先贤石筱山、石幼山先生为师,系统地学习中医骨伤科理论和石氏伤科经验,传承石氏伤科学术精髓,在其后的诊疾生涯中,秉守"以气为主,以血为先"的

准则。

故施老在医治伤损中多用益气养血,行气活血为法,常以《医宗金鉴》中圣愈汤加减化裁,是对石氏伤科"以气为主,以血为先"学术思想精髓的传承与发展。该方为李杲所设,载于《兰室秘藏》卷下,由生熟二地、川芎、当归、人参、黄芪六味组成;至元代由朱丹溪于《脉因证治》中将生地易为白芍;清代吴谦《医宗金鉴》又在朱氏方中加入柴胡,仍名之"圣愈汤"。施老认为该方乃四物汤合人参、黄芪,既能气血双补,又有补气摄血运血之功。而加入柴胡,更切理伤续断之要。选用《医宗金鉴》之圣愈汤为主方治疗慢性筋骨病,是传承石氏伤科"以气为主,以血为先"学术思想的最佳体现。

但施老对我们指出诊病过程中虽重气血调衡,但不应局限于气血,诊治疾病仍应遵从基本八纲辨证,八纲辨证是以四诊方法结果为依据,并进行综合分析,以探求诊断疾病的性质、部位、程度等情况,并以此为基础进一步判断病情预后。八纲辨证总体来说分为阴、阳、表、里、寒、热、虚、实八类证候,八纲之间不是互不相干的,他们之间互有关联,疾病总的类别,有阴证、阳证两大类;病位的深浅,可分在表在里;阴阳的盛衰,阳盛或阴虚则为热证,阳虚或阴盛则为寒证;邪正的盛衰,邪气盛的为实证,正气衰的为虚证。因此,八纲辨证就是把千变万化的疾病,按照表与里、寒与热、虚与实、阴与阳这种朴素的两点论来加以分析,使病变中各个矛盾充分揭露出来,从而抓住表与里、寒与热、虚与实、阴与阳之间的矛盾,从而重点突破,这就是八纲辨证的基本精神。在诊断疾病过程中,起到执简驭繁,提纲挈领作用。从而给予治疗方案的确立建立最为基本的指向,从而确保治疗的有效性。

2. 脏腑为本,肝脾肾"三脏一体",肌筋骨并重

施老在弘扬石氏伤科特色和优势过程中,博古通今,参易水学派之理念,重视脏腑经脉辨证及温补脾肾之理论,融会贯通,加深了他对石氏伤科气血理论内涵的理解。

"肝脾肾兼养""三脏一体"的观点是施老基于脏腑辨证而提出的。三脏即是指"肝、脾、肾"三脏,"肝主筋、主疏泄","肾主骨、主气","脾主肌肉、主运化",从五脏与五体相关学说就可以看出,肝脾肾三脏与慢性筋骨病疾病关系极为密切。

施老在临床用药中选圣愈汤为基本方也是充分体现了这一原则,于方中可见柴胡疏肝理肝,运三焦之气血,白芍柔肝缓急,当归补养肝脾,以人参、黄芪健脾益气,并以熟地滋养肝肾,诸药并用,当可调养肝脾肾三脏之气血;而在综合治疗上施老所创立的"施氏十二字养生功"中也非常重视气血调和、动静结合、肌筋骨结构的协调平衡,从而真正康复。

施老指出,重视"三脏一体"其本意并不是只顾肝、脾、肾即可,也不是重视调补哪一脏,而是在五脏调治的基础上,重视协调肝脾肾之间的相关功能,尤其是要重视肝、脾、肾三脏与慢性筋骨病相关的属性。

3. 病症结合、扶正祛邪、痰瘀兼祛

施老一向认为,慢性筋骨病的发病,主要原因是正气不足,五脏虚弱,导致自身气血失畅,外邪痹阻经脉,瘀滞脉中,加以肝失疏泄、脾失健运、肾阳不化,"盖脾主水湿,湿动而为痰;肾主水,水泛亦为痰。"故水湿停滞,久而炼之为痰。瘀与痰均与气、血、津液有着不可分割的关系。生理状态下,津血同源,津液渗注于脉而为血液;病理情况下,痰瘀水湿更是密不可分。凡有所瘀,莫不壅塞不通,阻滞气机,从而三焦不畅,津液不化,滞而生成痰。痰瘀互结,

又加重水湿津液的滞留。是以痰瘀、血瘀久必兼水湿,水湿停滞又加重了痰瘀的生成。

因此,施老指出,对于慢性筋骨病的诊断与辨证,不应局限在现有的疾病诊断名,若受这些现代疾病名称以及其现代病理认识的局限,其诊治必然会有所偏颇,因此,施老指出应在诊病过程中予以病症结合地判断,通过病患的临床表现出的症,获得现代疾病名称定义后,切记要结合其症辨其证,在慢性筋骨病的辨证分析中,往往同样的现代疾病诊断下因不同病程,以及疾病发生不同时期,必须分为不同的证型,才能正确辨证论治。

其治疗,施老认为当以扶正祛邪,痰瘀兼顾,通调为法。"凡血证,总以去瘀为要","化痰者,必以调理气血,豁痰化浊为法"具体用法,当从健脾助运、振肝胆疏泄、并赖于肾气激荡及固摄。施老认为慢性筋骨病皆为正气虚弱,为邪所凑。或本虚标实、或虚实夹杂,痰瘀水湿夹杂而致,故用药首选黄芪、党参等益气之品。关于痰、瘀、水、湿,施老则尤重痰、湿二邪,认为伤损之后气血不和,痰湿每能凝滞经络。正如《仁斋直指方》指出:"血气和平,关络条畅,则痰散而无;气脉闭塞,脘窍凝滞,则痰聚而有"。在痰瘀的论治中,施老结合损伤的特点,痰瘀兼顾,既重化瘀通络,又重调理气机,利水化痰。

4. 少阳为枢、法宗调和

少阳为枢,出《灵枢·根结》。少阳主三阳之中,属半表半里,少阳居太阳与阳明之间起中轴作用,太阳为开,阳明为合、少阳为表里出入的枢纽,亦为开合之枢。

施老认为:慢性筋骨病来就诊时,其辨证病邪多居半表半里,其临床表现病之初为痹、续见痿,后期表现多为痿痹结合,痹者多在气血,气血不通,不通作痛则为痹;而痿者多在筋骨,气血不通,筋骨失养,其筋骨失其所用,或有功能之痿废、或有结构之萎缩,故痿痹并见。因此,施老重视在治疗中应痿痹兼顾、筋骨平衡,而其关键点,施老指出必须重视少阳为枢的理念,在气血得病之时,调和少阳,和其气血,衡其筋骨,故此调和少阳的理念还指调节机体气血、筋骨病部位和功能相结合的状态。

施老对慢性筋骨病的治疗,在以石氏伤科气血理念基础上,更为重视从少阳论治,以调和为主,和枢机、解郁结,在疾病早期阶段采用调和及调衡的治疗理念,控制疾病的深入,并逆转疾病的进程,逆流挽舟治愈疾病。

对慢性筋骨病来说,非为必要,施老绝不轻易使用汗吐下之法,慢性筋骨病患者,其正气已有不足,疾病早期受风寒湿等痹阻发病,随着疾病的深入,其气血运行受遏,痰瘀交阻于内,此时若是轻用汗吐下等法,其内邪难祛,更易伤正,进而疾病更为迁延。加以此类病患均因退变劳损及慢性损耗而致病,其发病多存在暗耗津血之象,故以顾护气血津液为重,又需要气机的常态流转,故所使用的治法多为和解理念,方法多采用调衡之术。

❧(二)施杞教授学术特色

施老在中医药防治脊柱退变性疾病和骨代谢性疾病领域具有突出的成就,其学术特点注重临床与基础研究的紧密结合。

他带领着临床与实验研究团队围绕着脊柱退变与筋骨病变开展了系列临床和基础研究,在继承上海石筱山老先生诊疗理念的基础上,形成了"以气为主,以血为先,痰瘀兼祛,肝脾肾兼养,内损外伤兼顾,调治结合"的学术思想,提出了脊柱病从痹论治的观点。阐明"益气化瘀补肾法"延缓椎间盘退变,揭示了"恢复脊柱平衡"的生物力学机制。在国际上首先发现了椎体骨质增生来源于软骨终板的新机制。

1. 临床与科研紧密结合,两者互利的创新性现代临床思路

施老极为重视现代病理研究,他带领着科研团队在国际上最先以现代基础研究模式探索中医药现代化,其衷中参西的思路与轨迹影响其后的一代现代中医人。施老主张以中医学理论为依据,以现代病理技术为手段,通过不断探索先后建立了"风寒湿痹证病理模型""痹证型颈椎病模型""脊髓型颈椎病模型""慢性硬脑膜下血肿模型""力学失衡性颈椎病模型""中药治疗老年骨折实验模型""神经根损害病理模型"等,进一步提出"动力失衡为先、静力失衡为主"是颈椎病发病的力学基础,施老指导学生首次建立"动、静力失衡性大鼠颈椎间盘退变模型",提出并证实"动力失衡为先,静力失衡为主"的颈椎病力学失衡学说。基于这一颈椎病发病的新机制,先生创立了恢复脊柱平衡的"三步九法"。施老还通过人体病理解剖学研究提出了咽喉炎是颈椎病发病因素之一。

2. 辨证论治的创新:"临证三辨"

(1)辨病:施老认为辨病的能力是现代社会中医医师正确诊治疾病的首要条件,目前西医疾病的诊断及定义是建立在解剖和病理基础上的,这是判断疾病以及了解疾病状态的必要手段和能力。现代中医医师不能只牢记经典理论,必须掌握现代人体解剖、生理、病理等基本知识,这样才能更深入地了解疾病的发生发展,从而才能对疾病的进程、预后有良好的把握。

(2)辨证:施老指出:中医治病,非单治病,应从人而治。"证,是疾病处于一定阶段时病因、病位、疾病性质和正邪力量对比等各种因素的综合反映。"要辨清证,首先得辨明是哪种人所患的什么病。寓辨证于辨病之中,临床应诊时,既要有明确的病名诊断,又有完整的辨证施治,在医家心里还应有着对实际病患所处状态的客观评价。如神经根型颈椎病,分为气滞血瘀、痰瘀互阻、肝肾不足、虚实夹杂等辨证类型。

以膝关节为例:痹证多以疼痛不适为主要症状,相应伴随表现的症状有:肿胀、畸形、肌肉萎缩、乏力等,患者的表现多种多样,如何才能把握好疾病重点即主证,才是获得中医治疗疗效的最终保障。

疼痛:是膝骨关节病患者最常见的表现,也是促使膝骨关节病患者前来就诊的主要原因,分为实证疼痛与虚证疼痛。实者,多由风寒湿邪客阻经络导致,其疼痛多表现为痛有定点,拒按,脉多弦,多伴见肿胀,活动则疼痛肿胀加重;虚者,多由肝脾肾脏衰弱失养经脉肌肉导致,多表现为乏力隐痛,喜按喜捶击,活动则疼痛及功能障碍减轻,脉多细,多伴见肌肉萎缩无力。

肿胀:膝骨关节病患者所表现的关节肿胀有多种表现形式,其常见的部位于内外侧膝眼、髌上囊、膝内侧髁、膝外侧髁、腘窝等。其发病可分为滑液滑膜肿胀、滑膜脂肪垫肿胀、增生性肿胀三个过程。一般在关节炎症急性期时,其关节肿胀多因滑膜的水肿,导致关节滑液的过度生成。因此在这个阶段,患者会有明显胀满疼痛,肿胀部位以髌上囊、内外侧膝眼为主。若此状态为疾病初起发生,一般通过治疗肿胀能完全消除;但当关节疾病发生于中后期时,长期反复炎症反应可诱使关节滑膜及髌骨下脂肪垫产生纤维化肥厚性增生,肿胀部位多与前者相似,但即便通过良好治疗,关节液消散,其肿胀形态也不能完全消除,此期多属中医筋痹范畴;至疾病后期,关节的反复炎症导致关节囊松弛,韧带纤维变性,膝关节稳定性逐步丧失,继发性发生关节边缘骨赘增生,此类肿胀多表现于骨端的边缘,如股骨髁与胫骨髁边缘即膝关节内外侧、或是髌骨边缘骨性突起。目前各类治疗方法均不能完全消除此类增生性肿胀,此类多属中医骨痹范畴。

畸形:膝骨关节病患者病之日久,常可发生膝关节的畸形,而畸形也可作为一定的致病因素导致关节的进一步的退变失稳。此畸形以两种表现为主:一者为肢体侧向内外翻的下肢轴线异常,即 X 形、O 形腿,此可由先天及后天因素导致,先天因素多为出生时因遗传或基因缺损导致肢体既有的下肢轴线异常;而后天者可于正常下肢轴线基础上,因骨代谢形成障碍、膝关节周围肌肉及韧带形成异常,导致膝关节髌骨、股骨、胫骨间运动轨迹的异常,产生力学分布不均,由弓弦原理导致后期的下肢力线改变,或近关节的松质骨的不均衡性骨质疏松,进而导致关节面的不平整,也可导致关节力线的改变,产生继发性的关节内外翻畸形;二者为肢体前后轴力线改变,此类多发生于长期穿高跟鞋的年轻女性及需要长期蹲位或跪地的姿势工作者,此类患者膝关节长期处在股四头肌—髌骨—髌韧带结构高张力状态,久则发生髌骨前、上边缘增生、髌韧带变性、髌上囊肥厚增生、髌骨下脂肪垫增厚、半月板前角损伤、前交叉韧带变性等变化,进而导致前方增生畸形。

乏力:膝骨关节病患者常表述肢体活动乏力感,多以伸膝力量丧失为多,可表现在由坐位起立乏力、由蹲位起立乏力、突然起步乏力、上楼膝部乏力或下楼膝部乏力等。乏力亦可分为虚实,虚者,为气血不足,肝脾肾亏虚,肌筋骨失养,故活动乏力;而实者,多为邪客经脉,气血痹阻,经脉失养,而活动时,清气不继,故而乏力不利。

(3)辨型:此辨型非简单地将疾病进行分级分期,而是结合中医辨证的基础上,结合西医解剖学、X 线表现及关节功能情况,对患者关节功能状态综合评价,是在辨明主证的前提下的分型。如施老将膝骨关节病分为气血痹阻型、筋骨痹型(迁延型)、痿痹型(老年型)三型:

综上所述,基于辨病、辨证、辨型三结合的理念指导下对疾病进行科学地辨证论治,是施老通过长年的临床观察,不断积累经验,在以气血理论为指导下所提出的。此理念适用于治疗各类急慢性筋骨疾病,只有正确认识疾病,明确疾病的辨证属性以及疾病进程及转归,有的放矢地进行治疗方案的制定与实施,方能获得良好疗效。

(三) 施杞教授临床特点

1. 从六经辨治颈椎病

施老在颈椎病诊治过程中十分重视六经辨证,仲景之六经辨证是《伤寒论》的辨证纲领。施老认为六经辨证既可以用于外感辨证,也可以用于内伤疾病辨证。而颈椎病的发病既有外感病证相似的过程,又有脏腑内损造成的因素,故施老指出可以从六经辨证论治。所谓太阳病,病在肤表,为人体之"藩篱"受邪;少阳病在半表半里,多涉及胆与三焦;阳明病是病在里多涉及胸腹胃肠;太阴病的病位较深多涉及脾胃;少阴病的病位更深,多涉及心肾;厥阴病则多涉及肝经。脏腑经络的功能活动失调,也就是人体气化过程紊乱。先生认为伤寒六经辨证概括了疾病各个发展阶段中正气强弱、病因属性、邪正盛衰、寒热进退、病理层次、病势趋向以及阴阳消长的情况，是辨证论治、遣方用药的基础。

施老从以往"五体痹"和"脏腑痹"论治颈椎病取得了明显疗效之后，进一步结合六经辨证思路，认为颈椎病属痹证之一，在深入分析颈椎病的现代五型分类中，颈型、神经根型、椎动脉型多表现为"五体痹"的症状，而脊髓型及交感型多表现出"脏腑痹"的症状。五体痹属太阳病及其变证或兼证，是外邪侵犯人体的初期，是外感病中的太阳表证。脏腑痹分属于太阳病变证、阳明、少阳、少阴病、太阴病、厥阴病，都归属于里证。当人体脏腑亏虚，抵抗力下降时，风寒湿外邪乘虚而入。由于风寒湿为阴邪，易袭阳位，往往首先侵犯太阳经，导致太阳经输不利，卫外不固，营卫失和，出现恶风怕冷、出汗、颈项强痛、腰背酸楚、四肢关节疼痛等症状，并可影响督脉，便项背挛急，疼痛加剧，头颈转动受限，出现颈椎病的表现。由于手足阳明经、手足少阴经、手足少阳经、手太阳小肠经、足厥阴肝经、任脉、阴维脉、阴跷脉等行经颈部，足太阴经、足太阳膀胱经、督脉、阳维脉、阳跷脉等行经项部，手阳明大肠经上出于柱骨之上会督脉所过之处—颈椎，便颈部成为诸经的循行要道。先生认为，风寒湿侵犯人体后，通过这些经络具有由外及内的演进特征，在一定程度上体现了伤寒六经传变的特点。

2. 在石氏伤科气血理论指导下，遣方用药的创新

施老在临证中继承石筱山先生临床诊疗理念善用益气养血，行气活血法，擅长使用圣愈汤。该方乃四物汤加人参、黄芪大补元气，既能气血双补，又有补气摄血之功。而吴氏加入柴胡，更切理伤续断之要。柴胡苦平，气质轻清，为肝胆经要药，能升能降，可达上中下三部，疏解郁滞、化瘀散结。

施老传承石氏伤科"以气为主，以血为先"学术思想。常以调中保元汤调补患者虚损，调中保元汤乃石氏伤科医治陈伤劳损之名方，由党参、黄芪、白术、茯苓、熟地、山萸肉、山药、川断、补骨脂、枸杞子、龟板、鹿角胶、陈皮、甘草组成，具有健脾胃、益气血、补肝肾、壮筋骨之功效。先生对陈伤劳损、脾肾不足、气血亏虚者常以圣愈汤合调中保元汤融通运用，彰显圆机活法之妙。此方亦是先生对伤科内伤和损伤兼有内证患者冬令进补拟定膏方之基础。

施老通过长期的基础研究和临床运用发现中药天然麝香对神经脊髓损伤修复具有特效，但在药材的取用上有所限制，人工合成的麝香又没有天然麝香的效果，因此，施老开发了中药新药"复方芪麝片"和"复方芪灵片"，目前已经在临床全面应用。

3. 临床结合基础研究特色：多路分流，多极调治

多路分流，多极调治，是施老最具传统、实验、经验于统一的常用调治方法之一，也体现了其辨证调治的灵活性。

骨折及外伤性软组织疾病初期，多夹有痰湿内阻，常用活血行气药合三仁汤，以杏仁、蔻仁、砂仁共起宣通化浊，使痰湿从上、中、下三焦分消；脊柱病的很多患者有便溏症状，以猪苓、茯苓以应《金匮要略》中"利小便而实大便"的方法；脊髓型颈椎病周身水肿明显的病人，以调气通髓汤加减，方中以葶苈子、大枣泻肺利水，黄柏、川牛膝从下而行，川军泻下涤肠，多路而解浊水。以上这些都体现了多路分流调治疾病的思路。

临床中，既用多路分流，也用多极调治。在运用活血化瘀法中，有加益气药，从调气而治血瘀，如补阳还五汤加减方；有加疏肝药，从疏理而治血瘀，如血府逐瘀汤加减方；有加化痰药,以化痰而治血瘀,如桃红四物汤合二陈汤加减方。调治脊柱病,有从益气法;有从活血法;有从化痰法;有从清咽法;有从抑制炎症介质的方法;也有从抑制软骨细胞向成骨细胞演化,阻止骨化进程的方法的多极化调治。

4. 首创施氏十二字养生功调治各类慢性筋骨病

施杞教授所创编的"施氏十二字养生功"作为一种导引方法,已纳入国家中医药管理局中医临床适宜技术推广项目第四批农村和社区适宜技术,并通过全国脊柱病继续教育学习班、世界中医骨科联合会、全国康复医学会退变性脊柱病专业委员会向国内和境外交流并推广。该功法通过"洗、梳、揉、搓、松、按、转、磨、蹲、摩、吐、调"十二势能起到调节颈部肌力的平衡、改善颈部的血液循环、消除小关节的炎症及增进食欲、调节患者的心情的作用。该功首先可以影响和改善颈椎动力系统,主要是对颈部肌肉等组织结构功能的调整,然后通过动力系统再影响静力系统,进一步干预由动静力失衡导致的病理生理改变,从而完成治疗与保健的目的。

三、学术访谈

问:请问您提出的慢性筋骨病包含哪些现代病种?

答:慢性筋骨病的定义是与急性筋骨病相对应的,西医学认为慢性筋骨病主要可分为脊柱退行性疾病、骨代谢相关疾病以及骨关节疾病三大类。当然,如果要说病种的话,其涵盖面就广了,我们现在常见的颈椎病、腰突症、腰椎管狭窄症、强直性脊柱炎、骶髂关节炎、髋关节膝关节骨关节炎、股骨头坏死、类风湿关节炎、髋关节发育不良等,只要有慢性反复发作的骨与关节疾病都可以称之为慢性筋骨病。

问:请教您慢性筋骨病的病人群体是否就是老年人,是否就是退行性疾病?

答:慢性筋骨病是说疾病发生在筋与骨之间的慢性发作性疾病,所以主要人群就是老年人,但不等于说年轻人就不会患慢性筋骨病了,现在很多年轻人因为工作压力大、生活负担重、生活习惯差等各种因素都会发生筋骨的过早退化并迁延不愈,自然,这些人也就被纳入慢性筋骨病的发病人群了。当然这些疾病状态也就不只是退行性疾病了。(霆问:是不是这类年轻人的慢性筋骨病与老年人的特性有所不同,而治疗也有所不同呢?)那是当然,对年轻人来说其气血相对充裕,不会因为严重虚损导致疾病,更多可以因外邪或慢性劳损累积导致,所以此类患者治疗总原则是以活、化为主,就是要让气血活动运转起来,而把局部痹阻的邪与瘀进行转化;而对老年人来说就面临着肝肾不足气血亏虚的状态,其治疗目的主要是扶正,因此其总原则应建立在补的基础上,两者辨证施治的主次不同,虽然我们在治则上统称正邪兼顾。

问:请教您慢性筋骨病的临床相关报道,其临床疗效都较好,但临床多见病人病情反复发作,有什么好的办法可以控制其复发?

答:确实,临床上慢性筋骨病的复发率较高,主要是因为我们目前尚不能控制患者与年龄相关的逐步退变,这也是我们近年来一直思考的问题,当然,从中医药的角度来说,我们古人早就在思考这个问题了,我们中医所提倡的治未病的理念和养生理念,就是要抵抗或是延缓我们人体的自然衰老过程,所以,我们提倡在治疗的同时要注重患者的养生调摄,对不同的疾病我们会指导患者采用练功或自我按摩的方法,一来是维持疾病治疗的疗效时间,减少疾病的复发;二来就是通过调养自身气机的状态,可以达到未病防病的治未病的目的。

问:请教您:为什么对慢性筋骨病需要外治法配合?

答:对慢性筋骨病来说,其长期的病变影响,其局部的筋骨稳定结构逐步被打破,必定导致局部的动静力平衡的失调。在正常平衡状态下,动、静力性平衡二者相互依赖,互为补偿;在失衡发生后,二者又互为因果,互为影响,产生恶性循环,加重病情。因此,我们在治疗中,尽早发现并治疗动静力平衡的失调,可以早期阻断恶性循环的发生,让筋骨之间恢复平衡状态,控制疾病的发展。而内服药物对调整动静力平衡的作用较小,这时就需要配合适当的外治法来调衡动静力的失调。

(霆问:那请问施老外治方法有很多,如何选择呢?)确实,在我们中医发展的历史上形成并成熟了很多外治方法,比如膏药外用里就有药膏、膏药、药散、腾药、熏洗、药浴、药枕等,再包括我们中医特色的手法治疗等,我觉得主要应该重视外用治疗其实也是应该要辨证治疗,现在对外治法的选择尤其是外用膏药的选择,更多医师根本就不关注其药物组成和功效,好像每种膏药都是包治百病的灵丹妙药,随意选用,这样去用怎么会治好疾病呢?所以,外用与内治其理一也,这句话一定要牢记,外用治疗也要讲究辨证论治。(霆问:那外治法的辨证论治与内治法的辨证论治有没有区别呢?)一般我们对外用药的辨证是等同于内服药物,但从外治法角度来说,就要多于药物辨证了,因为还要考虑到局部关节功能、肌筋协调性的局部肢体的整体辨证,再简单地说就是局部的整体观的辨证思维,要充分协调好局部皮、筋、肉、骨、脉的协调性,进一步辨证施治。

四、导师经典医案

1. 颈椎病—神经根型

姓名:王某　性别:女性　年龄:54岁

初诊日期:2014年1月25日。

主诉:左颈及上肢疼痛一年余。

现病史:因左颈、肩、臂疼痛一年余,多方诊治无效而前来求诊。左上肢麻痛,走窜不定,引及手指,口苦、咽干,便秘不畅,夜寐不宁。

检查:颈2~6棘突左旁压痛(+),颈活动稍受限,咽红(++),霍夫曼征(-)。

舌质:舌淡胖质紫　舌苔:薄黄腻　脉象:弦

物理检查:X线片示:C5~6椎体前缘及钩椎关节均有明显增生;CT示:C3~4、C4~5、C5~6椎间盘均有膨出,部分压迫硬膜囊。

辨证分析:风寒入络,痰瘀互阻,郁而化热,气血失和。

治疗原则:治当益气和营,清咽祛痰。

诊断:中医:颈椎病(痰瘀互结)。

西医:颈椎病(神经根型)。

处方:

炙黄芪 30g	全当归 9g	京赤芍 12g	大川芎 12g
汉防己 12g	粉葛根 18g	川桂枝 9g	小川连 3g
炒枳壳 9g	淡竹茹 12g	姜半夏 9g	川贝母 9g
板蓝根 30g	大蜈蚣 3g	大红枣 10g	炙甘草 5g

上药14贴,一日1剂,分两次服用。嘱药渣装入布袋中热敷颈项部,每日 1~2 次,每次待药渣凉后即可。同时每日操练"施氏十二字养生功"。

复诊:连服 8 周,原有症状、体征均已消失,基本康复,坚持操练施氏十二字养生功以巩固疗效。

随访:停药后随访 6 个月无复发。

按:此案为施老内外合治神经根型颈椎病,收效良好,该病的主症为颈臂麻痛。临床医师多从痹论治,以祛邪为主。施老从颈椎病正虚邪实的病机着手,宗张仲景"血痹,阴阳俱微,寸口关上微,尺中小紧;外证身体不仁,如风痹状,黄芪桂枝五物汤主之"的原则,把通调气血作为治疗神经根型颈椎病的基础法则;在益气和营的同时,根据不同的辨证类型,参以温经、散寒、清热、利气、化痰的多路分流、多级调治祛邪之法,扶正而祛邪。本例患者,气虚血瘀,痰瘀互结化热,施老在益气和营的基础上,针对患者口苦、咽干、苔黄腻等痰郁化热之象,以清热化痰的黄连温胆汤,使痰热清而气血和,颈肩麻痛亦随之而消;然患者长期低头工作,颈及全身气血失畅,颈椎病易于发作,故予药渣外敷并嘱其坚持锻炼养生功法,使气血畅通而预防颈椎病的发作,这也体现了施老治疗颈椎病"首重气血,防重于治,内外结合"的学术观点。

2. 腰椎间盘突出症

姓名:屠某　性别:男　年龄:66 岁

初诊日期:2014 年 4 月 15 日。

主诉:腰脊酸痛 2 年。

现病史:2 年来,反复腰脊酸楚疼痛,背脊牵掣,下肢两侧疼痛,多行即感右髋疼痛,既往有腰部外伤史,夜寐不宁,府行正常,夜尿 3 次,多汗,四肢少温,口干少津。检查:腰叩击痛(+),腰椎生理弧度消失,病理征未引出,双下肢肌力肌张力正常。

舌质:淡　舌苔:薄黄　脉象:细滑

检查(物理检查):外院 MRI 示:L4~5 椎间盘突出。

诊断:中医:腰椎间盘突出症(肾阳不足)。

西医:腰椎间盘突出症。

辨证分析:气血失和,肾阳不足。

治疗原则:益气养血,温阳补肾。

处方:

温肾通痹方加味:

炙黄芪 9g	党参 12g	当归 9g	白芍 12g
熟地 12g	大川芎 12g	柴胡 9g	山萸肉 12g

怀山药 18g	甘杞子 12g	鹿角片 12g	菟丝子 12g
熟附片 9g	桂枝 9g	杜仲 12g	香谷芽 12g
炙甘草 6g	左秦艽 9g	老鹳草 12g	鸡血藤 12g
夜交藤 18g	炒枣仁 15g	生龙牡各 30g	炒山栀 9g
仙灵脾 12g	制香附 9g		

共 7 剂,一日 1 剂,分两次服用。嘱药渣装入毛巾袋中湿热敷腰部,每日 1~2 次,每次待药渣凉后即可。同时每日操练"施氏十二字养生功"。

复诊:

2014 年 4 月 22 日二诊。药后两髋疼痛已缓,腰脊酸楚,二便正常,夜寐不宁,口干。苔薄黄,脉细沉。再前法。

处方:上方改夜交藤 30g,加灵芝草 15g,炒羌活 12g。14 剂,水煎服,热敷如前。

2014 年 5 月 6 日三诊。腰脊疼痛,药后渐缓,胃纳尚可,近日便溏。苔薄,脉细。再拟调摄。

处方:温肾通痹方加减:

炙黄芪 9g	党参 12g	当归 9g	白芍 12g
熟地 12g	大川芎 12g	柴胡 9g	山萸肉 12g
怀山药 18g	甘杞子 12g	鹿角片 12g	菟丝子 12g
熟附片 9g	桂枝 9g	杜仲 12g	香谷芽 12g
炙甘草 6g	羌独活各 9g	苍白术各 12g	白芥子 9g
茯苓神各 15g	高良姜 6g	鸡血藤 18g	夜交藤 18g
灵芝草 15g	小川连 6g。		

14 剂,水煎服,热敷如前。

2014 年 5 月 20 日四诊。诸恙缓而未已,背脊牵掣,脘腹作胀,府行偏多。苔薄腻,脉细滑。治拟调摄。

处方:调身通痹方加减。

炙黄芪 9g	党参 12g	当归 9g	白芍 12g
熟地 12g	大川芎 12g	柴胡 9g	白术 9g
独活 9g	桑寄生 12g	秦艽 9g	防风 12g
桂枝 9g	茯苓 15g	杜仲 12g	川牛膝 12g
炙甘草 6g	延胡索 12g	熟附片 9g	制香附 12g
香谷芽 12g	大腹皮 9g	大红枣 9g。	

14 剂,水煎服,热敷如前。

随访:1 月后患者腰痛消失,行走自如。嘱避免劳作,避风寒,十二字养生功维持保健治疗。

按:此案为施老以内外合治方法治疗老年性腰椎间盘突出症,患者年过五旬,已见肾阳不足,命门火衰之象,腰膝酸软,肢节痹痛,神疲气怯,畏寒肢冷。故施老以温肾通痹方(圣愈汤合右归丸)以益气养血,温补肾阳。右归丸系从《金匮要略》肾气丸加减衍化而来,所治之证属肾阳不足,命门火衰,或火不生土所致。方中除用桂、附外,还增入鹿角胶、菟丝子、杜仲,以加强温阳补肾之功;又加当归、枸杞子,配合熟地、山药、山茱萸以增益滋阴养血之效。其配伍滋阴养血药的意义,即《景岳全书》所说:"善补阳者,必于阴中求阳"之意。合以圣愈汤可收补益气血疏通经络,温通之效。阳气通畅则瘀滞得消。待肾阳得复,经脉痹阻未消,故续予独活寄生合圣愈汤为方,益气活血,肝脾肾同治,舒筋通络以收全功。于本症治疗中,单内服难以获效,故予以内外合治之法,两者兼施,其气血方能得复,其肢体功能方能恢复。

3. 腰椎管狭窄症

姓名:姜某　性别:女　年龄:57 岁

初诊日期:2013 年 12 月 16 日初诊。

主诉:腰脊疼痛已有 2 年余。

现病史:腰脊疼痛已有 2 年余,右下肢麻木、牵掣,活动不利,间歇性跛行 200 米,胃纳二便夜寐均可。检体:腰部前俯 60°,后伸 20°,腰部叩压痛不显,双侧直腿抬高 60°,双下肢肌力肌张力对称正常,感觉对称正常。

舌质:紫黯　舌苔:薄　脉象:细滑

检查(物理检查):外院 CT 示:L5~S1 椎间盘突出,伴椎管狭窄。

实验室检查:

辨证分析:证属气血瘀滞,经脉不遂。

治疗原则:治拟活血化瘀,行气通络。

处方:

筋痹方(圣愈汤合身痛逐瘀汤)加减。

炙黄芪 9g	党参 12g	当归 9g	白芍 12g
生地 9g	大川芎 12g	柴胡 9g	桃仁 9g
红花 9g	乳香 9g	五灵脂 12g	羌活 9g
秦艽 9g	制香附 12g	川牛膝 12g	广地龙 6g
炙甘草 6g	炙全蝎 3g	大蜈蚣 3g	香谷芽 12g
生米仁 18g			

14 剂,水煎服。每日 1 剂,分两次服,每次加麝香保心丸 2 粒吞服。嘱药渣装入毛巾袋中湿热敷颈部,每日 1~2 次,每次待药渣凉后即可。同时每日操练"施氏十二字养生功"。

诊断:

中医:腰腿痛(肝肾不足)。

西医:腰椎管狭窄症。

复诊:

2013 年 12 月 30 日二诊。药后疼痛已缓,近日略有反复,二便正常。苔薄,脉细。再拟调摄。

上方加仙灵脾 12g,肥知母 9g。14 剂,水煎服,法如前。

2014 年 1 月 13 日三诊。药后诸恙均缓,胃纳二便尚可,四肢少温,夜寐欠宁。苔薄,脉细。再前法。

处方:调身通痹方(圣愈汤合独活寄生汤)加减。

炙黄芪 9g	党参 12g	当归 9g	白芍 12g

熟地 12g	大川芎 12g	柴胡 9g	白术 9g
独活 9g	桑寄生 12g	秦艽 9g	防风 12g
桂枝 9g	茯苓 15g	杜仲 12g	川牛膝 12g
炙甘草 6g	制香附 12g	熟附片 9g	巴戟天 15g
首乌藤^各18g	炒枣仁 12g		

14 剂，水煎服。

随访：1 月后患者诸恙渐缓，独自行走自如。嘱避免劳累，避风寒。

按：此案为施老以内外合治方法治疗腰椎管狭窄症，该病是指腰椎管内神经根管、侧隐窝或椎间孔因骨性或纤维性增生、移位导致一个或多个平面管腔狭窄，压迫马尾、神经根或血管而产生临床症状的综合征。大多数患者是在发育性椎管狭窄的基础上，又因退变或其他因素，加剧了椎管的进一步狭窄，故又称混合性腰椎管狭窄症。

此案为腰椎间盘突出患者病情迁延后表现为继发性的腰椎管狭窄症，此案患者为绝经后女性，钙质流失加速。近年来，大量临床资料和实验研究显示，骨质疏松患者都明显存在血瘀现象。血瘀造成骨小梁内微循环的障碍，不利于细胞进行物质交换，导致血液中的钙及营养物质不能正常地通过哈佛氏系统进入骨骼，而致骨骼失养，脆性增加，发生骨质疏松。因此，在老年患者中我们往往可以看到多种疾病表现集于一身情况，如此案患者即有腰椎间盘突出症、腰椎管狭窄症、骨质疏松症同时存在，更有些患者可有腰椎滑脱、跟痛症、腰肌劳损等表现。无论多少表现，恩师均以不变应万变，以辨证论治为第一前提，采用对退行性脊柱病的诊疗方案，疾病早期患者疼痛较明显时以活血攻瘀为主益气养血为辅选以圣愈汤合身痛逐瘀汤配合麝香保心丸祛瘀通络、蠲痹止痛，加炙全蝎、大蜈蚣搜风通络；待患者疼痛缓解，表现出腰膝酸软、神疲乏力等征象时，以圣愈汤合独活寄生汤益气养血、补益肝肾、调补脾胃为治，对老年患者后续治疗中，多配以仙灵脾、肥知母针对治疗骨质疏松症。

4. 腰椎间盘突出症术后

姓名：崔某　性别：男　年龄：31 岁

初诊日期：2014 年 8 月 14 日。

主诉：腰痛伴左下肢麻木 1 月余。

现病史：曾有腰痛史，在当地 CT 诊断为腰椎间盘突出，7 年前行后路髓核摘除手术，术后缓解。1 月前，稍有不慎，诱发疼痛，行走活动不利，左下肢麻木，胃纳、二便均可。

体格检查：腰旁压痛(+)，直腿抬高试验，左 50°，右大于 70°，腱反射(+)，双下肢肌力 V级，肌张力及皮肤感觉正常。

舌质：黯　舌苔：薄　脉象：细

检查(物理检查)：MRI 复查提示 L5~S1 椎间盘突出；肌电图提示左胫前肌神经源性损害。

实验室检查：

辨证分析：气血瘀滞，经脉不遂。

治疗原则：活血化瘀，疏通经络。

处方：

炙黄芪 18g	苍白术各 15g	党丹参各 15g	全当归 9g
赤白芍各 12g	生蒲黄 18g	五灵脂 12g	鸡血藤 15g
老鹳草 15g	青风藤 15g	汉防己 15g	虎杖根 12g
补骨脂 12g	仙灵脾 12g	肥知母 9g	川牛膝 12g
炙甘草 6g	制香附 15g	延胡索 18g	嫩钩藤 15g

14 帖,一日 1 剂,分两次服用。嘱药渣装入毛巾袋中湿热敷患部,每日 1~2 次,每次待药渣凉后即可。

弥可保 1 片/次 3 次/日

诊断:中医:腰椎间盘突出术后(气虚血瘀)。

西医:腰椎间盘突出术后。

复诊:二诊 2014 年 8 月 28 日

药后疼痛、下肢麻木已瘥,胃纳、二便均可,苔薄,脉细。再前法,原方去延胡索,加山楂糖各 12g、坎㟆 1 条、制川乌 9g,再服 28 剂。

随访:1 月后随访患者症状消失,未见复发。

按:此案为施老以内外合治方法治疗腰椎间盘突出症,在以往的观点中,腰椎间盘突出症术后一般约有 40%~50% 的患者复发,复发的原因一般认为与术后血肿机化压迫、粘连、术中摘除不彻底,术后继发相邻椎间盘的退变突出等原因相关。施老指出术后不能控制其退变继续发生的话,迟早会在持续异常的外力作用下复发,因此,施老早于十余年前就提出脊柱手术必须注重围手术期的中医药治疗,以控制手术后并发症发生,在其后的临床工作中,也论证了施老这一理念的正确性,通过围手术中医药治疗后,脊柱手术后的并发症明显下降,据初步统计可以降低并发症 20% 以上。

本案患者符合复发的临床时间和受力特点,乃相邻椎间盘退变突出所致。患者以疼痛、麻木、肌肉萎缩为主要表现。《医学入门》云:"麻属气虚木痰瘀。"经云"气虚则麻,血虚则木",故本方以黄芪益气补中,选为主将,能冲锋陷阵,配伍参、术则功效更宏。以丹参、归芍养血,使气血充足,顽麻自消。经又云:"不通则痛",瘀久可化热,因此配伍失笑散(蒲黄、五灵脂)以活血化瘀,散结止痛,以金铃子散(川楝子,延胡索)疏肝泄热,清热止痛,附以香附疏肝理气,使肝气舒畅,郁热得解,气机通畅,瘀血尽散的目的,从而经络通畅,"通则不痛"。加汉防己、虎杖根以增强清热利湿止痛,青风藤祛风止痛,从多种途径达到止痛的目的。牛膝引药下行兼有补肝肾、活血之功,补骨脂、仙灵脾补肾阳,使脾肾之阳气旺盛,先后二天充足,则筋骨得养,肌肉强健。配合西药弥可保营养神经,促经损伤神经的恢复,中西合璧,标本兼治,因此功效显著。

5. 腰椎压缩性骨折——骨质疏松症

姓名:郭某 性别:女 年龄:54 岁

初诊日期:2014 年 6 月 23 日。

主诉:外伤后腰脊疼痛已有 6 周。

现病史:外伤后腰脊疼痛已有 6 周,曾伴见腹部胀满,便秘。CT 示:L1 压缩 1/3,楔形变,椎体后上缘有骨折,稍有分离。刻下胃纳二便均可,无腹胀,不耐久坐、久立。

舌质:淡　舌苔:薄　脉象:细

检查(物理检查):CT示:L1压缩1/3,楔形变,椎体后上缘有骨折,稍有分离。

实验室检查:

辨证分析:证属气血瘀滞,经脉不遂。

治疗原则:治拟调和气血,补益肝肾。

处方:

调身通痹方(圣愈汤合独活寄生汤)加减:

炙黄芪 9g	党参 12g	当归 9g	白芍 12g
熟地 12g	大川芎 12g	柴胡 9g	白术 9g
独活 9g	桑寄生 12g	秦艽 9g	防风 12g
桂枝 9g	茯苓 15g	杜仲 12g	川牛膝 12g
炙甘草 6g	川断肉 12g	仙灵脾 15g	肥知母 9g
制香附 12g	香谷芽 12g。		

14剂,水煎服。每日1剂,分两次服,每次加麝香保心丸2粒吞服。嘱药渣装入毛巾袋中湿热敷颈腰部,每日1~2次,每次待药渣凉后即可。

诊断:中医:腰椎压缩性骨折(气滞血瘀)。

西医:腰椎压缩性骨折。

复诊:

2014年7月7日二诊。腰脊疼痛酸楚、活动牵掣经治后已缓。胃纳二便亦佳。CT复查较前显示:L1椎体骨折已部分愈合,椎体后缘骨折已有连续性骨痂形成,稍向椎管内突出。苔薄腻,脉细滑。再拟调和气血,补养肝肾。

处方:前方加减:

炙黄芪 9g	党参 12g	当归 9g	白芍 12g
熟地 12g	大川芎 12g	柴胡 9g	白术 9g
独活 9g	桑寄生 12g	秦艽 9g	防风 12g
桂枝 9g	茯苓 15g	杜仲 12g	川牛膝 12g
炙甘草 6g	制苍术 12g	生米仁 15g	香谷芽 12g
仙灵脾 12g	肥知母 9g		

14剂,水煎服,用法如前。

随访:经治后患者腰痛已除,独立行走自如。嘱每日操练"施氏十二字养生功",避免弯腰劳累,并饮食调整,参加户外运动预防骨质疏松。

按:此案为施老以内外合治方法治疗慢性腰痛病,本案患者为老年女性,年过七七,天癸渐绝,肝肾失养,骨失其坚,突有外伤暴力,故作骨断筋离。而病属骨质疏松症继发脊柱压缩性骨折,此类患者临床较为常见。

骨质疏松症是一种以全身性的骨量减少,骨组织显微结构受损,继而引起骨骼脆性增加,骨的强度降低,在无创伤、轻度和中度创伤的情况下,骨折危险性增加的系统性骨骼疾病。临床以腰背疼痛、身高缩短、驼背,甚则骨折为主要表现。随着老年社会的到来和人类寿命的延长,发病率有进一步上升的趋势,被称为"无声无息的流行病"。骨质疏松的发病机理尚未明确,普遍认为与人体内激素调控、物理、营养、遗传等因素导致骨吸收增加,骨形成下降有关。中医学将其归入"骨痿"的范畴,认为骨质疏松与肾的关系最为密切,亦与肝、脾有一定的关系。《素问·上古天真论》云:"女子……七七,天癸竭,地道不通,故形坏而无子。……丈夫……八八,天癸竭,精少,肾脏衰,形体皆极。"表明本病的发生、发展与"肾气"密切相关。肾为先天之本,主骨生髓,肾精的盛衰决定骨的生长、发育、成熟、强劲、衰弱的过程;若患者年迈,天癸已竭,或因他病日久,房劳过度,禀赋不足,肾精亏虚无以养骨,骨枯髓减,经脉失荣,气血失和而致腰脊酸痛乏力。《灵枢·本神》云:"脾气虚则四肢不用",《素问·痿论》云:"治痿独取阳明"等都说明了脾在本病中的重要性。脾为后天之本,主四肢百骸,先天之精有赖于后天之脾胃运化水谷精微的不断充养,若饮食失调,饥饱无常,或久病卧床,四肢少动,脾气受损,脾运失健,运化无力,则气血乏源无以化精生髓,髓枯骨痿,经脉失和而发本病。女子以肝为先天,肝藏血,肝主筋,肝血不足则筋脉失养;且骨质疏松的老年女性,又常表现出肝失疏泄的特点,故本病与肝亦有一定关联。中医对本病总的治法着眼于肾、脾、肝三脏,以补肾、健脾、疏肝为法则,同时兼顾气血。故施老以圣愈汤合独活寄生汤益气养血,补益肝肾。方中加入仙灵脾、肥知母以补肝肾、强筋骨。一方即收全功。

6. 肩关节周围炎

姓名:王某　　性别:女　　年龄:60 岁

初诊日期:2014 年 3 月 27 日。

主诉:肩部疼痛两周。

现病史:两周前无明显诱因下出现肩部酸痛,遇风寒加重,肩部活动受限。纳可,寐安,二便调。PE:肩前、后、外侧压痛,肩外展试验(+)

舌质:淡　　舌苔:薄白　　脉象:细

检查(物理检查):X 线片:正常。

实验室检查:

辨证分析:风寒痹阻。

治疗原则:祛风散寒,温通经络。

处方:

香樟木 15g	西河柳 18g	香白芷 12g	花椒 9g
桂枝 12g	海桐皮 15g	丁香 6g	冰片 3g

上药 7 帖,每日两次煎水熏洗,配合指导患者行站立位自然甩肩动作锻炼。

诊断:中医:肩关节周围炎(风寒痹阻)。

西医:肩关节周围炎。

复诊:2014 年 4 月 3 日二诊。

肩部疼痛减,活动幅度增大。处前方续洗。

2014 年 4 月 10 日三诊。

肩部疼痛明显减轻,活动无碍。予远红外膏外用并予六味地黄丸 3 丸 tid 口服。

按:此案为施老内外合治肩关节周围炎,该病的发生具体诱发因素目前尚未完全明了,更多认为与退变、局部外伤及遭受风寒有关,施老指出此类五旬之人,肝肾渐衰、肾气不足、气血虚弱,血不荣筋,加之外感风寒之邪,引起肩部酸痛,故其病机必然是内虚加以外损,当然其外损可有外伤可有外邪,亦当别之。辨此患者,考虑到目前虽年龄偏大,但受到患者要求不用内服药物的限制,考虑其处于早期急性期,虽有内伤,但以治标为先,故以局部活血化瘀理筋止痛用药治疗。其中,香樟木、香白芷、海桐皮、西河柳祛风湿通络;桂枝温阳散寒;花椒、丁香温中燥湿;冰片清热止痛,配以指导患者甩肩锻炼为主。二诊时,症减,故原外洗方再局部熏洗,巩固疗效。三诊时,症状基本解除,就其外邪表象亦退,改用红外外敷药膏温经散寒、活血化瘀;并予六味地黄丸补泻兼施补益肝肾,巩固与预防兼顾。

7. 双侧股骨头坏死

姓名:史某　性别:男　年龄:55岁

初诊日期:2014年9月18日。

主诉:双髋关节疼痛反复5年余,近1月症状加重伴头晕,活动不利。

现病史:5年前因劳累后干双髋关节酸痛,休息后症解,自未予重视,后症状反复,故去当地医院诊治,X线示:右髋关节轻Ⅱ°股骨头坏死,左髋关节Ⅰ°股骨头坏死。在当地医院保守治疗一月余好转出院,至今症状反复发作多次,一月前劳累后症状加重,伴头晕,耳鸣,视物模糊,神疲乏力,口干潮热,纳呆,二便尚可,夜寐欠安。检查:患者面色少华,精神不振,双髋关节主被动活动疼痛,双腹股沟压痛(+++),屈曲活动受限,X线示:双髋关节Ⅱ°股骨头坏死。

舌质:红　舌苔:薄　脉象:沉细

检查(物理检查):X线示:双髋关节Ⅱ°股骨头坏死。

辨证分析:血虚精亏,阳气匮乏。

治疗原则:温阳益气、养血填精。

处方:补中益气汤加减。

炙黄芪 30g	潞党参 18g	全当归 12g	炒升麻 9g
软柴胡 9g	炒白术 12g	广陈皮 6g	大川芎 12g
生熟地各 9g	赤白芍各 12g	炙龟板 30g	鹿角片 12g
补骨脂 12g	炙甘草 6g	鸡血藤 15g	制香附 6g

共14剂,一日1剂,分两次服用。嘱将药渣置于铁锅中,加盐、醋各1勺,翻炒至半干,包于布中热敷患部,每日1~2次,每次待药渣凉后即可。同时每日操练坐位"施氏十二字养生功"。

诊断:

中医:股骨头坏死(肝肾亏虚)。

西医:双侧股骨头坏死。

复诊:2014年10月2日二诊:患者自诉药后诸恙已缓解,但仍夜寐欠安,苔薄脉细。查体:双髋关节主被动活动疼痛较前减轻,双腹股沟压痛(+)治法同前,原方加入陈阿胶 12g、酸枣仁 12g。14剂水煎服日1剂。

随访:2014年10月16日三诊:诸恙已解,调身通痹汤14剂巩固疗效。

按：本案为施老内外合治双髋关节股骨头坏死,该病由中医辨证为血虚精亏,阳气匮乏,施老认为该病是因实成虚,由标伤本之病,其本为正气不固,标为邪驻,病之日久,耗伤正气,故见头晕,耳鸣,视物模糊,神疲乏力,口干潮热,纳呆之症。就病之现状,为虚多实少,故要治以固本培元为主,方中重用黄芪为君,补脾肺之气,并升阳固表,人参,炙甘草为臣,助黄芪补中益气;白术健脾,当归补血,陈皮理气,为佐药;升麻,柴胡,升举清阳,助君药升提下陷之元气,为使药。共奏补中益气,同时炙龟板、补骨脂、鹿角片填精补阳,配合局部药渣外敷,并嘱患者操练坐位的十二字养生功,振奋其气血。二诊时陈阿胶、酸枣仁养心安神,滋阴补血。三诊时,诸症已解,予原方14剂巩固疗效。

8. 多发性软组织陈伤

姓名:王某　性别:男　年龄:28岁

初诊日期:2014年3月13日。

主诉:外伤后周身疼痛4月。

现病史:4个月前被乱拳杂脚打伤胸腹腰背多处,周身疼痛,当时曾呕吐1次,在某医院诊断为"软组织挫伤",内服中药5剂,疼痛稍减,此后食纳渐减,形体日瘦,遇阴雨天气全身多处隐痛绵绵,并有数处痛如针刺,性功能减退。近日感受风寒,夜间阵阵干咳,服感冒及止咳药不效,特来就诊。察见面色少华,形体消瘦,白睛瘀斑,肌肤失润。

舌质:偏黯　舌苔:干腻　脉象:细弦而涩

辨证分析:瘀积胸腹,阴血干结不荣经脉肌肤之虚劳。

诊断:

中医:虚劳内伤(瘀血内积)。

西医:软组织损伤。

治疗原则:攻逐瘀结。

处方:大黄䗪虫丸化裁

生大黄 15g	炒子芩 100g	单桃仁 100g	苦杏仁 100g
炒白芍 150g	干地黄 250g	干漆 50g	大水蛭 30g
䗪虫 50g	炙甘草 100g	鸡血藤 100g	京三棱 50g

以上各药粉碎为末,蜜炼成100丸,每服1丸,日3次,温酒送服。

复诊:服药20余天,饭量渐增,精神好转,夜咳解除,效不更方,原方再制100丸。

随访:再20余天复诊,以西洋参100g,浸酒送丸时服。再诊时患者喜形于色,面色有华,形体渐壮,改投补中益气丸调理月余以善后。

按：此案为施老治疗陈伤案,目前临床因医疗条件较好,故少有此类虚劳内伤病患,该病患发病于被多人殴打,其气血得伤,加以病患心情低落,对康复失去信心,故心脾之气不济,久而成虚劳内伤,加以外受风寒,内外并病,正不达邪,故病日益重,是以常规治疗难以得效,施老诊治此疾患时,非从瘀滞论治,方予以大黄䗪虫丸,此方出于《金匮要略》,具有凉血清热,破积聚,促新生的功效;䗪虫咸寒入血,攻下积血,有破癥血、消肿块、通经脉之功,合大黄通达三焦以逐干血,共为君药。桃仁、干漆、水蛭、虻虫、蛴螬活血通络,消散积聚,攻逐瘀血;黄芩配大黄,清上泻下,共逐瘀热;桃仁配杏仁降肺气,开大肠,与活血攻下药相配有利于祛瘀血;而地黄、甘草、芍药滋阴补肾,养血濡脉,和中缓急;黄芩、杏仁清宣肺气而解郁热;用酒送服,以行药势。诸药合用共奏祛瘀血、清瘀热、滋阴血、润燥结之效。本方特点是以通为补,祛瘀生新,缓中补虚。主要用于五劳虚极所致正虚而致血瘀之证,为仲景治虚劳日久,气血运行不力,瘀积体内,新血不生而设。该患者因伤致瘀积于体内,进而影响气血运行,最终导致脏腑筋肉失养,出现虚损。反观此案,有趣的是,在施老用药辨证过程中与原文相比较,二者较之。一为因虚致瘀,一为因瘀致虚,因果不同,但病机相一致,故投大黄䗪虫丸而获佳效,其后续治疗,施老注重补益中气,扶正御邪以收全功。

9. 胸髓内伤

姓名:陈某　性别:女　年龄:56岁

初诊日期:2014年3月11日。

主诉:胸胁腰背疼痛2年半。

现病史:胸胁腰背疼痛2年半,既往MRI及CT示T10黄韧带钙化,脊髓压迫。经治后诸恙均瘥。近一月前搬物负重努力,遂见胸背疼痛,裹束感,诸恙又见,口干,下肢畏冷,胃脘作胀,时有泛酸。

舌质:红　舌苔:薄,略黄　脉象:细滑

检查(物理检查):MRI示T10平面黄韧带钙化,脊髓压迫大于1度。

实验室检查:

辨证分析:气虚血瘀,痰湿内阻。

治疗原则:调和气血,疏通经络。

处方:

炙黄芪15g	党丹参各15g	软柴胡9g	炒子芩9g
杜红花9g	单桃仁9g	全当归9g	大川芎9g
制香附12g	广郁金9g	小川连6g	吴茱萸9g
炒白芍12g	川桂枝9g	鸡血藤15g	鸡内金9g
炙甘草6g			

上药七贴,一日1剂,分两次服用。嘱将药渣置于铁锅中,加盐、醋各1勺,翻炒至半干,包于布中热敷患部,每日1~2次,每次待药渣凉后即可。

麝香保心丸2粒bid口服

诊断:

中医:胸髓压迫症(气虚血瘀)。

西医:T10胸髓压迫症。

复诊:2014年3月18日二诊。

患者下肢拘禁,步行乏力,四肢畏冷,口干口苦,胃脘作胀,夜寐艰难,经治后诸恙均缓。苔薄质胖略紫,脉细沉。予心肝脾同治,天王补心丹加减:

炙黄芪15g	党丹参各15g	全当归9g	赤白芍各12g
大川芎9g	生熟地各9g	软柴胡9g	酸枣仁15g
柏子仁9g	大麦冬9g	大玄参9g	淡远志9g

五味子 9g 茯苓神^各15g 嫩薄荷 9g 炙甘草 6g

上药 7 帖,服法同前。

2014 年 3 月 25 日三诊。

患者经治后诸恙均缓,头晕耳鸣,手麻均瘥,脘腹作胀,苔薄脉细。原方减薄荷,加鸡内金 15g、大腹皮 15g,7 帖,服法如前,药后诸恙均瘥。

随访:随访 2 月,患者症情未见反复。

按:此案为施老内外合治胸髓压迫症案,胸髓亦属于髓脑疾患,在以往无相关检查手段时,是无法认识的,常常以症状表现为治疗方向,现在有了磁共振等技术,我们逐步认识了该疾病,但是施老指出,我们现代中医,应能借助于这些高技术检查手段,认识疾病,但不能受到这类检查报告的限制,在辨证治疗上仍应按照中医辨证思维进行,施老将此患者症情归类于胸髓内伤的范畴,内伤学说是我们名老中医石筱山前辈在总结了中医传统理论后,援引中医古籍中的相关理论,最早在骨伤科教材中创立的,其以气血理论为中心的辨证思维也是施老目前治疗的首要法则。然其辨证施治上又有着变化无穷,正如此患者表现来说初诊时以瘀夹肝胃邪热,其体本虚,气血不足,病久致瘀,瘀则水湿停化,局部积聚,故而用药上补益及化瘀并用,同时以四逆疏理肝气,左金调理肝胃。至二诊时,其气血未复,然病情发生变化,表现出心阴不足,邪火内盛,同时并见肝脾不调的征象,因此在益气活血,疏理肝脾的同时调整用药,以天王补心丹调治,终获良效。是以,在内伤的辨证治疗上,其无定法,同一病人亦应按其疾病发展予以异法而治,切不可固守一法而终。

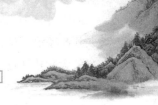

石学敏教授治疗中风病的学术思想传承研究

传承博士后：李桂平

一、石学敏教授传略及传承博士后简介

石学敏

石学敏，男，1938年6月出生，汉族，中国工程院院士，国医大师，全国著名针灸学专家，主任医师，终身教授，博士生导师。

现任天津中医药大学第一附属医院名誉院长，联邦德国巴伐利亚洲中国传统医学研究第一副院长，国家重点学科针灸学学术带头人；培养硕、博士及全国多省市高徒200余人，建有石学敏院士工作站、名老中医工作站。担任中国针灸学会高级顾问，中国针灸临床研究会副理事长，欧洲传统中医协会顾问。

从医55年，长期致力于医疗、教学、科研工作。擅治中风病及其合并症、痛证、痿证、经筋病、面瘫、颈腰椎疾病、癫痫及各种疑难杂症等疾病。对中风病及其合并症的治疗具有丰富的临床经验，并开展了大量的实验研究。于1972年首先提出并创立醒脑开窍针法治疗中风病，获奖40余项，于1998年被国家中医药管理局列为重点科研成果推广项目。

撰写学术论文400余篇，出版专著50余部。

李桂平

传承博士后李桂平，女，1976年2月出生，汉族，天津中医药大学第一附属医院副主任医师，硕士研究生导师，现任天津市针灸学会脑病专业委员会副主任委员，天津市针灸学会刺络拔罐专业委员会秘书，天津针灸学会针刺降压专业委员会委员。临床擅长治疗中风病及其合并症、眩晕、耳鸣、面瘫、颈腰椎疾病、郁病等。现已发表学术论文28篇，参与编写并出版学术专著7部，参加国家十三五规划教材《针灸医学导论》的编写工作。

二、石学敏教授学术思想与学术特色、临床特点

（一）石学敏教授治疗中风病的学术思想

石学敏教授博学多识，经验丰富，一直致力于中医针灸的发展和创新，为国内外患者治

疗多种疑难杂症取得奇效,阿尔及利亚《圣战者报》"中国医疗队在马斯卡拉医院创造了奇迹"一文称"针灸不是巫术,也不是魔术,这是中国 3000 年历史的医学法宝"。他创立的醒脑开窍针法治疗中风病,治则以醒神开窍启闭,滋补肝肾为主,以疏通经络为辅;以病统方,分期分症论治,而且注重各种并发症的预防和治疗,经过多年的临床实践和实验研究,总结出治疗中风病并发症独特的配穴方法和针刺手法。对于中风病的治疗不仅发挥针灸的优势,而且博采众长,中西合璧,创立"石氏中风单元"为中风病的诊疗管理模式。同时做到未病先防,防传防变防复发,体现其治未病的学术思想。原中国工程院院长朱光亚为石学敏教授题词——"鬼手神针"。

1. 传承经典,创醒脑开窍针法

(1)诠新病机,以病统方:石学敏教授在总结前人对中风病的论治经验基础上,结合西医学理论,经过长期、大量的临床实践后,重新诠释中风病的病机理论,认为其病机关键是"窍闭神匿,神不导气",病位在脑,从脑论治,创立了中风病治疗的新阶段。中风病是以猝然昏仆、不省人事,伴口眼㖞斜,半身不遂,语言不利,或不经昏仆而仅以㖞僻不遂为主症的一种疾病,即无论什么病因或体质,患者均表现为共同的临床证候——㖞僻不遂。因此,强调中医的"证",即证候群,相当于西医学的病。在治疗方面创立醒脑开窍针法,以病统方,针对中风病表现的共同证候群,创立针灸处方,以醒神开窍,滋补肝肾,疏通经络为治则,同时确立了明确的手法量学规范,应用于中风病治疗的各个阶段。醒脑开窍主方Ⅰ由人中、内关(双侧)、三阴交(患侧)、极泉(患肢)、尺泽(患肢)、委中(患肢)穴位组成;规范操作:先刺双侧内关,直刺 1.0~1.5 寸,得气后施捻转提插泻法,即左右手分别持患者左侧和右侧的针柄,左手拇、食指呈顺时针捻转(此时拇指所施作用力的方向为离心),右手拇、食指呈逆时针方向捻转(此时拇指所施作用力的方向为离心),并配合提插泻法。捻转的角度 >180°,频率为 50~60r/min,手法持续操作 1~3 分钟。继刺人中,向鼻中隔方向斜刺 0.3~0.5 寸,采用雀啄泻法,即将针体向一个方向捻转 360°,使肌纤维缠绕在针体上,再施雀啄手法,以眼球湿润或流泪为针刺达到量学要求的效应指标。再刺三阴交,针沿胫骨后缘与皮肤成 45° 角方向斜向后刺入 1~1.5寸,行重插轻提之补法,针感下传到足趾,以患肢连续抽动 3 次为达到手法量学要求的效应指标。极泉沿经下移 1~2 寸,避开腋毛,在肌肉丰厚的位置取穴。直刺 1~1.5 寸,施提插泻法,以上肢抽动 3 次为度。尺泽,应屈肘为内角 120°,术者用手托住患肢腕关节,直刺进针 0.5~0.8寸,用提插泻法,针感从肘关节传到手指或手抽动外旋,以手外旋抽动 3 次为度。委中,取仰卧位直腿抬高取穴,术者用左手握住患肢踝关节,术者肘部顶住患肢膝关节,直刺进针1~1.5 寸,针尖向外 15°,施提插泻法,以下肢抽动 3 次为度。主方Ⅱ由印堂、上星、百会、内关(双侧)、三阴交(患侧)、极泉(患肢)、尺泽(患肢)、委中(患肢)穴位组成;规范操作:先刺印堂,刺入皮下后使针直立,采用轻雀啄泻法,以流泪或眼球湿润为度。继刺上星,选 3 寸毫针沿皮向百会透刺,施用小幅度高频率捻转补法,即捻转幅度小于 90°,捻转频率为 120~160r/min,行手法1 分钟。余穴操作手法同主方Ⅰ。

(2)调神为要,滋阴为本:石学敏教授认为中风病的病位在脑。脑为身体的特殊器官,位于颅内,有两个半球,左右对称,独立起作用而控制精神和意识思维活动,并调节和主宰着人体一切生命活动《素问·脉要精微论》曰:"头者,精明之府。"《类经》曰:"五脏六腑之精气,皆上升于头,以成七窍之用,故为精明之府。"说明五脏六腑之精微物质均上奉于头脑,从而说明头脑在人体生命活动中的重要地位,即君位。医圣张仲景也说:"头者,身之元首,人神所在。"说明脑与全身组织结构相联系,并与人体各种功能相关,因此,人体全身形成了以脑为核心,与脏腑、四肢、皮肉相联络的整体。脑统摄全身,全身各部之精华上荣于脑,所谓"脑为髓之海,凡太阳经入络于脑,故五谷之精津,和合而为骨者,内渗于骨孔,补益于脑髓。"因此,人是一个整体,脑与脏腑相连。中风病的病机为"窍闭神匿,神不导气",脑与脏腑相连,脑窍闭而神匿,神气不使不仅出现喝偏不遂,而且使脏腑气血、四肢百骸功能失常,而变生诸症,所谓"主不明,则十二官危"。因此,神不导气是百病始生的关键,"调神"是治疗疾病的首要法则,中风病的治疗当立足于"醒脑"、"醒神"、"调神"的原则。

石学敏教授在临证中注意到在中风病之病机发展中,虽然具有起病突然,变化迅速之特点,但患病以中老年患者为多见,因此推测中风病的发生必定有共同的病理基础,且非一朝一夕所形成,而是长期的劳逸无度、起居无常、情志失调、饮食不节等致阴阳失调、肝肾亏虚。在此基础上,或有劳累积损,或有阴阳失调,或有情志刺激继而发展为窍闭神匿、神不导气,从而发生中风。从中医辨证论治的角度考虑,提出肝肾亏损是最常见、最主要的证型基础,因此,确立"滋补肝肾"的治则。同时总结归纳出中风病中经络的临床辨证分型,即肝阳暴亢证、风痰阻络证、痰热腑实证、阴虚风动证、气虚血瘀证。在临证治疗时当随证选穴。如肝阳暴亢证加太冲、太溪;风痰阻络证加丰隆、合谷;痰热腑实证加内庭、丰隆;气虚血瘀证加气海、血海;阴虚风动证加太溪、风池。以"醒脑开窍,滋补肝肾"为主的治疗原则从病位、病机论治中风病,充分体现了石学敏教授治疗中风病的整体观念和治病求本的原则,醒脑开窍针法以调神为要,以滋阴为本。

(3)分期论治,辨症加减:中风病在发展过程中不同时期的症状表现、轻重缓急、转归愈后各不相同,因此,当辨病之轻重顺逆、脏腑经络、拘挛弛缓。在治疗过程中应当从急性期、恢复期和后遗症期分别论治。中风病急性期辨证,首先应辨明病之深浅、轻重。中医学根据病之在络、在经、在腑、在脏来判定病位浅深和病情轻重,并作为中风病的一种分类方法,而且可以此来确定中风病的转归及预后。临床上常按有无神识昏聩而分为中经络和中脏腑。中经络者无神昏见症,病较轻浅;中脏腑者必有神昏见证,病较深重。中腑者所见神昏主要表现为意识朦胧、思睡或嗜睡,其神志障碍较轻,而中脏者则表现为昏迷不醒,其神志障碍较重。另外,络、经、腑、脏见证的动态变化可以反映病势的逆顺及预后,顺此序(络、经、腑、脏)变化者病情为逆,预后多较差;逆此序变化者病情为顺,预后多较好。恢复期患者主要表现为急性期过后的中经络症状,其病机特点多与急性期相似,即窍闭神匿,但已无中脏腑所致的神志异常,特别是经过急性期的治疗,其窍闭渐开,病情渐趋好转。临床常见的辨证分型主要有气虚血瘀证、阴虚风动证、肝阳暴亢证、风痰瘀血痹阻脉络等。后遗症期临床常分为清窍郁闭型、筋脉失养型、精髓亏乏型,上述类型,虽内风平息,但精亏液耗,窍闭不畅,神气不行而致窍蒙、肢废、神衰之症。

中风病急性期主要用醒脑开窍主方Ⅰ进行治疗。中脏腑闭证者治以开窍启闭,取内关、人中、十宣、风府。十宣以三棱针点刺,挤压出血,每穴出血量1~2ml;风府低头取穴,直刺1.5~2.5寸,施提插泻法,令麻电感到达全头。中脏腑脱证者治以回阳固脱、醒神开窍,取内关、人中、气海、关元、神阙、太冲、内庭、气舍。气海、关元、神阙用雷火针或隔盐灸、隔姜灸、隔附子饼灸法,持续时间4~8小时,不以壮数为限;太冲、内庭直刺0.5~1寸,施捻转提插相结合的补法,施术1分钟;气舍直刺1~1.5寸,施捻转补法,持续运针1~3分钟,待其恢复自主呼吸,而呼吸较弱,且有间歇时,继续运针,直至呼吸均匀。中经络者治以醒脑开窍、滋补肝肾、疏通经络,取内关、人中、三阴交、极泉、尺泽、委中、合谷、八邪、曲池、风池、完骨、天柱等。恢复期如果意识障碍解除,若主动运动尚未出现,则主方Ⅰ和主方Ⅱ可以交替使用;若主动运动出现,仅是力量不足或精细动作差,可以用主方Ⅱ代替主方Ⅰ。后遗症期主要用醒脑开窍主方Ⅱ治疗。

石学敏教授提出中风病的根本病理基础和病机关键环节,为中风病的治疗创立了总的治疗原则,但并没有舍弃传统中医学辨证论治之精华。中风病患者虽然病位在脑,但临床症状表现各异,因此在治疗中风病主方的基础上,根据患者的症状表现不同,进行辨症加减取穴。为此,石学敏教授加强了对中风病不同症状表现的系列研究。如对肢体瘫痪的辨症治疗,中风病患者的主要症状表现为肢体瘫痪,一为弛缓性瘫痪,表现肢体痿废不用,以肌张力低下或见肌肉萎缩为特点;一为痉挛性瘫痪,表现为上肢屈曲拘挛(垂肩屈肘手拘挛)、下肢僵直、足内翻,以肌张力增高为特点。因中风病以上运动神经元损害为特点,故临床上中风病急性期多以弛缓性瘫痪为主,急性期过后以痉挛性瘫痪为多见。因此在针灸治疗过程中,进行灵活辨症应用。另外对口眼歪斜、失语或语言謇涩、吞咽障碍、血管性痴呆或反应迟钝、卒中后抑郁焦虑、便秘和小便障碍等均有相应的配穴和具体的量学操作规范。

(4)树立以醒脑开窍针法为代表的诊疗思路典范:醒脑开窍针法处方是针刺处方的典范,立足于中风病的病机,确立治疗原则,完善针刺处方。一个完善的针灸处方应该具备腧穴、刺灸法、操作和时间四大要素,而醒脑开窍针法不仅具备这四大要素,而且其规范的手法操作开创了针灸量学之先河。醒脑开窍针法在选穴方面,重视选取调理脑神的穴位,行针施术以"泻"法为主,对配方组穴从进针方向、针刺深度、补泻手法和刺激量几个方面均作出了明确的规定,并通过临床和动物试验进行科学验证,逐一确定了腧穴位置、进针深度、针刺方向、施术手法、施术时间、针刺效应及针刺最佳间隔时间等,使醒脑开窍针法规范化、剂量化;对适应证、禁忌证和治疗疗程做了全面的阐述,对其合并症或并发症的治疗进行详细论述,丰富了针灸处方学的内容。因此,石学敏教授树立了以醒脑开窍针法为代表的诊疗思路典范。

2. 中西合璧,创立以石氏中风单元为代表的疾病诊疗模式

石学敏教授在醒脑开窍针法治疗中风病的基础上,随着醒脑开窍针法的广泛应用和深入研究,为使脑卒中患者早日康复,并提高患者生存质量,后相继研发化瘀通脉注射液、中风丸、丹芪偏瘫胶囊、醒脑治瘫胶囊等系列中药和保健产品,将中医治疗中风病的特色疗法逐渐与卒中单元相结合而创立了石氏中风单元。1985年以后石学敏分期分批送出中青年中医、针灸专业医生外出进修神经内科、急救医学、神经电生理学等,充实西医学理论知识,并购置先进的诊疗仪器设备,逐步提高医生对脑卒中危重症患者的急救知识和技能,而后组建急症病房和脑卒中重症监护病房,逐渐完善脑血管病从急性期到恢复期、后遗症期各个不同阶段的综合诊疗体系。1990年我院扩建,院址迁入南开区鞍山西道,针灸部病床扩建到600

张,门诊开设 28 个诊室;引进一大批西医学优秀人才,逐渐成立并开设脑外科、介入中心、心身中心、康复中心等相关科室门诊和病房;研制了十余种治疗脑血管病及并发症、合并症的中药制剂。以醒脑开窍针法为主的完整的脑血管病综合诊疗体系(即卒中单元)基本形成。2002 年 3 月我院建立了针灸研究所,开展了多学科交叉的研究工作,为针灸、药物治疗和康复治疗获得了科学依据。历经三十余年逐渐形成以醒脑开窍针法为主、以丹芪偏瘫胶囊为代表的系列中药、多学科综合治疗的全方位的中风病综合诊疗体系。

石氏中风单元由多学科共同组成,其中包括急症部、针灸部、脑外科、介入中心、心身中心、康复科、放射科、CT 室、磁共振室、功能检查科、检验科、护理部、营养科等。要求在接诊、诊断、治疗、康复、预后各方面做到及时、合理、确切、规范,涉及医护技各部门、多科室的密切配合与协作。尤其是在脑卒中急性期得到及时、合理的救治,为脑卒中全面的治疗康复打下良好的基础。我院已研制出了治疗脑卒中的丹芪偏瘫胶囊、醒脑治瘫胶囊、扶正合剂、益肾养肝合剂、化瘀通脉注射液、化瘀通脉汤剂、中风丸、脑血栓丸、活血通络汤剂、健脑带等,并针对脑卒中急性期、恢复期、后遗症期及并发症和合并症的治疗分别研制了相应的中成药和系列保健产品,使中药治疗在卒中单元内发挥重要作用,并且规范化和科学化。石氏中风单元于 2003 年 9 月被国家中医药管理局列为十大中医药科技成果推广项目之一。

石学敏教授创立了"石氏中风单元",不仅提高中风病的临床疗效,充分发挥针灸、中药特色,而且进行科学整合、优化现代先进的医疗技术和方法,积极引进先进的医疗设备,形成具有中医特色的中风病综合诊疗管理模式和管理体系,开辟了重大疾病全新的诊疗思路和管理模式,为重大疾病诊治树立了典范。在以石学敏教授为学术带头人的带领下,50 余年来为针灸临床、教学和科研工作做出了巨大贡献,我院取得了系列研究成果并经历了前所未有的辉煌发展!培养了针灸学科团队和多学科中青年人才,逐渐建立并带动、扩大了相关科室,发展了临床医疗规模和教学基地。他带动了针灸学科的发展,在针灸领域走出了一条成功之路,为中医针灸事业打出品牌,迈出国门,走向世界。石氏中风单元为重大疾病的诊疗体系和管理模式开辟了一条新的思路,引进先进的设备、技术和方法,整合有效的治疗手段,凸显特色的中西医治疗优势,进行严格的患者管理,建立系统的诊疗体系和管理模式。服务患者、培养人才、发展学科、推广技术等系列的模式值得我们后人学习和深思。

3. 未病先防,防传防变防复发

石学敏教授从事针灸临床工作 50 余年来,在中风病的预防方面做得非常全面、细致,他把预防的思想体现在中风病防治的各个阶段和各个方面,如脑卒中的一、二级预防,高血压、中风先兆的针灸治疗,中风病合并症的防治,后遗症治疗和预防复发等,做到未病先防,防传防变防复发,体现其治未病的思想,与现代预防医学的思想不谋而合。

(1)未病先防,调控血压,预防中风:近年的研究发现高血压、糖尿病、高脂血症和心脏病等是脑卒中的危险因素,对脑卒中的危险因素进行积极有效的干预,可以明显降低中风病的发病率,说明脑卒中可防可控。控制血压对脑卒中一、二级预防具有重要意义。据报道,目前我国有 1.3 亿高血压患者不知道自己患有高血压,在已知患有高血压的人群中,约有3000 万没有接受治疗,在接受治疗的患者中有 75% 的患者没有达到控制目标。美国一项大型研究结果显示,相对于传统降压治疗(收缩压目标值 140mmHg),强化降压(收缩压目标值降至 120mmHg)可以使 50 岁以上高血压人群的心脑血管事件发生率降低,随着这一结论的提出,高血压的治疗达标率就更加降低。因此,对高血压的防治和调控显得尤为重要。石学敏教授根据中医"气海学说"理论,首次提出了高血压的病机为"气海失司",其治疗原则为"活血散风、疏肝健脾",确立了针灸处方及操作规范,穴位选取双侧人迎、曲池、合谷、足三里和太冲。人迎直刺 0.5~1 寸,见针体随动脉搏动而摆动,施小幅度高频率捻转补法 1 分钟;合谷、太冲均直刺 0.8~1 寸,施捻转泻法 1 分钟;曲池、足三里均直刺 1 寸,施用捻转补法 1 分钟;留针 30 分钟。经临床试验研究可有效控制血压、降低脑卒中的发病率和复发率,完善了脑卒中的一级和二级预防。目前开展的国家行业科研专项项目正在进行针刺调控原发性高血压防治中风病的研究,该研究通过多中心大样本随机实验研究以观察针刺调控血压的效果及调控血压后对卒中复发的预防效果,将为临床提供科学数据。

另外,患者中风前常会有身体不适的表现,如头晕、头痛、肢体麻木、突然一侧肢体无力或运动欠灵活、一过性吐字不清或语言欠利、突然不明原因的摔倒或晕倒、突然一过性视物不清或眼前黑矇,甚至一过性失明等,这些征象可能是中风病的先兆,但也不是中风病前特有的症状,很多其他疾病也会出现相似的症状。因此在出现此类症状时,要及时就医,确认为中风先兆,积极进行治疗可有效降低或者避免中风病的发生。石学敏教授认为中风先兆为"窍欲闭,神欲匮",是预防中风病发生的最佳时期,治疗以调神通络为法。穴位选取上星、百会、印堂、肩髃、曲池、足三里、阳陵泉、风池、完骨、天柱。上星、百会均向后斜刺 0.3~0.5 寸,施平补平泻法 1 分钟;印堂向鼻根方向平刺 0.3 寸,施雀啄泻法 1 分钟;肩髃直刺 1~1.5 寸,施提插泻法令麻胀感达肘部;曲池屈肘取穴,直刺 1~1.5 寸,施提插泻法令麻胀感达手部;足三里直刺 1~1.5 寸,施提插泻法令麻胀感达足踝部;阳陵泉直刺 1~1.5 寸,施提插泻法令麻胀感达外踝;风池、天柱、完骨均直刺 1~1.5 寸,施捻转补法 1 分钟。经临床验证调神通络方可有效缓解中风病的先兆症状,预防中风病发生。

(2)既病早治,防传防变,病后止遗:石学敏教授在治疗中风病的整个过程中,时刻体现其既病防变的学术思想,及早治疗中风病,第一时间介入针灸治疗,减轻中风病患者症状,缩短治疗疗程,减少后遗症。并将中风病可能出现的合并症或并发症及早防治,切断传变途径,防传防变;根据疾病的传变规律,先安未受邪之地,如对中风病急性期,积极预防高热、神昏、肺脑综合征、心脑综合征、胃肠综合征(上消化道出血)等合并症或并发症的出现,密切观察患者的症状表现,通过病情综合判断,未病之前细致观察询问,加强护理,适当予以预防用药;合并症或并发症一旦出现要立即采取综合疗法进行积极治疗和护理,不可延误,以防传变,防止其发生、发展和加重。而对中风病恢复期的患者,积极治疗原发病,在尽可能短的时间内解决患者中风病的相关症状,尽可能减少遗留后遗症。因中风病高致残率的特点,石学敏教授将治疗中风病恢复期的过程集针灸、中药、西药、康复、保健等治疗于一体,有机结合,竭尽所能减少患者的后遗症,减轻残疾程度,尽可能提高患者的生存质量。

(3)祛邪务尽,培本复元,预防复发:中风病的治疗是一个漫长的过程,患者久病正气虚弱,元气大伤,力求康复,应当培本复元。兼之痰瘀交结,余邪留恋之机,应祛邪务尽。因此,中风病患者仍需坚持治疗,此时更应发挥中药和针灸的特色和优势,行个体化特色治疗,不仅标本兼顾,而且可预防复发。中风病不仅发病率高、死亡率高,而且其复发率也高,因此,建议患者定期就诊,定期复查,尽可能预防中风病的复发。

综上,石学敏教授在治疗中风病的过程中,体现了其博大精深的学术思想。传承经典,诠新中风病病机——窍闭神匿,神不导气;以病统方,创立醒脑开窍针法;治以调神为要,以滋阴为本,治则以醒神开窍,滋补肝肾为主,以疏通经络为辅;分期论治,辨症加减,注重中风病合并症或并发症的防治,临床灵活应用,不仅辨病位病机,辨中风病分期,而且辨病之轻重顺逆、脏腑经络、拘挛弛缓、随症加减。中西合璧,创石氏中风单元,其学术价值不仅在于以提高临床疗效为中心,充分发挥针灸、中药特色,而且科学整合、优化现代先进的医疗技术和方法,形成具有中医特色的中风病综合诊疗体系和管理模式。另外,注重防护,做到未病先防,防传防变防复发,对患者的护理工作要求做得非常细致,为预防合并症或并发症的发生做出巨大贡献,尽可能减少中风病患者后遗症,提高生活质量。他集中医整体观念、辨证论治和预防医学思想于一体,不仅创立了醒脑开窍针法,而且将醒脑开窍针法应用到中风病预防和治疗的整个过程;创立石氏中风单元,为重大疾病的诊疗和防治树立典范,开辟了一条全新的思路和管理模式。

二、石学敏教授的学术特色

1. 开创以调神针法为特色的中医脑病治疗原则

《周易·系辞》曰:"变化不测之谓神。"引用到医学理论,神有广义和狭义之分,广义的神泛指自然界物质变化的功能,在人体生命科学中即指人体一切功能活动的能力,以及通过各种功能活动而产生的有形物质的外部征象,包括神志活动和五志七情的变化;狭义的神,专指人的精神意识活动。一般而言,狭义之神蕴育在广义之神中,而广义之神,又必须通过狭义之神来体现。石学敏教授认为:百病之始,皆本于神,凡刺之法,先调其神,神调则气顺,百病除矣。故确立了调神针法的处方和针刺规范,倡"醒神""调神"法为其学术特色,广泛应用于临床治疗急、危、重症和疑难杂症,疗效显著,取得重大突破。

石学敏教授对中医"神"的诠释,实则是对中医学脑和脑功能的充分认识。中医学中"神不使"和"神不用"是脑病的基础,"神不使"首见于《素问·汤液醪醴论》:"帝曰:形弊血尽而功不立者何? 岐伯曰:神不使也。帝曰:何谓神不使? 岐伯曰:针石,道也。精神不进,志意不治,故病不可愈。今精坏神去,营卫不可复收,何者? 嗜欲无穷,而忧患不止,精气弛坏,营泣卫除,故神去之而病不愈也。""神不使"即指神不能发挥其应有的功能和作用,从狭义讲就是精神情志活动失常,如突然剧烈的精神刺激或持久的情志变化,使神气不能发挥功能而使精神散乱或错乱,强调心理因素在疾病发生发展过程中起到主导或关键的作用,如抑郁症、癔症、胃肠神经官能症、心脏神经官能症、焦虑症等心身疾病,实质上是脑功能失调的一种特殊的表现形式,属于中医脑病学的范畴。广义讲"神不使"即"失神",不仅由情志所致,而且由"邪盛神乱"或"脏病伤神,精亏神乱"使神气不能发挥其主宰生命活动的功能,表现为意识思维、人体感官、肢体运动、肌肤感知等功能失常,甚则危及生命。在临床上应用针刺治疗疾病时,病人精神上不能积极配合或者形弊血尽,则"神不使而病不愈",强调"神"在疾病治疗中之关键作用。针刺治神包括对医患双方情志意识之神的调治和对患者阴阳气血营卫之神的调治,使神发挥主宰调控之作用,则"阴平阳秘,精神乃治"。"神不用"也是指神不能发挥其作用。正如司马迁所说"神不用则废,用之则振,振则生,生则足。"用神这里指用脑,人脑和其他器官一样"用进废退",用脑就是用神、神使的过程,神使则病愈。

石学敏教授非常重视中医学中脑和脑的功能,脑为髓海,脑藏神,主张"脑主神明"论。他认为中医学的脑病,病位在脑,不仅包括了脑实质损伤所致的脑病,而且更加重视无器质性脑损害而见脑功能失调所致的脑病,即脑功能性疾病。脑功能性疾病多因于情志失调,或者无明显原因,没有明显的脑部器质性病变,而只表现为脑功能的失调或障碍而出现的病证,如癔症、各种神经官能症等,属西医学精神与行为障碍类疾病。脑器质性疾病是脑实质本身受到明显的损伤,出现脑功能障碍表现的疾病,属西医学神经系统的中枢神经系统疾病,常见以下三大类:一是遗传、先天发育不良所致的小儿脑瘫,智力低下等;二是脑血管病及其后遗症、外伤所致脑损伤等;三是因中枢神经纤维损伤进而致脑细胞衰老退化出现的退行性疾病,如血管性痴呆、阿尔滋海默病、多系统萎缩、运动神经元病、多发性硬化等。石学敏教授创立的调神针法不仅治疗器质性脑病具有很好的临床疗效,而且对于脑功能失调性疾病具有独特疗效。因此,石学敏教授开创的以调神针法为特色的中医脑病治疗原则,在针刺治疗脑病方面取得了成就。

2. 传承学术特色,创新针法理论

在跟随石学敏教授学习的两年期间,对其调神针法在临床应用深有感悟,很多急症、重症、久治不愈或常规针刺治疗效果不明显的疾病,从脑病论治往往可取得意想不到的效果。大调神方以人中具有通督醒神,开窍启闭之功;小调神方用印堂、上星透百会具有调神导气,平衡阴阳之功。大调神方的醒神开窍、通调元神的作用比小调神方作用强。调神方从脑论治疾病,体现了调神针法的思维高度,而且临证寻求病机之关键是治疗疾病的突破。两年来,跟随石学敏教授出诊,总结其临床经验和学术特色,从郁病、便秘和排尿障碍三个方面进行诊治经验的总结、凝练和升华,完善并创新调神针法理论:揭出郁病的病机为"脑神失调,肝失疏泄",治疗原则为调神疏肝,创立调神疏肝针法;提出便秘的病机为"脑神失调,腑气不通",治疗原则为调神通腑,创立调神通腑针法;提出排尿障碍的病机为"脑神失调,脬宫失司",治疗原则为调神理脬,创立调神理脬针法。临床上将调神疏肝针法、调神通腑针法和调神理脬针法广泛应用于治疗"因郁致病"和"因病致郁"的郁病、便秘和排尿障碍(排尿困难、尿失禁、遗尿等),也用于脑卒中后抑郁、卒中后便秘、卒中后排尿障碍,均取得很好的临床疗效。

❀（三）石学敏教授的临床特点

1. 诊病洞察关键病机

对于临床医生而言,每天面对几十位甚至上百位的患者,其症状或相似甚至相同,或完全不同,面对每一位患者诊治的过程都是复杂的,但诊疗思路清晰是至关重要的。对于任何一个疾病,从根本病机认识出发,抓住主要病机关键,才是治疗疾病的根本,也是临床行之有效的思路和方法。石学敏教授临证必以洞察疾病的关键病机为要,如中风病是以猝然昏仆、不省人事,伴口眼㖞斜,半身不遂,语言不利,或不经昏仆而仅以㖞僻不遂为主症的一种

疾病,石学敏教授在从医的临床实践中深入思考,之所以发生中风病而不是其他疾病,其必然存在形成这一疾病的关键病理基础,从认识和辨别疾病的根本出发,这一最终病理机转将是直接引发中风病一系列症状的关键所在,反过来,则必然是无论何种病因,其发生发展都最终要导致这一病理机转。因此,他深入研究中医学对中风病的认识及《黄帝内经》对神的论述,结合西医学解剖、生理的基础知识,根据自己多年的临床实践经验和对中风病辨病与辨证相结合的认识观,深刻分析,认为中风病的病因病机是患者平素存在下焦肝、肾诸脏阴阳失调,又受到外界各种诱因的影响,以致积损正衰,气血运行不畅,夹痰浊上阻清窍;或精血不足,阴虚阳亢,阳化风动,血随气逆,夹痰夹火,横窜经络,上蒙清窍;或外伤跌仆,气血逆乱,上冲巅顶,闭阻清窍,则神志愦乱,突然昏仆,不省人事;神不使(导)气,则筋肉痿软、肢体不利,故见喝僻不遂。最终形成中风病的关键病机"清窍蒙闭,脑神匿乱",因此,石学敏教授提出"窍闭神匿、神不导气"是中风病形成的总病机,也是中风病的根本病理基础和关键环节。神伤不仅直接导致神志变化,而且也影响脏腑、器官、肢体等的功能活动。病程迁延日久,气血亏虚,筋肉失养,故见肢体痿废不用,经络阻滞不通,肢体挛急僵硬。正是他对中风病的关键病机的深刻认识,为中风病的治疗开创了新阶段,取得了巨大成就。

2. 治疗重视调理脑神

石学敏教授对中医学"神"的认识,在认真研读古代文献的记载和论述后,集自己多年的临床经验和心得体会,分析、总结、凝练后提出"神之所在——脑为元神之府;神之所主——人体一切生命活动的表现;神之所病——百病之始,皆本于神;神之所治——凡刺之法,必先调神。"从神之所在、功能、病机、治疗四个方面剖析了神的内涵。他的调神学术思想强调针刺疗法以治神为根本和首要,指出"针以守神为首务,效以神应为保证,治以调神为根本,调神注重脑府"。在临床上提出对针刺调神的具体要求:针刺施治前后调患者之神,针刺施治过程中调医患之神,穴位选择注重调神,针刺施术强调"得气"。因此,在临床治疗疾病过程中重视调理脑神。

石学敏教授集多年临床实践经验,对针刺调神具有独特见解,创大调神方和小调神方,并进行明确的量学规范,将其灵活应用于临床。大调神方取双侧内关和人中。操作规范:先刺双侧内关,直刺0.5~1.0寸,采用提插捻转结合的泻法,即左侧逆时针捻转用力,自然退回;右侧顺时针捻转用力,自然退回。配合提插,双侧同时操作,施手法1分钟。继刺人中,向鼻中隔方向斜刺0.3~0.5寸,采用雀啄泻法。针体刺入穴位后,将针体向一个方向捻转360°,使肌纤维缠绕在针体上,再施雀啄手法,以流泪或眼球湿润为度。小调神方取印堂、上星透百会和双侧内关。操作规范:先刺印堂,刺入皮下后使针直立,采用轻雀啄泻法,以流泪或眼球湿润为度。继刺上星,选3寸毫针沿皮刺透向百会,施用小幅度、高频率捻转补法,即捻转幅度小于90°,捻转频率为120~160r/min,行手法1分钟。临床将调神针法作为针刺治疗疾病的大法,针对不同病证提出全新的病机认识并创立了系列调神针法。如醒脑开窍针法治疗中风病是针刺治神的典范,而且在此基础上创立通关利窍针法治疗吞咽障碍,醒脑益智针法治疗痴呆,醒神豁痰法治疗癫痫。另外,将调神针法广泛应用于治疗中风病、各种急症、精神障碍类疾病均取得很好疗效。

3. 手法强调量学规范

古医籍中记载了很多针灸的量化指标和手法规范,后世没能完整保留和很好的继承。随着医学的发展,残存的古医籍中记载的量学已经不能很好地指导临床,而且同一配方中,穴位针刺的深浅、进针方向及采用手法的不同,临床效应及治疗结果亦有差异。因此,石学敏教授创立了捻转补泻手法的定义和针刺手法量学的四大要素,填补了针灸量学发展的空白,便于后人学习和临床操作,为量效关系的研究奠定了基础。

（1）捻转补泻的定义

1）捻转补泻手法第一定义:十二经脉以任督二脉为中心,以两手拇指开始捻转时作用力切线的方向为标准,医生采用面向病人的体位,规定作用力的方向向心者为补,离心者为泻。即左侧捻转方向为顺时针（相对病人而言）,右侧捻转方向为逆时针为补。具体操作为捻转时加作用力,倒转时自然退回,一捻一转连续不断。至于捻转泻法与补法正相反,其作用力起始的方向左右两侧均为离心,即左侧为逆时针,右侧为顺时针。

2）捻转补泻手法第二定义:捻转时,小幅度、高频率（幅度小于90°,频率为120r/min）为补,在施行补法时,术者手指轻轻地捻转,然后自然退回,形成一个有节奏的捻转频率,以达到徐徐地激发经气的作用。反之,大幅度、低频率（幅度大于180°,频率为50~60r/min）为泻法。

（2）手法量学四大要素:在手法量学方面,石学敏教授创立了针刺手法量学的概念、规范和操作要求,重新定义了捻转补泻手法,从手法作用力的方向、作用力的大小、手法持续时间和施行捻转补泻手法后其治疗作用持续时间这四大要素进行详细阐述,四大要素决定了针刺刺激的"剂量",填补了针灸学发展的空白,便于后人学习和临床操作。

1）作用力方向是捻转补泻的第一要素:如前述向心者为补,离心者为泻。

2）作用力大小是捻转补泻的第二要素:如前述小幅度、高频率为补;大幅度、低频率为泻。

3）手法持续时间是捻转补泻的第三要素:在施术中手法所持续的时间与治疗效果有着至关重要的意义,亦是手法量学中的核心。究竟施术多长时间为最佳治疗参数,在古典医籍中如《针灸甲乙经》只提到某穴在施术手法时所留一呼一吸或两呼两吸的记载,按照这种量学规定是远远达不到治疗作用的。石学敏教授认为,捻转补泻手法最佳施术时间参数为每个穴位操作一至三分钟,这一参数是经过对部分经穴和经外奇穴的考察对比后提出的。如"无脉症"取太渊、人迎均施手法一分钟;为改善脑供血所取风池等穴,以施术三分钟为最佳治疗参数。因此,只有找出和确定每一个证或病的最佳治疗参数,才能使针灸的临床疗效提高。

4）治疗作用持续时间是捻转补泻手法的第四要素:即两次施术间隔时间的最佳参数。临床上嘱患者每天针灸一次或隔日一次或每周两次,往往缺乏科学根据。石学敏教授经过多年临床观察,经过对50余个病种的逐一试验,发现每一次针刺治疗后都有一定的、持续的治疗作用,其持续时间又因病种而异,这对研究针刺治疗有效作用的蓄积时间有着重要意义,亦是针刺治疗效果的规律所在。如针刺人中穴治疗中风病,一次治疗所持续的最佳治疗作用时间是6小时。在针刺过程中发现,针刺后20分钟,其脑血流量改变最明显,持续到6

小时后,供血开始衰减,因此应每6小时进行一次针刺治疗。

(3)针刺的量效关系:石学敏教授率先提出针刺手法量学理论,通过针刺手法量学的研究将针灸刺激量精确化、治疗学剂量化,为针灸治疗学奠定了科学化的基础。他探求临床常见病治疗处方穴位的最佳治疗量,是提高疗效的重要环节。如醒脑开窍针法对每个穴位都有严格要求的量学规范。如治疗吞咽障碍的患者,在醒脑开窍针法基础上加风池、翳风、完骨、廉泉、咽部点刺、金津、玉液;操作时,风池、完骨向喉结方向震颤徐进针2~2.5寸,行小幅度高频率捻转补法,施术1分钟;翳风向咽喉方向缓缓进针2.5~3寸,手法同风池;金津、玉液点刺放血,或沿舌体水平刺向舌根,进针1~1.5寸,行捻转泻法0.5分钟;廉泉针刺向舌根部,进针2~2.5寸,施提插泻法1分钟,咽部点刺放血。如改善椎基底动脉供血不足取风池、完骨、天柱,均直刺1寸,小幅度高频率捻转补法各1分钟。可见,相同的穴位,采用不同的针刺方向、针刺深度和补泻手法可取得不同的效应。

三、学术访谈

问:"窍闭神匿、神不导气"中"神"和"匿"如何理解?

答:中风病基本病机为"窍闭神匿、神不导气",其中"神"为广义之"神",是"元神""脑神"。正如明代李时珍曰:"脑为元神之府。"元者,气始也。神具有独特而复杂的功能,不仅主持人体精神意识思维活动,而且主宰人体生命活动,即为身形之主,脏腑的功能活动、气血的正常运行、形体的运动无不受到脑神的控制,并在神的统一调节下进行着规律性活动。神可调节阴阳变化,协调脏腑平衡,调整形神,通利关窍,润泽肌肤。故此处"神"是蕴育狭义之神在内的广义之神。《元气论》曰:"脑实则神全,神全则气全,气全则形全,形全则百关调于内,邪消于外。"说明脑主神明之功能正常则机体不发病。《素问·移精变气论》云:"得神者昌,失神者亡。"《素问·五常政大论》云:"根于中者,命曰神机,神去则机息。"说明脑神主宰人体的生命活动。故"神"特指脑神,是广义之神。人在出生后,脑是生命活动的主宰,《颅囟经·序》曰:"元神在头曰泥丸,总众神也。"这些论述与西医学脑干(延髓)为生命中枢的理论相吻合,延髓具有心血管和呼吸中枢等的结构和感应器,借此维持机体平衡,控制基本生命活动。当延髓细胞梗死、损伤或受压时均会危及生命。另外,胆经的"维筋相交"理论是古人对脑内的锥体交叉最直观的认识。

"神不使"或"神不用"是脑病的基础。"神不使"即"失神",不仅由情志所致,而且因"邪盛神乱"或"脏病伤神,精亏神乱"使神气不能发挥其主宰生命活动的功能,表现为意识思维、人体感官、肢体运动、肌肤感知等功能失常,甚则危及生命。神伤不仅可直接产生神志方面的变化,而且也可以直接影响各种器官、肢体及筋肉的功能活动。日久气血涣散,筋肉失濡,故肢体痿软废用,经脉偏盛偏衰,故挛急僵硬。中风病无论有无神志障碍均可视为"神匿""神不导气",因中风病病位在脑,脑窍被瘀血、肝风、痰浊所阻,脑窍闭匿,也就是说"神睡觉了,不醒了"。神不使,气不行,脑不能发挥其主宰生命活动的功能,故而出现㖞偏不遂,甚至昏迷等症。所以,治疗中风病要以"醒神"为要,"神醒了"则神能发挥其正常功能。

问:调神方中内关、人中的内涵是什么?

答：人中是别名，又名水沟，首见于《针灸甲乙经》，又有"面王"之称，为督脉穴位，为督脉、手足阳明经之交会穴，以刺之奇痛著称，为临床急救穴，具有通督醒神，开窍启闭之功。葛洪《肘后方》曰："令爪其病人人中，取醒。"所以，人中为临床常用的急救要穴。西医学研究针刺人中之作用机制有以下几个方面：其一，可兴奋呼吸，增强心肌的能量供应，改善血压；其二，可刺激其周围的面神经、三叉神经分支，激活了三叉神经——脑血管系统，从而兴奋脑神经元，改善脑血流。脑神经元兴奋后使中枢神经发挥复杂的整合作用，而脑血流改善为脑细胞的兴奋提供能量。这两方面的作用是人中醒神调神之作用基础。而且人中穴位于面部，穴位表浅，操作方便，急救时如果不具备针刺的条件用大拇指指端掐压穴位即可。针刺人中以眼球湿润或流泪为度，是针刺量学的标志，是人体的神经反射，标志三叉神经的感觉神经和面神经的副交感神经兴奋，释放舒血管的神经介质使脑微血管舒张而达到醒神开窍的作用。

内关为手厥阴心包经之络穴，心包为心之围墙，代心受邪，具宁心安神，宣痹解郁，宽胸理气之功。又为八脉交会穴之一，通于阴维，阴维脉维系人体，主一身之里，具调补阴阳气血和疏通经脉之功。"心藏血"，《灵枢·邪客》篇曰："心者，五脏六腑之大主也，精神之所舍也。"而《素问·灵兰秘典论》曰："心者，君主之官，神明出焉。"《素问·宣明五气》篇曰："心藏神。"所谓"大主"乃指心脏功能之重要地位，而"精神之所舍也"、"神明出焉"与"心藏神"同义。实际上，《灵枢·本神》又曰"心藏脉，脉舍神"，《灵枢·营卫生会》曰："血者，神气也"，《灵枢·平人绝谷》曰："血脉和利，精神乃居"。"心主身之血脉"，也就是说心主持全身气血的运行，而气血又与神的生成和功能活动的关系极为密切，是精神活动的重要物质基础，故心是通过调整气血运行而达到调神的作用，而心的一些变化自然要对神产生影响，正如《素问·八正神明论》言："血气者，人之神，不可不谨养"。因此，心通过主血脉而藏神，心脏所藏之神实为血脉之神。因此，调神方中选内关以调神启闭，实乃调血脉之神，通过调节气血之功为脑神活动提供物质基础。因此，针刺治神应心、脑并重，人中、内关为治神必选穴位，二穴相伍既可激活受抑、受损的脑功能，又可镇静狂躁、浮越的心神，为醒脑开窍之主要穴位。

问：您是如何构思石氏中风单元的？

答：大约近1个世纪前，在国际上住院脑卒中病人采用了一种新的医疗管理模式，包括急性抢救监测和早期综合治疗、康复治疗相结合的模式，即卒中单元。它在国外已实践应用了这么久，被证实是治疗脑卒中的最好方法。为什么我们不把这种最好的治疗管理模式引入中国？而且我们的中医疗法在治疗中风病方面具有特殊的优势，将中医的特色优势融入卒中单元，二者结合起来不是会收到更好的治疗效果吗？我们现在倡导的中西医结合道路，不仅在诊断和治疗方面二者相结合，而且在管理模式上也应该结合，将先进的管理模式引入中风病的治疗和管理中，这将为中风病患者带来更多的收益。有了此想法后，我开始进行大胆构建中风单元，将已具备的条件充分利用，不具备的要创造条件、引进设备、引进人才尽快发展；同时将传统治疗中风病过程中的每一种独立存在的疗法，如中药治疗、针灸治疗、语言训练、肢体功能康复、心理疏导、健康教育、预防保健等的方法加入卒中单元，作为卒中单元不可或缺的重要因素和组成部分，重新组合成一种和谐、紧密、全方位的综合治疗系统和管理模式。因此，有中国特色的"石氏中风单元"成功建立了。

四、石学敏教授经典医案

❦ (一) 脑梗死验案

郑某　男　57岁　就诊时间:2015年3月30日　就诊号:2191850

主诉: 右侧肢体不遂3月余。

现病史: 患者于2015年1月无明显诱因出现右侧肢体无力,就诊当地医院,诊断为脑梗死。住院治疗期间病情加重,经治疗后遗留右侧肢体不遂。现为进一步诊治,求治于我门诊。**现症:** 神清,精神可,语言不利,右口㖞,无饮水呛咳,右侧肢体不遂,右上肢屈曲,可见肌肉收缩,右手指拘挛,右下肢可抬离床面20°,右足内翻,右肩关节疼痛,活动受限,纳可,夜寐安,二便调。

既往史: 高血压病史10余年,血压最高达160/90mmHg,平素口服厄贝沙坦150mg,Qd,血压控制在150/90mmHg左右。否认药物及食物过敏史。

查体及辅助检查: 右侧中枢性面瘫,右上肢肌力Ⅰ级,右下肢肌力Ⅲ级,感觉减弱,右上下肢肌张力增高,右上肢腱反射亢进,右霍夫曼征(+),右巴宾斯基征(+)。舌红苔少,脉弦细。HR 78次/分　BP 140/90mmHg　NIHSS评分10分,改良Rankin量表(mRS)评分4分,改良Ashworth量表(MAS)评定肌张力分别为屈肘肌3级、屈腕肌3级、股四头肌2级、腓肠肌1+级、比目鱼肌1+级。脑CT(当地医院)示:左基底节区梗死灶。

辨证分析: 患者男性,年过半百,肝肾不足,阴血亏虚,阳亢火旺,风火易炽,上扰清窍,窍闭神匿、神不导气,发为中风病;因发病过程中无意识障碍,故属中经络;日久经络痹阻,气血不能濡养经脉,经脉拘急而致肢体痉挛拘急。肝肾不足,阴血亏虚故见舌红苔少,脉弦细均是。

中医诊断: 中风病—中经络—阴虚风动证。

西医诊断: 脑梗死痉挛性瘫痪高血压Ⅱ级。

治疗原则: 醒脑开窍,滋补肝肾,疏通经络;活血散风,疏肝健脾。

针灸处方: 内关(双)⊥、人中⊥、三阴交(双)⊤、风池(双)⊤、完骨(双)⊤、天柱(双)⊤、太阳透颊车(患侧)、迎香(患侧)⊥、地仓(患侧)⊥、下关(患侧)⊥、阳明经筋排刺(患侧)、金津、玉液点刺放血,舌面点刺出血,上廉泉⊥、天鼎(患侧)⊥、肩内陵(患侧)⊥、肩外陵(患侧)⊥、肩髃(患侧)⊥、肩贞(患侧)⊥、肩中俞(患侧)⊥、肩外俞(患侧)⊥、阿是穴(患侧)⊥、外关(患侧)⊥、合谷(患侧)⊥、八邪(患侧)⊥、上八邪(患侧)⊥、环跳(患侧)⊥、阳陵泉(患侧)⊥、昆仑(患侧)⊥、太溪(双)⊥;高血压加人迎(双)⊤、曲池(双)⊤、足三里(双)⊤、合谷(双)⊥太冲(双)⊥。留针30分钟。每日治疗一次。

辅助治疗: 丹芪偏瘫胶囊(4粒,Tid)。同时考虑患者肌张力高,于肌张力增高的肌腱处施筋骨针疗法,用纵行垂直快速无痛进针法,边进针边回抽,运用筋膜扇形分离法松解分离3~6针,当针下有松动感时,快速出针,隔日一次,连续治疗3次为一疗程(3月30日,4月1日和4月3日)。嘱患者家属帮助患者被动活动右上肢各关节至正常活动范围,坚持锻炼。

治疗过程及结果: 先刺双侧内关,直刺1.0~1.5寸,得气后施捻转提插泻法,即左右手分别持患者左侧和右侧的针柄,左手拇、示指呈顺时针捻转(此时拇指所施作用力的方向为离心),右手拇、示指呈逆时针方向捻转(此时拇指所施作用力的方向为离心),并配合提插泻法,捻转的角度>180°,频率为50~60r/min。手法持续操作1~3分钟。继刺人中,向鼻中隔方向斜刺0.3~0.5寸,将针体向一个方向捻转360°,使肌纤维缠绕在针体上,再施雀啄手法,以眼球湿润或流泪为针刺达到量学要求的效应指标。再刺三阴交,针沿胫骨后缘与皮肤成45°角方向斜向后刺入,深1~1.5寸,行重插轻提之补法,针感到足趾,下肢轻微抽动。极泉沿经下移1~2寸,避开腋毛,在肌肉丰厚的位置取穴,直刺1~1.5寸,施提插泻法,使上肢抽动1次。尺泽,应屈肘为内角120°,术者用手托住患肢腕关节,直刺进针0.5~0.8寸,针感从肘关节传到手指或手动外旋,使手外旋抽动1次。委中,取仰卧位直腿抬高取穴,术者用左手握住患肢踝关节,以术者肘部顶住患肢膝关节,直刺进针1~1.5寸,针尖向外15°,施提插泻法,使下肢轻微抽动。风池、完骨、天柱施以捻转补法;肩髃直刺1~1.5寸,施捻转提插泻法;太阳沿颧骨弓内缘进针3~3.5寸,透向颊车;迎香直刺0.5寸,施捻转泻法;下关直刺1.5寸,捻转泻法;地仓横刺透向颊车,地仓至颊车部1寸1针,深度0.3~0.5寸,施提插泻法;合谷捻转泻法。上廉泉位于任脉走行线上,舌骨上缘至下颌之间1/2处,向舌根部斜刺,进针2寸,施提插泻法,以舌根部麻胀感为度。金津、玉液用舌钳或无菌巾将患者舌体拉起,在舌下可见两支静脉,用三棱针点刺舌下静脉,以出血1~3ml为度。舌面用2寸毫针点刺出血。天鼎直刺1~1.5寸,施提插泻法,令触电感直达肩肘或手指;肩髃、肩内陵、肩外陵、肩贞直刺1~1.5寸,施捻转提插泻法;肩中俞、肩外俞均横刺1~1.5寸,施捻转泻法;阿是穴刺络拔罐。曲池、外关直刺1~1.5寸,施提插泻法;八邪直刺0.5~1寸,施提插泻法,以患肢手指抽动、被动伸展为度。合谷向三间穴方向透刺,进针1~1.5寸,施提插泻法,以握固的手指自然伸展或示指不自主抽动3次为度;再取1.5寸毫针仍在合谷穴位置针刺向第一指掌关节基底部透刺,进针1~1.5寸,施提插泻法,以拇指不自主抽动3次为度,上八邪分别在2~3、3~4、4~5指掌关节上1寸,向指掌关节基底部斜刺,进针1~1.5寸,施提插泻法,以各手指分别不自主抽动3次为度。环跳直刺2~3寸,以触电感传至足趾为度;阳陵泉直刺1~1.5寸,施提插泻法,令触电感传至足趾为度,昆仑直刺0.5寸,捻转泻法。人迎直刺0.5~1寸,见针体随动脉搏动而摆动,施小幅度高频率捻转补法1分钟;合谷、太冲均直刺0.8~1寸,施捻转泻法1分钟;曲池、足三里均直刺1寸,施用捻转补法1分钟;留针30分钟。

血压监测:每次针刺治疗前,仰卧休息10分钟后测量左上肢血压,并记录。

经1次治疗后患者自觉右侧肢体较前轻松,肌力、肌张力未见明显变化;血压为117/75mmHg。于4月6日第6诊时,患者右侧半身不遂好转,关节疼痛好转,肌张力明显降低,右上肢肌力Ⅱ级。6日内监测血压波动于115~130/70~86mmHg,石学敏教授通过脉诊合参,并同家属沟通后,嘱停服降压药。家属同意停服厄贝沙坦,单纯用针刺降压。之后患者血压一直控制平稳、达标,平均127/80mmHg。4月20日患者右上肢肌力Ⅲ级,右下肢肌力Ⅲ+级,右肩关节疼痛减轻,肌张力明显减低,肘关节可自主屈伸,右手握固缓解;5月18日右上肢肌力Ⅲ+级,右下肢肌力Ⅳ级,右手掌指关节、指间关节肌张力可,右手能握,但不能伸,右肩无疼痛。治疗期间,患者肢体运动功能及日常生活能力好转,精神状态佳。HR 74次/分BP 130/80mmHg NIHSS评分4分,改良Rankin量表(mRS)评分3,改良Ashworth量表(MAS)评定肌张力分别为屈肘肌2级、屈腕肌2级、股四头肌1级、腓肠肌1级、比目鱼肌1级。

按:①患者男性,年过半百,肝肾不足,阴血亏虚,阳亢火旺,风火易炽,上扰清窍,窍闭神匿、神不导气,发为中风病;因发病过程中无意识障碍,故属中经络;日久经络痹阻,气血不能濡养经脉,经脉拘急而致肢体痉挛拘急,故治疗以醒脑开窍,滋补肝肾为主,疏通经络为辅。此期极泉、尺泽、委中的刺激量必须减少,以针刺局部酸胀或轻微抽动即止,或暂不予针刺,以阳经腧穴为主,刺激量适中。②痉挛性瘫痪又称上运动神经元瘫、中枢性瘫痪,是由于各种原因造成上运动神经元损伤导致上运动神经元系统对其所支配的肌肉失去或减弱控制,表现以肌肉的不自主收缩反应和速度依赖性的牵张反射亢进为特征的运动障碍。临床常表现为患肢肌张力增高,腱反射亢进;浅反射减弱或消失,病理反射阳性;无肌萎缩和肌束震颤,长期可见废用性肌萎缩等症状。该患者发病后 2 周出现肢体痉挛性瘫痪,因未得到及时、合理诊治,日久患肢出现上肢屈曲、下肢伸直、足内翻、偏瘫步态等典型痉挛性瘫痪表现。③在醒脑开窍针刺治疗的同时可配合筋骨针疗法,如上肢痉挛性瘫痪配合筋骨针疗法,选取肘前方肱二头肌、肱桡肌与肘横韧带构成的立体三角区,以筋骨针对痉挛部位进行松解、剥离,取得了较好疗效。加强功能锻炼和肢体畸形矫形是非常必要的,痉挛性瘫痪经积极治疗可得到恢复。④对于中风病患者病程较长、病情稳定,但肢体运动功能恢复困难,合并痉挛性瘫痪严重影响患者的生活质量,故急性期及恢复期尽可能地积极治疗并配合康复锻炼,恢复功能,可以减少遗留后遗症,减少病患及家属在人力、物力、财力上的投入,减轻患者的痛苦。

(二) 运动神经元病验案

远某　女　47 岁　就诊时间:2015 年 1 月 8 日　就诊号:2065891

主诉:四肢无力伴肌肉萎缩 2 年。

现病史:患者于 2 年前无明显诱因出现左上肢无力,不能抬举,持物掉落,继而右上肢无力,一年后逐渐出现双下肢无力,走路不稳,可见掌指关节肌肉塌陷,四肢肌肉萎缩,言语不利,发音不清,痰黏不易咯出。于多家医院诊疗,诊断为"运动神经元病",具体治疗方法不详,症状未见好转,为求进一步治疗就诊于我院国医堂门诊。现症:神清,精神欠佳,四肢无力,不能抬举,不能独立行走,咳嗽咳痰,痰黏不易咳出,胸闷憋气,不能久卧,抬头无力,语速慢,声调低,发音不清,吞咽困难,饮水咳呛,纳少,寐欠安,二便可自控。

既往史:体健。否认药物及食物过敏史。

查体及辅助检查:双手指间肌、大小鱼际、双上肢三角肌、双下肢股四头肌明显萎缩,双手呈鹰爪形,双上肢肌力 3 级,双下肢肌力 3 级,肌张力减低,腱反射减弱,双侧巴宾斯基征(−)。舌淡红,苔薄白,脉细。HR 72 次 / 分　BP 130/80mmHg。

辨证分析:患者年近半百,肝肾精血亏虚,筋骨不利,故四肢无力,不能抬举,不能独立行走,不能久卧,抬头无力,吞咽困难,饮水咳呛;日久髓枯筋燥,故见肌肉萎缩变形;精血不能上充于脑,髓海失养,故精神欠佳,寐欠安,语速慢,声调低,发音不清;日久肺失宣降,故咳嗽咳痰,痰黏不易咳出,胸闷憋气;脾运化无力,故纳少。舌淡红、苔薄白、脉细均为肝肾不足之象。

中医诊断:痿证—肝肾亏虚证。

西医诊断:运动神经元病。

治疗原则:醒脑开窍,滋补肝肾,益气健脾。

针灸处方:内关(双)⊥、人中⊥、三阴交(双)⊤、极泉(双)⊥、尺泽(双)⊥、委中(双)⊥、肩三针(双)(肩髃及前后各2寸一穴)、臂臑(双)、曲池(双)、合谷(双)、外关(双)、八邪(双)、上星⊤、百会⊤、四神聪⊤、头维(双)⊤、四白(双)⊤、上廉泉⊥、旁廉泉(双)⊥、承浆⊥、缺盆⊤、天突⊤、膻中、天枢(双)⊤、中脘⊤、气海⊤、下肢阳明经、太阴经排刺(双),阳陵泉(双)⊥、丘墟(双)⊥、解溪(双)⊥、太溪(双)⊤、八风(双);华佗夹脊穴排刺。留针30分钟。背腧穴穴位拔罐,每日治疗一次。

辅助治疗:西药以营养神经,免疫抑制,对症治疗。

中药汤剂:熟地15g　　山药20g　　山萸肉15g　　牡丹皮10g
泽泻10g　　茯苓15g　　制附子10g　　肉桂10g

水煎服　1付/日　7付

治疗过程及结果:内关施捻转提插泻法1分钟;人中施雀啄泻法,至眼球湿润为度;三阴交施提插补法至肢体抽动3次为度;极泉、尺泽、委中施提插泻法至肢体抽动3次为度;曲池、合谷、外关、肩三针(肩髃及前后各2寸1穴)、臂臑、八邪,平补平泻;上星、百会、四神聪、头维、四白施捻转补法;上廉泉、旁廉泉、承浆施捻转泻法;缺盆、天突、膻中、天枢、中脘、气海、下肢阳明经、太阴经排刺施捻转补法;阳陵泉、丘墟、解溪、八风施捻转泻法。治疗结束当日,患者诉双下肢较前有力;治疗第5日,患者痰液分泌减少;第7日痰液分泌减少,下肢力量增加;暂停穴位拔罐治疗。治疗1月后患者上肢可抬离床面45°,平卧时间延长20分钟,胸闷症状较前好转;中药汤剂原方加远志10g,石菖蒲10g,1付/日,共14付。治疗4月后患者头部可抬起,发音较前清晰,饮水偶呛,肌肉无力较前明显改善,双手指间肌、大、小鱼际肌、三角肌及股四头肌的肌肉萎缩较前好转,可独立行走1000米,可平卧60分钟无憋气感,痰液较前好转,精神状态良好。

按:①运动神经元疾病是一组病因未明的选择性损害脊髓前角细胞、脑干运动神经元(或)锥体束的慢性进行性疾病。主要表现为受累部位的肌肉无力、萎缩和(或)锥体束损害征。进行性脊髓性肌萎缩主要病理变化位于脊髓前角运动细胞,目前对本病尚无特效治疗方法,西医用大量维生素、氨基酸制剂、核酸制剂、血管扩张剂及能量合剂等支持和对症治疗,未见痊愈报道。多中年发病。此患者系中年女性,根据其发病过程、特点、临床表现及检查确诊为运动神经元病。②本病属于中医"痿证"范畴,痿,萎也,如草木之枯萎。古代医家论痿证多认为经络损伤,阳气施布不畅,阴血滋养不充之候。《素问·痿论》中指出"治痿独取阳明",因为阳明为多气多血之经,取之可培养后天、益气养血,从而滋养经脉。脾胃相表里,脾为五脏六腑之海,又主四肢肌肉,若治疗期间胃纳逐渐健旺,则气血生化来源不乏,四肢得养,肢体活动功能易恢复,故能取得良好疗效。而石学敏教授认为神是人体整个生命活动的最高主宰,代表了人体的生命活动力,而一切生命活动的动力是"气",所以神是气的总概括。气为神之使,神为气之用,神存则机生,神去则机息。疾病的治疗必须以病人神气的盛衰为依据,以调理神气为根本,此为治病取效之关键。从中医病机分析属于肝肾不足,髓海亏虚。③该病的治疗以醒脑开窍针法配合阳明经穴、华佗夹脊穴为主,选取人中、内关以醒脑调神,三阴交以补肾益精,充养脑髓,强健筋骨;极泉、尺泽、委中以疏通经络。《素问·痿论》曰:"治痿者独取阳明……阳明为多气多血之经,乃气血化生之源,五脏六腑之海,主润宗筋,宗筋主束骨而利机关也。"因此选取阳明经腧穴以疏调阳明之经气,以健脾和胃、益气养血。对肌肉萎缩明显者,可行肌肉、肌群排刺,以改善局部经气运行,从而可以增加肌肉营养,促进肌肉萎缩的恢复。针刺夹脊穴可疏通督脉、统理阴阳,具有行气血、营阴阳、濡筋骨之效。阳明与督脉配合具有补益气血,调理阴阳之作用。西医学认为针刺华佗夹脊穴,可直接刺激神经根,改善神经根的代谢,减轻水肿状态,从而促进脑脊液的循环,加速神经功能的恢复,刺激激发肌肉的收缩,促进细胞的新陈代谢,减缓肌蛋白失神经后的变性过程。本例患者病程长,病情重,西药治疗无明显效果,运用针灸治疗本病可明显改善症状,延缓病情发展,提高患者生存质量,树立患者治疗疾病的信心。对于一些临床少见的神经系统疑难病例,如能早期介入针刺治疗,结合中药、康复综合治疗,可收良效。

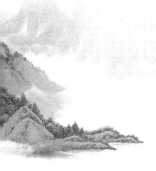

苏荣扎布教授治疗胃衰病学术思想和临床经验传承研究

传承博士后：松林

一、传承导师传略及传承博士后简介

策·苏荣扎布

策·苏荣扎布（1929年12月5日—2014年8月20日），男（蒙古族），内蒙古察哈尔商都镶黄旗人，首届国医大师、教授、主任医师。

曾任内蒙古蒙医学院院长、中国中医药学会内科分会委员、内蒙古自治区蒙医学会副理事长等职务。第四、五批老中医药专家学术经验继承工作指导老师，国家重点学科（蒙医学）学术牵头人，培养硕、博士及高徒10余人，建有苏荣扎布名医工作站。

从医60余年，长期致力于医疗、教学、科研、管理工作。尤以擅治心血管、消化、妇科、温病等疾病。对心律不齐、心衰、萎缩性胃炎、糜烂性胃炎、胆囊炎、月经不调、子宫肌瘤、失眠、癫痫等的治疗具有丰富的经验。首次整理和充实基于寒热理论的现代蒙医学整体观，获得了"少数民族地区多年从事科技工作者"荣誉和国家级优秀教学成果优秀奖、蒙医药终身成就奖。

撰写学术论文20余篇，出版《蒙医临床学》《蒙医内科学》《蒙古学百科全书·医学卷》等专著10余部，任编审委员会总编，组织编写了蒙医专业用第一版25部国家级统编教材。他是现代蒙医学学科重要奠基人之一，为现代蒙医药学高等教育事业付出了毕生精力，在蒙医药学教学、科研、临床、教材建设和学校管理、慈善事业等方面做出了卓越贡献。

松 林

传承博士后松林，男，1972年4月出生，蒙古族，内蒙古医科大学教授、硕士生导师、蒙医药学院副院长，内蒙古自治区教坛新秀、区级精品课程负责人、草原英才。现任中国民族医药学会教育分会常务理事、疑难病分会理事、神志病分会理事、内蒙古蒙医药学会常务理事。临床擅长治疗心律不齐、失眠、萎缩性胃炎、胆囊炎、月经不调、更年期综合征等内科杂病。现已发表学术论文30余篇，出版学术专著18部。

二、导师学术思想与学术特色、临床特点

1957 年 5 月—1958 年 1 月,苏荣扎布在内蒙古自治区卫生厅主办的蒙医药进修班学习深造,结业后到内蒙古医学院(今内蒙古医科大学)担任首届蒙医本科班的班主任,从此开启了近 60 年的蒙医药高等教育、临床、科研、管理的航程。苏荣扎布通过 60 余年的奋斗,成为了现代蒙医学学科重要奠基人之一。他擅长诊治心血管系统、消化系统、妇科疾病以及失眠症、抑郁症等病症,名望享誉国内外。

(一)苏荣扎布教授学术思想

苏荣扎布教授在长期的教学、临床、科研工作中不断学习理论,科学总结临床经验,对现代蒙医学理论体系的形成和完善做出了不可磨灭的贡献。

1. 苏荣扎布教授主张的蒙医学整体观是以阴阳学说为基础,注重体素与消化功能平衡的宏观层面的整体观

历来,蒙医药学是以整体观为指导,经过在苏荣扎布教授为代表的现代蒙医药学人的整理、挖掘、总结,蒙医学理论特色更加明确,整体观得到了更加具体化。苏荣扎布教授在他的《蒙医治则与治疗方法》《蒙医诊断学》《蒙医内科学》等教材中不断总结古代蒙医药学整体观理论,结合蒙医药学发展现状和自己临床经验、学术思想,进一步明确和更加丰富了蒙医学整体观,在蒙医学会第二届学术研讨会上提出了蒙医整体观理论的具体内涵和外延。

苏荣扎布教授主张的蒙医学整体观是以阴阳学说为基础,注重体素与消化功能平衡的宏观层面的整体观。于 1990 年,在内蒙古蒙医学院学报上专门发表论文,申述了自己的观点。他认为,蒙医学理论特色是由整体观指导,辨证鉴别,以治疗病因为前提下的辨证施治三个内容组成。蒙医学整体观是一个系统,包括自然与人体的对立统一;三根与体素的对立统一等内容。辨证鉴别是诊断疾病时依据"辨病十要"将诊断疾病的寒热性质;发病部位;六基证归属;病情急缓、轻重等内容。重点是六基证的归属问题。以治疗病因为前提下的辨证施治是指在确诊的基础上制定治疗原则要注重寻找病因治疗,而不能因外表假象所迷惑或者只针对某种症状体征而进行治疗。其中辨证施治要评估好病情,根据疗效、患者特性、患病季节、患者所处地理位置、出现的突发事件等多种因素后灵活调整治则与治疗方法,调节用药量、时间、饮食起居的注意等。苏荣扎布教授的该论文发表以后在整个蒙医药界引起强烈反响,对蒙医药行业人士认识蒙医学整体观起到了思想的高度统一的指导性作用。他在《再论现代蒙医理论体系的基本特点》《遵循蒙古族医学独特发展规律,沿着伊喜巴拉珠尔光辉足迹前进》等论文中也进一步阐述了以整体观指导的现代蒙医理论体系特点。

2. 苏荣扎布教授认为以治疗病因为前提下的辨证施治重点是六基证归属问题

六基证理论是蒙医学独特的理论,针对病因的多方位复杂性,将病因高度概括为赫依、希拉、巴达干、血、黄水、黏虫六种,将所有的病证寻找病因后分为六种基本种类的理论。是在整体观的指导下治疗病因的重点内容。苏荣扎布教授专门撰写"六基症及其鉴别"的论文,深刻申述了以治疗病因为前提下的辨证施治的重点是六基证归属问题。并将该六种病

因根据其对疾病发生发展的影响分为三种:赫依、希拉、巴达干是基本病因;血、黄水是专属病因;黏虫是特殊病因。在该文中还介绍了如何辨别六基症,将病种根据其六种病因的合并与聚合,可分为 63 种基本病种。在他写的教材《蒙医内科学》中更详细地分化六基症,根据其六种病因的作用机理、合并或聚合时的不同影响强度,把蒙医临床上的六基症病种细分为 2080 种,从中可以清楚地看出,苏荣扎布教授如何重视六基症的学术观点。

3. 苏荣扎布教授认为,针对蒙医临床上疾病谱特点,必须联合用药,善于"二次配方"

蒙医临床上联合用药是一种"二次配方"或"多次配方"。将多种药材按照配制复方原理配成的蒙药复方是"一次配方"或"单次配方"制剂。在具体临床上根据病情、病人特性、疗效等诸多因素,把一天或一个疗程的药物组再以早、中、晚不同时辰应用不同复方分类给药,将这种一天用的药物组或一个疗程的药物组可视为"二次配方"或"多次配方"制剂。分析苏荣扎布教授联合应用的药物组后发现他善于"二次配方",他的用药思想充分彰显了蒙药显效形式的"多脏器多靶点协同作用""各药味功效叠加作用"和"毒性分散效应"特点。苏荣扎布教授治疗失眠症时应用的典型的一组药的入药成分共 63 种药味,那么这么多药味如何起到了疗效呢,回答该问题要分析这些药味的主要靶点脏器有哪些? 集中的功效有哪些? 这些药味的重复使用率如何?

药味作用靶点、功效集中、重复率分析

1)药味作用靶点分析:上述 63 种药味中 13 种药味的靶点是心脏和小肠;4 种药味的靶点是肺脏和大肠;17 种药味的靶点是肝脏和胆囊;6 种药味的靶点是肾脏和膀胱;7 种药味的靶点是脾脏和胃。就是说 47 种药味是集中治疗了五脏六腑,用于治疗脏腑的药味占全部药味的 74.6%。

2)药味功效集中分析:其中 15 种药味具有镇赫依功效;4 种药味具有助胃火功效;5 种药味具有增加心脏功效;6 种药味具有调解赫依血相搏,调解体素功效;26 种药味具有清热功效(但是该 26 种药味的用量更少)。上述 56 种药味(占全部药味的 88.9%)的功效集中在该 6 种功效。

3)药味的重复使用率分析:上述 63 种药味在所用的 8 种复方(包括药引子)中大多数为重复使用的,其中 2 种药味重复了 7 次;2 种药味重复了 6 次;3 种药味重复了 5 次;4 种药味重复了 4 次;6 种药味重复了 3 次;10 种药味重复了 2 次。4 次以上重复使用的药味有11 种,即全部药味的 17.5% 重复使用于一天的药物组的 50% 以上。42.86% 以上药味重复了 2 次以上。

从上述例子可看出,一方面虽然配制复方时所选用的药味量很少,但是通过"二次配方"一天或一个疗程所用药物组成分的功效互相叠加,比起单一复方其功效倍加,起到了治疗效果。另一方面虽然组成一天或一个疗程药物组的成分比较多,但是通过"二次配方",能够将多种药味作用靶点比较集中,起到了多靶点协同治疗作用即整体调解作用。另外,苏荣扎布教授所用药物毒副作用小,用药安全,这也是通过"二次配方"将药味的毒性分散而产生的效应。其实,每种药物都有一定活性,换句话说有治疗疾病作用的同时对身体必有其一定量的与治疗目的以外的作用。如上所说的苏荣扎布教授治疗失眠症药物组中荜茇禁用于脏腑热;光明盐、紫硇砂对血和胆囊不利;诃子对脾脏有副作用;栀子对心、肾不利;五灵脂容易引起寒性病等。但是具体临床上应用上述具有毒副作用药物治疗失眠症,疗效好而没出现毒副反应。

(二)导师临证思维特色

在临床上形成的苏荣扎布教授独特临证思维特色,归纳起来有以下几点。

1. 从病因角度分析,注重赫依。
2. 从发病机理角度分析,注重促进赫依(气)血运行。
3. 从病变角度分析,注重助胃火(调理胃火),促进清浊分离。
4. 从疾病部位分析,加强心脏功能。
5. 清除热根。
6. 对症辨证施治。

(三)苏荣扎布教授临床特点

1. 注重调理白脉与感能,以合并应用额尔敦乌日乐与 35 味沉香散为用药特色

苏荣扎布教授在临床实践中经常合并应用额尔敦乌日乐与 35 味沉香散,这是其比较突出的用药特色,可清楚地看出他注重调理白脉与感能的临床特色。蒙医学理论中的感能是指感觉和思维的总称,担负着指挥全身生命活动的重要任务。感能正常与否,取决于感能的正常运行所需三个因素:即脉道——白脉系统;感能的营养来源——精微;感能的动力——赫依运行。蒙医学治疗原则中虽然没有"促进感能"这一原则,但是"促进白脉运行"是一项很重要的治疗原则,换句话说"促进白脉运行"指的就是促进感能。额尔敦乌日乐是治疗白脉病的常用药,35 味沉香散是治疗赫依病常用药。该两种药合并应用后能够很好地起到调理白脉与感能的作用。合并额尔敦乌日乐与 35 味沉香散后形成新的一种蒙药复方,以治疗白脉病的珍珠为君药。以促进赫依运行的沉香和治疗脉管病的甘草为臣药。再以镇赫依、清希拉、除巴达干、清血热、燥黄水、杀黏虫的六组药为佐药。再以促热成熟,调解赫依血相搏、增加心脏功能,清心脏热、清肺热、止咳、针刺痛、促进尿液分泌,将病根排出体外、调解体素,促进药力运行的六组药为使药。该两种药合并使用后互相搭配,起到了很好的调理白脉与感能的作用。

2. 灵活使用药引子,增快药物作用

蒙医学理论中的药引子是指将主药的功效快速送到病灶,起到增快药效作用。蒙文叫"呼鲁格",意思是"骏马",寓意像骏马一样将主药托在身上,快速送达病灶。苏荣扎布教授治疗任何一种病,都会使用药引子。具体用药时采取早、中、晚和隔日晚饭后加用的形式。除了早晨不用药引子外,其余时辰的药物都用药引子。比如治疗胃衰病时将 4 味光明盐汤作为药引子;治疗心脏病时将伊贺汤和 7 味檀香汤作为药引子;治疗失眠症时将 35 味沉香散和 4 味肉豆蔻汤作为药引子;治疗泌尿系感染时将 4 味姜黄汤和三红汤作为药引子等。根据患者特性、病情急缓、疗效等具体情况,灵活调整药引子,达到了增快药效的目的。

3. 注意用药量,隔日加用药物,增强疗效

苏荣扎布教授无论是如何合并用药,每次服用总量不超过 3g,一天的总服药量不超过

12g,而且强调早晨用药量应为少。隔日加用药物也是苏荣扎布教授临床特色之一。在跟随其出门诊的临床实践中发现,苏荣扎布教授隔日加用一种主药,如治疗心刺痛时隔日晚饭后加用吉如很—Ⅰ号或4味肉豆蔻汤,以增加镇赫依疗效;治疗经血过多症时隔日加用35味沉香散,以纠正因失血过多而赫依偏盛;治疗胃衰病时加用洁白丸或浩道顿阿如日10味散,以增加助胃火除巴达干疗效等。隔日加用药的主要依据是弥补种植药材的质量偏差和应付合并症或聚合症。

4. 从实际出发配药,筛选合理的代用品

虽然在古籍文献中记载很多种蒙药材可以入药,但是因各种原因某些药材是采集不到或不能使用,所以苏荣扎布教授在配药时从实际出发,科学合理的筛选了部分代用品。如以阿胶代替野牦牛心;以苦参代用宽筋藤;以绵羊颅骨代用天灵盖等。苏荣扎布教授教导我,真正的好药是经得住长期临床实践检验的,产量和蕴藏量丰富,能够采集到或买到而且价格不是很昂贵的药材。

三、学术访谈

(一) 对胃的认识——阴阳属性和基本病因

问:蒙医理论中陈述五脏六腑的属性、相互间关系时总以五源学说解释,那么阴阳学说中胃属哪一个?

答:蒙医理论认为,人体中部(即膈肌以下,髋部以上)是希拉总位,希拉阴阳属阳,那么胃在于希拉之总位,也是否属阳?土、水、火、赫依、空五源和木、火、土、金、水五行中胃的属性皆归土,土的秉性属阴。胃是六腑之一,脏属于阳,腑属于阴。在十三条隐性白脉中产巴达干的一条白脉与胃连接,另一条与脾相连,通过此脉运行巴达干和感应,形成胃、脾和脑的连接。胃和脾属同源(五源属性),胃为脾之管辖之腑,并在腹腔内胃脾相邻,整体内胃犹如"烹调食物的锅",脾像"小妃",故产生病变时,胃、脾可彼此影响。白脉分布方面因胃功能主要受生成巴达干的白脉所支配,是正常巴达干的依存部位和病变巴达干的窜行之道,因此胃病变多因巴达干邪入侵或合并巴达干所致。胃肠道中存在腐熟巴达干、消化希拉、调火赫依存在,其中腐熟巴达干主要位于胃内,巴达干属于阴。临床上的胃病中寒性病偏多,寒性病属于阴。综上所述,胃是阴阳学说应属于阴。

问:蒙医理论中将病因分为近因、远因、特殊病因、独特病因等多种,胃病有无基本病因?

答:胃病即胃功能发生病变,出现疾病秉性表现的总称。胃,即完成饮食消化初期清浊生华功能的"胃三火"所处主要部位,就消化过程而言,胃可称为"未消化部位"。胃与脾的白脉通道和水土源相同,故胃可视为脾脏的附属腑器。由于胃所处部位、五行之源、三根通道及自身所居三根特征,其本身以巴达干为主,故不论以它对机体提供的生理功能还是从引起损伤的诱因分析,胃对性重凉钝外缘相对敏感,既是因温热发病,也将使热象隐伏。胃病变常以巴达干为主因,呈现隐伏热,消化三能功能失调等为特征。消化三能(胃三火)位于

胃内,胃是正常巴达干的依存部位和病变巴达干的窜行之道,产生巴达干的白脉与胃相连,故胃病以巴达干寒为主因。虽然胃病诱因颇多,但是消化三能平衡失常、巴达干偏盛是基本病因。这与平时不注意饮食冷热、住行冷暖有密切关系,真可谓"十个胃病九个寒"。

问:珍宝丸是治疗白脉病首选药,35味沉香散是治疗心脏赫依病首选药,那么您在治疗胃病时为什么经常使用珍宝丸和35味沉香散?

答:这是我总结了50多年的临床经验和实践观察中逐步形成的用药特点。其原因主要有以下几点。首先,从人体结构来看胃和白脉(神经)系统具有密切联系。在13条隐性白脉中产巴达干的一条白脉与胃连接,另一条与脾相连,通过此脉运行巴达干和感应,形成胃、脾和脑的连接。胃和脾属同源(五源属性),胃为脾之管辖之腑,并在腹腔内胃脾相邻,整体内胃犹如"烹调食物的锅",脾像"小妃",故产生病变时,胃、脾可彼此影响。白脉分布方面因胃功能主要受生成巴达干的白脉所支配,是正常巴达干的依存部位和病变巴达干的窜行之道,因此胃病变多因巴达干邪入侵或合并巴达干所致。其次,从病缘来看胃病与心理压力、精神刺激有着密切联系。据我观察所见,很多胃病患者的心理方面大多数人都曾经受过精神刺激或心理压力大。在蒙医理论中,心理、精神方面的症状主要与感能有关,即白脉之海——大脑和黑脉(血管)枢纽——心脏有关。从蒙医学基于阴阳学说的整体观来看,大脑和心脏也有密切联系。比如大脑和心脏是通过白脉互联的;通过黑脉(血管)大脑和心脏是互联的;从阴阳学角度来看大脑是属阴,心脏是属阳,大脑和心脏是互相对立统一,分不开的;从病证联系来看,很多时候大脑疾病的症状出现于心脏功能失调,心脏疾病也连累大脑功能。所以治疗胃病要兼顾改善感能,即调解白脉和心脏功能。

(二)常见胃病

问:我想文献记载和现实生活中的疾病谱必有出入,那么现今蒙医临床上的常见胃病有哪些?

答:胃病的分布具有区域性和人群特点,主要受气候、饮食习惯影响。全区各地蒙医临床上的胃病主要有如下几种。

1. **胃巴达干**　即由腐熟巴达干紊乱所致胃病。由缺乏活动、久居住潮湿环境、受寒、食生冷变质食物等原因引发此病。消化不良、营养欠佳、体质虚弱、胃僵硬疼痛、嗳气为主要症状。

2. **胃宝如**　即在胃内发生的宝如病,可细分胃滞留型宝如、胃渗血型宝如、胃散型宝如、胃瘀积型宝如等四种。

3. **胃炽热**　即胃热成熟增盛出现痧症般绞痛症状的热病,属按发病部位分类的一种炽热症。

4. **胃大肠苏日亚**　恶血和黄水瘀积于胃大肠,以至肿胀化脓,出现胃肠疼痛、腹胀、体弱、便秘、腹泻等症状的胃大肠病(见苏日亚)。临床上,胃苏日亚较少见,大肠苏日亚者多见。

5. **胃伏热**　即胃之热被巴达干所掩盖的热病。在治疗胃之热病的过程中,如不注意胃之所在部位的特点,则热症会在尚未被压抑时,使巴达干、赫依增生,掩盖热邪,表现寒症假象。

6. **胃赫依** 即以胃胀痛、嗳气、睡眠不牢、心神不定为症状表现的消化功能失常所致慢性胃病。尤其是身意行为过度或不当等,是本病的主要诱因。

7. **胃纳里** 即在胃内发生的纳里病。可发病于贲门、胃体、胃底等任何部位。该病病程长,病情重,预后差。

8. **胃痞** 即在胃和胸口瘀结成痞之病。包括食痞、胸口痞、赫依痞、血痞、脉痞、毛痞和虫痞。

9. **胃疹** 即以突发性胃绞痛、呕吐、腹泻为症状表现的腹部急性病。其典型症状是上腹部胃区突发性剧烈绞痛,并呕吐、腹泻。

10. **胃伤热** 即因起居不当伤及胃腑而引起的热病,是按发病部位分类之一种伤热症。

11. **胃衰** 即由胃功能衰竭所致消化不良性疾病,又称"胃弱症"。

12. **胃萎缩症** 即以食欲不振、胃不适、嗳气、恶心、便秘等为症状表现的胃巴达干病。《蒙医药选编》将其称为"泡如布"。随着病情加重,可转化成"胃铁垢巴达干"病。

13. **胃希拉** 即全胃部烧灼感、泛酸、口苦为症状表现的消化功能失常性胃病。在临床中分为热性胃希拉和寒性胃希拉二种。

14. **胃血病** 即由血热偏盛所致热性胃病之一种。本病虽属单一热性病范畴,但由于病灶处于胃内,亦多合并巴达干。合并巴达干则表现懒惰、胃饱胀、消化不良、嗳气、疼痛较缓或持续时间较长。

15. **胃中毒** 即以中毒病变为症状表现的胃病。性质相反食物而中毒、药效相搏、有毒物品中毒等原因,使胃三火受损而发病。

上述病症中,来诊所找我看病的患者中以胃巴达干、胃宝如、胃伏热、胃纳里、胃衰病、胃萎缩症者多见。

问:传统医学中所提疾病(症状)不可能与西医学所诊断的疾病一一对应,蒙医学范畴的胃衰病与西医学诊断的哪些胃病有关?

答:我的西医基础不好,也没有系统学习过。我诊断的胃衰病患者到内蒙古医科大学第一附属医院做胃镜检查,其报告一般为慢性胃炎、胃下垂、胃肠功能紊乱等病名,其中慢性胃炎占据比例大。

问:泡如布(胃萎缩症)的"萎缩"和萎缩性胃炎的"萎缩"有关联吗?

答:这个问题现在有争论。我自己认为,泡如布(胃萎缩症)是因长期不怎么进食而导致胃体积变小的单独的一种病,确实是胃变小了。泡如布(胃萎缩症)是胃衰病加重,从量变发生质变的结果,随着病情加重,大部分转化成"胃铁垢巴达干"病和胃纳里。也就是说胃衰病中可包括胃肠功能紊乱等功能性疾病,也可包括胃下垂等器质性疾病,泡如布(胃萎缩症)已是器质性疾病,可包括西医诊断的萎缩性胃炎。也有人认为,泡如布(胃萎缩症)只是胃衰病的一个症状,不是单独的疾病,是属于量变,没到质变程度。蒙医临床上的胃萎缩症(泡如布)和西医学诊断的萎缩性胃炎可能有联系,但是不能划等号。胃萎缩症(泡如布)的"萎缩"和萎缩性胃炎的"萎缩"不一样。指的是两个概念,胃萎缩症(泡如布)的"萎缩"是指整个胃萎缩了,而萎缩性胃炎的"萎缩"是指胃的腺体萎缩,也就是说我们蒙医理论中的希拉耗竭的意思。

问：胃病护理方面饮食起居应注意哪些事项？

答：①要注重调理脾胃；②要保持良好的情绪；③饮食调摄是保养脾胃的关键；④注意冷暖；⑤要坚持参加适当的体育活动。适当的体育锻炼能增加人体的胃肠功能，使胃肠蠕动增强，消化液分泌增加，促进食物的消化和营养成分的吸收，并能改善胃肠道本身的血液循环，促进其新城代谢，推迟消化系统的老化。此外，避免过度劳累，应忌烟忌酒，免用浓茶、浓咖啡，不滥用药物。

❤（三）胃衰病和胃萎缩症的治疗对比

问：请您讲讲治疗胃衰病的要点及早晨为何不用药引子？

答：胃衰病是由胃功能衰竭所致消化不良性疾病，又称"胃弱症"。治疗原则：助胃火、调理三根的前提下，以对症治疗为原则。在药物治疗的同时，选用热敷法或取胃前后穴施灸疗。饮食起居方面，宜摄用易消化稀软食物，忌性重凉不易消化的食物。用药：早晨空腹服用光明盐——4味汤，六味安消散，分别为1.5g；中午饭后服用滚盼德吉德、新—Ⅱ，分别为1.5g；晚上临睡前服用健胃诃子——10味散，3g；隔日晚饭前服用六白散，3g。均用温开水送服。在光明盐——4味汤上加用紫硇砂1g则疗效更佳。辨证用药：反酸则早晨将六味安消散换为12味大黑剂；心烦、失眠则中午服用健胃诃子——10味散，晚上临睡前服用新—Ⅱ，以大汤剂和檀香——7味汤各1.5g为药引子；如果胃的症状较轻，严重失眠，心烦心慌，乏力、多梦，容易惊厥则早晨服用寒水石——14味散和吉如很希莫吉乐，中午服用新—Ⅱ，以大汤剂和檀香——7味汤各1.5g为药引子，晚上临睡前服用珍宝丸和沉香——35味散，隔日服用健胃诃子——10味散；如果合并胆囊炎或胆结石，则隔日药换成牛黄——19味散，以地格达——4味汤为药引子。开始用药时量要少，剂型尽量选择汤剂、散剂，1周后可增加用药量，剂型也可选择散剂或水丸剂，但是每顿药的量不宜超过3g，尤其是早晨的药应少量。因为很多人，尤其是城市的上班族，早晨的茶饭用得少或不用，所以早晨的药量要少，保护患者的胃肠道。

问：胃萎缩症的治疗？

答：治疗原则：在助胃火、调理相搏之巴达干赫依的前提下，以对症治疗为原则。在药物治疗的同时，炒青盐热敷第十二椎关节穴，取胃前穴和第三、十二椎关节穴施灸疗。饮食起居方面，宜摄用易消化稀软食物，忌性苦甘味性重凉饮食、腐烂变质食物或不熟果实，早晨空腹喝加盐温开水。适当参加体育活动。用药：早晨空腹服用五味清浊散，六味安消散，分别为1.5g；中午饭后服用滚盼德吉德3g；晚上临睡前服用六味木香散，寒水石——14味散，分别为1.5g，均用温开水送服。隔日晚饭前服用寒水石化灰剂3g，温开水送服。辨证用药：干呕明显，则晚上临睡前服用寒水石——14味散加六味甘草散等量口服或寒水石化灰剂2g，滚盼德吉德1g，温开水送服；便秘者，早晨用三味大黄汤送服六味安消散或八味大黄散；胃痛明显则晚上临睡前服用德吉德尼用丹3g。开始用药时量要少，剂型尽量选择汤剂、散剂，1周后可增加用药量，剂型也可选择散剂或水丸剂，但是每顿药的量不宜超过3g。除了早晨的药应少量以外，治疗本病一定要注意保障下清赫依功能，大便通畅。内服药的同时，时常做尼如哈以保障大便通畅。

问:因为好多书上没有具体分析胃衰病和胃萎缩症的异同点,请您给我们分析治疗胃衰病和胃萎缩症的异同点吧?

答:相同点:①用药总量要控制,药性以温为主;②药引子用得少,大多数药均以温开水送服;③饮食起居、护理基本相同;④内服药的同时加用或结合用热敷、灸疗法。不同点:①治疗胃衰病时多加注重了意业失调,而治疗胃萎缩症时注重了下清赫依功能;②所用药物的寒热性质,治疗胃萎缩症的药物比治疗胃衰病药物偏热;③加用或结合用的外疗方法基本相同,但是还有细微差别,如治疗胃衰病时常用热敷法,而治疗胃萎缩症时专门用炒青盐热敷,并施治部位定在第十二椎关节穴;治疗胃衰病时取胃前后穴施灸疗,而治疗胃萎缩症时除了取胃前后穴施灸疗外,在第三、十二椎关节穴施灸疗。第三椎关节穴是巴达干之灸穴,十二椎关节穴是胃之灸穴。可以看出胃萎缩症比胃衰病寒性大。更明显的不同之处是,治疗胃萎缩症时专门强调了时常做尼如哈以保障大便通畅。

问:为何产生治疗胃衰病和胃萎缩症的异同点?

答:①病因方面:胃衰病是由于巴达干赫依偏盛,三根与体素失衡,胃火衰弱,消化能力下降而发病。胃萎缩症由胃三火失衡,巴达干偏盛,巴达干与赫依相搏,希拉耗竭,胃内气滞血瘀,尤其是下清赫依运行受阻所致。病因方面,希拉耗竭和下清赫依运行受阻是关键的不同点。②病缘方面:长期劳累、用力或动脑过度、多食性轻糙凉饮食、生冷不易消化的不适食物、人体非需食品,饮食不规律,消化不良症迁延不愈等,是胃衰病的主要诱因。消化不良症迁延不愈,长期食用苦甘味性重凉饮食,腐烂变质食物或不熟果实,身意行为过度,体质虚弱等,是胃萎缩症的主要诱因。病缘方面,消化不良症迁延不愈是关键的不同点。胃衰病的主要症状是,胃部不适、发凉、腹胀、嗳气、不能消化油性营养食品、体质虚弱、消瘦、时有干呕、吐泡沫样物,脉象芤迟或沉弱,舌质红、苔少或干燥粗糙。胃萎缩症的主要症状是患者有消化不良症病史,有食欲不振、胃不适、胃部发凉(好像衣服在腹部有漏空一样)、消化不良、嗳气,时有胃部灼热、气顶呃噫或恶心,病情加重而呕吐、便秘或排便失常,休质虚弱,消瘦、精神萎靡,脉象芤迟,舌燥糙或苔少等症状。综上所述,该两种病的寒热性质,胃萎缩症比胃衰病寒性大。而且胃萎缩症病程比胃衰病长,随着病情加重,可转化成"胃铁垢巴达干"等更重的病症。

☯ (四) 胃隐伏热症的认识及治疗

问:胃病基本病因是巴达干,那还为什么会有胃隐伏热症呢?

答:胃隐伏热症是指胃之热被巴达干、赫依寒象所掩盖的胃热病。胃隐伏热症本质是热性,主要症状是寒性症状占据多数。

问:胃隐伏热症胃的突出症状可谓是"不冷不热",其病因病机有哪些?

答:胃系正常巴达干的主要依存场所,所以当胃内有热性疾病时一般由巴达干及巴达干、赫依掩盖导致其热性被隐匿。其病因主要有:患者患病时所处地点、时间、年龄、病因等"十要点"中巴达干、赫依因素偏多或在未成熟热时期过早给予寒、凉性药物,或巴达干热寒期过早给予热、温性食物和药物引起本病。胃也是病变巴达干窜行之道,从消化功能角度看,胃亦有不消化部位之说,一般情况下,在治疗胃之热病的过程中,如不注意胃之所在部位的特点,则热症会在尚未被压抑时,使巴达干、赫依增生,掩盖热邪,表现寒症假象。

问:胃隐伏热症与胃宝如有类似症状,其胃隐伏热症症状有哪些?

答:表现为消化功能减退及抵抗力减弱。食用锐热性食物后胃部有灼热感、口干舌燥、反酸、食欲减退、大便干燥,午后手脚发热,时有出汗及鼻出血。通常以胃寒、打嗝、腹胀、心慌、头晕、睡眠不佳等巴达干赫依偏盛症状为主。这也是迷惑临床经验不丰富年轻医生的最主要因素。脉象缓慢、沉,舌苔呈黄白色,气候温热或阳光强烈时有头痛症状,尿色黄。饮食寒、热性食物均不适应,特别是新鲜肉类、牛乳等热性食物,引起剧烈的胃刺痛,恶心。温性而柔软食物反而较合适。脉象沉,尿呈赤黄而不易转变。从症状诊断较难时,可进一步进行探测,如观察血、尿之变化,取肘外脉放血,放出之血若呈淡黄色,则可确诊为本病;或者用富于营养之饮食或投七味竺黄散、四味石榴散、以揭去巴达干盖子、进行探测。或者用引导(草果)、认识法(荜茇)、探终极(查干泵阿、五灵脂、拳参、木鳖子)三者配伍的九味草果散服用多次,开始因药物与巴达干相遇,似乎感觉不适应,继而利与害不明显,最后药物到达隐伏之热邪显现适应征象,便可确诊为本病。

问:针对胃隐伏热症病因和症状,年轻医生不好把握治疗方法,老师的具体治疗方法是?

答:治疗原则:先揭开巴达干、赫依盖子,清热,助胃火,对症治疗。虽然本病的本质是热性,但不能着急服用寒、凉性药物,必须先揭开盖在胃热之上的巴达干赫依盖子,所以先选用七味竺黄散、四味石榴散、以揭开巴达干、赫依盖子。再选用五味清浊散、七味杜鹃散,以助胃火,同时服用七味清胃红花散,于中午及午夜各服一次,或服用十一味竺黄散,日服四次,以清热。如果疗效不显且热势尚大时,可取肘内脉,肘外脉行针刺放血疗法。再服酸模独味汤加喜马拉雅大戟、荜茇的泻剂攻泻,以除余热。最后为了防止转变为寒症,宜施火灸胃前、后穴、脊椎第七、第十二节。防止转化为寒症也是关键问题。患者宜在凉爽、洁净的居室调养,忌用过热过寒性饮食。

(五) 胃宝如的认识及治疗

问:书上说胃宝如中滞留型宝如病最多见,胃滞留型宝如病是什么病?如何治疗?

答:发病初期多无明显症状,但多数患者有消化不良、胃希拉病、胃痉挛病等慢性胃病史,并反复发作、逐渐加重,出现食欲不振、消化不良、嗳气、吐酸水、有时吐少量苦水或食物、腹胀、肠鸣、上腹部胀痛等胃巴达干热或胃隐伏热症状。病情加重时胃痛剧烈而阵发,胃肝区连痛或交替疼痛,并且进食后持续性疼痛,进食寒热性饮食和受冷受热均可使疼痛加剧,胃局部触痛明显,大便干燥呈黑色。脉粗、饱满,热盛时弦、寒盛时迟、虚。热盛者舌质紫红,寒盛者舌苔白。潜伏型宝如是指胃宝如病热偏盛时期未注意患者的年龄、住地、发病季节等具体外缘条件,过度应用祛热治疗而巴达干覆盖于宝如热表面,表现寒性假象的胃宝如病。患者出现乏力倦怠、食欲不振、消化不良、嗳气、口涩、口臭、吐后舒适、味觉减退、多汗发冷、胃胀腹满,前后兼痛、大便干燥,乘凉使身体感到舒适。尿呈淡红色,脉细沉。治疗:治以平息巴达干血交搏,祛宝如热前提下结合病情对症治疗。药物选用四味土木香汤、四味石榴散、六味寒水石散、二十一味寒水石散、七味对治散、九味炉甘石散、二十五味大汤剂、十味香青

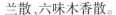

兰散、六味木香散。

临床病例:阿某,女,60 岁,蒙古族,锡林郭勒盟黄旗人,2006 年 3 月 26 日就诊。主诉:间断性上腹疼痛,嗳气,反酸,消化不良 5 年。病史:患者于 2001 年初起,无明显诱因出现上腹胃脘疼痛,食欲不振、消化不良、嗳气、反酸,尤以餐后、晨起后上腹部胀痛明显。有时吐少量苦水或食物、腹胀、肠鸣。常年吃药,时好时坏。曾经在锡林郭勒盟医院治疗,但疗效不明显,前来就诊。家族无类似疾病,无传染、遗传、药物过敏史,无不良嗜好。蒙医检查:精神尚可,体质消瘦,脉象细而弱,舌苔苍白而厚,尿色淡黄。检查:体温 36.2℃,脉搏 70 次 / 分钟,呼吸 18 次 / 分钟,血压 130/95mmHg。神志清楚,自动体位,双肺呼吸音清晰,心律齐,未闻及病理性杂音,腹部平软,上腹部有压痛,肝脾肋下未触及。蒙医诊断:胃宝如病。

治法:

1. **处方** 早:四味石榴散 1.5g 加土木香、荛菱籽、柿子、沙棘各 0.5g 用四味土木香汤送服。午:六味寒水石散与六味木香散各 1.5g 用温开水送服。晚:二十一味寒水石散 3g 用冰糖水送服。时而给予水煎服用喜马拉雅大戟 1 份、沙棘、硼砂、胡黄连各半份组成四味大戟缓泻剂导泻。此方法有助于调胃火、调和三根、清除巴达干热,并能够缓慢泻除余热。

2. **辨证治疗** 清除巴达干热口服七味对治散和九味炉甘石散,调和病质交搏者给予十味香青兰散等用适宜的药引子送服;调和三根加诃子、五灵脂;赫依偏盛加蒜炭、肉豆蔻、苦参;希拉偏盛加当药、木鳖子;巴达干偏盛加荛菱子、柿子、白胡椒;血偏盛加红花、瞿麦、白檀香、石膏;黄水偏盛加白云香、决明子、苘麻子;潜伏宝如加木鳖子、冬青叶、查干泵啊、熊胆、石榴、荜茇。

问:胃病基本病因是巴达干,属寒,为何还有热性宝如呢? 何为胃盛型宝如病?

答:胃盛型宝如病多遇血希拉热偏盛外缘,而其聚合性病质中血希拉盛行为主的胃宝如病。分为渗血型宝如和非渗血型宝如两种。症状:胃渗血型宝如病以易出血症状为特征。上消化道内渗血而突然出现呕吐,呕吐物为深褐色,见血凝块,伴宝如病的其他症状。若反复呕血,则危及生命。治疗:治以保护体质,减少渗血,止血治疗的前提下,结合当时具体情况予以辨证论治。药物选用六味寒水石散、五味石膏散、八味止血红花散、十三味牛黄散、七味栀子汤、二十五味大汤剂、九味乌日塔乐散、大黑剂、十八味牛黄散及宝如病制剂等。

临床病例:其某,女,56 岁,蒙古族,四子王旗人,2004 年 3 月 26 日就诊。主诉:上腹疼痛,嗳气,反酸,消化不良 10 年,加重吐血 1 天。病史:患者于 1994 年初冬天起,由于情绪问题出现食欲不振、消化不良、嗳气、反酸等症状,尤以餐后上腹部胀痛明显,一直没有检查治疗。近几年病情加重,经常烧心和吐酸水,今早吐深褐色液体,见有血块,前来就诊。家族无类似疾病,无传染、遗传、药物过敏史,无不良嗜好。检查:体温 36.2℃,脉搏 70 次 / 分钟,呼吸 18 次 / 分钟,血压 130/95mmHg。神志清楚,精神尚可,体质消瘦,自动体位,双肺呼吸音清晰,心律齐,未闻及病理性杂音,腹部平软,上腹部有压痛,肝脾肋下未触及。脉象细而弱,舌苔苍白而厚,尿色淡黄。蒙医诊断:胃宝如病。

治法:

1. **处方** 呕血者首先给予六味寒水石散 3g 加等量九味乌日塔乐散、八味止血红花散、五味石膏散、十三味牛黄散等止血药之一用七味栀子汤或射干、大米、栀子等份汤 3 小时 1

次予以口服。连续服用5~7次,使其完全止血。之后早中晚配给其他药物。早:二十五味大汤剂3g用冰糖水沏服。午:十三味牛黄散与大黑剂各1.5g用冰糖水送服。晚:十三味牛黄散与大黑剂各1.5g用冰糖水送服。便血者上述止血药剂用四味止泻木汤送服。出血量多则上述止血药加熊胆、焖煅头发、煅袈裟料、煅贝齿炭2~3g给予口服,以止血。

2. 辨证治疗 胃痛则六味木香散加等量大黑剂给予口服。内瘀血者用四味大戟缓泻剂导泻清除瘀血。腹胀、消化不良给予口服四味光明盐汤或采取宝如病常规疗法施治。

问:在通常的理解中,胃宝如的病灶是比较固定的,但是实际临床上遇到胃以外的部位出现胃宝如病症状,何为胃散型宝如病?

答:胃散型宝如病多因外缘病因、节气、患者年龄、秉性、住址、生活习惯等方面遇到致使赫依血偏盛之因素而其聚合性病质中赫依偏盛为主的胃宝如病。症状:常以全身骨关节、肌肉酸痛为主要症状的同时伴有宝如扩散部位的相应症状。患者不同程度地表现宝如病的总症状的同时头眼窝疼痛、全身不适、恶心、疲乏无力、倦怠懒惰、上腹部及双肋区游走性疼痛、咳嗽、咳痰、咯血、腰痛、骨关节、大小腿肌等肌肉僵硬酸痛,揉擦按摩而缓解。并伴有以下九个扩散部位中,累及较明显部位相应症状。散于头部:头痛头重、眼窝及太阳穴处疼痛、头顶部闷压感、反复鼻出血等。散于心脏:失眠、心悸、心神不安、身体颤抖、胸闷胸憋、语无伦次、尤其在饮酒后出现心前区的疼痛。此时给予温性滋补汤则加重。散于肺脏:咳嗽咳痰、咯血痰或黯紫色痰。胸背部灼热感、全身发沉、游走性疼痛等。此时给予药物治疗或放血治疗也不会奏效,给予温性滋补汤则加重。散于脾脏:左上腹部针刺样疼痛、腹胀肠鸣、腹泻时疼痛加重、颜面青紫等。散于肾脏:腰背部酸痛、肾脉抽搐痛、腰骶部和大腿肌肉酸痛、或腿痛、尿红。若散于三舍时女性则月经不调、经血发黑;男性则血尿等。散于肌肉:表现低热、肿胀、热性黄水病的症状。散于皮肤:皮肤粗糙、局部红肿出疹、发痒等黄水病的症状。散于关节:关节活动受限、发热疼痛、关节处肿胀等黄水性关节病症状。散于脉道:全身各部位、尤其在下肢血管怒张、麻木肿胀等。治疗:治以抑制赫依的前提下,收敛扩散、调和三根、结合当时具体情况予以辨证论治。药物选用二十五味大汤剂、十三味松石散、七宝汤、九味炉甘石散、气味红花散、九味乌日塔乐散等。

临床病例:达某,男,56岁,蒙古族,锡林郭勒盟蓝旗人,2005年3月28日就诊。主诉:上腹疼痛,嗳气,反酸,消化不良8年。病史:患者于1997年起,无名诱因出现消化不良、嗳气、泛酸等症状,尤以餐后上腹部胀痛明显,一直没有检查治疗。最近开始全身不适、恶心、疲乏无力、不想做事,有时双肋区疼痛,有时腰背酸痛,肌肉僵硬酸痛,前来就诊。家族无类似疾病,无传染、遗传、药物过敏史,无不良嗜好。检查:体温36.3℃,脉搏80次/分钟,呼吸18次/分钟,血压130/90mmHg。神志清楚,精神尚可,体质消瘦,自动体位,双肺呼吸音清晰,心律齐,未闻及病理性杂音,腹部平软,上腹部有压痛,肝脾肋下未触及。脉象细而弦,舌苔苍白而厚,尿色黄。蒙医诊断:胃宝如病。

治法:

1. 处方 早:二十五味大汤剂3g用冰糖水沏服。午:十三味松石散3g用温开水送服。晚:二十一味寒水石散3g用七宝汤送服。或者视其扩散部位晚上选九味炉甘石散或七味红花散,加用相应扩散部位的对症药物。如散于头部加熊胆、当药、麻黄;散于心脏加白云香、肉豆蔻、沉香;散于肺脏加石膏、甘草、银珠;散于脾脏加丁香、木鳖子、荜茇;散于肾脏加麝香、豆蔻、冬葵;散于三舍加三红汤;散于肌肉、皮肤、关节、脉管加猪血、土木香、芫荽子、沙棘。

2. 辨证治疗 治疗期间视其扩散部位选用不同的外治疗法。如散于皮肤肌肉者给予色布苏或药浴沐浴疗法治疗;内瘀血者用五味斑蝥脉泻剂治疗。同时依据散于心肺肾等脏腑的病理变化选相应的穴位给予少量的放血治疗。

问:胃痞和胃瘀积型宝如病具有密切联系,是否互相转化?何为胃瘀积型宝如病?

答:胃瘀积型宝如病是指宝如痞块病,与胃痞有区别,不为互相转化。胃瘀积型宝如病分为新发型宝如和陈旧型宝如两种。巴达干黏液及清浊未分离之血、黄水局部瘀积,在赫依的作用下涡旋成血痞。病变初期在其瘀积部位出现病变症状,陈旧期病势加重,恶血、黄水增多,痞块渗漏则引起热性水肿病。称之为宝如渗漏性水肿。症状:主要症状为体力下降、乏力、腹胀、局部灼热痛、可触及痞块。发病初期表现为肝病症状,但对症治疗不奏效,脉象细数,尿呈红色。宝如渗漏性热性水肿病时眼睑、脚踝、踝关节处浮肿,甚则腹腔积水,腹部膨隆、腹壁血管怒张,病情极度加重。治疗:治以化、燥、破、泻等治疗方法除恶血、黄水,对症治疗。药物选用十一味黑冰片散、十味贝齿炭散、四味文冠木汤、煅盐剂、三味等量丸、二十五味大汤剂等。

临床病例:巴某,男,66 岁,蒙古族,锡林郭勒盟蓝旗人,2005 年 5 月 26 日就诊。主诉:上腹疼痛,嗳气,反酸,消化不良 20 年。病史:患者于 1985 年起,无明显诱因出现消化不良、嗳气、反酸等症状,尤以餐后上腹部胀痛明显,多次在旗医院、盟医院就诊治疗。近半年开始全身不适、恶心、疲乏无力、上腹部灼热痛,有时下肢踝部肿胀,前来就诊。家族无类似疾病,无传染、遗传、药物过敏史,无不良嗜好。检查:体温 36.8℃,脉搏 90 次 / 分钟,呼吸 20 次 / 分钟,血压 134/95mmHg。神志清楚,精神尚可,体质消瘦,自动体位,双肺呼吸音清晰,心律齐,未闻及病理性杂音,腹部平软,上腹部有压痛,可触及痞块,肝脾肋下未触及。脉象细而数,舌苔苍白而厚,尿色黄。蒙医诊断:胃瘀积型宝如病。

治法:

1. 处方 早:十一味黑冰片散和九味五灵脂散各 1.5g 用温开水送服。午:十味贝齿炭散 3g 用四味文冠木汤送服。晚:煅盐剂 3g 或三味等量丸 3g 用二十五味大汤剂送服。

2. 辨证治疗 巴达干热者给予六味木香散与六味寒水石散各 1.5g 用温开水送服;恶心、呕吐则二十五味大汤剂加等份六味甘草散开水沏服;腹胀给予六味木香散加六味安消散等量用温开水送服。治疗期间可在发病部位热敷治疗;可视其体质结合泻下疗法治疗。

四、导师经典医案

❤ (一) 基本资料

所有病例均来自于呼和浩特市苏荣扎布蒙医诊所且均经胃镜病理检查确诊。本组资料共 100 例,男 62 例,女 38 例;男性患者占 62%,女性患者占 38%。年龄组 10 岁为一组,1~20 岁年龄组 1 例,21~30 年龄组 9 例,31~40 年龄组 22 例,41~50 年龄组 24 例,51~60 年龄组

15例,61~70年龄组17例,71~80年龄组10例,81岁以上2例。

(二)主要症状体征

有反复发作的胃消化不良病史,并且有时而胃脘绞痛、时而胃脘胀痛,呕吐或食欲减退。赫依衰败则频繁嗳气,反酸水,随着病情加重干呕或呕吐,或吐泻黄绿色物。时而大便干燥时而腹泻。可发展成为"铁垢巴达干"。少数可有消化道出血,一般量较少,仅表现为黑便。查体主要表现为上腹轻度压痛。部分患者在发病期可有明显厌食、消瘦、甚至出现贫血等症状。

(三)诊断标准及疗效判断标准

1. 西医诊断标准

符合上述症状体征并且胃镜及活组织检查。浅表性胃炎:病变可局限或弥散,黏膜充血、水肿、黏液分泌增多,呈花斑状改变。病理检查可见炎性细胞浸润,胃腺体正常。萎缩性胃炎:黏膜皱襞变细、平坦、甚至消失,黏膜变薄,其下血管清晰可见,病变区呈灰白色或苍白色。病理检查除炎性细胞渗出外,还可见腺体减少或消失,上皮化生或增生等。内镜下浅表性胃炎和萎缩性胃炎皆可见伴有糜烂(平坦或隆起)、出血、胆汁反流等。

2. 蒙医诊断标准

患者有胃胀、上腹部不适、消化不良、食欲不振、嗳气、恶心、呕吐等症状。面部眼睑及指甲发白、全身乏力等症状。结合胃镜及活组织检查。

3. 疗效判断标准

治愈　症状体征及检查结果恢复正常。

显效　症状体征及检查结果明显好转。

无效　症状体征及检查结果无改善。

(四)治疗

基本治疗　早:四味光明盐汤、十四味寒水石散各1.5g,空腹温开水送服;午:棍番德吉德、新—Ⅱ各1.5g,饭后温开水送服;临睡前:珍宝丸13粒,沏三十五味沉香散3g,送服珍宝丸;隔日晚饭前:六味洁白丸15粒温开水送服。

辨证治疗　如反酸严重则早晨用大黑剂;心慌、失眠者中午用十一味诃子健胃散,临睡前二十五味大汤剂、七味檀香汤各1.5g,煎煮后送服新—Ⅱ3g;腹胀严重则八味大黄下清散3g,晚饭后温开水送服;胃寒严重则早晚用光明盐四味汤送服其他药;胃痛严重则加用六味木香散;胃肠道症状较轻,但失眠严重、心悸、多梦、容易惊厥者,早晨十四味寒水石散、吉如很希莫吉乐各1.5g,中午新—Ⅱ3g,用大汤剂、七味檀香汤各1.5g,煎煮后送服新—Ⅱ,临睡前珍宝丸13粒,用三十五味沉香散3g沏后送服珍宝丸,隔日晚饭后用十一味诃子健胃散、六味洁白丸。如果合并有胆囊炎或胆结石则隔日晚饭后用十九味牛黄散3g,用大汤剂、四味地格达汤各1.5g,煎煮后送服其十九味牛黄散。有溃疡者则用八味绿松石散。

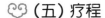（五）疗程

7~20 天,42 例;21~30 天,54 例;两组合计 96 例。31~40 天,3 例;41~50 天,1 例;两组合计 4 例。共计:100 例。

（六）疗效判定及结果

临床疗效　治愈 85 例,占 85%;好转 13 例,占 13%;无效 2 例,占 2%;总有效率 98%。

胃镜检查结果　共进行胃镜检查 76 例,其中治愈 30 例,好转 44 例,无效 2 例,总有效率 97.37%。

（七）方药分析总结

治疗上述 100 例患者共用了 85 种药,分析总结用药情况得出如下结果:

比较固定用药结构　早晨:吉如很希莫吉乐、十四味寒水石散、六味木香散;中午:新一Ⅱ、棍番德吉德、大汤剂、七味檀香汤;晚上临睡前:十四味寒水石散、珍宝丸、三十五味沉香散、七味檀香汤、五味金色诃子丸;隔日晚饭后:八味绿松石散、六味洁白丸、十一味诃子健胃散。

用药频率前十五位蒙药及用药频率　新一Ⅱ,92%;十四味寒水石散,91%;八味绿松石散,88%;吉如很希莫吉乐,78%;棍番德吉德,70%;五味金色诃子丸,49%;七味檀香汤,45%;六味木香散,44%;大汤剂,42%;三十五味沉香散,36%;珍宝丸,32%;六味甘草散,24%;吉如很一Ⅰ,20%;大黑剂,14%;六味安消散,13%。

（八）按语

1. 苏荣扎布教授临床特色

从上述分析看出苏荣扎布教授十分重视胃腑的生理特点。从胃的所处部位、胃所含的三根分支、胃和大脑的白脉联结、胃的天文历法五星归属等诸多原因考虑,配制的方药大多数为中性或温性方子,或者一天三顿药的总的寒热性质调至中性。胃病的寒热性质绝大多数是寒性,所以在一般情况下很容易将胃隐伏热误认为也是寒性病。在他代表性成果《蒙医临床学》中将胃病分为 14 种,首先注重了蒙医六基证理论。虽然是在胃部发生的疾病,但是追溯其病因,将胃纳里病、胃火衰退病在巴达干病章节详细叙述;将胃宝如病在宝如病章节详细叙述。早在 1989 年出版的《蒙医内科学》教材中记载:将六基证根据其每个证的具体病因之偏盛偏衰实际可细分为 2080 型,从中可看出苏荣扎布教授多么重视六基证的一点。其次,确诊聚合证时注重了发病部位。确诊聚合证时,苏荣扎布教授首先以病因作用强度排列,再以发病部位归属命名,这样就能凸显病因病位,治疗原则的制定、用药、护理就变得清晰。如将胃宝如病在宝如病章节详细叙述,将胃痞病在痞病章节详细叙述。

2. 传承博士后取得的创新观点

（1）感能是社会、心理、机体的联结点,临床上一定要促进感能运行。

（2）要以心脏和胃为中心脏腑。

（3）蒙医临床最直接目的是通过"二次配方"，迅速达到体素平衡。

附录　苏荣扎布教授发明使用的特效验方

苏荣扎布教授将以下十余种验方在《蒙医临床学》《蒙医内科学》等著作中已公开。这些验方疗效确切，无毒副作用，临床沿用多年，得到了广大患者和研究人员好评，每首验方都具有很可观的开发研究价值。

一、七味广枣散

（一）组方

广枣 50g，丁香、肉豆蔻、沉香、木香各 16g，阿魏 7.9g，野牦牛心或兔心 250g，粉碎致细粉，充分搅拌，配制成内服散剂。如果加用少量朱砂则疗效更佳。

（二）适应证

治疗失眠症、癫狂等赫依病。

（三）用量用法

每次 1.5~3g，温开水送服。

（四）备注

关于七味广枣散，早在 1957 年在一次座谈会上著名老蒙医金巴老师曾经给介绍过名为六味野牦牛心散的复方。而后野牦牛心越来越稀少不易收集，故苏荣扎布教授从 1961 年开始用广枣代替其野牦牛心，将此方加减变成了七味广枣散，沿用至今。

二、秘诀丸

（一）组方

沉香、阿魏、肉豆蔻、广枣、紫硇砂、白豆蔻、丁香各 16g，天仙子 3.8g，胎盘 50g，木香 25g，朱砂 19g，兔心 9.4g，当归 13g，粉碎致细粉，充分搅拌，用牛奶、蜂蜜配制成 1.5g 大小蜜丸。

（二）适应证

主要用于治疗赫依偏盛型癫痫病。

（三）用量用法

每天 1~2 次，每次一粒温开水送服。

三、硝石—11

（一）组方

硝石 80g，白硇砂、光明盐、紫硇砂、螃蟹、冬葵果、马蹄（制）各 40g，干姜、荜茇、胡椒各 25g，海金沙 30g，粉碎致细粉，充分搅拌，配制成内服散剂。

（二）适应证

用于肾结石。

（三）用量用法

每次 2~3g,选用适宜的药引子送服。

四、养心丸(吉如很希莫吉乐)

（一）组方

广枣 60g,肉豆蔻、丁香、木香、白檀香各 50g,阿魏、藏红花各 10g,红花 20g,白豆蔻、荜茇、香旱芹、草果、当归各 30g,粉碎致细粉,充分搅拌,配制成内服散剂。

（二）适应证

用于治疗心悸心慌头晕、失眠、胸闷憋气等心脏气血运行受阻病症。

（三）用量用法

每次 1~3g,温开水送服。

五、新一Ⅱ号(十六味肉豆蔻丸)

（一）组方

肉豆蔻 60g,沉香、船盔乌头、野牦牛心各 40g,广枣、白檀香、紫檀香、丁香各 30g,藏红花、紫硇砂、栀子、白芸香各 15g,木香、牛黄、天竺黄各 20g,阿魏 5g,粉碎致细粉,充分搅拌,配制成内服水丸,用朱砂包衣。

（二）适应证

该药具有清赫依热、促进气血运行、强心功效,多用于治疗心悸、心慌、喘气、胸闷憋气、感到不安尤其对心刺痛、心律不齐具有良好疗效。

（三）用量用法

每次 10~15 粒,选用适宜的药引子送服。

六、乌呢苏—5

（一）组方

甘草、红花、龙骨各 9.4g,熊胆 3.2g,血余炭或旧缎炭 50g,粉碎致细粉,充分搅拌,配制成内服散剂。

（二）适应证

用于九窍出血。

（三）用量用法

每次 1.5~3g,温开水送服。

七、都尔波勒吉乌日勒

（一）组方

黄精、手参、天冬、肉豆蔻、丁香、白莲子、沉香各 35g,当归、黄柏、白芸香、土木香各 30g,木香、枇杷叶、姜黄、紫草、白硇砂各 25g,红花 20g,熊胆 5g,益智仁 105g,粉碎致细粉,充分搅拌,用益母草膏配制成每粒 3g 的内服丸。

（二）适应证

对各种妇科郁结病有效，尤其对月经不调、不孕症和子宫肌瘤具有良好疗效。

（三）用量用法

每次 1 粒（3g），每天 1~3 次，温开水送服。

八、十一味黑冰片丸（解酒毒）

（一）组方

黑冰片 50g，肉豆蔻、沉香、木香、五灵脂、香青兰、甘草各 36g，广枣 35g，船盔乌头、红花各 20g，阿魏 7g，粉碎致细粉，充分搅拌，配制成内服水丸。

（二）适应证

多用于因赫依血和希拉相搏引起的头痛、心悸心慌、手和身体颤抖、睡眠不规律、烧心尤其对酒精中毒有良好的疗效。

（三）用量用法

每次 15~20 粒，温开水送服。

九、十一味广枣散（加味）

（一）组方

广枣 100g，肉豆蔻、白豆蔻、山奈、土木香、甘草、冬葵果、紫檀香各 10g，栀子、当归、蒺藜、螃蟹、海金沙各 20g，粉碎致细粉，充分搅拌，配制成内服散剂。

（二）适应证

多用于促进气血运行、强心补肾、心源性浮肿。

（三）用量用法

每次 3g，以煎煮或散剂形式内服。

十、十八味查干泵阿散

（一）组方

船盔乌头 50g，瞿麦、牛黄、黄柏、地丁、五灵脂、香青兰、黑冰片、肉豆蔻各 25g，胡黄连、栀子、红花各 20g，木鳖子、丁香、止泻木各 15g，草乌叶 10g，贝齿炭 40g，熊胆 5g，粉碎致细粉，充分搅拌，配制成内服散剂。

（二）适应证

用于治疗肝热、胆囊热。

（三）用量用法

每次 2~3g，每天 1~3 次，温开水送服。

十一、妇人土茯苓汤

（一）组方

土茯苓 500g，诃子、山奈、荜茇、白胡椒、荜麻子各 15g，赤爬子、沙棘各 20g，白硇砂、熊胆、硝石各 5g，红花、白莲子、金银花、栀子、黄丹、香墨各 25g，紫草茸 10g，寒水石(制)100g，益母草膏 250g，粉碎致粗粉，充分搅拌，配制成煎煮用散剂。

（二）适应证

对各类因气血运行受阻而引起的妇科血郁结病和黄水偏盛型疾患有效，尤其对月经不调为特征的了宫肌瘤、子宫肿瘤有特效。

（三）用量用法

每次取 10~15g，加三碗水，煎煮蒸发 2/3 的水后趁温热口服其汤，每天 1~3 次。

十二、杜德子奥德沙拉

（一）组方

紫檀香、沉香、广枣、野牦牛心、巴豆(制)各 3.2g，肉豆蔻、白豆蔻、朱砂各 1.6g，粉碎致细粉，充分搅拌，配制成绿豆粒大小的水丸。

（二）适应证

用于治疗严重心悸心慌、癫狂病。

（三）用量用法

每次 7~9 粒，遵照使用泻剂方法温开水送服。

十三、希莫吉乐—20（三舍希莫吉乐）

（一）组方

诃子、栀子、川楝子、肉桂各 50g，玉竹、黄精、天冬、紫茉莉、蒺藜、红花、丁香、五灵脂各 70g，益智仁、肉豆蔻、广枣各 80g，益母草子 100g，寒水石(炮制于牛奶)300g，蛤蚧(用酒清洗，涂抹黄油，文火烤制)100g，鹿包皮(用酒清洗，文火烤烘)、手参(用牛奶煎煮，水尽药透)各 300g。可加用适量鹿鞭，粉碎致细粉，充分搅拌，配制成内服散剂。

（二）适应证

主要用于补肾强身，益精壮阳。

（三）用量用法

每天 1~2 次，每次 1~2g 温开水送服。

翁维良教授活血化瘀法治疗疑难病学术思想及临证经验的研究与传承

传承博士后：刘燊仡

一、传承导师传略及传承博士后简介

翁维良

翁维良，1960年毕业于上海医科大学。1960—1962年在北京中医药大学西学中班学习中医2年，随后到西苑医院工作，师从郭士魁、岳美中、赵锡武等名老中医，是郭士魁学术思想继承人。现任中国中医科学院首席研究员，科学技术委员会委员，优势病种临床研究专家委员会常务副主任委员，国家药典委员会委员，科技部中医（973）专家组成员，国家食品药品监督管理局新药审评专家，中华中医药学会临床药理学会副主任委员，北京中西医结合学会常务理事，中国保健学会理事，中国医药信息学会心功能学会常委，北京疑难病学会名誉会长，中国微循环学会理事。

翁老从事临床工作50年余，受赵老、郭老等中医大家的影响，推崇清代医家王清任，不断地发展血瘀证与活血化瘀理论，将血瘀证临床诊断、治疗用药标准化，推动了中医血瘀证及活血化瘀理论的发展。他提出"久病多瘀""怪病多瘀""百病多瘀"的观点，将活血化瘀法灵活运用于多种内科慢性病及疑难病的治疗中，取得佳效。

刘燊仡

传承博士后刘燊仡，中国中医科学院望京医院风湿病科副主任医师。从事中医风湿病的临床及科研工作16年。对类风湿关节炎、强直性脊柱炎、干燥综合征、痛风、系统性红斑狼疮等风湿性疾病的中医治疗有一定的临床经验。参与完成多部风湿病相关论著。发表核心期刊论文10余篇。

二、翁维良活血化瘀法论治疑难病学术思想及临证经验

翁老的"久病多瘀""怪病多瘀""百病多瘀"观点，是以其对于中医气血理论的深刻认识，以及深谙活血化瘀实质、活血化瘀药物药理及长期临床实践总结为基础提出的。

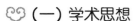（一）学术思想

1. 病机责之虚、瘀、郁

翁老认为,中医学是以脏腑经络以及气血津液为生理病理基础的,任何疾病都可从中找到发病的根源。他认为疑难病的病机可概括为:虚、瘀、郁。

（1）虚——正气虚弱是内在原因:《医林改错·半身不遂本源》中有"人行坐动转,全仗元气。若元气足则有力,元气衰则无力,元气绝则死矣。以及"手握,足步,头转,身摇,用行合藏,全凭此气"的论述,而元气亏虚,"必不能达于血管,血管无气,必停留而瘀"。很多疑难病由于病情反复,病邪长期稽留体内,正气与之斗争而渐被耗损,机体、脏腑功能逐渐衰退,出现正气虚弱之证候表现;或素有先天禀赋不足,正气亏虚,导致外邪留连不去,更致虚损;或由于疑难之病,病情复杂,各种药物频服迭进,损伤脾胃,导致运化失常,元气虚衰。所以疑难病中或多或少地存在着气虚证的表现。正气亏虚可以说是疾病迁延难治的内在因素。

（2）瘀——"百病皆瘀""久病多瘀""怪病多瘀"是理论基础:翁老认为,大部分的慢性病和久治不愈的疾病都与血瘀有关。而瘀血的形成主要是在气虚的基础上发生发展而来的。遵循王清任之"元气既虚,必不能达于血管,血管无气,必停留为瘀"的思想,他提出"百病皆瘀""久病多瘀""怪病多瘀"的观点。

1）百病皆瘀:"百病皆瘀"观点是翁老临床上血瘀证辨证及应用活血化瘀治疗疾病的理论基础。他所论及的"百病皆瘀"包含以下几层含义:①各种疾病在其病变发展过程中都可能会出现血瘀证;②同一疾病在其发展的不同阶段可能出现程度不同的各种血瘀证临床表现;③随着西医学检验或检测手段的不断进步,许多疾病虽无明显血瘀证临床表现,但经客观检查可发现瘀血现象存在,应用活血化瘀治疗也会取得良好疗效。

2）久病多瘀:翁老认为,疑难病症,一般具有病程长,病情反复,迁延不愈的特点。日久病深,邪气稽留于体内,气血不易流通,从而引起人体脏腑经络气血的瘀滞,此即"久病多瘀"。正如《灵枢·终始》所论述的:"久病者,邪气入深,刺此者,深内而久留之,间月而复刺之,必先调其左右,去其血脉,针道毕矣。"瘀血已成,进一步阻碍气机运行、化生痰浊、聚而成积,影响气血的生化和运行,加重血瘀之证,最终形成痼疾沉疴。因此,叶天士创立"久病入络（血）"之学说,提出"病久、痛久则入血络"的观点。傅青主也曾指出:"久病不用活血化瘀,何除陈年深痼之沉疾,破日久闭塞之瘀滞。"

3）怪病多瘀:翁老认为,临床疑难病多有发病原因各异、临床症状纷杂多样的特点,这些与血瘀证临床表现随着病变部位、瘀血程度、病程长短、个人体质的不同而异的特点相同。所以疑难病可从血瘀证着手,只要临床辨治中,抓住血瘀证实质,果断用药,即可效如桴鼓。

在深入研究经典论著的基础上,他和同事们一起拓展了中医血瘀证理论,从血瘀证的问诊（如:有无外伤、出血;发病史、年龄、有无七情内伤以及妇女经带胎产史）、临床症状收集（如:疼痛、出血、神经精神症状、燥渴、咳喘、发热、心悸怔忡、腹满、紫舌有瘀点瘀斑、癥积块、血管异常、月经病、血瘀脉象、肢体麻木偏瘫、肌肤甲错、舌下脉曲张、黑便、毛发、腭黏膜血管曲张等）、实验室相关检查（如微循环障碍、纤溶系统活血、血液流变学、血小板功能、血流动力学、CT、超声、磁共振）等方面进行了规范,制定了"血瘀证诊断标准",为今后血瘀证的临

床规范化诊治与科学研究奠定了基础。

（3）郁——气机郁滞是疑难病的常见病因病机：气贵在流通，升降出入是其基本运动形式。气功能推动脏腑气化，输布津液，畅行血脉，运化水谷。一旦气机运行无序或郁滞，清阳不升，浊阴不降，则生病证。《灵枢·百病始生》篇曾有以下描述："若内伤于忧怒则气上逆，气上逆则六输不通，温气不行，凝血蕴里而不散。"《医宗金鉴》也提到："夫人以气为本，气和则上下不失其度，运行不停其机，病从何生？若饮食不节，寒温不适，喜怒无常，使冲和之气失常，以致胃郁不思饮食，脾郁不消水谷，气郁胸腹胀满，血郁胸膈刺痛，湿郁痰饮，火郁为热，及呕吐恶心，吞酸吐酸，嘈杂嗳气，百病丛生。"所以，朱丹溪认为"气血冲和，万病不生。一有怫郁，诸病生焉"。他在《丹溪心法·六郁》一篇中首次提到"六郁"，即气郁、湿郁、痰郁、热郁、血郁、食郁。六郁之中，气郁为先。就如《证治汇补》中言："郁病虽多，皆因气不周流，法当顺气为先。"翁老认为，人体气机的运行，就像城市里的交通，气机的升降如常就好像交通车辆的来来往往、各行其道。

血之运行，推动于气，故气为血之帅。气既郁滞，则不能帅血畅行，是以血行郁滞。气机郁滞也是血瘀形成的最常见原因之一。故凡治病，均应注重调畅气机。

《古今医统·郁证门》中提到："郁为七情不舒，遂成郁结，既郁之久，变病多端。"翁老认为疑难病症常常病势缠绵或病情严重，其发生进展与精神、心理因素密切相关。疑难病者，多为久治难愈之证，病情缠绵，久治不愈，病者常为病所困，情志难免抑郁，此即张景岳所谓之"因病而郁"。反过来，气机郁滞，亦会加重疾病病情，即所谓"因郁而病"。

翁老临床治疗疑难病症时，常注重从肝入手，疏肝解郁，以达到"木郁达之"，气血和平的目的。他认为，现今社会，由于生活节奏的加快，工作压力的增加，内心焦虑紧张多见，患病纯虚证的少，夹郁者多，故调摄情志、疏肝达郁极为重要。常用的方剂有小柴胡汤、柴胡疏肝散、柴胡四逆汤、逍遥散等，药物常选择柴胡、白芍、郁金、香附、合欢皮、合欢花、枳壳、陈皮、元胡、炒麦芽、炒酸枣仁等。

2. 气血失调是百病之始

《灵枢·本脏》云："人之血气精神者，所以奉生而周于性命者也"。《素问·调经论》言："五脏之道，皆出于经隧，以行气血，气血不和，百病乃变化而生。"气血充盈，则人体经脉、脏腑、四肢百骸得养。而五脏安定，百脉流畅，气血和调则人体健康无虞。一旦气血失调，疾病在所难免。

3. 畅达气血，双气合治

翁老认为疾病发生的根本在于气虚血瘀、气郁血瘀及气滞血瘀，气宜行之、理之、升之、降之；血宜活之、化之、通之、逐之。治疗上宜补气与活血相合，活血与行气相配。指出治疗疑难病应注重"双气合治"基础上的活血化瘀，即益气与调气并重，以助活血化瘀。临证常以黄芪10~15g配伍丹参10~15g、川芎10~12g、郁金10~15g、柴胡10~15g、银柴胡10~15g、红花10~12g、赤芍10~12g为基础方。川芎是翁老活血化瘀药中的首选药，也为方中君药。其性走窜，"上行头目，下行血海"，药力可"上升、下降、内透、外达，无所不至"，具有活血化瘀、理气止痛之功效，为"血中之气药"。黄芪补气健脾，达表益卫，使阳气和利，充满流行。红花即可破血，又可和血、调血，具有"通利血脉"之功；一味丹参，功同四物，既可"破宿血"，又可

"补生新血",且与红花同入心经,"补心定志、安神宁心"。三药共为臣,以益气活血。银柴胡甘寒养阴,具有"退热而不苦泄,理阴而不升腾"的特性(《本草正义》),与柴胡同用,既可疏肝解郁,又抑减了柴胡的升阳发泄之力,两药共为佐使之剂。方中诸药,温凉并用,刚柔相济,益气行气,活血解郁。适用于诸多疑难病之血瘀证。临床上灵活加减施治,如气虚明显,则加炒白术 10g、党参 10~15g、太子参 10~15g 等补益中气;肝郁者,酌加香附 10g、乌药 10g、佛手 10g 等以疏肝解郁;血瘀明显者,还可酌加丹皮 10g、莪术 10g、三棱 10g、路路通 10g 等行血通瘀。

㊗(二)翁维良运用活血化瘀法治疗疑难病用药经验

1. 结合临床,灵活施治

在疑难病中,由于病情、致病因素、邪正虚实、脏腑病位的不同,血瘀证的临床特点也有所不同。翁老提倡临床灵活应用活血化瘀法。

(1)灵活应用活血化瘀药:翁老根据药性的不同,将常用活血化瘀中药划分为和血药、活血药和破血药三类:①和血药,指具有养血和血作用的药物,如当归、丹参、丹皮、赤芍、鸡血藤、生地等;②活血药,指有活血行血通瘀作用的药物,如川芎、红花、三七、牛膝、蒲黄、穿山甲、刘寄奴、五灵脂、郁金、姜黄、益母草、泽兰、海风藤、延胡索、鬼箭羽等;③破血药,指具有破血消瘀作用,且药势峻猛者。如大黄、桃仁、水蛭、土鳖虫、三棱、莪术等。

治疗时注意把握活血化瘀药物使用的度和量,量大则破气耗气,反易气动血出;偏小则行瘀力度不及,徒增耗气之弊。另外,根据病情缓急,灵活选择。对于新瘀当急以通之、破之,勿使瘀血久留,耗伤人体正气;而对久瘀则当消之、散之,缓而图之,并酌情配以益气养血之品,以求扶正祛瘀。

如治疗冠心病,因其病变部位、血管阻塞部位及程度等的不同,选择不同。如翁老以他的老师郭士魁的经验用方"冠心 2 号方(丹参,川芎,红花,赤芍,降香)"为基础改降香为郁金,组成"冠心 3 号方"作为治疗冠心病的基础方。方中选取郁金行气活血之功效,意在体现"气为血之帅"的制方理念,此即为以气血理论为治疗指导思想的具体体现。而对于冠心病冠脉支架植入术(PCI)后患者,翁老尤重活血通瘀,在冠心 3 号方基础上加用黄芪、三七粉、三棱、莪术等,以增加补气活血、破血通瘀的力度。组成了以黄芪 10~15g、红花 10~15g、赤芍 10~12g、郁金 10~12g、川芎 10~12g、丹参 10~15g、三棱 10g、莪术 10g、三七粉 3~6g(冲服)为主的基础方剂。

将 2013 年后跟随翁老出诊期间治疗冠心病的处方与之前 2 年的治疗处方相比,发现翁老 2013 年之前治疗冠心病多用丹参、赤芍、红花、川芎、郁金(使用率在 50% 以上);少用三棱、莪术(使用率在 20% 以下)。2013 年后多用丹参、赤芍、红花、川芎、郁金、川牛膝、三七粉(使用率在 50% 以上);三棱、莪术的使用率增加(使用率接近 50%)。再分析下近年来翁老门诊冠心病患者就诊人群的变化特征,近年来翁老门诊冠心病患者病情程度较以往加重;冠心病的发病年龄日趋年轻,越来越多的中年甚至青年人就诊,此类患者一般体质较壮,但发病急骤、进展较快速,需适当使用破血之品以及时缓解病情。可见,翁老活血化瘀法的使用也是随着疾病的不同时间、不同阶段及疾病特点的变化而灵活变化的。

（2）灵活应用活血化瘀法：疑难病症往往病程长，大多数患者经过反复诊治，病势缠绵，病机复杂，病变涉及多个脏腑，所以翁老在应用活血化瘀之法时，注意多脏相关、气血相关，提出"活血化瘀十二法"，即：理气活血、补气活血、温阳活血、祛痰活血、滋阴活血、清热活血、软坚活血、利水活血、祛风活血、补血活血、凉血活血和通下活血。"活血化瘀十二法"是"血瘀证—活血化瘀"治法理论的继承和发扬，是翁老活血化瘀学术思想的集中体现。

1）益气活血法：针对老年冠心病、心力衰竭、心肌病、糖尿病合并血管病变、脑血管疾病等，翁老认为气虚血瘀乃基本病机，在活血化瘀时，加用生黄芪、太子参、党参、白术等以达到气行则血行，益气活血通脉的作用。常用方剂为补阳还五汤（生黄芪、当归、赤芍、地龙、川芎、红花、桃仁）、黄芪赤风汤（生黄芪、赤芍、防风）、冠心4号方（生黄芪、丹参、川芎、三七粉、红花、赤芍）、冠心5号方（三七粉、生黄芪、元胡、丹参、川芎、红花、赤芍）等。

2）理气活血法：理气活血法充分体现了气血相关的生理病理关系。翁老运用活血化瘀法必兼理气。他常选用如川芎、郁金、三棱、莪术、元胡、香附、玫瑰花等具备理气与活血双重作用的药物，达到气与血关系的完整统一。对冠心病心绞痛、心律失常、头痛、抑郁症、失眠、更年期综合征等多种疑难杂症的治疗取得了较为理想的效果。常用的组方有冠心3号方（郁金、川芎、丹参、赤芍、红花）、解郁活血方（郁金、柴胡、香附、川芎、丹参、赤芍、红花、合欢皮）、冠心病心绞痛重症方（三七粉、生黄芪、北沙参、郁金、川芎、丹参、赤芍、红花、三棱、莪术、川牛膝、鸡血藤、地龙、合欢皮）、丹参饮（丹参、檀香、砂仁）、膈下逐瘀汤（五灵脂、当归、川芎、桃仁、丹皮、赤芍、乌药、玄胡索、甘草、香附、红花、枳壳）等。

3）清热活血法：清热活血法适用于机体既有热证又有血瘀证时。用药选择依据热邪与瘀血特点而定。如：对于中青年患者，肝火偏旺或者肝郁化火者，常以活血化瘀药物配伍郁金、柴胡、栀子、夏枯草等疏肝清肝；对于阴虚火旺，阴不涵阳，虚热内盛者，加用青蒿、白薇、银柴胡、胡黄连、地骨皮等清虚热之剂。如病毒性心肌炎的发生常因外感时疫病邪，邪毒炽盛，内陷心包，热伤心阴，心气虚损，心血不畅而致。治疗以养阴清热解毒活血为法。用药方面，常选用板蓝根、大青叶、金银花、连翘、黄芩、黄柏、栀子、忍冬藤、莲子心、苦参等清热解毒。活血化瘀常选用当归、鸡血藤、丹参、川芎、赤芍、生地等兼有养血滋阴作用的药物。针对动脉粥样硬化患者，翁老认为其成因乃长期嗜食肥甘厚味之品，致使瘀、湿、痰、热、毒互结于血脉。治疗方面应以清热化湿，活血通脉为法，药用三七粉、生黄芪、地龙、三棱、莪术、丹参、川芎、川牛膝、红花、鸡血藤、路路通活血通脉；黄芩、郁金、地肤子、荷叶、生薏苡仁清热祛湿。血栓闭塞性脉管炎，其病机乃病之初寒邪凝滞血脉，脉道不通，日久则瘀而化热，甚者脉络热毒证。治以养阴清热、凉血散瘀。常用当归、丹皮、赤芍、丹参、郁金、川牛膝等活血凉血散瘀；忍冬藤、紫花地丁、玄参、虎杖、夏枯草等清热解毒通络。

4）祛痰活血法：痰瘀相关，痰瘀同病。"久病多瘀""怪病多由痰作祟"。翁老在运用活血化瘀治疗各类疑难病的过程中，灵活运用祛痰与活血药物，处方多以冠心3号方合二陈汤或合瓜蒌薤白半夏汤加减化裁运用。

5）温阳活血法：此法适用于阳虚所致的血瘀证。翁老认为，温阳活血是老年病基本治法之一。如翁老以益气温阳，养血复脉之剂治疗病态窦房结综合征，常以补中益气汤合四逆汤、通脉四逆汤或者麻黄附子细辛汤温阳通脉；以宣痹通阳法治疗老年冠心病，方用冠心3

号方加瓜蒌、薤白、桂枝、厚朴、枳实、白术、人参、陈皮、法半夏等；以芳香温通法治疗冠心病心绞痛，方用冠心 3 号方加荜茇、细辛、良姜、郁金、香附、元胡等。

6）活血利水法：利水活血法是由利水法与活血法所组成，以治疗水瘀互结病患。翁老以活血利水法治疗慢性心力衰竭、急慢性肾炎等疾病，取得了较好的疗效。翁老认为，气虚血瘀水停是心力衰竭发病的基本病机，创立心衰 2 号方（桂枝、黑附子、太子参、生晒参、黄芪、泽泻、茯苓、丹参、赤芍、郁金、红花、葶苈子），方中以炮附子、桂枝为君，温通心阳，助阳化气；生晒参、太子参、黄芪共为臣药，大补元气，助君药行补气助阳之力；茯苓、泽泻、葶苈子共为佐药，健脾利水，通利水湿；丹参、红花、赤芍、郁金共为使药，活血祛瘀以助利水行。诸药组方合用，以达到益气温阳，活血利水之功效。

7）祛风活血法：祛风活血法，即风药与活血药结合应用以达到活血化瘀效果的方法。翁老认为，风药不仅可以疏散外风、平熄肝风、开郁畅气，还具有辛温通阳、燥湿化痰、通络止痛、升阳开窍、活血化瘀等作用。在血瘀证的治疗中，可直接发挥疏通血脉、消散瘀滞的作用；或与活血化瘀药配合，协助消除致瘀的多种因素，间接促进血流畅达，发挥活血化瘀作用。如以防风、白术、生黄芪、丹参、赤芍、郁金为主，组成疏风活血汤，治疗兼有外风侵袭，而见自汗、多汗、头痛、头晕等症者之血瘀证。以丹参、川芎、红花、赤芍、天麻、钩藤、葛根、薄荷为主，组成祛风活血汤，治疗肝气郁结、瘀血痹阻脉络诸症。翁老认为，风药均具有缓解冠脉痉挛之功效，故在治疗冠心病、冠心病心绞痛时常应用祛风活血法，以风药发散之性达到气机通达，气血调和的作用。常用的风药有薄荷、柴胡、桂枝、防风等。天麻、钩藤、葛根三味药物是翁老治疗高血压的常用之药。此三味中药均具平肝潜阳之功效，其中天麻、钩藤两药，药性偏降；葛根药性偏升，三药合用，升降相宜，既可使肝阳得潜，又可舒达条畅肝气，使肝气舒展。天麻药性偏燥，葛根、钩藤性凉，三药相配，寒热平调，且葛根又可健脾生津，抑木扶土，可制约天麻之燥性。

8）凉血活血法：凉血活血法是将具有清热凉血和活血化瘀作用的药物组合成方，临床用于肝胆疾病、心脑血管疾病、皮肤病、血液病、结缔组织病等属瘀热互结证的治疗。翁老认为，瘀热互结证是疾病发展某一阶段火热毒邪炽盛，或邪郁化火，致使热瘀搏结而成。火热之邪不去，煎熬血液，不仅导致瘀血之势更重，亦可产生新的瘀血。所以需以寒凉之品泻火势，同时应活血化瘀，防止瘀久助热。如治疗冠心病的基本方冠心 3 号方中有赤芍、丹参，凉血活血散瘀。再如窦性心动过速、心房颤动等快速心律失常，此类疾病的发生多由于心气不足，运血无力，血行瘀滞，瘀久化热，日久气阴损伤，心神失养；或肝郁而化火，火热上炎，邪热扰心；或感受火热毒邪，内舍于心，痹久不去，阻滞血脉，心脉瘀阻而发病。治疗以益气养阴、清热活血为法，同时注重养心安神。临床用药常选用黄芪、太子参、沙参、麦冬、五味子、玉竹、百合等益气养阴；黄芩、黄连、苦参、莲子心、丹参、丹皮、赤芍等清热凉血；炒枣仁、夜交藤养心安神。

9）软坚活血法：软坚活血法乃软坚散结中药与活血化瘀药物的配伍使用。常应用于治疗疑难病中之顽固血瘀证者。如冠心病心绞痛患者本多瘀血阻滞，日久更可发展为癥瘕积聚之症，常配用软坚散结药。此时需用三棱、莪术、桃仁等破血逐瘀之剂配伍鳖甲、夏枯草之类，以达到软坚活血的作用。

10）通下活血法：通下活血法，是指通下法与活血化瘀法相伍为用的一种方法。多用于血瘀证兼腑气不通；或阳明里实证兼见血瘀证者。翁老常将此法应用于头痛、高血压、高脂血症、肥胖证、脑梗死、痤疮等疾病的治疗中。如将麻子仁丸去大黄之峻下，加郁李仁、决明子等润肠通便，与活血化瘀药配伍，治疗心血管患者伴有大便秘结者。以桃核承气汤加减治疗神经分裂症属蓄血发热者。

11）养阴活血法：养阴活血法是以滋阴药与活血化瘀药合用，用以治疗阴虚血瘀所致的各种病症。他认为，气为血之帅，气虚则血不利；而阴为血之源，心阴不足，血行涩滞，仍会导致瘀血；血瘀停滞化热，又会加重气血亏虚。如心肌炎多是热毒内侵，耗气伤阴，遂而瘀血内生；冠心病患者多先有瘀血痹阻心脉，长久则耗气伤阴，导致气阴两虚；心律失常则属气虚、阴虚、瘀血互为因果。故治疗时常以活血化瘀药物配伍黄芪、党参、沙参、太子参、麦冬、五味子、玉竹、生地等益气滋阴。翁老更喜用太子参，取其气阴双补之功。另外，翁老用药常常注重季节气候变化对机体疾病的影响。如秋燥之际，翁老在选方用药时常常配伍北沙参、麦冬等养阴之品，避免使用川芎、降香等温燥之性的活血化瘀药物。

12）补血活血法：补血活血法是养血补血药物与活血化瘀药物合用，用于治疗气血亏虚，瘀血内阻所致病证的方法。翁老认为，血虚与血瘀常常相兼为病。久瘀之证多有血虚，宜养血药与活血药相配伍，以养血活血、祛瘀生新。临证善用养血活血之剂，如鸡血藤、当归、三七粉、丹参等。

治疗疾病应"谨守病机，各司其属，有者求之，无者求之，盛者责之，虚者责之，必先五胜，疏其血气，令其条达，而致和平，此之谓也。"（《素问·至真要大论》）翁老以活血化瘀治疗心血管病及各类疑难杂病，是根据临床实际中血瘀形成的不同病因病机，以及血瘀证兼夹气虚、气滞、血虚、热邪等的不同，并斟酌活血化瘀各类药物的药性特点而灵活选择应用的。"活血化瘀十二法"是翁老活血化瘀学术思想的集中体现。

2. 升降气机，气畅血行

脏腑气机的升降运动体现在肺气的宣发与肃降，肝气的升发与疏泄，脾气的升清与胃气的降浊，肾水的上升与心火的下降等方面。人体正常的生命活动依靠脏腑气机的正常运行。脏腑之气的升降出入是人体生命活动的主要方式。正如《素问·六微旨大论》所云："出入废则神机化灭，升降息则气立孤危。故非出入，则无以生长壮老已；非升降，则无以生长化收藏。是以升降出入，无器不有"。翁老在治疗疑难病过程中注重调整脏腑气机，以促进人体脏腑功能正常发挥。

（1）疏肝肃肺，调畅气机：肺居膈上，主肃降；肝居膈下，主升发。"肝从左而升，肺从右而降，升降得宜，则气机舒展"（《临证指南医案》）。人体清气之升发，浊气之肃降，以及气血津液的舒畅条达，全赖肝肺升降之机。两脏升降得宜，则气机舒展，气血流行，脏腑安和。若肺之肃降功能失常，清肃之气不行，升降之机亦可涩滞，一身之气亦失其顺降之机。若肝升太过，则"气有余便是火"，亦可致使肺降不及，即所谓"左升太过，右降无权"。

翁老以活血化瘀法治疗疑难病，方中常以柴胡配枳壳，柴胡性升而散，疏肝升阳，"行肝经逆结之气"。枳壳降气宽中，"治胸中痞塞，泄肺气"。两药配伍，一升一降，一开一合，调理气机，行气开郁，促进气血运行。另外，对于肝经郁热之证，常黄芩、菊花、夏枯草三药相合。

黄芩苦寒清肃,"泄肺中火邪上逆于膈上";菊花辛、甘、苦,微寒。归肺、肝经,疏风清肝。《本草正义》云:"凡花皆主宣扬疏泄,独菊花则摄纳下降,能平肝火,熄内风,抑木气之横逆";夏枯草,《本草正义》言其"苦能泄降,辛能疏化,温能流通,善于宣泄肝胆木火之郁窒,而顺利气血之运行。"此三药共用,清肝泻肺,通畅气机,应用于高血压、冠心病、中风、心律失常等证属肝有郁热者。

(2)脾升胃降,斡旋中焦:脾胃属土,化生万物,脾主升清,胃主降浊,脾升胃降,乃人体气机升降之枢纽,通上彻下,斡旋阴阳。脾气升,不仅饮食之水谷精微得以输布周身;还可保持诸脏各安其位;又能协助胃气下降、浊气下行。胃气降,方能受纳腐熟水谷,传送糟粕;又能协助脾气升清,促进水液四布代谢。脾升胃降,两者之间的平衡协调,方可使得人体气血生化有源,气机生生不息。

若脾胃升降失常,则清阳之气不能敷布,废浊之物不能排出,继而可变生多种病证。如果人体清阳不升,则易致脑髓失养,从而出现头昏、眩晕、耳鸣、健忘、思睡等表现,所以翁老对于高血压、脑动脉硬化、老年性痴呆等疾病时,常配合以黄芪、升麻、柴胡、荷叶、薄荷等,重在助脾升清。如胃失和降,清浊相干,痰湿从中而生。翁老在治疗高脂血症、冠心病、动脉粥样硬化等病症时,常注重和胃降浊之类药物的应用,如厚朴、杏仁、瓜蒌、枳实、苍术等下气宽中,以助胃气之降。

(3)交通心肾,水火既济:心位居上焦,属火;肾位居下焦,属水。肾阳腾上,温养心火;心阳又可下交于肾以温肾阳,以抑制肾水泛滥。肾水上济于心,涵养心阴,使心火不亢;同时又能抑制心火,使之不至于过亢而益心阴。心肾水火即济,彼此交通,保持着升降的动态平衡。他们的关系就如周之干在《慎斋遗书》中所言:"心肾相交,全凭升降,而心气之降,由于肾气之升。肾气之升,由于心气之降"。

久病伤阴,肾阴不足,无以滋养心阴,虚火妄动;或思虑太过,肝郁化火,心火上炎,向下损耗肾阴,心与肾失去升降协调关系,心肾不交,则出现心悸、失眠、健忘、头晕、腰酸等症状。翁老在治疗失眠、心律失常、更年期综合征等疾病时,尤注重交通心肾。偏肾阴虚者,以黄芩、黄连苦寒入心,清心降火;同时选用女贞子、旱莲草、天门冬、生地、黄精、菟丝子等滋养肾精。肝郁化火,助炎心火者,加黄连、栀子等清泻心肝之火;龟板、酸枣仁、生地、玄参等养肝涵阳。思虑过度,心阴暗耗,或热病久而耗伤心阴,不能引心火下济肾水者,加玉竹、百合、麦冬等滋养心阴;黄连、莲子心等清心火;并酌加炒枣仁、夜交藤、柏子仁以养血安神。

《素问·五脏生成》指出:"心之合脉也,其荣色也,其主肾也。""脉源于肾而主于心"。可知,心肾水火既济,则气血和畅,心主血脉的功能得以正常发挥。心肾不交,则心脉气血失畅,血脉瘀滞。故翁老在治疗冠心病时,也注重交通心肾,以利于气机升降相宜。其常用的药对为:远志和石菖蒲。《本草崇原》中认为"远志气味苦温,根荄骨硬,禀少阴心肾之气化。苦温者,心也。骨硬者,肾也。心肾不交,则咳逆伤中。远志主交通心肾。"石菖蒲,芳香清洌,开通心窍,"善鼓心包之火,与远志之助相火不殊"(《本经逢原》)。两药相配,交通心肾之力更明显。莲子心与五味子,莲子心苦寒,《医林纂要》言其:"泻心,坚肾"。功能清心安神,使心火下通于肾;五味子,酸甘温,补肾宁心。酸咸而入肾滋肾水;两药合用,益肾水、降心火而交通心肾。

3. 衷中参西，拓展思路

翁老在对疑难病的诊断上，主张在突出中医整体辨证优势和特色的基础上，借助现代诊断技术和手段，宏观辨证与微观辨证有机结合，以尽早尽快明确诊断。治疗时，根据中医理、法、方、药传统思路选方用药同时，结合中药现代药理研究，及西医学对专病专药的研究成果，拓宽了临床用药的思路，提高了临床疗效。如他常选用决明子治疗冠心病、高脂血症、糖尿病、高血压等兼便秘、头昏、烦躁等肝热证表现者，取决明子之甘苦寒，入肝、大肠经，具有清肝明目，润肠通便之作用，且其含蒽醌类、黄酮类及其他多种成分，现代药理研究表明其具有降脂、降压、降血糖、通便等功效。再如 PCI 术后，由于术中球囊扩张对血管内膜的损伤以及植入金属支架对于血管内皮的刺激，均可以造成血管内皮损伤，引起炎症反应，导致血小板活化、聚集、黏附，最终造成冠状动脉微栓塞形成，甚至冠脉闭塞，这些可能是导致血管再狭窄的主要原因。翁老常常在处方中加用地肤子 10~15g，其意并非取其清热利湿、祛风止痒之功效，而是经现代药理表明，地肤子的有效成分可显著抑制脂多糖诱导的前列腺素 E2（PGE2）、肿瘤坏死因子 α（TNF-α）、一氧化氮（NO）等炎性递质的释放，从而抑制血管炎症。

4. 巧用风药，清泻透散

风药之名，来源于金代张元素的《医学启源》，张元素将防风、羌活、柴胡、葛根、威灵仙、细辛、独活、升麻、藁本、川芎、天麻、麻黄、荆芥、蔓荆子、薄荷、白芷、前胡、桔梗、秦艽、鼠黏子等 20 味药物归入"风升生"一类中。其弟子李东垣传承其思想，明确提出"风药"这一名称。清代徐大椿提出："凡药之质轻而气盛者，皆属风药"（《神农本草经百种录》）。后世医家不断补充有关风药的内容，现多将功能祛除、疏散外风，或平熄内风，或能搜剔内、外风，归肺、肝、膀胱经，用于治疗内外风病的药物归于风药的范畴。

翁老在治疗疑难病症，遣方用药时常配合以风药。其用意是利用风药之升、散、行、动等多种特性，从其药性出发，在方中发挥其发散外邪、辛温通阳、开郁畅气、通行血脉的功效，从而达到活血化瘀之功效或者协同增加活血化瘀作用的。常选用的风药有防风、荆芥、桂枝、川芎、柴胡、天麻、钩藤、葛根、薄荷、秦艽、威灵仙等。在冠心病、心律失常、顽固性高血压、肾脏疾病、皮肤病、风湿免疫病治疗中酌情配伍使用。

如治疗冠心病心绞痛，在辨证论治的基础上常加用天麻、葛根、薄荷等，但并不选用桂枝、防风、羌活、柴胡等，以防其辛香温燥耗气伤阴。治疗难治性高血压，大多医家采用平肝镇肝之法，但翁老认为，高血压病在血脉，而心主血脉，故高血压的发生与心脉、心血有密切的关系。血脉之气血调和才能使血压平稳。治疗上注意气血的条达舒畅。以祛风活血法治疗高血压，即取风药之平肝疏肝之功效；又取风药协同活血化瘀药开散郁结、宣畅气机、通调血脉之功。又因难治性高血压患者，因反复使用各种降压药，中药多为重镇降逆潜阳药，殊不知肝为刚脏，过于佛郁，易成郁火，反致血压升高，当借风药之辛散轻灵流通之性，"轻而扬之"，使郁邪有泄越之机、透散之路。药用桑叶、菊花、柴胡、秦艽、羌活等。

5. 运用藤药，因势利导

清代医家叶天士认为疾病的发生，"初为气结在经，久则血伤入络"，"百日久恙，血络必伤"，从而提出"久病入络"的观点。翁老认为此观点也可以理解为"久病入血"。他认为多种慢病久病，病势缠绵日久，邪气稽留，郁滞气血，痹阻经脉，从而出现气血痹阻、络脉阻滞的共同病机,并可因此进一步加重病情,增加病邪痼结难解之势。特别是对于那些久治失治之证,以常法治疗不愈之证,更应从"久病入络"方面来考虑。对于"久病入络"之证,叶天士采用虫类药物之"灵动迅速,追拔沉混气血之邪"的特性,通达经络,搜剔痼结之邪。但翁老认为,虫类药物多具攻冲走窜之性,为峻利之剂,用之恐耗气伤阴。提倡疑难病的治疗应缓以图之、兼顾正气。遂处方中常酌情配伍藤类药物内通经络,外达肢节,以助通络之力,攻邪而不伤正。

《本草便读》中认为:"凡藤蔓之属,皆可通经入络,盖藤者缠绕蔓延,犹如网络,纵横交错,无所不至,其形如络脉。"故"蔓藤舒筋脉,枝条达四肢"(《本草汇言》)。可用于治疗各种气血不畅的疾病。同时有的藤类药物还具有清热解毒、活血破瘀之功效,且药性温和,对于一些疑难杂症,如心脑血管疾病、免疫系统病,肾脏疾病以及肿瘤都有一定的效果。

翁老常用的藤类药物有鸡血藤、络石藤、钩藤、夜交藤、海风藤等。其中鸡血藤可以"去瘀血,生新血",行血补血,舒筋活络,无论血瘀、血虚或血虚兼有血瘀之证,皆可应用,具有"血分之圣药"之称。夜交藤"补中气,行经络,通血脉,治劳伤"(《本草再新》)。对于由于气血亏虚之血瘀诸症,翁老常两药配伍使用以益气养血,活血通脉。另外,因鸡血藤之养血通络作用,翁老常在结缔组织病出现白细胞、红细胞、血小板减少等血液系统受累时选用此药协同增效。

翁老在治疗风湿类疾病时,多选用海风藤。此药辛苦微温,入肝经,《本草从新》谓其"行经络,和血脉,宽中理气,下湿除风"。最擅长搜除络中之风邪,既能祛风除湿,又能通经活络,故被称为"截风要药"。是风湿病治疗的常用药物之一。而对于海风藤的现代药理研究证实,此药能增加心肌血流量,降低心肌缺血区侧支血管阻力。对于冠心病的治疗也有一定疗效。

络石藤,归心、肝经,味苦性微寒,具有清热凉血消肿、祛风通络止痛的功效。《要药分剂》言:"络石之功,专于舒筋活络。凡病人筋脉拘挛,不易伸屈者,服之无不获效,不可忽之也。"翁老常选其应用于风湿病、脑血管后遗症、糖尿病周围神经病变等出现肢体麻木、活动不利等的治疗中。

另外,翁老在处方中常以络石藤、路路通为药对,配合使用,这是传承了他的老师郭士魁郭老的经验。络石藤祛风湿,通经络;路路通,通经利水,二者均可治疗跌打损伤、经行不畅,故又均有活血化瘀之效,既加强了活血化瘀的作用,又避免了损伤正气,尤其适合慢性病人长期服用。

6. 注重调肝,疏肝解郁

疑难病多慢性反复病程,病久气血耗伤,脏腑虚弱。另外,病久之患者多有焦虑恐惧之情绪,经常因病情之骚扰而郁郁寡欢,从而产生郁证。此即张景岳所言之"因病而郁""因郁而病"。正如《丹溪心法·六郁》中所言:"气血冲和,万病不生,一有怫郁,诸病生焉,故人身诸病,多生于郁。"

肝主疏泄,以保证人体气机的条达舒畅。肝的疏泄功能正常,则气机舒畅,气血津液正常运行。一有怫郁,则气机失调,气滞血瘀。正如张山雷所言:"肝气郁结乃病理之一大门,善调其肝以治其病,胥有事半功倍之效"。翁老认为,应用活血化瘀法治疗疑难病时,尤应注意平调肝气、疏肝解郁。临床常以柴胡疏肝散、逍遥散为主方加减治疗,常用的疏肝药物有柴胡、苏梗、郁金、佛手、枳壳、降香、合欢皮等。对于肝郁化火者,常选用菊花、合欢花、麦芽、茵陈、薄荷等气味芳香质清之品;对于阳虚偏寒者,常选用乌药、小茴香、青皮、陈皮、香附等辛温香燥之剂。

《灵枢·本神》中论及:"心藏神,脉舍神,肝藏血,血舍魂","随神往来者,谓之魂"。心肝两脏在人体情志调节中占有重要地位。心为五脏六腑之大主,总统魂魄意志。肝主疏泄,调畅人体之七情五志。心肝母子相生,气血旺盛则心神健旺、肝魄得藏;肝气疏泄有度,则心情畅快、心神安宁。所以在治疗心血管疾病时,翁老提出"心肝同调,解郁安神"的治法。创立安神解郁活血方,方药组成:柴胡10g、郁金12g、香附10g、丹参15g、川芎12g、红花12g、赤芍12g、合欢皮20g。多以此方为基础方加减治疗老年冠心病。

另外,对于难治性高血压,翁老多在清肝泻火的基础上,兼以清心火之品,取其"实则泻其子"之意。常用杜仲、牛膝、桑寄生,三味药温而不燥,平补肝肾;珍珠母滋肝阴清肝火;黄芩清肺热,佐金平木以清肝火;菊花"平肝火,熄内风,抑木气之横逆"(《本草正义》);夏枯草疏肝清热解郁。

《灵枢·本脏》曰:"肝脆则善病消瘅易伤。"《灵枢·五变》曰:"怒则气上逆,胸中积热,血气逆流,转而为热,热则消肌肤,故为消瘅"。翁老在临床中发现,多数糖尿病患者伴有精神心理障碍,遂提出肝郁是发生消渴病的重要因素。他在临床上常以疏肝解郁、清热活血法治疗2型糖尿病。选择用药常以柴胡、白芍配伍,以柴胡舒达肝气,白芍养血柔肝,两药相配,刚柔相济,疏肝不伤肝阴,柔肝而不碍肝气。另有,柴胡与郁金配伍,柴胡辛苦微寒,性喜条达肝气;郁金辛苦寒,既能入血行血,又可入气分解郁。两药合用,以郁金既助柴胡疏肝解郁之功,又可清除郁热。同时两药既可畅达肝气,又可活血化瘀。从这两组药物的配伍来看,两药气血兼顾,也是翁老以气血理论指导活血化瘀治疗的体现。

7. 用药简约,轻剂治重症

疑难病症多为慢性病程,病机复杂,虚实夹杂,非一汤一药所能治愈。孟浪攻伐,则更伤正气,补益太过则养邪恋邪,唯有守方服药缓治,才能使体内生气渐复,病邪缓去。

另外还有一部分疑难病,如冠心病、血管疾病等,病变发展相对缓慢,在疾病的诊断上并不难,但治疗起来实属不易。对这些病情迁延、久治不愈的疾病,需要建立打持久战的战略思想,在准确辨证的前提下,守方徐图,切忌大方重剂以图速效,或动辄改弦易辙。长期服药就要求处方用药不能有太多的偏性和毒性,药味不能过多或过杂,药量宜轻重适宜,以做到"药中肯綮,如鼓应桴"。

翁老用药药简量轻,少用峻品,他常说"秤砣虽小压千斤"。用药的关键在于准,而不在量大。轻能取效则决不过剂,否则易药过病所,损伤正气。他拟方多用常见药;严格遵循《中华人民共和国药典》,很少超量使用药物;合理成方,一张处方用药多在12~16味药之间;以成方灵活化裁,药效多兼,用一法以尽多法之妙,用一方以变多方之巧。如翁老多用玉屏风散、生脉饮、二至丸、四逆散等成方加减。将冠心2号方进行改良化裁,创立冠心3~6号方。在临床上形成药精量少价廉的用药风格。

8. 天人相应,因人制宜

三因制宜是中医学基本治则之一,也是中医学整体观念和辨证论治基本思想的具体体现。翁老将三因制宜这一思想贯穿于疑难病的诊治过程中。他常根据患者发病时所处的环境、气候、体质等情况进行选方用药,随证应变。

辨四季用药是翁老师的用药特色之一。他遵循《黄帝内经》中"升降浮沉则顺之,寒热温凉则逆之"的原则,临床治疗中,依据四时季节的不同给予临床用药加减变化,以提高疗效。如春季万物复苏,阳生阴长,应"生而勿杀,予而勿夺,赏而勿罚"(《素问·四气调神大论》),适当加用柴胡、荆芥、郁金、元胡等辛甘发散、养肝疏肝之剂,以顺应春升之气,促进肝气生发。同时配以白芍、枸杞之类滋阴以敛之,以防发散太过。夏季天气炎热,万物生长茂盛,乃阳气宣散之时。以香薷、生姜之类顺夏浮之气;沙参、麦冬、五味子、太子参等益气养阴,以防阳盛伐阴。长夏之季,暑热夹湿,脾阳受困,则加用藿香、佩兰、荷叶、薄荷、白术等化湿醒脾,清热解暑。秋季阳杀阴藏,金气主令,火气上炎,燥实乃生。处方中加芍药、乌梅、沙参、麦冬、桑叶酸温之药,以顺秋降之气。冬季气候寒冷,人体阳气收敛凝聚,更易出现气血不畅,容易使心脑血管疾病、肾脏疾病等疾病加重复发,故配伍温阳益精血之品如高良姜、桂枝、党参、杜仲等辛温通阳,又为来年春季阳气生发打下基础。

翁老强调辨证用药,应重视不同生理时期人体气血阴阳的变化特点。如更年期妇女的冠心病患者,由于肾精渐衰,冲任脉虚,天癸将竭,阴阳平衡失调,临床常出现潮热、抑郁、失眠、烦躁不安、心悸、胸闷、心前区刺痛、月经紊乱、骨关节疼痛、高血压等不同症状。这类患者在治疗上在活血化瘀基础上应侧重补益肝肾,以理气活血、滋养肝肾为基本治法,调整阴阳、调和气血贯穿于始末,同时还重视患者的心理治疗。

另外,不同病种对患者的体质影响不同,处方用药也要考虑。翁老的患者群体中老年患者占大多数,这些患者往往数病并存,一些兼病常早于主病多年存在,对患者的体质有很大影响,治疗时应细加权衡,予以重视。如冠心病合并糖尿病患者多阴虚燥热体质,翁老在用药时常加四黄(黄芩、黄连、黄柏、生地黄)清热养阴;冠心病合并高血压的患者多阴虚阳亢体质,翁老常加用天麻、葛根、钩藤、菊花等平肝潜阳;冠心病合并高脂血症的患者,多痰湿体质,翁老常加荷叶、生山楂、草决明、薏苡仁、茯苓等化湿健脾。其他如长期吸烟、饮酒者多湿热,翁老常加黄芩、黄连、黄柏、地肤子等清热燥湿等;胖人多湿,翁老常加茯苓、薏苡仁等健脾化湿;瘦人多火,翁老往往加养阴清火药如牡丹皮、莲子心、沙参等。根据患者体质,用药灵活多变,这些都体现了翁老因人制宜的用药特点。

三、学 术 访 谈

🩺 冠心病支架术后

(一)中医学对于冠心病冠脉支架术后的认识

问:翁老,现在冠心病 PCI 术后患者越来越多,可以算是冠心病的一种新生状态了吧?

答:目前经皮冠状动脉介入治疗(PCI)被广泛用于冠心病的再灌注或血运重建治疗。但 PCI 术后血管再狭窄以及支架内再狭窄的发生率仍高达 10%~50%,且部分患者行 PCI 术后仍有胸闷胸痛等症状。故应用中药缓解症状、防止 PCI 术后支架内再狭窄、改善其他冠脉的血供得到了越来越多医患的重视,而且也取得了很好的疗效。

问:您认为冠心病 PCI 术后的病机是什么?

答:心主血脉,冠心病的基本病机是血脉瘀阻。冠心病 PCI 术后只是局部病变改善,但患者的体质及病机并未改变,故血脉瘀阻仍是主要病机。

(二)翁老对于此类患者的辨治观点

问:翁老,您认为本病的病机是什么?

答:PCI 术作为有创手术,虽可开通血脉但也不可避免地损伤心之脉络,伤及气血。所以,元气亏虚是 PCI 术后的重要病机。故补心养虚、扶助正气应是防治 PCI 术后再狭窄的重要治法之一。PCI 术解决的只是冠脉狭窄甚至闭塞的局部,而冠心病的基本病机血脉瘀阻并未改变。所以 PCI 术后病机乃气虚血瘀。

问:翁老,有一部分患者经 PCI 术后仍有胸闷胸痛等症状,是否还可按胸痹进行辨证治疗?

答:是的。对于 PCI 术后患者仍有胸闷胸痛症状者,仍按胸痹、真心痛等进行辨证治疗。仍以冠心 II 号方为基础加减。介入术同时损伤心脉,伤及气血,加重瘀血,故应加入莪术、三棱、三七粉等以加大活血化瘀力度。元气亏虚者,加生晒参、炒白术;气阴两虚者,加生地、玉竹、北沙参等;痰瘀闭阻者,加瓜蒌、薤白、生薏米等。

问:还有部分患者术后胸闷胸痛症状缓解,此时该如何进行辨证?

答:对于部分患者 PCI 术后胸闷心痛等症状缓解,此时,舌诊就极为重要了。例如,舌质黯红、青紫或紫黯;舌体或舌边瘀点、瘀斑;舌下脉络紫黯或迂曲等皆是血瘀证表现,且病情越重,舌质紫或(和)黯、出现瘀点(斑)程度越重,即使此时临床未见血瘀证表现,也要积极应用活血化瘀之法。

(三)翁老对于此类患者的治疗经验

问:翁老,您提到,本病的根本在于气虚血瘀。那么活血化瘀是其中关键吗?

答:活血化瘀确实是 PCI 术后的治疗关键所在。但是对于老年患者,在活血化瘀同时还应注重益气养阴的治疗。中年患者,在活血化瘀同时,还要兼顾化痰散结。另外,对于 PCI 术后患者,多有情绪紧张状况存在,易致肝气郁滞,治疗时还应注重疏肝理气。

问:治疗时我们如何灵活应用冠心 2 号方呢?

答:治疗过程中,血瘀偏重,可加用三棱、莪术,加强破血逐瘀之功。另外,要加三七粉 3~6g,此药能通能补,既可祛瘀,又可扶正。气虚者,可以加生晒参 10g,炒白术 10~12g;气阴两虚者,加生地 10~15g、玉竹 10~15g、北沙参 10~15g、麦冬 10g、五味子 10g;痰瘀闭阻者,加瓜蒌 10g、薤白 10g、生薏米 10~15g。

问:有些术后患者血瘀比较明显,但我们发现您在应用活血化瘀药物时少有选用虫类药物,您是怎么考虑的?

答:我在瘀重患者中也会使用地龙一药。地龙咸寒,可清热平肝,且长于通行经络。同其他虫类药物相比,药性平和些,平肝而无伤阴抑肝之性。其他如蜈蚣、全蝎等虫类药物我并不多用,这些药物药力峻猛,且多有毒性,不宜久用。冠心病患者需长期服药治疗,选药宜药性平和,同时顾护脾胃,避免选择对胃肠刺激性强的药物。

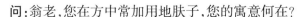

问:翁老,您在方中常加用地肤子,您的寓意何在?

答:PCI 术后,由于球囊扩张对血管内膜的损伤和金属支架的刺激,可引起血管壁炎症反应,血管内皮损伤,造成血小板活化、聚集、黏附,这也是导致血管再狭窄的原因之一。而地肤子的现代药理表明,其有效成分可显著抑制脂多糖诱导的肿瘤坏死因子 α(TNF-α)、前列腺素 E2(PGE2)、一氧化氮(NO)等炎性递质的释放有关,从而抑制血管炎症。所以,在处方中酌情配合使用,也是在中医辨证论治的基础上,结合单味中药药理研究的中药新用。

问:您在方中还会加用一些风药,意义是什么? 风药偏燥,会不会有伤阴之弊?

答:风药不仅可以疏散外风、平熄肝风、开郁畅气,还具有辛温通阳、燥湿化痰、通络止痛、升阳开窍、活血化瘀、通脉消瘀等作用。在血瘀证的临床治疗中,可直接发挥疏通血脉,消散瘀滞的作用;或与活血化瘀药配合,协助消除致瘀的多种因素,间接促进血流畅达,发挥活血化瘀作用。但在风药的选择上要注意选择药性平和的药物,以免辛香燥热之性耗伤气阴。如在临床上我常选用天麻,药性不燥,祛风平肝;葛根祛风活血,且可生津止渴,升阳止泻;防风其性甘缓不峻,微温不燥,乃"风药中之润剂"。如需选择桂枝、羌活等温燥之剂,则宜与当归、鸡血藤等养血和血合用,以防温燥太过。

问:您还会选用些藤类药物,是取其引经之力吗?

答:对于那些时有胸闷胸痛发作的患者,处方时可酌加藤类药物,取其"形如络脉,通经入络,无所不至"之特性,内通经络,外达肢节,攻邪而不伤正。常用的藤类药有鸡血藤、络石藤、钩藤、夜交藤、海风藤等。另外,络石藤、路路通两药可成对配合使用,这是我的老师郭士魁郭老的经验。两药合用,既加强了活血化瘀的作用,又避免了损伤正气,尤其适合慢性病人长期服用。

四、导师经典医案

(一)病案1

王某,女,出生日期:1947 年 10 月 20 日。

初诊日期:2014 年 2 月 27 日。

主诉:心慌反复发作近 20 年。

现病史:时有心慌,胸部不适,寐差,下肢肿,晨起缓解。纳可,二便调。舌黯红,少津,苔薄黄,脉弦。

既往史:风心病,二尖瓣换瓣术后 20 年余。现服用华法林。房颤 30 年余。

辅助检查:2013 年 7 月 15 日心脏彩超:二尖瓣置换术后(瓣膜功能正常);双房、右室增大,重度三尖瓣关闭不全;轻度肺动脉高压,下肢静脉增宽。右室前后内径 29mm;左房左右径 42mm;右室横径 41mm;EF 61%。

中医诊断:心悸,证属气阴两虚,瘀血闭阻。

中医治则:益气养阴,活血化瘀。

处方:生晒参^{单煎}10g 玉竹 15g 葶苈子 12g 茯苓 15g

麦冬 10g	五味子 10g	炒白术 12g	猪苓 12g
车前草 12g	川牛膝 12g	丹参 15g	赤芍 12g
红花 12g	郁金 12g	黄芩 12g	酸枣仁 15g
合欢皮 15g。			

二诊(2014年3月6日):心慌症状改善,寐差。口唇红肿,大便不成形,每天2次,质黏。舌黯,边有齿痕,苔白,脉结代。

处方:太子参 10g	党参 12g	玉竹 12g	葶苈子 12g
茯苓 15g	五味子 10g	猪苓 12g	车前草 12g
丹参 15g	黄芩 12g	炒神曲 15g	炒白术 12g
郁金 12g	酸枣仁 15g	柏子仁 12g	首乌藤 12g

三诊(2014年3月27日):药后心慌、气短好转。热感减轻。咽痛,头绞痛,后颈部痛。胸口痛较前好转。小便黄,大便调,纳可,寐差。舌质红,苔薄白。

处方:生黄芪 12g	玄参 10g	玉竹 15g	葶苈子 12g
炒白术 12g	黄连 10g	丹参 15g	赤芍 12g
郁金 12g	猪苓 12g	茯苓 12g	玉米须 12g
炒神曲 12g	合欢皮 15g	柏子仁 15g	菊花 15g
五味子 10g。			

后以此方加减,症状减缓。

按:慢性风湿性心脏病是在人体正气内虚的情况下,风寒湿三气杂至侵犯,痹阻经脉,迁延不愈;或复感外邪,内外合邪,内舍于血脉、心脏而成,反复日久可导致心脏瓣膜损害。正如《素问·痹论》所云"脉痹不已,复感于邪,内舍于心。"而致"脉不通,烦则心下鼓,暴上气而喘"等一系列临床见证。翁老认为,本病的发生不外有虚实二端。虚是正气亏虚,而以心气不足为多见。实指内邪、外邪胶合为患。外邪主要包括风、寒、湿等六淫邪气,内邪则是因人体气血运行障碍,停聚而成的水饮、瘀血等。故其病机以心之阳气亏虚为本,血瘀水停为标。治疗当以扶正祛邪为主要原则。

本患者风心病、房颤多年,20余年前接受手术治疗,加之久病消耗,气阴减亏,沉疴经年,血瘀气滞,投以益气阴、活血之品,症状渐缓。方中以生晒参、玉竹、麦冬、五味子益气养阴;茯苓、炒白术、猪苓、车前草、玉米须健脾利水;川牛膝、丹参、赤芍、红花、郁金活血化瘀;黄芩清热;枣仁、合欢皮、柏子仁、首乌藤宁心安神助睡眠。风心病晚期常有慢性心衰,症见喘憋、水肿等,偏热者以葶苈子、泽泻泻肺下气,利水消肿。偏寒者可以人参、附子强心益气利水。药证相宜,效如桴鼓。

(二) 病案 2

杨某,女,47岁。

初诊日期:2014年4月10日。

主诉:间断胸痛20年余,起搏器置入术后3月余。

现病史:间断胸痛20年余,曾于友谊医院诊断:房颤,室早,CRT植入术后。扩张型心肌病,低钾血症,心功能Ⅲ级。现症:头晕,伴视物昏花,寐差,乏力,胃脘不适,时胀时痛,纳差。左侧肩胛骨时有刺痛,大便完谷不化,3~4次/天。舌黯红,苔剥脱(双侧苔白,中间少苔),脉弱无力。

辅助检查:(4月9日)心电图:起搏心律,HR 75bpm。

中医诊断:胸痹,证属气阴两虚,心脉瘀阻。

中医治则:益气养阴,活血通脉。

处方:生晒参^{单煎}10g　麦冬10g　五味子10g　玉竹15g
　炒白术12g　茯苓15g　猪苓12g　车前草15g
　丹参15g　川芎12g　红花12g　赤芍12g
　川牛膝12g　酸枣仁15g　柏子仁15g　合欢皮15g
　生薏米15g　地肤子15g。

二诊(2014年5月8日)。服药后胸闷较前减轻,眼干,视物模糊,现无头晕,胃胀,左肩胛部仍发作性疼痛,乏力,睡眠差,饮食可,消化不良,口唇紫色,舌黯红苔少,脉细弱。2014年3月10日心超:双房、左室增大,左室整体室壁运动减弱,左室射血分数减低,主动脉及左右分支增宽,肺动脉高压(轻度)4月23日:BNP:4313。心超:右房横径4.1cm,长径6.4cm。右室内径正常。双房、左室内径增大,EF减低。二尖瓣前叶瓣尖略增厚,室壁不厚,左室整体室壁运动明显减弱。主肺动脉及左右分支内径增宽,分别为3.3cm,2.4cm,2.1cm。

处方:生晒参^{单煎}10g　黑顺片^{先煎}10g　北沙参12g　生黄芪12g
　麦冬10g　五味子10g　玉竹15g　葶苈子12g
　炒白术12g　茯苓15g　大腹皮15g　玉米须15g
　丹参15g　鸡血藤12g　川芎12g　红花12g
　赤芍12g　川牛膝15g　炒枣仁15g　柏子仁15g
　地肤子15g　生薏米15g。

三诊(2014年5月25日):现乏力,气短,以上坡时明显。寐差,入睡困难。下肢不肿。纳差。舌紫红,苔薄白,脉细。

处方:三七粉^{冲服}3g　生晒参^{单煎}10g　北沙参15g　麦冬10g
　玉竹15g　葶苈子^{包煎}15g　茯苓15g　猪苓15g
　车前草15g　生黄芪15g　元胡15g　炒白术12g
　路路通15g　川牛膝12g　赤芍12g　炒枣仁20g
　合欢皮15g　柏子仁15g　炒薏米12g　炒神曲15g
　党参12g

药后症状减轻。间断随诊。

按:翁老认为,扩张型心肌病可归属于中医学的"心胀"范畴。本病发生的根本病机在于先天禀赋不足,心气亏虚,血脉瘀阻。治疗应以益气养心,活血化瘀为治则。方中以黑顺片温通一身之阳;生晒参、生黄芪、炒白术、茯苓益气,麦冬、五味子、玉竹滋阴养心,猪苓、车前草、生薏米、玉米须利水化浊、减轻心脏负荷,葶苈子泻肺逐水,丹参、川芎、红花、赤芍、川牛膝、鸡血藤活血化瘀通脉,酸枣仁、柏子仁、合欢皮宁心安神,地肤子改善血管炎症。路路通,味辛、苦,性平。归肝、胃、膀胱经。主祛风通络,利水,通乳。主治风湿痹痛,肢体麻木,四肢拘挛,水肿,小便不利,乳汁不通,乳房胀痛,风疹瘙痒等症。翁老认为,路路通祛风通络,通行十二经脉,走而不守。且药性平和,属风药中之轻剂,不论寒热虚实之血瘀证,均可配伍应用。

徐经世中医杂病"从中调治"学术思想及临床经验传承研究

传承博士后：汪元

一、传承导师传略及传承博士后简介

徐经世

徐经世，男，1933年1月出生，汉族，第二届国医大师，安徽省国医名师，安徽省中医院主任医师、教授、硕士生导师。

1952年起跟随祖父学医行医，为徐氏内科第三代传人，是第二、三、四、五批全国老中医药专家学术经验指导老师、全国优秀中医临床人才研修项目指导老师；培养研究生及全国多省市高徒50余人，建有徐经世国医大师工作室。曾任中华中医药学会中医肝胆病专业委员会委员、安徽省中医药学会中医肝胆病专业委员会主任委员、安徽省中医药学会常务理事。

从医60余年，长期致力于医疗、教学、科研、管理工作，擅长治疗中医疑难杂症，尤其对脾胃肝胆、心系、肿瘤、妇科疾病等具有丰富的临床经验。提出"杂病因郁，治以安中"，"肝胆郁热，脾胃虚寒"和"尪痹非风"等学术新观点，总结出"三十二字调肝法""肺痨证治六法"和调理脾胃的"三原则、四要素"等新治则，丰富了中医内科杂病的证治体系。

撰写学术论文50余篇，出版《徐恕甫医案集》《徐经世内科临证精华》《徐经世临证经验集粹》《第二届国医大师临床经验实录：国医大师徐经世》4部专著。

汪　元

传承博士后汪元，女，1979年1月出生，汉族，安徽省中医院副主任医师、副教授、硕士研究生导师。现任中华医学会安徽分会风湿病学分会委员，中国民族医药学会风湿病分会理事，安徽省中医药学会风湿病分会常务委员，安徽省免疫学会临床免疫学专业委员会委员。临床擅长治疗类风湿关节炎、强直性脊柱炎、痛风、骨关节炎、干燥综合征等风湿免疫性疾病及眩晕、失眠、郁证、胃脘痛、虚劳等内科杂病。现已发表学术论文30余篇，出版学术专著6部。

二、导师学术思想与学术特色、临床特点

徐经世教授治疗中医杂症的主要学术思想可以概括为"从中调治"四个字，并提出"杂

病论治,重在中州","从脾论治,调肝为主"。所提"中州"即脾胃肝胆,四者同居中焦,治疗杂病强调"中气",中气者乃脾胃二经中间之气也,人身之十二经气升降变化皆以中气为核心,然脾胃之升降又赖于肝之升发,胆之顺降,方可运化为常,保持常态。在当今社会生活节奏加快,人们工作压力增加,杂病多由郁而致,临证辨治杂病重在图治中气,条达木郁,使肝疏脾运,气机升降正常,阴阳平衡,则病可获愈。"从中调治"学术思想为解决中医诸多疑难杂病提出新的思路,不仅丰富了中医学理论,而且对于指导中医临床实践,提高中医临床疗效,具有重要的实际意义。

(一)中医杂病病因关键在"郁"

中医"郁"有积、滞、结等含义。"郁"既是病因病理学的概念,又是一类临床综合病证,郁的概念有广义和狭义之分,凡外感六淫、内伤七情等引起的脏腑功能失调,气血运行不畅者皆属于郁,此系广义的郁;若以情志内伤为主要因素,病机发展以气郁为先,进而变生他郁,此为狭义的郁,即情志致郁。徐经世教授认为杂病病因在郁,实为广义之郁。

徐经世教授根据自身临床实践经验,总结诸多杂病演变皆由气滞到郁结,到血瘀,到瘀积的普遍规律,认为杂病致因核心在于"郁"。徐教授曾说:"诸疾由郁而生,可见因病而郁,因郁而病。疾病谱之变化,更知内科杂病不管是外感还是内伤,由寒转热,由湿化热,由实变虚,虚实交错的转化,其之演变和归宿虽有不同,均寓郁其中"。"郁"多缘于志虑不伸,气先为病,而气与郁又有相互为因的内在关系,气为体内富有营养精微物质之功力,它是脏器组织的功能,以其来维持平衡人体功能正常活动,若失所常则产生病理变化,即为由气致郁,气郁疾病,临床所见如气喘、咳嗽、气淋、气厥、气胀、气痛、气疝、脘痛、胁痛、眩晕、心悸、不寐、积聚、不孕等证都包含着"郁"在其中。不只限于脏躁和梅核之类疾病,即使以"六郁"来说,其病种也非一二。然以"气"言之,正如《素问·举痛论》所云:"余知百病生于气也,怒则气上,喜则气缓,悲则气消,恐则气下,寒则气收,炅则气泄,惊则气乱,劳则气耗,思则气结",说明气之为病既有六淫又有七情因素所致,如以证候,怒为肝阳亢逆,喜为心神不定,悲为肺虚少气,恐为肾虚精却,惊为肝风抽搐,思为脾伤不运,劳为虚损等之称。纵观气与郁,则气为因而郁为果,二者同曲,也能互为因果,可见内科杂病由郁所致是有依据可循的。

(二)杂病因郁,当从中调治

1."从中调治"内涵阐释

(1)"中"从部位上讲是指"中州":此有别于一般中焦脾胃的概念,而是指位居中焦的肝胆脾胃四个脏腑。脾胃同处中焦,为"后天之本""气血生化之源",两者以膜相连,经络互相联络,脏腑表里配合。脾胃两者纳运相得、升降相因、燥湿相济,胃主受纳水谷,是津液、宗气、糟粕所出之处,其精微之气全靠脾的运化,两者密切合作,才能完成消化饮食、输布精微,发挥供养全身之用。"纳食主胃,运化主脾,脾宜升则健,胃宜降则和"(《临证指南医案》)。故脾胃健旺,升降相因,才能维持胃主受纳、脾主运化的正常生理状态。脾为阴脏,以阳气用事,脾阳健则能运化,故性喜温燥而恶阴湿。胃为阳腑,赖阴液滋润,胃阴足则能受纳腐熟,故性柔润而恶燥。故曰:"太阴湿土,得阳始运,阳明燥土,得阴自安。以脾喜刚燥,胃喜柔润故也"

（《临证指南医案·卷二》）。燥湿相济,脾胃功能正常,饮食水谷才能消化吸收。胃津充足,才能受纳腐熟水谷,为脾之运化吸收水谷精微提供条件。胃润与脾燥的特性相互为用,相互协调。脾胃属于中焦早已是学界共识,毋庸多言,然肝胆属于中焦还是下焦历来有所争议,"肝属下焦"之说自明清温病学说兴起,三焦辨证理论体系创立以来逐渐盛行,其本义是指肝的病变在外感热病发展过程中,常与肾的病变出现于热病的晚期,是三焦辨证理论体系的一部分,并不指肝的解剖部位在下焦。徐经世教授认为临床中不管是从解剖部位、临床诊断,还是从生理功能、病理变化上讲,肝胆都当属中焦。

（2）"中"从功能上讲是指"枢纽"：肝胆脾胃同属中焦,中焦"主沤",亦主"枢"。脾胃为调节水谷精微之枢纽,肝胆之气则主乎调节人体三焦气机,而脾胃的升降运动需赖肝胆之气的枢调,二者同处中焦,又木土相克,相辅相成,关系紧密,不可分割。肝疏脾运是中焦完成各项生理功能的基础,因脾胃之气的运动,全赖肝胆之气的疏泄,肝胆对于人体气机上下升降、内外出入都起着重要的调节作用,正如周学海《读医随笔》云："凡脏腑十二经之气化,皆必借肝胆之气以鼓舞之,始能调畅而不病。是以肺之宣降、心之主血、脾之运化、肾之气化,无不赖肝气之枢转,气机之通畅。"

脾主运化,胃主受纳,肝主疏泄,脾胃的纳运功能有赖于肝气疏泄作用的协调,只有肝气和顺,气机常运,脾胃升降方得调和不病,共成"中焦如沤"之功。若肝气不和,气机失常,则可直接影响脾胃之运化,正如唐容川云："木之性主于疏泄,食气入于胃,全赖肝木之气以疏泄之,而水谷乃化。设肝之清阳不升,则不能疏泄水谷,渗泄中满之证在所不免。"可见肝对脾运化功能的正常与否起着极为重要的作用,同时与脾的升清有密切关系。肝为刚脏,体阴而用阳,肝得脾所输布的水谷精微滋养,才能使疏泄功能正常运行,而不致疏泄太过。正如叶天士所云"木能疏土而脾滞以行。"若脾运健旺,生血有源,统摄有权,则肝有所藏。若肝失疏泄就会影响脾的运化功能,则会出现"肝脾不和"的病理表现,症见胸胁胀满、精神抑郁、腹胀腹痛、泄泻、便溏等;若脾虚气血生化无源或脾不统血,失血过多,则可导致肝血不足。因此肝脾在生理上相互依存,病理上相互影响,两者相互联系、密不可分。

胃为水谷之海,容纳、腐熟、消磨水谷,与脾共同起消化饮食、摄取水谷精微以营养全身的重要作用。胆主贮藏和排泄胆汁,以助胃腑腐熟水谷,胆与胃均宜和降,共涤腑中浊逆。若遇胆腑疏泄失利或胆汁排泄受阻等原因,均可致胆疾。过量胆汁反流入胃,侵犯日久还可导致胃病产生或使原有胃病加重,故临证常见胆病兼有胃疾之症。胆腑藏泄胆汁的功能与脾胃升降关系密切,胆气的升发疏泄,有利于脾胃升清降浊,而脾胃升降纳运有常,胆气才能升清,胆腑才能藏泄有度,排泄胆汁,所谓："土气冲和,则肝随脾升,胆随胃降"。若胆胃升降失于协调,则可出现胆胃同病的病理变化。

2."从中调治"可安五脏

徐经世教授认为：中州气机失调则杂病丛生,临证时应着眼于肝胆脾胃,特别注意调畅肝脾气机。调气机,行气血,和阴阳,使中州气机升降平衡,使人体在新的基础上达到肝疏脾运的平衡状态。

脾胃之病"从中调治"是为正治之法,因脾胃处中焦,主运化水谷精微,必借肝气的疏泄。只有肝气条达,脾胃升降适度,方得调和不病,共成"中焦如沤"之功。若肝气不和,气机失常,则可直接影响脾胃之运化。正如《血证论》云:"木之性主于疏泄,食气入胃,全赖肝木之气以疏泄之,而水谷乃化。设肝之清阳不升,则不能疏泄水谷,渗泄中满之证在所不免。"脾胃与肝的关系早在《金匮要略》中就奠定了基调:"夫治未病者,见肝之病,知肝传脾,当先实脾",肝病在病理上容易传脾,故治脾可防肝传,另肝主疏泄,脾胃升降,两者在气机上相互影响,正常时疏发与升降相因,异常时肝木太过易横逆犯脾胃或疏泄不及土壅木郁,故临床上针对肝胆脾胃同治的法则多为:和胃疏肝、和胃利胆、养胃疏肝、健脾平肝等法,代表方剂有逍遥丸、四逆散、柴胡疏肝散、痛泻要方等。

然他脏疾病亦可"从中调治"。如肺居上焦而主气,而气血皆源于脾胃,故前人有"脾为生气之源","肺为主气之枢"之论。从五行生克之理而言,脾属土,土生金,脾为肺之母,其津液生于脾胃水谷之精微,水液亦必由脾输运上行于肺,肺主通调三焦水道,宣肃输布水液,两者共同完成津液代谢。脾胃与肺的关系,生理上体现为气的生成和水液代谢的关系,病理上除气的生成和水液代谢异常外,还有病理产物痰饮的互相影响。而肺所主之气必借肝之枢调而得以正常宣降,若肝气郁滞,气枢不和,则肺气不利,而见咳嗽、喘息、胸闷等症。心位上焦,主血而藏神。脾胃为气血生化之源且脾统血,与心同为气血生化的重要脏器,心藏神,心神赖阴血以滋养,故心脾的关系主要体现为气血的生成运行和心神有关。病理上如素有心系疾患,加之脾胃受损,运化失健,从而产生水湿、痰浊、血瘀等病理产物,使血运失畅,心脉痹阻,胸阳不展,可出现各种心脏功能失常的病理表现,如胸闷、胸痛、心悸气急;口唇青紫等症。然血的正常运行有赖于气的推动,气的正常宣达有赖于气机的调畅。若肝气郁滞,气机失和,则宗气不畅,心血瘀滞,常致胸痹、心痛等;如暴怒伤肝,气机悖逆,上乘于心,则见惊悸、怔忡,甚至厥逆等证。肾为先天之本,阴阳水火之宅,脾胃为后天之本,两天相互资生,后天以先天为主宰,先天赖后天以滋养,在病理上互为因果,肾病治脾,常用培土滋水,健脾温肾等法。水虽赖于肾阳的蒸化,但与肝气之疏达亦不无关系。若肝气不畅,气机失调,势必影响肾与膀胱的气化,致水液停蓄而为癃、为闭、或为水液泛滥之病等。《灵枢·经脉》曰:"肝足厥阴之脉……是主肝所生病者……遗溺闭癃。"《素问·大奇论》曰:"肝壅……不得小便。"《难经·十六难》曰:""假令得肝脉……闭淋,溲便难。"均为肝失疏泄,致肾与膀胱气化失常之证机。

🌀（三）中医杂病"从中调治"具体治则

因杂病临床表现不同,临证又有标本寒热之分,"从中调治"之法在临床应用中具体分为三种方法:即从脾调肝,从肝调脾和肝脾同治。

1. 从脾调肝

脾胃为后天之本,共营受纳与运化的功能,徐经世教授临证根据脾胃的生理特性和病理变化,综合前贤"理脾阳""养胃阴"的观点,提出"护脾而不碍脾,补脾而不滞脾,泄脾而不耗脾"的三原则和"补不峻补,温燥适度;益脾重理气,养胃用甘平"的四要素,调整中州气机,使脾胃升降平衡,五脏随之而安。

脾为阴土,喜燥恶湿,主运化水湿,病则易被湿困,虚则生湿,故脾病多湿,治宜甘温益气以健脾,芳香燥化以祛湿,代表方剂如升阳益胃汤、参苓白术散、补中益气汤等。胃为阳土,喜润恶燥,为水谷之海,病则易化燥、化热,治疗上应顺应其特性,甘凉滋润以养胃,诸如益胃汤、沙参麦冬汤等,皆可选用之。徐经世教授临证十分重视滋养脾阴,他认为脾阴不足证并不是脾的本身所产生,而是受肝肾阴虚和阳明及肺经燥热所导致。前者因患者素体阴虚,或生活失于调摄,劳心竭虑,营谋强思,致伤干肝,郁而不达,日久而致肝肾阴虚,阴虚产生内热,伤及于脾,耗伤津液,引起脾阴亏虚;后者为阳明及肺经燥热所致,因土为脾胃,分阴阳,脾为阴,胃为阳,或肝气不舒,郁而化火,或嗜食肥甘厚腻,辛辣香燥,热积于脾,日久伤及脾胃,形成阳明燥热,消灼阴津,累及于脾,而形成脾阴不足证。又肺主燥,肺经燥热,日久子伤及母,二燥相炽则成脾阴虚证。治疗上首选二至丸、一贯煎以养益肝肾,滋阴条达;若见食欲不振,口干咽燥,舌红少苔等阳明燥热证者,加养阴益胃、清热润燥之品,如沙参、麦冬、生地、玉竹、石斛等。取方用药要注意滋而不腻,防止偏盛。正如徐教授针对不同病机提出"滋而不腻,温而不燥,补而不滞"的用药法度,此之法则用于临床,确疗效彰显。

徐教授治疗脾胃的另一特点是重视调节气机,平衡升降。因脾主升,把水谷精微之气,上输心肺,流布全身。胃主降,使糟粕秽浊从下而出。一升一降,使人体气机生生不息。徐经世教授主张升清降浊以调理脾胃,而重点又在于升清。《脾胃论》中提到脾胃病四因中有三个原因与脾不升清相关:"阳精所降,谓脾胃不和,谷气下流,收藏令行,故其人夭,病从脾胃生者二也","胆者,少阳春生之气,春气升则万化安。故胆气春升,则余脏从之。胆气不升,则飧泄肠澼不一而起矣。病从脾胃生者三也","上焦升发,宣五谷味,熏肤、充身、泽毛,若雾露之溉,气或乖错,人何以生。病从脾胃生者四也",也就是说当脾胃不和,升清不及,水谷精微下流;胆气不升,协助脾胃升发之力不足;上焦宣发失常,气机逆乱这三种情况均可导致脾胃病的发生,而脾不升清是疾病发生的主要原因,但只升不降亦是致病之源。基于脾胃在人体气机升降运动方面的重要作用,升则上输心肺,降则下归肝肾,因此只有脾胃健运,才能维持人体"清阳出上窍,浊阴出下窍,清阳发腠理,浊阴走五脏,清阳实四肢,浊阴归六府"(《素问·阴阳应象大论》)的正常生命运动。脾胃升降正常与否与脾胃功能强弱有关,升降衍序,皆由脾胃之弱,而脾胃俱旺而复于中焦之本位,则阴阳气平,如果脾胃气虚,导致脾不升、胃不降,阴阳反作,升降失常,则内而五脏六腑,外而四肢九窍,都会发生种种病变。因此对于很多病证徐经世教授多从调整气机升降入手,形成独特的治疗风格。

2. 调肝理脾

徐经世教授依据肝胆病的病理变化规律以及在病理变化过程中所表现的主要矛盾,概括为"三十二字"调肝法,即"疏肝理气,条达木郁;理脾和胃,和煦肝木;补益肾水,清平相火;活血化瘀,燮理阴阳"。

(1)疏肝理气,条达木郁:肝五行属木,肝与春气相通,肝疏泄功能正常,则能维持全身气机疏通畅达,升降出入平衡,促进经脉通利,气血冲和,情志舒畅,脏腑功能协调。

情志不遂,恼怒气郁致肝郁不舒,疏泄无权,气阻络痹,或因肝气过盛,疏泄太过,横逆犯胃,症见胁肋胀痛,胸闷,喜叹息,饮食减少,嗳气频作,舌淡红,苔薄白,脉弦。疏肝理气当为先导,导师擅以四逆散合温胆汤随症加减治之。常选柴胡、白芍、合欢皮疏肝理气,条达木郁,竹茹、半夏、枳壳降逆顺气,再添丹参饮、延胡索、橘络以活络、理痹、止痛;全方辛香开郁,辛润通络,于气滞伊始,肝阴未损者,尤为适宜。

（2）理脾和胃，和煦肝木：脾为至阴之脏，喜燥恶湿，主升清；胃为仓廪之官，喜润恶燥，主降浊。脾胃气机之升降，体现于对食物的消化、吸收，水谷精微的转输，糟粕的排出等功能。《素问·宝命全形论》说："土得木而达。"肝的疏泄功能正常，则全身气机疏通畅达，有助于脾升胃降功能的发挥，司其运化之职。即脾胃运化功能的健旺，有赖于肝胆的疏泄。

湿邪久困脾胃，脾胃升降失司，脾失健运，加之过用苦寒泄浊之品，伤及脾阳，土不荣木，木郁不达，肝胜脾虚。症见脘腹胀满，胁肋隐痛，纳差便溏，呕恶嗳气，气短乏力，舌淡，苔白微腻，脉弦缓无力。可用理脾和胃，和煦肝木之法治之，徐经世教授常以归芍六君子汤灵活化裁。选用太子参、白术、茯苓健脾益气，陈皮、半夏、川朴、枳壳运脾燥湿，柴胡、炒白芍、绿梅花疏肝达木，谷芽、焦山楂开胃消食。全方以健脾益气，燥湿运脾为首务，调养肝木则次之，究其缘由，乃此为土不荣木，脾虚肝胜之故，徐经世教授遵照"先其所因，伏其所主"之训，培土以治木。故古人有谓："见肝之病，知肝传脾，当先实脾"其意尽在于此。若脾虚泄泻甚者，加煨葛根、薏仁、扁豆花以化湿升清止泄。呕恶者加姜竹茹、苏梗、代赭石等以降逆胃气。

（3）补益肾水，清平相火：肝属木，肾属水，水生木，肾为肝之母。肝藏血，体阴而用阳；肾藏精，宜封藏而不宜泄。《医宗必读·乙癸同源论》曰："盖火分君相，君火者，居乎上而主静；相火者，处乎下而主动。君火惟一，心主是也；相火有二，乃肾与肝。"揭示了肝肾同源，即精血同源，彼此互化，肝血赖肾精的滋养而不虚，肾精赖肝血充养而不亏。

肝藏血，主疏泄，若肝病日久，肝体受损，则肝阴不足，肝失所养，肝郁不舒而致气结，症见胸脘胁痛，吞酸吐苦，咽干口燥，舌红少津，脉细弱或虚弦，及疝气瘕聚，徐教授常选一贯煎以调之。一贯煎系清代魏之琇为肝肾阴伤，津液枯涸，血燥气滞所变生诸证所创，方中重用生地为君，滋阴养血以补肝肾；以沙参、麦冬、当归、枸杞子为臣，配合君药滋阴养血生津以柔肝。本方妙在于大队的甘寒滋阴养血药中加用一味疏肝泄热，理气止痛的川楝子，达滋阴柔肝以代疏肝之功。此方以"一贯"为名，围绕肝为核心，针对肝阴不足证，采取滋水涵木，佐金制木，培土益木三法调补肝阴，大队养阴药配少量行气药，既体用并调，又补而不滞。用川楝子既能够清肝，清肝郁所化之火，又能够行气，还能止痛，防止滋腻碍胃。所以既是佐助药，又是佐制药，可谓点睛之笔。

（4）活血化瘀，燮理阴阳：唐容川《血证论·脏腑病机论》："肝属木，木气冲和条达，不致遏郁，则血脉得畅"。气为血之帅，气的推动作用是血液循行的动力。肝的疏泄功能正常，则气的运动疏散通畅、血的运则随之畅通无阻，经络通利，脏腑器官的活动也正常和调。

肝病日久不愈，气血流行不畅，气滞血凝，加之体内津液输布受阻，与凝血裹结胶固，蓄积留着，终致瘀积。症见胁肋刺痛，肝脾肿大，面色晦黯，肌肤甲错，或伴有肝掌、蜘蛛痣，舌黯或边有瘀斑，急当活血化瘀，燮理阴阳，徐教授常以丹参、土鳖虫、炮山甲、延胡、制鳖甲、郁金理气活血、软坚散结；并强调若瘀积较甚，正气未衰者，仲圣之大黄䗪虫丸、鳖甲煎丸最宜参用。

3. 肝脾同治

徐经世教授基于对肝胆脾胃四者生理病理关系的深刻认识，明确提出"肝胆郁热，脾胃虚寒"是临床诸多慢性疑难杂病的重要病机，这一特殊病机的形成与肝胆脾胃四者之间的生理特性及病理制化密切相关。肝为刚脏，喜条达恶抑郁，且体阴而用阳，临床多郁而易热。

脾为阴土,喜燥而恶湿,其病多湿而易寒。而胆胃与肝脾互为表里,对于诸多内伤杂病而言,四者之间的病理多从"肝胆郁热,脾胃虚寒"的性质转变,出现寒热交集,寒热各居其位,相互格拒的状态。今从临床实际来看,形成"肝胆郁热,脾胃虚寒"病机不但有责于肝胆气机郁结,亦可由中焦脾胃受损而致。脾胃乃后天之本,气血生化之源,五脏六腑之枢。若脾胃受损,寒湿内生,纳运失常,气血化生不足,肝体失其柔养,肝木条达之性有失,则郁而为病。再者,脾胃受伤,升降失权,清阳无以升,浊阴无以降,从而影响肝胆的升发疏泄,肝随脾升,胆随胃降的生理无以运转,则出现肝胆郁滞,气郁化火,最终形成"肝胆郁热,脾胃虚寒"的病理状态。

"肝胆郁热,脾胃虚寒"病机所表现的症候较为繁杂,但从临床所见,主要表现为胃脘胀满冷痛,饮食不振,多食、饮冷即胀,嗳气吞酸,口中干苦,但喜热饮,或口舌生疮,口中秽臭,或胁满刺痛,或烦躁易怒,不寐多梦,或面部烘热,易发痘疹,或头晕目痛,或咽部不利,似有痰阻,或月经紊乱,经前腹痛腹泻,乳房胀痛,或手足不温,或大便稀溏、干稀不一,小便偏黄,舌偏红、苔薄黄微腻,脉细弦或数等。临床但见一二症便是,不必悉具。

针对其寒热错杂的病理特点,若单以苦寒之药清解郁热,则恐伤脾胃阳气,有碍纳运;而独以辛温之品健脾暖胃则又惧助热伤阴,以生他患,临床用药较为棘手。唯有寒热并用,方为得法,故古人辛开苦降之法是治疗"肝胆郁热,脾胃虚寒"病机的基本法则。徐经世教授自拟方药:竹茹、陈皮、藿香梗各10g,炒白术、枳壳、石斛各15g,清半夏12g,绿梅花、白芍各20g,炒黄连3g,煨姜5g,谷芽25g。此方取半夏泻心汤、黄连温胆汤之意,以枳壳、陈皮、半夏、煨姜、藿香辛温燥湿、健脾暖胃。其中藿香芳香辟秽,临床与石斛、黄连等清热养阴之药相伍,可除口中秽臭;而煨姜温而不燥,既不若生姜辛温宣散,又不如干姜温热伤阴,于脾胃虚寒、肝胆郁热者用之最宜;炒白术、谷芽以健运脾胃;石斛养阴生津而无寒中碍胃之弊;黄连、白芍合用,酸苦涌泄,直折肝胆郁火;竹茹清泻肝胆,降逆和胃,脾胃寒甚者可以姜制;绿梅花芳香悦脾,疏肝解郁,较之柴胡有升无降则更切合病机。全方用药体现了温燥有度,苦寒适宜,寒不犯中,温不助热的用药特点。

三、学 术 访 谈

问:请您谈谈当代青年中医如何真正运用中医药理论来诊疗疾病,提高疗效,做好中医临床?

答:中医是一门应用性很强的学科,所研究的对象是人,包括正常人和病人,研究正常人的目的在于指导人们养生保健,预防疾病,也就是中医强调的"治未病",研究病人是为了更好更快地为病人解除痛苦,使人体恢复健康。无论中医如何发展变化,它的核心始终是"以人为本",这就要求我们学习中医,一定要能够解决人们的健康实际问题才行。也正因如此,中医才能传承数千年而不衰,代有新知。如何才能做好中医临床?我觉得应从以下几个方面着手:

1. **树立中医信念** 这里包括两层含义,一是在中医临床学习与实践中,牢固树立中医姓"中"的坚定信念,在临床中要勇于应用中医理论解决实际问题,倘若缺乏坚定的中医信念,没有顽强的学术自立精神,没有刻苦钻研的学习态度,没有高度的历史使命感和社会责任感,就无法成为一名合格的中医生,更不要奢谈大医精诚了。作为年轻中医要将自己的命运同中医的命运紧紧联系,做铁杆中医,坚决捍卫中医学术尊严,树立学术自信。另一方面是坚信中医的本质是"整体观念"和"辨证论治",不偏不倚,中正持衡,才能步入中医之门,登堂入室。任何以偏概全,过分强调"扶阳"或是"滋阴",都是不足取的,只会让思维陷入狭隘之境,最终将不利于自身水平的提高,阻碍中医学术的发展。

2. **培养中医思维** 现代青年中医大多数都是长期工作在病房,对于本科室范围内病种的诊疗已经有了自己固定的思路与方案,出于各种原因,这其中真正运用中医药来处治疾病的可能为数不多。因此,在中医学习过程中,应把重塑中医思维放在首要位置。首先要放下所固有的思维定式,真正地运用中医的思维方式,从中医的角度来审视和处治病人,这样就会更容易接受老师的诊疗思路与方法。中医思维的重塑,不是一两天就能够达到的,要通过温习中医经典和接受中国传统文化尤其是古代哲学的熏陶,潜移默化。这远不止跟师三年就能完成,需要平时不断地自我督促,是一个终身的学习过程。正如程钟龄言"医道精微,思贵专一,不容浅尝者问津;学贵沉潜,不容浮躁者涉猎"。

3. **熟读中医经典** 中医有着几千年的发展历史,是中国人民长期同疾病作斗争的极为丰富的经验总结,先辈医家留下大量的经典著作,这些宝贵的文字是中医理论之渊薮,是经过几千年临床实践检验的宝贵经验。历代名医无一不熟读经典,并反复实践而有出新意,或承袭先贤之旨,创立新说;或发皇古义,融会新知,推动中医临床学术的不断发展,造福人民。熟读中医经典,不是墨守成规,而是薪火传承,在中医这个独特的理论实践体系中,必须在继承基础上才能发展创新,没有继承就谈不上创新。

问:中医经典很多,该如何选择,如何研读才能提高学习效果呢?

答:我想学习中医经典要本着"学以致用"的原则,在"熟"与"思"上下功夫。所谓"熟",即是反复研读,"书读百遍其义自现"。中医经典向来文字古奥,或是遵儒家之意,惯用春秋笔法,读经典首先要过文字关,了解成书年代的文辞用法,又要通晓古代朴素的唯物辩证观哲学,于无字处用功。如仲景《伤寒杂病论》一书,其理法方药具备,高度体现了中医辨证论治的思维方式,不可将此书看成仅治疗伤寒的专著,正如柯琴所言:"原夫仲景六经为百病立法,不专为伤寒一科,伤寒杂病治无二理,咸归六经节制"。如《伤寒论》里关于厥阴病的提纲是这样描述的:"厥阴之为病,消渴,气上撞心,心中疼热,饥而不欲食,食则吐蛔,下之利不止",反复研读,你会发现条文中描述的临床征象都属于肝胆脾胃的范畴,其中"消渴、气上撞心、心中疼热"等症当责之于肝胆郁热,而"饥不欲食、食则吐蛔、下之利不止"等症则当求之于脾胃虚寒,受此启发,近年来我提出了"肝胆郁热、脾胃虚寒"的病机理论,经过临床实践证明,此理论对于指导临床用药,解决中医诸多疑难杂病开辟了新的思路。

所谓"思",要谨守"学而不思则罔,思而不学则殆"之诫。读经典,要着重领会其精神实质,古代医学典籍众多,精粗并存,读书时需潜心细品,去粗取精,认真体会,获得真知。需要注意经典的时代背景,不能用现代思维方式去苛求经典中直观朴素的描述,读经典贵在学习古代医家的辨证思维方式,既能不苛责古人,又不死于句下,也不必过度解读,牵强附会,始终要从中医基本理论角度去理解,如研读《素问·至真要大论》中著名的"病机十九条",不需在条目数量上纠缠,而是要领悟其归列病机的原则,从而在临床运用时有所凭执。

问：中医从根本上讲是一门实践科学，除了研读经典，勤于内科临床也是十分重要的，对吗？

答：是的，古诗有云"纸上得来终觉浅，绝知此事要躬行"，要想学好中医，勤于临床尤为重要，特别是对于中医内科的学习非要下一番苦功不可。中医内科是临床各科的基础，内科杂病的证治体系包括了以外感六淫、内伤七情、饮食劳倦等为主要内容的病因学；以脏腑经络、气血痰湿等为主要内容的病机辨证学；以整体调治、标本缓急，正治反治和八法为基本法则的治疗学，这些理论都是临床诊治各科疾病的基础，是继承历代医家的学术思想与医疗经验的必修课。当今内科分科越来越细，专治一病，深入研究而成为专病名家，是当代中医发展的趋势。然而专病的提高，仍在于全面掌握，广泛涉猎，由博到专，这才是专的前提。

然而中医临床之难，也难在内科。随着社会进步、科学发展，乃至人们生活水平的提高，人文环境及大自然变化，疾病谱发生了更变，目前内科所接触的病种，多半是杂病，有的属于疑难病证，多缠绵难愈，或因病邪峻厉，或因正气不支，或因病情复杂，宿疾而兼新病，内伤而兼外感，寒热错杂，虚实互见。认识其病因、病机应从中医辨证论治出发，结合临床实践和独特经验进行分析，强调合理分型，严谨立法，清晰辨证，处方用药融入自己独特的经验，将多种治法有机结合，从而充分体现中医治疗疑难杂病的特点和"秘要"之所在。

中医始于临床终于临床，"质而无文其行不远，文而无质其行不久"，中医的发展同样需要有"文"有"质"，其"质"即是临床疗效，任何空泛的把中医文学化，哲学化，玄学化都是在给中医掘墓，唯有立足临床，提高临床水平，才能够使中医真正的传承发展下去。

问：在中医内科诊疗中您的基本诊疗思路是怎样的？

答：我认为在中医内科诊疗中，脏腑辨证是基本方法，要做到"知常达变，临证求知"。所谓知常达变，就是为医者当先知人身之常，方能知病之所在，明太过与不及，治之有法度，祛病而复正，在杂病的诊疗中有所准。对治杂病首先要注重脏腑生理病理的演变，临证察机，知常达变，以复其平。

如治肺系疾病，应牢记肺为清虚之脏，主司呼吸，具宣发肃降之能，用药上应注重"翕辟"，敛散结合，复肺之宣发肃降；但也注意"非轻不举"，认为肺系疾病首以"咳嗽"，虽由肺失宣肃所致，但其病因病机多端，绝非理肺一端所能概之。《素问·咳论》曰："五脏六腑皆令人咳，非独肺也"可知心、肝、脾、肾各有咳嗽之症，不过假途肺耳。这又告之为医者临证审症求因，治病求本，不可以偏概全，千篇一律，而忘中医辨证论治之妙处。治肝系疾病，应熟知肝体阴而用阳，主司疏泄，喜条达而恶抑郁，治疗上宜条达肝气，柔养肝体同施；针对肝系疾病的治疗，我曾总结出 32 字，即疏肝理气，条达木郁；理脾和胃，和煦肝木；补益肾水，清平相火；活血化瘀，燮理阴阳。治脾胃疾病，当知脾喜燥恶湿，胃喜润恶燥之性，升清降浊之能。所谓脾宜升则健，胃以降则和之理，因此用药上要注意"升降"，又需注意"升降"平衡，防止过位；治心系疾病重"通养"，温通心脉，益养心阴则谓之正法；治肾系病重"补泻"，实中有泻，泻中有补。

临证之时应立足于中医理论对人体正常生理状态进行全面把握，四诊合参并结合西医学诊断对疾病症状体征作中医分析，善于把握主要病机，治疗上注重人身整体气机的调节，借药石之偏性，因势而发，适可而止，重视个体化诊疗，以求真知。我们今天内科的诊疗手段仍以四诊(望闻问切)为依据,看起来好像很简单,但确有科学性,特别在四诊中望与问尤为重要,切脉为四诊之末,脉以浮沉迟数四者为大纲,大纲秩然,余可类推。临证四诊合参,即可辨明虚实寒热,在表、在内、定性、定位,所以病证的明辨,即使有西医学的诊断技术,但只能心知其意,吸其之长,最主要还是以四诊为准,而在此中最关键要熟知脏腑之间关系,正如清·唐容川所说:"业医不知脏腑,则病原莫辨,用药无方。"可见从事内科临床必须明晰脏腑,方可知常达变,诊治自如。

问:您觉得在中医内科诊疗中最重要的思路和方法是什么?

答:我觉得在中医诊疗中最重要的思路和方法就是辨证思维。辨证论治是中医精髓,蕴含着朴素的"辩证法"思想。《素问·至真要大论》篇中"谨守病机,各司其属,有者求之,无者求之,盛者责之,虚者责之,必先五胜,疏其血气,令其条达,而致和平"即已明言。在内科杂病诊疗中,常常会遇见一些慢性病,机因复杂,可谓虚实夹杂,寒热互见,上寒下热,下虚上实,外热里寒,里热外寒等征象不一而足,临证难以明辨,面对这种复杂的情况,我认提出杂病调中,以平为期,临证需特别重视"双向调节"的重要性。

1. 虚证者先调其中　多种内伤杂病,病程迁延,多脏受累,病程日久往往诸虚俱现,虚多实少。以虚证为主者应按照叶天士"上下交损,当治其中"的方法,从脾胃入手以治虚损,正所谓"五脏皆虚,独治脾胃"。因脾胃为后天之本,气血生化之源,五脏六腑皆禀气于脾胃,脾胃一虚俱无生气。虚证者首先当调理脾胃,中气得复则化源充盛,诸虚久病便可迎刃而解。先辈有言"治慢性病、疑难病若懂得培土法,常可峰回路转,得心应手"。正所谓"善治脾胃者,即可以安五脏"是也。

2. 久病者理气解郁　慢性疾病,迁延不愈,易于出现情绪焦虑,日久可致气机郁滞,发为郁证,这在女性患者中较为多见。郁证有因病而郁或因郁而病者,两者病程虽有不同,但皆以气郁为先,渐致湿、痰、热、血、食等诸郁。正如《素问·举痛论》所指"百病生于气也"。《丹溪心法·六郁》中提出"气血冲和,万病不生,一郁怫郁,诸病生焉,故人身诸病,多生于郁"。可见久病忧思,气机失常,则气机郁滞,气郁日久,由气及血,变化多端,引起多种症状,治疗上当以解郁为主,配合心理疏导,这也符合西医学"生理—心理—社会医学"模式。

3. 灵活变通,以效为度　诊病的过程,最终的落脚点在于取方用药,清代喻嘉言曾有"病千变,药亦千变"之说,这不是漫无边际的乱变,而是以解决临床问题为根本,以临床疗效为检验标准的"变",临证贵在圆活变通,把握主次,权衡利弊,标本兼顾,突出中医辨证论治的灵活性和原则性。还有要注意药物的选用,不论药对之宜,还是生制之异,唯求协同以增其效,制约以矫偏颇。仲景而下,历代名贤所立方剂不下数万余,出入加减,皆示人随机应变,灵活变通,不泥于古。所谓不泥于古,就是要认识疾病谱的变化,很多疑难奇疾前未所见,需要努力探索,寻求有效方法,解决患者疾苦。内科杂病病因病机复杂,往往需要打破常规,另辟蹊径,在遣方用药及用量方面也要缜密思考,既要到位,又不可过量,要配合得宜,结构合理,取得以少胜多,一药多效的作用。实践告诉我们,研究古方绝不能一成不变,按图索骥,方药之效,全在变通。

中医治病,能否取效,绝非一方一药多能及,在临床上虽有"八法"可循,但迂有疑难奇疾,若取常法往往无济于事,必须另辟蹊径,取"兼备"及以反佐并用和平轻剂以起重症,这则是治疗方法中的高超境界了。所谓"反佐"一法,其源自《黄帝内经》,诸如"热因热用""寒因寒用""通因通用""塞因塞用",上痛取下、下痛取上、左痛取右、右痛取左、欲升先降、欲降先升等,都是反佐的具体应用。反佐实是反治的发展,名异实同,是一种更具艺术性的配伍用药方法。

总结:徐教授临证察细析疑,一丝不苟,对疾病的认识不但了解现在症状,又顾及过去症情,尚且预测未来症状的转归,因此在立法、选方、用药时,就能做到主次分明,既击中本质,又顾及现象,这正是提高自我的临证思路。

四、导师经典医案

❦（一）发热

王某,男,64岁,患者以石匠为业,久劳伤肺,而致胸闷背痛,时而闷咳少痰,由于病延日久症状渐次加重,近2年来时到炎夏则出现持续性恶寒发热,体温高达39.5℃以上,热后汗出而不得解,持续多日,因在当地医诊无效,故来我院求于中医。其主症口苦溲黄,口渴喜饮,饮食少进,体软乏力,舌红苔滑,诊脉弦数。检查提示右肺尖部陈旧性结核,右中肺野外带斑片状模糊影。

综合脉症乃系热毒内伏,邪及少阳,木火刑金,肺失宣通之象。

拟予和解少阳,清热肃肺法:

南沙参 12g	北沙参 12g	柴胡 12g	黄芩 10g
桔梗 10g	青蒿 15g	连翘 10g	生石膏 15g
淡竹叶 10g	杭麦冬 15g	土鳖虫 10g	芦根 20g
甘草 6g			

7剂,水煎服,日1剂

药进1周,身热得解,诸症悉减,唯舌苔未退,故守原方去石膏、麦冬、竹叶,加冬瓜仁15g、佩兰梗10g、车前草15g,以化湿清利。药后临床痊愈。

按:本案所患发热,按其病证机因,非由外感所得,乃系伏气使然。所谓"伏"者,乃温毒深藏于内,移时而发,因为伏气属温,温者为热,故往往多发于夏秋之际,况且本例病根在肺,而肺主燥,为秋之当令之气,又兼于暑则出现口渴欲饮,大汗不已,此正是暑伤于气之征象,然恶寒发热,口苦溲黄,饮食少进,则病属少阳,如《素问·生气通天论》所说"伏邪温病……未有不及少阳"之意。说明出现次证,也是温病传变的一种顺应规律。故将此案病机概括为热毒内伏,邪及少阳。其治法宜清透热毒,和解少阳,拟予白虎合小柴胡汤加减,方中石膏、竹叶、芦根以清阳明气分之热,柴胡、黄芩、青蒿以和解少阳,清透伏邪。温病最易伤津耗气,故方中佐麦冬、沙参以益气阴。方证合拍,药进1周热退身凉。

❦（二）头痛

温某,女,60岁。形体素弱,卫表不固,易于外感,平时情绪不遂,睡眠不稳,大便稀溏,不时头痛,面部乍红,动则汗出,舌质黯淡、苔薄滑,脉象虚弦。西医诊断:神经性头痛。中医四诊合参考虑本症乃由脾失健运,阴阳失调,虚阳上浮所致,证属"太阴头痛"。

拟予化痰醒脾,平衡阴阳法为用。方仿葛根半夏天麻白术汤加味:

煨葛根 25g	姜竹茹 10g	焦白术 15g	广橘红 10g
姜半夏 12g	远志筒 10g	酸枣仁 30g	合欢皮 20g
明天麻 15g	煅磁石 30g	川芎 10g	谷芽 25g

10 剂,水煎服,日 1 剂

二诊:药后症减,睡眠、饮食均见改善,唯面部乍红,肢冷自汗依存,舌脉相应,故改用调和营卫,潜阳和阴之剂以治之:

桂枝尖 6g	杭白芍 20g	煅龙牡各 20g	煨葛根 25g
绿梅花 20g	远志筒 10g	酸枣仁 25g	明天麻 15g
川 芎 10g	姜竹茹 10g	粉甘草 5g	

10 剂,水煎服,日 1 剂

三诊:经诊 2 次,服药 20 剂,面部乍红转好,诸症虽减,但仍不稳定。拟健脾和中,调和气血继以图之。

煨葛根 25g	桂枝尖 6g	杭白芍 20g	绿梅花 20g
酸枣仁 25g	明天麻 15g	川芎 10g	白芷 10g
石楠叶 10g	姜竹茹 10g	粉甘草 5g	

10 剂,水煎服,日 1 剂

四诊:自述上方间断服用 30 余剂,时过半年诸症转好,头痛痊愈,惟脾胃不和,运化少力,矢气偏多,舌淡苔薄,脉象虚缓,治宜健脾和胃以收功。原方去石楠叶、川芎、白芷,加白术 15g,枳壳 12g,诃子 15g。

按: 头痛一证,其因虽有外淫内伤之别,但以六经辨证,当考于《伤寒论》,不过其书中仅提及太阳、少阳、阳明、厥阴四经,而无太阴、少阴所致,主要是因太阴、少阴两条经脉不上行至头。后东垣深研仲景六经学说,从中始提太阴、少阴头痛的论点,所谓"太阴头痛,必有痰……少阴头痛,为阳虚(昏厥)",并提出"苍术半夏南星,麻黄附子细辛"的具体方药。而后诸贤就东垣的太阴头痛专举于痰,意见不一。如《医宗必读》云:"痰厥头痛,太阴脉缓,清空膏去羌活防风,加半夏天麻。"从本方分析,又说明湿热壅滞,亦是太阴头痛之因。然就太阴头痛的临床分析,其所产生的痰浊、湿热、气虚等病理变化均责之于脾。因脾为湿土,主司运化,为生痰之源,乃后天之本。其经脉虽不上行于头,而一旦被痰浊、湿热所困,或中气虚损、或脾阳不足,均可引起清阳不升,脑失所养,或气血流行不畅而导致头痛。因此这种头痛可称为太阴头痛。本例实属太阴,故采用化痰醒脾、调和气血法,方取葛根、竹茹、二陈加味为用,以葛根升清降浊,启发脾机,配二陈健脾化痰,和胃调中,取天麻、川芎、白芷、石楠、绿梅花入其中,以治血祛风,芳香醒脾,解痉止痛;并用二加龙牡汤调和营卫,平衡阴阳;而直达病位解决头痛之疾,功在天麻、川芎、石楠直入于上之力。可见辨证准确,选方用药则为关键。

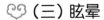 (三)眩晕

杜某,女,36岁。患者头晕,呈旋转性,有站立不稳、地面移动之感觉,伴有上肢麻木等症状,每于头部后仰和转动时诱发或加剧。无发热,无喷射状呕吐和意识障碍。有颈椎病史多年,现颈椎强直不仁,腰酸,眠差,纳食后胃脘作胀,情志不畅,时有嗳气,大便不调,小便尚可,舌红,苔薄腻。

此乃肝郁脾虚,浊邪上干为患。

拟仿半夏白术天麻汤加减:

煨葛根 25g	焦白术 15g	建神曲 15g	远志筒 10g
陈橘红 10g	明天麻 15g	清半夏 12g	灵磁石 30g
杭白芍 20g	茺蔚子 15g	桑寄生 25g	姜竹茹 10g

10剂,水煎服,日1剂

二诊:药后头晕好转,唯上班劳累后又复头晕。伴有心悸不安,脉弦。拟仿上方:

煨葛根 25g	淡竹茹 10g	焦白术 15g	远志筒 10g
云茯神 20g	陈橘红 10g	清半夏 12g	明天麻 15g
茺蔚 15g	杭白芍 20g	灵磁石 30g	建泽泻 10g

10剂,水煎服,日1剂

按:眩晕一证,致因众多,各种致病因素可单独致眩,也可相兼为病,大多与机体正气亏虚这一病本有关,风、痰、火、瘀等病邪多是在机体脾土虚弱,肝肾不足基础上产生。故临床辨证多虚实并见,以虚为主,兼夹他证。虚则有阴阳气血之分,实乃有痰、涎、风、火之辨,往往以虚实互见、下虚上实为基本特征,而下虚不外气与血,上实不外风、痰、火;下虚是本,上实是标,故图本为主,辅以治标,是治疗本病的基本原则。临床要分清寒热,偏于寒者当以温化,热变者则清而化之。《黄帝内经》"诸风掉眩,皆属于肝",揭示了肝肾亏虚,风阳上扰致眩的发病机理。此外,尚有"上气不足,脑为之不满","髓海不足"等原因所造成的头晕目眩。后世刘完素则认为因火致眩,因风木旺,金衰不能制木,风与火两阳相搏则为旋转,清·何书田在《医学妙谛》中补充说:"精液有亏,肝阴不足,血燥生热,则风阳上升,窍络阻塞,头目不清,眩晕跌仆。"指出风、火是致眩之标,而肝虚、阴精不足才是致眩之本,使"因火致眩说"更切合临床实际,案2治法即从此说而获效。然张仲景认为,痰饮亦是眩晕的重要致病因素之一,丹溪、景岳亦推崇此说,《丹溪心法》云:"无痰不作眩",《景岳全书·眩晕》指出:"无虚不能作眩。"

本案患者素有颈椎病史,颈项强硬不仁,上肢有麻感,是邪阻经脉不通,纳食后胃脘作胀,情志不畅,时有嗳气,大便不调乃肝郁脾虚之象,患者脾虚生痰,痰随肝风上扰清空,故生眩晕。治疗上即以补益脾肾,疏肝达邪之剂,方中煨葛根可引药上行,解颈部之强直,现代药理学研究也显示葛根具有增加脑及冠状动脉血管血流量、解痉等作用;磁石补肾,镇逆肝气,在此与葛根配伍,有升有降;天麻化痰通络,息风止痉,与茺蔚子配伍,是治疗头痛、头晕的常用组合;桑寄生、白术补益脾肾;谷芽、淡竹茹是和胃之用;以茯苓、泽泻甘淡下行之性,引虚火下行,导气机向下,助以平衡。补泻结合,标本兼顾,方证相合,故一诊而效,二诊收功。

(四)瘿瘤

甘某,男,37岁。因检示"甲亢"服西药一年余,日前行甲状腺功能检示正常。刻诊:双目眼球突胀,干涩,时有头昏,口干喜饮,易汗出,心慌。情绪易急躁,食纳可,二便如常,夜眠欠安。欲求中医调理善后。舌质黯红,苔中薄腻,脉来弦数稍细。

证属"瘿瘤",乃由肝郁不达,郁久阴伤,心神受扰所致。

予以柔养肝肾,清平二火为治。方药如下:

北沙参 20g	淮小麦 50g	杭白芍 30g	甘枸杞 15g
石斛 15g	青葙子 15g	夏枯草 15g	谷精草 15g
酸枣仁 25g	熟女贞 15g	合欢皮 30g	甘草 5g

15剂,水煎服,日1剂

二诊:药后行甲状腺激素检测未见异常。刻下仍见眼目外突,干涩易胀,畏光羞明易流泪,视物欠清,口干喜饮,心慌汗出,盗汗,情绪仍易急躁,食欲欠佳,稍多食易胀满,大便调和,小溲偏黄,夜眠易醒。舌质黯红,苔薄黄稍腻,脉弦稍滑数。证析如前,药后平善,而症状仍存,按其病证如斯欲速不达,只缓调有望改善为本。方药如下:

北沙参 20g	石斛 15g	炙龟板 15g	杭白芍 30g
碧桃干 30g	酸枣仁 25g	菊花 15g	合欢皮 30g
甘枸杞 15g	车前草 12g	谷芽 25g	杭麦冬 12g

15剂,水煎服,日1剂

按:瘿瘤一症,即西医学所谓的单纯性甲状腺肿大、甲状腺功能亢进、甲状腺肿瘤等疾病,其中以甲状腺功能亢进为多,今所举诸案皆系此病。本病临床多表现为甲状腺肿大,并伴有急躁易怒、眼球外突、消瘦易饥、失眠盗汗等症,根据本病的临床特征,中医将其致病机因归纳为"气""痰""火""瘀"。故陈实功《外科正宗·瘿瘤论》曾有"夫人生瘿瘤之症,非阴阳正气结肿,乃五脏瘀血、浊气、痰滞而成"之谓。而四者之中又以"气郁"为主导,气郁则痰凝瘀结,郁久则化火伤阴。故本病之治,应先以治气,前贤四海舒郁丸用治本病,疗效确切,沿用至今。不过临证时需作具体分析,其病位虽属实象,而病证日久也可由实转虚,所以往往不能单一地从"实"论治,应注意"虚"的一面,养阴柔肝、补益心脾亦为大法。方中黄药子一味,乃治疗本病之要药。考之本草,具载其有"凉血、降火、消瘀、解毒"之功,《本草纲目》更有用黄药子酒治瘿病之记载,临床验之确有卓效,此药治瘿之理全在"凉血降火"之能,概瘿病每有火热内炽见症,但其症若无火热之象,用之非但无益,且有损伤肝脏的可能。

(五)郁证

姜某,女,40岁。2年前因父亲生病去世操劳过度,后出现纳呆,多虑,烦躁易怒,易悲伤,胸闷,背刺痛,时有心慌,夜眠一般,多梦,大便干结,1次/日,排便费力,小便量少,月经正常,舌黯红,苔微黄腻,脉沉细数。

证属肝郁,乃因七情内伤所致。

拟予开郁醒脾,安神定志法为治:

姜竹茹 10g	淮小麦 50g	杭白芍 30g	合欢皮 30g
酸枣仁 25g	远志 10g	绿梅花 20g	杏桃仁^各10g
炒丹参 15g	琥珀 10g	檀香 6g	甘草 6g

10 剂,水煎服,日 1 剂

二诊:服药期间,自觉身体舒适,停服药后又觉不适,大便正常,小便量少,泡沫多,晨起泛吐白色涎液多,舌淡红,苔薄黄微腻,脉细数,按其症情,拟守原方继以调之而善其后:

淮小麦 50g	姜竹茹 10g	远志 10g	酸枣仁 25g
合欢皮 30g	炒丹参 15g	枳壳 15g	绿梅花 20g
清半夏 12g	橘红 10g	琥珀 9g	檀香 6g

10 剂,水煎服,日 1 剂

三诊:前服中药,改善明显,胸闷,背刺痛已愈,现易疲劳,夜眠一般,大便可,饮食较前有增,仍有急躁易怒,以经前明显,月事正常,舌淡黯,苔薄黄,脉细弦数,按其病症,治守原方出入为用:

淮小麦 50g	杭白芍 20g	竹茹 10g	远志 10g
酸枣仁 25g	合欢皮 30g	绿梅花 20g	灵芝 10g
石斛 15g	郁金 15g	琥珀 10g	灯心草 3g

15 剂,水煎服,日 1 剂

四诊:病史同上,药后诸症悉减,唯大便转为不成形,舌脉相应,故再守原方稍事增删继以调之而善其后,原方去灯心草,加川连 3g,怀山药 20g。

按:中医所谓的郁证,并非单指西医学有关精神、神经系统方面的疾病,消化系统,心血管系统,神经系统,内分泌系统等皆有所涉及,其范围非常广泛。故不能根据某一个具体疾病去讨论,而对于中医而言,郁证主要是由于精神情志改变而引起的,以气机阻滞为主的病理变化而产生的相关病症。"郁"字本身有"积""滞""蕴结"之义,丹溪有气、血、火、食、湿、痰六郁之说,但六郁之中则以气郁为主,其所列六郁汤、越鞠丸皆以行气解郁为首务,费伯雄《医方论》亦云:"凡郁病必先气病,气得流通,郁于何有?"故治郁之法,重在理气。

本案所见诸症皆因亲人离世,悲伤过度,情志郁结所致。七情内伤虽多责之于肝,但情志之病,又多延及心脾,故郁之为病,其症以心肝脾为多,其治亦以心肝脾为主,归脾、逍遥皆由此而设。本案用甘麦大枣、酸枣仁汤以养心安神,合欢皮、郁金、绿梅花、远志以悦脾开郁,其他或以丹参饮理气通络,或以黄连温胆汤清胆和胃,宣化痰湿,或以白芍、石斛酸甘养阴,琥珀、灯心草清心宁神,其用药之意皆不出乎心、肝、脾三脏也。本案病患情志郁结,诸象丛生,其中胸闷,背中刺痛,则因久郁气血所致,即叶天士"初伤气分,久延血分"之谓,丹参饮虽为心胃诸痛而设,然方中檀香,尤擅理气开郁,凡气机郁滞,而见胸背诸痛者,用之皆可,而丹参功具"通养",为活血通络佳品,唯方中之砂仁,辛香燥烈,温胃散寒,此处用之非其所宜,故去之,檀香与丹参相伍而用,正合叶氏"辛润宣通"之旨,故药后背痛即除。

(六) 痤疮

李某,女,30 岁。患者 3 年前曾因颜面痤疮来诊,经治好转。刻诊:颜面痤疮再发,左侧面颊为甚,面部潮红,皮肤油腻,晨起口苦且干,情绪易躁怒,手足心热,食纳可。大便1~3日一行,偏干,小溲时黄夜眠多梦,月事周期如常,舌质红尖甚,苔薄黄腻,脉弦数。

此乃肝经郁热,湿热蒸腾之象。

拟予丹栀逍遥散加减:

炒山栀 10g	炒白芍 10g	柴胡 10g	黄芩 10g
杭菊花 15g	冬桑叶 10g	佩兰梗 10g	茺蔚子 15g
干生地 18g	生苡仁 40g	甘草 5g	

10剂,水煎服,日1剂

嘱其平时用温开水洗脸。

二诊:药后面部痤疮好转,未见新发痘疹,面部潮红,瘙痒均减轻,皮肤较为油腻,他症如常,舌红,苔薄黄,脉弦微数,前法得效,宜守之:

炒山栀 10g	柴胡 10g	黄芩 10g	杭菊花 15g
冬桑叶 10g	蒲公英 20g	茺蔚子 15g	车前草 15g
炒丹皮 10g	干生地 18g	生苡仁 40g	生甘草 5g

15剂,水煎服,日1剂。

三诊:药后症状改善明显,面部痤疮大为减少,偶有新发痘疮,但较前减少,肤质转好,舌黯苔白,脉弦,继守原方加减进退再进15剂,以善其后。

按:本案患者颜面痤疮反复发作多年,近期再发加重,面部潮红,皮肤油腻,口苦且干,情绪易躁怒,手足心热,大便干,小溲黄,舌质红,苔薄黄腻,脉弦数。按其脉症,乃肝郁化火,火炎于上,故面部潮红,气血瘀滞凝面而成痤疮。拟予清肝泄热,调和气血法为治。拟方丹栀逍遥散加减。方中杭菊花、炒山栀、黄芩清肝泻火,清热燥湿,以祛痤疮生成之因——肝火湿热;赤芍、茺蔚子、炒丹皮凉血活血,调和气血;连翘清热解毒,透邪达表,并善清心火而散上焦风热,又能消痈散结,以助上药消散面部瘀结。冬桑叶疏散风热,润燥凉血,南沙参滋阴以制火,蝉蜕疏散风热,灯心草清心除烦,清热利尿,泻心通淋。药后诸症皆有改善,面部痤疮减少,面部潮热、手足心热、出汗等症都有减轻。

考之痤疮一证,前人皆从肺胃论治,因肺主皮毛,肺热熏蒸肌肤,血热郁于肌表则生痤疮。然临床所见,肝经郁热,风火上炎者亦占多数,头为诸阳之会,其病多风,所谓病在上者多风火,病在下者多湿热,肝主风而多郁,郁久则生热,风火夹湿热之邪以上乘,熏灼肌肤,气血凝滞则生痘疮。故治疗此症宜从清解肝经郁热着手,而丹栀逍遥乃清解肝经郁火之佳剂,但方中苓术守中,非此所宜,临症应灵活加减取用,不应拘泥于原方。

附录　效验方、特色穴等（备选）

1. 扶正安中汤

组成:生黄芪 20~30g,仙鹤草 10~20g,白术 15g,橘络 15~20g,石斛 15g,灵芝 5~10g,绿梅花 15~20g,无花果 10g,酸枣仁 25g,姜竹茹 10g,谷芽 15~25g。

功效:扶正安中,滋养化源。

主治:各种恶性肿瘤术后及后期调治。

用法:水煎服,日 1 剂。服药可不拘时间,以饭后半小时服药为佳,每服以 150~200ml 为宜,一次药量不宜过大。

2. 消化复宁汤

组成:竹茹 5~10g,苍术 10~15g,柴胡 5~10g,黄芩 6~9g,枳壳 10~15g,郁金 10~15g,延胡索 10~15g,白芍 20~30g,山楂 10~15g,蒲公英 15~20g,车前草 10~20g,谷麦芽各 15~25g。

功效:宽中理气,疏肝利胆,健脾和胃,和解转枢。

主治:胆囊炎、胆石症、慢性胃炎、胆汁反流性胃炎等以胆腑气机通降功能失常为主的胆胃痛病。症见脘胁痛胀,善太息,口苦纳呆,嗳气腹胀,大便干稀不一,小溲偏黄,苔薄或滑腻或质红少苔,脉细弦等。

用法:每日 1 剂,水煎 2 次,共取汁 400ml 左右,分 3~4 次服下。

3. 迪喘舒丸

组成:生黄芪 30g,熟女贞 15g,五味子 10g,冬白术 15g,广橘红 10g,怀山药 20g,甜杏仁 10g,川贝母 10g,车前草 10g,鹅管石 10g,补骨脂 15g,仙灵脾 15g,煅磁石 30g,胡桃肉 10g,皂荚 10g,田三七 6g,粉甘草 5g,姜竹茹 10g。

功效:益气固表,补肾纳气,健脾化痰,化瘀理肺。

主治:慢性咳喘。常见咳喘不已,疲乏无力,身无寒热,咳嗽少痰,久恋不已,舌黯红苔薄,脉沉细数。

用法:上方 15 剂,配用蛤蚧 5 对,共研细末以水泛丸或以胶囊装入。每服 10g,每日 3 次。

4. 解郁安眠方

组成:炒白芍 20g,姜竹茹 10g,合欢皮 20g,酸枣仁 25g,远志 10g,珍珠母 40g,琥珀粉 10g,炒黄连 3~5g,淮小麦 30~50g,生甘草 5g。

功效:调肝解郁,养心安眠。

主治:失眠。

用法:水煎服,珍珠母布包先煎 30 分钟,每剂 2 煎,每煎 200ml,口服,每日 2~3 次。

5. 复方二草颗粒

组成:凤尾草 20g,柴胡 10g,黄芩 10g,车前草 15g,蒲公英 15~20g,生薏仁 15~30g,川楝子 10g,延胡索 12g,琥珀 10g,杜仲 20g,甘草 5g。

功效:和解寒热,清利湿热,疏肝理气,通淋止痛。

主治:急慢性肾盂肾炎、尿路感染、泌尿结石等。

用法:上方制成颗粒剂,每包 6g,每服 1 包,日 2~3 次,开水冲下。

6. 健脾消瘅汤

组成:北沙参 20g,煨葛根 25g,苍术 15g,姜竹茹 10g,怀山药 20g,石斛 15g,灵芝 10g,甘枸杞 15g,炒丹参 15g,泽泻 12g,酸枣仁 25g,炒桑枝 20g。

功效:益气养阴,健脾化湿,活血化瘀,消瘅止渴。

主治:脾虚湿盛所致的糖尿病前期脾瘅。

用法:每日 1 剂,水煎 2 次,共取汁 400ml 左右,分 2~3 次服下。

7. 葛枳三仁汤

组成：煨葛根 25g,陈枳壳 15g,苍术 15g,姜竹茹 10g,陈皮 10g,杏桃仁各 10g,焦山楂 10~15g,马齿苋 15g,五谷虫 10~15g,川连 3~5g,薏苡仁 15~30g。

功效：健脾和胃,宽肠导滞,推陈出新,燮理肠胃。

主治：滞下(慢性结肠炎、慢性腹泻性疾病)。

用法：每日 1 剂,水煎 2 次,共取汁 500ml 左右,分 3 次(早、中、晚)服下。

8. 降酶退黄合剂

组成：杭白芍 20g,垂盆草 15g,北五味 10g,绿梅花 20g,茵陈 15g,赤小豆 30g,车前草 15g,生军 3g,甘草 5g。

功效：清热利湿,降酶退黄。

主治：湿热蕴结所致的肝酶异常或黄疸。

用法：每日 1 剂,水煎 2 次,共取汁 400ml 左右,分 2~3 次服下。

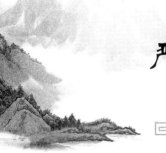

严世芸教授尚"和"学术思想传承及中医临床辨证思维研究

传承博士后:冯其茂

一、严世芸教授传略及传承博士后简介

严世芸

严世芸,男,1940年5月出生,汉族,全国名中医,上海中医药大学终身教授、主任医师,博士生导师。

现任全国老中医药专家学术经验继承工作指导老师,中国中医科学院博士后导师、上海市名老中医、上海中医药大学中医药文化研究与传播中心主任,培养硕、博士及全国多省市高徒40余人,建有严世芸名医工作室。曾担任上海中医药大学校长、中国中医科学院学术委员会委员、香港中文大学中医学院名誉客座教授、国务院学位委员会学科评审组成员、全国中医药高等医学教育学会副理事长、国家药典委员会委员、国务院学位委员会中医药学评审组副组长、上海市中医学会会长、上海市文史馆馆员、《辞海》主编等职务。

从医50余年,长期致力于医疗、教学、科研工作。尤以擅治心血管、神经、急症、热病等疾病。对心力衰竭、冠心病、心律失常、高血压、脑梗死、肺脾胃肝胆病及内科疑难杂症等的治疗具有丰富经验。提出构建"藏象辨证论治",中医理论体系主张"和谐"观,临床思维主张"圆机活法",丰富了中医学理论及辨证思维,荣获国家教育部科技进步二等奖、优秀教育成果二等奖。

撰写学术论文百余篇,出版《中医医家学说及学术思想史》《中医各家学说》《中国医籍通考》《中医藏象辨证论治学》《新编简明中医辞典》等专著20余部。

冯其茂

传承博士后冯其茂,男,1974年1月出生,汉族,上海市中医医院心内科副主任医师,硕士生导师。现任中国中医药研究促进会痰瘀同治委员会常务委员,中国中西医结合学会心血管专业委员会委员,中国医师协会中西医结合分会心血管专业委员会委员。临床擅长治疗心系疾病及内科杂病。现已发表学术论文20余篇。

二、导师学术思想与学术特色、临床特点

(一) 尚"和"的学术思想

严世芸教授在继承先辈学术思想并结合自己的临床经验,逐渐形成尚"和"的学术思想。"和"根源于中华传统文化,是传统文化的价值追求和核心理念;推崇:"和"是中医学的学理、指导原则及价值追求,中医学的生命观、疾病观、治疗观均以"和"为准则。

1. "和"是中医学的学理

源于中国优秀传统文化的中医学,从理论到实践,无不贯穿着"和"的思想。中医学认为人的生命过程,始终处于运动变化之中,保持人与天地自然之间以及人内部协调和谐的状态是生命健康的根本。

(1)"和"与生命观

1) 人与自然(天地)之"和":①人应顺应天地:《老子》:"人法地,地法天,天法道,道法自然。"《素问·宝命全形论》:"人以天地之气生,四时之法成"。《素问·宝命全形论》:"帝曰:人生有形,不离阴阳,天地合气,命之曰人"。《素问·五常政大论》:"必先岁气,无伐天和。"张介宾指出:木、火、土、金、水五行,风、热、火、湿、燥、寒六气均有一定的次序,春夏秋冬、阴阳两界均有一定的规律,人们应该顺应并遵守这些准则以生长壮老,达到真正意义上的与天地"和"。《灵枢·岁露论》:"人与天地相参也,与日月相应也";"得时之和,虽有贼风邪气,不能危之也"。《素问·五运行大论》:"从其气则和,逆其气则病。"《春秋繁露》:"此中和常在乎身,谓之得天地泰。得天地泰,其寿引而长"。以上论述强调人应顺应自然,与自然气候变化的节律取得协调统一,生命才能维持健康。

②人与食物调和:《素问·生气通天论》:"是故谨和五味,骨正筋柔,气血以流,腠理以密。如是则骨气以精,谨道如法,长有天命"。《素问·脏气法时论》:"五谷为养,五果为助,五畜为益,五菜为充,气味合而服之,以补精益气。"说明食物要和合而用使人体达到最佳的补益状态。

③人与社会、家庭调和:《素问·天元纪大论篇》:"上以治民,下以治身,使百姓昭著,上下和亲,德泽下流,子孙无忧"。指出:掌握天地之气调和规律,上可以治理国家和人民,下可以保养自己的身体。使百姓都了解其道,君臣上下各社会阶层和谐亲善。而且《黄帝内经》中指出夫妇间应该达到"阴阳和";在人际交往中要"合于人事";"故圣人遇之,和而不争"。强调人应与家庭、社会相适应协调和谐,维持人体健康状态。

2) 人体自身的整体之"和":①阴阳气血调和:《素问·上古天真论》:"其知道者,法于阴阳,和于术数。食饮有节,起居有常,不妄作劳。故能形与神俱,而尽终其天年,度百岁乃去……"。《灵枢·肠胃》:"血脉和则精神乃居。"《灵枢·本脏》:"血和则经脉流行,营复阴阳,筋骨劲强,关节清利矣;卫气和则分肉解利,皮肤调柔,腠理致密矣……"。《素问·生气通天论》:"是以圣人陈阴阳,筋脉和同,骨髓坚固,气血皆从,如是,则内外调和。邪不能害,耳目聪明,气立如故。"王冰注:"言循阴阳法,近养生道,则筋脉骨髓,各得其宜,故气血皆能顺时

和气也。"《灵枢·天年》:"五脏坚固,血脉和调,肌肉解利,皮肤致密,营卫之行,不失其常,呼吸微徐,气以度行,六府化谷,津液布扬,各如其常,故能长久"。"阴平阳秘,精神乃治"。以上论述均强调阴阳气血之间"和",生命保持健康长寿。

②五脏调和:《灵枢·脉度》:"肺气通于鼻,肺和则鼻能知臭香矣,心气通于舌,心和则能知五味矣,肝气通于目,肝和则能辨五色矣,脾气通于口,脾和则能知五谷矣,肾气通于耳,肾和则能闻五音矣"。"五脏不和则七窍不通,六腑不和则留为痈"。表明五脏调和,人体功能活动维持正常状态。

③精气神调和:人体之精是维持生命活动促进人体生长发育的基本物质,《素问·金匮真言论》:"夫精者,身之本也";包括:先天之精、后天之精。气是宇宙的本原,是构成天地万物、构成人体和维持人体生命活动的最基本物质,精气之间可以相互转化。神是指整个人体生命活动的外在表现。《灵枢·决气》:"两精相搏,合而为人,两神相薄,合而成形,常先身生,是谓精。"《素问·上古天真论》:"二八肾气盛,天癸至,精气溢泻阴阳和,故能有子"。《灵枢·天年》"血气已和,荣卫已通,五脏已成,神气舍心,魂魄毕具,乃成为人"。《素问·六节藏象论》:"气和而生,津液相成,神乃自生"。明·汪绮石《理虚元鉴》:"夫心主血而藏神者也,肾主志而藏精者也。以先天生成之体质论,则精生气,气生神;以后天运用之主宰论,则神役气,气役精。"精、气、神,是生命的基本要素,谓之"三宝",精气神的和谐对人生命的产生及健康起重要作用。

④情志调和:《素问·阴阳应象大论》:"人有五脏化五气,以生喜怒悲忧恐"。《中庸》:"喜怒哀乐之未发,谓之中,发而中节谓之和"。人有喜、怒、哀、乐等情感,但情感的抒发要有节制,不可过度,要恰如其分,即中和。《论语》:"乐而不淫,哀而不伤"。《灵枢·本脏》:"志意和则精神专直,魂魄不散,悔怒不起,五脏不受邪矣"。表明人有正常的情志表达,情志调和则身体健康。同时,《黄帝内经·上古天真论》:"恬淡虚无,真气从之,精神内守,病安从来"。指明人要修身养性,无欲无求,做到内心平静,则疾病少生。最后,在志意和与五脏和的基础上进而达到"形与神俱"即形与神关系的和谐统一,才是真正意义的健康。

3)运动的生命之"和":严世芸教授强调人体生命每天阴阳消长、脏腑气血的盛衰、脏腑的升降、以及人体的生、长、壮、老等过程,无不处于运动变化之中,但处于一种协调平和的状态,并非平衡状态;平衡状态只是运动变化过程中的短暂瞬间。

《素问·阴阳应象大论》:"清阳上天,浊阴归地。是故天地之动静,神明为之纲纪,故能以生长收藏,周而复始。""升已而降,降者谓天,降已而升,升者谓地。天气下降,气流于地;地气上升,气腾于天,故高下相召,升降相因,而变作矣。""清阳出上窍,浊阴出下窍;清阳发腠理,浊阴走五脏;清阳实四肢,浊阴归五脏。"指出天地升降交感处于不停的运动变化之中,周而复始,四季交替;人体阴阳跟随天地之变化而升清降浊,维持协调平和状态。

《素问·阴阳应象大论》:"重阴必阳,重阳必阴"。指出阴阳在相互斗争、相互排斥、相互转化中维持着人体生命的和谐与稳定。

《素问·血气形志》:"太阳常多血少气,少阳常多气少血,阳明常多气多血,少阴常多气少血,厥阴常多血少气,太阴常多气少血。"指出人体六经气血运行虽不一,但维持平和稳定。

《灵枢·顺气一日分为四时》:"朝则人气始生,病气衰,故旦慧,日中人气长,长则胜邪,故安,夕则人气衰,邪气始生,故加,夜半人气入藏,邪气独居于身,故甚也。"指出人体一日之中,阴阳处于消长变化之中。

《灵枢·天年》:"人生十岁,五脏始定,血气已通,其气在下,故好走。二十岁,血气始盛,肌肉方长,故好趋。三十岁,五脏大定,肌肉坚固,血脉盛满,故好步。四十岁,五脏六腑十二经脉,皆大盛以平定,腠理始疏,荣华颓落,发颇斑白,平盛不摇,故好坐。五十岁,肝气始衰……目始不明。六十岁,正气始衰……血气懈惰,故好卧。七十岁,脾气虚,皮肤枯。八十岁,肺气衰……九十岁,肾气焦……百岁,五脏皆虚,神气皆去,形骸独居而终矣。"指出人体生、长、壮、老过程,气血由盛转衰变化,但人体维持平和状态。

总之,人体一日阴阳的消长,脏腑气血盛衰,生命的生长壮老过程,无不处于运动变化之中,但维持着协调平和状态。

(2)"和"与疾病观:严世芸教授指出疾病皆由"不和"所致。《素问·四气调神大论》:"逆春气,则少阳不生,肝气内变。逆夏气,则太阳不长,心气内洞。逆秋气,则太阴不收,肺气焦满。逆冬气,则少阴不藏,肾气独。"指出人违背四时节气而致病。《素问·生气通天论》:"凡阴阳之要,阳密乃固。两者不和,若春无秋,若冬无夏"。强调阴阳不和而致病。《素问·五运行大论》篇:"气相得则和,不相得则病";《黄帝内经》:"血气不和,百病乃变化而生"。强调血气不和所致疾病。《素问·五脏生成》:"多食咸,则脉凝泣而变色;……多食甘,则骨痛而发落。此五味之所伤也";"胃不和则卧不安"。表明五味不和而生疾病。"五脏不和则七窍不通,六腑不和则留为痈"。表明五脏不和导致疾病产生。《素问·举痛论》:"怒则气上,喜则气缓,悲则气消,恐则气下,惊则气乱,思则气结";《灵枢·口问》:"悲哀愁忧则心动,心动则五脏六腑皆摇"。孙思邈的《千金要方·养性》:"乱于和气者,病也"。说明情志不和则生疾病。阴阳失和则"阴阳离决,精气乃绝",表明阴阳失和是疾病的发生、发展、变化的根本原因。总之,阴阳、气血、五脏、情志、饮食等不和则导致疾病发生。

(3)"和"是中医学学术的核心思想:《伤寒论》为中医学的辨证论治体系奠定了不朽之基,而"和"在《伤寒论》《金匮要略》中出现81次,贯穿于人体生理、病理、预后转归及治疗之中,成为中医学的学术核心思想。

1)生理方面:《伤寒论·平脉法》:"卫气和,名曰缓;荣气和,名曰迟;迟缓相搏,名曰沉;寸口脉缓而迟,缓则阳气长,其色鲜,其颜光,其声商,毛发长;迟则阴气盛,骨髓生,血满,肌肉紧薄鲜硬。阴阳相抱,荣卫俱行,刚柔相得,名曰强也"。指出正常人体荣卫和谐,阴阳协调,刚柔并济,从而表现出和缓舒迟之脉。《金匮要略·脏腑经络先后病脉证》:"五脏元真通畅,人即安和";说明脏腑元气运行通畅,人体即处于一种平和状态。

2)病理方面:疾病生于失"和"。第29条:"若胃气不和,谵语者,少与调胃承气汤"。第152条:"太阳中风,下利呕逆,表解者,乃可攻之。其人漐漐汗出,发作有时,头痛,心下痞硬满,引胁下痛,干呕短气,汗出不恶寒者,此表解里未和也,十枣汤主之"。第53条:"病常自汗出者,此为荣气和。荣气和者,外不谐,以卫气不共荣气和故尔"。252条:"伤寒六七日,目中不了了,睛不和,无表里证,大便难,身微热者,此为实也。急下之,宜大承气汤"。《伤寒论》平脉:"脉不和"。上述均说明由于荣卫、表里、胃气、脏腑等各种不和而导致疾病。

3)疾病转归:《伤寒论》强调疾病转归:"和则愈,不和则不愈"。第58条"凡病若发汗、若吐、若下、若亡血、亡津液,阴阳自和者,必自愈"。说明人体在一定范围内有自我调节自稳过程,能使阴阳,气血恢复平和,则疾病向愈合方向发展。第53条:"以荣行脉中,卫行脉外。复发其汗,荣卫和则愈,宜桂枝汤"。第211条:"发汗多,若重发汗者,亡其阳,谵语,脉短者死,脉自和者不死"。第71条:"太阳病,发汗后,大汗出,胃中干,烦躁不得眠,欲得饮水者,少少与饮之,令胃气和则愈。"第250条:"太阳病,若吐、若下、若发汗后,微烦、小便数、大便因硬者,与小承气汤,和之愈。"指出通过自身调和或一定药物治疗使人体恢复和的状态则疾病愈合。

4) 治疗方面:《伤寒论》治疗强调"和":第387条:"吐利止而身痛不休者,当消息和解其外,宜桂枝汤小和之"。第251条:"得病二三日,脉弱,无太阳柴胡证,烦躁、心下硬,至四五日,虽能食,以小承气汤,少少与微和之,令小安"。第70条:"发汗后,恶寒者,虚故也。不恶寒,但热者,实也。当和胃气,与调胃承气汤。"《金匮要略·痰饮咳嗽病》:"病痰饮者,当以温药和之。"上述论述均指出疾病治法强调"和之",这些"和"不仅指广义的各种调和治法,同时治疗目的要达到"和"。

5) 组方用药:《伤寒论》组方用药法度为"和":在疾病发展变化过程中,表里出入、虚实互见、寒热进退、升降逆乱等往往错综复杂交织在一起,发汗、治里、补虚、攻邪、清热、温阳、升清、降浊等单一治法难以奏效,《伤寒论》制方用药,除病情需要必须选用较为单一的攻邪、补虚治法之外,往往着重于整体调制,大多为表里双解、寒热并用、补泻同施、升降同行、阴阳互调的方剂,使性质和作用完全不同的药物恰当组合,融为一体,相反相成,避免了此盛彼衰,使诸法并施,全面兼顾,使错综复杂的病理状态达到调和,如:大柴胡汤、半夏泻心汤、乌梅丸等。

2. "和"是中医学的指导原则

严世芸教授认为"和"贯穿于人体养生保健、预防疾病及治疗疾病过程中,成为中医学的指导原则。

(1)"和"与养生观:人体在保养生命、增强体质、颐养天年时要追求"和",是养生的最终目标和遵循总则。包括:天人和,心身和,饮食和,动静和。

1) 天人和:"天人相应"观是养生理论的根本。老子曰:"人法地,地法天,天法道,道法自然"。儒家强调:"中和者,天下之大本也;和也者,天下之达道也。致中和,天地位焉,万物育焉。"指出人应顺应天地自然,天地各正其位,万物各行其道,而生机蓬勃。《黄帝内经·上古天真论》:"虚邪贼风,避之有时"。《素问·五常政大论》:"必先岁气,无伐天和"。张介宾:"五运有纪,六气有序,四时有令,阴阳有节,皆岁气也。人气应之,以生长收藏,即天和也。"《素问·四气调神大论篇》:"春三月,此谓发陈。天地俱生,万物以荣,夜卧早起,广步于庭,披发缓形……此春气之应,养生之道也。夏三月,此谓蕃秀……秋三月,此谓容平……冬三月,此谓闭藏……""人能应四时,天地为之父母"。总之,养生必须遵循效法于自然界的阴阳变化,和调于四时的生长收藏规律,使人与自然气候变化的节律取得协调统一,是延年益寿的重要保证。

2) 心身和:指人需要修身养性,追求内心的宁静和谐。老子:"致虚极,守静笃";"见素抱朴,少私寡欲"。主张清静无为以达到人体内环境的心身和。嵇康《养生论》提倡的"守之以一,养之以和";"修性以保神,安心以全身,爱憎不栖于情,忧喜不留于意,泊然无感,而体气和平。"指出调节情志,避免喜怒哀乐损伤人体的健康。宋代理学家周敦颐则认为:"诚则自然,自然则无为,无为则无欲,无欲则身心平和"。"万象当前,动则欲,静则无欲,无欲则慎独,则视听言动和谐明达"。"人之务名,名实不符,身心焦虑忧患;君子务实,实至名归,身心安泰。"强调"诚"、"静"、"无欲"是人体心平和的前提。明代学者洪应明《菜根谭》:"宠辱不惊,闲看庭前花开花落;去留无意,漫随天外云卷云舒"。宋朝无门慧开禅师《无门关》:"春有百花秋有月,夏有凉风冬有雪,若无闲事挂心头,便是人间好时节"。指出人体心内的平和。中医养生重视情志的安和协调。《灵枢·本脏》:"志意者,所以御精神,收魂魄,适寒温,和喜怒者也。……志意和则精神专直,魂魄不散,悔怒不起,五脏不受邪矣。"《素问·举痛论》:"喜则气和志达,营卫通利"。《黄帝内经·上古天真论》:"恬淡虚无,真气从之,精神内守,病安从来"。指出人体需要调和七情,养心调神,保养健康。

3) 饮食和:民以食为天,饮食调和对健康至关重要。《管子·形势篇》:"起居时,饮食节,寒暑适,则身利而寿命益;起居不时,饮食不节,寒暑不适,则形累而寿命损。"《黄帝内经》指出:"天食人以五气,地食人以五味……五味入口,藏于肠胃,味有所藏,以养五气,气和而生,津液相成,神乃自生。"强调"食饮有节","谨和五味"等饮食调养的原则。《素问·脏气法时论》:"五谷为养,五果为助,五畜为益,五菜为充,气味合而服之,以补精益气。"指出合理调节谷、果、畜、菜多样化饮食,使人体获得充足营养。《素问·生气通天论》:"是故味过于酸,肝气以津,脾气乃绝;…味过于辛,筋脉沮弛,精神乃殃。"《素问·五脏生成》篇:"多食咸,则脉凝泣而变色;…此五味之所伤也。"指出五味偏嗜导致疾病的发生。《素问·生气通天论》:"是故谨和五味,骨正筋柔,气血以流,腠理以密。如是则骨气以精,谨道如法,长有天命。"指出人体要谨和五味,是长寿的重要条件。

4) 动静和:中国古人非常注重运动养生,《庄子·刻意》:"吹故纳新、熊经鸟伸为寿配,此导引之士,养形之人。"描述了一种以肢体运动为主、配合呼吸吐纳的运动养生方式。《素问·四气调神大论》要求人们"夜卧早起,广步于庭"。《素问·宣明五气》篇:"久视伤血,久卧伤气,久坐伤肉,久立伤骨,久行伤筋,是谓五劳所伤。"《三国志·华佗传》载汉末医学家华佗养生的思想,指出:"人体欲得劳动,但不当使极尔。动摇则谷气得消血脉流通,病不得生,譬犹户枢不朽是也。是以古之仙者为导引之事,熊颈鸱顾,引挽腰体动诸关节以求难老。"《素问·上古天真论》:"其知道者,法于阴阳,和于术数。食饮有节,起居有常,不妄作劳。故能形与神俱,而尽终其天年,度百岁乃去……"。指出养生需劳逸结合,防止过劳生病,强调通过适度锻炼和休息以达到人体和谐的健康状态。

5) 养生求和:"和"是中国古代文化的哲学思想,是中华民族的价值观念和崇高理念,它贯穿于中医养生的各个环节,是中医养生的最终目的。"天人和""心身和""饮食和""动静和"等,都是"和"在中医养生观的重要体现。通过以"和"为目的的各种调摄保养,以增强人的体质,提高人体对外界环境的适应能力、抗病能力,可以减少或避免疾病的发生,使人体的生命活动处于内外和谐、阴阳协调、体用和谐、身心健康的最佳状态。

(2)"和"与治未病:中医强调养生,同时也重视治未病。《素问·四气调神大论》:"是故圣人不治已病治未病,不治已乱治未乱,此之谓也。夫病已成而后药之,乱已成而后治之,譬犹渴而穿井,斗而铸锥,不亦晚乎"。明确提出了治未病"未病先防"的思想,强调"治未病"的重要性。唐代医家孙思邈言:"上医医未病之病,中医医欲病之病,下医医已病之病";"喜养性者,治未病之病"。指出医者应重视治未病的意义。中医治未病理论成熟于明清时代,医家们在临床实践中灵活运用治未病理论,丰富其方法和手段。例如清代医家喻嘉言《医门法律》血痹虚劳篇强调虚劳未成之时,调营卫、节嗜欲,使虚劳难成。清代医家叶天士提出"逐邪务早、先证用药、先安防变","先安未受邪之地"。吴鞠通《温病条辨》提出保津液、防伤阴治疗原则。《丹溪心法》:"与其治疗于有疾之后,不若摄养于无疾之先……未病而先治,所以明摄生之理"。上述医家之言均阐明治未病的重要意义。"和"的理念同样贯穿于中医治未病之中:通过养生求和,达到未病先防;及早调和使欲病救萌;整体调和使已病防变;瘥后调和使愈后防复。

1)未病先防:指在疾病未形成之前,采取针对性措施,以防止疾病的发生。疾病的发生,不外乎邪正两个方面,邪气是导致疾病的条件,而正气不足是疾病发生的内在原因和根据。因此,未病先防,一方面调和身体,提高正气抗邪能力,另一方面要顺应天地(自然)防止病邪的侵害。主要通过养生保健使人体内外保持"和"之状态(天人和、心身和、饮食和、动静和等),达到"正气存内,邪不可干"而不患疾病。

2)欲病救萌:指疾病症状虽还没发生,但人体内部已失和,很接近疾病状态甚至已经出现了某些特征性征兆,或者是疾病还处于萌芽(早期)状态时,就应该采取有效措施,使人体阴阳气血恢复平和,防止疾病的发生。正如《黄帝内经》:"上工救其萌芽。"《素问·刺热》:"肝热病者左颊先赤,心热病者颜先赤,脾热病者鼻先赤,肺热病者右颊先赤,肾热病者,颐先赤。病虽未发,见赤色者刺之,名曰治未病。"指出欲病而未发,可以尽早通过调理或治疗使人体阴阳气血调和而不生疾病。

3)已病防变:指在疾病发生以后,把握疾病传变规律,以防止疾病的蔓延、恶化及传变。《医学源流论·表里上下论》:"善医者,知病势之盛而必传也,预为之防,无使结聚,无使泛滥,无使并合,此上工治未病之说也"。《金匮要略·脏腑经络先后病脉篇》:"见肝之病,知肝传脾,当先实脾"。指出一脏有病,通过早诊断,治疗调"和",先安未受邪之地,使疾病不传变。

4)愈后防复:指疾病初愈后注重调理身体,增强体质,防止在疾病复发。中医认为:疾病初愈后,虽无临床症状,但此时邪气未尽,正气未复,气血未定,阴阳未平;通过培补正气,调理脏腑,驱逐余邪,使人体阴阳气血恢复"和"之状态。同时配合养生时天人和,心身和,饮食和,动静和,使正气恢复,防治疾病复发。

总之,中医治未病过程始终重视"和",贯穿其始终,是治未病的根本。

(3)"和"与治疗观:《素问·上古天真论》:"凡阴阳之要,阳密乃固。两者不和,若春无秋,若冬无夏。因而和之,是谓圣度";指出恢复人体的平和状态,勿太过与不及,作为疾病治疗调节之法度。《灵枢·终始》篇:"泻其阴而和之";"泻其阳而和之"。指出临床虚实补泻治法,以达到气血阴阳的调和为目的的。《素问·至真要大论》:"必先五脏,疏其血气,令其条达,而致和平"。张介宾注疏:"适其中外,疏其壅塞,令上下无碍,气血通调,则寒热自和,阴阳条达矣。"《伤寒杂病论》在继承上述理论的基础上又有所发展,论述疾病治疗的目的是"和则愈,不和则不愈",且贯穿于整个六经辨证的全过程。强调治疗目标追求"和"。历代医家对"和"

进一步演绎,《医学心悟》"有清而和者,有温而和者……和之义则一,和之法变化无穷焉。"指出临床治法千变万化,但其目标追求人体阴阳气血脏腑调和。

严世芸教授崇尚"和",体现于治法上根据疾病病机之特征,诸法并施,使阴阳、气血、脏腑、营卫、津液等系统功能协调和顺。"圆机活法"是其临床思维活的灵魂,临床上疾病没有固定不变的证型,常常相互夹杂且变化不一,关键仍是抓住核心病机,据证析机、按机论治、法无常法。燮理阴阳、协调脏腑、调和气血、扶正达邪、通补兼施是其临证调和大法,复杂疾病采用多种治法熔为一炉,最终达到人体调"和"之目的。

(4)"和"与中医学的法则治法:除《黄帝内经》《伤寒论》治疗追求"和"之外,历代医家如金代成无己、元代朱丹溪、明代张景岳、清代程钟龄等对"和"进行了进一步的发挥和诠释,将其作为中医学的治则治法。

自张仲景创制小柴胡汤用于和解少阳后,历代医家传承并发扬了"和"。金元医家成无己率先提倡"和法"这一含义,《伤寒明理论》:"伤寒邪气在表者,必渍形以为汗。邪气在里者,必荡涤以为利……是当和解则可矣。小柴胡为和解表里之剂也。"指出邪在半表半里,应当应用"和"法之小柴胡汤。

明代张景岳继承了张仲景"和"法,创立"八阵"——补、和、攻、散、寒、热、固、因。《景岳全书·和略》:"和方之制,和其不和者也。凡病兼虚者,补而和之……和之为义广矣。亦犹土兼四气,其于补泻温凉之用,无所不及,务在调平元气,不失中和之为贵也"。治疗上强调"和其不和",这里的"和"法虽为"八阵"之一,但其义远远越出狭义所限,包括其他七法。

程钟龄作为清代杰出医家,于《医学心悟》内指出:"有清而和者,有温而和者,有消而和者,有补而和者,有燥而和者,有润而和者,有兼表而和者,有兼攻而和者,和之义则一,而和之法变化无穷焉。"将"和"进一步推广演绎,强调治疗的目的要达到人体调"和",但和之法有许多,应根据病机,随证治之。

清代著名医家戴天章在《广温疫论》中言:"寒热并用,谓之和;补泻合剂,谓之和;表里双解,谓之和;平其亢厉,谓之和"。指出针对临床疾病病机错综复杂,多种相反、相矛盾的病机并存,治疗方法仍为"和"法,此时的"和"为两种对立的治法并用,如寒热同用,补泻同用,表里双解等。

清代名医雷丰《时病论》:"参考古今,则医理自得中和之道矣"。医生在整体中辨证就是在动态中寻"中和",达到"阴平阳秘,精神乃治"的平和状态,达到"致中和"的最高境界。

现代名医蒲辅周言:"和解之法,具有缓和疏解之意。使表里寒热虚实的复杂症候,脏腑阴阳气血的偏盛偏衰,归于平复……知其意者,灵通变化,不和者使之和,不平者使之平"。指出"和"法包括和解少阳、调和脏腑阴阳气血、和其不和。

总之,"和"作为中医学临床的法则治法,为历代医家所推崇并遵循。

3. "和"是中医学的价值追求

"和"是中医学的价值追求体现于《黄帝内经》(先秦文化的医学集粹之作)之中,其"和"的思想理念中华古代文化一脉相承。在《素问》中"和"出现79次,《灵枢》中"和"也达74次,涉及人体生理、病理、调制法则各个方面。

(1)养生方面:"人与天地相参,与日月相应也";"虚邪贼风,避之有时";"必先岁气,无伐天和";"上古之人,其知道者,法于阴阳,和于术数";"和于阴阳,调于四时"等,强调了人与天地之和,天人相应的重要思想。

（2）生理方面：人体生理功能是血和、卫气和、志意和、寒温和;正如《灵枢·本脏》:"血和则经脉流行,营复阴阳,筋骨劲强,关节清利矣;卫气和则分肉解利,皮肤调柔,腠理致密矣;志意和则精神专直,魂魄不散,悔怒不起,五脏不受邪矣;寒温和则六腑化谷,风痹不作,经脉通利,肢节得安矣,此人之常平也"。五脏功能调和:"肺和则鼻能知臭香矣","心和则能知五味矣","肝和则能辨五色矣""脾和则能知五谷矣","肾和则能闻五音矣"。正常脉象是"谷气来也徐而和";正常状态为"阴平阳秘,精神乃治";说明人体健康为阴阳、气血、脏腑等功能处于协调平和的生理状态。

（3）病因方面："血气不和,百病乃变化而生";"五脏不和则七窍不通,六腑不和则留为痈";"多食咸,则脉凝泣而变色……多食甘,则骨痛而发落";"怒则气上,喜则气缓,悲则气消,恐则气下,惊则气乱,思则气结";"阴阳离决,精气乃绝";表明阴阳、气血、五脏、饮食、情志等不和则导致疾病发生。

（4）治疗方面：强调"和气之方,必通阴阳";"泻其阴而和之";"泻其阳而和之";"凡阴阳之要,阳密乃固,两者不和,若春无秋,若冬无夏,因而和之,是谓圣度"。把"和"上升至"圣度"的地位,治疗当以"和"为贵;正如"疏其血气,令其条达,以致和平",使人体达到和谐的状态。

4. 小结

严世芸教授尚"和"的学术思想,将其作为中医学的学理、指导原则及价值追求:生命观——追求人与自然天地的和谐、人体自身整体阴阳气血、五脏、精气神等和谐为特点,养生观追求"和",治未病重视"和",疾病观为"不和"所致,治疗观的治则、治法及目的追求达到"和"。

（二）"和"思想指导下"圆机活法"临床思维

"和"根源于中国古代文化,是中国古代先秦时期哲学思想,是中华传统文化的核心理念。源于中华文化的中医学始终贯穿"和"的思想,严世芸教授尚"和"的学术思想,推崇:"和"是中医学的学理、指导原则及价值追求,中医学的生命观、疾病观、治疗观等均以"和"为准则。严世芸教授在长期医疗实践中已形成自己鲜明临床思维风格——"圆机活法","和"的学术思想自然贯穿其中,成为指导思想。据证析机、把握病情——不和是关键;按机论治、法无常法——调和为法度。具体浅析如下。

1. 中医临床思维核心

唐代医家孙思邈的《备急千金要方》:"医者意也,善于用意,即为良医",指出行医治病,贵在思维。明末清初医家喻嘉言:"医者,意也。如对敌之将,操舟之工,贵于临机应变"。名医范文甫:"医之用药,与大将用兵、文人操觚无异也,随机应变,自出机杼而已。"均强调医生临床思维应随机应变。历代医家的临床思维特点:从病证出发,紧紧抓住证候的发展变化,病机转归,灵活应变,处方用药。故中医临床思维核心在于辨病机——即"圆机活法",据证析机,按机论治。

"机"本义:弓弩上的发射机关。《说文》:"主发谓之机";《国语·周语》:"耳目,心之枢机也";《资治通鉴》:"成败之机,在于今日";张景岳谓:"机者,要也,变也,病变所由出也"。上述解释表明,"机"指事物发生变化的关键所在。什么是病机?《简明中医辞典》中指出:病机指病因、证候、病位及五脏六腑气血虚实间的变化及机理。

2. "圆机活法"源于经典

(1)"谨守病机,各司其属":中医"病机"最早见于《素问·至真要大论》病机十九条,其概括性论述了五脏病机、上下病机、风、寒、湿以及火、热病机。但是也包括一些特殊的病机。

1)症状相同、但病机不同,如:诸暴强直,皆属于风;诸转反戾,水液浑浊,皆属于热;诸痉项强,皆属于湿。

2)病机相同、但症状不同,如:诸热瞀瘛,诸禁鼓栗,诸逆冲上,诸燥狂越,诸病胕肿,疼酸惊骇,皆属于火。其指导意义是临床辨证关键在于把握病机。

"谨守病机,各司其属,有者求之,无者求之,盛者责之,虚者责之,必先五胜,疏其血气,令其条达,而致和平,此之谓也"。正是中医临床思维的核心体现:临床疾病症状错综复杂、千变万化,但要认真谨慎地分析其病机,圆机活法,以致血气畅通,五脏平和。

(2)"观其脉证,知犯何逆,随证治之":东汉著名医家张仲景所著的《伤寒论》,反映中医早期治病用方的理论和思维方式,第一次将中医理论和病证方药进行融合,构建了辨证论治的完整体系。被誉为"方书之祖",清代医家喻嘉言称其为"众法之宗,群方之祖"。张仲景辨证思维的精髓在于《伤寒论》第16条"观其脉证,知犯何逆,随证治之",揭示了中医临床思维准则:把握疾病病机发展变化,随证灵活治疗,即"圆机活法"的临床思维。

例如:太阳伤寒,伴见烦躁者,大青龙汤主之。太阳中风,兼项背强几几者,桂枝加葛根汤主之;兼喘者,加厚朴、杏子。小柴胡汤证,伴见里未解,大柴胡汤主之;伴见胸满、烦惊、小便不利、谵语、一身尽重,不可转侧者,柴胡加龙骨牡蛎汤主之等。总之,《伤寒论》用药特点是在主方的基础上根据兼夹症状、病机的不同,灵活地进行药物加减变化,无不体现"圆机活法"的临床思维。

(3)"兵无常势、水无常形":成书于春秋时期的《孙子兵法》,世界各国将其作为兵书之经典进行研读。《孙子兵法·虚实篇》:"水因地而制流,兵因敌而制胜。兵无常势,水无常形,能因敌变化而取胜者,谓之神。"指出用兵作战其战术没有一成不变,就像水流因地势不同其形状无时无刻在发生变化,若依照敌情而制定有针对性的策略,那便是用兵之神。

常言道:用药如用兵。清代医家徐大椿《医学源流论·用药如用兵论》:"是故兵之设也以除暴,不得已而后兴;药之设也以攻疾,亦不得已而后用,其道同也……孙武子十三篇,治病之法尽之矣。"明末清初医家傅青主言:"医犹兵也,古兵法阵图无一不当究,亦无不当变。运用之妙,存乎一心。妙于兵者,即妙于医矣。病千变,药亦千变"。总之,用药之道如用兵之道:病无常势、法无常法。

3. 据证析机、把握病情——不和是关键

辨证的过程即圆机的过程,严世芸教授倡导构建"藏象辨证论治"体系,以脏腑为中心,把脏腑与经络、形体各器官组织、精气神、天地自然及社会环境等有机联系起来,在整体观念指导下进行辨证。证是指疾病过程中一定阶段的病位、病因、病性、病势及机体抗病能力的

强弱等本质有机联系的概括。因此,辨证过程一定要抓住疾病的病因、病位、病性、邪正进展之关系;其中不和是关键,均由于人体与自然(天地)不和或人体内部不和所致。

(1)病因与不和:中医生命观强调人应顺应天地,自身内部整体调和则生命健康,相反则产生疾病,其病因包括:①天人不和:出现气候和时令,如外感六淫、疫气、戾气以及雾霾、环境毒等。②饮食不和:暴饮、暴食、过食肥甘、或过度节食等饮食习惯失常。③情志不和:与家庭、工作、社会等因素相关。④动静不和:生活起居失常,过度劳作或久坐少动等。⑤人体内部整体不和:阴阳气血失和致体质强弱不一、遗传胎传等。从整体和动态去分析人体不和所致各种复杂症状,综合归纳、推导出疾病发生的病因,病因具有复杂性、多样性。

严世芸教授指出:当今社会科技信息高度发达、职场竞争加剧、生活节奏快速,易患情志失和;同时过度劳累、作息无常易致阴阳气血不和;缺乏锻炼动静不和、暴饮暴食饮食不和易生痰湿;环境破坏、雾霾增多,天人不和则咽喉、肺部疾病增多;多种病因常常合而为病。例如:冠心病发病年龄从10年前的50、60岁左右,提前到现在的30、40岁左右,病因可能与情志不和、饮食不和、动静不和、阴阳气血不和等多因素相关,医者必须综合考虑。

(2)病位与不和:病位是疾病状态发生的部位,包括脏腑、经络、六经、卫气营血、三焦等。临床上部分症状可以根据脏腑阴阳气血不和来确定疾病病位,例如:"胃不和则卧不安";"肝受病则目不能视,肾受病则耳不能听";"五脏不和则七窍不通,六腑不和则留为痈";"太阳中风,下利呕逆,表解者,乃可攻之……此表解里未和也"。说明由于脏腑表里不和以致疾病,以此确定病位。

严世芸教授提出"藏象辨证论治"体系,以脏腑为基础,结合经络、头面诸窍等的生理、病机特点进行定位;使结构和功能结合起来,并以功能系统定位为主,结构系统定位为辅,使人体复杂的病理状态,获得了一个执简驭繁的分析手段。采用不同的定位方法,对一些疑难杂症可给予准确的病位分析。同时,定位具有多样性,一种疾病可能存在多个病位。例如失眠,病位可能与心、肝、脾、肾、阴阳、气血不和相关。

(3)病性与不和:继病因、病位之后,当医者必须根据疾病症状,细心分析确定病性,决定病性的因素可分两个方面:一是阴阳盛衰的程度比较——寒热;二是邪正斗争的力量对比——虚实。寒热和虚实是反映疾病状态病变性质的两组纲领,是从邪正阴阳两个方面描绘疾病状态的本质。阴阳不和可直接反映疾病的寒热虚实性质:如"阳盛则热,阴盛则寒";"阴虚则内热。阳虚则内寒"。

外感六淫、疫毒、食物、虫积、痰饮、瘀血等诸邪所致的不和,多为实邪,表现为实证;而气血津液的耗伤过多所致的不和多为正虚;正所谓"邪气盛则实,精气夺则虚"。

临床疾病很少呈现单一病性,多为复杂疾病,病性上常寒热虚实夹杂存在。这就要求医者掌握每一病性特征,根据病机特点而灵活分析。

案例1:患者,男,60岁,诊断为冠心病、三支血管病变、冠脉支架植入术后。刻下:时有胸闷、活动后气短,舌苔腻、脉细。

分析:本病主要为心之气血不和所致,病性为本虚标实:本虚为心阳气虚、标实为气滞、瘀血、痰湿内阻。

案例2:患者,女、55岁,主诉:潮热、出汗、怕冷、怕风3月;纳可、寐欠佳、二便调,舌红少苔、脉细。

分析:本病为阴阳不和所致,阴虚则内热、阳虚则内寒,病性为肝肾亏虚、阴阳两虚。

(4)病机与不和:通过对疾病病因、病位、病性的分析后,应辨别疾病证候,确定疾病的病机。疾病的病机皆由人体不和所致,正如"阴阳离决,精气乃绝";"气血不和,百病乃变化而生";"五脏不和则七窍不通";指出阴阳、气血、脏腑不和乃疾病的病机所在。

严世芸教授强调分析中医病证的病机应遵循:标本兼备,整体分析;结合证情,动态把握;个性共性,全面结合;指导治疗,灵活变化。中医药学的非线性特点,不仅表现在中医基本理论方面,更突出表现在从病机变化出发的临床思维方面。

在圆机过程中,医者心中应建立模糊定量的思维。中医学不可能像西医学对于人体脏腑功能、生化指标获得一个精确的数值,如发热的轻重、寒热的多少等,但是必须有一个模糊定量的概念。如气血盛衰的多少、阴阳的盛衰多少、虚实的程度、舌苔厚薄的程度、脉象细洪的程度、虚实夹杂的程度等。这些虽不能精确测量,但随着医者临床经验的丰富这种模糊定量越准确。虽然用语言难以表达,但这正好体现中医辨证重视疾病的动态发展和个性化差异,具有灵活性。

案例:

患者,女,27岁,胸闷、气短、双下肢浮肿半年。有扩张性心肌病5年。

刻下:胸闷、登楼气短、双下肢浮肿、脚软,口干不欲饮,咽部有痰,纳欠佳、寐安、大便调,舌淡红、苔薄白、脉沉细。

心超检查:左室内径61mm、射血分数20%,全心扩大,室壁运动弥漫明显减弱,二尖瓣轻度关闭不全,三尖瓣中度关闭不全,左室舒张功能减退,心包少-中量积液。

辨证分析:患者青年女性,心气心阳亏虚,水气凌心则胸闷、气短;水湿外溢肌肤则肢体浮肿;水湿内停阻滞气机,气滞血瘀则胸闷加重;久病及肾,肾气亏虚、气化失常,则水湿内停,脚软腿软。

病因:平素气血不和、体质亏虚。

病位:心、肾。

定性:本虚标实、虚实复杂;虚:心肾阳虚,实:水饮、气滞、瘀血。

病机:心肾气血不和、阳虚水犯、气滞血瘀为主,痰瘀交阻成结为次。

治法:温补心肾、化气行水、行气活血、软坚散结。处方以严世芸教授经验方强心饮(真武汤加桂枝、车前子、淫羊藿、鹿角片、补骨脂组成)、血府逐瘀汤、真武汤、加生牡蛎、夏枯草、象贝、海藻软坚散结而成。

处方:柴胡12g、桃仁15g、川芎12g、土鳖虫12g、三棱15g、莪术15g、甘草9g、生地15g、桔梗12g、枳壳12g、牛膝15g、附子12g、茯苓15g、猪苓15g、白术15g、白芍15g、桂枝12g、车前子20g、淫羊藿20g、鹿角片9g、补骨脂12g、生牡蛎40g、夏枯草12g、象贝15g、海藻15g、升麻15g、黄芪30g、生晒参7g、紫河车6g

4. 按机论治、法无常法——调和为法度

严世芸教授强调:临床上疾病没有固定不变的证型,常常相互夹杂且变化不一,关键是抓住核心病机,随机而治、法随机出、法无常法,只有圆机才能活法。"和"的学术思想已表明:

疾病生于不和,治则、治法均以调和为法度,正如:"凡阴阳之要,阳密乃固。两者不和,若春无秋,若冬无夏。因而和之,是谓圣度";"必先五脏,疏其血气,令其条达,而致和平"。"和则愈,不和则不愈","和其不和";"和之义则一,和之法变化无穷焉。"

严世芸教授在长期中医临床实践过程中,"和"的思想贯穿于活法始终,其常用治疗大法自然以调和为法度,包括:燮理阴阳,调和气血,协调脏腑,扶正祛邪、通补兼施,同时病机错综、方不嫌"杂"。

(1)燮理阴阳:严世芸教授指出:万物皆有阴阳,中医学上无论是人体处于疾病或健康时,阴阳既不是一种静止的失衡关系,也不是一种静止的平衡关系,而表现为一种动态的平和或不和的关系。虽然疾病的临床症状错综复杂,但总体而言,归为阴与阳,当其"不和"便会出现相应的病症。因此,医者对疾病进行诊断的前提要明确阴阳类别、消长特点,对阴阳进行调节,最终治疗疾病目的要达到阴阳"和"。但是人体阴阳的根本源于肾,其主宰着人体脏腑的阴阳状态。肾之阴阳互相约束、互相依存,使人体能够维持健康的状态。若是某种特殊条件打破了这种平和,将会诱发人体出现相应的疾病。

严世芸教授在诊治疾病的过程中,在燮理阴阳时,尤其强调肾阴、肾阳的调和,遵景岳之法,阳中求阴,阴中求阳。补肾阴药常用生、熟地黄、山萸肉、枸杞、麦冬,以滋养肾阴;补肾阳选用仙灵脾、补骨脂、肉苁蓉、巴戟天等,同时常把温补肾阳药与补火助阳的附子同用;补肾填精常用鹿角片、脐带、紫河车等。

案例:

患者,女,67岁,2014年9月7日就诊。因左侧肢体活动不利,走路不稳2年为主诉,既往有高血压、脑梗死病史。

刻下:左侧肢体活动不利,走路不稳,怕风怕冷,颈背部及足趾足背发麻,动则气短,易出汗,双下肢轻度浮肿;纳可、寐欠安、便调,舌淡、苔薄白、脉细。

病机分析:本病主要为阴阳、气血、心肾不和;久病伤气、久病及肾、阴阳两虚、气虚血瘀、风痰阻络、肾失气化、心神失养。

处方:附子12g、桂枝12g、麦冬12g、熟地20g、山萸肉15g、生晒参9g、黄芪30g、桃枣仁各15g、川芎12g、地鳖虫12g、地龙12g、全蝎粉2g、蜈蚣粉2g、棱莪术各15g、葛根15g、白术芍各15g、猪茯苓各15g、仙灵脾20g、鹿角片9g、补骨脂12g、天麻15g、白附子15g、煅龙牡各40g、夏枯草12g、麻黄根15g、知柏各12g、夜交藤20g、远志15g

处方以地黄饮子+补阳还五汤+真武汤+酸枣仁汤+祛风化痰药、软坚散结药、安神定志药、止汗药等而成,达到温补肾阳,滋补肾阴、补气活血、祛风化痰、温阳利水、软坚散结、收涩止汗、安神定志、阴阳气血平和之目的。方中严世芸教授善调肾阴肾阳,长于阳中求阴,阴中求阳。

(2)调和气血:《素问·五脏生成》篇言:"人一身之血皆属于心。"《素问·痿论》言:"心主宰人体全身之血脉。"《素问·平人气象论》:"心藏血脉之气"。正常血液循行于脉中,周流营养滋润全身需要心气推动。《素问·调经论》:"气血失和,则变生百病。"《血证论·血上干证治》:气与血是构成机体生命活动的基本物质,气可以生血,气可以行血,血可以载气,血能生气,两者相互依存,相互为用、相互资生,共同维系着人体的生命活动。

严世芸教授指出：年老体衰、久病伤气、久病入血、久病入络、久病必虚、久病多瘀，认为心系疾病中气血为病最为常见。若外邪入侵人体、饮食不节、过度疲劳或长期肝气郁结等，常引起气虚、气逆、气滞及气陷等证，使血液运行受阻，经脉阻滞，引起血瘀或血虚等。故认为"调和气血，百病乃安"。最常用补气活血和行气活血两大治法，活血药中重视虫类药物的应用。

1）补气活血法：补气活血法是严世芸教授治疗心系疾病最常用的治法，在治疗胸痹、真心痛、心悸、水肿、眩晕、头痛及中风等疾病时，分析严世芸教授处方，95% 以上均采用该法。最常用的方剂为补阳还五汤；但补气常用：生晒参、生黄芪，活血药常用：川芎、桃仁、三棱、莪术、地龙、地鳖虫等。

2）行气活血法：严世芸教授指出中医理论"气行则血行，气滞则血瘀"，行气有助于活血；同时心主神志，心系疾病患者易出现情志不畅而气滞。故在治疗胸痹、心悸、水肿等疾病时常应用此法。最常用的方剂为血府逐瘀汤加减，去红花、赤芍，加三棱、莪术、地鳖虫，增强破血逐瘀通络之功，此方剂气血同治、行气活血、化瘀养血、升降同用、调畅气机，为调和气血之良方。同时理气常用逍遥散、四逆散等，常用药：柴胡、枳壳、陈皮、大腹皮、木香、香附等；降气常用旋覆代赭石汤；升气常用补中益气汤等。

案例：

患者，男，72 岁，2014 年 11 月 2 日就诊，因胸闷、胸痛时作 3 个月为主诉就诊，伴见易发脾气、头晕、腰酸、手冷、夜寐易醒、醒后不易入睡，纳可、便调、舌淡红、苔根腻、脉细。

病机分析：本病主要为阴阳气血不和，气阴两虚、气滞血瘀、胸阳不振、心神失养。

处方：生晒参 9g、麦冬 12g、五味子 9、瓜蒌皮 15、薤白 15g、桂枝 12g、黄芪 30g、桃仁 15g、川芎 12g、地鳖虫 12g、三棱 15g、莪术 15g、地龙 12g、葛根 15g、仙灵脾 20g、骨碎补 15g、柴胡 12g、甘草 9g、生地 15g、枳壳 15g、桔梗 12g、牛膝 15g、酸枣仁 15g、知母 12g、黄柏 12g、夜交藤 20g、远志 15g、琥珀 6g

处方以生脉饮 + 瓜蒌薤白桂枝汤 + 补阳还五汤 + 血府逐瘀汤 + 酸枣仁汤 + 仙灵脾、骨碎补而成，达到补气养阴、行气活血、温通心阳、安神定志、阴阳平和目的。方中严世芸教授善于补气活血、行气活血同用。

3）重视虫类药：清代叶天士说："病久则邪风混处其间，草木不能见其效，当以虫蚁疏络逐邪。"并谓："散之不解，邪非在表；攻之不驱，邪非着里；扶正祛邪，正邪并树无益；故圣人另辟手眼，以搜剔络中混处之邪，藉虫蚁血中搜逐，以攻通邪结"。严世芸教授指出：久病入血，久病入络，久病多瘀；老年体弱，肌肤甲错即有瘀血。在活血化瘀用药时，严世芸教授喜用虫类药物，认为虫类药多为血肉有情之品，具有独特的治疗效果，非草木类药物所能及。虫类药物具有咸、辛之性，咸可软坚，辛可通络，具有：破积攻坚、息风定痉、通血祛瘀、通阳散结等功效。常用全蝎粉、蜈蚣粉、地龙、地鳖虫、僵蚕、乌梢蛇等。

4）活血止痛药：在临床上常出现血脉瘀阻引起的疼痛，如头痛、胸痛、腰痛及肢体疼痛等症状，严世芸教授在应用活血化瘀药的基础上，常加用乳香、没药、生蒲黄，以活血止痛。

案例：

患者，女，69 岁，2014 年 7 月 13 日就诊，患者有冠心病、心功能不全Ⅱ~Ⅲ级、糖尿病、腔

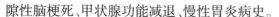

隙性脑梗死、甲状腺功能减退、慢性胃炎病史。

刻下:头晕、颈板、胸闷、心悸、面神经痛、下肢轻度浮肿、气短不明显,食后胃胀不适、嗳气,易尿路感染、尿频、尿急、纳可、便调、夜寐早醒,舌淡红、苔薄白、脉细。

病机分析:本病主要为气血不和,气虚血瘀、风痰阻络、胃气不和、下焦湿热。

处方:生黄芪30g、桃枣仁各15g、川芎12g、地鳖虫12g、地龙12g、生蒲黄15g、炙乳没各12g、葛根15g、仙灵脾20g、骨碎补15g、潼白蒺藜各12g、白芥子15g、白附子12g、全蝎6g、蜈蚣3条、细辛9、干姜10g、半夏10g、黄芩15g、甘草9g、大腹皮15g、马齿苋20g、鹿衔草20g、萹蓄15g

处方以补阳还五汤+活血止痛药+补肾强骨药+祛风通络药+半夏泻心汤+清热解毒药组成,以补气活血、通络止痛、祛风化痰、补肾强骨、和胃消胀、清热解毒,使人体恢复"和"之状态。方中多种虫类药祛风活血通络,配以乳香、没药、蒲黄以行气活血止痛。

(3)协调脏腑、兼顾五脏:五脏间的功能协调,是通过相互依赖,相互制约,生克制化的关系来实现的。有生有制,则可保持一种动态平和,以保证生理活动的顺利进行。而脏腑的生理,以"藏""泻"调和为其特点。五脏是以化生和贮藏精、神、气、血、津液为主要生理功能;六腑是以受盛和传化水谷、排泄糟粕为其生理功能。藏泻相和,人体才有充足的营养来源,以保证生命活动的正常进行。任何一脏腑发生不和,都会影响整体生命活动而发生疾病。

严世芸教授在临证中从整体观出发,某一脏的病证,不仅考虑表里脏腑的关系,同时注重五脏之间的生理病理间相互影响。例如:心力衰竭的诊疗过程中,严世芸教授认为心病病机特点:其病位在心、广涉五脏、互为因果。治疗心脏疾病时,应协调脏腑、兼顾五脏,其临床治疗思路总结为:调治心衰,应兼补中;心衰日久,治必补肾;治疗心衰,重宗气而顾养肺;调心和神,应善调肝,疏导七情。通过协调五脏的关系,使各脏腑之间处于协调平和之状态,体现出五脏整体观之特点。

案例:

患者,男,78岁,2014年9月25日就诊。因反复心悸、气短3年为主诉,有心房扑动病史。

刻下:胸闷、心悸、动则气短、双下肢浮肿;口苦,纳欠佳,夜寐早醒、便调;舌淡红、苔黄腻、脉细。

病机分析:主要为五脏气血不和,久病伤气、气虚血瘀、心阳不振、久病及肾、肾失气化、肝郁犯脾、心神失养。

处方:瓜蒌皮15、薤白15g、半夏15g、桂枝12g、附子12g、白术芍各15g、猪茯苓各15g、车前子20g、黄芪30g、桃仁15g、川芎12g、三棱15g、莪术15g、柴胡12g、炙甘草12g、枳壳12g、桔梗12g、牛膝15g、仙灵脾20g、鹿角片9g、补骨脂12g、丹参18g、甘松12g、桑寄生30g、黄芩15g、生龙牡各40g、制大黄9g、酸枣仁15g、夜交藤20g、合欢皮20g、远志15g、焦山楂15g、焦六曲15g

处方以瓜蒌薤白半夏汤+真武汤+补阳还五汤+血府逐瘀汤+柴胡桂枝龙骨牡蛎汤+酸枣仁汤+温补肾阳药+健脾胃药+治疗早搏经验药组成,以达温通心阳、补气活血、行气化水、补肾助阳、疏肝泄热、养心安神、健脾开胃之功,使人体恢复"和"。方中严师通过协调五脏,补心、温肾、补肺、疏肝、健脾,使各脏腑之间达到协调平和为其特点。

（4）扶正祛邪、通补兼施：临床上心系疾病胸痹、真心痛、心悸、喘证、眩晕、水肿等，其病机多本虚标实，本虚多为心之气、血、阴、阳亏虚，常合并其他脏器亏虚，标实多为瘀血、痰浊、水饮、气滞等，治疗则需要标本兼治、通补兼施。根据症状、病情、病机、正虚邪实的情况不同，通补之法也有所不一：如只通不补；先通后补；先补后通；通补兼施。但其组方原则："补不宜呆滞，通（泻）不可伤正，寒不能伤阳，温不可劫阴"，最终达到人体阴阳气血的调和。

严世芸教授重视扶正、尤其注重脾胃。中医言"正气存内，邪不可干"，强调人体元气的作用。元气是生命之本，生命之源，元气充足则健康，元气受损则生病，元气耗尽则死亡。元气决定着生命的全部。元气根于肾，其组成以肾所藏的精气为主，依赖于肾中精气所化生。而肾中精气，虽以先天之精为基础，又赖后天水谷精气的培育。脾为后天之本，气血生化之源。人出生后，所有的生命活动都有赖于后天脾胃摄入的营养物质。正是基于上述的原理，严世芸教授在治疗疾病时，重视扶正，尤其注重脾胃。指出：理虚需顾土，治损取其中；主张：轻灵流动、甘润柔养。

严世芸教授在遣方用药时，常加仙灵脾、补骨脂，以温补肾阳，鼓舞元气。同时处方均兼顾脾胃，加用白术、茯苓，如有气虚喜用黄芪，生晒参，重则选红参。如有纳谷不佳，加山药、扁豆、生熟苡仁、炒谷麦芽、焦山楂、焦六曲，以健运脾胃。

案例：

患者，女，81岁，2014年5月18日就诊，因胸闷、心悸、气急5年为主诉。既往有心脏瓣膜病、二尖瓣成形术史，有心房颤动、心脏永久起搏器植入术后、慢性心功能不全Ⅲ~Ⅳ级、有支气管扩张病史。

刻下：胸闷、气急、心悸、乏力、腰腿酸痛，伴咳嗽、痰白黏稠、手足不温、下肢稍肿、夜寐欠安、纳可、二便调，舌淡苔薄少，脉细弦。

病机分析：主要为阴阳气血心肾不和，久病伤气、久病入络、久病及肾、心肾阳虚、气虚血瘀、痰热内阻，心神失养。

处方：附子12g、猪茯苓各15g、白术芍各15g、桂枝12g、仙灵脾20g、鹿角片9g、紫河车6g、补骨脂12g、车前子20g、生黄芪30g、桃枣仁各15、川芎12g、地鳖虫12g、棱莪术各15g、地龙12g、葛根15g、红参7g、柴胡12g、黄芩15g、半夏12g、生龙牡各40g、生姜4片、小红枣6只、知柏各12g、夜交藤20g、远志15g、琥珀6g、冬瓜子30、芦根30、生熟薏苡仁各15g。

处方以真武汤＋补阳还五汤＋柴胡加桂枝龙骨牡蛎汤＋千金苇茎汤＋酸枣仁汤＋温肾填精药，以达温补心肾、补气活血、清热化痰、重镇安神之功。处方特点：治法上扶正达邪、通补兼施；重视正气，在加强补气、补肾的同时，兼顾脾胃：以茯苓、白术、生熟薏苡仁、小红枣，以健运脾胃，使补而不脂腻；最终使人体阴阳气血心肾恢复平和。

（5）病机错综、方不嫌"杂"：临床上部分疾病在发生发展过程中病情错综，出现阴阳、表里、寒热、升降、病位、诸虚、诸实等证候交叉兼见失和的复杂状况，其病机复杂。这情况可见于急性疾病的发展过程中，更多见于慢性疾病，疑难疾病之中。

严世芸教授精研中医各家，特别推崇孙思邈的《千金方》，其方组方繁杂，药物众多，寒热补泻熔为一炉，但实质上其组方结构至为严密，疗效确切。针对疑难疾病，严世芸教授也学习《千金方》思路，寒热补泻多种治法熔为一炉，特别是把一些相反、不同的治法巧妙地融为

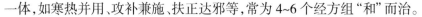

一体,如寒热并用、攻补兼施、扶正达邪等,常为4~6个经方组"和"而治。

严世芸教授强调:证情错综复杂,用药会出现看似杂乱现象,但应主次兼顾,方不嫌"杂",处方要达到和。古往今来的医籍方书中这类方剂,数不胜数,是切合临床实际的主要组方法则之一。但要遵循"乱中有序,杂中有法"的原则,要注意"补不宜呆滞,泻不可伤正,寒不能伤阳,温不可劫阴",最终达到"调和"的目的。

案例:

患者,女,52岁,2014年7月6日就诊;因掌趾脓疱疮性关节炎2年为主诉,已服中药2年,效果欠佳。

刻下:胸闷偶作、登楼气短、乏力、脚后跟脓疱疮、口腔溃疡、髋关节隐痛、眼干、纳可、便调、寐安,舌淡红、苔薄白、脉细。

病机分析:阴阳失和、寒热错杂、本虚标实。

处方:生熟地各20g、山萸肉12g、白芍15g、鹿角片9g、生黄芪30g、升麻30g、半枝莲40g、百花蛇舌草20g、土茯苓15g、虎杖15g、制川乌9g、麻黄9g、羚羊角粉0.6g、乌梢蛇12g、紫花地丁20g、蒲公英20g、七叶一枝花20g、皂角刺20g、青黛9g、金银花15g、黄连9g、黄芩15g、知柏各12g、山栀12g、鸡血藤20g、炙乳没各12g

处方思路来源于《千金方》,用药奇特、出奇制胜,羚羊角与制川乌同用,补肾阴肾阳药与清热解毒药同用,散寒止痛药与活血止痛药同用,寒热气血补泻熔为一炉,具有反、激、逆、从配伍,使人体已达到阴阳调和目的。

5."圆机活法"思维的目标——"和"

尚"和"学术思想指导下"圆机活法"的临床思维,从整体观、哲学观的角度为我们指明诊疗疾病的追求目标:通过"揆度奇恒、道在于一","循法守度、化之冥冥",最终追求人体阴阳气血脏腑的"和"。

《素问·玉版论要》:"黄帝问曰:余闻揆度奇恒所指不同,用之奈何?岐伯曰:揆度者,度病之浅深也。奇恒者,言奇病也。请言道之至数,五色脉变,揆度奇恒,道在于一"。《说文解字》:揆,度也。度,法制也。揆度:指揣度、估量之意。恒,常也。奇,非常也。奇恒所指不同,有言疾病,有言脉色,有言脏腑,有言阴阳。董昱佑认为:"揆度奇恒"指审查疾病阴阳,"道在于一"指达到"阴平阳秘"的境界。同理,严老师强调"圆机活法"关键要抓住疾病的发展、变化的病机,即"揆度奇恒";通过协调人体阴阳、气血、脏腑达到阴阳平"和"状态,即"道在于一"。这是我们诊治疾病所遵循的目标。

《素问·示从容论》:"夫圣人之治病,循法守度,援物比类,化之冥冥。"指出良医治病,要遵循法度,同时出奇制胜、变化无方,掌握变化于冥冥之中。"物生谓之化,物极谓之变,阴阳不测谓之神,神用无方谓之圣"。严老师所倡导"圆机活法、法无常法"的临床思维无不体现一个"化"字。这需要博览群书、精通古今、融会贯通,学不博无以通其变,此为中医诊治的最高境界。

严世芸教授深研中华传统文化,推崇"和"的中医学术思想,与诸子百家之"和"一脉相承。"和"作为中医学的哲理、学理、指导原则及价值追求,其思想指导下的"圆机活法"治疗目标必将追求"和",即协调阴阳气血脏腑;使人体达到"和"的状态。

6. 小结

严世芸教授灵动的辨证思维——"圆机活法"是其治疗疾病活的灵魂,"和"贯穿始终;据证辨机,把握病情,不和是关键,通过紧扣人体的不和以辨别病因、病位、病性,从而确定病机;只有圆机才能活法,按机论治,法无常法,调和为法度;燮理阴阳,调和气血,协调脏腑,扶正祛邪、通补兼施是临床常用调和大法,同时病机错杂、方不嫌"杂";最终目的使人体阴阳气血脏腑达到"和"。

三、学 术 访 谈

问:"和"源于古代文化,为什么是中华传统文化的核心?

答:"和"是中华传统文化的价值追求:从西周末年的"和实生物",《诗经》的"和乐且孺",《尚书》的"庶政惟和""燮和天下",《资治通鉴》《宋史》"本中和而立政"等,到今天"和谐社会","和"思想渗透到中华文明的哲学、历史、政治、伦理、宗教、教育、文学、艺术等各方面,深刻地影响了国人的生活。"和"是中国传统哲学的重要原理,"和"是万物产生的重要法则,"和"是社会和人际和谐的准则,天地精气和合孕育生命。"和"具有和平、平和、和谐、协调、和顺、和合、中和、融和、调和等义,它是中国古代哲学的重要原理之一,是中华传统文化的价值追求。

问:为什么说"和"是中医学的学理?

答:孕育脱胎于中国传统文化的中医学,从理论到实践,也无不贯穿着"和"的思想,它是认识和理解中医学的基石。具体表现:①人与天地之"和":老子:"人法地,地法天,天法道,道法自然。"《素问·宝命全形论》:"人以天地之气生,四时之法成。"《素问·五常政大论》:"必先岁气,无伐天和。"强调人与天地之"和"生命才能维持健康。②生命过程中精气神的"和":《灵枢·天年》:"人之始生……以母为基,以父为楯。"《素问·上古天真论》:"二八肾气盛,天癸至,精气溢泻阴阳和,故能有子。"《素问·六节藏象论》:"气和而生,津液相成,神乃自生。"③阴阳气血之"和"。《素问·上古天真论》:"法于阴阳,和于术数。"《灵枢·肠胃》:"血脉和则精神乃居。"《灵枢·本脏》:"血和则经脉流行……卫气和则分肉解利……"《素问·生气通天论》:"是以圣人陈阴阳,筋脉和同,气血皆从。"④人体整体之"和"。《素问·逆调论》"亢则害,承乃制。"《灵枢·经脉》:"肺气通于鼻,肺和则鼻能知香臭。"《灵枢·脉度》"五脏不和,则七窍不通;六府不合则留为痈。"强调人体脏腑、官窍之间的协调平和。

问:"和"如何体现于中医的治疗原则?

答:《素问·上古天真论》:"凡阴阳之要,阳密乃固。两者不和,若春无秋,若冬无夏。因而和之,是谓圣度";"泻其阴而和之";"泻其阳而和之"。《素问·至真要大论》:"必先五胜,疏其血气,令其条达,而致和平。"《伤寒杂病论》论述疾病的预后是"和则愈,不和则不愈"。《景岳全书》"和方之剂,和其不和者也。"《医学心悟》"有清而和者……和之义则一,和之法变化无穷焉。"《广温疫论》:"寒热并用谓之和,补泻合剂谓之和,表里双解谓之和,平其亢厉谓之和。"强调"和"是治疗所追求的目标。

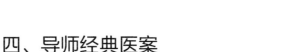

四、导师经典医案

(一) 医案 1

初诊:患者,男,65 岁。

就诊日期:2014 年 1 月 5 日。

主诉:反复胸闷、胸痛 5 年余。

有冠脉支架植入术后 7 年病史。

刻下:时感胸闷、胸痛、登楼梯气短,口腔易发溃疡、口干、纳可、夜寐安、便调,舌淡红、苔薄腻、脉细。

处方:瓜蒌皮 15g	薤白 15g	半夏 15g	桂枝 12g
柴胡 12g	桃仁 15g	酸枣仁 15g	川芎 12g
地鳖虫 12g	三棱 15g	莪术 15g	甘草 9g
枳壳 12g	桔梗 12g	牛膝 15g	生蒲黄 15g
制川乌^{先煎}9g	赤石脂 15g	延胡索 18g	鹿角片 9g
生黄芪 30g	胆南星 15g	生地 15g	竹叶 12g
人中白 12g			

14 贴,每日一贴、水煎服、150ml 每日二或三次服用(以下均相同)

二诊:患者胸闷、胸痛明显改善,口腔溃疡消失,活动后气短,纳可、夜寐安、便调,舌淡红、苔薄腻、脉细。

处方:上方去制川乌、赤石脂,加生晒参 7g、生姜 4 片、小红枣 6 枚。

按:患者心气亏虚,胸阳不振,阴寒上乘则胸闷;阻滞气机,气滞血瘀则胸痛;气虚则活动后气短;气虚阴火内生则口腔溃疡。病机:阴阳气血不和,胸阳不振、阴寒凝滞、气滞血瘀、阴火内生;治法:温通心阳、散寒止痛、行气活血、清热泻火。处方以瓜蒌薤白半夏汤、血府逐瘀汤、补阳还五汤、乌头赤石脂丸、导赤散等加减而成。

处方特点:寒热同用、气血同治、扶正达邪,多个经方组"和"而成,使人体阴阳气血脏腑达到平"和"状态,疾病生于失"和",治疗应当调"和"。用药经验:对于寒凝胸痛患者,在生蒲黄活血止痛基础上,严世芸教授常用乌头赤石脂丸以加强散寒止痛之功;对于口腔溃疡老师常用生地、竹叶、人中白、青黛等药对。

(二) 医案 2

初诊:患者,男,75 岁。

就诊日期:2015 年 3 月 28 日。

主诉:心悸 6 月余。

有脑梗死病史 7 年,心律失常、早搏病史 3 年。

刻下:自觉早搏、心悸,疲劳后心悸加重,头晕,登楼气短,纳可、二便调、夜寐安,舌淡红、苔厚腻、脉结代。

处方：

附子 12g	茯苓 15g	猪苓 15g	白术 15g
白芍 15g	桂枝 12g	淫羊藿 20g	鹿角片 9g
补骨脂 12g	苍术 15g	熟地 20g	黄芪 30g
桃仁 15g	酸枣仁 15g	川芎 12g	地鳖虫 12g
三棱 15g	葛根 15g	苦参 30g	景天三七 20g
丹参 18g	甘松 12g	桑寄生 30g	柴胡 12g
半夏 12g	黄芩 15g	生龙骨 40g	生牡蛎 40g
制大黄 9g	生晒参 7g	生姜 4 片	红枣 6 枚

二诊：患者心悸、头晕明显改善，登楼气短，纳可、二便调、夜寐安，舌淡红、苔厚腻、脉结代。

处方：继续按上方施以温阳利水、补气活血、养心安神之法治疗。

按：本病中医诊断属于心悸范畴。登楼气短、疲劳为气虚之象；登楼气短、心悸为心阳气亏虚，心阳不振，水气凌心，心失温煦和濡养，故疲劳加重；气虚清阳不升则头晕；气血阻滞不畅则左肩板；同时生理上心肾水火相济，病理上心阳虚衰日久致肾阳亏虚；心主血脉，心阳气虚必定影响心主血脉功能，致气虚血瘀。苔厚腻为湿盛之征。

本病病机为：本虚标实、心肾气血不和，心阳不振、气虚瘀血、肾阳亏虚、心神不宁。治法：温阳利水、补气活血、养心安神。处方以真武汤、补阳还五汤、柴胡桂枝龙骨牡蛎汤、佐以温补肾阳药加减组"和"而成。处方特点：柴胡桂枝龙骨牡蛎汤以疏肝清热，调畅气机，重镇安神；同时病证结合，给予苦参、景天三七、丹参、甘松、桑寄生，现代药理研究这些药物具有较好抗心律失常作用；熟地配苍术，补肾助气化以化湿；诸药合用调和心的阴阳气血，使人体达到"和"之状态。

体会：从另一方面理解，根据中医经典"精生气、气生神"理论，心悸为心神失养之征，养神需补气，补气需填精。故治疗心悸在养心安神、重镇安神同时，严世芸教授常佐以补气药如生黄芪、生晒参等，在补气时常佐以补肾填精之品，如淫羊藿、鹿角片、补骨脂等；少佐以振奋心阳、活血化瘀等药物，获得较好疗效。

(三) 医案3

初诊：患者，男，70 岁。

就诊日期：2015 年 6 月 28 日。

主诉：动则气短、双腿乏力半年。

既往有冠心病病史；心超：左室壁整体收缩活动减弱，舒张末压增高，左房内径增大，二尖瓣中度反流，射血分数（EF）31%。

刻下：动则气短、双腿乏力，无胸闷、心悸、夜间能平卧，纳可、夜寐安、便调，舌淡红、苔薄白、脉弦数。

处方：

附子 12g	茯苓 15g	猪苓 15g	白术 15g
白芍 15g	桂枝 12g	车前子 20g	淫羊藿 20g

鹿角片 9g	柴胡 12g	桃仁 15g	川芎 12g
地鳖虫 12g	三棱 15g	莪术 15g	甘草 9g
生地 20g	桔梗 12g	枳壳 12g	牛膝 15g
生黄芪 30g	生牡蛎 40g	夏枯草 12g	浙贝母 12g
脐带 1 条			

二诊：患者气短、乏力改善,纳可、夜寐安、便调,舌淡红、苔薄白、脉弦数。

处方：上方去生地、桔梗、枳壳,加当归 15g、陈皮 9g、升麻 15g。

按：患者老年男性,心气亏虚、心阳不振,水饮阴寒之邪上乘,故动则气短;肾气亏虚则双腿乏力。本病病机:心肾气血不和、本虚标实,心肾阳虚、气虚血瘀。治法:温补心肾、补气活血、软坚散结。处方以真武汤、血府逐瘀汤、补阳还五汤等加减而成。

处方特点:病证结合、虽然无明显冠心病的症状,但是结合胸痹的病机为脉不通,活血通脉为其治疗大法,故在本病中给予活血通络药;根据久病必瘀,久病多痰瘀交结,给予软坚散结;久病及肾,心肾同治;调理气血时,常用血府逐瘀汤,理气活血、升降同调、气机调畅、气血畅通;心阳不振常用真武汤振奋心阳;最终目的是人阴阳气血达到"和"之状态。

余瀛鳌研究员通治方学术思想整理与研究

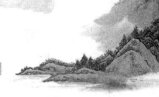

传承博士后：李鸿涛

一、传承导师传略及传承博士后简介

余瀛鳌

余瀛鳌，男，1933年3月出生，汉族，首届全国名中医，首都国医名师，中国中医科学院首届学术委员会委员，研究员，博士研究生导师，中华中医药学会医史文献分会名誉主任委员，全国古籍整理规划领导小组成员，全国中医药传承博士后合作导师。主要学术思想如下：

1. **开创临床文献学术研究方向，倡导文献研究"学以致用"**

60余年来，始终坚持临床文献整理与诊疗实践相结合，倡导古籍文献的整理与研究要致意于"学以致用"；开辟了"中医临床文献研究"学术方向；构建了临床文献的学术内涵、研究方法与研究范畴。在中医学术界产生了广泛影响。

2. **坚持中西医并重研究方法，倡导辨病与辨证论治相结合诊疗思维模式**

临证重视诊疗模式的应用和指导，提出"辨病"、"辨证"相结合的诊疗思维模式。提出主病主证治法，或辅以兼病兼证治法，病、证相参后选用通治方剂加以治疗，为临证各科病证诊疗树立了轨范。

3. **临证善于汲取古今名医学术经验，力主"通治方"研究与应用**

博览群书，致力于汲取历代名医名家学术诊疗精华，倡导"主方主证"与"通治"思想，对50余种病证形成通治法、通治方与系列用药经验，疗效卓著。

李鸿涛

传承博士后李鸿涛，男，1979年10月出生，汉族，中国中医科学院中医药信息研究所副研究员。主要从事中医古籍整理与研究、研究生教学和中医临床工作。先后主持各级各类中医科研项目6项，核心期刊发表论文30余篇。主持选编整理《中医古籍孤本大全》50余种，获2012年中国政府图书奖提名奖。主编著作12部。科研项目成果获中华中医药学会科技进步一等奖一项、二等奖一项，中国中医科学院科技进步一等奖两项。

二、导师学术思想与学术特色、临床特点

著名中医学家余瀛鳌教授从事中医科研、教学与临床工作60余年,强调文献研究与临证诊疗相结合,善于汲取中医古籍中蕴含的学验精华,力求变通而为临床所用。笔者跟随余老临证学习时,发现他在坚持一定的治疗原则的基础上,重视在辨病与辨证想结合的基础上,善于将"通治方"与"通治法"灵活应用于各科疾病的治疗中,形成了诊疗基本模式,并积累了丰富的临床经验,现将笔者体会浅述如下。

(一) 临证模式

余老师认为,目前普遍接受而为广泛应用的中医临证模式为西医辨病加中医辨病与辨证,但辨证又往往受到辨证分型的影响,一病往往分为数型,一型又各立一至数方,过细的辨证分型往往使初学者难以掌握中医病证辨证规律,又很难统一疾病的治疗认识,不利于总结和推广经验。因此,余老师提倡临证中当发展和研究通治方,以通治方为基础,总结经验,提高疗效,更为符合临证实情,且便于交流和推广经验,较为可取。

1. 辨病与辨证合参

清代徐灵胎在《兰台轨范》中言:"欲治病者,必先识病之名,能识病名,而后求其病之所由生;知其所由生,又当辨其生之因各不同而病状所由异,然后考其治之之法。一病必有主方,一方必有主药。"余老师指出,从医学发展的观点分析,"辨病论治"当早于"辨证论治",因为医者对疾病的认识是逐步深入的,深入到一定阶段,又希望能得到删繁就简的证治规律。中医"辨病论治"发展过程,倘若从治疗学的观点,就是寻求更切合临证、便于在辨病论治中广泛应用"通治方"的过程。因此,余老师强调,在临证中必须坚持辨病论治与辨证论治相结合的模式。不但要辨中医的病,还要明确西医的病,辨西医的病能够对疾病的病因病理、进展情况、转归预后有较为清晰的认识和掌握,会对疾病的治疗更为精准的把握,从而真正做到"有的放矢"。然后根据患者的个体差异,再充分运用中医辨证论治的优势,如此才能获得较好的临床疗效。

2. 通治方

通治方是在辨病论治与辨证论治相结合的基础上,根据临床具体疾病所提出来的通治方案,其组成相对固定,性味相对平和,照顾疾病病机也较为全面。在通治方的运用方面,要根据临床实际和患者个体特异的表现,立法化裁或组合其他治法与方药,使得治疗方案系统、全面而灵动,既符合中医学整体恒动观的基本精神和要求,又符合临床诊疗实践规律。

3. 通治法与经验用药

余老师治疗疾病过程中,在选定通治方治疗主病主证后,又非常重视针对患者的具体症情,佐以"经验治法"和药物治疗兼病兼症。这些经验治法余老师称之为"通治法",通治法及用药经验可以在临证时随需选取并灵活组合。如余老师治疗慢性肝病的基本治法均为调肝、育阴血、护肝解毒,但根据临床上患者的具体病情不同,兼湿者配合化湿法,兼瘀者配合

通络化瘀法,转为肝硬化者佐以软坚法,兼湿阻水停者佐以化湿利水,见脾虚或肝脾不和者佐以疏肝健脾法。

多年来余老师在实际应用通治法时,形成了自己独到的应用经验,这些治法与药物的选择皆需根据患者的具体情况予以斟酌使用,可以说是通治法的具体实施策略,并可为通治方的灵活加减提供有益补充。现选列余老应用较多的通治法和经验用药如下。

调肝:柴胡、香附、当归、青皮;

育阴血:生地、熟地、元参、女贞子、旱莲草;

护肝解毒:鸡内金、鸡血藤、鸡骨草;

扶阳:附子、肉桂;

清脘:黄连、木香;

化痰:陈皮、杏仁、竹茹、制半夏、白芥子、川贝、浙贝;

止嗽:百部、白前、紫菀、冬花;

宽胸:瓜蒌、木香;

化石:海金沙、金钱草;

健脾:茯苓、芡实、莲肉、山药、白术;

消瘿:元参、昆布、浙贝、海藻、黄药子;

通管、消瘕:皂刺、路路通、赤芍、制香附;

清肾:黄柏、冬葵子、土茯苓、白茅根;

软坚:鳖甲、三棱、莪术;

宁神:合欢皮、夜交藤、柏子仁、炒枣仁;

消疹、消痤、消暗斑:地肤子、僵蚕;

利咽:桔梗、玄参、锦灯笼、生甘草;

平肝:生石决、车前草、夏枯草、白蒺藜;

通络:桃仁、红花、丹参、鸡血藤、土鳖虫;

和中:苏梗、麦冬、木香、佛手;

益心气:太子参、麦冬、五味子、炙甘草;

制酸:乌贼骨、浙贝、煅瓦楞;

益肾强精:熟地、山萸肉、沙苑子、锁阳、仙灵脾、肉苁蓉、鹿角胶;

除烦:黄连、龙胆草、炒栀子;

蠲痹:秦艽、海风藤、老鹳草、千年健、伸筋草、威灵仙;

固卫:生黄芪、炒白术、防风、浮小麦;

消动脉内斑块:蒲黄、五灵脂、丹参、血竭;

利湿热:石韦、萆薢、薏苡仁、小蓟、赤小豆、冬葵子;

清睾:川楝子、蒲公英、黄柏;

宣通鼻窍、醒鼻窍:苍耳子、辛夷、细辛;

清肠:秦皮、地榆、黄连、木香;

醒脑窍、开窍:石菖蒲、远志;

通心络:丹参、桃仁、红花、降香;

潜镇止颤、止痛:生龙骨、生龙齿、生牡蛎;

明目:枸杞子、菊花、青葙子、决明子、密蒙花;

缩泉:金樱子、覆盆子、桑螵蛸;

疏风通络:秦艽、独活、鸡血藤、络石藤、海风藤、伸筋草;

化湿、去浊:生苡仁、苍术、滑石;

止痛:元胡、生白芍;

固肠止泻:赤石脂、诃子、石榴皮;

清带、止带:生苡仁、苍术、黄柏、败酱草;

利水:茯苓、泽泻、车前子、车前草、黑丑;

润腑通便:麻子仁、枳壳、枳实、厚朴、肉苁蓉;

降脂:丹皮、姜黄、山楂;

定眩:天麻、钩藤、菊花。

以上通治法临床具体应用时,可以随证化裁或组合。

(二) 辨治原则

余老师在 60 余年的临床工作中,除注重探索与总结疾病的辨治规律外,亦非常重视坚持一定的辨治原则,他认为临证中严谨地遵循这些基本原则是取得临床疗效的必要保障。

1. 首重调肝

余老师临证重视调肝,他认为,肝主疏泄,为一身气机条畅之主,百病每多生于气郁,而又易形成脏腑气机郁滞。调肝之法虽然是在调节一脏,但是实际可以有助于其他四脏生理功能的发挥以及病理状态的自愈,更可以促进五脏平衡的重新恢复。他认为,调肝之法实即寓有调肝气与育阴血两个方面的内涵,正如《素问·至真要大论》言:"疏其血气,令其条达,而致和平","定其血气,各守其乡",调肝气可以畅达气机,育阴血可以柔肝活络。如余老师在治疗肝病、情志病、月经病、甲状腺疾病、前列腺炎等疾患时均用到了调肝法。

2. 培补脾肾

余老师治疗迁延性、慢性疾患重视培补脾肾。他认为,脾肾为先后二天之本,是人体正气的发源之处,正气充足才能激发机体的自我修复与痊愈能力,从而促进疾病向愈。如治疗慢性肾病补肾脾,慢性肝病益气阴、健脾,糖尿病则补气阴、通络、健脾补肾,脑梗死补气通络、益肾健脾。是《素问·五常政大论》中讲"必养必和,待其来复"基本原则的具体体现。

3. 顾护胃气

余老师对于慢性病需要长期用药的患者,非常注重顾护胃气。首先,在选择药味上,余老师少用壅滞及攻伐克削之品,立方遣药较为轻灵,即使应用厚味滋阴之品也会佐以理气和胃、消导促运之品,以防壅塞胃气。其次,余老师所开处方一般不超过 14 味中药,多数处方要少于 12 味中药,药量也比较轻,比如青皮、陈皮各 4~6g,半夏 3~8g,大黄 3g,木香 6g,以防过剂伤正。再次,在服药方法上,余老师对于需要服用 1 个月以上中药的患者,一般每服药 6 天后,停 1 天药,四周共服 24 剂;或者短期连服 20 天,中间服至 10 剂时停药 1 天,然后再服用剩下的 10 剂汤药,尽剂后再复诊。这种服药方法是为了让患者"胃气"得以休息和恢复。既有利于药物很好地吸收和发挥作用,又有利于患者身体的较快恢复。

4. 恰当补泻

余老师临证权衡攻补时,告诫我们应该谨遵《素问·五常政大论》"无使过之,伤其正也"之训。故在选用治法上,活血兼益气,疏肝兼柔肝,理气兼养阴,滋阴兼和胃,利水兼养阴。做到补而毋壅,攻而勿伐,凉而不遏,温而不燥,升而不浮,降而不坠。时时处处从正气着眼,体现了恰当补泻的基本原则。

5. 调畅气血

余老师注重通过调畅气血来调整人体脏腑失和的病机。气血周流于全身,无处不到,二者相依相随不可强分,因此,气病及血,血病及气,进而导致气血失常是临床中常见的病机。所以余老师临床中治疗疾病往往气血并治,如益气活血、调气活血、益气养血、益气摄血等。气血条畅,五脏得养,脏腑方能各司其职,升降出入有序,百病不生。

(三) 处方程式

余老师临床中重视临证模式,他在诊疗过程中强调,首先要明确患者的西医学诊断,其次根据患者主诉和现病史予以辨证,辨病辨证相参后,对于该患者提出主病主证治法,或有辅以兼病兼症(证)治法,然后选用经验通治方,并在此基础上结合患者具体症情予以化裁,并选择若干通治法佐治兼病兼症(证)。选方用药过程中,余老师根据自己多年的临床经验,选择相关药组,即前述病证与通治法、通治法与经验用药。

通治法相对灵活,不同疾病也可以选择相应治法和经验用药,体现了中医辨证思维中的异病同治。通治方相对固定,是根据病证的临床特点、发生发展规律以及临床经验总结出来的特效方。具有通治本类疾病的特征,但是仍然可以根据患者的不同症情予以化裁。

(四) 结语

综上所述,在临诊模式方面,余老师临证主张辨病论治和辨证论治相结合,在掌握疾病的中西医病理机制和病证发展变化规律基础上,根据临床治疗"总结经验—重复经验—推广经验"的目标和需求,可拟定治法,并且遵循通治法则的基本精神,可以拟定与之相对的、行之有效的"通治方"。然后再根据患者实际情况予以选用通治法和经验用药化裁。临证实际来看,余老师在运用通治法、通治方与辨证论治时可以做到优势互补,提高临床疗效。

三、学 术 访 谈

(一) 通治方思想形成基础

问:余老您好,我在跟随您门诊学习的过程中发现您对于特定疾病的治疗中,选方用药有一定的规律,您能跟我讲一讲,你这样的处方用药规律是怎么形成的吗?

答:好的,我多年在门诊上运用方药正如你所说是有一定规律的,我把它叫做通治方,通治方思想的由来大概受到了几方面的影响。一方面我学医之初,看到先父无言公在治疗一些疾病时会运用一些核心的方药,这些方药组成相对固定,临床中按照患者的具体症状和病情予以加减即可获得疗效。如他治疗臌胀经常用到傅青主的决流汤加减,就是这一例证。还有我的业师秦伯未先生也有临证经验效方的使用,如他经常用黄芪建中汤加减治疗慢性胃炎,也获得了较好的疗效。后来我在阅读和整理明代孙志宏所撰的《简明医彀》,发现他对多种病证的方治部分,则有主方、成方及简方,便于读者能从中较多地选择应用。该书中所述各种病证,绝大多数均列主方,这些主方都是根据该病的病因病机等实况,参酌古今文献,结合他个人的诊疗经验所拟的自订方。虽无方名,但立方缜密,遣药灵活,且多附列证候变化中的加减法,每能切中病机,反映了孙氏为了使习医者较易掌握常见诸病的证治,探索多种病证的治疗规范的精神。《简明医彀》的"主方"内容堪称是该书的主要学术特色之一,而在论病方面,则备而不冗、约而不漏,说理明晰、晓畅。其"主方"即有了通治效方思想的雏形,这样使读者易学易用。通治方在临证中加以适当的变化和调整,可以起到"以一应百"通治之效。所以,我的临床经常惯用一些特效核心方剂,我把它们称作通治方。

问:余老您能谈谈通治方组方的特点吗?

答:"通治方"即通用方,临床应用,至少应该具备药性平和及照顾全面两个特点,它应该是中医辨证施治理论基础上的产物。比如关节炎这种病中医统称为"痹证",大多由于风、寒、湿三种邪气的侵袭而形成。如果是风邪偏胜的,关节以游走性窜痛为主,叫"行痹";如果寒邪偏胜,疼痛就比较剧烈,局部用热敷可以缓解,名为"痛痹";若湿邪偏胜,则多表现为关节重着肿痛,称之为"着痹"。治疗这三类比较多见的痹证,有不少专门方剂可以斟酌使用。但古人考虑到痹证的致病因素虽然有风、寒、湿等多种邪气,临床症状却往往错综难分,因此可以研究用一个处方加减治疗三种不同痹证。于是在辨证施治原则的指导下,遂有像喻嘉言《医门法律》"三痹汤"这样一个既能祛除邪气又能补益气血、滋养肝肾、正邪兼顾的方剂,广泛运用于临床。因为"三痹汤"加减确实可以治疗不同类型的痹证,所以后世就把它列为治疗痹证的常用"通治方"之一。

若干年来,对于各种疾病所习用的有效"通方"已经不少,那么究竟应该如何用"通治方"呢? 我认为,首先应该掌握"通治方"所主治的各种疾病病理机制以及病情发展变化的规律,而且要把八纲的属性辨识清楚,然后才能拟定使用"通治方"。其次,对于每一个"通治方"的性质和适应证,应该心中有数,不可毫无根据地任意使用,更不能不假思索,轻率地将一些剧毒药和刺激性强烈以及性质极偏的药物,随便加入一般"通治方"中,这样才能避免产生某些意外的不良反应。

问:余老您能给我讲一讲通治方如何使用吗?

答:通治方的使用必须坚持在辨病与辨证相结合的临床模式下使用,二者缺一不可,否则就是守株待兔。

古今很多医家,在其医疗实践中往往自觉或不自觉地在重视辨证论治的同时,寻求辨病论治,注重方药与病证的合拍,这在绝大部分中医临床文献中都能得到反映。如我的祖父奉仙公治"常疟"凡属太阴证者,用自订"新六和汤"加减施治取效。又如治葡萄疫,由于此病多预后不良,他"经数十年悉心研究",指出此病缘于"幼年血气未定,正元不充,或当病后,或体素薄,或食冷物,逼其隐伏之热,使恶疬之气直犯血脉"所致。后以自拟"新订消斑活命饮"等方施治获得良效。1961年,我诊治了多例急慢性肾炎患者,临床观察所见,急性肾炎与中医所说的"风水"相近,遂确立用"发表祛风利水法"施治,拟订了"风水通治方"主治急性肾炎遍体水肿、头痛、血尿等症,取得较好的治效。又如对于病毒性肺炎,当时西医尚缺乏捷效药物,根据临床所见,我拟定了一个"麻杏石甘加味方"。此方具有实效,便于掌握应用,如配合必要的输液及西药,可以缩短疗程,提高效验。

总之,辨病论治是临床医学发展比较重要的组成部分,深切希望中医界的同仁能予以重视。当然,通治方的应用,有时尚需根据病情而予以变通,使论治中的治法、立方、遣药更为契合,这又是"辨病论治"中贯穿"辨证论治"的思路与方法。

问:余老您好,根据您上面所谈的通治方和辨病辨证使用的关系,我明白了通治方虽然相对固定,但是也必须符合和坚持一定的临床治疗规律和原则,通治方不等同于辨证方或秘验方。可是,我们在大学本科学习期间使用的中医教材往往对于疾病的治疗都有若干证型的辨证选方,您能谈谈对这种现象的认识吗?

答:目前所编的有关中医内科学教材,存在辨证分型偏于繁杂,不太切于临床实用的缺陷。从临床实际来看,我主张对于常见多发病宜在可能范围内,力求精化辨证。根据中医临床文献所反映的实际情况,对各科病证宜从辨病论治与辨证论治相结合。《黄帝内经》中生铁落饮治疗狂证,四乌贼骨一芦茹丸治疗经闭,均具有"通治方"的性质。奠定我国临床医学基础的《伤寒杂病论》也有较多通治方,如:"黄疸病,茵陈五苓散主之";"妇人妊娠,宜常服当归散主之";"妇人六十二种风及腹中血气刺痛,红蓝花酒主之"。晋·葛洪《肘后备急方》认为:"伤寒有数种,人不能别,令一药尽治之……"葛氏并提出以葱豉汤加减施治,对于疟、痢、温病、温疫等病,他也主张选用通治方与治。后世医学著作,基本上都是反映"辨病"和"辨证"相结合的特色,而明代孙志宏所撰《简明医毂》(以内科杂病为主,兼列其他各科病证)对每一病证均列主方(通治方),并附加减法;同时也结合辨证论治及单验方治疗,使读者较易掌握。清初张璐《张氏医通》之三痹汤(治风寒湿痹)、《倪涵初疟痢三方》都是突出辨病论治之方剂(均为通治方)。现代医家总结个人临床经验,亦颇多辨病论治之效方,有利于继承发扬,推广应用。

问:余老通过您的讲解,我明白了通治方现象是自古即有的,是古代医家总结和实践临床经验的较好形式,也是中医学术传承的关键点之一。那您能谈一谈您的临床中对于哪些疾病的治疗都基本形成了通治方思路呢?

答:我在诊疗过程中,首先要明确患者的西医学诊断,其次根据患者主诉和现病史予以辨证,辨病辨证相参后,对于该患者提出主病主证治法,或有辅以兼病兼证治法,然后选用经验通治方,并在此基础上结合患者具体情况予以化裁。选方用药过程中根据自己多年的临床经验,选择相关药组,即前述病证与通治法、通治法与经验用药。通治方治疗方面,对于一些门诊求诊较多的,如治疗肝病、肾病、泌尿生殖系疾病、心脑血管病、糖尿病、癫痫等病证,皆贯穿了通治方思路。我从事中医文献及临床工作近60年,重视临床文献的整理与研究。

这些通治方的形成是在汲取古今名医方治精华、斟酌治法之后而拟定的,在实际应用时需根据患者具体情况予以灵活加减,这样才能提高疗效。

小结:

此次访谈,围绕通治方的形成思路和临床具体运用展开。通治方是在辨病论治与辨证论治相结合的基础上,根据临床具体疾病所提出来的通治方案,其组成相对固定,性味相对平和,照顾疾病病机较为全面。在通治方的运用方面,要根据临床实际和患者个体应证化裁或组合其他治法和方药,使得治疗方案系统、全面而灵动,既符合中医学整体恒动观的基本精神和要求,又符合临床实际。

(二) 中医治法的临床应用

问:余老您好,我在门诊上发现您在处方用药前,总要拟定一些,比如调肝,通络,健脾,益气,缩泉等,这些治法,再根据治法遴选方剂和药物,您能给我讲一讲拟定这些治法的意义吗?

答:我在多年临床工作体会到,对于各种常见多发性疾患,不论中医、西医都有一套常用的防治方法,可以称之为"常法"。一个医生在诊疗方面最基本的要求就是要熟习"常法"。但光是熟悉"常法"难以应付复杂多变的证情,因此还需要学习、掌握一些灵活变通、更能契合具体病情的治法,这种方法简称为"变法"。掌握"常法"与"变法"的多少及其运用的精确熟练程度,是厘定一个医生诊治水平高低的标尺。中医讲"方从法出,法随证立"讲的就是这个道理。常法与变法都是讲的一般的辨病辨证治法,但是临床中也存在着"意治之法"的现象。

问:那您能谈一谈"意治之法"这种现象和它的应用吗?

答:中医临证,要求在辨病和辨证的基础上"立法处方"。对于每一个患者临证所遇具体问题需作具体分析,这就涉及"法治"与"意治"的问题。

所谓"法治",一般是在"辨证"之后,"论治"、处方之前必当确立的治疗原则和方法。试以便秘而言,如症见阳明胃实、燥渴谵语,属实闭,立法宜泻实通腑;老弱之人精血匮乏或产妇气血不足,以致肠胃失润之便秘为虚闭,当以养血润肠为法;口燥唇焦,舌苔黄,小便黄赤,喜冷恶热为热闭,立法宜清热导滞;唇淡口和,舌苔白,小便清,喜热恶寒,此属冷闭,治当以温润为法。掌握辨证和立法,是作为一个临床医生所必备的基本素质。

所谓"意治",亦即在诊疗中体现"医者意也"之真谛。求"意"的关键是"在人思虑",亦即辨证和考虑问题的细致全面,求取治疗之意理、掌握变通治法。所以说"医者意也"是指医生在精细分析因证前提下,经过认真思辨而获得的证治概念和处治活法。今仍以便秘为例谈一治案。宋代权奸蔡京苦于便秘,请国医多人治疗均无效,蔡某又不愿服大黄通下,更使国医束手,史载之往诊,切脉后,嘱以二十文钱购买紫菀,研末冲服,"须臾大便遂通,元长(即蔡京)惊异,问其故。曰:'大肠,肺之传道,今之秘结无他,以肺气浊耳。紫菀能清肺气,是以通也。'自此医名大进,元长深敬服之"。这种便秘治法,可谓灵变,属于"意治"的范畴,突出了医者在诊疗上的活法巧治。

又以腰痛为例,一般医生根据"腰为肾之府"的理论,多从益肾施治,或据外感风、寒、湿等情况予以祛邪。而《医学广笔记》载述缪仲淳治李夫人因亡女,忽患腰痛,艰于转侧,甚则影响张口授食。前医或从肾虚论治,或从湿痰论治,均无效。缪氏细询因证指出非肾虚所致。处方以白芍、制香附、橘红、白芷、肉桂、炙草、乳香、没药,加灯心共研细末,"一剂腰痛脱然,觉通体痛,再煎滓服,立起。寻骇问故? 仲淳曰:此在《素问》'木郁则达之',故诸君不识耳",此例腰痛治法,与通常医籍所载迥异,同样说明缪氏长于"意治"、治法通权达变的特点。

但我们从事临床的同志,又不能一味地去追慕"意治"。重要的是,须有坚实的学术、临床基础,须运用科学、辨证的思维方法,并应理解"法治"与"意治"的密切关联。即"意治"不能脱离"法治";"法治"在一定的辨证条件下,须以"意治"来加以体现,明·冯嘉会指出:"夫天下意与法原自相持,意缘法以行,而后驭之精;法传意以出,而后垂之永。"这是对"意治"与"法治"关系的精辟见解。上述的"意治"案例,还启发医生在辨证中不可忽视"审因"。蔡京之便秘,因于肺气浊;李夫人之腰痛,因于亡女,肝木抑郁。故前者清肺气之浊而用紫菀末;后者达肝木之郁,故着重用疏郁缓痛治法。明代名医卢之颐指出医生于临证中宜防止"审因者略证,局证者昧因;知常而不及变,循变而反舍常"之偏向。意谓医生在辨证中须注意审因,审因中又当具体辨析临床所表现之不同证候。在治法上,既应"知常",又能"循变",而所谓"循变"并非唾手可得,它是在熟悉常法、思虑精审的基础上产生的。

问:您刚才讲的我明白了,常法与变法,法治与意治的关系,这就是我们中医讲的辨证辨病施治中体现"医者意也"的灵活变通的具体实证。临床中如果能够很好地处理规矩与权衡的关系,那就是做到左右逢源、游刃有余了。您能跟我谈一谈您在临床中如何使用这些基本治法吗?

答:你说得很对,我在治疗疾病过程中,在坚持辨病论治与辨证论治的指导思想指导下,非常重视针对不同患者的症情选取不同的治法,这些治法是在本病的基本治法基础上,根据患者具体情况予以应症组合而成的。比如,慢性肝病的基本治法均为调肝、育阴血、护肝解毒,但根据临床上患者的具体情况不同,兼湿者配合化湿法,兼瘀者配合通络化瘀法,转为肝硬化者佐以软坚法,兼湿阻水停者佐以化湿利水,见脾虚或肝脾不和者佐以疏肝健脾。还有其他如慢性肾炎用到补肾脾,益气,通络,利水,清肾;慢性泌尿系感染用到清肾,益气阴,利水,去湿;糖尿病用到益气阴,通络,健脾,补肾;冠心病用到宽胸化痰,通络,益心气,宁神;脑梗死用到益气通栓,利脉,补肾健脾,调腑,疏风,宁神;血管神经性头痛用到祛风,醒窍,通络;高血压用到益气阴,平肝通络,调肝降压;癫痫用到潜镇止痫,化痰通络。这些治法既体现了临床病症的病机特点,也可以为下一步中医处方治疗提供大纲和依据,是联系疾病和治疗的纽带,因此十分重要。

问:那您在临床中确立了这些治法后,药物的选择也有一定的规律,也就是您的临床经验用药,我体会着总结了一些,比如:调肝用柴胡、香附、当归、青皮;育阴血用生地、熟地、元参、女贞子、旱莲草;扶阳用附子、肉桂;清脘用黄连、木香;降气用苏子、杏仁、莱菔子、旋覆花;化痰用陈皮、半夏、杏仁、竹茹、制半夏、白芥子、川浙贝;止嗽用百部、白前、紫菀、冬花;宽胸用瓜蒌、木香。这些经验用药是和治法的选取密切相关的。请您再谈一谈您的一些经验治法和用药?

答:你总结这些药物和治法确实是我临床中常用到的,也可以说是经验用药,我拟定的经验治法和用药还有,比如清肠化湿用秦皮、黄连、木香;潜镇止颤、止痛用生龙骨、生龙齿、生牡蛎;明目用枸杞子、菊花、青葙子、决明子、密蒙花;疏风通络用秦艽、独活、鸡血藤、络石藤、海风藤、伸筋草;润腑通便用麻子仁、枳壳、枳实、厚朴、肉苁蓉;止痛用元胡、生白芍;清肠用秦皮、黄连、木香;清带、止带用生苡仁、苍术、黄柏、败酱草;醒脑窍、开窍用石菖蒲、远志;通心络用丹参、桃仁、红花、降香;促消化用炒神曲、鸡内金、炒谷麦芽;收敛止泻用赤石脂、石榴皮;缩泉用金樱子、覆盆子、桑螵蛸;利水用茯苓、泽泻、车前子、车前草;化湿、去浊用生苡仁、苍术。这仅仅是我个人的一点体会,你在今后在临床中按照这一思路也可以总结出自己的经验治法和用药,这是学习中医过程中漫长的积累和实践所获得的。

问:余老您说的这个临证经验的形成需要时间的积累,那有没有什么模式或者步骤可以概括呢?

答:中医临床过程中,望闻问切,省病问疾,辨证施治,处方用药,自有一套规程和范式。我们称之为临证模式。目前普遍接受而为广泛应用的中医临证模式为西医辨病加中医辨证,但辨证往往受到辨证分型影响,一病往往分为数型,一型又各立一至数方,虽曰圆机活法,实则既使得初学者难以掌握中医病证辨证规律,又很难统一疾病的治疗认识和总结经验,因此余老提倡临证中当发展和研究通治方,以通治方为基础,总结经验,提高疗效,更为符合临证实情,较为可取。

我在临床中重视临证模式的应用和指导,他在诊疗过程中强调,首先要明确患者的西医学诊断,其次根据患者主诉和现病史予以辨证,辨病辨证相参后,对于该患者提出主病主证治法,或有辅以兼病兼证治法,然后选用经验通治方,并在此基础上结合患者具体情况予以化裁。选方用药过程中根据自己多年的临床经验,选择相关药组,即前述病证与通治法、通治法与经验用药。

通治法相对灵活,不同疾病也可以选择相应治法和经验用药,体现了中医辨证思维中的异病同治。通治方相对固定,是根据病证的临床特点、发生发展规律以及临床经验总结出来的特效方。具有通治本类疾病的特征,但是仍然可以根据患者的不同情况予以化裁。

这样按照"临证体会—总结经验—实践验证"的步骤,逐渐完善我们的临证经验,才有可能提高疗效,提升临证思辨水平。

小结:

此次访谈,余老师主要谈到了中医治法选取和运用。余老临证主张辨病论治和辨证论治相结合,在掌握疾病的中西医病理机制和病证发展变化规律基础上,根据临床治疗"总结经验 - 重复经验 - 推广经验"的目标和需求,可拟定"通治法则",并且遵循通治法则的基本精神,可以拟定与之相对的、行之有效的"通治方"。所以,根据余老多年来对临床文献研究和诊疗实践的体悟,认为中医"辨病论治"发展过程,就是寻求更切合病证、便于在辨病论治中广泛应用的"通治方"的过程。所谓专病通治方,就是针对某一疾病的若干证型均能通治获效的方剂,前人也有称之为"主方"者。此即反映了医者对疾病的认识是逐步深入的,深入到一定阶段,又希望能得到删繁就简的证治规律的初衷。对于临床中的许多疑难病症而言,余老师通过长期的临证实践积累和摸索,认为对该病的中医因症脉治只要能够抓住主要矛盾,在临证中运用通治法则与辨证论治可以做到并行不悖,甚至是融合互补。

(三)难治性癫痫治疗经验

问:余老您好,您在临床中经治的癫痫患者较多,您能跟我说一说您是如何认识癫痫这一疾患的吗?

答:癫痫属中医"痫证"范畴,属发作性神志异常重症。是由于脑组织异常放电所造成的疾患。我们中医学早在《黄帝内经》时代即对本病有了一定的认识,《素问·奇病论》即提到:"病名为胎病,此得之在母腹中时,其母有所大惊,气上而不下,精气并居,故令子发为巅疾也。"说明此病具有一定的遗传倾向。元代《丹溪心法·痫》指出"痫证有五,无非痰涎壅塞,迷闷孔窍";清代《临证指南医案·癫痫》中云:"痫病……或由母腹中受惊,以致内脏不平,经久失调,一触积痰,厥气内风,卒焉暴逆,莫能禁止,待其气反然后已"。可见,痫证病因多端,病机交错,因此病情复杂而顽固。我在临床中经治的此病较多,通过多年的临床实践体会,我认为本病病位主要在于脑肝脾,病机为脾虚酿痰,肝气郁结或肝阳上亢,夹痰上冲脑窍,脑络瘀阻,神机失用。病理要素以痰、瘀为要。

问:您治疗这一疾病所拟定的通治法又是什么呢?

答:针对以上病因病机,癫痫的治疗多以潜镇止痫、化痰通络立法主治。潜镇是平息亢逆的肝气,防止气郁化火,火升阳亢。我认为,止痫之法除化痰外别无他法,痰是此病发作的重要因素,因此化痰十分重要,同时痰凝窍阻容易成瘀,所以通络之法也配合在治疗的始终。此外,对原发性癫痫应注重开窍醒神宁心。对继发性癫痫注重治疗针对病因。

问:您刚刚提到的潜镇止痫、化痰通络为主的治法。为什么没有涉及息风止痉的问题,因为往往对于本病的认识都有风邪,您如何理解和认识的?

答:你这个问题正是我要特别说明的。以往对于癫痫的认识都认为因其有抽搐、痉挛、昏仆等,《素问》言诸风掉眩皆属于肝,认为是风邪作祟,就因此使用祛风息风药物。从临床实际效果来看,是不符合实际的。癫痫虽有风象,但并非风邪,故祛风息风之法更不应使用。我在临床中拟定的潜镇化痰通络法可以控制癫痫的发作也证明了这一点。但是解痉的药物是可以使用的如钩藤、僵蚕等。

问:您在临床中重视辨证论治与辨病论治相结合,对于若干常见病或疑难病证,重视"通治效方"的研究,并在多种编著中体现这一思想,如《中医通治方精选丛书》等。您能谈一谈癫痫通治方的组成和应用吗?

答:根据以上病机及通治法则的认识,我在临床拟定癫痫促效方,组成:生牡蛎30g(先煎),生龙齿24g(先煎),白矾2.5g(先煎),郁金10g,杏仁10g,桃仁10g,胆南星6g,法半夏6g,丹参15g,鸡血藤15g。此通治方是古方白金丸的"大加味方",是在前人的基础上有所变创。加味后应用,使之照顾比较全面,提高了疗效。此方治愈的患者,连续观察很多年,往往不再复发。

癫痫促效方的核心药物是白金丸,白金丸由白矾、郁金两味药组成,清代王洪绪《外科证治全生集·新增马氏试验秘方》,主治痰阻心窍诱发之癫痫发狂。此方具有祛痰止痫、行气活血、疏肝解郁之效。方中白矾能化顽痰,郁金开郁散结,合制为丸,则痰去窍开,神清病愈。此外,我通过实践体会,郁金和白矾比例应按4∶1,更合适一些。加味药中,生牡蛎平肝潜阳、重镇宁神,生龙齿镇惊安神、宁心潜阳;杏仁降气化痰,半夏燥湿化痰,胆南星清火化痰镇惊、抗惊厥,兼治头风;桃仁、丹参、鸡血藤活血通络化瘀。

本方可以在临证时根据患者的具体症情予以加减,若患者因脑部外伤致病者,宜选择加用赤芍12g、白芍12g、土鳖虫6g、川芎15g、当归12g等活络散瘀;若痰浊较甚,头目不清、困倦酸重、胸闷、呕恶者者,可酌加川贝母6g、浙贝母6g、竹茹10g、陈皮6g,以增强降气化痰开窍;若心神受损,心悸不安,夜寐不宁,可酌加炒酸枣仁20g宁神;伴有发作后或平时头晕头痛者,可酌加秦艽10g、白芷10g、川芎15g等。此外,因方中金石之药较多,不宜在体内久留,故有时需加入少量大黄3~6g以导泻浊毒;如在急性期,癫痫发作频繁,则宜暂用汤剂控制,另加琥珀末1~3g分冲,可增强疗效。

问:癫痫是慢性发作性疾患,您在治疗时认为哪些方面是应该引起注意的?

答:关于方中白矾和郁金的用量,我多年体会,应该按1∶4配伍,较为合理,长期使用白矾,最长的有用到3年的,也没有见到不良反应。癫痫是慢性病、难治病,应该坚持服药,即使是发作减少或暂时不发作也应该坚持服用一个阶段中药。在间歇期,采用丸剂或散剂。并且要求患者在病情稳定后,再坚持服用3~6个月,以巩固疗效。

小结:

余老师通过多年的临床实践,体会到癫痫所谓风邪与肝风均不是主要病因病机。病位主要在于脑,发病多与肝脾有关,病机为脾虚酿痰,肝气郁积而化阳上亢,夹痰上冲脑窍,脑络瘀阻,神机失用;病性实证多于虚证,虚实夹杂者,亦每见实多于虚;热证多于寒证,寒热错杂者亦存在热多于寒。病理要素以痰、瘀为要。针对如上病机,余老师认为,临床中可暂不分缓急标本,概以调理肝脾为主,针对主要病理要素,直捣病邪巢穴,祛邪方能安正。治疗原则当遵泻实补虚,泻多于补;调和阴阳,潜多于滋。因此拟定:潜镇止痫、化痰通络为主治法。这是余老较为独特的经验。此外,余老师对原发性癫痫注重开窍醒神宁心。对继发性癫痫注重治疗针对病因。在此基础上,对癫痫通治方予以加减化裁。

(四) 急慢性肾病治疗经验

问:余老您好,请您讲一讲急慢性肾病的治疗经验。

答:我从20世纪60年代就接触肾病患者,在运用中医药治疗急慢性肾病方面积累了一些经验。中医学认为,急性肾炎多由素体禀弱,卫外不固,复感风寒湿等邪气,内舍于肾,致使气化不利,水道不行,泛溢为肿。慢性肾病是由各种原因引起的脏腑功能虚损所致,或原发在肾,或他病病久累及于肾,常因久治不愈或治疗不当而反复发病。急慢性肾病病之本在肾,其标可兼见其他脏腑,或六淫邪气,由此内外互因,致气血运行失常,三焦水道受阻,其又可损及脏腑,如此虚虚实实形成恶性循环,使病情缠绵难愈。临床治疗虽较为棘手,但中医药治疗有一定优势。

问:中医治疗肾病在控制病情,改善化验指标等方面确实有一定的优势,那您能谈一谈急性肾炎的病机及具体治法吗?

答：我认为急性肾炎的治疗重点在肺肾，因其临床表现与《金匮要略》风水颇多相合，《金匮要略》治风水诸方用于急性肾炎也多有效验。因此，急性肾炎一般宗祛风利水为治。可选用如下风水通治方：

麻黄、紫苏叶、防风、防己、陈皮、桑白皮、大腹皮、猪苓、通草、牡丹皮、茯苓、车前子。

若患者兼有咳逆上气等呼吸道感染症状。可增入杏仁、法半夏兼以宁嗽。如患者肺胃热盛，方中可酌加生石膏。

我在20世纪60年代应用此法接治了大量的急性肾炎的患者，待其风祛水退后，化验指标也逐渐转为正常，后继以健脾益肾之法巩固治疗，均受到满意疗效。

问：请您再谈一谈慢性肾炎的病机及具体治法。

答：慢性肾病，多由各种肾病迁延反复、久治不愈或治疗失时治疗不当而来，据其临床表现，可归属中医学"水肿""腰痛""虚劳""眩晕"等范畴，脏腑虚损是本病的根本原因。我在临床中遇到的各种慢性肾炎、慢性肾功能不全、肾病综合征等多种慢性肾病，或终末期肾病，或原发在肾，或他病累及于肾，病至后期，导致肾功能受损，在中医上的认识均不离脾肾虚衰、湿浊内留的病机关键，治疗当益肾健脾、利水泄浊。我常以通治方——益肾化浊汤治疗，此方由：黄芪、生熟地、山萸肉、山药、丹皮、茯苓、车前、白茅根、土茯苓15g组成。功能益肾健脾，利水泄浊，可以用来治疗慢性肾炎、慢性肾功能不全、肾病综合征等。症见精神萎靡，面色晦黯，乏力腰酸，肢体酸胀或浮肿，小便量少或夜尿频多、清长，体虚容易外感，舌质淡、苔白腻，脉沉迟微弱，或沉涩无力。

在临证治疗中，有时可见浮肿较甚，小便短赤，但无脉浮、恶风等症，从虚实辨证上看，亦无明显证候，所谓"不大虚"或"不大实"者。对此可采用李中梓"先以清利见功，继以补中调摄"之法，常用四苓散、五皮饮方加生地黄、牡丹皮、茯苓、白茅根予治。

问：请您再谈一谈慢性肾炎通治方的临床具体运用。

答：本方是在金匮肾气丸、异功散、防己黄芪汤等基础上予以斟酌选定的。方中黄芪、山药、茯苓甘温益气，升阳气，固脾肾；生地黄、熟地黄、山萸肉滋肾养肝，以复本归元；牡丹皮、白茅根凉血散血、清热止血；车前子、土茯苓、白茅根利水泄浊以治其标。方中生地黄、白茅根二味用量宜大，一般生地黄20g、白茅根30g，取其"滋肾以制水，使肺得清化之源"之功。后以五味异功散加山药、山萸肉、制附片，补中为主，兼以温肾而收殊功。本方可作为各种慢性肾病的基础方加减应用。脾虚甚者，又宜合入实脾饮加减，兼入益气温阳之品，于补脾中兼用补肾，正如赵献可对脾虚水肿的治法在《医贯》中所言："亦须以八味丸兼补命门。盖脾土非命门火不能生，虚则补母之义。"慢性肾炎经治后，有部分患者残留顽固性、局部性水肿，对此治疗当重视分部选药。若头面肿，选防风、羌活等祛风药配合渗利之品，如乏效改用桑白皮配黄芪、党参；腹部肿，选茯苓皮、大腹皮、陈皮；腰部肿，选五苓散加杜仲、川断，若阳虚者加肉桂、附子；足胫肿，选茯苓、猪苓大其剂而配防己、牛膝、薏苡仁。但有些慢性肾炎患者，水肿较重，尤以腹肿较甚者用一般淡渗利水乏效时，如患者正虚不著，可考虑加用黑丑9g、甘遂4g以泄利水邪。但当详审其肿势。陈士铎谓："必须以手按之而如泥者，始可用此二味正治……随按而皮随起者……当作气虚、肾虚治多。"此真经验之谈。对慢性肾炎水肿，如黑丑、甘遂等逐水峻剂，理应慎用，不可轻投。否则虽可取效于一时，而易致弊害，后患无穷。

对慢性肾炎水肿亦可配合食疗,如以稻米加赤小豆,或黄芪、或薏苡仁煮粥常服,于小便不利者,可煮食冬瓜汤,或以白茅根 30g 煎汤饮服。此类单方,既有一定效验,又是平和营养之品,久服而无害。

问:根据以上的治疗方案,治疗急慢性肾病可以说是有法可循,但是若果慢性肾病水肿复发或者外感引起急性发作该如何处理呢?

答:慢性肾病患者久治不愈、迁延反复的主要原因在于脾肾内伤、先后天亏损,正气不能鼓舞生气以促进脏腑功能修复和抗御外邪。所以,此类患者治疗重点在于扶正,方药则以调补脾肾为主。守法守方,坚持治疗,正气得以培固,方得痊愈。对于初诊时呈现本虚标实之证,脾肾内虚,水道不行,外受风邪,风水相搏,故发水肿。因内虚为主要矛盾,故初诊时先予固表健脾、滋肾利水,若不顾本虚,徒事发表祛风逐邪,必将损其正而引邪深入。所以,对待这类患者应该使得根本得固后,再在二诊以后方中即佐以宣肺祛风利水法,体现了据证之缓急而治分标本先后的辨治思路。

小结:

余老师辨治急慢性肾病经验。认为急性肾炎治重肺肾,可归属为中医风水辨治,并根据临床症状、病程进展拟订风水通治方;慢性肾炎、慢性肾功能不全、肾病综合征等多种慢性肾病,治重脾肾,为脾肾虚衰、湿浊内留,治疗当益肾健脾、利水泄浊,自拟益肾化浊汤治疗。并在治疗中注重疾病的进退,根据标本缓急,及时调整方药的使用,以提高疗效。

四、导师经典医案

❀ (一) 发表祛风利水、宣肺宁嗽治疗风水

祝某,男,22 岁。

初诊:1985 年 3 月 12 日。

主诉:周身浮肿半月余。

现病史:半月前患者感冒后周身浮肿,颜面肢体为甚,头痛重于两颞,溺少色偏黄赤,胫肿按而不起,胸腹腰部亦有压痕。兼有口干唇燥,咳逆上气,腰腿酸痛,舌净无苔,脉浮而弦。

检查:二氧化碳结合力 14.56mmol/L,非蛋白氮 41.8mg%,尿蛋白(+++),尿颗粒管型 2~6 个 /Hp,红细胞 11~15 个 /Hp,白细胞 1~2 个 /Hp。体重 64.5kg,血压 180/100mmHg。

中医诊断:风水,属水邪浸肺,溢于肢体。

西医诊断:急性肾炎。

治法:发表祛风利水,佐以宁嗽。

方药:风水通治方加减。

麻黄^{先煎}6g	光杏仁^{后下}9g	苏叶^{后下}9g	防风 9g
陈皮 9g	茯苓 9g	猪苓 9g	丹皮 9g
法半夏 6g	车前子^{包煎}12g	生石膏^{先煎}30g	

二诊(1985年4月10日)：经上方加减治疗4周，患者尿量显著增多，水肿全消，体重减为54kg，头痛除，血压恢复正常。余证均缓，脉象转濡。化验检查，血中非蛋白氮略高，尿蛋白(+)，遂改为健脾益肾方：炙黄芪15g，熟地12g，茯苓、山药、山萸肉各9g，丹皮6g，附片5g（先煎）。

三诊(1985年4月24日)：又服2周而化验指标恢复正常。嘱患者再服金匮肾气丸1个月，后经随访病已痊愈，且未复发。

按：余老师认为，急性肾炎治重肺肾，因其临床表现与《金匮要略》风水颇多相合，仲景治风水诸方用于急性肾炎也多有效验。通过多年治疗本病，在辨证论治的基础上总结治疗规律，拟定了急性肾炎通治方。

余老师治疗急性肾炎，一般分两个阶段论治，先用风水通治方，待其症状基本缓解，续进健脾益肾方以收全功。健脾益肾方实系金匮肾气丸之加减方。考薛己治水气、浮肿多选肾气丸，疗效卓著。赵献可于《医贯》中赞此方"补而不滞，通而不泄，诚治肿之神方也"。余老自拟之健脾益肾方，于温肾益气外，尚有调中之功。此方在患者症状消失，化验正常后还要续服1个月，或予金匮肾气丸服1~2个月，以巩固疗效，且防其病转为隐匿型。

🐾（二）益肾健脾，利水泄浊治疗水肿

王某，男，46岁。

初诊：2012年6月22日。

主诉：水肿反复发作10余年。

现病史：患慢性肾炎10余年。水肿反复发作，精神萎靡，面色晦黯，近日易疲乏较甚，腰酸，肢体酸胀，胃中不适，时胀时痛，气逆上冲，大便欠通畅。舌苔白腻，脉沉濡。

检查：血尿素氮10.421mmol/，血肌酐403μmol/L；尿蛋白(+++)，潜血(+)。

中医诊断：水肿，属脾肾不足，浊毒犯胃。

西医诊断：慢性肾炎。

治法：补肝肾，健脾通络，和中调府。

方药：

生黄芪30g	生地15g	熟地15g	山萸肉10g
山药20g	茯苓20g	桑椹15g	牡丹皮15g
丹参15g	红花8g	厚朴5g	枳实5g
火麻仁20g	白茅根30g	土茯苓10g	

24剂，水煎服

二诊：疲劳明显改善，胃脘不适已除，大便通畅，苔薄腻少津，脉沉右脉微弦。肌酐144μmol/L，尿素氮正常，潜血(-)、蛋白(+)。上方去火麻仁、枳实，加芡实30g、苍术10g，继服24剂。

以上方加减服用1年余，患者精神健旺，体力恢复，去医院检查化验，各项肾功能指标正常，多年肾病已愈。

按：本例患者水肿反复发作源于脾肾两虚，其精神萎靡，面色晦黯无华、乏力等即是明征。水液不能气化，停留体内，久而化浊，浊邪犯胃故而胃中不适。方中黄芪、山药、茯苓甘

温益气，升阳气，固脾肾；生地、熟地、山萸肉、桑椹滋肾养肝，以复本归元；丹皮、丹参凉血散血，清热止血；土茯苓、白茅根利水泄浊以治其标；枳实、厚朴、火麻仁和降胃气，润腑导浊。二诊方加入芡实健脾固肾，苍术芳香化湿。经过如上调补脾肾、利湿化浊长期治疗，多年顽疾获得临床治愈。

(三) 疏肝软坚，育阴化瘀，和中健脾治疗慢性肝炎

顾某，男，39岁。

初诊：2014年1月12日。

主诉：慢性乙型肝炎2年余。

现病史：5年前单位体检发现患乙型肝炎，曾经某医院干扰素以及服用柴胡疏肝散、金铃子散等治疗而乏效。近1个月来，肝区经常疼痛，形体消瘦，急躁易怒，纳谷欠馨，胃胀满时呕，大便干结，每2日一行。面色黯黄，舌质紫黯、苔薄腻，脉沉涩有弦意。

检查：肝大胁下2.5cm（右叶），脾大3cm。实验室检查：乙型肝炎表面抗原（+）、乙型肝炎e抗原（+）、乙型肝炎核心抗体（+），丙氨酸氨基转移酶174U/L。红细胞2.71×10^{12}/L，血红蛋白81g/L，白细胞40×10^9/L，血小板30×10^9/L，直接胆红素18.9μmol/L，白蛋白28g/L，凝血酶原时间36.8s，活化部分凝血酶时间34.3s，甲胎蛋白35ug/L。尿常规检查正常，大便潜血试验阳性。

中医诊断：胁痛，属肝肾阴亏、气滞血瘀。

西医诊断：慢性乙型肝炎。

治法：疏肝软坚，育阴化瘀，和中健脾。

方药：滋水清肝饮加减。

柴胡 10g	香附 10g	生地 30g	丹皮 10g
龙胆草 10g	鳖甲^{先煎}20g	青皮 5g	陈皮 5g
清半夏 10g	太子参 12g	茯苓 10g	山药 18g
丹参 15g	鸡血藤 15g。		

用此方加减4个月余，诸症悉愈，肝功能明显改善，肝脾大小基本上恢复正常。

按：余老师治疗慢性肝炎有明显肝脾肿大者，常选用滋水清肝饮加减施治，主法当以软坚、滋阴、疏肝相结合。从问诊中获知患者久服香燥利气之品，肝阴耗损，肝气郁结，久则瘀滞于肝脾，渐则肿大，食谷欠馨，胃胀满，时呕，大便干结，系肝胃不和之征。方用鳖甲、莪术软坚消肿；柴胡、香附、青皮、陈皮、赤芍、白芍、丹参、鸡血藤以疏肝化瘀；大剂地黄以滋阴；太子参、山药、白术、茯苓、半夏以健脾、调中、降逆。龙胆草、丹皮以清肝泻火存阴。方药运用体现了补肝之体、助肝之用，兼以活血软肝的思想。

(四) 调肝软坚、利水消胀、健脾通络治疗积聚臌胀

患者，男，46岁。

初诊：2012年5月6日。

主诉：慢性乙型肝炎2年余，肝硬化半年余。

现病史:患者于两年前确诊为乙型肝炎,久治不愈,渐变为肝硬化,现已肝功能损害而出现腹水。就诊时症见:腹胀如鼓,面浮气短,腿肿尿少,食谷不馨,大便稀溏。谷丙转氨酶156U/L,血压146/80mmHg。医院诊断为肝硬化腹水,并有肝脾肿大,住院期间先后抽取腹水两次,每次约800ml。患者食少,神疲乏力,尿少,脉势沉弦,舌苔腻,舌边齿痕明显。

中医诊断:积聚、臌胀,属肝经血脉瘀滞,脾虚水湿泛溢。

西医诊断:肝硬化腹水。

治法:调肝软坚、利水消胀,兼以健脾通络。

方药:

柴胡 10g	制香附 10g	川楝子 10g	炙鳖甲^{先煎} 15g
生黄芪 30g	防风 10g	防己 10g	三棱 10g
莪术 10g	苍术 10g	茯苓 20g	山药 20g
车前子 15g	车前草 15g	牵牛子 5g	鸡内金 15g
鸡血藤 18g	鸡骨草 30g		

10 剂,水煎服,每日 1 剂

二诊:药后尿量增多,腹胀缓解,乏力症状较前减轻,腿肿依然,下肢畏寒症状明显,上方去茯苓、山药,加生白术 15g、肉桂 3g,继服 14 剂。

三诊:药后腹水基本消除,腿肿消退大半,精神体力较好,大便成形,舌红苔薄,脉沉细无力,二诊方去牵牛子,加砂仁 4g,20 剂,水煎服。

其后,根据患者病情,主以上方加减,服药近百剂,腹水、腿肿完全消退,面浮亦除,饮食增进,体力明显好转。谷丙转氨酶 38U/L,后以香砂六君子汤加山药、鸡内金、丹参,配成水丸继续服用,随访两年,病情稳定。

按:此例患者肝病日久,肝脾肾功能失调,气滞、血瘀、水渗于腹中所导致。方中使用柴胡、香附、川楝子疏肝理气,生黄芪补气,使用鳖甲、三棱、莪术软坚散结,防风、防己作为对药,配合使用可通利小便,胜湿利水消肿,黄芪、防己同用,取防己黄芪汤之意,治疗浮肿、尿少。见肝之病,知肝传脾,方中使用苍术燥湿健脾,与茯苓、山药同用,具有健脾利水消肿的作用;车前子、车前草利水通淋,使水湿从小便而去,和牵牛子协同消除水肿和腹水,上述药物在治本的同时,着重治标,使水湿从小便祛除。余老师在治疗慢性肝病时,常加上"三鸡"(鸡内金、鸡血藤、鸡骨草),对于改善患者临床症状和化验指标具有比较可靠的疗效。鸡内金有补脾胃、消食滞、消癥瘕作用,鸡血藤养血活血,鸡骨草是民间草药,具有利湿退黄、清热解毒、疏肝止痛功效,可起到改善肝功能、增强人体免疫力的作用,配合鳖甲、三棱、莪术软坚散结。诸药合用,以调肝软坚、利水消胀,健脾通络。二诊时因患者腿肿和下肢畏寒症状较重,系因阳气久为水湿所困,邪水旺而正亏虚之故,故去茯苓、山药,而加用生白术燥湿利水,肉桂温阳化气利水。经治疗后,肝脾肾功能渐复,水湿气化有权,故改予香砂六君子汤加味健脾温中以作堤防之治,固本培元,缓缓收功。

❀（五）潜镇止痫、化痰通络治疗癫痫

刘某,男,39 岁。

初诊:2012 年 3 月 15 日。

主诉:癫痫反复发作1年,加重两个月。

现病史:患者无癫痫家族史,因感冒静脉滴注时受刺激后患病,平均每3~4个月发作一次。近两个月,每半个月即发作1次,每次发作昏厥5~10分钟,喉中痰鸣明显。平素睡眠较差,入睡困难,怕冷,血压110/90mmHg,大便正常,脉微数,有弦意,舌苔厚边齿痕,咽中有痰。

中医诊断:痫证,属肝脾失和,痰瘀阻络。

西医诊断:原发性癫痫。

治法:潜镇止痫,化痰通络,醒窍宁神。

方药:生牡蛎^{先煎}30g　生龙齿^{先煎}24g　生白矾^{先煎}2.5g　郁金10g
桃仁10g　杏仁10g　竹茹10g　胆南星6g
制半夏6g　丹参18g　赤芍10g　远志10g
石菖蒲10g　炒枣仁20g

24剂,水煎服

二诊:以此方加减服用至2013年8月7日。服药期间病情平稳,发作次数明显逐渐减少,仅在2013年3月发作一次,痰较前减少,继予原方。

三诊:2013年10月15日复诊,近期无发作,偶尔有痰,痰已不多,食纳、大便均可,白天尿频,但不起夜,眠易打鼾,饮水正常,较易口腔溃疡,脉势微滑,苔微腻,治宗前法,加强化痰,处方以前方去赤芍、远志、石菖蒲,加僵蚕6g,黛蛤散6g(包煎),苍术10g,生苡仁20g。24剂,水煎服。

四诊:2014年1月15日复诊:前次药白矾未先煎,混入其他药中一起煮45分钟,服后身大热烦躁,欲脱衣站立户外。过时则缓。癫痫症状未再发作。大便或干,前半夜约睡5小时,仍有因欠觉而头晕,膝微痛,右脉微滑,苔薄腻,舌尖红。治宜:潜镇止痫,化痰通络。处方:生牡蛎30g(先煎),生龙齿24g(先煎),生白矾2.5g(先煎),郁金10g,桃仁10g,杏仁10g,竹茹10g,胆南星6g,陈皮6g,制半夏6g,丹参18g,川贝母、浙贝母各6g,炒枣仁20g,麻仁20g,远志10g。24剂,水煎服。

五诊(2014年4月16日):近一年来未发作,大便时干时稀,排便不爽,纳食可,眠或欠宁,右腿膝关节登楼时疼痛,偶有痰涎,或有头晕,偶觉心烦易怒,右脉沉滑,苔腻已减。治宗前法,前方去川浙贝、远志、麻仁,加炒白术10g,山药20g。24剂,水煎服,继续巩固治疗。

按:癫痫属中医"痫证"范畴,属发作性神志异常重症。余老师通过多年的临床实践,体会到本病所谓风邪与肝风均不是主要病因病机。发病主要与脑、肝、脾有关,病机为脾虚酿痰,肝气郁积而化阳上亢,夹痰上冲脑窍,脑络瘀阻,神机失用;病性实证多于虚证,虚实夹杂者亦每有实多于虚;热证多于寒证,寒热错杂者亦存在热多于寒。病理要素以痰、瘀为主。针对如上病机,余老师认为,临床中可暂不分缓急标本,概以调理肝脾为主,针对主要病理要素,直捣病邪巢穴,祛邪方能安正。治疗原则当遵泻实补虚,泻多于补;调和阴阳,潜多于滋。因此拟定:潜镇止痫、化痰通络为主治法。此外,余老师对原发性癫痫注重开窍、醒神、宁心。对继发性癫痫注重治疗针对病因。方中白矾能化顽痰,郁金开郁散结,二药相伍,则痰去窍开,神清病愈。此外,余老师认为,白金丸药物用量比例是有讲究的,通过几十年临证探索和体会，他认为郁金和白矾比例宜按 4∶1，更合适一些。同时，强调白矾一定要先煎，这样可以去其火气而增强治效。生牡蛎平肝潜阳、重镇宁神，生龙齿镇惊安神、宁心潜阳；杏仁降气化痰，半夏燥湿化痰，竹茹、胆南星清火化痰镇惊，抗惊厥，兼治头风；桃仁、丹参、鸡血藤活血通络化瘀。随症加减之黛蛤散亦有清肝化痰散结之效。

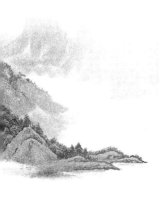

张炳厚教授滋补肾阴学术思想在慢性肾病应用中的传承研究

传承博士后：赵文景

一、传承导师传略及传承博士后简介

张炳厚

张炳厚,男,1937年5月出生,满族,第三届首都国医名师,首批"仲景国医导师",首都医科大学附属北京中医医院主任医师、教授、博士研究生导师,全国中医药传承博士后合作导师。

现任国家中医药管理局中医肾病重点专科、首都医科大学附属北京中医医院肾病科学术牵头人,北京同仁堂中医医院名誉院长、泰国中医药学会名誉会长。曾任国家中医药继承工作第二、三、四批指导老师,北京市中医药学会第八、九届会长、中华中医药学会科学技术奖评审专家库专家、中国中医科学院学术委员会委员。2010年北京市中医管理局设"张炳厚名医传承工作站"在北京同仁堂中医医院挂牌。2011年,国家中医药管理局设"张炳厚名医传承工作室"在北京中医医院正式挂牌。张炳厚教授注重人才培养及中医药的学术传承,培养硕、博士及全国多省市高徒70余人。

从医50余年,张炳厚教授综各家所长,结合多年临床实践,揣摩出一整套独特的辨证治疗规律。提出"顺其性即为补","补其正即为顺"的治疗原则,尤其在补法中最为常用。总结出补肾八法,并自创地龟汤类方治疗肾虚诸病。在辨证方面,力求精细入微,泛用各种辨证方法,而以脏腑辨证为核心。张炳厚教授创出众多类方和通用方,以简驭繁,擅用虫蚁之品、毒麻之剂,常奏意外之功。讲究引经报使,用方新颖,选药奇特,独树一帜,充分体现中医辨证论治的特色。

张炳厚教授先后主持"川芎茶调散类方治疗血管性头痛虚证临床观察与机理研究"等省部级课题多项,获得国家中医药管理局科技成果奖、北京市科学技术进步奖等奖项3项。发表论文60余篇,出版专著5部。

赵文景

传承博士后赵文景,女,1969年7月出生,汉族,主任医师,副教授,硕士研究生导师。现任首都医科大学附属北京中医医院肾病科主任,国家级名老中医张炳厚教授学术继承人,北京市中医药管理局 125 人才,担任中华中医药学会肾病分会、风湿病、亚健康分会常委,北京中医药学会肾病专业委员会副主任委员兼秘书长等十余项社会任职。对于中西医结合治疗肾脏病有独到见解和深入研究。擅长治疗糖尿病肾病,慢性肾炎,激素依赖或无效的难治性肾病综合征,尤其对急、慢性肾衰竭,复杂泌尿系感染,膜性肾病的治疗效果明显。主持并参加国家十五科技攻关课题"中药控制 IgA 肾病血尿的临床疗效评价研究"等多项科研工作,出版学术专著 5 部,在核心期刊发表论文 60 余篇。

二、导师学术思想与学术特色、临床特点

张炳厚教授临证 50 余年,对慢性肾病的诊疗积累了丰富的经验,形成许多创新性认识和观点。张炳厚教授认为肾为先天之本,内含真阴真阳,所以慢性肾病以虚证居多,治疗以"补法"为主,总的治疗原则为"培其不足,不可伐其有余",倡导"培补真阴、育阴涵阳、阴中求阳"的治疗大法,尤重滋补肾阴法,总结了"补肾八法",分别为缓补法、峻补法、清补法、温补法、通补法、涩补法、阴阳双补法、间接补法。独创"顺其性即为补,补其正即为顺"的治疗原则,灵活运用于慢性肾脏病治疗领域,并自拟"地龟汤"类方、"加减地龟汤"类方治疗各种慢性肾病,包括:慢性肾炎、肾病综合征、慢性肾衰竭、各种继发性肾脏病及慢性泌尿系感染,取得良好疗效。

(一)论补肾八法

肾为先天之本,其病虚证居多,故张炳厚教授在治疗中十分强调补肾法。张炳厚教授参考前贤经验,总结补肾有八法,并将补肾方剂按八法进行分类。

1. 缓补法及缓补方

病有新久之别,虚有微甚之分。缓补法适用于病程短,虚不甚,如老年人精血虽虚而无病,或青年人肝肾虽亏而不甚,宜缓补收工,此即谓:补虚无速法。或大病后体虚,虚不受补,应缓补图之。常用方剂,如六味地黄丸、青蛾丸、归肾丸、驻景丸、二至丸等。

2. 峻补法及峻补方

凡病若因虚久不复,成损变劳之后,肾之精气必然大伤。峻补法适用于肾之精气大伤,旨遵:"精气夺则虚","虚则补之","精不足者,补之以味"等论说而设。需用大补精血之品组方,纯补而不泻。常用药物如紫河车,鱼鳔,鹿茸,鹿角,淡菜,龟板等血肉有情之品,及苁蓉、续断、菟丝子、巴戟等能补虚损药,尤以地黄重可坠下,浊可补阴,故张炳厚教授每视其为补肾填精之首选品,常配合龟板大补肾之气精,用于慢性肾脏病的治疗中。常用方剂,如大补元煎、左归丸、右归丸、斑龙丸等。

3. 清补法及清补方

精虚者未必都有热象,而阴虚者每多兼有火动,火动者忌温燥,清补法为阴虚兼有热象者所设。张景岳说:"阴虚多热者,宜补之以甘凉,而辛燥之类不可用。"故阴虚者补而兼清。常用方剂,如大补阴丸、虎潜丸、化阴煎、一阴煎、玉女煎、自拟清肾丸等。

4. 温补法及温补方

"劳者温之"是补虚之大法,也是补肾之要法。温补适用于肾阳虚兼有寒证者。张景岳说:"阳虚者多寒宜补而兼暖。"既说明阳虚者,补虚当用甘温剂以养阳,并配桂附等热药以辅佐。常用方剂,如金匮肾气丸、桂附八味丸、镇阴煎、补火丸、黑锡丹等。

5. 涩补法及涩补方

肾是封藏之本,藏精而不泻,如肾精亏损,固藏失职,单以补精养阴而不加固涩,则精之恢复不易,故叶天士说:"非涩无以固精。"涩补法适用于肾精亏损,固藏失职之滑精、崩带、尿浊等不固之症状。张炳厚教授在治疗蛋白尿时,多选用覆盆子、菟丝子等药物,就是取"非涩无以固精"之意。金匮肾气丸中,不用白术补脾,不取白芍补肝,所选山萸和山药恰恰是具有固涩作用的药物,我们应当从中看出古人组方选药之匠心。临床具体运用,要区分是"因虚而致不固",还是"因不固致虚"。如为前者,宜仿景岳固阴煎法,以补益为固涩,于补益中稍加收涩药,如为后者,宜仿景岳秘元煎法,以固涩为补益,于收涩中稍加补益药。补益与涩固之药,权衡剂量,配制合宜,可收互为促进之效。常用方剂,如金锁固精丸、固阴煎、秘元煎、茯菟丹等。

6. 通补法及通补方

用药之法,常须开合相济,补肾之法,每须通涩互施,故叶天士说:"非通无以导涩,非涩无以固精。"通药不但能引导收涩药以固精,且能使补肾药更好地发挥补益之效。通补法是在补药中加入通药,以开气化之源,为"非通无以导涩"而设。常用方剂,如济生肾气丸、真武汤、猪苓汤等。

7. 双补法及双补方

双补法是根据肾中阴阳互根不可分而设。张景岳说:"以精气分阴阳,则阴阳不可分;以寒热分阴阳,则阴阳不可混。"张景岳对运用双补法从理论上加以阐发,他倡导:"善补阴者必于阳中求阴,则阴得阳生而源泉不绝;善补阳者必于阴中求阳,则阳得阴助,则生化无穷。"但阴阳两虚,则有偏重,故阴阳双补法,亦相应有所偏重。辨证精细,立法处方才有佳效。常用方剂,如地黄饮子、当归地黄饮、黑地黄丸等。

8. 间接补法及方

肾虚而不直接补肾,采用隔一隔二治法者,谓之间接补法。间接补法中以补土生水法为最重要。此外,补子即能实母,补肝之剂一贯煎,也可用于肾阴虚亏者,即乙癸同源,肝肾本可同治也。另外,生脉散乃治肺之剂,肾虚用此,则是"虚则补其母"之义,亦属本法之范畴。

❀ (二) 自创地龟汤,配合补肾八法,形成地龟汤及加味地龟汤类方

1. 擅用类方,执简驭繁

类方是指在药物组成上具有一定相似性的方剂的集合,是针对常见病证而形成的一群方剂。张炳厚教授擅用类方治疗疾病,认为类方辨证简洁,执简驭繁,便于记忆和掌握,将类方分为基础方和加减方,基础方多为成方或自拟经验方,治疗疾病的共性,加减方则针对不同病因病机、辨证而灵活化裁,治疗疾病的个性,根据基础方不同,分类如下:

基础方治本:是指用类方中的基础方治疗疾病之本或主证,加减方针对疾病之标或兼

证,如张炳厚教授自拟地龟汤类方用于治疗各种疾病中肾虚为主者,如腰痛、虚劳、水肿、淋证、不寐、耳鸣、早泄、不孕等。地龟汤基础方组成:熟地、龟板、黄芪、当归、泽泻,再配合张炳厚教授补肾八法,衍化出地龟汤系列类方,分别为:缓补地龟汤、峻补地龟汤、清补地龟汤、温补地龟汤、涩补地龟汤、通补地龟汤、双补地龟汤、间接补地龟汤。

基础方治标:是指用类方中的基础方针对疾病之标或兼证,加减方治疗疾病之本或主证。如张炳厚教授金铃子散类方以元胡、川楝子疏肝行气,活血止痛为基础方,治疗胃痛、腹痛、胁痛之标,针对疾病的共性,再根据辨证,加用相应治本之药物而化裁为:健脾金铃子散、理气金铃子散、清热金铃子散、通腑金铃子散、除湿金铃子散、降逆金铃子散等。

基础方引经:是指以基础方引经直达病所,以提高疗效,加减方针对疾病之本。张炳厚教授自拟川芎茶调散类方治疗各种外感、内伤头痛,均以川芎茶调散为基础方疏风止痛,针对头痛的共性,并引药力上达巅顶,即以基础方引经,载药上行,再结合具体病机,衍化为清热茶调散、祛风湿茶调散、益气茶调散、补血茶调散、滋肾茶调散、理气茶调散、化痰茶调散、活血茶调散。以方剂引经,也为张炳厚教授所独创。

2. 自创地龟汤类方

地龟汤是张炳厚老师根据多年临床经验,总结慢性肾病的中医核心病机特点为真阴亏虚,从朱丹溪大补阴丸化裁而来,是张炳厚教授治疗肾虚证的经验方和基本方。地龟汤基础方组成:熟地、龟板、黄芪、当归、泽泻。方中以熟地为君药补肾阴,生肾血,得阴气最全;龟板补肾阴,敛虚火潜阳,得阴气最厚,滋阴力最强,为臣药;二者相辅相成。当归补血活血,为血中之气药,也是血病之要药,既能补血又能活血,可攻可补,亦为臣药;黄芪益气升阳行阳以实表,泽泻利水道清湿热,二者共为佐药。当归补阴血可助熟地生精血之力,黄芪伍熟地能大补气精,黄芪配当归为旺气生血,即当归补血汤之意,黄芪又能助阳通阳,使全方补而不滞。泽泻安五脏,伍地黄增强补肾之功,佐地黄补而不腻,清相火而利尿,取其通也,全方共奏补肾阴,益气通阳之功。

大补阴丸原名叫"大补丸",是滋阴派朱丹溪创立的滋补肾阴代表方剂,《丹溪心法》载:"大补丸,降阴火,补肾水。"药物组成包括:黄柏(炒褐色)、知母(酒浸,炒)各四两、熟地(酒蒸)、龟板(酥炙)各六两,上为末,猪脊髓蜜丸,服七十丸,空心,盐白汤下。功用滋阴降火,用于治疗由阴虚火旺导致的骨蒸潮热、咳嗽、咯血、盗汗、呕吐、烦热易饥、足膝痛热、舌红少苔、尺脉数而有力。大补阴丸强调泻相火而补肾阴,通过滋阴降火,最后达到养血填精之效。方中以黄柏苦寒泻相火以坚阴,知母苦寒而润,上能清润肺金,下能滋清肾水,与黄柏相须为用,能平相火而保真阴,这是清源的一面。熟地滋阴,龟板潜阳,猪脊髓以骨补髓,均能益水泻火,这是培本的一面,合用成为壮水与降火并用的方剂。张炳厚老师强调大补阴丸的配伍特点是滋阴药与降火药相配,培本清源,两者兼顾。其中熟地和龟板的用量较重,与知、柏的比例为 3:2,表明是以滋阴培本为主,降火清源为次。对于阴虚火旺证,若仅滋阴而不降火,则虚火难清;若只降火而不滋阴,即使火势暂息,犹恐复萌,故必须滋阴与降火合用,方可两全。而张炳厚老师自创的地龟汤是以培补真阴,大补气精,活血补血,益气通阳为主,无降火之功,是针对慢性肾脏病基础病机真阴不足,气精亏虚而设立,张炳厚教授以地龟汤配合其补肾八法,衍化出地龟汤类方:

（1）缓补地龟汤：基础方加山萸肉、生地。主治：腰膝酸软，头晕、目眩等肾虚轻证，也适宜于证属肾阴虚的泌尿系感染、肾盂肾炎恢复期和善后处理。山萸肉补肝阴，敛津，敛汗，大凡阴虚者，多有盗汗，以山萸肉之味酸而收敛，并能固涩，张炳厚教授认为山茱萸为敛汗之要药，山萸肉治汗出，无论阴虚、阳虚均有明显效果。本方较六味地黄丸补力偏胖，对于诸肾病恢复期使用，取其缓补，安全可靠，方中泽泻，在缓补肾阴中驱除余邪，实为佳品。以补肾杜其复发，以清热清解余邪，或用于病后调理。

（2）峻补地龟汤：基础方加人参、鹿角胶（鹿角镑）。主治：真阴精血亏损的虚损百病，尤其是肾劳，也适宜于慢性肾炎、肾衰、糖尿病肾病、蛋白尿。峻补地龟汤多用于气精两虚，张景岳云："以精气分阴阳，则阴阳不可分离。"加人参、鹿角胶（鹿角镑）实为气精双补而制。人参大补气液，鹿角胶（鹿角镑）治虚损百病，鹿鼻常反向于后，故能通督脉，取其角补水以养阳。督脉上荣于脑，下络于肾，肾精不足，髓海空虚，欲大补精髓，温通督脉，为鹿角最优。鹿角胶较鹿角镑填精髓功力更甚。

（3）清补地龟汤：基础方加黄柏、知母。主治：肾虚火旺所致潮热，盗汗，癃闭，淋浊，咳嗽，咳血等证，也适宜于慢性肾炎、肾衰、泌尿系感染等病。此方以基础方补肾阴、生精血加黄柏苦寒以坚肾阴，寒能清热，以泻为补，加知母上清金水之化源，下滋肾燥平狂荡之火，虽有大补阴丸之意，其有别于大补阴丸以黄柏为君药，而本方以地黄为君药，大补肾阴，补水以泻火。

（4）温补地龟汤：基础方加肉桂、附子、补骨脂而成。主治：命门火衰，脾肾虚寒等引起的阳痿，精寒，脐腹疼痛，五更泄，妇人经迟血少等证，亦适于慢性肾炎、肾衰、肾病综合征等病。方中肉桂、附子取其温升之性，暖水脏，促使蒸腾化气，补骨脂辛苦大温，善补肾阳之虚，本方虽曰温补，但仍以地龟汤为主方，乃取其善治阳者，阴中求阳故也。

（5）涩补地龟汤：基础方加沙苑蒺藜、莲须、莲肉、金樱子、芡实。主治：肾虚滑精，心肾不交，白浊，消渴等病证，亦适合于肾炎蛋白尿、劳淋等病。用沙苑蒺藜取其补肾涩精，本方立足涩补，故沙苑蒺藜与熟地共为君药，用芡实补肾，固精，芡实保肾，以其味之故，芡实固肾，以其酸涩固肾。用金樱子涩精固精，味酸涩，善固后阴而止泻，莲须、莲肉均为涩精之品，上有交通心肾之功，对遗精、滑精者效果颇著。

（6）通补地龟汤：基础方加车前子、茯苓、牛膝并且重用。主治：肾脾俱虚不能制水，以致肚腹胀大，四肢浮肿，小便不利等病证。亦适用于水肿、慢性肾炎、肾盂肾炎、泌尿系感染等病症。本方加车前子、茯苓、牛膝并且重用，旨在增强利水之功，用牛膝入血分而通瘀，秉承经不利宜活血之意，凡水气太盛者，当配伍活血之品，可增强利水之功。

（7）双补地龟汤：基础方加附子、肉桂。方剂组成与温补龟地汤相同，但桂附用量较温补地龟汤量小，取其阴阳双补。双补地龟汤主治中风喑痱，足废不能行，阳痿、早泄等病证，亦适用于慢性肾炎、肾病综合征、肾衰、肾炎蛋白尿等病。另有肾脾双补地龟汤须加苍白术以健脾、祛湿，以地龟汤滋肾阴，其方义参考黑地黄丸。

（8）间接补地龟汤：

一贯地龟汤：基础方合一贯煎。取其肝肾同源，木水同治。

四君地龟汤：基础方合四君子汤。益脾肾为化精之源，补脾治肾，乃治精之化源也。

❀（三）加味地龟汤类方

张炳厚教授认为慢性肾脏病的病机特点为虚实夹杂，以本虚为主。本虚证包括肾阴虚、肾阴阳两虚、肝肾阴虚、脾肾气虚、脾肾阳虚，以肾阴虚、脾肾两虚（脾肾气虚、脾肾阳虚）最为常见，标实证包括下焦湿热、水湿内停、瘀血阻滞、浊毒内蕴、风邪浸淫等，以下焦湿热最为常见，在治疗慢性肾脏病除应注重补肾外，还应重视湿热、血瘀、风邪等标实的干扰，这些标实证就相当于慢性肾脏病的各种诱发或加重因素，所以，张炳厚教授针对慢性肾脏病虚实夹杂的病机特点，在补肾的基础上，一定要兼顾清热利湿、祛风、活血化瘀，尤重清热利湿。故在地龟汤基础方去当归、泽泻，加入大剂量土茯苓甘淡渗利、解毒化湿，土大黄清热解毒、凉血。石韦利尿通淋，凉血止血，化裁而成为滋补肾阴，补气活血，清热利湿的加味地龟汤基础方，更切合慢性肾脏病的病机特点，再根据慢性肾脏病兼夹证的不同，衍化为清利加味地龟汤、温阳加味地龟汤、利水加味地龟汤、凉血加味地龟汤、活血加味地龟汤、平肝加味地龟汤、涩精加味地龟汤。相比而言，地龟汤适合于肾虚为主，无兼夹实邪或实邪较轻者，若病情复杂，证属虚实夹杂时，应选用加味地龟汤。

（1）健脾加味地龟汤：加味地龟汤中加入炒白术、山药、莲子、莲须等健脾益气之品，称为"健脾加味地龟汤"，治疗兼有脾气虚者，尤以蛋白尿为主要表现的慢性肾脏病。慢性肾脏病中常见的乏力、气短、食少、便溏等脾气虚证，多与肾阴虚并见，目前，众多医家对蛋白尿形成的中医病机已达成共识，多系正虚邪实所致，正虚指脏腑虚损，以脾肾亏虚，特别是肾虚为主，是蛋白尿形成之本；邪实既包括湿、浊、热、毒、瘀血等病理产物损伤肾络，也包括外感风寒热湿邪诱发或加重，肾络受邪，失于封藏，加之脾虚不能统摄为本，精微外泄，产生蛋白尿。故张炳厚教授重用炒白术、山药、莲子等药物，其中山药、莲子既能健脾益气，又能补肾固涩，可见张炳厚教授在治疗慢性肾脏病补肾阴的同时，也注意健脾益气，脾气健运，清气得升，统摄有权，则可减少蛋白尿的漏出，减轻血尿。

（2）清利加味地龟汤：加味地龟汤基础上加瞿麦、扁蓄、滑石、盐黄柏加强清热利湿之功，称为"清利加味地龟汤"，在滋补肾阴基础上，清热化湿、利尿通淋。湿热证是慢性肾脏病邪实证中的最常见证型，多因肾阴虚，内热下移，致下焦、膀胱湿热。老师临证时尤其关注患者的排尿情况，其中尿黄、尿热即为湿热证的典型证候，老师还常将清利加味地龟汤用于反复泌尿系感染迁延不愈者，既补肾以培本，又清利湿热以治标，标本同治，取得满意疗效。

（3）温阳加味地龟汤：加味地龟汤加附子、桂枝、仙灵脾等温阳药，组成温阳加味地龟汤。张炳厚教授在临证时十分注重辨寒热，如出现腰酸腿软、畏寒肢冷、五更泄泻、面色㿠白即提示肾阳虚或肾阴阳两虚。治疗遵循"益火之源，以消阴翳之意"，育阴涵阳，阴中求阳的原则，其中附子、桂枝为老师的常用温阳对药，因附子能温补一身之阳，通行十二经，补而兼通，桂枝温阳化气，兼利小便，二药合用，走而不守，以助肾阳。在肾阴阳两虚证时，老师必辨清阴虚与阳虚孰轻孰重，令滋阴与温阳之药量有所侧重。

（4）利水加味地龟汤：加味地龟汤加茯苓、茯苓皮、车前子、抽葫芦、泽泻，组方为利水加味地龟汤，如兼有脾虚者，加炒白术、山药、炙甘草健脾。水肿是慢性肾脏病较为常见的临床表现，其发生主要责之于肺、脾、肾三脏，张炳厚教授遵照"腰以上肿宜发其汗，腰以下肿宜利小便"的原则,对腰以上肿或严重水肿,常加用炙麻黄、苏叶、杏仁等宣肺药,提壶揭盖,加强利水之功。

(5)凉血加味地龟汤:加味地龟汤中加入白茅根、炒黄柏、生地、小蓟,为"凉血加味地龟汤",具有滋阴清热、凉血止血之功。在 IgA 肾病、紫癜肾炎、慢性肾炎等以血尿为主要表现的疾病中,多见肾阴虚生内热,热迫血行,轻者仅为镜下血尿,重者可见肉眼血尿,同时伴有尿黄、尿热等内热炽盛之象。

(6)活血加味地龟汤:加味地龟汤基础方加赤芍、莪术、郁金、怀牛膝,即为"活血加味地龟汤",治疗慢性肾脏病日久兼有血瘀者,特别是膜性肾病、糖尿病肾病等,往往存在肾络瘀滞。慢性肾脏病病程较长,发展到肾衰竭阶段,几乎都有不同程度"肾络瘀滞"的表现,这已得到了大家的共识。另外,从肾单位的解剖结构看,肾小球就是由微血管组成的血循环网络,分布在其中的小血管、微血管包括微循环,特别是肾小球的毛细血管袢就是肾络的主要组成部分。肾络的结构及运行特点,导致其更易形成瘀滞阻塞、易入难出、易积成形的络脉发病特点,导致肾脏功能受损,精微物质外泄及水液代谢障碍,从而出现蛋白尿及水肿。张炳厚教授认为:莪术、郁金不但能活血化瘀,还能通畅全身气机,怀牛膝活血化瘀,兼能补肝肾、强筋骨,皆为老师治疗慢性肾脏病血瘀证的常用药。

(7)平肝加味地龟汤:加味地龟汤基础方加生石决平肝潜阳,怀牛膝增强补肝肾之功,并能引血下行,助生石决降上亢之肝阳,白芍柔肝养血,平抑肝阳,合称为"平肝加味地龟汤"。慢性肾脏病往往伴有难治性高血压,张炳厚教授辨证多属肝肾阴虚、肝阳上亢证,老师一方面让患者服用降压药,一方面加强中医辨证治疗,使许多服用多种降压药,血压仍难以控制的肾性高血压患者血压尽快达标,延缓肾脏病的进展。

(8)涩精加味地龟汤:加味地龟汤基础方加覆盆子、菟丝子、莲子、莲须,组方为涩精加味地龟汤,主要治疗以蛋白尿为主要表现的慢性肾脏病,包括激素依赖、抵抗及频复发的难治性蛋白尿、膜性肾病的中后期调养等。蛋白尿的多由于脾不升清、肾失封藏,而致精微下泄,随尿而出,临床表现为尿中泡沫增多,属中医"尿浊"范畴。张炳厚教授在治疗蛋白尿时多应用此方,并合用健脾加味地龟汤。

(四)张炳厚教授治疗慢性肾脏病的经验总结

1. 张炳厚教授治疗糖尿病肾病经验

糖尿病肾病(diabetic nephropathy,DN)是糖尿病(diabetes,DM)最常见、最难治疗的微血管并发症之一,也是引起终末期肾脏病(end stage renal disease,ESRD)首位原因。目前中国已有 9200 万糖尿病患者,1.48 亿糖尿病前期患者,随着全球范围内糖尿病患者的不断增加,DN 的患病率也随之提高。根据北京市血液透析登记的资料显示,在 ESRD 病因中 DN 所占构成比由 10.2%(2003 年)显著上升至 35.1%(2011 年)。DN 的早期临床症状常不明显,当临床症状出现时,病情已不可逆,并呈进行性发展。DN 是危害人类健康的重大疾病之一,因其起病隐匿,发病率高,治疗花费巨大,给家庭和国家带来了沉重的负担。因此,防治 DN 的发生、发展已经成为目前医学界研究的热点和重点。

近年来,临床上尚无治疗 DN 的特效方法,主要通过控制血糖、血脂、血压,低蛋白饮食、抗氧化剂等方法来延缓 DN 的发生发展。目前针对糖尿病肾病的治疗进展主要集中在以下几方面:糖尿病肾病的早期诊断、早期治疗可以延缓病情进展,其他方面还包括:有效控制血糖、血压和调节血脂在减缓糖尿病肾病发展方面仍然非常重要。随着对糖尿病肾病发病机制研究的深入,各种预防、延缓及逆转糖尿病肾病的治疗方法不断出现,如晚期糖化终产物抑制和裂解剂,可以改变肾小球系膜细胞外基质的结构与功能,抑制胶原降解,但是该药物目前仅仅在动物实验研究。蛋白激酶 C 抑制剂目前使用情况还不是十分可观,还有待进一步的研究和改进。抗纤维化剂、氨基葡聚糖及某些抗炎药物等正成为目前研究的热点,但目前疗效并不确切,且只能部分地保护肾功能。中医中药对糖尿病肾病的治疗作用不可忽视。

糖尿病肾病在中医学多诊断为"消渴肾病"、"水肿""肾消"等,病机为本虚标实。其中,本虚指的是阴阳气血俱虚,所涉及主要脏腑是脾肾,以肾为主,标实以瘀毒痰湿为主,其治疗应以健脾益肾为主要治疗原则,兼活血利湿、化痰泄浊泻实,而达到降低血糖,减少蛋白尿,改善肾功能,延缓肾病进程的作用,显示出独特的优势。

张炳厚老师认为 DN 有其独特的证候传变规律,不同于糖尿病和其他慢性肾脏病,其临床表现和证候特点随着病程的进展而改变,病证复杂,属本虚标实之证。按照 Mongensen 分期标准,DN Ⅰ、Ⅱ期往往无明显临床表现,当患者出现微量蛋白尿、临床确诊 DN 时,病程已进入Ⅲ期阶段,自糖尿病肾病Ⅲ期以后,其证候演变出现一定规律,DN Ⅲ期多表现为乏力、口渴、多饮、多尿、尿中泡沫增多、大便干结、消瘦、视物模糊、肢体麻木、疼痛等气阴两虚血瘀证表现,尿中泡沫增多表明肾精亏虚,真阴受损,可见糖尿病肾病是在消渴病气阴两虚的病机基础上发展而来。DN Ⅳ期除乏力、口渴、多饮、多尿、视物模糊、肢体麻木、疼痛等症状外,还表现为尿中泡沫增多、水肿、腰酸膝软等肾精亏虚进一步加重的表现,也即肾之气阴两虚,膀胱气化失常,兼有血瘀、湿热、湿浊等。DN Ⅴ期除表现为上述肾气阴两虚血瘀表现外,还出现食欲不振、恶心、头晕、胸闷、喘憋等浊毒蕴阻表现,及水肿加重、畏寒肢冷、面色㿠白等阳虚表现,提示蛋白尿漏出后肾中阴精的外泄程度更加严重,真阴亏虚进一步引起元气、元阳的亏虚,辨证以肾之阴阳两虚,膀胱气化失常,浊毒蕴阻为主。

张炳厚老师受张景岳"阳非有余,阴常不足"理论影响,认为 DN 的核心病机为消渴病气阴两虚的基础上出现真阴亏虚,进一步引起元气、元阳的亏虚、因虚致实。"培补真阴,育阴涵养,阴中求阳"是张炳厚教授治疗慢性肾脏病的基本治疗原则,也非常切合 DN 的核心病机。因此,张炳厚教授认为糖尿病肾病的基本治则为培补真阴,注重补气生精、益肾固精、祛邪固本、阴中求阳。

培补真阴喜用熟地。熟地是老师治疗慢性肾脏病最常用的药物,也是张炳厚教授自拟地龟汤的君药,甚至提出"无论滋补肾阴、温补肾阳,均以熟地为君药"的观点,可见张炳厚教授对熟地的喜爱。地黄为上品药,本经云:"气味甘寒无毒,主折跌绝筋伤中,逐血痹,填骨髓,长肌肉,作汤除寒热积聚,除痹,生者尤良,久服轻身不老。"张景岳在其《本草正》指出:"熟地黄味甘微苦,味厚气薄……滋培肾水,填骨髓益真阴,专补肾中元气,兼疗藏血之经……至若熟则性平,能补五脏真阴。"所以,张炳厚教授认为填补真阴当用熟地直达病所,常用剂量为 20~40g。

补气生精重用黄芪。阳气、阴精相互依存,精气可以互化,通过补气健脾,充实后天运化之源可以促进阴精的化生,补气可以促进精血的生成。张炳厚教授在治疗 DN 时重用大剂量生黄芪补气以生精,益气固脱。老师重用黄芪是效仿王清任补阳还五汤之意,认为重用黄芪不但补气而且通阳,能升阳通阳,走而不守,特别能通达卫阳而固表,兼可利水消肿,黄芪与当归配伍又可旺气生血,实表以御邪。生黄芪常用剂量 30~100g。

益肾固精擅用涩补。DN 以蛋白尿为主要表现,早期表现为微量蛋白尿,并逐渐发展为大量蛋白尿,引起严重水肿及肾功能受损,张炳厚教授非常注重 DN 患者的蛋白尿控制,要求尽量把蛋白尿控制在 1g/24 小时以下,以延缓病情进展。肾为封藏之本,藏精而不泻,如肾精亏损,固藏失职,单以补气填精而不加固涩,则精之恢复不易,故叶天士说:"非涩无以固精"。蛋白尿的出现提示肾精亏虚,因此在补肾填精,补气生精的同时,老师多选用覆盆子、菟丝子等益肾固精之品,以减少蛋白的漏出。常用剂量 30~60g。

祛邪固本注重利湿。DN 的病机是本虚标实,因虚致实,其标实可见瘀毒痰湿,张炳厚教授认为湿邪在 DN 病程中的进展极为关键,表现为水湿、湿热、湿毒、痰湿等不同方面,在治疗中强调利湿逐邪,分别治以利水渗湿、清热利湿、化湿排毒、祛湿化痰。常选用或合用三仁汤、五苓散、甘露消毒丹、温胆汤等经典方剂。但老师强调必须辨明虚实之间的主次关系来制定补泻轻重,必要时先以祛邪疏导,后图填补真阴。

阴中求阳酌用桂附。张炳厚教授主张"善补阴者必阳中求阴,则阴得阳生而源泉不绝;善补阳者必于阴中求阳,则阳得阴助而生化无穷。"肾阴虚为主者,治以滋补肾阴;肾阳虚为主者,在滋阴的基础上酌加补阳之药,即培补真阴基础上以温阳,方药中依然以培补真阴的熟地为君药,而不是以桂附为君药。对于温补肾阳药,张炳厚教授主张宜辛润柔药以养阳,如菟丝子、巴戟天等,而附子、干姜为辛燥刚剂,并无滋养之效,应酌情使用,附子剂量为 5~15g。

2. 张炳厚教授治疗膜性肾病经验

膜性肾病发病率高,病程漫长,临床表现轻重不一且病情反复多变,部分患者会出现进展较快的肾损害、严重的感染及血栓等并发症,并逐步进入终末期肾衰竭。膜性肾病发病机制不明,病理改变复杂,缺乏针对病因的特异性治疗,是目前肾脏病中治疗棘手、疗效不佳、预后较差的病种之一。

西医认为膜性肾病主要是免疫介导的炎症反应,治疗方案以口服激素及免疫抑制剂为主。该方案因患者对药物敏感度及病情转归的不同难以达成共识,且不良反应明显,有的副作用甚至会加重病情或危及生命,而撤减或停药后病情出现反复,使膜性肾病的治疗成为一个艰难反复的过程。

临床研究报道中医方案可有效地降低膜性肾病患者的蛋白尿,提高血浆白蛋白,并有一定保护肾功能的作用,具有更高的安全性,为此许多中医学者对膜性肾病的病因病机、辨证论治进行了大量研究,并形成了较为系统的认识,多将此病归脏于脾肾肝肺,责因于气血水湿,治疗上更加注重以脏为本,益气活血,利水化湿。应用中医药治疗膜性肾病具有一定的优势和特色。

近年来膜性肾病发病率呈明显上升趋势,张炳厚老师认为膜性肾病属中医"水肿"、"尿浊"、"虚劳"等范畴。其病机多为本虚标实,本虚以脾气虚、肾阴阳两虚为主。脾虚不能运化水湿,肾虚不能蒸腾水液,可致水湿内停,泛溢而为水肿。脾虚失于升清,肾虚失于封藏,可致精微物质下泄而发为蛋白尿。肾虚日久则真阴亏虚,渐至温煦滋养失职,脾虚日久则后天之本不充,两者常相互影响,致使本病更加缠绵。标实则多表现为水湿、湿热、瘀血等病邪。水肿的发生皆与水湿有关,水为无形之湿,湿为有形之水,痰浊、瘀血可因水湿凝滞而成,水湿内停,郁久而化热,致湿热内蕴;湿热既成,上可困遏中焦,阻碍脾之运化升清,下可蕴结下焦,影响肾之封藏、开合失司,终致水湿泛溢及精微下注。另外,湿热还能阻遏气机,致气滞血行不畅,久之瘀血乃成。湿热互结,血瘀水停致使本病更加缠绵难愈。由此可见,本病虽以脾肾虚损为主,但水湿、湿热、瘀血等既是病变过程中的病理产物,亦为促使病情加重、病程迁延及合并其他病症的重要因素。

对于膜性肾病的中医治疗,张炳厚老师提倡分期治疗,初期宜快速消退水肿,后期以减少蛋白尿,保护肾功能为目标。在中医药治疗膜性肾病过程中,会先后出现水肿消退、血白蛋白上升、蛋白尿减少,病情向愈的特征性过程,不同于微小病变等其他肾病。对于肾病水肿的治疗,张炳厚老师注重肾的气化作用及三焦的通调,非常推崇我院肾病科奠基人姚正平教授的"肾病三焦气化功能障碍学说",姚老认为:体内精气及水液运行非单一脏腑能够完成。肺脾肾分属上、中、下三焦,肺主通调水道下输膀胱,脾主转输运化水湿,肾主气化出入,以利排泄。在此基础上姚老强调命门对水液通调的推动和调节作用,提出了肾病命门三焦气化功能障碍学说。张炳厚教授认为治疗膜性肾病的水肿一定要注重肾的气化作用及三焦的通调作用。《素问·灵兰秘典论》"膀胱者,州都之官,津液藏焉,气化则能出矣"。也就是说膀胱的贮尿和排尿功能,全赖于肾的气化功能,包括肾气的固摄和肾气的推动。水肿多责之于肾气推动无力,开合失司,合多开少,特别是命门火的温煦与推动作用,张炳厚教授治疗水肿方中酌加附子、肉桂、补骨脂等药物温补肾阳,以助气化,蒸腾水液,对于辨证为肾阴虚为主的水肿,张老也会加小量的桂附,一般5~9g来生肾火,以化气行水。

另外,张炳厚教授在水肿治疗中,又十分注重顾护肾阴,利水而不伤阴。因湿为阴邪,而肾居下焦,为阴脏,同气相求,湿邪日久易化热伤肾阴,加之临床大剂量利尿剂及利水渗湿中药的使用,每有伤阴之弊。组方中多选用生地、熟地、龟板等填补真阴药物为君药,取"阴中求阳"之意。利水药多选利水而不伤阴的芍药、猪苓、泽泻、茅根等。尤其是芍药,张炳厚教授认为其有滋敛养阴之功,《神农本草经》说其能"利小便",《别录》载其"去水气,利膀胱大小肠",为阴虚小便不利者之主药。芍药又为血分药,故用于"血不利则为水"之水湿之邪内停诸证,最为适宜。

对于膜性肾病水肿消退后,脾肾两虚及气血失调仍未复,应及时补益脾肾,减少蛋白尿的漏出。蛋白是人体内一种精微物质,由脾化生,由肾封藏。脾虚不能升清化浊,则精微下注,肾虚封藏失职,则精微下泄,蛋白尿因肾气不固,脾气不足,不能固摄所致,最终导致肾精亏虚,真阴匮乏,而主要责于肾。治疗提倡脾肾兼治为宜,重在培补肾精,常用滋阴助阳、健脾固肾益气之法,方选其四君加味地龟汤为主,并配合覆盆子、菟丝子、莲子、莲须等涩补药物,以益肾固精。此外,张炳厚教授的消蛋白十法:健脾补气法、阴阳双补法、温脾补肾法、气血双补法、滋肾养阴、清热利湿法、固肾涩精法、虫类药消蛋白法及活血化瘀法等,也常有使用。

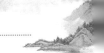

三、学术访谈

无论肾阴虚、肾阳虚,补肾皆以熟地为君药

访谈背景:张炳厚教授认为慢性肾脏病的病机为本虚标实,以本虚为主,初期以肾阴虚为主,后期阴损及阳,可出现阴阳两虚,在治疗上重视滋补肾阴,育阴涵阳,阴中求阳的治疗原则,肾阴虚治以滋阴益髓,肾阳虚是以填精补髓、滋养阴精的药物为基础,配合温阳化气之品,而不是单纯地温补肾阳,用药喜用熟地。

问:平时跟您出诊时,发现您在慢性肾脏病的治疗中,最喜用熟地,有时生地、熟地都用,今天难得有闲暇时间,您能否为我们后学讲讲您使用熟地的经验吗?

答:中药书中介绍熟地是一味养血药,味甘、性微温,主要用于血虚萎黄,眩晕,心悸,失眠及月经不调,崩漏等症;也可用于肾阴不足骨蒸潮热证、盗汗、遗精及消渴等症。而我认为熟地性平、味甘微苦、味厚气薄。补血以熟地为主,可以芎、归佐之。诸经之阴血虚者,非熟地不可。景岳如此评价熟地:"无论阴阳,凡病所及,皆所必至,总由真阴之败耳,然真阴所居,唯肾为主,虚邪之至,害必归因,五脏之伤,穷极必肾。"若用熟地正为合拍,"熟地黄味甘微苦,味厚气薄,沉也,大补气衰,滋培肾水,填骨髓,益真阴,专补肾中元气,兼疗藏血之经。性平禀致阴之德,气味纯静,故能补五脏之真阴"。正由于熟地能救阴、补精血,所以一切精血亏虚之证,如肝肾亏虚,精血不足,男妇精血,宫血不充,肾水真阴不足,精衰血少,脾虚失血,劳倦伤阴,精气不化,或阴虚内泛,以致外惑不解,及气血双亏,须发早白,形体不充等,皆可用之。因此,张氏在其"新方八阵"中的 188 个方剂中就有 51 个方剂用了熟地。除"攻阵"外,其他阵中方剂里均有熟地,以"补阵"最多,全阵 29 方,就有 21 方用了熟地。其中以左归饮、右归饮、两仪膏等为代表方;"寒阵"20 方,有 7 方用了熟地,保阴煎、玉女煎等为代表方,可见张氏对熟地偏爱至深,就是外感病,也要使用熟地。景岳说"熟地兼散剂能发汗,以汗化于血,而无阴不作汗也。"

问:通常地黄,分为鲜生地、干地黄、熟地黄、地黄炭。我们临床如何区别使用呢?

答:地黄根据加工方法不同,有四种产品,鲜生地;把鲜生地烘干至软润色黑者叫生地黄,古称干地黄;用生地加工蒸熟后叫熟地黄,简称熟地;把生地或熟地煅炭存性,叫地黄炭。从性味归经看,鲜地黄甘、苦、寒,归心、肝、肾经。生地黄;甘、寒,归心、肝、肾经。熟地黄:甘,微温,归肝、肾经。从功能主治看:鲜地黄苦甘大寒,滋阴之力虽弱,但长于清热凉血,泻火除烦,用于热病伤阴,阴虚津亏证之舌绛烦渴,发斑发疹,吐血,衄血,咽喉肿痛。生(干)地黄甘寒质润,凉血之力稍差,但长于养心肾之阴,故用于血热阴伤及阴虚发热见舌绛烦渴,骨蒸劳热,内热消渴,吐血,衄血,发斑发疹等。熟地黄性味甘温,入肝肾而攻专养血滋阴,填精益髓,用于真阴不足,精髓亏虚,肝肾阴虚,腰膝酸软,骨蒸潮热,盗汗遗精,内热消渴,血虚萎黄,心悸怔忡,月经不调,崩漏下血,须发早白等。地黄炭能止血,可用于崩漏等血虚出血证。

问:温补肾阳的名方"肾气丸"中的主药是干地黄,应该就是生地黄,但现在都用熟地黄,您是如何看待这个问题的呢?

答：这个问题自古就一直很有争议，"肾气丸"出自于《金匮要略》，其原方组成为：干地黄八两、薯蓣四两、山茱萸四两、泽泻三两、茯苓三两、牡丹皮三两、桂枝一两、附子炮一枚。肾气丸组织结构严谨，曾有"神方"之称，古今医家，运用极繁。后世为补肾助阳的代表方，《金匮要略》原方中用干地黄，桂枝，后世多用熟地，并易桂枝为肉桂。从其方温补肾阳的本意来说，当用熟地为宜，但古代医家对肾气丸中的干地黄有颇多争议。

一说：肾气丸为开瘀血之药，故用生地。《本经》云："地黄气味甘寒无毒，主折跌绝筋伤中，逐血痹，填骨髓，长肌肉，作汤除寒热积聚，除痹，生者尤良，久服轻身不老。"其言下之意，地黄之功不外二项，一是逐血痹，故治折跌绝筋伤中，寒热积聚等；一是填骨髓，故能长肌肉，久服轻身不老。所以，肾气丸中仲景用地黄是滋肾补虚。但张锡纯云："仲景于《金匮》列虚劳一门，特以血痹虚劳四字标为提纲。盖知虚劳者必血痹，而血痹之甚，又未有不虚劳者。并知治虚劳者必先治血痹，治血痹宜即所以治虚劳也。"又云："肾气丸若果按古方修制，地黄用干地黄，桂用桂枝，且只为丸剂，而不作汤剂，用之得当，诚有效验。盖生地能逐血痹，而熟地无斯效也。血痹逐，则瘀血自消；营卫调，则气血自理。至于山萸肉之酸温，亦能逐痹；牡丹皮之辛凉，亦能破血；附子之大温大辛，又能温通血脉，与地黄之寒凉相济，以共成逐血痹之功。是肾气丸为补肾之药，实兼为开瘀血之药，故列于《金匮》虚劳门，而为要方也。其只为丸剂，而不作汤剂者，诚以地黄经水火煎熬，则汁浆稠粘，性近熟地，其逐血痹之力必减，是以《神农本草经》谓地黄生者尤良也。"其意自明，认为肾气丸既为补肾要药，又兼为开瘀血之药，生地能逐血痹，而熟地无斯效，故用干地黄。

二说：《金匮要略》中所记载的肾气丸中所用的干地黄，就是经过"捣汁和蒸"的熟地黄。在中国最古老的中药书《神农本草经》中，只有干地黄和生地黄的记载。虽然其被列为上品，因为其味甘寒，不适用于虚寒之体，于是有医家考虑对它进行炮制，以扩大其使用范围。一直到南北朝时候，陶弘景在《本草经集注》中才记载了地黄"捣汁和蒸"的炮制法。但经过"捣汁和蒸"炮制以后的地黄，陶弘景依然称它为干地黄。这说明在当时，医家们都是这样命名，其实这已经是后世所称的熟地了。也就是说，在陶弘景以前，经过"捣汁和蒸"的地黄已经得到广泛运用了。所以李东垣认为张仲景在《金匮要略》中所记载的肾气丸中所用的干地黄，就是经过"捣汁和蒸"的熟地黄。王好古在《汤液本草》记载："东垣云：……仲景制八味丸，以熟地黄为诸药之首，天一所生之源也。"地黄的"捣汁和蒸"炮制方法，可以肯定一直在沿用，一直到了宋代，才得到正式详细的记载，并称之为熟地。

所以，我更倾向于肾气丸中的地黄就是熟地黄，只是当时还没有熟地这一称谓，而且，从肾气丸的功效看，用熟地更为适宜。

问：对于肾气丸的主药，全国高等中医药院校统一教材《方剂学》中，认为肾气丸之君药，为附子、桂枝，前世医家也有颇多争议，但您一直说，无论肾阴虚、肾阳虚，补肾皆以熟地为君药，弟子愚钝，不能理解，您可否详细讲解，以启发后学。

答：肾气丸方组织结构严谨，古今医家，运用极繁。但对其主药究竟何者？却是人言各殊，素有不同之看法。争鸣意见，相持不下，迄今为止，仍颇有争议。

对本方主药的论述，上自金元，下迄明清，直至到当世，阐述者甚多，但彼此各持一说，观点不相同。归纳言之，主要有以下几种：

以桂附为主者。作为全国高等医药院校试用教材的《方剂学》谓："方中以附子、桂枝温补肾阳为主药；以六味滋补肾阴，为辅佐药。"都以之作为补肾阳之首方。如吴仪洛亦说："八味丸主用之味为桂附。"因为"附走而不守"，"桂性亦窜发"，所以才用"六者纯阴味厚润下之品，以为之浚导。"

以十地黄为主者。赵养葵在《医贯·张仲景八味丸用泽泻论》则明确指出："愚谓八味丸，以地黄为君，而余药佐之。"许叔微在《普济本事方·滋肾益肾论证》也说："肾恶燥，如硫黄、附子、钟乳、练丹之类，皆刚剂，用之人以助阳补接真气则可，若云补肾，则正肾所恶者，古人制方益肾，皆滋肾之药，故仲景八味丸，本谓之肾气丸，以地黄为主。"持此种观点之医家，多认为附桂不过是方中的佐使，如朱丹溪说："乌附行经，仲景八味丸用为少阴向导，后世因以为补药误矣，附子走而不守，取其健悍走下以行地黄之滞尔。"

此外，还有认为地黄、附子都为主药者，山茱萸为主药者等各种观点，众说纷纭，百家争鸣。以上诸说，关系到正确认识方剂的组织结构和作用，故究以何者为合理，应该作一讨论。

我认为肾气丸之主药，是以地黄为主，其理由述之如下：

从药物剂量来看。古人组方，用药各定分量，君药最多，臣药次之，佐使药又次之。这是一般之常规。本方干地用八两，占全方量的1/3，而附、桂小于全方量的1/10，剂量相差悬殊，如附、桂为君，就不合上述古人组方之常规。

从加减应用来看。就方剂之加减法来说，主药一般多不减去，但从肾气丸之加减法来看，附、桂二药屡见损减，如减附子名七味地黄丸；减附子、桂枝，加五味子、肉桂，名都气丸；减附、桂名六味地黄丸。肾气丸为地黄丸类方之祖剂，地黄丸类方者最是以地黄为主药，减去主药便不成方义，故肾气丸衍化方虽极多，但从不将地黄减去。

从药物排列来看。方剂中的药物排列，一般者都是主药在前，辅佐者在后。《金匮要略》之肾气丸方中，原是地黄起首，附、桂收尾，古人著书，对此比较讲究，故此亦可反映出仲景立方原意是以地黄为主药的。

从主治病证来看。肾气丸在《金匮要略》中凡五见，其所治之病者最属肾气不振，《黄帝内经》说："阴虚则无气"，肾气是以阴精为原料，以命火为动力所化成的一种介于肾中水火之间的中间物质，肾气丸用地黄等补阴为之主，再佐以少量附、桂，取其温升之性，促使蒸精化气以引肾水上济，故附、桂有如补中益气汤中之升、柴，若去之，即不成为温蒸化气方，但附桂虽具有不可忽视之重要作用，它毕竟只是"于水中补火"，故不应夸大。肾气与肾阳，原有区别，后人混而不分，故有"肾气丸以附、桂为君"之说，如明析其方义及人身气化之原理，亦可知附、桂非君药。

由此可见，肾气丸是中医常用方剂，对其组方意义，应有正确的解释，以便对其使用有所依据。如欲借用景岳阴阳互求之说来进一步推阐仲景未发之旨，则以采用"善补阳者，必于阴中求之"之说来阐释。

问：医家一般认为熟地性滋腻，易于助湿碍胃，故脾胃虚弱，湿阻胸闷，食少便溏者不宜应用。很多慢性肾脏病患者往往有食少、纳差，甚至恶心呕吐等症状，这种情况下如何使用熟地？

答：我对此有不同看法，生地性凉，脾阳不足者所当慎用，而熟地则不需禁忌。如同景岳所言:"阴虚而水邪泛滥者,舍熟地何以自制;阴虚而真气散失者,舍熟地何以归源;阴虚而精血俱损,脂膏浅薄者,舍熟地何以厚肠胃。"景岳认为熟地是厚肠胃的。我在使用地黄时,一定要询问患者大便情况,如大便稀溏,次数多者,我不用生地,仍可使用熟地,因为熟地经过九蒸九晒,不仅可以增加其和血、温补之功用,还避免了其腻膈之弊端。除此之外,我们慢性肾脏病的患者,保持大便通畅,甚至每日大便2~3次,是我们的治疗目标之一。但临床上也有很多肾阴虚而兼脾胃虚弱的病人,遇到这类病人应该怎么处理?《金匮要略》云:"夫肝之病,补用酸,助用焦苦。"我认为这里所谓的"助用焦苦"的含义就是,用炒焦而味苦的药物来健脾,从而达到辅助治疗肝病的目的,就是"当先实脾"的意思。现代我们使用山楂、神曲、谷麦芽、鸡内金的时候,一直用炒焦之品,就是助用焦苦之意。我们可以配伍砂仁、炒建曲、焦三仙等药物,减轻熟地滋腻之性。慢性肾脏病患者往往需要长期服药,也可以在服药过程中,出现滋腻碍胃的表现,暂时停用熟地等补肾药,间断以健脾和胃的药物调理脾胃,待症状改善后,再换用补肾药物。

四、导师经典医案

(一)肾衰案

张某,男,41岁,初诊日期:2014年7月2日。

主诉:尿中泡沫增多2年。

现病史:2年前因感冒后出现尿中泡沫增多,尿色发红,外院查尿常规:蛋白++,红细胞:15个/HP,血生化:BUN7.22mmol/L,Cr151μmol/L,UA570μmol/L,伴有高血压。现症见:腰酸痛,尿中泡沫多,夜半咽干,手足心热,易疲乏,时有鼻衄,纳食正常,大便稀溏,日一行,无水肿。

既往史:否认。

查体:Bp135/85mmHg,舌苔薄黄,脉细滑。

辅助检查:尿常规:PRO2+,BLD2+;肾功系列:BUN 7.5mmol/L,Cr 150μmol/L,UA 536μmol/L。

西医诊断:慢性肾衰竭(慢性肾脏病3期),高尿酸血症。

中医诊断:肾衰病。

中医辨证:脾肾两虚,兼有湿热,膀胱气化失常。

治法:健脾补肾,清利膀胱。

方药:四君地龟汤(张炳厚教授经验方)加减:

生地20g	熟地20g	败龟板30g	怀山药20g
石韦50g	土茯苓30g	土大黄20g	炙黄芪40g
建泽泻40g	炒白术20g	潞党参30g	补骨脂30g
云茯苓30g	白茅根30g	败酱草30g	炙甘草15g
			14剂水煎服,日2次

二诊(2014 年 7 月 16 日):药后患者尿中泡沫有所减轻,无明显腰酸腰痛,无水肿,鼻衄好转,口干口渴,大便调,纳食可,夜尿 1~2 次,偶有足跟痛。舌苔薄黄,脉细滑。

方药:上方减云茯苓;加川萆薢 15g,改补骨脂为 20g。

三诊(2014 年 7 月 30 日):药后患者尿仍有泡沫,无下肢水肿,无腰痛,劳累后足跟痛,夜半咽干,喜热饮,大便干,日 1~2 次,纳食正常。舌苔薄白中厚,脉沉细数。

辅助检查:肾功:BUN 7.0mmol/L,Cr 127μmol/L,UA 621μmol/L。尿常规:PRO2+,BLD+。

方药:前方减炒白术、败酱草、白茅根,加生杜仲 30g、煅牡蛎 30g、益智仁 15g 加强固涩之功,以减少蛋白尿。

四诊(2014 年 8 月 27 日):患者尿中泡沫减少,乏力,夜半咽干减轻,纳食、大便正常。舌苔薄白,脉沉细。

辅助检查:肾功:BUN 9.0mmol /L,Cr 114μmol/L,UA 590μmol/L。尿常规:PRO(1+)。继予前方加减治疗,随访至今,肾功能正常,24 小时尿蛋白定量 <0.5g。

按:患者为青年男性,因外感风邪,邪气深入,损伤肾络,加之患者素体脾虚,后天失养,表现为易疲乏,大便稀溏,脾肾两虚,膀胱气化功能失常,精微物质下泄,故见尿中泡沫增多;肾络受伤,血溢脉外,故见尿色发红;腰为肾之府,肾府失养,故见腰酸痛;夜半咽干,手足心热,舌苔薄黄,脉细滑为肾阴亏虚之象。综观患者舌、脉、证,辨证为脾肾两虚,兼有湿热,膀胱气化失常。

慢性肾脏病多系正虚邪实所致,正虚指脏腑虚损,以脾肾亏虚,特别是肾虚为主;邪实既包括湿、浊、热、毒、瘀血等病理产物损伤肾络,也包括外感风寒热湿邪诱发或加重,肾络受邪,失于封藏,加之脾虚不能统摄为本,精微外泄。慢性肾脏病病程较长,根据中医理论,久病入络,久病必瘀,故往往存在肾络瘀滞。在治疗慢性肾脏病除应注重补肾外,还应重视湿热、血瘀、风邪等标实的干扰,这些标实证就相当于慢性肾脏病的各种诱发或加重因素,所以,张炳厚教授治疗慢性肾脏病时,在补肾的基础上,一定要兼顾清热利湿、祛风、活血化瘀。

肾为水火之脏,内育真阴真阳,为先天之本。肾的精气可分为肾阴、肾阳两方面,二者相互依存、相互制约,维持人体的动态平衡。肾虚可分为肾阴虚和肾阳虚两大类,补肾法在中医治疗中占有极其重要的地位。我重视补肾,尤重滋补肾阴,肾病多存在肾之阴阳两虚,不过轻重不同而已,主张"善补阴者必阳中求阴,则阴得阳生而源泉不绝;善补阳者必于阴中求阳,则阳得阴助而生化无穷。"阴虚为主者,治以滋补肾阴;阳虚为主者,在滋阴的基础上酌加补阳之药,因此我认为补肾皆以熟地为君药,在治疗上,提出补肾八法,并自创补肾地龟汤类方加减治疗各种肾病,效果明显。地龟汤基础方组成:熟地、龟板、黄芪、当归、泽泻。方中以熟地为君药补肾阴,生肾血,得阴气最全;龟板补肾阴,敛虚火潜阳,得阴气最厚,滋阴力最强,为臣药;二者相辅相成。当归补血活血,为血中之气药,也是血病之要药,常用全当归,既能补血又能活血,可攻可补,亦为臣药;黄芪益气升阳行阳以实表,泽泻利水道清湿热,二者共为佐药。当归补阴血可助熟地生精血之力,黄芪伍熟地能大补气精,黄芪配当归为旺气生血,即当归补血汤之意,黄芪又能助阳通阳,使全方活而不滞。泽泻安五脏,伍地黄增强补肾之功,佐地黄补而不腻,清相火而利尿,取其通也,全方共奏补肾阴,生肾水,益气通阳之功。在治疗各种慢性肾病,我均加入大剂量土茯苓甘淡渗利、解毒化湿,土大黄清热解毒、凉血,石韦利水通淋、泄热。蛋白尿明显者多加覆盆子、菟丝子、建莲须、肉等益肾固精。

（二）水肿案

吴某某,女,60 岁,初诊日期:2016 年 7 月 7 日。

主诉:间断双下肢水肿 15 年。

现病史:患者于 2001 年出现双下肢水肿,尿常规:PRO+~2+,RBC5~10 个 /HP,24 小时尿蛋白定量 2.88g,血白蛋白 34.5g/L,肾功系列:Cr88μmol/L,曾在北京大学第一医院行肾活检:局灶增生硬化性 IgA 肾病,予洛汀新 10mg Qd 治疗,复查 24 小时尿蛋白定量 1.9~2.6g;近 1 年血肌酐升高。现症见:纳呆、夜尿频多,畏寒,夜半咽干,双下肢不肿,大便成形,日 1 次,腰酸,乏力,手足欠温。

查体:BP145/85mmHg,双下肢水肿,舌边中少苔,余薄黄;脉弦细滑。

辅助检查:2016 年 5 月 9 日尿常规:PRO3+,BLD2+;血生化:Cr152μmol/L,UA451μmol/L,BUN14.1mmol/L,TG2.04mmol/L,LDL-C7.56mmol/L。

西医诊断:局灶增生硬化性 IgA 肾病;慢性肾脏病 3 期;高脂血症。

中医诊断:水肿病。

中医辨证:肾阴阳两虚,重责于阳。

治法:滋补肾阴,温阳利尿。

方药:右归丸化裁:

大熟地 30g	菟丝子 50g	生杜仲 20g	鹿角镑 15g
山萸肉 15g	怀山药 15g	茯苓皮 50g	云茯苓 30g
大腹皮 15g	车前子 30g	熟附片 先煎 12g	肉桂 15g
土茯苓 30g	土大黄 50g	大青山灵芝 6g	艾叶炭 20g
乌贼骨 15g	炙甘草 12g		

7 剂水煎服,日 2 次

二诊(2016 年 7 月 21 日):腰酸、乏力、手足冷、口干减轻,水肿消失,尿量增加,仍夜尿 2 次,畏寒,纳呆。

查体:Bp145/85mmHg,双下肢水肿,舌苔白微黄中根厚,脉弦细。

2016 年 7 月 19 日 尿 常 规:PRO1+,BLD2+；血 生 化:Cr134μmol/L,UA442μmol/L,BUN10.3mmol/L。

调整方药:前方去大腹皮、熟附片加量,加炙麻黄。

大熟地 30g	菟丝子 50g	生杜仲 20g	鹿角镑 15g
山萸肉 15g	怀山药 15g	茯苓皮 50g	云茯苓 30g
车前子 30g	熟附片 15g(先煎)	肉桂 15g	土茯苓 30g
土大黄 50g	大青山灵芝 6g	艾叶炭 20g	乌贼骨 15g
炙甘草 12g	炙麻黄 10g		

7 剂水煎服,日 2 次

后以前方化裁,尿蛋白 -~+;Cr100~110μmol/L 左右,目前仍在随访中。

按:患者早年争强好胜,废寝忘食,起居无常,寒温失调,经年累月,积劳成疾,先天之本阴阳精血俱虚,肾不主骨,骨髓空虚,肾府失养,故腰酸胀;真阳不足,温煦失职,故畏寒肢冷,手足欠温;气化失常,故夜尿频多,命门火衰,不能生土,故纳食不馨;虚热内扰,则夜半咽干。纵观四诊,患者舌边中少苔,余薄黄,脉弦细滑;亦为肾阴阳两虚,重责于阳之征。予右归丸化裁,阴中求阳,阳中求阴,使阴阳互求,气精互生。方中熟地味甘性温为君,阴中有阳,景岳谓其"专补肾中之元气",偕臣药附、桂又能温补命门之真阳,故滋真阴之左归、养真阳之右归,方中药量,俱以其为重,惟辅佐之品不同,而作用即显差异,景岳之善用熟地,于斯可见一斑。本方佐以鹿角、菟丝、杜仲养阳,以山药、茱萸、当归养阴;土茯苓、土大黄兼清利兼祛湿;艾叶炭、乌贼骨,止血而不滞不寒。全方寒温并用,涩利互见,为活用补肾八法中之双补法。

右归丸出自《景岳全书》,组成:熟地、山药、枸杞、山萸、菟丝子、鹿角胶、炙甘草,杜仲,肉桂,制附子、当归。主治:命门阳衰阴盛而证较急者。我治疗肾衰病、腰痛病之阴阳两虚者常用此方化裁,温而不燥,滋而不腻,为峻补法之代表方。

张唐法主任医师针灸学术思想及临床经验的传承研究

传承博士后：张红星

一、传承导师传略及传承博士后简介

张唐法

张唐法，男，1943 年出生，上海人，主任医师、博士生导师，湖北中医大师，湖北中医药大学兼职教授，湖北省针灸学会顾问，武汉针灸学会会长，全国第四批、第五批名老中医药专家学术经验继承工作指导老师，全国中医药传承博士后合作导师。

1960 年毕业于上海市真如中学，于 1960 年 9 月至 1966 年 3 月进入上海市卫生局中医班，师从上海陆氏针灸流派创始人陆瘦燕之徒、上海针灸名医杨钧伯，尽得其传。1966 年 4 月委派至武汉市中医院针灸科，从事中医针灸工作 4 年后，于 1970 年奉调至武汉市中西医结合医院针灸科，至今一直从事针灸临床、教学、科研工作。擅长运用针灸治疗各类疑难杂病，如中风、小儿舞蹈样多动抽动症、强直性脊柱炎、面肌痉挛、瘫痪、各类神经痛等病症。

张红星

传承博士后张红星，男，1971 年出生，医学博士，中医学博士后，主任医师，教授，博士生导师，武汉市中西医结合医院院长，中国针灸学会常务理事，湖北省针灸学会理事长，享受国务院政府特殊津贴专家，全国第二届百名杰出青年中医。长期从事针灸治疗中风病、高脂血症的研究，主持国家自然科学基金项目 2 项，出版著作 20 余部，发表学术论文 60 余篇。

二、导师学术思想与学术特色、临床特点

❀（一）名老中医张唐法学术思想概述

张唐法主任医师厚德博学，承古拓新，行医 50 载，既传承了陆瘦燕针灸学术精华，又有所发挥，逐渐形成自己的针灸学术特色，吾有幸师从张唐法主任医师，聆听言传身教，研读其著作、文献及医案，受益匪浅，现总结其几十年来最核心的针灸学术特色及学术创新点，介绍如下。

1. 溯本求源——重视基础理论

张唐法主任医师认为,针灸的生命在于临床疗效,而临床疗效需要基础理论的指导。张唐法主任医师非常注重对基础理论的研究,推崇经典。他认为中医针灸经典不仅是先知者的理论概括和临证经验总结,也是指导后人有效进行针灸实践之理论指南。张唐法主任医师十分重视经络学说,且研究透彻,这得益于他的导师上海针灸名医杨钧伯。杨钧伯的老师,上海陆氏针灸流派创始人陆瘦燕先生认为"经络学说是我们祖先的一种伟大创造,在中医各科的临床实践中,一直起着指导作用。经络学说从孕育、诞生到成长,皆与针灸学有着密不可分的紧密联系。"张唐法主任医师旁参后著,探理深妙,临床上独睐任督二脉,认为此二脉一阴一阳,为人身之小周天循环,为气血运行之原动力,经络流注主干之核心,对人体的经脉、络脉、经别、经筋、皮部以及五脏六腑、奇恒之腑等都起着至关重要的调节作用。

张唐法主任医师认为任脉属阴,与人体性腺等内分泌功能有关;督脉属阳,与人体大脑、脊髓等神经体液功能有关,故指出人身阴阳须相对平衡,任督须交通协调。叶天士曾说"肝肾之病必连及奇经八脉,而任督首当其冲","久病痼疾宜以通任督为先"。张唐法主任医师临证对全身性疾病多取督脉之别,因"督脉之别,名曰长强,夹膂上项,散头上,下当肩胛左右,别走太阳,入贯膂","膀胱足太阳之脉,夹脊抵腰中",即督脉之别和膀胱经皆夹脊而行,而夹脊穴位居二经之中,针之可通达二经经气,令全身气血流通,阴阳调和;又颈夹脊靠近脑部,针之可疏导脑部经气。张唐法主任医师认为任督二脉为阴阳诸经之纲领,对十二经气血起着主导溢蓄调节作用,在针灸临床上有着极为重要的意义。医者若能通达此二脉,则纲举目张,病源洞悉,顽疾可起,怪症可愈。张唐法主任医师治病,溯本求源,重视基础理论对指导临床治疗之重要性。

2. 重视手法——强调针刺基本功

随着科学技术的快速发展,临床医生工作量不断提升,出现一种现象:即在针刺的相关研究里,采取不同的针刺手法作为一个组别,然而临床上,真正使用到手法的医生寥寥无几,取而代之的是各种电针仪。电针仪固然好,省时省力,但它始终取代不了奇妙的针刺手法。张唐法主任医师强调,想要当一个好的针灸医生,必须在临床上巧妙地运用各种针刺手法,并将有效的或者独特的针刺手法传承发展,加以有效地科学研究,而不是机械地做简单的对比。

陆老先生对针刺的定义中,强调是通过不同针刺手法达到治疗效果的,说明想要取得很好的疗效,针刺手法是一个关键性的方法。张唐法主任医师也这么认为,针灸的灵魂在于针刺手法之精当,他说针刺手法,是影响针灸疗效的重要因素之一,但是掌握起来实非易事,所以他始终强调对针刺基本功的训练,认为练好针刺基本功,是掌握针刺手法的基石,也是取得满意疗效的重要元素之一。张唐法主任医师认为针刺手法操作熟练者,表现为:医者能够快速进针,透皮零疼痛,行针也比较自如,患者也乐于接受,效果上就表现为能够更好的调节经脉之气,更加容易气至病所,取得满意的疗效。经过长时间的经验积累,张唐法主任医师总结了一套简单的练习针刺基本功的具体方法:将一根针灸针固定在右手的拇指和食指上,在练针球上或者直接地不断来回的捻转针柄,操作过程中要求达到沉肩、垂肘、悬腕的状态,每日坚持练习 1 小时而针不掉,练习的环境要求安静,练习者要聚精会神,达到守神的状态,细心体会。每日坚持练习，长期下来会发现手指的力度和灵活度都会大大提高。

张唐法主任医师在临床上对针刺手法的重视处处可见。例如，曾经治愈过一个胃下垂五年的法国患者。刻诊：患者完全不能进食，面色无华，形体消瘦，舌质淡、苔薄白、脉细缓，患者曾尝试过各种治疗方法，但都不见任何好转，只能通过输液维持生命体征，为了进一步求诊，患者慕名找到张唐法主任医师，张唐法主任医师诊断为胃下垂（中气下陷型）。取中脘、足三里（双侧），用快速捻转的方法进针 1~1.5 寸，留针 30 分钟。第一次起针后，病人自觉胃部炽热，有上提感，可以服用温开水。病人自觉针刺没有任何的疼痛不适感，便很乐意接受治疗。第二次复诊，换中脘、足三里（双侧）、天枢（双侧），得气后行补法，病人自觉针刺过程中胃部很舒适，结束后可以喝牛奶；第 3 次复诊后，遵前法治疗，患者可食用面包少许。一个疗程后，患者饮食如常人，对张唐法主任医师针术的神奇赞不绝口。

3. 开拓创新——关注疑难病研究

随着人们物质水平的提高以及生活环境的变化等多方面因素的影响，疑难杂病越来越多，医生面临的挑战越来越大。疑难病不同于普通的常见病，病因非常复杂，症状也非常繁琐，难以辨别真假，甚至是多种疾病同时混杂相见，病程也非常长，治疗起来非常棘手。

临床上，张唐法主任医师不但对常见的针灸科疾病进行详细的研究，还对各种疑难病进行了详细的研究和探讨：例如，20 世纪 60 年代初，他就用"多针浅刺法"治疗许多小儿乙脑后遗症、小儿麻痹症患者，取得了显著的疗效；到 70 年代，他对支气管哮喘的治疗，选择针刺和拔罐的联合疗法，对颈性的眩晕采用穴位注射颈部夹脊穴的研究，都取得了令人满意的疗效；至 80 年代，通过临床和实验的研究，对脑血管疾病的针灸治疗进行探讨，又对高血压采用单个穴位治疗进行了研究，都取得了丰硕的成果；到了 90 年代初，在临床上，采用头针作为治疗方法，对舞蹈样多动抽动症进行了全方位和大规模的研究，临床疗效显著，从此，用头针治疗该病已成为张唐法主任医师门诊的一大特色疗法。此外，张唐法主任医师还对强直性脊柱炎、腰椎间盘突出症、类风湿关节炎、心律不齐、失眠、高脂血症等疑难杂症的治疗均有独到之处。

张唐法主任医师行医数十载，治疗过无数疑难病，但是通过头针治疗舞蹈样多动抽动症（tourette syndrome, TS），以及对该病的研究，独具匠心，也是其针灸学术思想和临床经验里的一大特色和创新：

（1）简单认识：TS，是一种神经、精神疾病，多见于儿童，临床症状主要是舞蹈样抽动伴发声性抽动，一般为一个部位或者多个部位，呈现一种不自主、无目的、反复、快速的发病状态。由于生活环境的改变，小孩的压力逐渐增大，该病也越发增多，对孩子的生活、学习等都有极大的影响。张唐法主任医师认为，对于这个病的具体的发病机制，并未完全明了，可能的影响因素有遗传、心理、环境等，一般是多种因素共同作用于小孩的生长发育过程中。在张唐法主任医师的临床就诊小孩中，发现有一个特点：患者多为男孩，年级小或者有家族史。中医对该病的名称还没有具体的文献记载，不过可查阅到相关的症状描述，例如肝风病、抽搐等。

（2）发现问题：张唐法主任医师综合国内外研究成果，认为目前 Tourette 综合征研究中主要存在如下三个亟待解决的问题：第一，无统一公认的汉译命名。最初只是由法国医生发现临床病例,演变到可见 Tourette 综合征的名字,但并未得到统一的规范化,还有其他各种命名,如抽动 - 秽语综合征、多发性抽动症等。之所以如此,张唐法主任医师认为,多是最初那些接诊该病的医生对该病没有一个全面的了解。第二,无统一公认的切合临床实际的诊断标准。临床医生对该病的诊断标准,目前处在根据临床表现来进行描述性诊断。目前,大家公认的诊断标准有 4 个:美国《精神疾病诊断统计手册》第四版(DSM-Ⅳ)、《中国精神疾病分类方案及诊断标准》第二版修定本(CCMD-2-R)、日本 Shapiro 修定标准和即世界卫生组织《国际疾病分类》第 10 版(ICD-10)。不过,对于国内的学者,更加青睐用 CCMD-2-R 或 DSM-Ⅳ 来作为诊断标准。但是对于该病的临床分型,又有不同的声音,也未完全统一,有学者建议分为简单抽动症和多发性抽动症,但未最终统一。可见,对于该病的诊断标准不统一,汉译命名的混乱,对于临床工作,增加了极大的困难。第三,无统一公认的疗效评定标准。鉴于该病的治疗方法多种多样,但缺乏一种统一的疗效标准,如何能够衡量各种治疗的优劣呢? 经过大量的研究和考量,张唐法主任医师认为采用抽动严重程度量表作为疗效标准相对合适,不过还需要专家不断探索,找出更加统一化的疗效标准。

(3)解决问题:对于以上几个问题,看似很小,实则关键,如果不能很好地解决,那么对于本病在今后的研究中,势必出现很多困难,例如信息的偏差等,给临床专家的治疗也带来不小的混淆。例如,不能很清晰地给患者家属交代病情,更不能选择更有益的治疗方案,为解决这三个问题,张唐法主任医师组织我们参考了国内外大量文献,结合中医特点,根据我们在张唐法主任医师临床上观察的 100 多例该病患者中,根据其首发症状的表现如身体各个部位的运动性抽搐,以及次发症状如做鬼脸、发声、语言、行为障碍等所占的比例的大小,推算出该病的首发症状多为运动性抽搐,而且这个症状一般较为严重,根据张唐法主任医师的临床经验,该病首发症状都比较明显,常常伴有舞蹈样动作,张唐法主任医师就提出"舞蹈样多动抽动综合征"这一形象生动的命名。而对于诊断标准,张唐法主任医师经过长期的临床经验和研究,详细的总结了:①发病的年龄:3~15 岁多发;②诊断为本病必不可少的症状:运动性抽动;性质:简单的或复杂的运动性抽搐,例如重复的、快速的、不自主的、没有目的的;部位:单一或者多部位;抽动部位:肌群,如摇头、挤眉弄眼等。③在多种运动性抽动症状的基础上,伴发(一种或多种)发声抽动、秽语或行为障碍,三者其中之一或者同时伴发;④发作频率:抽动每天发作很多次;病程:持续或间断;自动缓解时间:不超过 3 个月。疗效评定标准上,为了更好地为临床服务,以及方便临床研究。张唐法主任医师认为,可以建议我们选择耶鲁综合抽动严重程度量表,调查发现,该表已经在国际上通用实施,国内很多医院也在采用,具有极好的推广力度。

(4)探讨优势疗法:张唐法主任医师采用其上述的命名方式,诊断标准以及疗效标准,对该病进行了大量的研究,以探求更多更好的治疗方法,以及不断优化现有的治疗方案,同时找出药物与针刺治疗该病的优势利弊。例如我们采用头针与西药氟哌啶醇或泰必利来对比,治疗 TS 进行对比性的研究,探求疗效更好,副作用更小,临床推广更容易,病人负担更小的一种治疗方案。经过大量的研究后,张唐法主任医师认为,因为针对的是小孩,西医目前也多用泰必利这个药物来治疗,因为该药物相对其他药物副作用较小,损伤较小,但是它的缺点主要是:①治疗效果有限,并不能完全的治好抽动症;②该药物,对于该病同时伴发的症状,如行为障碍、强迫症等,完全没有疗效。相比之下,头针的治疗:①对于该病的伴发症状如发生性抽搐等的疗效是明显的。此外对本病伴发的行为障碍导致的各种损伤的疗效也显著。②头针的治疗,具有完全无毒无副作用的优势,是一种更安全、更简单、更灵验的治疗方法。

4. 比较研究—优化临床治疗方案

针灸学作为中医体系里具有特色和优势的学科之一,以其显著的疗效和安全性为中医的繁衍昌盛和医疗保健做出了巨大的贡献,已成为中华民族优秀的文化遗产的重要组成部分。然而针灸的使用主要基于传统和个人经验,如何将经验疗法发展成现代科学研究方法所证实的国际社会普遍认可的一种治疗手段,如何优化针灸的临床治疗方案,已经成为当今针灸面临的一个重大问题。

陆先生作为我国早期开展针灸实验研究的学者之一,在勤于临床实践的同时,也非常重视探讨针灸理论和针灸实验的研究,对针刺作用的原理和经络现象的实质进行深入的研究。张唐法主任医师承古拓新,强调临床医生不仅要为临床事业做贡献,还应该积极地投身到科研当中,因为科研的目的不仅在于验证临床疗效,更多地是为了服务临床,更好地对临床治疗方案进行优化。然而,针灸简便廉验,在解决我国群众看病难、看病贵等医疗服务难题中具有很大的优势。然而,他指出国内针灸临床研究的现状存在以下问题:一是针对常见病、疑难疾病的针灸治疗各自为政,临床治疗方案非经过系统研究之优选方案,未形成统一的治疗规范,疗效难以保证;二是在开展针灸临床研究中,很少严格遵循西医学科研原则与方法,设计不严谨,导致研究的可信性无法得到保证,不能与国际医学界进行对话与交流。因此,张唐法主任医师教导我们要加大临床疗效及其比较研究来探求最佳治疗方案的力度。我们发现,在他的医生生涯里,拥有了卓著的临床成绩,而且先后指导我们开展了高血压、中风病、舞蹈样多动抽动综合征、高脂血症、颈椎病、面神经麻痹、痛风等疾病的临床研究,夹脊穴的临床应用研究等,均取得了令人满意的成果。例如,张唐法主任医师曾进行针刺配合穴位注射对神经根型颈椎病镇痛时效性研究,疗效卓著,被广大患者所接受。在他的指导下,我们采取随机单盲研究方法,采用针刺加穴注颈夹脊穴的治疗方法,观察治疗神经根型颈椎病的镇痛作用临床疗效,同时记录镇痛的起效时间、持续时间、镇痛效果,再分别进行量化分析以及对比研究,这为提高治疗神经根型颈椎病临床疗效提供了更加科学和有力的临床依据。

总之,张唐法主任医师认为,我们应该大力开展针灸临床研究,对临床的治疗方案不断的优化,很好的总结临床的治疗规律,以便形成标准化诊疗方案或者是实践指南。

(二)名老中医张唐法学术特色

1. "三辨"思维——指导临床处方选穴

如今,随着西医学对中医的冲击,临床中医医生对各种检查仪器的依赖越来越强烈,那么问题来了:年轻的针灸医师是否秉承中医的理论体系? 是否会辨证论治? 选穴处方是否有理有法? 针灸辨证与中医辨证(特别是中医内科)是否完全相同? 这些问题,一直困扰着当代的针灸从业者,几乎是一些共性的问题。在张唐法主任医师几十年的行医生涯里,我问他作为一个针灸临床医生看病最关键的是什么? 他说:"不忘本,坚持中医理论,精通三辨论治,不依赖检查,病看好了,病人开心少负担。"简单的几句话,内涵却极其丰富。何为"三辨"呢? 张唐法主任医师说:三辨即辨证、辨病和辨经。

整体观念和辨证论治是中医治病应始终遵循的两大基本原则,这也是张唐法主任医师从陆瘦燕先生处传承来的经验,陆师认为辨证论治是中医整体观念的基础,是不可能脱离的。在此基础上,张唐法主任医师提出针灸治病需培养辨病、辨证和辨经相结合的"三辨思维",以指导临床处方选穴。他指出,临床辨证是中医治病之关键,透过现象看本质,抓住要点,才能达到取穴精确、疗效显著的目的。临床上,张唐法主任医师将中医"四诊"与西医"四诊"融会贯通,取长补短,辨证与辨病结合,为治疗提供较强的科学依据,他说只有诊断明确、辨证清晰,方可选穴施针。曾治疗一失眠患者,就诊时,失眠多梦,烦躁,头晕头胀,精神萎靡,舌质红,苔薄白,脉弦滑。辨病为失眠,证属肝胆火盛。因风阳上扰,阳气满则阳蹻盛,不得入于阴,则阴气虚,故不眠。治以潜阳息风安神。取穴百会、印堂、风池、内关、神门、太冲、足三里、三阴交,其中百会、内关、太冲用泻法,其余穴位用平补平泻法,留针30分钟,隔日1次。原方治疗6次。睡眠正常,每日5~6小时,随访6个月未发。

老师常说,"三辨"思维,能有效指导临床论治处方选穴。"三辨"思维的具体做法:临床上,张唐法主任医师先通过四诊,再结合脏腑辨证和经络辨证等中医辨证方法,诊为何病,辨为何证,病在何经,再确定选穴处方。曾跟师见其治愈一坐骨神经痛患者,就诊时,患者腰及左下肢外侧放射痛,腰腿冷痛,上下走窜,不能屈伸,但凡阴雨寒冷天症状加重,苔白腻,脉浮紧。中医诊断为痹证,辨证为风寒湿痹证,分经诊断为少阳经型,选穴:腰2~5夹脊穴、阿是穴、环跳、秩边、阳陵泉、悬钟、丘墟。其中环跳穴要求针感向下传至脚跟,阳陵泉向下传至脚背,每日一次,连续三次痊愈。张唐法主任医师认为,辨病、辨证、辨经都是对疾病的认识过程。辨病是对疾病的分析,以确定疾病的诊断,为治疗导航;辨证是对证候的分析,以确定证型,从而确立治则;辨经是辨别疾病所在经络或相关经络,以选穴处方。将"三辨"思维相互渗透、融会贯通,能有效指导临床论治处方选穴。

2. 中西结合——提高针灸临床疗效

中医与西医都是从不同的角度去研究自然界的人体生命现象,他们对于研究问题,采用不同的方式方法。中医的研究前提是整体观念,重视整体观念和临床经验;西医的研究基础是还原论,更重视微观和局部以及实验分析,各自都有优势也有局限性。但目的一致:治病救人。西医凭借先进的仪器设备,快速的发展成为引导性的医学。那么,中医又该怎么发展? 针灸又该如何发展?

二者原本就是一元多体的,根源都是相同的,张唐法主任医师认为,应该中西医结合,才是中医乃至针灸的发展之路。对于具体的结合方式,老师总结了以下三点:一是诊断的结合。临床上,中医的四诊和西医的四诊,异曲同工,可以相得益彰。中西医双重诊断,可以规范临床教学,又有利于国际间的针灸交流,还可以规范科研方案,加强针灸机制研究。二是治疗的结合。中医学的辨证论治与西医学的药物或仪器治疗相辅相成,取长补短,皆为提高临床疗效。如老师曾用电针配合口服药物消炎痛,和痛风利仙治疗急性痛风性关节炎40例,总有效率97.5%,疗效显著。三是基础理论的结合。临床上,张唐法主任医师把中医的基础理论和西医的相互贯通,互相指导,使得治疗疾病更加明确,对于给病人的指导更加清晰和全面,例如临床上,老师治疗疼痛时,常常选择阿是穴,但是在给病人作解释时,往往难以让患者理解,常以神经根、神经干、神经分支和神经肌肉点为主,即针灸学中阿是穴的充分应用。张唐法主任医师认为,神经干刺激疗法,就是有效地结合针刺和神经阻滞,对于疼痛学的发展意义重大,他们的刺激点相似,例如阻滞面神经选择翳风穴,阻滞眶下神经选择是四白穴,阻滞枕大神经选择风池穴等。他认为,西医的神经阻滞疗法与中医的穴位注射方式相似,将二者结合起来,穴位注射取代神经阻滞,体现中西医的很好的结合,一方面可以抑制神经,一方面很好的传导感应经气,改善供血,在治疗疼痛方面疗效卓著。

(三) 名老中医张唐法临床特点

1. 脊柱退变,夹脊从治

随着中老年人年龄增长,青年人缺乏锻炼及保养,脊柱退行性变早发、多发,影响人群广,显著影响患者生活质量。脊柱退行性病变可因脊柱周围肌肉紧张,而引起疼痛,脊柱退行性病变反过来又加剧肌肉紧张度。脊柱前后及左右力学失衡,脊柱或椎间盘拉力性改变,若压迫脊髓及外周神经,可以致脊髓相应节段的内脏疼、外周神经痛和自主神经功能紊乱等。自主神经功能紊乱可产生胃痛、心慌、胸闷、多汗、失眠、恶心、呕吐等不适,甚至波及颅内、咽喉、心脏、膈神经等不适,而易与心脑血管系统、消化系统疾病相混淆,造成误诊。张唐法主任医师强调,在诊治老年人疾病时,要特别注重脊柱退行性病变与患者所述心脑胃肠系统疾病的关系,做到以下几点:①追溯病史。脊柱退行性病变是老年人常见病,慢性病,因其慢性病程,患者大多既往有脊柱方面的疼痛不适,但由于或疼痛程度可忍,或既往疼痛距此次发病时间久远,而忽视或遗忘病史。医者需深究其既往颈、胸、腰椎疼痛史或外伤史,勿忽略此项有意义的病史依据。②重视体格检查。过分依靠经验,忽视了体格检查的重要性,是医者误诊的主要原因。③充分认识脊柱退行性病变非特异性。如颈胃综合征(CGS)是脊柱退行性变引起交感、副交感神经功能紊乱所致椎体旁筋肉疼痛及胃肠道症状的代表。患者临床表现为长期难愈的上腹部胀满隐痛、纳呆食少、食欲不振、恶心、嗳气、泛酸等胃肠道症状,同时又可存在颈项肌肉酸胀,强痛感或可有向肩背、上肢的放射痛,麻木感,胃肠道症状与颈肩痛相互影响、同步变化。张唐法主任医师强调治疗颈胃综合征时必须颈胃同治,标本兼顾。在临床中局部取穴颈夹脊以求经气能直达病所,通络止痛;“风主动”,取风池驱除内外风邪;远取后溪穴,后溪为“输”穴,手太阳经气在此处较强盛,向深部输注,且与督脉相通,理太阳、督脉二经之气。以上穴位合用,疏通颈椎经络气血,通经除痹。内关为手厥阴心包经络穴,与手少阳三焦经相通,可清心除烦,理气和胃;公孙为足太阴脾经络穴,通于冲脉,可平冲降逆,理脾除湿,两穴相配调理气血,健脾和胃。中脘和足三里为治胃常用配穴,一为胃之募穴,一为胃经之合穴,共调阳明经气以治胃。以上诸穴合用,通经除痹以治本,健脾和胃以治标,标本同治。

2. 健脾补肾,三穴常参

张唐法主任医师一直非常重视经典的学习,指出学习经典,研读原文,并在临床实践中不断体会、探索,是我们每个中医临床医生不断取得进步的基石。张唐法主任医师根据“肾为胃之关”等经典理论结合临床实践,用健脾补肾法治疗胃肠系统疾病,取得显著疗效。人体五脏六腑是相互依赖、相互影响的统一整体。肾藏精,为先天之本;脾主运化,是气血化生之源,乃后天之本。脾、肾生理功能正常,则气、血、精、液生化有源,脏腑、组织、器官、四肢百骸得以滋润濡养,则机体功能正常。脾肾功能正常是脏腑生理功能正常、机体强健的前提。从病因病机特点来看,脾肾为病多为虚证,脾病及肾、肾病传脾皆以虚证较多见。所以张唐法主任医师认为,临床诊治疾病,应当不忘健脾或补肾,甚或脾肾同补。健脾补肾法在各种疾病中均有较多的应用,且疗效较好。功能性胃肠病,病位虽在肠胃,但与脾肾密切相关。胃气下行,需肾气气化,胃之受纳腐熟通降开阖的生理功能在根本上依赖于肾气的充足。因此在治疗上,除了健脾和胃以外,应不忘补肾。张唐法主任医师指出,临床上很多胃肠道系统的疾病,从肾论治,则可收到较好的疗效。在治疗功能性胃肠病方面,张唐法主任医师牢牢抓住脾胃与肾的相互关系及生理特点,确立了健脾补肾为核心的基本治疗法则,以健脾补肾为原则调理脏腑气血失衡状态,常用健脾补肾三穴"肾俞、脾俞、足三里"。背腧穴位于膀胱经,是脏腑精气输注于体表的部位,具有扶正固本、疏通经络、调节脏腑的功能。肾俞、脾俞为肾、脾的背腧穴,临床上两者合用具有补肾健脾的功效。足三里系足阳明经之合穴,合穴是经脉之气与脏腑之气汇合之处,犹如百川汇合入海之处,其势如洪,具有健脾益胃、扶正固本的功效。三穴相配可增强患者自身抗病能力,平衡体内的气血阴阳失调。

3. 提插捻转进针法

张老经过五十余年的临床和教学实践,探索了一种独特的无痛进针方法,张唐法主任医师的进针方法不同于教科书上的插入式,而是快速提插捻转进针法。张唐法主任医师运用提插捻转进针时,凝神静气,体会针感,以针感似行云流水,绵长柔和为佳,患者自觉针感舒适无痛。并且在边进针的同时边进行提插捻转手法,可分别在3层得气,使经气累积,使有效信息累加、放大,患者常反映在针刺皮肤层时,就有蚁爬感且向外扩散,甚至沿经感传。这种进针方法与普通进针法相比,有透皮不痛、得气快的特点,技术要求也更高,只有经过长期训练才能熟练掌握。张唐法主任医师的练习方法是用 1.5 寸针灸针一枚,指切法持针,右手拇、食指固定,沉肩,垂肘,悬腕,以 200 次/分的速度捻转针柄,持续捻转 1 小时而针不掉,每天坚持练习。

临床上,张老在进针得气后,再进行适当的补泻手法,目的是为了达到一定的效果,其临床检验标准有二:一是行针时病人自感舒适、柔和,不宜太过,避免过而不及;二是经过针灸治疗后病人病情好转乃至痊愈,这是最终目的。

三、学 术 访 谈

问:对于舞蹈样多动抽动综合征这个疾病,命名一直不统一,您是怎么看的?

答:这个疾病最早是 1825 年法国医生首次报道,然后 1885 年由另一个医生详细描述了 8 例多发性抽动病例,后被命名为 Tourette 综合征(TS)。国内是从 20 世纪六七十年代逐渐发现并报道这个疾病的,我本人是七十年代后期在临床中发现了 1 例,后来在九十年代做了大规模的临床课题,对本病现状及存在的问题进行了深入分析和探索,到目前形成了一套完整的诊断、治疗体系。然而医学界对于本疾病的命名没有统一的认识,而且诊断标准很混乱,常见的有抽动秽语综合征,抽动发声综合征,抽动症,一过性抽动症,抽动障碍等很多名字,这样混乱的命名,会导致其发病率、患病率等重要的流行病学数据很难全面统计,这样必然带来严重的信息偏倚,势必会影响抽动综合征的研究与治疗。因此,在初次接触这个疾病的时候,我深感命名问题是一个亟待解决的问题。通过广泛地查阅国内外研究报道,以及近300例的临床研究,归纳起来,抽动的症状像舞蹈一样的发作,而且往往是涉及多个部位的抽动,因此命名为"舞蹈样多动抽动综合征",该名称被定下来,形象生动,故本病诊断明确,避免漏诊及误诊。

问:该病目前在没有统一的诊断标准,那么您的诊断标准是怎样的? 需要与哪些疾病鉴别?

答:由于本疾病没有公认的诊断标准及特异性的检查指标,极容易误诊、漏诊,所以一个统一的诊断标准显得很重要和迫切。参阅文献及结合自身临床实践经验之后,提出如下诊断标准:① 3~15 岁是本病的多发年龄段。②运动性抽动为诊断的必要条件,包括单一或多部位肌群抽动。③伴有发声抽动,或秽语或行为障碍,此三条必居其一二。④抽动每天都发作,而且一般是一阵阵的,可能时好时坏,自动缓解期不超过 3 个月。通过临床观察下来,发现舞蹈样多动抽动综合征大概分三大类症状:①一过性抽动,②发声,这个发病率很高,③行为障碍。简单一点的诊断就是除了好动,出现以上任意两个症状就可以诊断。不过前提是患者出现了一些抽动症状之后,应先做常规检查,排除一些大脑内的器质性的病变,再根据以上标准才能诊断为"舞蹈样多动抽动综合征"。

在临床上应该注意与遗传性舞蹈病相鉴别,后者是常染色体显性遗传性疾病,一般35~50 岁为疾病的好发年龄,除了表现为舞蹈样不自主抽动之外,往往还多伴有进行性智能衰退。

问:一般认为舞蹈样多动抽动综合征是儿童发病率较高,您有什么秘诀能快速诊断,减少漏诊、误诊?

答:本病主要表现为舞蹈样抽动,以及伴有发声性抽动,行为障碍,属于神经精神性疾病。由于本病临床以面部抽动如"挤眼"为明显症状,家长会误以为小孩眼睛不舒服,带患儿去眼科就诊,加上目前很多医生对舞蹈样多动抽动综合征的认识不足,就很容易与其他五官科的一些疾病混淆,导致误诊和漏诊。经过我们多年的临床研究和观察发现,本病的多发和首发症状是以运动性抽动为主,并多呈舞蹈样动作。在临床诊断的过程中,我一般就是和患儿交流,提一些比较常见的问题,去刺激患儿,让他兴奋或者紧张,如果在交流的过程中,患儿面部出现抽动,再结合家长叙述的病史,就能很快诊断了。这种与情绪有关或由情绪引发的抽动,一般就可以诊断为"舞蹈样多动抽动综合征"。

问:您当初怎样想到用针灸治疗舞蹈样多动抽动综合征?

答:这个疾病到目前为止,西医研究了几十年也还没有弄清楚其病因,但是可以肯定的是一定与精神因素有关,兴奋、紧张等情绪都可诱发。在治疗上,一般西医就是采用抗精神病类的药物治疗,但此类药物存在明显的缺陷:疗效有限,不能完全控制抽动,或者停药后容易复发,对行为障碍完全没有疗效。并且西药治疗副作用较大,而且长时间服药,病人难以坚持。在这种基本没有任何可行方法的时候,还没有尝试过运用针灸治疗,然后我就考虑根据这个疾病表现出来的症状,可以结合中医、针灸的辨证加以取穴。现在我正在治疗的一个23岁的病人,就是小时候得了这个疾病,但是当时没有确诊,就一直服用西药,一直持续十几年,到现在为止,抽动没有改善,反而出现记忆力减退,反应迟钝,药物副反应大,但是已经错过了最佳时间,现在就希望可以通过针灸来改善这种状况。

问:此类疾病的针灸方法也很多,您为什么选取头针治疗呢?

答:其实最开始是用体针治疗,结果发现实施起来很困难,有的严重的病人抽动很厉害,甚至可以抽动摔倒在地上,病人很难配合,难以保证正常的治疗,然后就考虑采用头针。因为中医认为头者,精明之府,诸阳之会,头部经络丰富,气血充足。焦氏头针理论认为,针刺舞蹈震颤区可以调节神经系统,改善局部血流量,有安神定志、健脑益智的作用,从而达到改善抽动症状的目的。再加上头针操作起来比较方便,所以这样又开始摸索头针治疗,通过不断的实践,从穴位上探索,疗效不断提高,最终就得出了目前常用的穴位,即正中直上入发际0.5和1寸,旁开0.5寸,左右各两个,一共四个穴位。在治疗本病时,针刺后进行快速捻转,频率为200次/分。头针治疗舞蹈样多动抽动综合征几乎不存在明显的副作用,这是其他治疗手段无法比拟的优势。

问:舞蹈样多动抽动综合征一般需要治疗多久,其疗效标准是什么?

答:临床上常用的疗效评定标准有以下3种:

A 以发作频率减少作为观察指标。多以影像资料作为记录方式的,但是在实际操作中很难准确地记录。

B 以进步率作为观察指标。是将治疗前后抽动发作频率给予评分,但是无统一标准,且带有一定主观性。

C 以症状的改善程度作为观察指标。多采用抽动严重程度量表对舞蹈样多动抽动综合征病人进行疗效评定。其优点是较为客观与全面,部分量表还能了解到相关行为问题的改善情况,使用起来比较方便。

本病的治疗时间是因人而异的,有的恢复得快,有的恢复得慢,不过疗程一般比较长,最快的2个多月就恢复了,但是大多数病人都治疗两年以上。一般是一周治疗三次,隔一天一次,治疗坚持一段时间,症状控制稳定之后,可以适当减少治疗次数,一周两次,稳定得特别好的,甚至可以一周一次。这个疾病的症状起伏、波动性大,有静止期,有发作期,而且情绪波动容易影响疗效,容易反复发作。因此至于疗效标准,在临床上我认为,患者连续3个月没有任何相关的症状,则为治愈。

四、导师经典医案

(一) 舞蹈样多动抽动综合征

医案1

患者姓名:陈某   性别:男   出生日期:2006年

就诊日期:2014年4月19日。

主诉：反复发作吸鼻、眨眼、噘嘴、张口、伸舌两年余。

现病史：患者家长代述，患儿两年多前无明显诱因反复发作吸鼻、噘嘴、张口、伸舌等动作，家长一直未予以重视，未做特殊治疗，近日因考试学习成绩不理想，吸鼻、噘嘴、张口、伸舌等动作频率增加，做事总拖拖拉拉，不能按时完成任务，经人介绍来我科就诊。患儿6岁入学，上课注意力不集中，成绩较差。

查体：神清，精神可，患儿在检查过程中精神不集中，出现吸鼻、噘嘴等动作，吐字不清，舌红，苔薄黄，脉弦滑。

辅助检查：血、尿、便常规、脑电图、脑CT均正常。

中医诊断：肝风。

证候诊断：肝风内动证。

西医诊断：舞蹈样多动抽动综合征。

治法：镇肝息风。

处方：头针治疗为主，辅以心理疗法。

取穴：舞蹈区、运动区（双侧）。

手法：头针快速捻转进针（达200转/分钟以上），进针1寸左右，留针40分钟，中间行针4~5次，隔日针刺一次，一个月为一疗程，每疗程之间休息2天。

心理疗法包括：①告知家属建立友好的亲子关系，家长应该从孩子的角度出发进行正确的心理辅导。②在平时的诊疗过程中，多与孩子交流，做小孩的知心朋友，消除其恐惧心理。③告知家长对患儿的进步要给予肯定，平时应多给予鼓励，若患儿出现症状反复时，要帮助其分析原因，找到根源，帮助患儿改掉伸舌，噘嘴等动作。

治疗3个疗程后，患者症状有所缓解，连续治疗一年后，症状明显好转，患者吸鼻、伸舌能够自控，老师反映上课注意力较前集中，未见吸鼻、噘嘴、张口、伸舌等症状。

二诊（2015年7月）：自诉由于考试压力，又开始出现吸鼻症状，不能自控，偶有眨眼、伸舌等症状。继以前方治疗，一个疗程后症状缓解，继续治疗半年，症状基本消失，至今再无复发。

按：舞蹈样抽动综合征属于精神类疾病，针灸治疗显示出较好的持续疗效，且无毒副作用。张唐法主任医师治病重调神，调神重头针。焦氏头针理论认为，针刺舞蹈震颤区可以调节神经系统，改善局部血流量，有安神定志、健脑益智的作用，从而达到改善抽动症状的目的。头针相较于体针，易于给患儿配合，有的患儿抽动比较厉害，加上患儿年纪较小，不能坚持半小时的体针不动，很难配合，因此，采用头针，疗效较好，患者也容易配合。在本病的治疗过程中，张唐法主任医师除了采用头针治疗以外，还注意安抚患儿的情绪外，还特别强调患儿家长应建立良好的心态来对待。

张唐法主任医师在治疗本病过程中，一直坚持心理疗法，注意与患儿的沟通，彼此建立起良好的医患信赖关系。由心理因素引起的疾病仅依赖药物治疗往往不能取效，不能忽视患者的心理因素对疾病的影响。在平时的交流中，主动关心患儿学习生活情况，并适当给予鼓励，并告知家长在生活中要与患儿沟通，不要进行打骂等不适行为，禁止小孩看刺激、易兴奋的动画，生活中要帮助小孩学会控制自己的情绪。在本病的治疗过程中，心理疗法起了非常重要的作用。

导师点评:舞蹈样多动抽动综合征属于临床上的疑难病。本病的治疗,心理疗法是很重要的一点,同时嘱咐患者家属,坚持治疗,必须在症状完全消失 3 个月后,方可停止治疗。

医案 2

患者姓名:张某　性别:男　出生日期:2006 年

就诊日期:2014 年 12 月 13 日。

主诉:喉中异声、肢体抽动、口出秽语半年余,加重 1 月。

现病史:患者母亲代诉半年前无明显诱因出现喉中时常发出"喷鼻声",声音呈高音调,多变,肢体抽动以头面部为主,包括挤眉、弄眼、摇头、耸肩、甩臂等,情绪激动时口出秽语。经多次教导后,其行为举止有所改进。无头晕头痛、胸闷气短、恶心呕吐、肢麻震颤等伴随症状,患者家属当时未予及时诊治。近一月来,发现其上述症状越发频繁,性情急躁,且不听教导,我行我素,引起家属忧虑,遂到某医院就诊,诊断为多动性抽动障碍,给予氟哌啶醇等西医治疗,未见明显效果,家长顾虑西药的副作用,经多方打听,遂来我科门诊。

查体:神清,精神一般,可见患儿在检查过程中出现挤眉、弄眼、摇头、耸肩、甩臂等,面色少华,舌红苔黄腻,脉弦数。

中医诊断:肝风。

证候诊断:肝旺风动,痰火上扰。

西医诊断:舞蹈样抽动综合征。

治法:平肝息风,化痰降火。

处方:治疗以针刺治疗为主,辅以心理疗法等。

取穴:头针取穴:双侧运动区、震颤控制区。

手法:头针快速捻转进针(达 200 转 / 分钟以上),进针 1 寸左右,留针 40 分钟,中间行针 4~5 次,隔日针刺一次,一个月为一疗程,每疗程之间休息 2 天。

治疗 4 个疗程后,患者症状有所缓解,连续治疗 8 个月后,症状明显好转,喉咙发声能自控,未见挤眉、弄眼、摇头、耸肩、甩臂等症状,听从家长教导,能够按时完成任务,改为每周治疗一次,治疗 3 个月后,症状未复发。

按:舞蹈样抽动综合征属于精神类疾病,病情复杂,轻重不一。本病一部分患者会自然恢复,有一部分患者会出现生活自理困难,还有一部分会发展成为精神病的其他类型。因此,对于本病,早期诊断和积极、有效的治疗极为重要。由于本病临床以面部抽动如"挤眼"为明显症状,家长会误以为小孩眼睛不舒服,带患儿去眼科就诊,加上目前很多医生对舞蹈样多动抽动综合征的认识不足,就很容易与其他五官科的一些疾病混淆,导致误诊和漏诊。而本病属于精神类疾病,与患者的情绪密切相关,因此张唐法主任医师在临床诊断的过程中,与患儿交流,问及患儿一些问题去刺激患儿,在患儿兴奋或者紧张的情况下会出现挤眉、弄眼等,再结合家长叙述的病史,有助于诊断。

导师点评:舞蹈样多动抽动综合征极易与其他疾病混淆,因此鉴别诊断极为重要,在诊断的过程中,给予小儿情绪刺激是比较好的方法,是本病鉴别诊断的重要依据。

（二）颈椎病

医案 1

患者姓名：张某　性别：女　出生日期：1958 年

就诊日期：2014 年 2 月 10 日。

主诉：颈部疼痛 3 月余，加重 5 日。

现病史：患者自诉 3 个月前，一次加班熬夜通宵后，出现颈部活动受限，且疼痛时伴头昏，每次工作疲劳后症状加剧。近 5 天来，自觉天旋地转，心胸憋闷疼痛，欲呕，颈部活动限制，动则欲倒。一直未予以特殊治疗，今为求进一步诊治，遂来我院针灸科就诊。

查体：神清，精神可，营养中等，颈椎 3、4 椎后压痛，双侧转颈（++），舌淡红，苔白，脉弦。

辅助检查：MRI：C4~5，C5~6 椎间盘突出，左侧椎动脉起始段细小、迂曲。头部 CT 无异常。

中医诊断：痹证。

证候诊断：肝肾亏虚型。

西医诊断：椎动脉型颈椎病。

治法：补益肝肾、通络止痛。

处方：颈腰夹脊穴、大椎、风池、肩井、颈百劳、悬钟、列缺、肾俞。

手法：施以补法，留针 30 分钟。

治疗 1 周后患者自觉头晕目眩症状较前明显缓解，发作次数明显减少，颈部仍有僵硬感，但较前明显缓解。继续治疗 4 周后，患者自诉近期未再出现头晕目眩症状，仅偶有颈部酸胀不适。

按：颈椎病为临床上常见多发病，张唐法主任医师临证对本病的诊断除了结合中医的四诊合参外，还结合西医学检查手段，如 CT 及 MRI。对本病的治疗，张唐法主任医师多从"颈腰同治"的原则来治疗。颈腰部同属督脉，经络上相互络属，生理解剖学上，不同类型的肌肉共同维持脊柱的平衡稳定。选穴上，选取颈腰夹脊穴，颈腰同治，调理整个脊柱；大椎、风池、肩井为常规取穴，列缺乃"头项寻列缺"之意；悬钟为髓会，为治颈椎病的经验有效穴；另选背腧穴中的肾俞补肾壮骨，针刺可调节五脏气血阴阳的平衡，又有培元固本的作用。诸穴合用，共奏益气活血、舒筋通络之效。

导师点评：颈椎病是临床常见疾病，在治疗时，必须坚持中医整体观念，把脊柱看成一个整体，而颈椎是其中的一部分，在整体中治疗局部，颈腰同治。

医案 2

患者姓名：朱某　性别：女　出生日期：1966 年

就诊日期：2014 年 9 月 27 日。

主诉：头晕伴胸闷心慌 7 日余。

现病史：患者自诉 7 天前因无明显诱因出现头晕、眼花、胸闷、心慌等症状，当时未作相关治疗，在家休养。现仍感头晕，伴耳鸣、胸闷、心慌，须闭目仰卧，体位稍稍更动则头晕加剧，伴烦躁易怒，失眠多梦，面红目赤，口苦纳呆，二便尚可。为求进一步诊治，遂来我科。

查体：神志清楚，精神欠佳，营养中等，表情自如，颈 5、颈 6 脊间压痛（+），腹部无压痛及

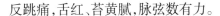

反跳痛,舌红、苔黄腻,脉弦数有力。

中医诊断:痹证。

证候诊断:肝肾亏虚型。

西医诊断:椎动脉型颈椎病。

治法:补益肝肾、益气活血。

取穴:颈夹脊 5~7、腰夹脊、阿是穴、肩井、肩中俞(双)、中渚(双)。

手法:施以补法,留针 30 分钟,再给予当归注射液穴位注射疗法。

结果:第一次治疗后,自觉头晕症状缓解,3 次结束后,症状完全恢复。

按:颈椎病是一类由椎体之间的椎间盘退行性改变所致的临床常见病,临床分为颈型、神经根型、椎动脉型、脊髓型、交感型。对于本病明确诊断是关键,临床上多采取中西医结合诊断。在治疗上张唐法主任医师采用"针刺配合穴位注射"来治疗颈椎病,对穴位施以针刺后,配以穴位注射,将针刺和药物的效应进行有效地叠加,其作用远远大于单纯针刺的疗法。上述患者为肝肾亏虚型,则所选药物为当归注射液,若为神经根型、颈型,则选择维生素 B$_{12}$ 以营养局部神经。除了临床治疗外,平日的防护也必不可少,张唐法主任医师临证告诉患者须加强体育锻炼,做局部按摩,缓解肌肉疲劳,这些对预防颈椎病的发作效果明显。对于因职业因素而导致者,嘱患者工作时间较长时,应适当活动颈肩部。

导师点评:颈椎病的治疗,首先要明确分型,中西医结合,对症治疗。

（三）带状疱疹

医案 1

患者姓名:邓某　性别:女　出生日期:1943 年

就诊日期:2014 年 4 月 28 日。

主诉:右侧颈肩部及胸部带状疱疹后疼痛 2 月余。

现病史:患者自诉 2 月前无明显诱因突发右肩部疼痛不适,为阵发性针刺样疼痛,当时无右肩部功能障碍,无明显皮损,患者未予具体诊治,2 天后右侧肩部及前胸部出现大小不一疱疹,由绿豆至蚕豆大小不一,疱壁饱满,晶莹透亮,伴有皮损处潮红,患者遂至当地门诊,给予中药汤剂口服,上症无明显减轻,且逐渐至右侧颈部出现红色丘疹,皮损处触之痒痛,且呈阵发性针刺样疼痛,每日发作多次,夜间明显,影响睡眠。患者发病 6 天后遂来我科就诊,经门诊诊断为"带状疱疹"收治我科住院治疗,经抗病毒、营养神经治疗后好转出院,现患者右侧颈肩及胸部疱疹均结痂脱落,遗留局部皮肤色素沉着,疼痛较前减轻,现已无触痛和摩擦痛,但仍自觉疼痛未完全缓解,且伴局部皮损处皮肤麻木感,今为求进一步治疗,前来就诊。

查体:神清,颈软,颈胸椎生理曲度较平直,C5~T2 棘突右侧压痛(+),其相应皮节右侧肩部及上臂部,右前胸部可见暗褐色色素沉着,局部无触痛和摩擦痛,右上肢无明显功能障碍,四肢肌力肌张力正常,病理征(−)。舌红,苔黄,脉弦。

中医诊断:蛇串疮。

证候诊断:气滞血瘀型。

西医诊断:带状疱疹后遗神经痛。

治法:理气活血,通络止痛。

处方:针灸治疗为主,配合穴位注射治疗。

取穴:夹脊穴、支沟、太冲、足三里、阿是穴。

手法:阿是穴采用局部围刺法,留针30分钟。

穴位注射:针刺后穴位注射用药为B族维生素,注射于夹脊穴,每穴0.5ml。隔天一次,一周为一疗程。

治疗结束患者即感轻松,治疗1周后疼痛明显减轻,发作持续时间变短。继续治疗两周后,疼痛明显好转,发作次数明显减少,局部瘙痒感减轻。治疗6周后,患者症状基本好转。

按:带状疱疹患者,年龄越大,带状疱疹后遗神经痛的发病率就越高,疼痛也更加顽固。在治疗上,张唐法主任医师主要以针刺配合电针为主,同时辅以穴位注射。选穴以夹脊穴为主,配合局部阿是穴围刺。本病取穴重在相应脊柱神经节段的夹脊穴选择上,张唐法主任医师在治疗带状疱疹的过程中,根据皮损范围,确定受损的神经节段,从而选取相应节段的夹脊穴,结合中西医的相关内容,督脉属阳与人体大脑、脊髓等神经体液功能紧密有关。针刺后,选取夹脊穴及局部围刺阿是穴,接通电针,留针30分钟,待出针后,取相应节段的夹脊穴2~3穴,予以维生素B族类药物进行穴位注射,以营养神经,促进局部的血液循环。

导师点评:该病案从诊断、辨证分型到治法处方分析准确。带状疱疹的治疗,可以总结为"重用夹脊穴"、分期论治。

医案2

患者姓名:张某　性别:女　出生日期:1940年

就诊日期:2014年5月28日。

主诉:左侧额面部疼痛10天,起红斑水疱4天。

现病史:患者10天前无明显诱因出现左额面部疼痛,为阵发性胀痛,于当地门诊予针刺治疗,疼痛无明显缓解。4天前患者左上眼睑及左额近发际处起红疹,且皮疹部位迅速出现粟米大小水疱,伴左眼胀痛,即自购"阿昔洛韦片、阿昔洛韦软膏"治疗。至今日患者皮疹及疼痛均无明显缓解。今为求进一步治疗,遂来我科针灸就诊。

既往史:有颈椎病史10余年,有腰椎间盘突出症病史3年。

查体:左上眼睑、左额见小片水肿性红斑,其上可见簇集粟米至绿豆大小的水疱、丘疱疹,未见浆痂及糜烂面,皮肤表面有触痛。VAS评分8分。舌红,苔薄黄,脉滑。

中医诊断:蛇串疮。

证候诊断:肝经湿热型。

西医诊断:带状疱疹。

治法:清利湿热,解毒止痛。

处方:针灸治疗为主,配合电针、穴位注射等疗法。

取穴:颈部夹脊穴、支沟、后溪、太冲、阿是穴。

手法:局部阿是穴围刺法,留针30分钟。电针参数:3mA,2Hz。

穴位注射:用药为B族维生素,注射于颈部夹脊穴。

治疗1周后,诉左侧面部疱疹部分开始结痂,疼痛症状明显好转,偶有局部皮肤瘙痒感,经过半个月的治疗,患者诉左侧面部疱疹基本已结痂,疼痛症状基本消失,精神、睡眠尚可。

按:带状疱疹大多以局部疼痛和疱疹为首发症状,非典型带状疱疹的临床诊断十分容易误诊,如老年人身体功能衰退、免疫功能下降,使得老年人带状疱疹的好发部位常常较年轻患者部位多变,诸如面部三叉神经即是较易受带状疱疹病毒的侵犯,因而老年人带状疱疹发于三叉神经眼支者也十分常见。由于带状疱疹病毒侵犯眼神经,造成眼部的疼痛、瘙痒等不适,很容易被误诊为眼部疾患。同时在诊断尚不明确的情况下,患者常常会自行口服或外涂某些药物等,而药物的不当使用均可能掩盖带状疱疹或PHN的症状甚至加重病情。因此,对于本病,早期的正确诊断很重要。在诊断上,张唐法主任医师将中医辨证论治和西医现代化的检查诊疗方法相结合,详细询问病史,利用中医四诊,带状疱疹多有发热、乏力等前驱症状,除了中医的四诊外,还要借助西医的体格检查以鉴别诊断。

导师点评:带状疱疹面诊时要详细询问病史,早期发现,早期治疗有助于减少带状疱疹后遗神经痛的发生率。

(四) 退行性脊柱关节病

医案1

患者姓名:刘某　性别:女　出生日期:1964年

就诊日期:2014年9月23日。

主诉:颈部僵硬感伴胃胀满、呃逆2年。

现病史:患者2年前无明显诱因出现颈部酸胀、僵硬感,晨起及长久低头后加重,偶有胃部胀满,餐后加重,持续2小时后稍缓解,伴呃逆频作,无恶心呕吐、烧心、腹痛、腹泻、心慌、胸闷等不适,2年来反复于各医院诊治,症状未明显缓解,今为求进一步诊治,遂于我科就诊。

起病以来精神、饮食、睡眠欠佳,大便秘结,小便正常,体力未明显变化,体重较前减轻。

查体:神志清楚、精神欠佳,双侧瞳孔等大等圆,对光反射灵敏,颈强,转颈实验(+),C3~C6棘突下压痛,双肺呼吸音清,未闻及干湿啰音及胸膜摩擦音。心律齐,腹软,无压痛及反跳痛,肝脾肋下未及,双下肢不肿,舌黯、苔薄白、脉弦。

辅助检查:胃镜(无痛):浅表性胃炎;颈椎MRI:颈椎退行性变,C4-5,C5~6椎间盘突出。

中医诊断:痹证。

证候诊断:气滞血瘀证。

西医诊断:颈椎退行性病变。

治法:理气活血,疏经活络。

取穴:风池、肩中俞、中脘、天枢、足三里。

手法:针用平补平泻,留针30分钟。

穴位注射:C4/5,C5/6颈夹脊穴(双侧),足三里。穴位注射药物为复方当归注射液,每穴注入药物0.5ml。

每日一次,五天为一个疗程,两个疗程后复诊患者诉颈部酸胀较前缓解,餐后腹胀明显缓解,食欲增强。改用隔日一次,三次为一个疗程,4个疗程后复诊,患者诉无明显颈部不适,颈椎活动自如,呃逆、腹胀等较前明显缓解。

按:脊柱是人体的"支柱",脊柱退行性改变使脊柱力学平衡失调,引起相应节段支配的其他系统症状体征。如运动感觉系统的肢体运动受限,局部皮肤感觉异常;如心血管系统的心慌、胸闷不适。患者多年反复他处就诊,行西医实验室及影像学全面检查,各医家着力治胃,但疗效欠佳。患者此次就诊,张唐法主任医师通过详细问诊,获取颈部不适的病史,以整体观念为指导,着眼于脊柱损伤的广泛性,颈胃同治。针取风池、肩中俞两穴位于颈部上下两端,疏通颈部膀胱经与胆经经气,风池可去内外之风,两穴相配,共奏疏经去邪,理气止痛之效。取中脘、天枢、足三里,三者相合补脾益气和胃。针后以当归注射液在 C4/5,C5/6 颈夹脊穴及足三里行穴位注射,通过药物缓慢吸收,发挥当归活血化瘀,理气止痛,及穴位的补脾益气,疏通经络气血的作用。

导师点评:该病案记录详细,分析准确。退行性脊柱关节病,在临床上极易误诊、漏诊,很多胃痛、恶心等消化道症状,均误诊为消化道病变。在诊断时,要详细询问病史,整体审查。

医案2

患者姓名:王某　性别:女　出生日期:1968 年

就诊日期:2015 年 1 月 5 日。

主诉:后背及右侧肩胛旁疼痛 2 年,加重伴心慌胸痛 4 月。

现病史:患者 2 年前外伤后出现后背及右侧肩胛旁疼痛,揉按及热敷后稍缓解,2 年来上诉症状反复发作,4 月前无明显诱因出现心慌、胸痛等不适,深呼吸及劳动用力时加重,无发热、心前区压榨痛、肩背及上肢放射痛,自服硝酸甘油无缓解,今为求进一步诊治遂于我院针灸科就诊。

起病以来精神、饮食、睡眠尚可,大小便正常,体力体重无明显变化。

查体:神志清楚、精神尚可,颈软 C7~C9 棘突下压痛,双肺呼吸音清,未闻及干湿啰音及胸膜摩擦音。心律齐,腹软,无压痛及反跳痛,肝脾肋下未及,双下肢不肿,舌红、苔薄白、脉细数。

辅助检查:胸椎 MRI:胸椎退行性变。血常规、心电图、心肌酶谱、心梗标志物:正常范围。

中医诊断:痹证。

证候诊断:瘀血阻络证。

西医诊断:胸椎退行性病变。

治法:活血化瘀,理气通络。

取穴:胸夹脊穴、心俞、厥阴俞、神门、内关。

手法:针用平补平泻,留针 30 分钟。

针刺隔日一次,三次为一个疗程,三个疗程后复诊患者诉深吸气及劳作时胸痛较前减轻,继续四个疗程后,患者诉后背及肩胛旁疼痛明显缓解,无心慌、胸痛等不适。

按:中医整体观念认为,人体是一个紧密联系的有机统一体,需通过问诊,全面的详细的了解病史。张唐法主任医师问诊首先做到有目的有联系地询问病史,分主次,抓重点。脊柱退行性病变是老年人常见病,慢性病,因其慢性病程,患者大多既往都有脊柱方面的疼痛不适,但由于或疼痛程度可忍、或既往疼痛距此次发病时间久远,而忽视或遗忘病史。但其病理影响广泛,若压迫脊髓及外周神经,还可以致脊髓相应节段的内脏疼痛、外周神经痛和自主神经功能紊乱等。该患者胸椎的退行性变,使脊髓及肋间神经受压,呼吸及用力时,关节间隙缩小,加重压迫,使心悸、胸痛加剧。

因此本患者病之根本在于"骨痹","心悸"为"骨痹"的外在表现症状之一,治当活血化瘀为主,兼养心定悸。针取病变部位相应节段夹脊穴;神门为心经原穴,可宁心安神;内关为心包经之络穴,功在安神通络;心俞、厥阴俞分别为心和心包之俞穴,可调补心气以定悸。毫针与电针同用,治脊与治心同施,标本兼顾,收效甚佳。

导师点评:本病案分析已将西医学认识与传统医学理论深入结合,在中医辨病辨证相结合的基础上,结合经络学说,并融入西医学前沿认识,对退行性脊柱关节病的诊治进行了初步探讨。

周文泉教授治疗老年病学术思想及临证经验传承研究

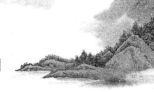

传承博士后：张晋

一、传承导师传略及传承博士后简介

周文泉

周文泉（1940年9月23日—2014年10月11日），男，汉族，吉林人，主任医师，教授，博士生、博士后导师，共产党员。

生前享受国务院政府特殊津贴，曾任中国中医科学院资深研究员、中国中医科学院科学技术委员会委员、中国中医科学院学术委员会委员、国家中医药管理局全国中医老年病医疗中心学术带头人，中国中医科学院老年病中心学术带头人、中国中医科学院西苑医院老年医学及清宫医案研究室研究员；中华人民共和国药典委员会特别顾问；中国药膳研究会创始人、名誉会长；中央保健委员会中央保健会诊专家。

周文泉1963年毕业于长春中医药大学医疗系，1984年在陈可冀院士倡导下创建西苑医院老年病科，1997年成为全国中医老年病医疗中心主任、教授，从事高脂血症、老年高血压病、老年痴呆病、老年骨质疏松症的研究40余年，先后主持国家级和部级课题等十余项，分别获得多项国家、部、局、科学院级科研成果奖，其中获国家科委奖1项，中国中西医结合学会科技进步一等奖1项，中国中医科学院奖8项。

张 晋

传承博士后张晋，女，1969年3月出生，汉族，1993年毕业于北京中医药大学中医系，主任医师，医学博士，中国中医科学院西苑医院治未病（体检）中心主任，全国第四批名老中医药专家周文泉教授学术继承人，国家中医药管理局传承博士后；中国药膳研究会专家委员会副主任委员，中华中医药学会健康管理分会副主任委员，中华中医药学会科普专家，中华中医药学会科普分会副主任委员，北京医学会健康管理学分会常务委员，北京中医药学会科普专业委员会秘书长。临床擅长：亚健康疲劳、多汗、眩晕、耳鸣、失眠等内科杂病。现已发表学术论文30余篇，出版学术专著11部。

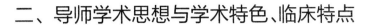

二、导师学术思想与学术特色、临床特点

(一) 周文泉教授学术思想

周文泉教授虽无家传,然聪颖勤奋,博学笃行,积数十年临床经验形成调整以致中和理论,在重庆中医研究所工作期间,得到四川名老中医唐阳春、龚志贤、熊寥笙等老先生的言传身教,医术日见长进,在此期间形成了调整理论的雏形。1977 年调至中国中医科学院西苑医院工作,跟随赵锡武、郭士奎、陈可冀等前辈学习,在中医药诊治冠心病、心绞痛及心律失常等疾病方面,取得了丰厚的成果。如在民间验方哭来笑去散基础上发展起来的芳香辛散温通法治疗胸痹心痛的宽胸丸;益气活血化瘀的冠心Ⅱ号;以及在此基础上逐渐发展起来的活血化瘀治疗冠心病、心绞痛的理论等。在心血管科工作期间周文泉教授逐渐形成了调整"致中和"的理论。

20 世纪年代初,在陈可冀院士倡导下,周文泉教授开展了清代宫廷医学的挖掘与研究,取得了丰硕的成果,作为副主编完成了《清宫医案集成》。周文泉教授通过研究清代宫廷医学,汲取御医精髓,在延缓衰老、养生保健学、药膳学等方面开展了深入的研究,逐渐开展了中医老年医学研究。临证时既坚持中医的辨证施治,又善于吸收和借鉴西医学的方法和理论。对于老年病,他十分重视根据老年人的生理特点,用药必周密筹虑,不仅要求祛邪而不伤正,还要做到治养结合、寓防于治、防治结合。在此期间,周文泉教授形成了完整的"调整为主,以致中和"的学术思想。

1. 调整为主,以"致中和"

"调"在《说文》中解释为"调,和也",即配合均匀使呈现和谐状态;"整"在《说文》中解释为"整,齐也",即完全而不残缺,秩序而不混乱。调整则是使和谐有秩序而不混乱。"致中和"是中国古代儒家思想的核心,崇"中"尚"和"是中国传统文化显著的特点,"中和"思维是中华民族世界观、价值观的集中体现。"中和"思维和"致中和"贯穿于中医学的构建和发展的全过程,是中医认识生命、认识健康、防病治病和修身养性最主要的认识论和方法论,对于中医病因学和养生学的影响尤为明显。

调整理论就是"调和"思想,亦所谓"致中和",它是从事物对立的两个方面考虑,使其平和,而不偏离,将其离失部分经过调整达到"中和"。分别从调整阴阳、调畅气机、调和气血、调理脏腑、调整用方、调整用药等多方面综合调整以诊疗疾病的临床诊疗思路。

调整理论得益于古代哲学"和合"思想。和合,是中国古代哲学史上的一个重要概念,是中国传统文化的基本精神之一,其义可以描述为"整体协调",其内涵是在阐发自然及社会万事万物和谐默契、相异相成的本质关系。在《周易》中有这样的记述:"乾道变化,各正性命,保合太和,乃利贞",指出自然界的各种统一和谐是世界的正常秩序。儒家则以"中庸"来说明,确定了以"中"致"和"的行为规范,并将"中和"上升为宇宙论,如《中庸·第一章》指出:"中也者,天下之大本也;和也者,天下之达道也。致中和,天地位焉,万物育焉。"道家思想也将"和"放在本体论的高度,指出:"道生一,一生二,二生三,三生万物,万物负阴而抱阳,冲气以为和。"可见,无论是儒家,还是道家,都非常重视"和",它是对立双方的多样性的统一。

只有保持事物的完美和谐,自然界万物才能顺利发展。

周文泉教授认为中医诊病之道需"别阴阳",治病之道则需"和阴阳"。《素问·阴阳应象大论》:"审其阴阳,以别柔刚,阳病治阴,阴病治阳,定其血气,各守其乡。"只有通过调整阴阳偏胜偏衰,才能顺应阴阳平和之性;调畅气血之流通,以顺气血和合之性。因此调整阴阳是治疗疾病、维持健康最基础、最根本的原则和方法。

2. 调整阴阳,治病求本

周文泉教授言:"病有万端,皆归于阴阳两端,根于阴阳失衡。"周文泉教授在治疗复杂疾病中,从疾病发生的最基本病理机制——"阴阳失和"入手,调整阴阳,以拨乱反正,脏腑阴阳气血的偏胜偏衰在调整过程,不断反馈纠偏而趋于和谐,气血和顺,阴阳调和而邪气不侵。周文泉教授认为气以顺为主,血以通为畅,治疗则宜顺其性,尤其对于多病一身的老年人,重在"调整",调整使其不偏,而致"中和"。《内经知要·卷一·阴阳》载:"人之疾病,虽非一端,然而或属虚,或属实,或属寒,或属热,或在气,或在血,或在脏,或在腑,皆不外于阴阳。故知病变无穷,而阴阳为之本。"

调整阴阳是周文泉教授调整理论的重要组成部分。阴阳学说是一种哲学认识论,是中国古代对世界的认识和解释,中医学是以阴阳学说为其理论基础,来认识机体生理病理的变化规律,阐述药物寒热温凉四气和酸苦甘辛咸五味的属性,以及揭示人与自然天人合一的整体观念。阴阳学说可解释和规范社会伦理行为,"阴阳者,天地之道也,万物之纲纪,变化之父母,生杀之本始,神明之府也"。周文泉教授认为因阴阳理论具有社会属性和自然属性,人亦如此,同样具有双重属性。用阴阳理论来分析、归纳人体内在变化的基本规律,相较于单用自然科学理论研究机体病理生理变化,阴阳理论的诠释人体变化则更为全面。即所谓"生之本,本于阴阳",治病所求,亦求之于阴阳。只有通过调整阴阳盛衰,才是顺阴阳平和之性,调畅气血之流通,顺应气血和合之性。因此调整阴阳是治疗疾病、维持健康根本法则。

周文泉教授认为临床上应重视分析引起阴阳失调的原因,以了解疾病的进展,继而通过药物或其他非药物干预手段调节阴阳,使之相对平衡或协调以达到治疗的基本目的。中医诊病之道需"别阴阳",治病之道则需"和阴阳"。《素问·阴阳应象大论》:"审其阴阳,以别柔刚,阳病治阴,阴病治阳,定其血气,各守其乡。"

3. 调畅气机,调和气血

气血是生命赖以发挥功能的基础,机体能否维持生命的功能,在于气血周流全身并发挥作用,气血之所以能够源源不竭,在于有饮食水谷不断转化为精微物质支持。《素问·调经论》言:"血气不和,百病乃变化而生。""血气者,人之神,不可不谨养。"气血为人身之根本,机体若气血调和,经脉通畅则体态安泰,精神祥和,疾病不生,皆因人贵在气血调和。其实,从气血的相对属性来说,气具有温煦、推动的作用,属于阳;血、津液和精是液态物质,具有滋润、濡养作用,属于阴。所以气血的协调和合,在某些方面来说,也就基本上代表了阴阳的和合协调。

(二)周文泉老师诊治老年病学术特色与临床特点

1. 痴呆从痰治

20世纪80年代初,周文泉教授在整理清宫医案和延缓衰老的研究过程中,发现有不少益智的案例很值得进一步研究。周文泉教授认为痴呆证候演变可分早、中、晚三个阶段,早期实多虚少,以痰瘀阻窍、阴虚阳亢为特点,方用菖蒲郁金汤酌加活血通络之品;中期迁延,正气耗损,以痰瘀阻窍与肝肾不足并重,虚实并见为其特点,方用镇肝熄风汤合菖蒲郁金汤加减;晚期虚多实少,以肝肾阴虚为主,兼有痰瘀阻窍为其特点,方用一贯煎加味,兼见气血不足者合八珍汤加减。"怪病多由痰作祟",周文泉教授认为痴呆患者,无论气血、阴阳、脏腑功能虚损,其共同的关键病机是痰邪蒙蔽脑窍,脑窍不清,故化痰开窍贯穿痴呆治疗的始终。或髓海不充,或痰蒙清窍、或热蒙清窍,无论痰、浊、瘀血,蒙蔽郁积日久均有化热生火之势。中医认为心主神明,清代名医江笔花的《笔花医镜》中记载"健忘者,心肾不交,神明不充",石菖蒲、黄连为"泻心猛将",连翘为心部药队中的"泻心次药",故加黄连清心热、泻心火,且连翘有开心窍之功。郁金、石菖蒲清热化湿、祛痰开窍。

2. 肾病从毒治

邪毒外侵是发病诱因:周文泉教授认为肾病的发生内因多为肾虚而膀胱气化不利,外因多由秽浊之邪化热成毒,窜入溺窍,直犯肾与膀胱;或六淫邪气犯表,郁而化热,循足太阳之经入腑,结于膀胱,移热于肾所致;或毒热外袭,侵及心、肝、脾胃,心移热于小肠与膀胱,或肝胆湿热,循经下袭阴器,或脾胃湿热趋下,而发淋证。

气虚热瘀是发病根本:周文泉教授认为或因先天不足,禀赋不耐,肾气内虚,正如《灵枢·寿夭刚柔》篇说:"人之生也,有刚有柔,有弱有强";或由于劳累过度,生活不规律,久则损伤肾脏致使肾虚;或由年老多病体虚,久病及肾。

益气活血解毒为其治:周文泉教授治疗肾病常用黄芪、丹参、白花蛇舌草、灵芝益气清热、活血解毒;黄芪固表、益气培元。肾病者排毒不畅,邪聚而热,热蓄而成毒,热毒致脉络瘀阻,加丹参凉血活血,灵芝苦燥坚肾;白花蛇舌草清热解毒。肾为水脏,水聚成湿,或加白茅根清热凉血。鹿衔草也是周文泉教授常用的治疗肾病之剂,既有活血功效,又可补肾。

3. 多汗从气治

周文泉教授在治疗多汗证时,常用麻黄根、浮小麦敛汗,配伍使用玉屏风散益气固表止汗。中医对汗证的认识最早记载于《素问·评热病论》:"人所以汗出者,皆生于谷,谷生于精",汗液源于水谷精微,是精气所化生,与脾胃运化水谷精微的功能关系密切。"阳加于阴,为之汗",阴阳调和则汗出正常,多汗证的产生机制在《灵枢·营卫生会》篇中明确提出:"黄帝曰:人有热饮食下位,其气未定,汗则出……其不循卫气之道而出,何也?岐伯曰:此外伤于风,内开腠理,毛蒸理泄,卫气走之,固不得循其道,此气悍滑疾,见开而出,故不得从其道,名曰漏泄。"汗出如循营卫之道则不会汗出过多,如果腠理疏松而有"开"懈之处,则营卫气"见开而出",而这个腠理疏松的"开"是多汗证的关键之所在。除《灵枢》中提到的风邪袭表能致腠理疏松外,还有多种原因致腠理疏松,如伤于湿、伤于热、伤于暑、因于虚等。因此周文泉教授在治疗多汗证,审证求因,或清热、或补虚、或祛湿、或消暑等方法的同时,会针对多汗证的共同的证候病机之所在,即腠理疏松之"开"选用药物,腠理固密不"开",营卫之气可循其道。

多汗证的治疗西医所用办法不多,中医认为"血汗同源"又"汗为心之液",出汗过多对机体的损害不言而喻,汗证非小事,因此要积极止汗治疗以"治未病"。多汗证有因虚、有因实、虚实夹杂，久汗则损，治疗不可一味止汗，应治病求本，审证求因。周文泉教授常说：用药如用兵。腠理如同防御战线，多汗证的腠理疏松的"开"如同防线不严密而有疏漏，兵家加强防御，常有两法，加强兵力，使防线密集；内部调整，避免防御疏密不均；缩小防线，集中兵力。周文泉教授用玉屏风散益气固表，如同加强防御；小柴胡汤调整气机，如内部兵力调整部署；浮小麦、麻黄根、牡蛎、龙骨、五味子等，收敛固涩，如缩小防线集中兵力加强防御。粗看周文泉教授治疗多汗证用玉屏风散、浮小麦、麻黄根、牡蛎、龙骨、五味子等是因为诊断为多汗证的辨病用药，实质上是因为多汗证的关键病机，由此可以更好地理解和继承周文泉教授临床辨证思路和治疗用药经验，掌握关键病机，有针对性地选择药物。对于多汗证，周文泉教授采取"多层次防守，分兵防御"的策略，针对同一病人所表现的不同病机，分别调运"兵力"，扬长避短，相辅相成，精诚合作而收效。

4. 腰痛从络治

周文泉教授常用通络活血温阳化浊为法，其经验方石楠藤汤加减治疗老年人腰腿痛，主要组成为：石楠藤，狗脊，骨碎补，补骨脂，若肝肾亏虚明显致络脉失于濡养，则加杜仲、桑寄生加强补益肝肾之力，若瘀血或湿浊阻滞经脉，络脉循行不畅所致疼痛明显，则加鸡血藤、络石藤加强养血活血、祛湿通络止痛之力。

周文泉教授认为老年人肾阳亏损，络脉失养，不荣则痛，筋脉贯于肾，络于腰，故通络与补肾尤其是温肾阳治疗尤为重要。老年人肾阳亏虚，元气不足，推动无力，故肢体关节失于温煦濡养。若单纯通络则温阳之力不足，则阳亏难补。若单纯温阳，则气机难畅。周文泉教授常选用藤类药物通络，配伍二仙汤等温肾阳之品，借其温补元气之力，助藤类药通络之功；同时温阳之品借藤类药物可达络脉之位以温之养之，温阳配通络则阳气可达四肢百骸。然气机不畅，郁滞日久有化热之势，故治宜先通络，使气机调畅，热散滞除，再加温阳以治本。

周文泉教授治疗老年人腰痛，亦重视与化浊药物的配伍应用。老年人脾虚失健，水湿运化失常，常常导致痰浊内生，无形之痰阻于四肢经络，则肢体关节疼痛，有形之痰蕴肺则咳嗽咳痰，常配伍三仁汤或菖蒲郁金等祛痰浊实邪。

石楠藤具有补肾通络，强腰膝的作用。最早记载于《神农本草经》"石楠，味辛、苦、平。主养肾气，内伤阴衰，利筋骨皮毛"，《本草述钩元》认为石楠藤"补衰老，起阳，强腰脚……排风邪"，可温补肾阳，延缓衰老，强壮腰膝，驱风散邪。《本草纲目》称之为治疗"诸风痹肾弱要药"，并且可以代茶饮或泡酒引用，治疗风湿头痛，"充茗及浸酒饮能愈头风"。现代药理研究显示石楠藤含有抗炎止痛类的有效成分，故有止痛效果。历代文献对石楠藤的记载主要有两大类：《北京市中药饮片炮制规范》规定石楠藤的来源为蔷薇科植物石楠的干燥带叶茎枝；另外一种广泛使用的石楠藤，来源于胡椒科植物石楠藤的干燥带叶茎枝，亦称石楠藤，该石楠藤收载于《广西中药材标准》1990年版，系广西、四川、贵州等地使用。北京习用的石楠藤是蔷薇科植物，我院依据北京的规范，所用石楠藤属蔷薇科植物。近年药理研究发现胡椒科石楠藤含有马兜铃内酰胺，马兜铃内酰胺具有肾毒性，蔷薇科的石楠藤未见相关报道。

5. 便秘从虚治

老年人便秘临床常见问题，严重困扰着老年人的生活。中医认为便秘多由大肠积热，或气滞，或寒凝，或阴阳气血亏虚，故有热秘、气秘、冷秘、虚秘等多种证候。如《丹溪治法心要·大便秘结》认为便秘"有虚、有风、有湿、有火、有津液不足、有寒、有气结"。周文泉教授认为老年人便秘多虚实并见,虚证为多。气血阴津亏虚,或劳倦内伤,耗液伤津导致津液不足、气虚血少或气血两亏。治疗定不可功伐太过,周文泉教授很少应用大黄、番泻叶类峻下之品。周文泉教授认为排便有赖于大肠传化糟粕功能,肾主元阴元阳,司二便。肾阴不足、肠液枯涸传导失权致便秘;肾阳虚损气化不利,推动失权亦致便秘。脾升则健,胃降则和,老年人脾胃脏腑功能渐虚,升降失调,脾气不升,胃气不降,腑气不通,失于传导,常见大便不干,但觉大便解之无力。周文泉教授常补益肾气、滋阴壮阳;健脾升阳、养胃降气;宣肃肺气、滋养津液、益气养血。选用增液汤、济川煎、通幽汤之类,及经验方健脾益肾方等,气虚者加黄芪、人参,健脾益气助运,脾胃升降而通腑传输,即所谓塞因塞用。

《诊余集·不食不便》云:"人之大便不通,如河道之舟不行……河中水涸,舟不得行,当进以养血润肠药。"非只有泻下,才可通腑。周文泉教授常选通幽汤加减治疗脾胃虚弱,肾阴不足,阴虚热中,下脘不通的排便不畅。《临床指南医案·便闭》云"九窍不和,都属胃病;六腑为病,以通为补","风动则鸣",即气机升降调畅。临床周文泉教授常用生地黄、熟地黄补肾滋阴清内热;气滞于中者,用升麻入手阳明大肠经及手太阴肺经,必上行而后能下降,升清降浊,调畅气机,清散内热。当归、桃仁、红花皆具活血通利,现代研究红花有缓解肠痉挛,促进肠蠕动的作用,当归、桃仁通幽润肠通便。周文泉教授临床治疗老年便秘,除常选用通幽汤外,还常用济川煎、当归补血汤,注重补虚养阴,气血并调,润肠通便。

三、学术访谈

周文泉教授常说中医学博大精深,吾辈所学不过沧海一粟,学习中医必须理论与实践密切结合,深入探讨。周文泉教授认为,要使中医学术繁荣,不可有门户之见,临床所得,不论经验的多少与深浅,都可以相互交流,教学相长。遇到疗效不好的病例,周文泉教授更是与我们深入探讨,说疗效好固然重要,需要及时总结,但疗效不好时,同样要分析与总结。周文泉教授每次门诊结束后,都会针对实际案例讲解其临床思路及其理论渊源。

(一) 清宫医案研究

周文泉教授对于清宫医案研究怀有深厚的感情,清宫医案研究起源不易、过程艰辛,为研究成果付出了全部的时间和精力。虽已时隔三十余年,周文泉教授每每想起当年的情景,仍历历在目。多少个下午,周文泉教授坐在办公室里,双手放在胸前,眯起眼睛,沉浸在当年的岁月里,将清宫医案研究的大小纷繁的事情娓娓道来。

问:清宫医案研究是如何起源的?

答:周文泉教授说提起清宫医案研究不能不提到陈可冀院士。陈可冀院士接受访谈时介绍,1954年他刚到北京时参观故宫博物院,见到展柜里展出一部分清宫档案,其中包括清朝宫廷御药配方档案及清宫皇上、皇后、嫔妃等就诊医案记录,有些脉案记录非常完整,包括每一次的诊疗过程,对于证候演变的分析详尽、有理有据、理法井然、方药稳当,尤其对于慢性病了调理方面,考虑周详。有时一两天更换处方及用药,都有记载。陈可冀院士了解到,在中国第一历史档案馆里的清宫档案中,有大量的皇室国亲、皇帝、皇后、妃、嫔、王公大臣等的脉案记录,及护理资料,以及从全国各地搜集到的珍奇名贵药材记录档案,大约4万件。

陈可冀院士对此产生了浓厚的兴趣,其后经历了"文革",直至1980年向当时的中国中医研究院提出清宫医案研究的意向,得到了领导的重视和第一历史档案馆的大力支持。在中国历代封建王朝的宫苑中,都设置有专门为皇室等诊治疾病、调养身体的太医院,做御医都要通过太医院的考核。清代宫廷医案研究具有其医学价值,清宫御医都是从全国各地精选出来,经历考试合格才能选拔成为御医。由于传承、地域不同,各有其不同的学派和学术观点,但清宫非常重视御医的临床疗效,没有门派结缔。这里,是中医精英荟萃之地,集中了大量的国医高手,历代宫廷御医们积累了许多养生抗衰老或有一定疗效的中医配方。早期的清宫御医是由各级政府官员推荐的,中医理论根基深厚,临床经验丰富的当地名医高手。历代王朝的变革,早年的脉案已散落不见,满清入关后的皇室入住紫禁城,有清以来积累大量宫廷脉案,应该蕴藏着丰富的医疗知识和宝贵的临床经验。然而,清宫医案里的临床经验却历来被深锁宫禁,秘而不宣。

陈可冀院士认为清朝宫廷医案中蕴藏有巨大研究和开发应用价值,值得投入时间和精力进行挖掘和整理,将清朝宫廷的养生延缓衰老、代表全国最高水平的中医名家的临床经验,推广应用,为广大的人民群众服务。

随即向时任中国中医科学院院长的季钟朴老中医汇报,季钟朴院长认为要对清宫医案进行深入的挖掘,不仅整理出版,更要去伪存真,去粗取精,进行临床验证和基础研究,使这些为帝王后妃服务的医案,能够为广大人民服务。并积极与中国第一历史档案馆的上级主管单位中共中央办公厅联系取得同意后,由陈可冀院士主持,组成一个研究小组,由第一档案馆的徐艺圃、朱金甫、中国中医科学西苑医院陈可冀院士、周文泉教授等四人,及年届八旬的明清档案专家单士魁老先生(原故宫博物院副院长单士元的兄长)任顾问,对清宫医案进行挖掘整理。

1980年伊始即开始了清宫脉案资料的收集整理工作,周文泉教授每天一个人骑车两个多小时,往返于京郊西苑和故宫博物院之间。一年后完成了第一本二十万字的《慈禧光绪医方选议》。1990年完成150万字的巨著《清宫医案研究》,并在日本同步发行,产生了巨大反响。

在《清宫医案研究》校样、出版、发行过程中,《清宫配方研究》一书也已经着手编著,如1981年2月发表在中国第一、第二历史档案馆主编,《历史档案》创刊号(季刊)上的,由周文泉教授和徐艺圃撰写的名为"《清宫医案研究》和《清宫配方研究》在编辑中"的文章中记载当年清宫医案对当时的中医学研究、清代医学发展和学术水平具有十分重要的作用,同时也从一个侧面反映清朝历史。

由此文可知,清宫医案在第一历史档案馆的挖掘整理工作,在1981年2月前已经告一段落,正在进行书籍的编撰过程,清宫医案研究小组将配本研究底稿分成三份,分别由陈院士、周文泉教授及江幼李教授各执一份,计划医方选义书籍出版后,着手研究,且方法及书籍的编写体例已经定好。周文泉教授认为清宫配方研究未能完成,实为清宫医案研究中的一大遗憾,宫廷秘方众多,为常年宫廷御医经验积累的结果,其应用亦需中医饱学之士辨证使用,方能发挥其实用价值。

问:清宫医案挖掘工作浩繁如何开展?

答:清宫脉案记载详实,是中医临床的宝贵经验。

清朝入关 300 余年,宫廷御医对每一位皇帝、后、妃、大臣的每一次诊治都有详尽的记录,尤其是自幼身体孱弱的光绪,脉案最多,也最详细;包括御医亲笔记录原始诊病脉案,及专门负责抄写的太监,用漂亮的蝇头小楷工整得抄写在明黄笺上,或是单独成册,或是连续记录;皇帝和一些后妃、皇亲、大臣的起居护理记录,如恭亲王几时几刻解手、饮水等;皇帝对御医诊疗记录的朱批,如周文泉教授在《太医难当》文章中所记录的光绪的朱批"药饵无效,以上各病究竟能治与否? 开方时当明言之,毋得草草仅开数味无关紧要之药,以图塞责";亦有太医们给王公大臣诊治时收到的赏赐记录,但皇帝认为太医是皇家私有,通常不允许太医接受,而是要显示皇帝对大臣们的恩惠;脉案中不仅有太医诊病记录,亦有法国传教士的西医诊疗过程的记录,以及御医给在内务府的西洋人的诊病记录。

清朝早期御医大都是各地名医应召入朝当御医,均有深厚的中医理论根基,丰富的临床经验,后来转为世袭制度。其药物配伍精良,因清宫的物质条件优越,因此对药材的选择亦有考究。但太医难当,清宫御医治疗重视疗效,伴君如伴虎,疗效不佳,皇上会生气,当然疗效好也会有奖赏。宫廷中藏书甚多,不乏医学类书籍,有些皇上略通医学,如乾隆对医学喜好,但术业有专攻,他常尊重和采纳御医的意见。而康熙、光绪或是否认御医诊断,或是直接在御医处方上加减更改,干扰治疗策略的进行。

周文泉教授当年到了中国第一历史档案馆,才发现档案馆收藏的清宫档案资料相当丰富,其中最多的是脉案,近四万件,内容丰富,但又绝少有人问津。由于宫廷档案贮存年代久远,有些档案是用麻袋装的,清朝早期的脉案有些已经发霉变质。那时周文泉教授每天骑车从西苑到故宫,由第一档案馆的工作人员将一麻袋脉案拿到一个房间,周文泉教授就在那里开始翻阅档案资料,进行分类整理。周文泉教授说,常常是一打开卷宗,就有一股霉臭之气扑鼻而来。但是看到那些工整的字体,中医辨证论治水平、组方的严谨、药引的讲究,无不显示出清宫医案精美绝伦的传世价值。周文泉教授便一头扎在充满霉味的资料堆中,翻阅那些承载的历史的卷宗,仿佛清宫诸事如电影般在眼前流过,直到傍晚再骑车回到西苑医院的宿舍。脉案的整理挖掘工作就是在这样的环境中,往来于西苑与故宫,艰苦地进行了一年时间。

问:请谈谈成立清宫医案研究室,深入研究清宫药物的情况。

答:随着研究的不断深入,发现清宫医案可研究内容丰富,研究价值很大,为能更系统的地进行研究,1981 年底成立了清宫医案研究室,陈可冀院士任研究室主任,周文泉教授为研究员。对清宫医案进行系统的研究,历经 6 年的整理,1990 年出版的《清宫医案研究》荣获国家古籍整理金奖。

清宫有关医学档案中,不仅包括脉案,还有皇帝后妃王公重臣的用药底簿,清末皇宫大总管李莲英的用药记录,慈禧对李莲英的赏赐记录等;历代皇帝后妃追求长寿、注重养生,西太后更是注重美容养颜,太医们从全国挖掘来长寿秘方,配制各种养生药膳、丸药、药茶、药酒等养生保健的配方秘本(简称配本),配本包括小配本和大配本,以及御药房、御膳房和御茶房的各项进药、配药记录;另有如中西医课程设置等医事记录等。清宫医案的数量可想而知,内容浩瀚庞大,亦不乏一些略懂医术的皇帝、后妃对太医处方的擅自修改,处方虽多,贵在有效,因此不仅对其挖掘和整理工作量极大,而且验证研究的工作则更属不易。

问:您认为清宫医案研究成果主要有哪些?

答:清宫医案研究成果很多,对中医学术传承发展贡献很大。清宫医案研究先后出版了《慈禧光绪医方选义》《清宫医案研究》,以及关于茶饮、药引、医话、膏方、配方、医案精选等专题书籍。

周文泉教授发现宫廷御医辨证论治、选方用药,具有说理透彻、认证准确、立法谨严、治病求本、宗经旨而述新意之特色。其治疗注重升降补泻兼施、经方时方俱用、内治外治并行。对太医们运用经方、《局方》有了系统的认识,如太医施焕运用经方苓桂术甘汤,治疗慈禧夜间水泻,胸旁两胁有水气作鸣。"夜本阴胜,凡饮动阳衰,必扶阳以济之。又治饮先取辛甘,欲其动也。后用温和,乃可平复。苓桂术甘汤乃治饮之正方,惟夜泄胁响未愈,胸前微觉现空,但取其方,尤恐不能助阳镇逆,拟参用附片、粳米,使太阳寒水司令,得与离照相和煦,庶可望饮邪平服,水不再逆矣。谨拟上呈"。

清宫医案中泻下法运用,如太医施用泻下法时重视脏腑表里、气机变化、邪正虚实的特点,在此基础上进行辨证施治的。由脉案可知,清宫中的泻下法,大多含有"虎狼之药",说明太医在用药时不仅注意"龙体"是否能承受,更重视疗效。如光绪三十四年三月十四日脉案:"张仲元请得皇太后脉息左关沉弦,右关沉滑有力。肝胃气道欠畅,须有积热,是以眼目不爽,食后嘈杂;谨拟古方调胃承气汤调治。酒军八分,元明粉六分,甘草五分,水煎数沸,空心温服。"非传说中的"翰林院的文章,太医院的医方"只求平稳。

周文泉教授总结分析清宫医案中运用活血化瘀法的用药规律,清宫医案中活血化瘀法应用广泛而灵活。太医院在活血化瘀法可归纳为八法:即祛风活血法,除湿活血法,调气活血法,温阳活血法,清热活血法,育阴活血法,通窍活血法,通下活血法。清宫治瘀八法是太医们长期临床经验的结晶,渗透着名老中医的心血和智慧,活血化瘀法在心血管疾病的运用方面,获得了丰厚的研究成果。

除文字整理外,清宫医案研究室还进行药物的开发研究,如清宫平安丹治疗晕动病的研究;清宫八仙糕治疗老年人"脾虚"研究;清宫仙药茶的降脂减肥效用的研究;清宫玉容葆春酒的抗老美容研究;以及与吉林省辽源市油脂化工厂合作开发研制的紫禁城牌老年香皂,用于老年人皮肤瘙痒症等研究成果显著。

对于清朝宫廷的历史记载,清宫医案均系当年原始记录,准确详实,对宫廷史及清史之研究有重要意义。如38岁的皇帝与74岁的太后居然于24小时之内相继死去,不少史籍或接近宫禁者对光绪之死持不同议论。周文泉教授通过对清宫医案的考证,认为光绪死于病,慈禧亦死于病。慈禧以慢性腹泻为诱因开始,逐渐加重,并无突然加剧,同一时段慈禧的病情远较光绪为轻;光绪自幼多病,伴长期遗精病史,自二十七八岁起,耳鸣脑响,病势渐次加剧,至光绪三十三年已卧床不起,行动艰难,御医多方治疗,终因病情沉重,难起沉疴。从病案难以佐证慈禧自知将死而加害光绪这一传闻。

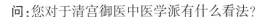

问：您对于清宫御医中医学派有什么看法？

答：陈可冀院士认为中医学派是医学家临床心得、感悟形成学术思想，以学术为其特色，有传承，有学术渊源，有一定影响力，应有代表人物及代表著作，与其他学派有明显区别。学派当联系临床实际，有连续性、稳定性，既要传统又要开放，学派的学术内涵要有不断的充实和创新，切忌乱搭而不成派。其存在可能是被动的，也可能是主动。伤寒学派、温病学派等，现代有中西医结合学、活血化瘀学派等。不同人有不同的对中医学派的划分标准，亦会有不同看法，主张中医学派当取各家所长、多元互补，不要"万家宗一脉""井底各言天"。清代宫廷御医200余人，多为各省地名医，应招进京。徐灵胎曾两次应招进京，第一次诊后拒绝在京城当御医，告病返乡，隐居山中，十年后再次应招进京。从御医脉案可知，注重实效性，无论何门派，针对当时不同人的病症，有效即可。御医处方亦各有特色，如曾担任《医宗金鉴》总修官的刘裕铎，善用古方，药味精当量小，长于调摄。赵文魁，字友琴，为三代御医，深谙温病学说，其子赵绍琴是当代温病大家。马培之，孟河人，尽得其父马省三外治精要，又博采孟河医家之说，60岁进京，其用药辨证时要考虑天时、年运、禀赋、性情爱好等，如《黄帝内经》所说"必先岁气"，要知道"年之所加，气之盛衰，虚实之所起"，注重五运六气在临床的应用。力钧有大量接触西洋医学的经历，临证时除注重气血，善用经方外，倡导中西医汇通。各位御医地域、家传、学派各不相同，不存在"御医"流派，因此在研究清宫医案中当以临床疗效为第一，不可拘泥于何门何派。

清宫疗法多种多样，包括口服膏方、外用膏方、代茶饮、穴位贴敷、药引、漱口方、外洗方等。清宫御医要掌握各种治疗手段，以及道地药材的挑选。御医诊病后写脉案时要言之有据，亦有观天文地理者，可知清宫御医研读经典的功底。

问：清宫医案中的中医"治未病"实践。

答：清宫皇帝、后妃非常重视疾病的预防和日常的调养，包括运动、饮食、药膳、药茶、药浴等多方面的治未病方法。其中有些方法开发出产品，如八珍糕，经过科研、临床观察，成为健脾益气、调养补虚的食品，在食品厂生产，尤其适用于脾胃不足、身体瘦弱的儿童日常服用，寓药于食，是中医治未病药膳食疗的原则。如从清宫医案研究开发的用于老年皮肤瘙痒的药皂，已转化成产品，应用于百姓生活。将治未病理念生活化、实用化、便捷化，则有更多的百姓从日常生活中养生防病，提高健康生活质量。

整理清宫医案具有史学价值，清宫医案研究从1981年开始，到现在还在进行着研究，希望对临床提供更好应用依据。

陈可冀院士认为宫廷医学不是一门特殊的医学，但清宫医案中蕴含很多有实用价值的临床经验和方法，应该进行整理与挖掘。对清宫医案的整理是那个时代的记忆，是中医药发展史中的一段记忆，对当时历史的总结，是对一个年代故事的整理，是国际上在中医发展史上对此阶段的认识，是对清宫御医的为实际服务的"取之实效"理念的认识。

（二）养生延缓衰老研究

问：清宫医案所载延缓衰老方法与中医"治未病"思想的关系？

答：总结清宫医案中所记载的延缓衰老的方中，属清朝宫廷中长寿者居多。康熙在位

61年,乾隆寿达89岁,孝庄、慈禧亦算长寿之人,据宫廷档案记载,各自有其养生方法。在顺应自然、药膳调养、情绪养生、瘥后防复等方面都贯穿了中医"治未病"的思想。

1. 首先是运动,长寿帝王大都喜好运动,如康熙、乾隆喜好郊外骑射,慈禧平时做八段锦。康熙经常坚持到四方周游,喜欢打靶、狩猎、骑射、哨鹿,以强身健体。康熙四年时年12岁的康熙即外出打围,末次打围是康熙六十一年,距其去世仅一个多月。可见康熙健康长寿,高质量的生活与其喜好运动很有关系。每次打围带着王公贝勒,乾隆受其影响,称为最善射的皇帝,身体健壮,故能六下江南巡视,康乾盛世与二位皇帝身体健康不无相关。当然运动还需根据个人身体情况,量力而行,不可一味效仿他人。

2. 其次饮食药膳、情志养生。在药膳调养、情绪调理、饮食习惯、及养生宜忌等方面,在康熙的朱批均有体现。《清稗类钞》中载康熙每日两餐,批评当时汉人不仅一日三餐,而且夜又饮酒。康熙每餐肉类仅食一种,或鸡、或羊,"不食兼味",康熙建议七十以上的老人,"也不可食饭,遇晚则寝,灯下不可看书",康熙对饮食作息都有要求,因老人代谢减慢,活动减少,消耗减少,应该减少进食,尤其是晚餐少吃坚硬难消化食物。并且非常注意用眼卫生,光线昏暗处少看书、少用眼以保护视力。这些日常养生办法非一朝一夕获效,需要坚持才会见到效果。康熙不仅平时注重饮食养生,生病时亦注意食药兼得。在武英殿赫世亨病情记载中,康熙得知赫世亨每讲一两句话就咳嗽,可见气力虚弱,建议停服药物,"做点可口饭,寻点狍子肉交膳房,吃着看看如何?"有朱批"此乃朕所经历的,朕非大夫也,你吃着看看,野鸡也可吃着看看……但不可多食,心情舒畅,不要忧伤",不日又让人送鲫鱼十条,并嘱"酌量食之,不宜过量"。由此可知康熙不仅注意饮食药膳补益,且十分重视用量不可过,同时保持情绪舒畅亦至关重要。疾病痊愈后仍非常重视瘥后防复的治未病理念,叮嘱赫世亨的朱批:"初见好,一旦不留心颐养,年已六十之人,难保不再复发"。建议用从御药房取用理气健脾的丸药,"着每日早晨将以小米汤同服用",有补脾胃助消化之效。并嘱咐"除此之外,禁止服用其他补药及人参等",随后送野鸡肉、狍子肉和燕肉与赫世亨食疗将养。这些朱批叮嘱,与康熙知晓医道,又注重养生有关。且这些朱批用于今日亦有裨益。当时王公大臣家中备有人参等大补之品,现今百姓平时即易得到,只知其补,不知何人适用。雍正在给大臣的朱批中屡次出现"愉快修养""愉快养身""切勿愁闷""无忧愁发怒"。养生当先养心,宫廷中的勾心斗角从未停止,心难静则难养生。

3. 除饮食情志调养外,朱批中还见房事养生。古人强调避免房劳过度以耗散其精,帝王多有三宫六院,纵欲过度耗伤难免。在雍正给喀喇沁王衣达木扎布的朱批见"再,断然不可合房,务必于疮口愈合后,再过数月方可,应尽力忍耐"。对于感染性病疮口愈合需气血充足,若房事情志耗伤精血,则难愈且亦复发。

4. 摒弃丹药重视药物养生。康熙最喜欢骑射,其目的在于锻炼身体,他到了老年,意识到衰老是常理。曾经试过道士所推荐的方法,经过几年后如常人无异,故而康熙开始寻求长寿之法不在道家的炼丹术,而重视养生和服用补益药物。雍正一身武功,重视运动,身体强健,但仍对龟龄集的补益助寿功用十分重视,时常亲自过问此药的炮制、贮存和赏赐等情况。另有琼玉膏,曾载于《饮膳正要》,雍正常令修合此膏,不仅自己服用,亦送与王公大臣。乾隆寿达89岁,是我国历代皇帝之最。医案记载,乾隆皇帝服用的补益之剂颇多,如龟龄酒、松

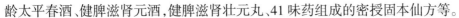

龄太平春酒、健脾滋肾元酒,健脾滋肾壮元丸、41 味药组成的密授固本仙方等。

问:清宫医案里的养生延缓衰老研究。

答:从 20 世纪 80 年代开始周文泉教授对延缓衰老进行了系列研究。周文泉教授认为,衰老虽然是不可避免的生理现象,同时衰老也是可以延缓的。但延缓衰老没有捷径可走,只能靠个人持之以恒的坚持保健。保健的方法很多,如坚持运动锻炼、平衡营养、调节精神情志等养生方法都属于这个范畴。

周文泉教授在研究清宫医案是发现清宫御医比较注重预防,疾病不生,正气不耗,有利于延缓衰老。清宫医案中记载有各种疾病预防的代茶饮用于日常保健,这些方药多味少力专易行,如灯心竹叶方清气化湿用于饮食积滞心火肝郁兼有湿阻饮停者;宫中尚有按节令变化,自制成多种丸药,既有预防作用,又有治疗作用,如夏天则备有清暑益气丸、香薷丸。凡值暑月,宫中还按例发放暑汤以防暑病。瘟疫流行之时,宫中制备防止瘟疫的丹剂如避瘟丹方;亦有疾病痊愈后用丸药防止复发,如嘉庆二十年,五阿哥患风湿瘰病病愈后御医建议"用海粉粥随意食之,可保明春不复"海粉粥既有养病作用,有无进食之苦。除内服药物外,有外洗方、固齿刷牙散、外用膏药如贴脐的延年益寿膏、培元益寿膏等、饮食疗法、酒药疗法等。这些方药对延缓衰老有指导意义,日本已经从清宫医案中提炼出药膳食疗方出版刊行,并有清宫药膳餐厅,服务民众,广受欢迎。

这些皆体现出清宫御医的治未病思想,不仅不拘泥口服汤药一种方法,而且注重食疗药膳在养生延缓衰老中的作用。

问:中医认为衰老的机制是什么?

答:谈到延缓衰老,就必然涉及衰老的机制问题。衰老是指随着年龄的增长,机体的储备能力、应激反应能力、机体内外平衡能力均有所降低的现象,是许多生理、病理综合作用的结果。人们多从脏腑、气血、阴阳等方面,探讨中医的衰老机理。包括了整体衰老、虚实衰老、失衡衰老等。综合诸传统衰老机理,总体概括为主虚和主虚实两派。主虚说包含了肾虚、脾胃虚弱、津液不足的衰老研讨为多。主虚实说则易气虚血瘀、脾肾两虚夹瘀、肾虚血瘀、脏腑虚损兼气滞血瘀痰浊为多。

肾虚衰老源于《素问·上古天真论》:"丈夫八岁,肾气实,发长齿更;二八,肾气盛,天癸至,精气溢写,阴阳和,故能有子……七八,肝气衰,筋不能动,天癸竭,精少,肾藏衰,形体皆极;八八,则齿发去……"强调了衰老与否、衰老速度、寿命的长短取决于肾气的强弱。肾气盛衰与衰老发生的早迟是息息相关的,若要延年益寿则应补肾为先。

脾胃虚弱与衰老的相关学说亦溯源于《黄帝内经》,其后历代均对脾胃虚弱引起衰老进行了理论阐述,并逐渐发展丰富和完善。《素问·上古天真论》:"……五七,阳明脉衰,面始焦,发始堕。"认为衰老是由"阳明脉衰"开始的。阳明经多气多血,足阳明胃、手阳明大肠,均与消化有关,即泛指脾胃,阳明脉衰实即脾胃虚衰。前贤医家李时珍之"脾乃元气之母",李中梓之"脾为后天之本",李东垣之"脾胃论"理论等,均体现了脾在人体生命活动中的地位重视。清·叶天士提出"五旬又四,阳明脉衰"、"高年阳明气乏"的论述,认为脉衰、气乏是衰老的原因。维持人体生命的三大营养素,全靠胃肠道消化吸收补充,即"胃主受纳"、"脾主运化",脾失健运,脾胃虚弱则会影响它们的质和量。

在对衰老的机理研究中,肾为先天之本,脾为后天之本,先天渐衰,后天不济是衰老的机制改变,气虚血瘀多夹杂于衰老的病理演变进程中。脾肾两虚夹瘀可能是衰老的主要机制之一,脾胃虚损,气血生化不足,肾之精气不得供养而虚衰,从而加速衰老。同时老年人代谢功能紊乱,易出现代谢产物堆积,动脉硬化、色素沉着等衰老过程"瘀"的表现。

问:虽然衰老是不可避免的,但如何延缓衰老?

答:**1. 防病抗衰,通调气血**

气血是构成人体的基本物质,是人体脏腑经络等组织器官进行生理活动的物质基础,正如《素问·调经论》提出"人之所有者,血与气耳。"气对于血,具有推动、温煦、化生、统摄的作用;血对于气,则具有濡养和运载等作用。气血濡润各脏腑组织使其发挥各自的生理功能,正如《素问·五脏生成》谓:"肝受血而能视,足受血而能步,掌受血而能握,指受血而能摄"。

人的精气血脉都以流通顺畅为贵,是保障形体生命活动正常进行的有效措施。动静结合,运行有序,相互协同推动着机体的新陈代谢,维持着人体的新陈代谢。痰浊、瘀血,水湿内停皆由气机不畅所致,形成之后又进一步加重了气滞,两者所致,相互影响,导致气血周流不畅,百病丛生。痰浊、瘀血可加重机体衰老,因此补益同时化浊散瘀,条畅气血。

2. 养生保健,以和为贵

周文泉教授认为,和谐平衡观贯穿了中医的养生理念和方法。只要机体处于"阴平阳秘"的状态,就能健康,也就是说中医养生,无论是顺应四时、精神调理、膳食补益还是运动锻炼等,其实都在于调和阴阳使其维持中和的状态,是动与静的和,人与自然的和,人的心与神的和,人与人之间的和,这才是养生的精髓所在。

四、导师经典医案

(一) 失嗅伴痹证

王某某,男,60,退休军人。2009年12月29日初诊,主诉手麻,嗅觉差数年。左手麻,嗅觉差,食欲欠佳,曾在304医院、武警总院耳鼻喉科检查,诊断为尺神经受损,慢性鼻炎,过敏性鼻炎。睡眠一般,晨起头晕,口干口渴,二便正常。舌淡尖红,舌苔薄白,脉细,右脉沉取小滑。

既往史:哮喘病史,雾吸激素治疗数年,吸烟数十年,2006年戒烟,且停用激素后出现嗅觉消失。

处方:柴胡15g　　黄芩12g　　半夏10g　　炙甘草10g

党参30g　　大枣10枚　　生龙骨30g　　生牡蛎30g

浮小麦30g　　鸡血藤15g　　络石藤15g　　天麻12g

夜交藤30g　　石菖蒲10g　　郁金12g。

二诊(2010年2月22日):患者述服药后手麻基本消失,口干口渴消失,夜眠安,二便调,嗅觉曾一度好转,能闻到饭菜香气,则食欲佳,但症状不稳定,则食欲欠佳。偶有咳嗽咳痰。舌尖不红,舌质淡黯,舌苔薄白,脉细。

处方:柴胡 15g　　黄芩 12g　　半夏 10g　　炙甘草 10g
　　　党参 30g　　大枣 10 枚　　生龙骨 30g　　生牡蛎 30g
　　　浮小麦 30g　　辛夷 12g　　苍耳子 15g　　杏仁 12g
　　　白果 12g　　远志 12g　　白薇 20g

按:本例治疗以柴胡龙骨牡蛎汤和甘麦大枣汤调整阴阳,加藤类药物通络或加肺经用药。

1. 病机方药分析

肺开窍于鼻,司呼吸。"气虚则麻,血虚则木",患者初诊以手麻为主诉,兼有鼻之嗅觉功能欠佳,舌质淡,舌苔薄白,脉细,皆为肺气不足之表现。肺主一身之气。气为血帅,气行则血行,气机不利,气虚血行不畅,血脉失养则手麻。初诊以柴胡龙骨牡蛎汤调整阴阳,调整气机。因手麻为主要不舒感觉,故加鸡血藤养血通络,络石藤祛风湿通脉络,恢复脏腑功能。柴胡龙骨牡蛎汤,是由小柴胡汤加生龙骨、生牡蛎组成,柴胡黄芩和解少阳枢机,黄芩半夏辛开苦降,生龙牡平肝潜阳,心肝同治,甘麦大枣汤健脾养心,清心除烦,解气机郁结之化热之势。患者服药后症状缓解,继服初诊方一月余,手麻口干症状基本消失,嗅觉差为主诉,患者既往有哮喘病史,偶有咳嗽咳痰,《灵枢·脉度》篇"肺和则鼻能知香臭",《素问·五脏别论》云:"五气入鼻,藏于心肺,心肺有病,而鼻为之不利也"。故周文泉教授在前方基础上,从肺系疾病入手,治疗选用肺经用药,辛夷、苍耳子通鼻窍,白果、杏仁一宣一降,使肺气恢复宣降之功能,气机调和,解痉平喘,远志安神化痰。白薇苦寒,养阴清心除烦《本经疏证》认为白薇"遇春辄发,其味苦且咸,一径直下,纯乎降而绝无升"使阳气不能浮越于上。

2. 调整理论的应用

此例是周文泉教授调整理论的具体应用,患者在外院多方诊治,西医曾就诊过呼吸科诊治其哮喘病史,耳鼻喉科诊治其嗅觉失灵,风湿免疫科及骨科诊治其手麻。西医曾经解释其手麻是与其习惯动作有关,即左肘长期弯曲,以肘关节支撑于桌面引起局部血管及神经受压迫,出现左手麻感。

中医认为"气虚则麻",而气虚有因气机运行不利气滞引起局部气虚,如四逆散证之四肢厥逆,则是阳郁于内,不能外达的局部阳虚,非真正阳虚而厥。此患者虽有气虚表现,但未以补肺气为主治疗,而是选用了调整少阳枢机之小柴胡汤,平肝潜阳的龙骨、牡蛎,以及清心除烦之甘麦大枣汤,以调整气机入手,加藤类药物通络舒筋。

周文泉教授未见虚补虚,如见纳呆则健脾、见口干渴则养阴、或因"无痰不作眩,无风不作眩"而见晕则化痰祛风。周文泉教授认为,机体出现一系列的不适症状,尤其是五脏功能受损表现兼见时,则说明机体调整机制发生问题,由于五脏生克制化的影响,一脏功能衰退,则他脏或侮或克,或强或弱,出现偏颇,不能自己调整,则需要用药物调整之。肝枢降气机,脾运化气机,一生气,一枢气,二者是五脏中气机枢降的重要环节,因此以柴胡龙骨牡蛎汤加减,调整脏腑、调整气机,使阴阳协调。

3. 由一病一脏,推而广之

《灵枢·脉度第十七》篇中"五脏不和则七窍不通,六腑不和则留而为痈"之意,可知遇眼、耳、鼻、口、舌之病,皆可从五脏治疗;鼻的功能失调时,从肺治不愈,尚可从心治疗,或心肺同治;遇痈、瘤、斑等"郁结"之病症,皆可从六腑治疗,六腑通则"郁结"解。

4. 分析医案的步骤

通常情况下,知道一个疾病或一种不适症状经过中药治疗有效后,人们常问的:"用的什么方子"或"用了什么药",这只是阅读中医医案的最表象知识。如同我曾经治疗一面部褐斑患者,每周来诊一此,共就诊八次,依据患者服药后证候演变,调整方药,最终取效。她的同事发现她面部褐斑消失后,认为患者的方子有效,向她索要处方,她的回答很经典:"我去了八次,大夫开的方药每次有不一样,你要哪次的?"其实这不仅仅是不懂中医的普通人常出现的问题,对于不求甚解的中医大夫来说,也容易出现胶柱鼓瑟,拘泥于一方一药中。

透过这个实际病例,我们不仅学到了用柴胡龙骨牡蛎汤合甘麦大枣汤可以治疗失嗅之疾,而且可以了解为何用柴胡龙骨牡蛎汤合甘麦大枣汤加减能有效果,为什么要加减那几味药物,进而探讨出病因病理机制及中医理论、老师临证时的思路和经验。如知道了鼻病可从肺治,及何为"肺和""五脏和""六腑和"。肺主气,"肺和"则为肺气宣发与肃降功能正常,调肺气则可使"肺和";五脏六腑各有其功能,"和"则为恢复其功能,调整脏腑功能才能使之"和",因此"脾和"则需助脾运等。对于"郁结"之病,不仅仅是消瘀散结,而是通过通六腑,使之和,而郁结散。因此扩大思路,推而广之,举一反三。

从口到肛门的消化道所经的病变,皆可从脾胃治疗。从本病例看,从鼻到皮毛的病变,皆可从肺治疗。白果降肺气,解痉平喘;杏仁宣肺气,止咳化痰,患者虽无明显的咳嗽咳痰喘证,故仍从肺气入手,恢复肺之宣降功能。

♋ (二) 内伤发热

安某,78 岁,男性。2009 年 2 月 2 日初诊。阵发性发热半年余。半年前自觉前胸后背阵发性发热反复发作,曾在外院住院半年治疗效果不显。现下午发热较上午明显,体温正常,口干不欲饮,后半夜汗出湿衣,伴咳嗽,痰黏,色黄,难以咯出,手足心不热,无胸闷憋气及心悸,食欲不振,大便每日一次,大便不干,但解之不畅,小便正常,睡眠欠佳,自觉发热影响睡眠,无头晕。冠心病、高血压十年,现服降压药,血压控制正常。舌质红绛无苔少津,脉细。内伤发热通常以阴虚证多见,治以养阴,定位在心、脾,如不效,仍可从血分治疗,清血热。

处方:银柴胡 15g　　黄芩 12g　　半夏 10g　　秦艽 12g
　　　炙鳖甲 12g　　地骨皮 15g　　青蒿 15g　　升麻 12g
　　　知母 12g　　丹参 30g　　赤芍 12g　　红花 12g
　　　胡黄连 10g　　细生地 12g

二诊(2009 年 2 月 4 日):服上方两剂后,自觉发热加重,夜不能寐,后背出汗,汗后周身难受,自述发热持续存在,"怕把心肝肺烧干",口干不欲饮,口苦乏味,纳呆,服药后大便溏,不出汗时感觉相对轻可打盹,口唇色黯,内侧色红,面色黄。舌苔薄白,舌质仍红,较前色黯,脉细。阴虚之象存在,但应先去瘀热为主,酌加养阴。

处方:当归 12g　　生地 15g　　桃仁 12g　　红花 12g
　　　炙甘草 10g　　枸杞子 12g　　赤芍 15g　　柴胡 15g
　　　生石膏 30g　　黄芩 10g　　北沙参 15g　　鱼腥草 30g

炒枣仁 20g	大枣 10 枚	浮小麦 30g

服药 7 剂

三诊(2009 年 2 月 12 日):发热出汗稍有减轻,仍感疲倦,夜寐不安,怕风,自觉汗出后身体发冷,手足心不热。大便每日一次,解之通畅,夜尿频,食欲改善。舌质红有瘀斑,舌苔薄白腻,脉细。此为气虚发热之证。

处方:炙黄芪 30g	炒白术 15g	陈皮 12g	升麻 12g
柴胡 15g	太子参 30g	炙甘草 10g	当归 12g
丹参 30g	炒枣仁 20g	防风 10g	生石膏[先煎] 30g
威灵仙 20g			

处方用药特色:补中益气汤甘温除热,酌加活血通络祛除瘀滞,及生石膏、升麻等清气分热,周文泉教授用威灵仙退热为其临证经验用药。

四诊(2009 年 3 月 9 日):服药 14 剂出汗减少,仍感内热下午、晚上明显,后背比胸前明显,稍动则自觉发热加重,夜间睡眠时热汗减轻,醒后出汗,口干不欲饮,食欲不振,大便干,尿频较前减轻,两肩怕冷,腰及右腿冷。舌苔白厚腻,舌质红,稍黯,脉细弦。此为虚热内蕴浊阻之证。

处方:生地 12g	怀牛膝 12g	川牛膝 12g	生石膏 30g
知母 12g	麦冬 12g	榔片 12g	厚朴 12g
草果 12g	黄芩 12g	白芍 15g	炙甘草 10g
柴胡 15g	白蔻仁 12g	薏仁 12g	

7 剂,水煎温服

五诊(2009 年 3 月 16 日):出汗、睡眠均有好转,食欲改善,仍感背部发热,周身怕凉,两肩明显。舌质黯红绛,苔薄黄腻,脉细。

处方:白蔻仁 12g	薏仁 12g	杏仁 12g	厚朴 12g
生地 12g	川牛膝 15g	怀牛膝 15g	生石膏 30g
知母 12g	黄芩 12g	鸡血藤 15g	乌梅 12g
秦艽 12g	防风 10g	炒白术 12g	草果 12g

7 剂,水煎温服

六诊(2009 年 3 月 23 日):出汗减少,发热感较过去减轻,怕冷,食欲不振,但进食较前增多,大便不干,每日一次,小便正常,每晚服用思诺思及枣仁安神液,睡眠尚可。舌苔薄白,舌质红,稍黯,脉细。此为虚热内蕴,阴阳失和之证。

处方:柴胡 15g	黄芩 12g	半夏 10g	炙甘草 10g
太子参 30g	大枣 10 枚	生龙骨 30g	生牡蛎 30g
浮小麦 30g	知母 12g	石斛 12g	茯苓 15g
鸡内金 12g	扁豆 12g	黄芪 20g	炒三仙 30g

14 剂,水煎温服

七诊(2009 年 4 月 13 日):发热止,出汗减轻,有时晚上快醒时出汗,怕冷减轻但仍存,口干不欲饮,食欲不好,手足不热,大便解之通畅,小便正常。睡眠欠佳,入睡困难,间断服用舒乐安定。舌质红稍黯,舌苔薄白润,脉细弦。此为阴阳失和之证。

处方:柏子仁 15g　　炒白术 12g　　太子参 30g　　煅龙骨 30g

　　　煅牡蛎 30g　　麻黄根 30g　　半夏 10g　　五味子 10g

　　　柴胡 12g　　　黄芩 12g　　　炙甘草 10g　　大枣 10 枚

　　　浮小麦 30g　　桑叶 30g　　　珍珠母 15g

21 剂,水煎温服

按:水煎温服 3 周,症状基本消失,此病例的治疗较为复杂,当一步一步治疗,然后仔细分析病理变化,治疗内伤发热一般比较棘手,如有湿浊或者阴血内热稍好办,而本病则有肝郁,湿热等病证,唯如此试投,看其病情有无变化,随证候演变而调整治疗。

首诊按照内伤发热之常法以清骨散养阴清热,但患者热感加重,舌苔转腻。二诊从灯笼热入手考虑,应用血府逐瘀汤,症状稍稍有缓解,仍效果不如预想显著。周文泉教授认为内伤发热大体有五种:一为气虚发热,治疗以甘温除大热法,补中益气汤加减;二为血虚发热,以四物汤或归脾汤。然不可徒事滋阴养血,血脱益气,阳生阴长,无形生有形;三为阴虚发热,以清骨散、四物汤加黄柏、知母,患者虽口干,舌红,但手足心不热,可知非阴虚发热;四为阳虚发热,以温肾之法,右归饮为主;五为肝郁发热,故治疗时要兼顾到情志致病因素,以逍遥散加减治疗。

此外尚有湿浊内阻发热,气机不畅郁而化热(属肝郁发热类),因患者初诊时舌红无苔,但患者却诉以前医师说其是湿热内阻,因没有看到之前患者处方,不除外以前医师应用清理湿热之品太过(如淡渗利湿),伤及阴津而舌红无苔少津,其本身却是湿热体质,故稍补阴而舌苔则腻,身热加重。患者怕冷,考虑为湿浊阻遏气机之厥,如四逆散证。本案体现了周文泉教授重视证候演变,随证候演变抓主症,而调整治疗方案;重视标本证候,随标本变化而调整用药的标本兼治的学术思想。此患者的治疗要考虑湿热由何而来? 患者偏瘦,面色萎黄,食欲不振,因脾虚失健,水湿不运,内停而聚,郁而化热,湿郁阻滞影响气机条达。故四诊、五诊时应用达原饮化浊开达膜原,三仁汤加减健脾化浊见效,知母、黄芩育阴清热燥湿,加生地、牛膝养肾阴,石膏清气分热,白蔻仁、薏仁,加强健脾化浊之力,同时健脾益肾治本。继而调和肝脾,柴胡龙骨牡蛎汤合甘麦大枣汤合香砂六君子汤加减。

♡(三) 疲劳

杨某,女,83 岁,2014 年 6 月 4 日初诊。疲乏无力,恶心呕吐,口干渴,恶食生冷,大便每日两三次,成形,进食后即便,睡眠欠佳,上半夜困倦,后半夜睡眠不好,饭后困倦欲眠,口唇色红。此为脾胃失和之证。

处方:代赭石 12g　　旋覆花 12g　　党参 30g　　法半夏 10g

　　　苏叶 12g　　　黄连 6g　　　大腹皮 12g　　炒白术 12g

　　　柴胡 15g　　　黄芩 12g　　　陈皮 12g　　　炙黄芪 20g

　　　麦冬 12g　　　五味子 10g　　合欢皮 30g。

二诊(2014 年 7 月 16 日)。服上方后症状明显好转,近日右侧偏头痛,恶心欲呕,咽部有痰,每天晨起呕吐,白天尚可,右眼痛,大便每日三次。

处方：黄连 10g　　苏叶 12g　　法半夏 10g　　党参 30g

代赭石 15g　　旋覆花 15g　　大腹皮 12g　　炒白术 12g

柴胡 15g　　川芎 12g　　炙黄芪 15g　　藁本 12g

蔓荆子 12g　　合欢皮 30g。

按：患者纳食不馨，恶心呕吐，恶食生冷，属于少阳证胃气不和症状，胃不和则卧不安，入睡困难，较易惊醒。周文泉教授喜用旋覆代赭汤加减治疗，旋覆代赭汤出自东汉张仲景所著《伤寒杂病论》，原方由旋覆花、代赭石、人参、半夏、甘草、生姜、大枣组成，主治伤寒发汗，或吐或下后，表证虽解但胃气受损，致心下痞硬、嗳气不除之症。患者伴有呕吐，周文泉教授喜加黄连苏叶汤以降逆止呕。黄连苏叶汤出自薛生白《湿热病篇》："湿热证，呕恶不止，昼夜不差，肺胃不和，胃热移肺，肺不受邪也，宜用黄连三四分，苏叶二三分，两味煎汤，呷下即止。"

方中代赭石、旋覆花重镇逆气，潜阳入阴，阳能入阴，入睡困难就会好转；麦冬、五味子养阴生津，使阴阳平衡。黄连不但治湿热，乃苦以降胃火之上冲，苏叶味甘辛而气芳香，通降顺气，独擅其长。大腹皮、陈皮、炒白术行气益气健脾，柴胡、黄芩以疏理少阳。脾胃之渐生，阳气得运则虚寒自除，气机升降如常。二诊时患者呕吐减轻，出现头痛，加川芎、藁本、蔓荆子以疏风止痛。实际应用中周文泉教授指出，因代赭石性寒沉重，易损胃气，故宜取轻量，用其和胃降逆之功，而无损气败胃之虞，故代赭石用量不宜过大。

(四) 膏方二则

1. 精气不足，肝肾两虚

吴某某，68 岁，于 2010 年 11 月 29 日初诊：自觉精力不足，易感冒，尿频，排尿不畅，双腿发软，咳嗽，痰多，白天多睡，夜寐欠佳，大便有时干，舌红，舌苔薄白，脉细，既往吸烟史 30 余年，戒烟近 10 年，前列腺增生病史 10 余年。周文泉教授辨证为精气不足，肝肾两虚。

膏滋方药：黄芪 180g　　炒白术 120g　　防风 90g　　太子参 120g

茯苓 120g　　砂仁 120g　　陈皮 120g　　大枣 50 枚 g

厚朴 120g　　枳壳 100g　　生地 120g　　熟地 120g

山萸肉 150g　　枸杞子 150g　　金樱子 120g　　肉苁蓉 150g

远志 120g　　炒枣仁 120g　　柏子仁 180g　　合欢皮 200g

石菖蒲 120g　　知母 120g　　黄柏 120g　　白芍 120g

川芎 120g　　阿胶 120g　　龟板胶 120g　　鳖甲胶 120g

菌灵芝 120g　　锁阳 120g　　丹参 150g　　赤芍 120g

覆盆子 120g　　北沙参 160g　　麦冬 120g　　菟丝子 120g

杭菊花 90g　　川怀牛膝各 90g。

按：患者年近七旬，精气不足故见两腿发软，肾司二便，肾气不足，故见尿频、排尿不畅。平素易感冒，故周文泉教授以玉屏风散益气固表，加强卫表功能防治外感；生地黄、熟地黄、山萸肉、枸杞子、肉苁蓉、锁阳、覆盆子、龟板、鳖甲、牛膝等滋补肾阴肾阳；金樱子、菟丝子补肾固涩缩尿；太子参、茯苓、砂仁、陈皮等健脾益气助运；丹参、赤芍、川芎、厚朴、枳壳活血行气，使滋补而滞腻；知母、黄柏养胃清热燥湿，反佐而使方剂平和；远志、菖蒲、柏子仁、炒枣仁

……岁,2010 年 11 月 29 日初诊:在当地医院诊断为重度骨质疏
……,头晕,怕冷,口干,夜寐欠佳,入睡困难,早醒,大便不成形,夜尿频多,舌尖
红,中部无苔,脉细。周文泉教授辨证为脾肾不足。

膏滋方药如下:

熟地 120g	生地 120g	山萸肉 120g	枸杞子 150g
杜仲 120g	川断 120g	寄生 150g	狗脊 120g
石楠藤 120g	骨碎补 120g	鸡血藤 150g	络石藤 120g
豨莶草 120g	川怀牛膝各 120g	地龙 90g	阿胶 120g
鹿角胶 120g	龟板胶 120g	当归 120g	白芍 120g
川芎 120g	炒白术 120g	茯苓 120g	砂仁 90g
厚朴 150g	炒枣仁 150g	柏子仁 120g	远志 120g
天麻 120g	钩藤 120g	香橼片 90g	桂枝 90g
黄芪 120g	黄精 120g	枳壳 120g	知母 120g
北沙参 120g			

按:患者重度骨质疏松,肾主骨生髓,患者年高,肾气不足,故骨质疏松;怕冷,周身疼痛,阳气不足,寒凝络脉;睡眠差,大便不成形,为心脾不足。周文泉教授以经验方石楠藤汤补肾通络,加强补肾温阳标本同治。加健脾养心安神之品补益心脾。服用膏滋方近两个月,周身疼痛减轻,睡眠改善。